Kunimatsu's Internal Medicine

國松の内科学

KUNI-NAI

金原出版株式会社

JN190290

目　次

序の章

実 の章

1

呼 吸 器

消 化 器

肝・胆・膵

4 循 環 器

神 経・精 神

6

腎・泌尿器・電解質

7 代 謝・内 分 泌

8 血　液

アレルギー

自己免疫・炎症性疾患

11 感染症

12

女 性 疾 患

13

救急・マイナー疾患

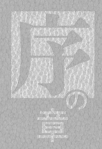

序の章

この教科書がどんな本なのか、どう読めば
いいのか。はじめにそれを説明したいとは思
うのだが、なんだかしっくり来ない。この本
は『國松の内科学』である。とにかく読めばよ
い。読めばわかる。読めば内容も読み方もわ
かる。よって、以下に記すことは大いなる蛇
足である。

本書が
内科学について
語り得るもの

単著で内科学全体の教科書を書くことの良さは、執筆を始めて
から、そして書き終わってから気づいた。この本は、企画や執筆
開始の段階で、完成したときの青写真などはなく「とにかく内科
学の本を書こう」から始まった。緻密な計画書はなかった。

この本は疾患について説明しているのが基本的な内容だが、一
般に各疾患にはその概要や診断、治療といったポイントや要素が
当然含まれる。共著の場合は、ある程度そのような項目見出しを
揃え、可能な限りテンプレート化しそれに基づいて各項目のフォー
ムを埋めるような感じで執筆されるだろう。

この本を作り始めてから分かったのは、疾患によって重要点と
その分量が異なるということだった。診断が重要なもの、治療が
重要なもの、診断は診断でも症状からいかに気づくかが重要なも
の、検査が重要なもの、はじめの概要や病態生理のようなことが
とにかく重要であるものなど、各項目や重要点が同じ比率で考え
ていい疾患はひとつとしてなかった。

よって本書では、各疾患のはじめの書き出しは「理解の架け
橋」というタイトルで統一した。このことの本質は、あえて曖昧
にしてあるということである。つまり、概要や概念、総論、疫学、

病態生理、疾患の分類、重要な初期症候など、書きたいことは各疾患で異なり、記述を統一できないことから、疾患ごとに書かれた内容の種類やその比重は異なっている。単著で書く場合、当然原稿の内容は"original"であるから、その疾患について（私が）思いを馳せ説明したい順かつ重要な順に書く。こうであるから、疾患ごとにその内訳が異なってくるというわけである。これを独りよがりと言うなら言うがいい。

　また記述するうえで重視したのは、各疾患の疑いかたや診断までの現実的な話、その疾患の自然経過、そして治療である。特に治療は、その疾患を専門的に扱わない医師が対症療法を行うことがあるような場合には、それについて具体的に記述するように努めた。「理解の架け橋」以外の項目でも、ある疾患では「疑いかた」が長かったり、ある疾患では「治療」の記述が短かったりしている。この理由は、繰り返すようであるが疾患ごとに重要点とその比率が異なるためである。

本書の読みかたと用いかた

　読みかたなど、私が書かずとも自由に読んでくれたらいいが、イメージした具体的な場面についてふたつ示す。

　ひとつは、読者らが勤務する医療現場での実際の臨床の傍らで、ある疾患の何かについて議論が起こったときである。「じゃあクニナイ（※『國松の内科学』つまり本書のこと）ではどう書かれていただろうか」と思って本書を開いてみてほしい。議論が起こったということは、答えがないということであって、そういうときに求められるのは個人の意見だと思う。本書は『國松の内科学』であるから、パーソナルな視座での記述がふんだんにされてある。

　もうひとつは、いわゆる初学者による内科学の座学である。あえて具体的にいえば、学生（医学でも薬学でも看護学でも何でもいい）や初期研修医、あるいは医師以外の医療者であるが、彼ら・彼女らがある疾患の臨床の側面について学ぼうとするときに、本書の内容を通読してみてほしいと思っている。当たり前だが重要なことを記述してあるので、勉強する際に重要点の勾配が掴みやすくな

ると信じている。

　そう。もうこれは、信じるしかないのである。一人で書き切ることで、間違いなく保証できるのは記述の一貫性である。これだけは大丈夫である。ただ、医学の進歩は著しく、また私の臨床経験の乏しさや理解の及ばなさから、未熟あるいは不足の部分も多くあると思う。これに対しては謙虚に対応していこうと思っている。できれば私より年下の医療者や学生からの意見や訂正がほしい。若者との議論が一番勉強になるからだ。同輩からの励ましもうれしい。

『國松の内科学』が目指すもの

　話を少し戻す。単著で書いたことで、失ったこと、あるいは記述が及ばないことはたくさんあるだろうと思う。私はさすがにそれをどうでもいいとは思っていない。私を上回る医師はたくさんいるし、複数で執筆すればこういうことが書けたなあとか内容の精度を上げられたなあというのは山ほどある。

　目指したのは、完璧すぎないのに理解しやすい記述である。書き尽くして全部のことを盛り込むのは、きっとそれはあまり頭を使っていない。が、書いたほうがいいのにカットする営為は、臨床医かつ医書書きを生業とする私の技芸だと思っている。この本を世に出すことは、多くの重要と思われる事柄を捨てる（＝記述しない）ことでかえって理解が深まるのではないか、という私の医書書きとしての挑戦でもある。

　私や担当した編集者にしかわからない解像度で、そうした仕掛けを存分に盛り込んだ。大事なことは細部に宿らせている。再び言うが、これは信じてもらうしかない。

◇

　蛇足が随分長かった。この本ができるだけ多くの人の目に留まり、そしてできるだけ多くの人がこの本を読み通し、膝を打ってくれることを願っている。

2 病歴聴取

　病歴を患者から聴くという場面は、さまざまな状況や文脈が想定されるが、一番タフなのは「初対面」の場面である。こちらに情報がまだあまりない状態からはじめ、患者の発するものから新たに患者情報を得る。このプロセスがまさに病歴聴取であり、内科診療において非常に重要な位置を占めるものであるが、「新たに得る」という行為は、存外しんどいものである。

　ここはおそらく多くの医療者が苦手としているところで、大概情報を得るプロセスがスムーズにいかないことへのストレスにしんどさを感じているものと思われる。そしてこの種のストレスは、主に外来診療で感じていることだろう。ここでは、外来の初診患者やまだ十分患者の情報が得られていない状況の病歴聴取について記述することにする。

　入院患者であっても初対面という場面があるではないかという考えもあるだろうが、少し言及する。夜間救急や前日の診療で入院し、翌朝に正式に入院主治医が決まりベッドサイドで初めて患者と対面するという状況と、外来初診患者と外来診察室で初めて面談するという状況との決定的な違いは、前者（入院患者）ではすでに入院となった理由がそこに存在しているという点である。入院しているという時点で、情報が（少しどころかある程度）もうあるのである。

完璧な病歴聴取は存在しない

　病歴聴取に関する教科書的解説というのは、普通はどんな内容のことを聴くかということがテーマ・話題になる。受診する経緯、時系列、あるいはある症状や主訴に対する **PQRST**（誘因 Provocation,

性状 Quality, 関連症状 Related symptoms, 程度 Severity, 時間的要因 Time/Temporal factors）などを聴いて考えよ、という内容になることが多い。

　もう少し噛み砕くと、それらの情報を臨床的な推論に活かすものだという観点で病歴聴取が重要視される。要するに患者の語りから病態に察しがつき、診断や治療決定に結びつくという有益性である。

　もちろん有益ではあるのだが、これだと、果てしなく時間をかけて綿密にローラー作戦のように話を聞けば、漏れなく情報が得られて完璧な病歴聴取になる、ということになる。しかし実際にはそこまで単純ではない。そのことについてまず述べていくことにする。

　たとえば患者へのインタビューの様子を音声・動画ですべて録画し（もちろん受診までの紙媒体を含めた全情報も取り込み）、それを診断AIに推論させた場合に、正確に病態が把握できるか。

　これはきっとできない。いや、おそらくAIはそこに正確な情報があるのなら正確な診断ができるだろう。問題は、「患者という不確かな存在から十分に情報を取り込む」「厳密ではない推論を行うことを常態化させる」ということがAIにできるのかということであろうが、おそらく不得手あるいは不可能であろう。このような部分には、まだ人間の役割があると考える。後者の推論に関することについては、「診断推論」の項で深めることにして、ここでは前者（「患者という不確かな存在から十分に情報を取り込む」）をとっかかりにして病歴聴取について考えてみたい。

患者という不確かな存在から十分に情報を取り込む

　思い切った仮定として、もし患者自身に十分な医学知識があれば、あるいは話を整然とまとめたうえで時系列かつロジカルにわかりやすい言葉で語らせることができれば解決、というものがある。最近では、医療機関を受診するときには、医者からこういうことを聞かれるからこういうことに注意して前もってこのように

まとめていきましょう、などという指南的情報を提供する啓発活動を見かける。私はこの、患者自身が医師に会う前に話をまとめてわかりやすくしてくることを推進する向きに反対である。患者はありのまま語っていい。

　患者が医学知識を持っている時点で感覚や思考にバイアスがかかる。話をまとめた時点で、ある重要な情報やヒントが排除されてしまっている可能性がある。繰り返すが、患者側が医師に対して話をわかりやすくする努力はしなくていい。

　ただ患者の語りの多くが混沌としているのは間違いなく、時系列の取りかたも滅茶苦茶、症状の強さの強弱も極端あるいはわかりにくい、重要なことを語らないこともあれば重要ではないこと際限なく語って時間を浪費する、などはほんとうに日常茶飯事である。

　元も子もない指南をすると、病歴聴取は「急がば回れ」である。手垢に塗れたことを言うようだが（そういえば本書は教科書なので言ってもいいだろう）、患者にリラックスしてもらうことが重要である。リラックスさせるには、こちらがどう接するかが重要である。どう接するかを間違わないためには、まず目の前の患者がどんな人であるかを把握する必要があり、その把握が正確であればあるほど病歴聴取が捗る。下世話な言い方でいえば、マッチングの良好さが重要である。これは、医師と患者のもともとの性格の相性ということをいっているのではない。医師が、患者に合わせて急遽相性を良くさせるように接するということである。

　こういうと、いわゆる接遇というか「接客」という雰囲気で受け取る者もいるかもしれないが私の眼目はそこにない。相手がどんな人かを短時間で見とることができると、急に楽になるのである。不謹慎を恐れずにいえば、患者を物質化できる。そうすると急に今の診療が"仕事化"できる。こちらが楽になったうえに、病歴聴取も捗り、患者もほっとしてまた良い語りをするようになる、という好循環が生まれる。

穏やかかどうか

　患者を目の前にしたらまず、その人が穏やかかどうかを把握する。これは言動、所作などからでよく、たとえば診察室に入って

くるときの挨拶や荷物を置く様子とかで察すればよい。

　実際にはそこまで瞬時に、初対面の相手が穏やかかどうかはわからない。ある程度会話を始めてから分かるものである。そもそも話をする前にも情報はあるはずだ。手続きや予診をしたスタッフからの情報、問診票の内容や筆跡などである。

　あくまで印象でいいが、とにかく穏やかかどうかがまず重要である。穏やかであれば、相手とほぼ同じ調子で接すれば問題ない。穏やかでないときは、相手よりも一段以上丁寧に接するとよい。声のトーンを落とし、です・ますの丁寧語。相手と同じ調子ではいけない。

▌医師の一言目

「お腹の左が痛いってうかがいました」
「健診で肝臓が悪いって言われたんですってね」
「2日前、救急外来に来た件ですか」
「その苦しいっていうのは今もですか」

　会話はこのような調子ではじめる。この4つの声かけパターンの共通点は、「少し事情は知っていますが私にも教えてください」というニュアンスを含めているところである。この「もう聞いています」の雰囲気は非常に大事である（実際にきちんと聞いていなくてもオッケー）。やりがちなのは、いっさい聞いていないふうに問いかけ始めてしまうものである。
「今日はいつからどのような感じでしょうか？」という一見よさげなこの問いかけも、実は不適切である。これでうまくいっていると嘯く医師は、患者に助けられていることをわかっていない。もちろん全員ではないが、この問いかけが良くないのは、患者からしたら「さっきも言ったのに…」「どうと言われましても」という気分の不快がダブルで押し寄せるからである。なんとかして、ぜひ話の続きから合流してあげてほしい。
　オープンエンド・クエスチョン派の諸家には申し訳ないが、これはかなり弊害があると思っている。初手ほど向かないとすら思う。これは、クローズとの対比でどうこう、先入観が〜とかの問題ではなくそれ以前の問題だと思っており、すなわち「どう」が

わからない人がいるのだ。

「どう」「どのように」「どんなふうに」「どういった」……というつまり"How"の問いかけは、これを解せない人にとっては不快・ストレスフルにしかならない（いつか個人的に論を深める予定だが、"How"が解らない人は病みやすく病院に来がちである）。初接触のこんな序盤戦から相手に不快・ストレスにさせることの弊害を考えたら、オープンエンド・クエスチョンを初手にする優位性をいう人の意味がわからない。

冒頭の４つのサンプルをもう一度読んでほしい。そこまで特異的な事柄を指して尋ねているだろうか？（そこまでクローズドだろうか？）たしかに話の分野や方向性、クラスタなどはあえて寄せてはいる。しかし、診療全体からするとまだまだ情報としては十分雑駁としていて、具体的ではない。

このような声かけからはじめると、驚くほど患者はスムーズに語り始める。相手（医師）に情報を少しは知っておいてもらっている安心感、話のとっかかりを自分で決めなくていいという不快のなさ。少しの工夫で患者は語るものである。

一方的・盲目的に"5W + 1H"をいきなり尋ねることの残酷さ、乱暴さを一度は考えたほうがいい。

▌合いの手は絶対入れる

常識的な反応はすべきである。たとえば「何度トイレに行って戻ってもまた吐いちゃうんでもう夜じゅうトイレにいました…」と言われたら「ああ、それはしんどかったですねえ」とか、その程度でよい。

逆に、合いの手を入れることを意識しすぎて「えっ、トイレにずっといたってすごいですね、あーもしかしてトイレけっこう広いんですか〜？（笑）」などと過剰に反応してはいけない。これは合わせすぎであり、しかも距離感がバグっている。そもそも"いい人"になる必要はなく、「人として」常識的な反応を簡潔に述べればよいだけである。

┃ストーリーの作成

　病歴聴取だから、基本的には最低限ヒストリーさえ作れればよい。これは、分かる人に言うのなら「再現動画を撮る（＝話を聞いて動画にする）」イメージである。どんな聞き方であろうと、後から動画で再生できるように input できれば、あとはそれ（映像）を思い出して文章にすれば終わりである。

　ある症状を話題にしていて、それを解決するような病歴聴取の場合は、話を聞きながら診断に関する仮説を適宜たて、その検証を繰り返すような接しかたで当然よい。たとえば、女性が悪寒戦慄とともに突然の高熱を発してやってきたら、腎盂腎炎かもしれないと考え、食思不振はないか、腰背部痛はないかなどを聴くというものである。

　患者の語る話や問題点が散乱・混沌としていてすんなりストーリーなど作れない場合には、こちらで"編集・デザイン"までやらねばなるまい。ときには素材単位にまで分解してストーリー化できるまで組み直すのである。つまり諦めて、いきなり完全な病歴完成を目指さないことを決意する。

　たとえば「つらい症状をつらい順に３位まで言ってください。私、それが気になります。１位は何ですか？」などと、白旗をあげつつ能動的に聴取しにいく。そうすると、患者としては、困った症状を困っている順に聞いてもらえる絵面になるし、医師としても、そう宣言すれば「１〜３位まで聞ききる」というゴールがみえたことになり、再度奮い立つことができる。範囲を狭く定めれば、先ほどはできなかった"動画編集"もできるようになるかもしれないし、せめて問題点は整理できる。

　どうしてもうまくいかないなら、最終的にはもう「取材」に切り替える。病歴聴取は医師によるもので、推論する行為も含んでおり（ただ聴くのとは違う）高度なものとされるが、肝心の問診が捗らなければそれは高望みだろう。諦めて情報収集に特化させ、せいぜい時系列に、起こったこと・したこと・検査結果などを順にまとめていく作業になるだろう。

3 身　体　診　察

　身体診察は、内科医にとって必須のスキルではあるが、それがすべてではない。これは今の医療現場の現状を述べた言説でもあるが、少し噛み砕く必要がある。

　内科の身体診察は、一部あるいは多くの場面で、象徴的になっているに過ぎないのに対して、内科以外の多くの科の身体診察には意味性がある。

　産婦人科医の内診や陰部の視診、皮膚科医の視診や触診、泌尿器科医の直腸診や陰部の視触診、耳鼻科医の器具を使った各種診察、眼科医の視診や眼底観察、そして整形外科医にも関節の診察や神経の障害部位を特定するための診察などがあり、各科領域の患者の問題に対して目的指向性がある。つまり、診察が診断や治療に直結するのである。

　一方、内科の診察、たとえば心臓や肺の聴診は、異常な所見があったとしてもそれがただちに診断に結びつくわけではない。かと言って、病歴聴取だけで診断や治療ができるわけでもない。かと言って（※あえて繰り返し）、身体診察をしないでいれば、内科医としての道理に外れたようで不義理な感じもする。つまり内科医における身体診察は、よほどの特異性の高い所見を得る診察以外は、象徴的な意味合いになってしまっている。

身体診察の
臨床的位置づけ

　たとえば甲状腺が視診上両葉全体で大きく感じ、甲状腺の身体診察（触診）でも腫大があったとわかったとする。このとき、バセドウ病だと即断できない。橋本病かもしれないし、なんでもないかもしれない。実際の診療では、血液検査で甲状腺機能や甲状腺に関連する抗体を調べたり、エコーをやったりする。エコーによる yield は技量によるのでここでは横へ置いておいて、甲状腺機

能に関しては曖昧な結果を除きふつうは「亢進」「低下」「正常」のどれかになり、この結果に応じて診断と治療方針を決めることになる。

　今このサンプルケースを冷静に振り返ると、診断と治療方針を決めるために拠り所となったのは、きわめて残念なことに、身体所見ではなく血液検査（甲状腺機能測定）である。こういう現実が内科診療の場面では無数にあるため、結果として身体診察が軽視されたり端折られたりする。きょうびの、内分泌内科の専門医を取得したばかりの若い医師の甲状腺の身体診察のスキルは、きっと私よりも劣っているのではないだろうか。後期研修医たちが、エコー技術やシンチグラムの読みを向上させたほうがメリットが高いと考えるのは当然だと思う。

　内科における身体診察で得る所見は、**情報のひとつ**と考えるべきだろう。だから「身体診察は検査の意味合いが強い」と考えると納得できる。内科診察をただの内科医としての象徴とするのだけではさみしい。どの身体診察の身体所見が、診断・治療において"とれ高"が高いのかは、それぞれの身体診察の特性を調べればわかることだが、実際にはとにかくたくさん患者を診て、所見をたくさん繰り返し取ってみることでわかるようになる。

診断・病態が絞り込める身体所見

　ここまでで述べたように、基本的に身体診察によって見出されたある単独の身体所見だけで診断や治療方針が確定されることはない。推論の手がかりのひとつと考えるのがよい。

　そうしたいくつかの手がかりのうち決断に最も寄与した所見が身体診察だということはあり、ここではそれを話題にする。身体所見が決定打になり得る事柄について、ある身体診察所見について2つ例示し、示唆的に述べる。

　たとえば中年女性が感冒罹患後に高熱となり数日以上遷延したとする。「のどが痛い」というので頸部の診察をしたところ、嚥下のたびに疼痛があり、甲状腺に相当する部位（たとえば右葉内側上部など）に圧痛を認めた場合、これは亜急性甲状腺炎の可能性があ

る。これは、診察に至るまでの状況設定（病歴）が重要な症例ではあるが、身体診察がそれなりに決定打になる。この設定で、甲状腺に一致した局所圧痛を認めるような亜急性甲状腺炎以外の疾患はない。このとき、結果として身体診察で診断が絞り込めたことになる。

　別の例を挙げる。左膝が著明に腫脹し、発赤・熱感を伴い、少しの関節動作でひどい疼痛を伴うという身体所見を得たとする。これは、最終診断はともかく、まずは化膿性関節炎かもしれないと考えねばならない所見である。他には結晶性関節炎くらいであり、診断可能性はかなり絞れる身体所見である。痛くて目立つところを確認しただけじゃないか、というかもしれないが、これも身体診察である。

　どうも内科医は身体診察にコンプレックスを持っているようだ。心電図の所見がどんなに正確に読めても、結局は患者の病歴や血液検査などから判断し決断するのと同様、胸部聴診でどんなに細かく心雑音が判別できても結局は心エコーで確認・確定するし、最終的な治療方針は病歴や他の検査所見で決める。

　それだけでは決めないような身体診察の技術の多寡に、無用な劣等感を持つ必要はない。得意な者は心電図判読も胸部聴診もその技術をどんどん磨けばよい。不得意な者は、診療の他の箇所が得意にならねばならない。たとえば超音波や病歴聴取の技術、あるいは総合的に推論する力、などである。

　ひどく脱線したが、身体診察の極意は「聴診器」ではなく「観察」である。はじめは、目立つところをよく観察して、それを診療録に記載する。これが原点と思ってよい。

問題点やフォーカスを探索する身体診察

　前項との違いは、身体所見が有用となりそうな「状況設定（病歴）」が何らかの理由でないか分からず、あまり大した情報のないまま、患者の体（身体診察）から情報を得ねばならない場合の話である。

　このときは、内科の場合は、それなりに系統的に診察して所見

をとることになる。これが「問題点やフォーカスを探索する身体診察」であって、本項冒頭に思いがけず看破してしまった内科医の象徴性としての身体診察になるかもしれない。

　個人的には、head-to-toe 方式で頭からつま先まで順に、症状の問診をしながら診察していくやり方を採用している。症状の問診は、システムレビューあるいはレビューオブシステムのことで、臓器や器官などシステムごとに関連する主観的症状の有無を聴取していくことを指す。つまりそれをしながら、当該システムの身体診察を加えていくのである。

　頭はどうですか、痛くないですか、目の見え方はどうですか、耳はどうですか、口を診ますね、足首はどうですか触りますね、かかとは痛くないですか、足裏はしびれませんか、などのように上から下まで順次「ローラー作戦」「探査機」のようにやっていく。

　もちろん、それでも文脈というかその場の空気や持ち時間というのもあるだろう。それに応じて、簡略化したり淡くしたりするが、最も密に完璧に徹底的に隈なくやるのが、不明熱の患者に対して熱源のフォーカスを探索する際の身体診察だろう。

　ただしタイパ（注：タイムパフォーマンスの略で、時間に見合う成果を重要視する概念のこと）の時代でもあり、いくら不明熱患者の身体診察といっても、ある程度疾患は想定して診察するのが現実である。担当医にまったく診断の心当たりがないとしても、不明熱になりやすい疾患はわかっているのでそれを想定して診察する。ここは、技術ではなく、知識の問題になる。

▌緊急性を診る身体診察

　緊急性を診る身体診察もある。このあと短時間のうちに致命的な状況に移行してしまわないかを確認したり、そうなってしまった時のためにベースラインの状態を把握しておいたりする診察であり、救急医が日頃よく行っているはずである。

　ここではその際に重視する所見を得るための身体診察について簡潔に列挙する。これらは、救急診療の場だけではなく、内科医が平素行うことも想定しているので外来診療などで有用かと思われる。

〈頭 部〉
- 変形や明らかな外傷がないか、複数の打撲痕がないかをみる
- 帯状疱疹がないかをみる

〈眼〉
- 眼瞼結膜の蒼白や眼球結膜の黄染がないかをみる
- 頭痛や嘔気・嘔吐を伴っていたら、結膜充血の有無をみて、急性閉塞隅角緑内障発作かどうかを念頭に置く
- 帯状疱疹がないかをみる

〈副 鼻 腔・鼻〉
- 前頭洞・篩骨洞・上顎洞の圧痛を確認（左右差も確かめる）
- 鼻出血の有無を確認
- 外傷症例では、日頃内科でみるような鼻炎としての漿液性鼻汁よりもさらさらした水のような鼻汁がないかを確認（頭蓋底骨折で髄液鼻漏かもしれない）
- 鼻根部側方や鼻腔内に帯状疱疹がないかをみる

〈口 腔〉
- 扁桃が腫大し気道閉塞の恐れはないかをみる
- 口蓋垂の腫脹や位置を確認（口蓋垂に偏位があれば、第X脳神経＝迷走神経の障害あるいは扁桃周囲膿瘍かもしれない）
- 帯状疱疹がないかをみる

〈耳〉
- 外耳道や耳介の発赤がないかをみる
- Battle徴候（耳介後部の皮下出血）や髄液耳漏の有無をみる
- 帯状疱疹がないかをみる

〈頸 部〉
- 項部硬直の有無を確認
- 胸鎖乳突筋など含めて、呼吸補助筋の使用の有無を確認
- 聴診器で聴診しstridorの有無を確認
- 帯状疱疹がないかをみる

〈胸部・胸郭〉

- 視診では帯状疱疹がないかをみる
- 聴診では wheeze を聴取するかを確認
- 急性心不全では大動脈弁狭窄があるかどうかが治療方針の決定に重要であるため、心臓聴診で駆出性収縮期雑音を聴き分けられるようにしておくとベスト
- ただし、駆出性収縮期雑音だなと思っても、僧帽弁逆流（閉鎖不全症）のことは現実には多い

〈腹部〉

- 手術痕や膨満、帯状疱疹の有無をみる
- 膨満があれば、膨満の理由を把握する（打診で著明な鼓音かどうか）
- 聴診では腸蠕動音の亢進や減弱を確認
- 腹痛や腸閉塞と思われる患者では、鼠径ヘルニアや大腿ヘルニアを想定し鼠径部を観察
- 若年男性の腹痛では、精巣捻転を想定し陰嚢を視触診する
- 虫垂炎を想定した診察のとき、CTやエコーなしに診断を進めなければならない場合には直腸診を行い、圧痛部位や腹膜刺激徴候を肛門側からも確認する
- 消化管出血が想定されるときも直腸診を行い、便の色や性状を確認する

〈背部〉

- CVA 圧痛の有無を確認
- 化膿性椎体炎／椎間板炎や椎体圧迫骨折を想定して、脊柱の叩打痛を確認
- 帯状疱疹や褥瘡がないかをみる

〈手〉

- 橈骨動脈を触知し、微弱か・頻脈かを確認
- 手を触り、温かいか／冷たいか、乾燥しているか／湿っているか、などを確認

〈下肢〉

- 浮腫や発赤、帯状疱疹の有無をみる
- 左右差にも注目する

- 足背動脈を触知し、足趾の色調も視診

〈神 経〉
- 意識レベルが悪いなどの理由で従命が入らないときは、その旨の記載と、患者の様子を観察しそれを記載する
- 眼位を確認（従命が入らなくても確認可能）
- 眼球運動を確認
- 複視の有無を確認
- 顔面の触覚を確認
- 顔面の左右差の有無（運動麻痺があるかどうか）を確認
- 実際には、目を閉じてもらって眼輪筋を診る、眉毛を上げてもらって前頭筋を診る、口を「いー」としてもらって口角下垂の有無を診る
- 咽頭（口腔内）を観察し、「あー」と言わせて口蓋垂の偏倚の有無を確認
- 挺舌させ舌の偏位の有無を確認
- 構音障害の有無を確認（パ・タ・カ・パ・タ・カと言わせる）
- 耳元で指を擦り、大まかな聴力を確認
- 上肢Barré徴候の確認
- 上肢の遠位筋は、長母指外転筋の筋力で確認
- 指鼻指試験と膝踵試験で小脳症状を確認
- 四肢はトーヌスも確認（従命が入らなくても確認可能）
- Mingazzini徴候の確認
- 下肢の遠位筋は、前脛骨筋の筋力で確認
- Babinski徴候を確認（従命が入らなくても確認可能）

視て記述する
だけでも身体診察

「緊急性を診る身体診察」でも示したつもりだが、**身体診察の核**というのは「視触診を使った観察、およびその記録」である。これが絶対的に重要である。

　学生や研修医、一部の内科医がすぐに頭に浮かべるいわゆる「聴診器を使って心雑音を聴いて弁膜症のパターンを見抜いたり、

腹部を丁寧に触って虫垂炎かどうかを診たりする」という、身体診察が病名に直結するかのような教え方や、診察の効能としての診断推論的な部分を重視するような教えが中心になっているのは、些かおかしい。医学生や初学者にまず教えるべきは本来、**観察と記載の重要性**である。

　さびしいことを断言するが、今日の内科臨床で身体診察による身体所見が有力な根拠になって診断に直結することは少ないかほぼない。もちろん大事であり、たとえば検査機器を含めた医療リソースの乏しい医療機関で診療する際には、身体診察は絶大な効果を発揮する。

　最後に、誤読を徹底的に回避するために、（くどいと思われても）ここにまとめる。身体診察は重要である。内科医も一定の技術を高めておくべきである。身体診察が診断に直結するものという位置づけにするからおかしいのであって、身体所見は患者の診断・治療の確定、ひいては安全のための大切な手がかりのひとつになるものだということを強調しておく。

　手技的な診察技術に自信がない者は、患者をよく観察して記述するだけでも重要な記録になり、患者のことも医師のことも助けることにつながる。きれいな、系統的なカルテにしようとせず、ままよ泥臭い“観察日記”のようになってもいい、と思って記載していくようにすれば、それでもそれを繰り返せばいつか立派な身体診察ができる内科医になれるはずである。

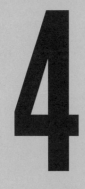

血　液　検　査

　血液検査の読みは、内科医にとっては絶対的に必要な技能である。これの習得なしに内科診療は難しい。教育的な文脈のなかで、身体診察が重要であると述べられることはあっても、「血液検査は有用であり、検査値の読みの技術は重視されるべきである」のようには（少なくとも声高らかには）語られない。

　これは、診察の基本になっているものが「患者に触れるべきである」というある種の"規範"が背景にあるためと思われる。患者に直接対面するか視認して様子を察したり、声をかけたり、また手に触れるなどして直接接触することの重要性については特に何も訂正コメントを加えることはないが、だからといって血液検査やその読みを重視することを「机上の空論」扱いすることは看過できない。

　ただし議論も面倒なので、現実的に考えて個々で技術を磨き、いっそ「机上の実理」に変えてしまえばいい。

　とはいえ、血液検査値を軽視する者はほとんどいないであろう。嘔吐をひたすら繰り返す患者をみたとき、その原因が低 Na 血症であったなら、それを知らなければどんな制吐剤を何回投与しても効かない。このとき、血液検査値（血清 Na 値）は他のどんな検査や身体診察・病歴聴取よりも有用な情報だったことになる。

　こうしたケースの多くで、低 Na 血症を念頭に採血するよりも、ルーチン検査で低 Na 血症が認識される。「適切な項目を選んでとにかく採血する」ことの重要性がここにある。血液検査は、診断を教えてくれることは少ないが、有益な道筋を示してくれることが多い。

　血液検査値の読みのコツのようなものは細かく挙げればたくさんあり、きりがない。ここでは、サンプルは簡単に挙げつつも、なるべく総論的な内容を重視して解説する。

貧血をみる

　いうまでもなく Hb の多寡で貧血かどうか判断する。貧血があったとして、その原因を推測することが課題となる。

　MCV が低いか・高いかはまず重要で、低ければフェリチンを測定し、フェリチンが低ければ鉄欠乏性貧血が確定する。

　個人的には網状赤血球をほぼルーチンで測定していることが多い。これはいくつかの場面でかなり有用である。たとえば急性出血の場合では、網状赤血球は上昇していることが多い。赤血球の寿命は約２カ月とされるが、これよりも寿命が著しく短くなった場合（急性の無効造血や溶血など）では網状赤血球は顕著に上昇する。特に溶血性貧血という病態を見抜くことは臨床的に価値があるため必ず習熟する。

　網状赤血球の著増のほかに、MCV の著明な上昇、LDH 上昇、ハプトグロビンの著減を示せば溶血性貧血／溶血病態（ひいては血栓性微小血管障害症）の存在が推定あるいは確定される。ビタミン B_{12} 欠乏性大球性貧血では溶血性貧血に類似した検査値になるため、ビタミン B_{12} も測定する。

　貧血をみたときに（あるいは貧血がなくても血算をみたときに）MCV に注目することは有用で、先に MCV 上昇を認識したならビタミン B_{12} 欠乏や葉酸欠乏を否定しつつ、問診や精査を進めていく。MCV が 110 を超え 120 以上となるような顕著に高い場合は溶血性貧血やビタミン欠乏性貧血であることが多い。このとき、極端な貧血になっていても焦らずに対応すれば適切な治療で回復する（ヒステリックに輸血する光景をよく見かける）。

　軽度の MCV 上昇を伴う貧血では、特に中高年以上では若干の無効造血を慢性的に伴う疾患を考慮する。具体的には、骨髄異形成症候群や再生不良性貧血などである（もちろん若年者でも起きうる疾患である）。

　MCV 正常の貧血は、急性の貧血（出血が多い）をなるべく否定し、次に慢性的なものかを把握する。腎不全があれば腎性貧血かもしれないのでエリスロポエチンを測定し、非上昇を確認する。また、たとえば「ひどいビタミン B_{12} 欠乏性大球性貧血とひどい鉄欠乏性貧血」が共存している場合も正球性貧血になり得る。つまり MCV はある意味でベクトルである。軽度の MCV 上昇は「ひど

いビタミンB$_{12}$欠乏性大球性貧血と軽度の鉄欠乏性貧血の共存」を意味しているかもしれない。

　まとめると、貧血をみたら「すぐわかるもの」から能動的に特異的に診断を試みて、rule in/out を手早く済ませる。網状赤血球を必ず検討に加える。

　赤血球の造血は、全身の状況や栄養状態に影響される。たとえば慢性的に炎症あるいは低栄養の状態にあれば、"不健康な"造血状態となり貧血になる。栄養についてはとりわけ造血を行う骨髄（エンジン）にとって燃料となるガソリン的な位置づけのビタミンB$_{12}$や葉酸、あるいは鉄やその他の微量元素が不足すれば、造血できず（＝エンジンが機能せず）に貧血をもたらす。逆に言えば、ガソリンを投入すればどんどん貧血が改善する。

┃白血球数から
わかること

　ざっくりと、臨床医用に心得を言うとすれば、「(白血球数や分画などを)あまり深掘りしなくていい」になるだろう。一般に、白血球数が「高め」であることは気にされ過ぎている。細部まで把握に努めることは肯定するが、あまり気にしても全体の臨床決断にそこまで寄与しない。白血球数のデータから多くを察する機会はじつは少ないように思える。

　極端に高い場合は白血病かもしれないとわかる。3万台なら細菌（特に嫌気性菌）感染症でも上がるが、4万以上は白血病を想定する。もちろん正常白血球数の急性白血病はあり（高いも低いもある）、病歴や他データにもよるが目視による視算血像の確認の閾値はやや下げ目のほうがいい。

　好酸球の増多を認識すれば病態の把握や鑑別が捗る。リンパ球が増多（して総白血球数が正常上限を超えるほどに増加）する病態は日常診療では意外と少なく、熱性の急性病態の文脈であればほとんどが伝染性単核球症である。好塩基球数は、正常は0〜2％だが、数カ月〜1年以上増加している場合は慢性骨髄性白血病が疑わしい。

▌血小板から察する

　血小板減少は、その程度や進行速度に応じて、それを生じさせる元となる病態の緊急性や深刻さをサロゲートしていることが多い。極端な低下や進行性の減少の場合は必ず原因を追求する。

　極端な低値をみたときは、薬剤性を検討しつつ、血液疾患を考慮して血液内科に紹介する。ただし感染症のことも多い。クレブシエラ感染症や黄色ブドウ球菌感染症など、深刻な感染症のときは顕著な血小板減少となっていることが多く、その場合は感染症の診療を即刻行う。

　血小板減少では、他系統（白血球や貧血）の異常が共存していることが多く、これ単独で病態鑑別が捗ることはあまりないが、冒頭で述べたように血小板減少はサイレン（警報）的に使える。病態にもよるが、対処は早ければ早いほどよい。逆に増多の場合は、そこまでの緊急性はない。

　他に目立った臨床症候や検査値異常がなく、血小板だけ単独で低いという状況はあまり遭遇頻度として多くない。頻度が多いと感じるのは薬剤性である。血小板数の時系列を並べ、薬剤の開始（あるいは中止）のタイミングと血小板が減少に転ずる時期を対応させ地道に因果を調べ、推定する。PPI や ST 合剤などで多い。

▌LDHからわかること

　LDH が高いことは、細胞が傷害／崩壊を受けていることを示唆するため、注目に値する。高いといっても、他の酵素（肝酵素や筋原性酵素など）と比較しての相対的な高さではあるが、顕著に高い場合はやや緊急性がある。

　まず、4 桁にまで上昇している場合は例外なく異常である。極端に高度な筋融解でも 4 桁に達しうるが、安静や補液のみで良性の経過で軽快することはよくある。こういう場合を除いて、ふつうはなんらかの緊急性の高い病態があるはずである。

　LDH のみで診断が決まることはないが、たとえば AST、ALT が 2 桁くらいで LDH が 350 以上なら、この LDH は高く感じる。LDH が AST、ALT、gGTP、ALP、CK に比べて高く感じた場合、

腫瘍あるいはリンパ組織の増殖によって組織傷害・細胞破壊が生じている可能性がある。血液疾患、溶血、臓器梗塞を想定する。

　白血病やアグレッシブなリンパ腫では、腫瘍細胞が増殖すればLDHは腫瘍量を反映して上がっていることが多い。腫瘍細胞の「生成→増殖→死」の回転が速く、また正常細胞も浸潤を受けて傷害されるからである。血球貪食症候群では文字通り細胞が貪食を受け崩壊速度も速いため通常LDHは有意に高くなる。顕著に高くなるのは、溶血病態が生じているときが多い。自己免疫性溶血性貧血や血栓性微小血管障害症の病態、あるいは各種二次性の溶血性貧血などで病的溶血に遭遇する。腎梗塞で特にLDHが突出して上昇することが、昔から臨床知としてよく知られている。この機序の説明についてすっきりしたものはないが、本当にそうなのだから驚く。

　軽度の上昇はあるが気に留めなくてもよいLDH上昇もある。数値的には250〜350くらいの範囲に収まりがちだが、心臓弁置換術後（機械弁で頻度と程度が高い）、ST合剤の内服中などの患者でよく見かける。

▌肝酵素の読み

　肝細胞の傷害で上昇するという常識の他には、トランスアミナーゼが筋原性酵素でもあるという点に留意すべきである。知っていてもつい忘れてしまうのが臨床である。CK測定のないトランスアミナーゼ上昇をみたら、CK正常とわかるまで肝障害とみなしてはいけない。

　慢性的で軽度な上昇では、脂肪肝（脂肪性肝炎といったほうが正確かもしれない）や薬剤性が多い。稀にHBVあるいはHCV感染、自己免疫性のこともある。

　発熱など急性病態をみている文脈でトランスアミナーゼ上昇をみたとき、ただちに「肝臓疾患」「胆道疾患」に推論を寄せないようにする。かぜを含めたウイルス感染や菌血症などでは、CK上昇の有無によらず、軽度〜中等度のトランスアミナーゼ上昇をみることはコモンだからである。一部は組織傷害、一部は筋傷害、一部は代謝の一過性の異常だろう。

　無治療あるいは治療中のバセドウ病でもトランスアミナーゼ上

昇をみることは多い（寛解ですっかり改善することがよく経験される）。トランスアミナーゼを肝臓における臓器特異的マーカーであるとただちに考えないことがコツである。

炎症をみる

　血液検査値による炎症の読みは、臨床医にとって重要であることを通り越して常識的な技術にしたい。たとえば、病歴聴取をしなければ受診の事情や症状もわからないように、炎症の有無や程度や挙動をみないことにまともな内科診療はできない。

　具体的には、その瞬間の炎症の有無をみるにはCRPを測定する。陰性か上昇かの判別は臨床的に有益である。

　そうは述べたが、急性の病態であればあるほどCRPの有益性の度合いは下がる。数時間前に発症したショックや呼吸不全を伴う発熱、今朝からの悪寒戦慄と上腹部痛で日中に受診、など数時間程度のうちに受診閾値を越えた場合には、病着時点でCRPが陰性かごく軽度の上昇に止まることがある。

　よって、CRP値で臨床的な決断をするのは、ときに大きな誤りにつながるという教えが存在する。ただしこのような場合、炎症病態であるかの判別よりも優先度が高い事柄が現場にはあり、このフェーズでのCRPの有益性を論じること自体にあまり意味がない。

　そうではなく、数日〜1週くらいの急性病態ないし慢性経過の体調不良など、「超急性期」を抜けた後の各種病態の判別の起点として使うなら、CRP測定による炎症病態の有無の判定は有益でしかない。

　たとえば半年前から毎日続く全身倦怠感の患者が2人いたとして、1人はCRPが0.02mg/dLで、1人は12mg/dLであったとしたら、想定する疾患は同じでないし、診断アプローチも異なる。この場合の初手は、前者（CRP0.02mg/dL）では機能性疾患かなと想定しつつ、がんスクリーニングから始めるかもしれないが、主だった異常がなければ倦怠感につながりかねない他の医学的問題（月経困難症や月経前症候群、不眠症、気管支喘息や睡眠時無呼吸症候群、片頭痛、頸椎症、過敏性腸症候群など候補は多数）を検出し、それらを念頭に置きつつ対症療法を行うだろう。後者（CRP12mg/dL）ではまず血

液培養を行い、できれば全身CTを行って病変の有無を検索していくことになる。

慢性経過で持続的に炎症があるかの判定は、CRP陽性の他、血沈の亢進、低アルブミン血症、貧血、血小板増多、IgG上昇といった検査値異常でも推定できる。症状としては、発熱、倦怠感、体重減少、発汗、活動性低下などが多く、食思不振に至ることも多い。慢性炎症というのは臨床医にとっては「症候」であり、これを発端に病態鑑別を行うことは多い（方針が立つ、という点で不明性が薄れる）。

▮測定しておくとよいもの

個人的な流儀になるが、測っておくとときに気づきがあって解決につながるような血液検査項目がある。

CK測定は、すでに述べたように肝酵素上昇の主因が筋原性酵素のことがあり、肝臓の問題だと誤認することを防げる。また、甲状腺機能低下症に伴うミオパチー、あるいはスタチンや甘草入りの漢方薬による無症候のミオパチーに気づく発端になることがある。

ALPは、3カ月以上甲状腺中毒症が続くと上昇する。バセドウ病を疑う端緒となることがある。たとえば1週前から嘔吐が頻発することで受診。採血はALPのみ軽度上昇。実際には数カ月前から体重減少があって診断はバセドウ病だった、ということもある。振り返ってTSH（+ freeT4、T3）を測定していなければ甲状腺機能異常に気づけなかったというケースは、そもそも多い。甲状腺機能も、特にそれに特異的に対応する症状がなくとも測定しておいてもいい項目である。

カルシウムについては、サブクリニカルな転移骨腫瘍や副甲状腺機能亢進症で、血清Ca値が高いという検査値異常のみで精査の発端になることがある。また高Ca血症は、他の所見と組み合わせて脱水の指標にもなる。

最後になるが、トロポニンI（あるいはT）も非常に有益である。胸部症状があって、心電図異常や他の心筋逸脱酵素の上昇がなく、トロポニンIの軽度の上昇が唯一の検査異常となる不安定狭心症は、ときに、というよりしばしばある。「念のため循環器コンサ

ルトをする」という方針が立つだけでも臨床家を助ける。

　たとえば、1週間に3回熱があって困っている患者のCRPが陰性であれば血液培養は必要ないといえるが、1週間に3回胸部症状があって受診した患者には、心電図異常がなくてもトロポニンⅠ測定は価値があるだろう。

5 画 像 検 査

たとえば胸部単純 X 線も画像検査である。内科診療に画像検査が必要か、のようなことを論ずることに意味はおそらくないだろう。また、画像検査の読影自体はすでに専門家がおり（いうまでもなくそれは画像診断専門の放射線科医である）、ここで私が画像診断医が解説するような読影技術について説明するのも少し違うだろう。

今日の内科診療は、単純 X 線検査はもちろん、CT や MRI、あるいは核医学検査といった画像検査なしに、良好に遂行することは難しい。画像検査なしでどれだけ診療を完結させることができるかを考えることは素晴らしいが、われわれは診断の正確性を上げる努力をせねばならない。よって、手段を選ばず正確な診断を突き詰めていくことは、ひいては臨床家に「画像なしの"みたて"の精度・確度の向上」をもたらすことになる。そして、結局はそれが治療の成功率の向上やリスク回避、患者の安堵につながるはずである。

そこで以下は、画像検査に用いられる各モダリティが、それぞれどんな場面で実施されるべきか、またどんな疾患の診断（確定／除外）に使われるかなどについて概説することにする。

▌単純 X 線撮影

単純 X 線は、骨・関節の評価では今日でも有用とされ日常的に整形外科やプライマリケア、救急などの現場で撮影が実施されている。内科の場合、関節リウマチなどのリウマチ診療や骨髄腫やがん転移としての骨病変の精査やスクリーニングなどのために骨・関節の評価を単純 X 線検査ですることはあるが、胸部や腹部以外の部位に単純 X 線検査を行うことは内科医にとってそこまで機会は多くないだろう。

胸部は、検診利用・ルーチン撮影については、将来は AI 読影に任せたほうがよい。なぜなら先入観のない読影（というか解析と判

定）ができるからである。ただし、当該症状がある場合や病気を想定して撮影した場合には、人間の臨床医が読影するのがよいと思う。読影者が患者の診察医であれば、ついさっき診た患者を個別的に診ているため、その患者の特有の事情や医学的な患者背景を加味して“総合判断”できるからである。おそらくそのとき、その担当医の判断は AI を超えると思われる。個別の例外事項などを加味して曖昧に判断することについては、人は機械学習にまだ優ると予想する。要するに、いわゆる心眼的な目線で読影できるのが臨床医である。

　さて胸部単純 X 線撮影は、おおまかには、肺炎、心不全、胸水を確認・診断すること、あるいは結節／腫瘤や空洞などの肺野病変を発見することを目的とした検査だと考えておくとよい。

　肺炎や心不全の診断において胸部単純 X 線の情報は判断材料に過ぎないが、肺に明らかな浸潤影が有るか無いかを判定することに意味がある。浸潤影が有るとわかれば、肺炎か心不全か判定するのは画像以外の臨床情報を使ってなされる。

　胸部単純 X 線を「肺をみる検査」と勘違いしている者がいるが、あれは厳密には肺ではなく肺血管をみている検査である。そもそも浸潤影の有無は、肺血管をまず同定しその血管の縁（ふち）にシルエットサインの原理を適用してそれが陽性かどうかを判定することで判断する。

　シルエットサインについて習うとき、心臓や大動脈に隣接している病変の有無を推定することを引き合いにされることがほとんどだと思うが、シルエットサインの原理は「肺血管」にも当然適用できる。むしろ日常的に肺浸潤影の有無を判断する必要がある臨床医にとってはこちらのほうが重要である。この読影は心臓や大動脈におけるシルエットサインと同様、隣接した部位の境界線が消える（＝シルエットアウトされる）かどうかで判定する。これを実際的にいえば「ふつうなら追えるはずの肺血管の辺縁がぼやけて追えなくなるかどうか」である。肺血管の周囲に水や炎症があることでそれらが血管に隣接する構図となり、血管の辺縁が追えなくなればここの部位でシルエットサイン陽性である。これを検出することで軽微な肺浸潤影を読影できる。

　腹部の単純 X 線検査は、個人的には利用することが多い。しかし今日では非常に意義が乏しい検査とされ、実施しない者も多いかもしれない。わかるのは腸管ガスの分布である。ニボー像、

腸管ガスの顕著な貯留、あるいは極端な腸管拡張像もわかる。つまり、腹部単純X線は臨床的に腸閉塞を疑うときに有用そうにみえる。

CT

CTは造影と非造影（単純）がある。造影CTは造影剤を投与するのでアレルギーのリスクがあり、実施できる施設は限られる。しかし単純CTはもはや特殊で"とっておき"な検査などではなく、日常的に一般医も用いるモダリティだろう。

頭部CTは脳内出血、くも膜下出血、血腫病態など出血に関連する疾患をよく拾い上げる有用な検査となる。もちろん骨折、広範な脳梗塞や脳腫瘍などの有無も、臨床情報と加味することで推定できる。脳の造影CTは、一般医が自らの発案で実施する機会はほぼない。脳膿瘍の診断に有用そうにみえるが、MRIや臨床像で推定可能である。

胸部CTは、一般的に肺野条件と縦隔条件とがある。肺炎を同定するためにCT（肺野条件）は有用である。胸部単純X線ではみられなかった病変や各種所見が楽々可視化できるため、胸部単純X線検査の補完としては十分な検査である。

肺野条件で結節影をみたら、同じ部位を縦隔条件でどうなっているか確認する。その結節影が縦隔条件でもしっかりみえたなら、それは高い細胞密度で構成された結節病変の可能性があるということであり、精査あるいは確実なフォローにつなげる必要がある。

腹部骨盤CTは、一部の病態で有用、一部では限界がある（≒検出感度が劣る）。放射線科医は、造影しなければ成果が少ないとふつう考えている。非放射線科医ほど造影が要るが、非放射線科医ほど非造影で撮影することが多い。しかし単純でも有益な場面はわりと多い。

まず、ガスや水（血液や粘液含む）はよほど少量でなければCTはみやすい。よって腸閉塞の推定や遊離ガス（消化管穿孔）の同定、体腔液の評価などは十分可能である。実質臓器の形態評価や病変評価もある程度可能である。ただし骨盤内の様子や腸管粘膜病変はわかりにくい。婦人科がんや消化管がんの診断は難しい。

各種炎症病態（腎盂腎炎や腸炎など）で腹腔内に軽微な炎症像とし

ての脂肪織混濁がみられるが、これは単純CTでも案外同定できる。あくまで臨床情報と合算してではあるが、これが診断の助けになることもある。石灰化していれば別だが多くの胆石（コレステロール胆石）ではCT陰性である。他方、尿路結石では単純CTで同定できる。水腎症の評価も同時にできるため、CTの有益性が高い。

　炎症反応が陽性の病態の診断にCTを使う場合は、造影が望ましい。緊急性がある各種病態（腸閉塞、腸管虚血、虫垂炎、大動脈解離、腹部大動脈瘤の破裂など）では、緊急性があると思えば思うほどはじめから造影剤使用を考慮する。急性憩室炎は、腸管外の炎症が目立つ疾患でしかも限局的であるため、臨床的に疑っていれば、憩室が推定される形態異常と周囲脂肪織の混濁所見で非造影CTでも十分診断できてしまうことが多い。他の疾患との判断がつきにくい場合は造影が無難かもしれない。

　肺動脈血栓塞栓症を疑う際は造影剤が必須であり、また下肢静脈血栓の検索を兼ねる場合には、その旨を放射線科と事前に協議すべきだろう。

▌MRI

　MRIはその読影がやや専門的である。非専門医が検査後即時読影を完了させるには勇気が要る。一般診療で「緊急MRI」を要する場面は急性脳梗塞を疑ったときにほぼ限られる。MRIは、適応や造影剤の必要性や読影結果を放射線専門医とよく協議するようにするとよい。

　脳梗塞の診断に頭部MRIが非常に有益である。特に、わずかな限界はあるものの、拡散強調画像は急性期梗塞のほとんどを比較的正確に検出する。読影もしやすい。この感度を生かして、「どうも脳梗塞らしくはない」患者に脳梗塞を否定する目的でも頭部MRIは有益である。

　他、脊椎・脊髄とその周辺領域の画像評価、膵臓の嚢胞性腫瘍のフォロー、骨・関節・筋肉・筋膜・軟部組織の精査、子宮・卵巣や前立腺などの骨盤内臓器の精査などでMRIは活躍する。動脈など血管の形態評価を非侵襲に行うことができるのもメリットで、MR-angiographyはすでに一般的な検査になっている。

▌核医学検査（シンチグラフィ）

　シンチグラフィとは、ガンマ線を出す放射性医薬品を静脈注射やカプセル内服することによってこれをトレーサーとし、このトレーサーが体内の特定の部位に集積するさまを、放出されるガンマ線をガンマカメラで体外から撮影・計測することで画像化する検査である。トレーサーの分布を画像化して得られたものをシンチグラムと呼ぶ。他のモダリティと決定的に違うのは、機能画像を得られることである。CTやMRIは形態を評価するが、シンチグラフィは機能を評価することができる検査である。

　シンチグラフィの強烈なメリットが、SPECTやCTやMRIと組み合わせることで、シンチグラムとしての機能画像だけでなく解剖学的な関係性の評価も同時に可能となる点である。SPECTというのは、先述したガンマカメラ自体が動いて断層画像を得る技術で、いわば形態画像の上に機能画像を載せて評価できるモダリティである。

　昔、Ga（ガリウム）シンチグラフィという検査ががん転移検索や不明熱精査のために行われていたが、非常に冴えないシンチグラム画像しか得られず悩ましく思った記憶がある。これも、現在ではSPECT装置で撮影することによってGaの集積をCTのような画像検査の上に画像化して示すことができ、非常に読影がしやすくなった（Ga-SPECTと呼ばれる）。

　ここまでの理解があれば、FDG-PET/CTというタームの意味も理解できるはずである。SPECTではないからPET専用の装置となるが、原理は大体同じである。FDGというトレーサーが体内に分布して活動性部位に集積し、その様子をPET/CT装置で撮像すると、CTによる形態画像の上にPETによる機能画像を載せることができ両者を合わせて評価可能である。FDG-PET/CTの診断能は高く、腫瘍性あるいは炎症性病変の検出に優れている。

▌超音波検査

　超音波検査（以下エコー）のメリットは、非侵襲性と即時性であろう。個人的には病歴聴取や視診こそ究極のリアルタイム性のあ

る"検査"だと思うが、医師の特性もさまざまで要するに医師も個々で得意・不得意がある。蛇足ながら先にそのことを軽く論じたい。

たとえば、患者の話を聴いたりしたのではさっぱり診断がわからないから、さっさと自分でエコーを当てて診療を進めるほうがいいという医師がいる。その一方で、あまり患者に触りたくはないという医師もいる。

昔、将来精神科医になりたいという初期研修医を教えたことがあった。聴診器などを使って患者に直に接触して診察するのが（生理的に）苦手だとその研修医は素直に言った。私は無理強いさせなかったが、今は素晴らしい精神科医になっている。

病歴聴取、身体診察、エコーなどは要するに技術である。これらは当然それぞれ別々の技能であって、全員の医師が全部得意である必要はない。エコーを得意とする諸家は、何よりまずエコーというデバイス（を当てて探索すること）がそもそも好きなのである。エコーという道具を用いれば、対象に強い関心が持てる人たちなのである。好きなことは上手くなる。上手くなると診断の技術が上がる。人によってはエコーに全能感を抱くが、それは「好きだから上手になった」というプロセスを経て獲得された技術が前提／土台になっている話なのであって、実は再現性が高いわけではない（属人性が強く、一般化し難い）。

関節エコーに習熟しなくても、患者の話を聴いて関節を触って診察すれば大体わかり、どんなふうに治療すればいいかわかるリウマチ医もいると思われるが、エコーに傾倒したリウマチ医は「エコーなしにリウマチ診療はできない！」と声高に言うだろう。要するにみんなちがって、みんないいのである。

私個人は、「エコーくらい当てられるようになっておけ」という無言のプレッシャーが「将来エコーを好きになれそうにない研修医」にもかかってしまっていることをまあまあ懸念している。エコーは全員ができなくてもよいと思っている。

エコーのメリットの話に戻ると、エコーは心臓や血管の動き、呼吸による臓器の位置変動などをライブで術者が視認できることが大きい。急性胆嚢炎の身体診察のマーフィー徴候をエコーと組み合わせた、"sonographic Murphy's sign"は非常にナイスアイデアであると思う。画像検査と身体診察が同時に行われることは、かなり強力な即時性としてのメリットになる。

エコーは、ふつうは触診や聴診器以上の検知能力がある。エコー検査の技術自体は個人差が出てくるが、得られたエコー図にはある程度は再現性があり、数値化や画像保存も可能である。エコーは、身体診察と CT 検査の間くらいの位置にあると私は思っており、細かく言えばやや身体診察寄りの画像検査なのではないだろうか。今さらではあるが、エコーをこの「画像検査」の項に含めたくなかったことを、ここに白状する。

6 臨　床　推　論

　　臨床医は仮説を作るのが仕事である。臨床医は、殊更意識されることはないが、日々ひたすら猛烈な回数の仮説を作っている。

　　ここで述べることではないかもしれないが、臨床をわりと楽しく（？）続けている人と、臨床なんてどうしても好きになれず嫌だという人とがいるが、それは仮説生成の力の差だと思う。仮説を作ることが造作もなくできる人と、仮説を作ることがどうしても苦手な人がいる。

　　臨床における推論する力というのは、論証する力ではなく予想する力である。ここでは私は予想と仮説をほぼ同義に使っているが、臨床というのは「予想」という言葉を使わざるを得ないほどに、実は確証が不安定な中で行われている。それが当たり前だと思うかどうかの差が、臨床での職能発揮の差に現れている。

根拠をもって診療することはできない

　　臨床が苦手な人の思考は、「ある決定的な検査結果 **A** を得る➡診断確定」という非常に単純明快なロジックになっている。正確にいえば、この単純明快さ（＝確たる検査結果 A のようなものを得ること）は皆が求めるところであるが、臨床が苦手な人たちの特徴としてこの単純明快さをいつまでも未練がましくほしがっているようなふしがある。

　　実際の臨床にそんな単純明快さはほぼない。「頭痛➡頭部 CT ➡くも膜下出血」とか「胸痛➡ ST 上昇➡急性心筋梗塞」といったきまりの良さには、気持ちの良さはあるが、"副作用" もある。重病の診断が瞬時になされたあの明快さは、やがてその後の入院・治療経過の流れのなかで、関わった「熟達していない医療者

たち」がしばしば感じる "clinician's high" に至らしめていると推察する。

　問題は、そうした気分の高揚のためにそれが麻薬となり、以後もこうした明快さを求めてしまうというある種の依存症になってしまうという点である。熟達した臨床家は、興奮しない。興奮しないから、変な脳内麻薬が出ない。上級医は、後輩と気分の高揚をあまり共有しないほうがいい。

　はっきりともう一度いうが、臨床でクリアカットな場面はほぼなく、難解あるいはきまりが悪いことがふつうである。そして難解であることが平常運転であるのに、難解だと感じただけですぐ自分の手から離す医師も多くいる。そのような医師は仕事をしていないことになるので報酬を与えてはならない。

　たとえば「この2週間だるい」という主訴で外来受診してきた患者に、「症状が漠然としており、はっきりしないからわからない」と心の中で思うまではよいが、特に取り組みもせず「どうすればいいかわからないからとりあえず様子見」と言われた患者はもうこの医者を信用しないだろう。

　とにかく、「わからない」から始まるのが診療なのである。患者に起きていることを予想し、そのうえで展開していくのがふつうであるのだが、臨床が嫌になった医師は、診療というのがこのくらいラフな見積もりで始まっていくという（ある種の身体的な）感覚を教わらずに年数だけ重ねてしまったのだろうと思う。

　診療の起点というのがどこにあるかをよくよく突き詰めていく（＝ゼロ点に向かって極限を考える）と、じつは診療の起点は仮説生成の起点に等しいことがわかる。すなわち診療は予想から始まっているのであり、根拠があって始めることなどできないというか、起点の時点ではそもそも根拠がないのである。

教わっていないことは、教えられない

　たとえば研修医が外来で診た患者について方針を尋ねるとき、「2週間だるい、って言ってます」と指導医に相談したときのことを考える。「なんだろうね。きっと〇〇じゃない？　あーでも×

×だったら嫌だよね！」と予想を楽しむかのような雰囲気になるような声かけをした指導医と、「そんな漠然とした情報じゃわからないだろう！」と言い叩きつけた指導医とでは、その研修医の未来は異なるように思う。

　確たることがまだないにもかかわらず、確たるものがまだ探せていないかのように接することでその研修医に幻の不義理をでっち上げるような指導医がいる一方で、自由な発想ができるような気楽な雰囲気を作り、自信のない予想を気軽に言葉にさせるように教える指導医がいる。

　どちらが良き指導者かは歴然だと思うが、どちらが良き臨床家であるかも同時にわかると思う。注意深く述べ直すと、前者の指導医もまた、かつて自身が「自由に予想できず、仮説を立てられないような指導医」に習った可能性があり、要するに負の連鎖なのだと思われる。

　そういう意味では、臨床推論（あるいは診断推論）について関心が寄せられている昨今のムーブメントは、一応歓迎しなくてはならないだろう。しかしながら、臨床推論が「診断当てクイズ」としてエンタメになってしまうのを歓迎しないのは当たり前だとしても、鑑別疾患を広く挙げることができるという特性は、どう臨床に役に立っているのだろうか。言ってしまえば知識を開陳する能力が秀でているだけであって、自分で考えられること、自分で考えた内容を自分の言葉で人に述べたり記述したりする（本来必要な）能力とは随分異なるように思われる。目の前のその患者に実際あなたはどう考えるんですか、と訊きたくなってしまう。

　いくらたくさん鑑別疾患を挙げられても、臨床をやっている者からすると非常に上滑りな印象を抱いてしまうのが本音である。鑑別が広い＝安全、とでも考えているのかもしれないが、あまり賢いとは思えない（広いことで本質を見失い、かえって危険なことになることもある）。鑑別疾患をたくさん言えることと、素早く機能的な仮説を生成できることとはまた別問題であろう。

仮説生成とは、ある可能性にbetすること

　診療の起点は仮説生成の起点に等しく、すなわち診療は仮説生成（＝予想すること）から始まっていることはすでに述べた。では、そんなまだ何もない起点の段階で、どう考えていけばいいのだろうか。

　答えは簡単で、<u>最初は賭ける（**bet**する）</u>のである。それではギャンブルになってしまうじゃないかとお怒りになるかもしれないが、ギャンブルである。

　たとえば競馬と同じである。競馬ではどの馬が勝つかを予想するわけだが、じつはその予想は純粋な当てずっぽうではない。ここで詳しく述べると際限がないが、馬に関するデータがたくさんあるのである。それらを駆使し極限までレース展開ひいては順位などを分析するわけだが、いざどの馬が勝つかを心に決めどの馬の馬券を購入するかを決定する行為に名前をつけるならば、これこそが「賭ける（**bet**する）」であろう。あれだけレース前あれこれとデータを使って解析していたのに、最後の最後は賭けて（**bet**している）いるのである。これを"data-based"といえばかっこいいが、結局はただの予想であって結果に対して確たる根拠があるわけではない。

　ただしこうも言える。予想（＝馬券購入）を決めるための根拠をデータ分析していたのであって、いわば競馬の馬券購入のプロセスというのは「根拠をもって予想する行為」なのである。ここでは、「結果がわかるギリギリ間際までデータ使って予想している」という有様をひとまず想像しておいてくれればよい。

　臨床でやっていることは、おおむね競馬における「予想→馬券購入（**bet**）→レース後に着順結果判明→悲喜交々」のプロセスとほぼまったく構造は同じである。ただ医師は真面目すぎるのか、「賭けている（**bet**している）」ということを、あまりオープンにしない。「根拠をもって医療をせよ」というスローガンに長らくすっかり洗脳されてしまっているせいで、根拠が得られていないこと

に恐縮してしまい根拠なしに自分の考えや仮説について述べることに過度に臆病になってしまっているのだろうと思う。

あれは賭けてるんだ、ギャンブルみたいなもんだと隠さずに言ってしまえばいいのである。臨床推論などと何だか科学的な風合いでオシャレに喧伝するから勘違いする。もとより雑な予想なんだと認め、「（診療の最初は）単なる予想でーす」とすれば気が楽になる。気が楽になれば、自由に考えて自由に考えを述べることができる。

そうしたリラックスのなかに、拡張的に次のアイデアが生まれる。そのとき浮かんだアイデアは、一部は僥倖のような機序で生じたかもしれないが、あくまで苦悩するという営為の中で生まれた仮説であって、競馬の予想と同じで単なる当て推量ではない。"ロジカルな思考を反復したすえの思いつき"であり、これこそが仮説生成の源泉である。

▎仮説が生まれた後

仮説が出来たら、次はそれを検証する。そして検証する・した過程で、また新たな仮説が生まれる。さらにそれに対する検討がまた始まる。一度仮説が生じれば、あとは連鎖式にどんどん診療が拡張していく。

もちろんその時々で、仮説を次々に生成していく必要はある。しかし、物事が相互に関連づいて展開されて進んでいけば、仮説生成はしやすくなる。仮説の内容や精度、量が上がっていけば、検証の質も上がり、問題解決の確度も上がっていく。

要するに、本当に重要なのは「まだ曖昧なうちにいかに思い切って仮説生成（＝ある可能性に**bet**すること）ができるか」ということになる。

仮説がどう変わっていくか： 事前確率・事後確率

　検査や身体所見それ自体の性能・特性を考えること、たとえばそれを検証することは臨床研究で可能であり、文献検索や過去の知見集積によってある程度科学的に扱える。

　ここで検査前確率が、こうした検査の特性の良し悪しによって検査後確率としてどう動くかについて考えてみる。

　じつはこのような文脈で確率を扱うとき、「オッズ」という言葉を使う。オッズは確率のことを指しているが、臨床では「ある事象が起きる確率と起きない確率の比をとったもの」となる。検査や身体所見について、その性能の度合いを算出したものを尤度比と呼ぶ。これと検査前・後のオッズとの関係性を**図1**に示す。

事前オッズ × 尤度比 ＝ 事後オッズ

検査前確率　　　検査の　　　　　検査後確率
　　　　　　　　診断特性
　　　　　　　　そのもの

> **図1**
> 尤度比と検査前オッズ・検査後オッズとの関係性

　ここで例をあげる。今、ある疾患が存在する確率について検査前オッズを「3」と見積もったとする。これは疾患が存在しない確率との比だから、これを％に換算すると、$3/(1+3) \times 100 = 75$（％）となる。

　75％の確率というのはまあまあの確率ではあるが、想定しているのが病態が深刻で、重大な決断をせざるを得ない場合には、いまいちな事前確率である。

そこで、ある検査を実施して結果が「陽性」と判明したとする。この検査の陽性尤度比を文献で調べたところ、「5」だった。この状況を想像してほしい。

　事前オッズが3で、陽性尤度比5の検査が陽性だったので、事後オッズは「15」(93.7%)にまで跳ね上がるのである。75%の見積もりが、93%まで上昇したことで、その見積もりが確かそうだということがわかり、担当医は安堵したのだった。陽性尤度比5の検査が陽性だったという結果は、担当医にとってかなりインパクトを感じられる結果となったのがよくわかると思われる。

　別の例を考える。今、入院中の高齢患者が熱発して、熱源として肺炎も考慮したとする。聴診前に、肺炎だと思う確率をだいたい3分の1、すなわち事前オッズ0.5と見積もったとする。

　そこで肺炎に対する「聴診上の肺ラ音」の尤度比について文献を調べたところ、陽性尤度比は2、陰性尤度比は0.8という報告があった。このケースで、「肺炎である」「肺炎ではない」可能性は、肺の聴診によってそれぞれどう動くだろうか。

　肺ラ音が聴こえた場合、検査後オッズは0.5×2=1(50%)となる。肺ラ音が聴こえなかった場合は、検査後オッズは0.5×0.8＝0.4(28.5%)となる。事前オッズが「3分の1」だった状態からのスタートで、ラ音聴取のあり・なしは、その前後で肺炎の可能性が上がる・下がるに関して大きな貢献があっただろうか。これは大きなインパクトになっていない結果とみるのが妥当だろう。

　この話から、「聴診は意味がない」という結論を導くのは間違っている。そうではなく、まず尤度比というのは、検査後の担当医にインパクトを与える効果があるというのがポイントである。尤度比が高く、事前オッズに比して事後オッズを大きく変えるような検査や身体所見ほど、強いインパクトを担当医に与え、確定診断や方針決定に影響を及ぼすことになる。

　同時に、事前オッズも大事だということもわかる。十分高く事前オッズを見積もれば、あとはそれなりの陽性尤度比の検査の陽性さえ確かめれば、事後オッズを十分高めることができる。事前オッズを高めることも、担当医が受けるインパクトの強さ（事後オッズの高さ）に大きく関わる。

　話をまとめる。先ほどから「担当医へのインパクト」などと述べているが、これはまったく字義通りのことを言っており、すなわち担当医の心身面への影響の話である。また、先ほどから「見

積もる」という言葉を使っているが、これはまったく字義通りのことを言っており、すなわち担当医の心理面を含めた（最終的には）主観的な予想について述べている。

　お分かりいただけただろうか。診断推論などとかっこ良さげでいかにもロジカルでエビデンス満載かのような雰囲気を醸しているこの界隈だが、実際にはまあまあギャンブル性を備えた話なのである。まさに「賭けて（**bet** して）」いるのである。

ギャンブルであることを認めていく

　オッズは、確率論で確率を示す数値であることは述べたが、ギャンブルにおいて見込みを示す方法として古くから使われてきた概念である。ギャンブルの話で言えば、もともとは失敗 **b** 回に対して成功 **a** 回の割合のときに、**a/b** の値として定義された。

　ご存知の諸氏もいるかと思うが、オッズは競馬などのギャンブルのブックメーカーがそのゲームの「見込み」を示す方法として長らく使われてきた。ちなみにブックメーカーとは、本屋とか出版社という意味ではなく、主に欧米において賭け事の胴元のことを意味している。昔のクイズ番組「クイズダービー」でいえば大橋巨泉氏である。

　競馬を例にとって話を戻す。ブックメーカー（競馬でいうと主催者）の予想担当者は、あるレースで発走する馬たちにそれぞれオッズ（倍率）をつけるが、この倍率のつけかたこそがブックメーカーの腕の見せ所なのである。当然各ブックメーカーによってその倍率は異なる。ここで述べたいことは前項とほぼ同じで、オッズという概念に「見積もり」という語をあてるのは実際適切で、つまりオッズはかなり主観的な数値ということになるのである。

　もうこれで今後、検査前オッズ（事前確率）などという言葉が登場したときに怯んではいけない。あれはただの見積もりである。どうか気楽に自分の仮説を言い放ってほしい。それが仮説生成のしかた、あるいは仮説生成のトレーニングの一番良い方法であると思う。仮説生成の上達には、臨床現場の雰囲気づくりが欠かせないことも、ここに申し述べておく。

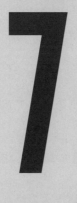

治 療 概 論

治療には原因治療と対症療法がある。その治療自体の手法の違いとして外科的・内科的なものがあり、前者は原因の直接除去や構造の修復（リペア）が中心となる。これは治療としては理想である。後者は、外科的アプローチを採用しなくとも治療が見込める場合、あるいは外科的には治せない場合の治療のことをおおよそ指している。

概念として「病気には原因があり、それを説明するための診断構造があり、そして原因が除去できれば病気が治る」という理屈が一般的になっている。しかもこれは、前提の話になっており、治療として原因治療が至上で対症療法は妥協のような治療という認識にいつの間にかなってしまっている。

ある程度はそれは正しいが、原因治療がきれいに当てはまって解決できる事例は治療全体のごくわずかである。医師はそれを当然と思い、またそれを（理想とするのはよいが）現実的な日々の目標にし過ぎるきらいがある。

医師の存在自体が
治療になっているか

いきなり鬱陶しいことをいうようだが、うまく在ることができれば、医師は存在するだけで治療的になる。もう少し具体的にいうと、健康や心身に関する心配事を外来に持ち込んだ患者が、医師と少し話をするだけで随分安堵することがある。医師は、「説明してもなかなか大丈夫だとわかってくれない」という患者に関する不満節を語りがちだが、実は安堵ももたらしているという側面に医師自身があまり注目しない。

25年前の虫垂炎罹患の際の手術痕のところ（お腹）が最近になってしくしく痛いと言ってきた患者がいたとしよう。患者は内科外来を案内されたが、聞くとどうも外科にかかりたそうで、いわ

く手術の影響を今になって心配しているらしい。この触れ込みを知った内科外来サイドは外科受診を勧め、実際に外科医の受診が始まった。しかし外科医の対応はまさにけんもほろろで、「手術は全然関係ないから内科に戻って検査を受けて来い」というものだった。

　内科に戻って内科医が渋々話を聞くと、半年前に婦人科の先生に手術の影響で「癒着」してそれが影響しているのではと言われたことを気にしているということがわかった。自分でネットで調べたところ、癒着が悪影響すると「イレウス」「腸閉塞」になってしまうと知って戸惑ってしまったのだという。

　外科手術の既往は確かに腸閉塞のリスクとなるが、この患者の仮説はじつに素人らしい感情的な飛躍がある。ある意味で外科医の判断は間違っていない。この患者は、実際の腸閉塞のように胆汁嘔吐を間欠的に反復するようなことはなく、腹部がたまに痛むだけであった。内科医は念のため腹部単純Ｘ線検査で異常なガス分布を否定し、血液検査で問題ないことを確かめたうえで、単なる結腸の蠕動痛であることを見出し、桂枝加芍薬湯とモサプリドを処方した。そしてこれによって症状が改善したことを２週後に確認できた。

　この経過の惜しかった点は、外科医がとりあえず受診希望を受け入れて「腸閉塞ってこともそりゃああるけれども、診察した限りではそんなことはないですよ」とカラっと対応できなかった点である。こうするだけで、まさに一瞬で診察が終わることはよく経験される。医師は、こういう「安堵を処方する」とう特殊なスキルを備えていることを、今一度信じ直したほうがいい。

▌対症療法は教わらない

　外科治療は原因治療のひとつに含まれる概念だが、それ自体いわば究極の原因治療である。メリットのみならず治療自体のリスクもあって、手術の適応についてはいつも外科医の強い関心事である。やるか、やらないかという"線引き"を毎日している。つまり、座学であれ、口伝であれ、論文であれ、このことは外科医にとって自身の専門性に含まれており、またそれはかなり重要な位置を占めている。手術適応を考えることは手術療法に含まれ、

すなわち治療を考えることであり、それは教え教われ、そして能動的に自ら学ぶのである。

しかし、対症療法はその歴史は長いはずであるのに、現代の臨床医学において強い関心事になっていない。治療学に関心は高いがその内実は、いかに生存率や機能予後をもたらすかが重視され、学会や論文でもそのような内容が花盛りである。この光の裏には影があり、その影は深く長い。対症療法が軽視されているとは皆表立っては決していわないが、有効な原因治療ができないのなら妥協した治療になる。

つまり対症治療は"光がない"ものとされ、対症療法を向上させようとする動機が強まらない。このことはすでに悪循環になっていて、すなわち若手医師が、対症療法を重視しない先輩医師の姿を日常的に見てしまっていることがまずい。対症療法をよく教わることがない。

対症療法は症状の ある患者全例に

おそらく足りないのは、何がなんでも症状を減らすという臨床医の気概である。血圧やHbA1cのような数値目標に関心はあっても、患者の症状を減らす努力は出来ているだろうか。整形外科医のほうがまだ、手術適応のない"整形内科"的な問題であっても、内科医よりも対症療法について自分の仕事をしているように思う。

痛い、便が出ない、眠れない、咳が出る、しびれる、だるい、といった症状。とにかくなんでもいい。患者が困っている症状はすべて対症療法の対象であって、強く訴えなければ我慢させていいわけではない。もちろん、医師が症状の改善に関心を持ったうえで、それでも特に解決を望まなかったら放置してもよいだろう。

患者が症状を訴えるとき、その症状を即座に消してほしいわけではないことが（しばしば）ある。それは、その症状があっても大丈夫なのかということを遠回しに尋ねているのだ。これはじつにわかりにくい。

たとえば、耳鳴りを訴えているとき、多くの患者は「そのまま

耳が聞こえなくなってしまうのではないか」と真面目に心配している。鼻血が出たと言って受診した患者は、医師にとっては何でもない鼻出血を「脳出血を起こしたのではないか」と本当に心配していることがある。ほてりが強く「更年期ではないか」と言ってきた女性に対して、「更年期なのではないか」と述べただけで安堵することがある。

　医師はその存在だけで治療的であるから、患者が気にした症状を無視さえしなければ対症療法をしたことになる。かなりお得な存在であるのにもかかわらず、臨床医のこの特性を使い切れていない医師は多い。

▌対症療法をどうするか

　まず、原因治療は対症療法になる。これは大原則で、というか当たり前である。対症療法を考えるとき、原因を突き止めて除去できるか考えその努力することは当然のことである。

　それが無理そうなら代替的に対症療法をする、のではないことに注意する。原因治療が可能な場合にも対症療法は行えるし、行うべきである。原因治療と対症療法の関係性をここで十分確認されたい。オルタナティヴ（二者択一）になってはいない。

　マイコプラズマ肺炎に罹患した患者が、有効な抗菌薬が開始されても熱や咳が遷延する場合、解熱剤や鎮咳薬は必要だろうか。私は必要だと思う。なぜかというと、症状を抑えることは患者の安堵につながるからだ。肺炎の患者は、発熱よりも咳や痰が絡むことのほうをつらがっていることが多い。原因治療をするのは医師として当然であって、平然とした顔で余裕でするものである。そのうえで、何がつらいのかと察し、対症療法をすることによってせっかく施した原因治療を安心して完遂してもらうのである。

▌対症療法だけを
▌する場合

　じつは、対症療法というのは患者にとってもモチベーション維

持が難しい治療である。患者もまた原因の特定と除去を望んでいるからだ。原因除去が難しいために症状治療をする場合、それが成功するには、医師と患者が共に「それが必要で、またそれしかなく、そして意味があることだ」と思っていなければならない。

　これはとてもハードルが高いように思えるが、平素多くの場面で、医師と患者が互いに意識を合わせようとしないだけであってそこまで難しいことではない。少し意図的に合わせようとすれば合うものである。

　対症療法を薬物（内服薬）で行うとして、医師は患者のアドヒアランスの不良について言及するが、それは医師のせいである。対症療法を軽視している（＝どうでもいいことだと思っている）ことが患者にバレてしまっているからである。いわゆる内服コンプライアンスの向上を決定づけているのは医師の真剣味であって、対症療法にもかなり意味があっていかに大事かであることが患者に伝わっていないから、内服による対症療法がうまくいかないのである。

　対症療法が大事であることはすぐ理解できる。医師である自分自身が、痛みや咳や熱や嘔気に苛まれていたらきっと薬をすぐ飲むだろう。しかも同僚に処方してもらってその場で（＝職場で）飲むだろう。患者がわざわざ平日の日中に仕事を休んで受診して診察を受け処方せんをもらい、それを調剤薬局に出して投薬を受けて薬をもらって家に帰ってようやくそれを飲むのが、ふつうなのに。医師も少しは患者の気持ちを考えたらいい。

　症状というものは全般つらいものであるという見地に立って対症療法を考えれば、大概うまくいくはずである。

8 外 来 診 療

国民からみた医療の入り口は医療機関の「外来（部門）」である。ほとんどの国民にとって（自分が）入院するというのは非日常であって、たまに医療機関を利用する場合に「外来」という構造を少し利用しているに過ぎない。患者にとって病院の手術室やカテーテル検査室など、できれば行かずに一生を終えたいところであるし、医師でも選ぶ専門診療科によってはカテーテル室に一度も入ることがない者もいるだろう。

しかし、どんな急病や重病になってしまった人でも、とにかくどんな疾病や医療問題であっても、はじめの初めは外来受診をしている。ほぼすべての医療の起点になっているのが外来である。

それなのに医師になった後の臨床研修で、外来診療をひとつの柱として教え・教えられる仕組みや文化がないのはおかしい（看護学校でも、外来実習のようなものはめったにないのではないか）。最近は増えて来たようだが、研修医というのはびっくりするほど外来診療の機会が少ない。外来診療をちゃんと教わらずに初期研修が終わる。救急科・救命センターのローテーションはあるが、外来診療というより救急医学の研修であり、その臨床的な要点は「緊急性の把握」が中心だろう。

多くの人々が関係する部門であるのに、肝心の医療者たちに「外来診療が重要であり、十分な外来診療トレーニングが必要である」という意識がないというのが問題なのである。

外来のやりかた
〈準 備 編〉

外来診療をするにあたっての準備は簡単である。人前に出ても大丈夫な、ましな身なり・身支度をして、開始時間までに外来ブースに着席するだけである。

これだけでも外来ははじめられるが、ほぼ必ずやったほうがい

いのは、外来は1人でやるわけではないので診療補助職員（クラークや看護助手）や看護師に挨拶をすることである。これは相当嫌とか宗教上の理由があるとかでなければ、ふつうはやるべきである。たとえば「おはようございます」「お疲れさまです」「よろしくお願いします」などである。

　あとは、これも妙なルーティンや癖のある方針でなければ、外来前に歯磨きをしたほうがいい。

　以上、身なりを整え、歯を磨いて、時間を守って到着し、スタッフに挨拶するというのが外来の準備である。これらは多くの医師で達成率が少ないように思うが、いずれも子どもの頃に親から教えられるものばかりである。

〈予約がある外来〉

　予約がある場合、すでに自分がその日診るべき予約患者のリストを見ておくべきである。これは予習の意味でいっているのではない。「今日は少なくともこの人たちを相手にするのだな」という心の準備である。

　この「集団を相手にする」という意識が外来診療では非常に大事である。時間は非常に限られている。また、実際には予約外で受診する患者もいるだろうし、新患もここに混ぜて診ている諸家も多いことだろう。一人ひとりの患者に、全力投球し、漏れのない医療をするのは無理である。この人数を半日、あるいは一日で診るんだという大まかな"時間アウトライン感覚"が必要である。

　具体的には、簡単な症状確認と処方のみで済むような患者に、毎回プロブレムリストをフルリストアップして、それぞれにしっかりと計画を立てて取り組むのはバランスが悪いということである。急性期の入院診療をしっかり長くやってから外来をやるようになった、きっちりやるような性分の内科医にこの傾向が強い。そもそもそのような患者は、そこまで医師の力を必要としていない。もっと患者を信じるべきである。信じるというか、もっと患者と医療的な責任・管理をシェアすべきで、ある程度は患者任せにすべきである。

　何度も言うようだが、外来診療で「きっちりやる」のは無理である。安定した陸地で頭がスッキリした状態でやるのではなく、時間という川に流されながらやるのが外来である。医師自身が溺れずにまず生きて帰ってくることを優先し、自分が手を十分に貸

さなくてもよさそうな患者に、十分な援助や綿密なプラニングを
毎回検討する必要はない。

〈予約がない外来〉

　予約がない外来とは、要するに、初診、新患、予約外に受診し
た患者の診療である。初診に特化した外来枠を設けている病院も
あることだろう。

　この枠組みの診療は難しい。受診の時点での患者の情報が乏し
いからである。短い診療で、できるだけ多くの情報を得て、様子
を診とり、所見をとる必要がある。時間がないなか、手間ひまか
かることが自明であるため、こうした予約外患者の診察の依頼に
医師はしばしば忌避的になる。嫌だなと心の中で思うまではいい
が、露骨にいら立ったりする医師もいる。

　予約外患者が来院したことは誰のせいでもなく、それがその医
師にとってその日の外来業務なのであれば、その受診に関連して
予想される"手間ひま"は自分の中での葛藤としてとどめておく
べきなのに、診察依頼をしてきたたとえば看護師や事務や他科医
師に怒りやいら立ちをぶつけてしまうことがあるのだ。これは、
「外在化」と呼ばれる心理的防衛機制であり、そのいら立った医
師が精神的あるいは人格的に非常に未成熟でもろいということを
示唆している。

　医師の場合、ふつうそれを知識や技術、能力などそれなりの知
能でもって補正し、多少心理的にいら立っても、感情を露わには
しないようにしているはずである。しかし、露骨に他の職員にき
まって怒るような医師の場合、その医師が精神的・人格的に基盤
が弱いだけでなく、能力や知能もあまり高くないことを意味して
いる。

　次に初診での考えかたや実践については解説する。

外来のやりかた
〈初診での考えかた〉

　初診患者については、とにかくまずはじめは「どんな用件で来
たかの経緯」「どんな人物か」をまとめることに集中する。いき

なり主訴から入らない。なぜなら、主訴を中心に聞こうとすると、まとまらないからだ。主訴からまとめようとすると、患者の満足度が上がらず、かなり序盤からすれ違ってしまうことが多い。

主訴に関連したことを尋ねるのは問題ないが、「主訴➡診断の予想」という軸が強すぎると、不思議と患者と噛み合わない。ここは急がば回れの精神で、「どんな用件で来たかの経緯」「どんな人物か」をまとめることに集中すべきである。

〈どんな用件で来たかの経緯をまとめる〉

これはいわば取材である。そういってしまうと葛藤を感じる医師もいるかもしれない。というのは、本来病歴聴取というのは目的志向性であるべきで、取材などでは決してなく、主訴から医学知識によって推論されそれによって医療的問題点の解決に向かわねばならないという鉄則のようなものがあるからだ。これは、そう教わるからというのもあろうが、もはや外来診療に蔓延るある種の強迫である。

医師は無駄と思えることを採用しなさすぎである。分別のある臨床医なら、医師になってわりとすぐに合理性や科学的正しさが現場で通用しないことに気づき、諦めたり自己調整したりするものだが、多くの医師が「無駄なことに耐えられない」のである。いつまでも。

私は、このように述べることで無理や我慢を強いたいのではない。

Haste makes waste.

これは「急げば無駄が出る」という意味で、「急いてはことを仕損じる」に近いニュアンスの英語表現である。初診時に患者から情報を得るという文脈での臨床仕様に合わせてこれを言い直すと、

Reasonable makes unreasonable.

となる。正しさ／合理性で突き進むとかえってうまくいかない（不合理なことになる）という意味である。これが外来診療である。

どうか有名アーティストの取材に来た雑誌編集者のような気分になって、相手を否定せず、すぐに症状に関連することを尋ねて診断を求めようとするのではなく、経緯をまとめようとしてみて

ほしい。

　どのくらいの量、どのくらいの時間をかけてまとめればよいか
については、まず時間は短くて1分、長くて5分くらいのイメ
ージである。量は、ざっくりとカルテに1、2行〜数行くらい。
つまりここで私のいう"取材"とは、完璧性や網羅性を重視して
はおらず、つまりは要約に過ぎない。ここでの私の眼目は、「診
断を定めるための質問ばかり浴びせない」という点である。

〈どんな人物かをまとめる〉

　診察した患者についてその医師に「(その患者が)どんな人だった
か」と尋ねると、返ってきがちな内容の多くは、「50代の女性で、
高血圧の既往があること以外は特にお元気そうな方です」といっ
たものになるだろう。このように返答する医師は、外来診療が苦
手なんだなと私は勝手に思っている。

　ここで、「どんな人物か」について初診のはじめにただちに把
握しまとめるべきは、具体的には次のような事柄である。3つ例
示する。

Case

・ 50代の女性で、ショートヘアで化粧は濃くセットアップス
　ーツを着ている。テキパキ喋る人で、診察室に入ってきた
　ときはサングラスをかけていて秘書らしき男性が付き添っ
　ていた。
・ 50代の女性で、伸びっぱなしの白髪まじりの髪にノーメイ
　ク。猫を多頭飼いしているという。呼び出したら、別の診
　察室に間違えて入って行った。
・ 50代の女性で、当院の小児科医師。午前は外来をしていて、
　そのまま白衣姿で受診。

　これら3人とも「50代の女性」の患者であるが、この程度に
描写ができるよう患者を観察し、まずざっと把握する。10秒く
らいあれば完了する。診療に関係のないことは把握しなくていい
と、このような実践に否定的の諸氏もいるかもしれない。

　しかし、たとえば同じ受診理由や医学的問題点だったとして、

この３人に対してまったく同じ診療アプローチになるだろうか？　この３人がもし同じ主訴であっても、これらの患者は自分の症状などに関して、医師にしてほしい内容は異なるだろうし、こちらとしても同じ医療を提供しないと思うのである。

　もちろん見かけや身なりだけではなく、「どんな人」を構成するものはたくさんある。たとえばしゃべり方、職業、嗜好なども特異なものがあれば、それはその人の特徴となる。

　最後に、なぜ人物の特徴の把握が、外来診療で重要視されるかを述べる。たとえば患者のする化粧や服装というのは、単なる偶然でそうなっているのではなくその人が選んでとった行動の結果そのものである。濃い化粧ならそれだけ時間をかけているのであり、また化粧品を購入することも含めて手間をかけているのだ。これはその人の価値観からとった行動であって、その人の特性を十分象徴する。

　行動を重視するのは、人間の内実は言葉で発した内容よりも行動によく表れるからである。患者の語りには無駄が多い。正直要らない情報が多いし、逆に変に自分でまとめられても重要な情報が不適切に整理（≒削除）されてしまって隠されることもある。その点、行動に注目したほうがその人の特徴や状況などがよく把握できる。患者の言葉なのか行動なのかを分けると上手くいく、というのは多くの人に知ってもらいたいコツである。

　病歴聴取は、基本的には患者にしゃべりたいようにしゃべらせて気分を害さないようにはじめる。患者を取材して、その語りから聞き出した内容は情報にして来院の経緯をまとめ、患者の外面（語りの様子など）からはどんな人かを把握するのである。これを初診患者にやっていく、という話をしているのだがおそらくこれは数分以内に収まるはずである。

▌外来の役割とその重要性

　外来診療というのは、医療の起点であり、基本であり、鬼門である。特に、起点になっているということについては、よく考えたほうがいい。

　外来は医療機関を利用し慣れていない患者の「医療」というものへの第一印象を決める。臨床医の公衆衛生学的貢献はじつはこ

ういうところにあると私は思う。

　たとえば15歳くらいの子が、物心ついて以来、自分史上はじめて体調不良になったとする。その子が医療機関を受診し、外来で医者という人と対面し接した結果、嫌な気分になったとする。このときの影響は甚大である。大人からすれば、今後はその医者にかからなければいいだけだが、その子にとってはその医者だけではなく病院あるいは医療というものへの不快や嫌悪や失望に繋がる可能性がある。その子の、未来の適切な医療利用を阻害したこの医師の罪は大きい。

「心地よい外来を！」と言ってしまうと曲解されそうなので言わないが、外来は、少なくとも厳しい場所ではあってはならない。

9

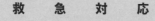

救急対応

内科医にとって救急対応とは、急な病状変化によって「患者の言い分」が脇に置かれ、医師本位に診療を進めなくてはならなくなったときに必要な介入をいう。

心肺停止、心静止、心室頻拍などの急変は、対応するアルゴリズムが確立されている。ここでは、急な循環不全や呼吸不全などを題材にして、現実的な救急対応について述べる。また、輸液計画についての考え方にも少し触れる。

▌言葉にならない苦しさ

患者が「（呼吸が）苦しい」と言葉にしたとき、あるいは医療者が酸素飽和度を測定して低かったときなどはわかりやすい。一方、急に病状が悪化したときは難しいことがある。というのは、患者の主観的な訴え（＝症状）が参考にならなかったり、酸素飽和度も保たれてしまっていたりすることもあるからである。

たとえば意識障害があると自分の症状をうまく描写できないため、実際には急変しているのに「なんとなくおかしい」という程度の評価になることがある。また、呼吸不全になっているのに、頻呼吸で補正されて「ルームエアーで酸素飽和度96％保たれている」と過小評価されることがある（頻呼吸で96％は低い）。救急医は、このようなことを見抜くこととそれを想定した対処を技術化した専門家であるが、内科医も心得ておくべきである。

息が苦しいという訴えや肺浸潤影のような分かりやすい呼吸不全とはならずに、組織が酸欠となって悲鳴をあげていることがある。その最たるものが循環不全である。組織に灌流する血液が不足すれば、組織に行き届く酸素は減る。組織の低酸素は、その血液灌流に酸素供給を頼っている諸臓器の機能低下につながる。組織に灌流する血液がなんらかの要因で急に低下して起こる臨床上の諸症候をショックという。

ショックは、生じた生理学的な変化がバイタルサインの悪化と

して、数値的に認識されることが現実には多い。血液灌流の低下から組織低酸素に陥ったときには頻脈や頻呼吸で代償していることが多く、ここでも呼吸回数が重要になる。救急医、集中治療医、麻酔科医のように"vitalな"病態を扱う医師ほど呼吸回数を重視している。糖尿病性ケトアシドーシスのように、呼吸・循環不全が起源でなくても呼吸の異常をきたす病態もある。患者の呼吸の様子というのは日頃から観察し慣れておくべきである。

ショック対応

　原因のないショックというのは滅多にないが、原因がすぐに明瞭にならないままショックに対応することはある。

　とはいえ、おおよその察しがつきつつショック対応することも多い。たとえば発熱や悪寒戦慄を訴えている患者では敗血症、吐血や下血の患者では出血性、造影剤投与直後などの処置後、発疹や頭頸部の浮腫、喘鳴などを伴うなどの状況があればアナフィラキシー、心筋梗塞や大動脈解離の初療中であれば心原性、のように察することができる。これらの場合は、それぞれの原因・誘因に応じた対処をしながらショックに対応する。

　ショックの認識は、血圧の低下が発端となってされることが多い。血圧が低くなったのではと気づいた後に、頻脈、頻呼吸や呼吸様式の変化、あるいは意識レベルの変動などを認めれば、それによってさらにショックの存在を疑うことができる。当然、この時点でショックに準じた対応を開始することになる。

　なかでも意識障害は重要で、高齢者ではショックの唯一の臨床症状であることもある。意識障害といっても昏睡（強い意識混濁）などではなく、「なんとなくおかしい」「ぼんやりし始めた」というくらいのことのほうがいかにもそれらしい。そもそも高齢者の意識レベルの変動に気に留めるのは臨床の基本中の基本で、慢性硬膜下血腫かもしれないし帯状疱疹ウイルスによる髄膜脳炎かもしれないし急性胆管炎かもしれない。

　ショックの認識で次に重要に思えるのは、皮膚所見である。それは網状皮斑という所見で、皮膚への血液灌流の低下・末梢循環障害の徴候のひとつとされている。紅色あるいは暗紫色の網目状の模様のような皮疹で、主に下肢にみられる。子供のころ、冬に

短パンで過ごしていたときに腿にまだらの皮疹が出ていたのを経験したり、あるいは見たりしたことはあるだろう。まさにあれである。しかし患者は真冬に短パンでいるわけではなく、病室のベッドか救急室の初療台にいるわけで、網状皮斑の原因が単に寒いからなわけがない。また、皮膚に注目するもうひとつの意味は、観察すればすぐに評価できるからである。迅速性は重要である。

　尿量も注目に値する。血液検査をやったのなら血清 Cr の上昇も気に留める。腎臓は血管そのものであり、ショックによる臓器血液灌流の影響を当然受けるが、尿量のような代理指標によって組織への血液灌流低下を認識しやすい。

　対応の実際では、ショックの原因・誘因によって対応は異なるものの、共通するのは酸素投与を開始し、静脈ルートを確保して輸液を開始することであろう。輸液は生理食塩水か細胞外液を選択し、全開投与あるいは 500mL のボトルを 1 時間かけて点滴静注する。

　ショックかもしれないと認識している文脈で、心疾患を疑っている場合あるいは低酸素血症あるいは肺浸潤影が前景に立つ場合などは、心原性ショックの可能性があり、急速輸液の方針からは外しておく。

酸素飽和度が低下したとき

　まず酸素を投与する。聴診し wheeze を聴取すれば気管支喘息かもしれないが、心不全や肺塞栓も否定できない、と考えていく。胸部単純 X 線で心不全、肺炎などの存在を確認する。それ以上に重要なのは、患者背景を知ることである。既往歴、現在の治療内容などに病態のヒントが多く含まれる。

　肺炎発症、心不全発症、間質性肺炎増悪、気管支喘息、など想定される病態が多い。それぞれで原因や対応も異なる。

┃輸液のオーダー

すでに述べたように、ショックへの対応のときは血管内のボリュームを意識するので、カリウムや糖をどうするとかいう次元ではなく、とにかく生食や細胞外液を早く速く投与する。

脱水を補正したいと思うような輸液計画のときも生食か細胞外液でよいが、腎不全・高カリウム血症があれば初期輸液としては1号液が無難である。

維持輸液といって、おおむね体液量が適正あるいは適正に向かいつつあるときの輸液療法がある。主には絶食が続くようなときに、なんらかの経腸栄養に切り替えるまでのつなぎとして行われることが多い。

糖やアミノ酸、脂質などの栄養素を除外したとき、1日に2l（500mL×4）投与すれば適切とされて設計されてあるのが3号液である。現実には、飲水は問題ないとか、食事はするが十分ではないとか、治療のための他の点滴（抗菌薬など）があるなどの事情があり、3号液のオーダー量は4本ではなく2〜3本になることが多い。点滴の速度は自然、4本なら2,000mL÷24hで約80mL/h、3本なら1,500mL÷24hで約60mL/hとなる。つまりこのあたりが「てきとうな」「無難な」輸液速度となる。

輸液の決め方は初期研修医などがぶつかる臨床上のテーマひとつだが、量、内容、速度に注目されがちであるもそこは重要ではない。輸液の決め方は、「どのくらい様子をみられるか」で決まっている。1時間後の血圧や脈拍数が気になるような病状であれば、そのボトル（たとえば500mLの細胞外液）を1時間で投与すればよい。すぐは大丈夫そうだが、今が夕方で翌朝〜午前にバイタルサインや血液検査で決めようという場合には、12時間〜20時間後くらいまでの点滴計画を立てればよい。

目的が脱水補正ならば細胞外液を含めてオーダーするが、総量も500mLでは少ないし、2,000mLは多いと考えれば2〜3本くらいの計画になるだろう。脱水補正は目的でなく、せいぜい念のための絶食ということの維持輸液なら3号液で組めばよく、評価の時までに500〜1,000mLくらい入れば十分と考えてオーダーすれば無理がない。

経験のある指導医がよく「点滴はてきとうでいい」のように言

うのは、「どうせまた評価したうえで内容は変わるからそれまではまあものすごく間違ったことをしなければ何でもいい」という意図を簡略化して言っているのである。

　絶食が数日以上続くといった場合に、次の評価が3〜7日後というオーダー／輸液計画の場合のほうがよっぽど注意が必要である。たとえば、「3号液ベースのカロリー＆アミノ酸含有輸液製剤を1日3本（＝1,500mL）で」と処方したとする。この処方は意外と危険で、絶食のままであればいずれNaが不足する。また腎機能が不安定であれば、Kが高くなる可能性もある。飲水が捗らなければ（輸液をしているのに）脱水に傾くことすらある。

　3号液は臨床的にはどちらかというと5％ブドウ糖に近い。入れているからと安心しない。3号液による維持輸液療法は、かなり生理的には不自然で妥協した治療であることを認識し、なるべく短く済ませるか、評価を先送りにしないようにするべきである。

10 入院診療

入院診療は初日がすべてである。みたて、予想されるリスク、治療計画、退院まで・退院後の道すじなどについて、初日に全部あたりをつけて読み切っているようでなければならない。

ちゃんとした研修医に多いが、入院後に実施した検査の結果が後日判明し、揃った所見を総合し病態の全容を掴んだうえで「きれいな推論過程を記述した正しいカルテ」を後から書く医師がいる。これは、悪くはないがまったく臨床力の上がらないカルテ記載である。わからないうちにわからないなりに推論しそれを記述すること。これがきわめて重要なのに、あまりこのことを教わらない研修医が多すぎる。

脱線してしまったが、入院診療で重要と思える事柄について述べる。

▌外来診療との違い

入院診療は、外来診療に比べて、問題点がすでにフォーカスされている状態で始まる。このことの側面のひとつは、「病気かもしれない」「病気ではないかもしれない」のような議論を患者としなくていいという医師側の労力の節約についての要素が大きい。

いま、医師が「病気であると考える・考えない」を縦軸にとり、一方患者自身が考える「病気だと思う・病気だと思っていない」を横軸にとって4分割で考えるとする（**図1**）。

しかし、実際の臨床では、この縦軸・横軸が直交していない。たとえば**図2**のように4つの領域がいびつになっていることは多い。これは少し考えれば当然で、たとえば病気がありそうかという存在の確かさにかけては、診断行為ができる医師のほうに一日の長はあるだろう。

また、患者が自分ががんにかかっているのではないかとひどく心配して受診するも、まあまずがんではないだろうと医師が考えるような状況は多い（**図2の❹の象限**）。他方、医師は深刻な問題だ

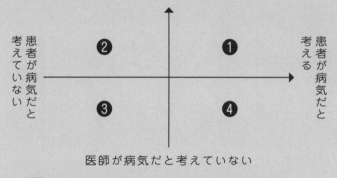

図1　医師と患者の病気に対する考えかたの
マトリクス〈基本形〉

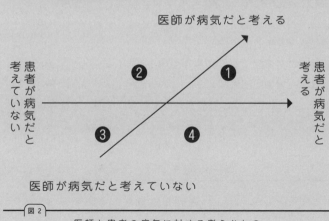

図2　医師と患者の病気に対する考えかたの
マトリクス〈実臨床〉

と思っていてもなかなか病気があるとして取り組めないような状
況も多い（*図2*の**❷**の象限）。医師と患者の考えの方向性が一致する
ことがあまり多くないことは、現場でもよく実感されていること
だろうと思う（象限**❶**、**❸**の面積は狭いことと対応）。

　ここで外来診療と入院診療のそれぞれについて、その領域を図
示することによって対比してみる。*図3*のように、外来診療で扱
われるものは、象限の**❶**+**❷**だけではない。**❹**の象限、すなわち
患者が一方的に心配した事柄も持ち込まれ、扱うことになる。

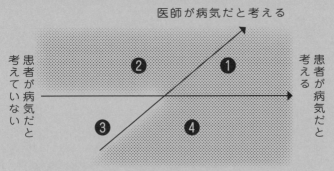

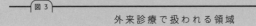

図3　外来診療で扱われる領域

　一方、入院診療で扱われるもの（**図4**で図示される領域）は、外来診療（**図3**）と比べてずっと狭い。これは、冒頭で入院診療は外来診療に比べて問題点がすでにフォーカスされている、と述べたことと同じことを示しているといえる。

　入院では、外来よりは問題点が整理されているともいえるが、入院となった理由が明確だからというのが大きいだろう。その理由は1、2個あればいい。肺炎があって酸素が必要、連日点滴の治療が必要、安静が必要、毎日〜数日に1回は検査や診察が必要、といったことがみたてられて、入院が決定する。

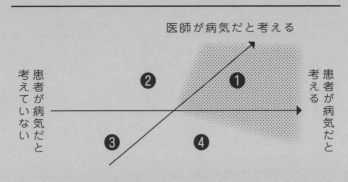

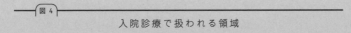

図4　入院診療で扱われる領域

まとめると、外来診療は患者に、入院診療は医師にイニシアチブが寄る。医師が、病気らしくもないのに入院させることはない。また、患者の同意・希望がなければ入院となることもない。よって、多少のブレはあっても、入院（**図4**）では❹と❷の象限上の面積は外来（**図3**）と比べて減っていき、おおむね第1象限に状況や問題点は集約される。すなわち、外来と比べてずいぶん狭い。

入院診療の難しさ

そのかわり入院診療には難しい点がある。それは急変のリスクである。入院理由になった疾病の悪化はもちろん、併存症の悪化、既往症の再発、入院後追加した医療による有害事象、あるいは新規的に発症した重篤な疾患などが、まさにその入院中に起きうる。

外来では、患者の心配は医師が許容できる範囲を超えて幅広く、尽きない。その分、診療全体に占める重篤な疾患の割合は少なく、医師にやや同情的にいえば、ほとんどの外来診療は確認のみで徒労に終わる（実際にはその確認が重要なのであるが）。

入院患者は、入院となっている時点ですでに外来患者よりも格段に重篤である。問題点がもうそこにあるので"取り組みやすさ"があり、あまり迷わない点は入院診療のほうが楽だが、そのかわり前述したように急変リスクがあってこの点は楽ではない。

入院が決まった後

ある入院患者が割り当てられ、担当医になった後の手順に絶対的なルールはない。特に初日は、どちらかというと「業務」の色彩が強いタスクであるため、初期研修などにおいて勤務中に繰り返しやることで慣れていくことで問題ない。

ただ意外と実践されていないことがある。それはカルテ記載についてである。先に結論をいうと、入院初日は特にやったこと・起きたことを遅滞なく記載したほうがいい。ぶつ切りになってもよく、取材内容をメモするノートのような使い方でもいい。この一番の理由としては、入院初日というのは病状、経過、展開がまだ不安定な段階であるということにある。

ここは医師と患者（とその家族）がすれ違う出発点にもなる。医師にとって入院初日は治療の出発であり（つまりまだ治療していない）、そもそも入院したのは「だいぶ不安定だから」であることを医師は知っている。とりわけ入院初日の不確かさについては、臨床医なら知り抜いている。しかし患者やその家族は、入院初日を「安堵」と捉える節がある。ここに意識のギャップが生まれる。

　そこでやはり、初日の病状説明は重視すべきで、患者や患者家族になんらかの説明をしたならば、一日の最後にひとつにまとめて記載するのではなく、細切れでもよいので都度説明したこととその反応をカルテ記事にしておくとよい。

　そのプロセスで一番重要なのは、先に述べた「入院初日の、患者と医師の考えのギャップを埋めること」であって、防衛的な記載をするための説明ではない。あくまでそのギャップを埋める努力の結果であってほしい。

　カルテ記載については、時間がなければ検査計画については箇条書きでよいと思われるが、治療に関連することについてはそれを選択した根拠について簡潔でも構わないので記述したほうがよい。ここでいう根拠とは、正しさだとかエビデンスをレビューすることではない。考えの道筋のことであり、わからないならわからないなりのロジックというのがあるはずである。合っているかとか正しいかとかは、臨床医ならばそこの不備を後から咎めるようなことはしないので安心してほしい。それよりも、処方やオーダーの理由がないと後からそれを読んだ医師が困る。

　個人的には、"入院初日の判断"というのを特別視している。その判断がよい結果になってもならなくても、その判断をしたときの感覚のようなものを重視し振り返ったほうがいい。そのためにも、入院翌日になってしまう前にカルテにいろいろ記述しておくべきであると考えている。

　判断力というのは、その場の独特の時間圧によって歪まされる。推論力については知識をベースにできるのでゆっくり涵養できるが、時間圧に対する緩衝力は身体感覚をベースに涵養されることが多い。つまり座学の勉強では身につかないのである。時間に追われるあの身体感覚の中で下すのが真の判断なのであって、判断力は忙しいなかで培われる。よって初日のカルテ記載を端折ってはいけない。

▌円滑な退院に向けて

　最後に常識的なことを述べることにするが、内科的な治療以外に重要なのは、リハビリテーションと退院調整である。退院調整については、社会福祉士の資格をもったメディカルソーシャルワーカー（MSW）がまさに患者の相談役として相応しい。社会福祉士らの専門性はじつは高く、医師業としての診療行為をそれなりに長くやってきた医師でもカバーし切れない。

　そこで重要なのは、この職種へのリスペクトである。「ソーシャルお願いします」のように投げるようであってはならない。MSW単独でも調整がうまくいくケースも多いが、この職種の仕事は、患者の病状をみる職種（医師、看護師など）の情報や協力があると、足し算的以上どころか指数関数的に円滑に進む。MSWに、医師が少し過剰なくらい積極的に関わって協力すると、本当に上手くいく。たとえば、「診療情報提供書を書いていただければ調整してみます」と言われたら、とにかく迅速に作成する。1時間でも早く完成したい。次に、「どんな文面にしたらいいか」「どんな調整をするのか」「難航する場合はどこが争点になりそうか」など尋ね、医師である自分にできることはないかを細かく聞いてみると良い。

　また、MSWには適時入院中の病状や治療方針などを伝えていく。週1回短時間でもよいのでミーティングの時間をつくる価値がある。MSWの業務の本質は「調整」である。つまり、難しい事柄に落とし所を見つけることだから、医師も実施可能な"妥協案"を積極的に伝えるようにする。たとえば、今はこのような治療薬を選択しているが、妥協してこの薬剤に変更すればお薬代が安くなる、などである。

　また特殊な注射の治療を内服や貼付剤に変更する提案をするなどの「治療を簡素にするための"調整"」は医師にしかできない。迷惑なのは、コスト意識もなく正しすぎる医療だけでやってきた医師の存在である。医師が治療を少し変更するだけで、ものすごく楽になる退院調整があることをたくさん経験しておくべきである。

11 コミュニケーションスキル

　コミュニケーションスキルという言葉に特に突っかかるつもりはないが、この言葉を持ち出した時点でコミュニケーションはおそらく失敗に終わっている。良いコミュニケーションは、良し悪しが意識されない。よっておそらくコミュニケーションスキルは、コミュニケーションに問題があるときの概念であろうと思う。

　つまりコミュニケーションが意識されるのはそれが困難だったからで、良好な場合は意識されないので、主観的な体感としては**ほとんどのコミュニケーションは失敗している**ように思えてしまう。あまり必勝法のようなものはないとしたほうがよいが、多少なりともコツのようなものがあるのでそれをまとめてみる。

▍対 患 者

　患者とのコミュニケーションは、臨床医なら最も重視されるべき事柄かもしれない。患者には、基本穏やかに接する。なんと言ってもそれが一番である。臨床医の穏やかさというのを別の表現で言い換えると、余裕があって豊かなさま、だと思う。

　小学生や未就学児がちょっと騒いだり言うことを聞かなかったりしたくらいで、怒ったりいらだったりするだろうか。しないはずである。なぜなら、「そりゃ、そんくらい小さかったらわけもわからないだろうし、わがままも言うよな」と配慮する余裕がこちらにあるからだ。なだめて、ゆっくり話しかけて大人の分別を示しつつ多少の折り合いをつけるように優しく対処するだろう。これが余裕というものである。

　読者（内科医）は医師免許を取得したことを、たいしたことではないように語る者が多いが、医学部医学科に合格し入学後も進級を重ね卒業し国家試験を通過しているし、内科医になるプロセスで当然相応の研修を修了しているはずで、さらには多忙な業務をこなして医業あるいは自己研鑽を継続できているわけである。た

いしたものである。そんな医師と患者では、少なくとも医学的な包括的知識や臨床経験において相当の開きがあるのは間違いない。そもそも患者は業務で臨床をやっておらず、よってわれわれ医師が当たり前としていることの水準は、患者からしたらはるかに高いのである。

　患者が自分の症状や受診の経緯などをうまく語れないくらいで、医師は機嫌を損ねてはいけない。患者がすでに医療機関に踏み入れているのなら、もうその時点で患者と医師は未就学児・小学生と大人くらいの格差があると考えたい。もし患者にいらだっている医師をみたら、未就学児・小学生に対していらだっているんだなと思ってよい。医師は患者に、「はいはい、どうしたの」「そりゃお前大変だったな大丈夫か」くらいの余白のある気持ちで接すると、じつは非常に塩梅がちょうど良いのである。

　患者と医師の格差は医学的知識や技術の点だけではない。患者は具合が悪い・体調が悪いから来ているわけであるから、ふつうにフィジカル的なコンディションにも差がある。つまり患者が医師にとってありがたい水準でたとえば症状経過などをスラスラと説明できるというのは、かなり無理な注文なのである。

　逆に患者を穏やかにさせるという視点もある。それは、最初の1、2分で患者に「話が通じる相手だな」と感じさせるという技法である。が、これを無意識にできてしまう医師もいれば絶望的にできない医師がいる。

　できてしまう人は、すでに良好な診療をしている。人は、話が通じるなと思える相手に、わかりやすい語りをするものである。なぜなら、不快ではない相手と分かればちゃんと工夫して説明することに努めるからである。つまり診療に協力的だという構図になる。すると医師は適切な診療を与えられるので自ずと結果も良い。

　他方、患者から「話が通じないな」と思われがちな医師がいるが、そういう医師には特徴がある。ひとつは、そういうときはその医師のほうも「この患者さん話が通じないな」と思っている。こんな序盤からお互いそう思っているような接触では、当然良好なやり取りにはならず、診療の成功率は低そうである。もうひとつは、そんな医師は患者から選ばれないので患者的に二度目はなく、ただ医師側としては話が通じないと思う機会が減るため反省的なセルフフィードバックがかかりにくいのである。つまり、噛

み合っていないことが修正されないばかりか、自分のコミュニケーションはこれでいいのだという自己肯定感を断続的に生み続けてしまう。

　最初の1、2分で患者に「話が通じる相手だな」と感じさせるという技法については、じつは簡単ではないが、目指す理想は明快である。とにかくまず相手がどんな人かを一瞬で見抜き、その人に最適なかかわりすることである。

　つまり序盤の接触を瞬時に最適化するのが良いわけだが、一定の丁寧さを備えたうえで言葉の選択や語調の調整を行う。これができる医師は、患者からすれば余裕が感じられるのでその場が穏やかになる。

　医師はそれを患者の中に感じてみるとよい。患者の様子を観察し、丁寧で穏やかな人だなあと一度思ってみる。すると、そういう人に威圧的だったりぶっきらぼうに接したりするのは甚だおかしいわけで、我に返るような医師自身の現実検討機能が促進され、コミュニケーション上も都合が良くなる。

▮対 医療従事者

　医療従事者といってもいろいろで、職種別に対応やコツは変わってくるわけで話し出せばキリがない話である。そこで、ここでは職種によらず他の医療従事者から診療のことで「相談されたとき」のことを考えてみる。

「良いコンサルトのしかた」についてはときどき書籍や雑誌で扱われるが、コンサルタント（＝相談を受ける側）のあり方や実務の指南のような書籍等はあまり見当たらない。

　医療従事者からのコンサルトを受けた際にまず留意すべきは、コンサルティ（相談する側・コンサルテーションを依頼する側）もまたそれなりの専門職だという点である。

　医療従事者から相談されたら、意外に思うかもしれないが、いきなり高度なメディカルなやりとりを始めてはならない。まずはその相談者に寄り添うべきである。「患者に寄り添いなさい」とは、看護などをはじめ医療従事者の基本姿勢として理念的あるいは明示的に教わるだろう。しかし真に寄り添うべき対象は患者ではなく同僚たる医療従事者である。

たとえば夜、当直中に患者のせん妄（興奮、徘徊、暴言、入眠困難、不安）の対応のためにほとほと困り果てた看護師からコールがあったときのことを考えてみる。電話口で看護師は「とにかく寝かせたいんで指示に出てない強い不眠の指示もらっていいですか？」と不機嫌そうである。そんなときに絶対的な禁忌は「無策で終わること」である。間違っても「せん妄に眠剤なんか出したら脱抑制といってかえって不穏になったりすることもあるし、そもそも呼吸抑制も怖いし夜にやるのは危険。せん妄の治療は昼夜逆転の防止と原疾患の治療ですよ。今夜は様子をみてください」などと対応してはならない。

　正解は、コンサルティにただちに寄り添うことである。ここでも最初の１、２分が肝要で、コンサルタントが穏やかで余裕があると、感情的になってしまっているコンサルティがそれだけでたちまち軟化することがある。なぜなら、人は自分に気を合わせてくれた相手には一定の安心感を抱くからである。

　しかもこのような場合にはさらに良き効能がある。ややイラだって電話してきた件の看護師は、本来解決を求める相談先である医師にいきなり当たるのは筋違いなわけで、にもかかわらず電話口で不意に穏やかに対応されたら、急速に看護師の現実検討機能が促進されて、「先生に八つ当たりしてる場合ではなかった」と我に返ってすみやかに視界が晴れてくるかもしれない。「ああ、まあ別の不眠時指示を先生からもらうとしても、せん妄対応は半分は私達看護の役割だし、さっきはテンパってたけどひとつずつ業務をこなせばなんとかこなせそうだし、あの不穏の人もまあなだめれば寝てくれそうだし」と、医師が穏やかで余裕を持って対応しただけで、その看護師の勤務ごと救える可能性がある。

　このように、医療者であるコンサルティに気を合わせることをリェゾン（*liaison*）と呼ぶ。メディカルな相談にメディカルに対応したらダメである。相談者もそれなりの専門職なのである。それなりに思慮や対策を尽くしたのに解決しないから相談しているのである。寄り添うべきはまずは相談者の気持ちである。メディカルな正しさは正論過ぎて残虐になってしまう。

　コンサルタントは、コンサルティへまず気を合わせていく。それによって悩ましく、ときに感情的にもなっているコンサルティの抑圧された現実検討能力をうまく賦活化させることができる。それだけで相談の何割かは改善してしまうことがある。この、特

に時間もかからないプロセスを経てから、専門的な解決に向けた
具体的対策を考案したり提案したりすればよい。そうした後なら
ば自然、良好なコミュニケーションが成立する可能性が高い。

12

時間の管理。臨床に限らず永遠の課題ではあるが、こと臨床では時間は重要である。ここでは、単に急性病態だとか救急対応の意味合いでの時間ではなく、臨床医としての生活や臨床を捗らせるための時間の考えかた、使いかたのコツのようなものを記述する。

▌臨床医にとっての時間

　臨床医は忙しい。時間がない。が、その理由はよくわからない。業務量が多いうえに無駄な時間が多いからのような気もするが、そうではない気もする。自分のこれまでの臨床経験で、ゆっくりするとか、ゆっくり診療ができたことがないような気がするから、臨床業務というのは、時間という川（海でも水でもいいが）があってその上にいつも浮かばされているような感覚である。「浮かばされている」と言ったのは、本来は地上に居たいのに意向に反して川の上に居させられているニュアンスを出すためである。

　正直言って、臨床業務時間中に居心地がいいと思ったことはない。いつもなんだか落ちつかない。おそらくわれわれ臨床医は、基本この川の上から出られないのである。

　そこでどうするかといえば、もう川の上で過ごすのだともうさっぱり腹をくくって覚悟してしまうのがよいのだと思う。私の恩師である三森明夫先生が以前こう言った───。

　　　"みんな「少し落ちついたらやる」なんていいますけど、**臨床**
　　　家はいつも忙しいわけですから、落ちつくのを待っていたら
　　　一生やらないんじゃないでしょうか"

　これは、きつくて破壊力のある言葉だが本当にその通りだと思う。つまり、忙しいという流れの中で仕事をするしかないのである。これは、強者の理論であって、場合によってはハラスメント的な言説になってしまうかもしれない。

実際、臨床に疲れてしまって"一度川から出る"ような医師がいつの時代にもいるが、これに対する良き対策は私にはわからない。ゆったりした臨床医生活、というものがもしあるのなら将来ぜひ経験してみたいところであるが、とりあえずわれわれの居場所は川の流れの上にしかない。

▌"川の上"でどうする

前項で臨床医にとっての時間を"川の流れ"にたとえていたが、時間には不安定さと圧力がある。

不安定さは、急な流れの川の上をゴムボートのようなものに乗って流されているような感覚を指して言ったつもりである。そんな状態をずっと続けるのはしんどい。ボートでなくそれなりに安定した船だとしても、人によっては船酔いする。対策としては、「安定した流れのところに移動する」「ましな乗り物に移乗する」「運転の技術を上げる」「乗り物の性能をアップする」といったあたりになるだろう。静かで大きな河川を水上バスでゆったり移動しているなら、川の上でも特にストレスはない。

圧力については、特に外来診療において感じられる。私はかつて拙著のなかでこれを外来診療における「時間圧」と呼んで説明した（『また来たくなる外来』より）。多忙な外来では、時間の流れが歪んで感じられる。あるいは、独特の圧迫感がある。

効率といったことでは説明できないような「**こなした業務量＋あげた成果**」の差が医師によって大きく出てしまうというのが外来診療で、要するにさばく量と質が医師によって異なってしまうという現象が実際に存在する。この違いの本質は、時間圧に対するマネジメントの差であると思っている。

ここでは具体的な助言はできなかったが、臨床医にとっては、時流の上に安定して乗っかるための対策や時間という圧への対策を身につけているかが重要であると考える。

▌外来診療

入院診療を含めてしまうと、施設や診療科、個々の勤務形態や

生活スタイルによって大きく異なり過ぎてしまうから、ここでは外来におけるタイムマネジメントについて簡単に述べる。

　外来では、おすすめする基本的な原則は「急がば回れ」である。**"Haste makes waste."**（急けば無駄が出る）あるいは **"More haste, less speed."**（急けば急ぐほどスピードを失う）といったように、世界中でこの逆説は語られているが、臨床ではこと外来診療によく当てはまる。

　外来では思っているよりもずっとその時間内に処理できる量は大したことがないと腹をくくることをお勧めする。ある事柄に対して、かけるべき最適な時間というものがあって、その最適な時間を選んだ場合が一番早く事が進み、終わらせることができる（再分極は早過ぎても遅過ぎてもだめなのと同じである）。

　この真理をいかに早く悟るかが重要である（悟りなので、いろいろなものを諦める必要はある）。スピード感を求めようとしている医師こそが、「外来なんて大嫌い」などと言いがちである。要するに外来のやり方が間違っているか、下手なのである。外来では急いでも処理できない事柄が多いということ、そもそもやり方がおかしいということ。外来が苦手・不安という人たちは、このふたつを十分認識するべきである。

　具体的なスキルについて述べるには、やはりここでは紙幅が足りない。とにかく一番重要なのは、感じよく挨拶して柔らかく始めることである。その際、なるべくゆったりしゃべることがコツである。

　多忙を極め、1秒でも早く終わらせたい外来空間は、もはや時空が歪んでいる。そこで、患者に対してあえてもたつくほどにゆったり喋ると、患者の体感時間が逆に歪み始める。すなわち、実際に経った時間よりも、その外来空間で感じた時間のほうが長く感じられるようになるのである。

　医師がゆったり話してくれると、患者は安心する。それは診察の最初であればあるほど良い。安心してくれたら、その後の流れを早くすることができる。失礼を承知で言えば、医師本位にやらせてくれるようになる。「患者が納得せず、言うことを聞かず、診察に時間がかかる」のような不満節を言う医師は、診察のどアタマから失敗しているのである。嫌な人との時間は長く感じ、好きな人との時間は短く感じるように、時間は状況によって正にも負にも大きく歪むのは当たり前なことである。

実は大して長い時間をかけていないのに、患者には「あの先生は（時間をかけて）よく話を聞いてくれる」という評判になる医師がときにいるが、目指すはそこである。私の考えでは、そのような医師は美しき寄り添いの医療を目指した理念系の医師ではない。

どちらかというと、無難さを嫌う成果主義であって、職人気質の人に多い。それは、医師という人物や役割を外来で演じ、知識が豊富で診療スキルが高く、早く終わらせるための言葉選びが上手な医師である。

▌診療以外の業務

論文執筆、カンファレンスや抄読会の準備、書類作成、など診療以外の業務がかなり多い。他に、レクチャーをしたり、当番や当直など勤務の割り振りを決めたり、委員会に参加したり、多様で量も多い。

論文に関しては、論文だけ書くにはいかず、臨床研究を走らせたりしないといけない。ただでさえしんどい臨床業務もやっているのに、研究やれ、研究と臨床を両立しろ、論文を書け、論文を書かないような医者は真っ当な医者ではないなどと言われる。こう言われたら、ふつうの医師は当然臨床業務を緩めるだろう。なぜならいわゆる業績は、出した論文の質や数で評価されるからである。研究実績があって臨床もたくさんやっている医師をみたら、例外はあるにせよふつうはどちらかが偽りだと思っていたほうが無難である。

それはいいとして、ざっくり結論的に言えば、臨床と研究の配分は自分の好きなようにしたらいいと思う。7：3でもいいし1：9でもいいし、5：5だって本来恥じることなど何もない。

二刀流という言葉が大谷翔平選手の活躍のせいで世に流布したが、医師にはどうも悪影響である。大谷翔平選手は異常で、あれは10：10である。大谷翔平選手はそれでいいとして、彼を見て勘違いした医者が「俺も二刀流」と言わんばかりにご活躍なのである。ただそれは、どの組み合わせ（たとえば臨床と起業、子育てと研究、とかでもいい）であっても、その「俺の二刀流」はふつうは実力通りに5：5である。そしてその5は、その領域内での6〜10の人に勝てないのである。タイムマネジメントのことを考える前

にこのあたりの現実を一度受け入れておくとよい。

　ただ、自分はこうするんだと決めれば、あとはその範囲で頑張るだけである。決めたなら（＝腹をくくったなら）あとはどの医師も強い。医学部医学科に入学し、進級し卒業し、医師国家試験に合格したくらいの「時間内に仕上げる力」「マルチタスク力」「辛抱強く準備する力」があれば、特に困らない。

　じつは医師は総じて、自分に自信を持っていない者が多い。一部の医師が一見傲慢にみえるのは、自分の価値尺度を他人に当てはめようとしたり強要しようとしたりするからである（あるいはSNS上で目立とうとしているからである）。

　人は皆、個々人それぞれにそれぞれの「時間」というものがある。自分の時間は他人の時間とは異なるし、他人の時間は自分の時間とは異なる。他人のペースのようなものを押しつけられたり強要されたりしたら皆、嫌だと思うが、それと同じように、自分の時間感覚を他人に押しつけてしまっていないだろうか。この間違いは医師に多いと思う。「医師が一見傲慢にみえる」と述べたが、これは厳密にいうと傲慢なのではなく、自分の時間感覚が他人には当てはまらないときの不適応反応としてのいらだち、に近い。勝手に自爆している場合ではない。自分のペースが他者にも当てはまるという前提でコミュニケーションしてしまっている誤謬を、修正しないといけない。

　時間の使い方が上手い医師は、自分を信じとにかく他人のことを気にしていない。こうすれば、自分の時間感覚を他人に当てはめようとしたり比べたりすることもない。他人がどうであろうと振り回されず、自分のペースや流儀を守っている医師は強い。それは結果的に本当の意味で時間の使いかたが上手いからである。

　タイムマネジメントの要点はじつは、時間をどうこうする話なのではなく、自分と他人との関係性を工夫することにある。そのためにはある程度、我が道を行く必要があり、それができるかどうかの違いは随所で述べた「腹をくくる」ということができているかどうかの差なのではないかと思っている。

13 勉 強 法

　勉強法の説明というと、論文の読みかた、データ・情報の整理のしかた、臨床医の習慣やライフハックやおすすめ書籍の紹介といったことになることが多いように思われる。

　ここではそれらとの重複は極力避け、臨床医としての技術向上のための具体的な方策について、体系的には無理だが私なりに記述することにする。

▌知識を学ぶ場合

　知識を入れる方法は座学が一番良い。教科書などの書物を読む、レクチャーなどを聴講する、などが相当する。業務から学べるので座学は不要だといいたいところだが、臨床医学（というか本書は内科学の本なので、ここでは内科とする）の場合は、知識を入れるプロセスが別途必要だと私は考えている。

　どういうものから知識を入れるかについては大きく3つのクラスターがある。教科書、ガイドライン、症例報告（症例検討含む）の3つである。このうち1つだけでもダメで、3つとも必要である。ガイドラインだけ読めばいい、という考えがもしあるとしたらそれは言語道断である。

　まず教科書であるが、教科書は便覧やレファレンスブック、あるいはガイドラインとは異なるものと理解しておく。広く捉えれば、ある特定の事柄や分野について説明がなされているものを教科書と呼べばいいが、説明であるのでロジック（考えの筋道）がちゃんと記述されていることが重要である。データや文献の羅列やまとめだけの内容のものは教科書ではない。書き手の意見も含めて説明されてあるものがより教科書らしいように思える。

　また、標準的な内容を中心とし、読み手をひどく限定せず、原理・原則について述べられているもののほうがより純正な教科書らしさがある。最近は教科書（医学書）にもいろいろあるので、実際に手に取る教科書は読みやすい本で大丈夫である。

ガイドラインについては、じつは近年刊行されているものは読みこなすのが難しい。情報量が多く、網羅することを優先して作成されてあるので、内容理解や読了が困難なのである。そういえば、ガイドラインの定義が揺らいでいるような印象を個人的には受ける。「一般医・非専門医でも、その分野の最低限の内容を臨床で具体的に実施できるための臨床ガイド」がガイドラインだと思っていたが、今は「その分野の研究実績を含めたトップランナーたちが、その分野の専門医のためにエビデンスと勧奨をまとめたもの」という趣になっている。読解のために統計学の知識を要することも多く、簡単に読みこなせないこともある。

　一般実地医家向けのものも、各団体が別途作成すべきだと思う。それがあれば、おそらく医師以外や研修医も読むことになり、わが国の臨床レベルが底上げされることにつながるだろう。ガイドライン公開を、学会員に閲覧を限定したり~~出版社の商業出版みでやったり~~している場合ではない。門戸を広げてほしい。

　症例報告や症例検討は、論文から学会での症例発表、各種ケースカンファレンスまでも含むこととする。症例の記述を定期的に（できればいつも）読むのは、臨床内科医の勉強法で一番基礎にすべきものなのではないだろうか。野球のバッターでいえば素振り、柔道でいえば受け身。

　症例報告を読むのは内科医はいつもやっていたほうがいいと思うが、意外に実践している者が少ないのでは思う。「他人の症例が気になる」というのは、臨床医として成長・技術向上するための最も大事な初期衝動である。分野や科目を問わず、商業誌でもなんでもいい（学会誌などもおすすめ）のでとにかくいつも読んでいるようにする。病歴や経過の記述、考察を読むこと自体、実際の患者の問題を読み解くときの思考にわりとダイレクトに役立つ。

　知識を入れる際は、何を読むときであってもとにかく乱読が一番良い。あまり選り好みせず、とにかく読む。買い、読む。読了できなくても一切気にしないこと。罪悪感を持たないこと。臨床医は忙しいので後で読み直すことはほぼできない。知識がこぼれ落ちそうな感覚や、知識が入っていかず定着できていそうにない不安な感覚はよく分かる。しかしそれでも前に進んでほしい。

　本は、1ページでも「おっ！」と興味を惹く内容があれば購入である。ガイドラインは、自分では購入しなくてもいいかもしれない。たいがい誰かがまとめてくれているからだ。症例報告は、

すでに述べたように商業誌でもなんでもいいからとにかく目を通すことが重要で、あまり高い目標を立てずに習慣にしてしまいたいところである。子どものころ、新聞を開くと４コマ漫画だけすぐに読んでしまい他はもう読まずに離れる、みたいなことを（私は）していたがきっとあれが理想である。暴論だが、症例報告は"新聞の中の４コマ漫画"である。

　その場では捨てたとしても、臨床医学というのは大事なことはまた必ず出会うようにできている。「大事なことならまた出会うはずだ」と腹をくくってどんどん読み捨てていけばよい。

誰かが口述したことから学ぶ

　臨床は、施設自体の機能を除けば、臨床家という「人」が成している。よって臨床的な事柄は人から学ぶのがよい。ただし、人から学ぶといっても人に依存してはいけない。ここでは人からの学びかたについて述べる。仰々しく構えたがじつは非常に簡単である。質問して、その回答を吸収する。これだけである。

　このからくりについて説明すると、まず医師というのは要約力が非常に高い。「要するに何」ということについての能力は、少なくとも input においては世の中のあらゆる職種の中で随一なのではないだろうか。さらには、こと臨床医は常に時間圧を感じている職種であるため、必要に迫られるせいか要約する力が特に強い。要約しないと脳の容量がすぐオーバーしてしまうからだと思う。

　また個人差はあるものの output の力もかなりのものである。すなわちある事柄の要点を言わせることに際して、質高い要約力と output を期待できる。先輩臨床医に質問しその医師が口で述べたことのなかには、宝物のような有益な臨床知が含まれていることがある。

　なぜここまで期待していいかというと、対面で口述的に質問した場合には当然即時的に口述で回答が返って来るはずであるが、ポイントはこの即時性である。質問をして来た相手に向かって声を出してすぐに返答をするプロセスにおいては、その即時性を優

先するため、余計な情報が削ぎ落とされるはずである。すると自然、口で発した内容というのは極上の要約となる。古来より「耳学問」という言葉があるが、まさにそれである。これだと思った他人の口述内容は、メモして保存して貯めていってもいいくらいである。

学会や講演で登壇した際など、そういう場での質疑応答は、形式的であったり無難な回答になったり、あるいは忖度が含まれたりするのでここで述べたことにはそぐわない。臨床的な有益性は少ない。リラックスした文脈で、なんでもない日常業務中につい口について出た内容がよい。その場では文献の裏づけなどないかもしれないが（気になるなら後で自分で検証する）、コツのようなものを学ぶにはこのようなやり方が非常に有益である。

コツは、知識や情報とも少し異なり、どちらかというと身体感覚と相性がよく、そして関連が深いように思う。いわゆるエビデンス（統計学的裏づけ）がないことにソワソワしてしまう者は、そもそも自身の特性上、コツをつかむという行為がきっと苦手なのだろう（身体感覚を要するせいかもしれない）。そういう人は「センス」といわれると納得がいかず、思考と身体感覚が結びつかずコツもわからないから、それを代償するために再現性やエビデンスを重視するのである。

手技などを学ぶ場合も指導医や先輩の口述を重視する。手技については、センスを除けば経験数が一番重要であろう。シミュレーション装置、手技に関する教本的な書籍、最近では YouTube 動画などから、実際の経験とは別に学んでおくことの価値は十分ある。しかし、人の口述内容もまた重宝する。惜しげもなく自分の得た技能について開示する傾向があり、しかもそれに際して言語化の努力を惜しまないような先輩医師がいたら、その人物は非常に貴重と考えるべきである。

特に解決の必要性が差し迫っていなくても、毎日その医師に質問してコメントをもらってそれを書き留めて保存してもよいくらいである。

▋振り返り

とりわけ外来診療の場合、私たちが日常実践している「振り返

り」というメソッドが非常に効果的だと思っており、これについて解説する。

　私たちのいう外来の「振り返り」は、将棋や囲碁でいう「感想戦」のことだと思っている。感想戦とは、囲碁、将棋、チェスなどにおいて、対局後に開始から終局までを対局者ら自身で再現していくなかで、対局中の手の善し悪しや、その局面における最善手などを振り返って検討することをいう。

　感想戦は、対局中には明かされなかったそれぞれの考えや思惑などを開示し合うことでもあり、対局中の盤上では知り得なかった情報も得られ、次の対局へ活かす機会にもなる。ひいては棋力向上につながる。

　感想戦の効能として、それと同じかそれ以上に重要とされている点がある。それは気持ちの整理をつけるための時間になるという点である。側からみれば、沈黙しじっと座っていただけとはいえ、対局というのは脳内がヒートアップするものらしい。その"熱"を、指し手を戻しながらゆっくりと鎮めていくのが感想戦である。

　負けた棋士には悔しい気持ちが溢れていることもあるだろう。しかし感想戦のようなプロセスを通して対局を振り返り、対戦相手と会話するなかで冷静さを取り戻すという効能が得られるのである。すなわち感想戦は、礼儀、癒し、棋理の探求といったさまざまな側面を持つということになる。対戦相手を敬うという武道にも通ずる文化が、感想戦にもある。単なる反省会とは根本的に異なる。

　私たちの外来の振り返りが将棋などの感想戦と非常に類似していることを、私はここでまったく述べ足りていないが、とにかく相当に類似性が高い。とりあえず以下に振り返りの実際について記述する。

〈振り返りの実際〉

　まず外来が終わったら、メンバー（この場合、その日1日外来をやったメンバーであるので、数名のみで、かつ皆疲れ切っていることを想定してほしい）が集まってひとつの電子カルテを囲む。次に、外来をやった医師1人ずつその日診た患者のカルテをすべて順次開いていく。

　カルテを開いたら、まず「どんな患者だったか」について一言で述べた後、再診患者であればその日やったことを述べ、初診患

者であれば簡単に症状や受診の経緯を説明するが、基本的にはやはりやったことを述べる。

　いわゆるフルプレゼンテーションは禁忌である。なぜ禁忌とまで言うかというと皆疲れ切っているからである。詳細にプレゼンなどされても聞きとる体力も気力もないし、かえってさらに疲れてしまう。そもそも時間もない。「何をしたのかを言うだけ」というのは、慣れないうちは本当にそれでよいのかと思うかもしれないが、本当にそれでよい。診療した（外来が終わって疲れ切った）医師がまず口にすることは、やはり重要な事柄だったりするのである。

　勉強になりそうな"派手な"ケースを選んで取り上げてシェアするのではなく「その日の患者全員に関して」「やったことを述べる」というのは、感想戦で実際に棋士たちがやっている「その対局の初めから最後まで」「指し手を戻しながら互いに述べ合う」ということと様子がほぼ一致する。

　全部の患者のカルテを開こうということにはプラクティカルな意味もあって、たとえば年数の浅い医師の細かいアセスメントや処方についても修正や助言を入れることができる。もし主なケースだけ2、3取り上げるとするなら、きっと診断困難例のようなタフなケースや綺麗に特定の診断がついたケースのみがシェアされ、なんでもないように思えるコモンなもの（たとえば高血圧患者の治療変更、不眠症状のみたて・処方、気管支喘息発作に対するマネジメントなど）については、修正・助言を入れられずに終わってしまう可能性がある。

　外来診療は、細部に神が宿っているのにもかかわらず、細部を調整されずに年数だけが経ち、フィードバックを受けずに我流での診療が確立してしまうリスクがある。振り返りにはこれを防ぐ機能もある。

　やったことを説明するだけとはいったが、そのやったこと／行為には責任が伴っていたはずである（この理由はただひとつで、私たちは医師だからである）。やったことを説明するということはその行為に至るロジックを説明することに他ならない。しかし多くの医師は、参考文献を引用したり根拠となるガイドラインを示したりすることはそれがある場合には自信を持ってやるが、ない場合には急に寡黙になる。

「なんとなく」「他にやることがないから」「漢方薬Aでもよかっ

たが漢方薬 B を一度試してみたかったから」というような曖昧な
理由でも、場合によっては適切なロジックになる。そういうもの
でもいいから口に出して他人に述べ、説明するべきである。言葉
を使って口で人に説明できるとき、自然その行為もロジカルであ
る可能性が高い。すると、不思議と間違わない。

「なんとなく」とすら人に言えず、謎なもっともらしい根拠を述
べた場合などはロジックが怪しくなるため、間違いを起こす可能
性がある。たとえば、「以前の勤務先の〇〇科の部長の先生が
UpToDate® に書いてあるとたしか言っていたので」とか「去年
の JAMA に載ってたかも」などは、あまり説明になっていない。
卑近な言い方をするなら、権威よりもロジックを重視してほしい。

　振り返りでは、診察者自身の感情について扱ってよい。振り返
りにおける聞き手もそこは配慮するべきである。「混雑して時間
がなかった」「診察室に入るなり、初対面なのに患者がめちゃ怒
っていた」「症状が悪化してしまったことについて、患者に強く問
い詰められて焦った」「すごい異臭を放っていてしんどかった」と
いったことも、振り返りで共有してよいというか、すべきである。

　つらく、揺れ動く心理状態で正しい診療をやり切るのは無理が
ある。外来診療では、そうした「感情の動き」がその日の診療全体
に影響を及ぼす。ブレた感情について開示して共有する営為は、
精神科医が医局のソファなどでやっているらしい「コーピング」に
近い。患者との距離が重要な精神科診療では、診療の中で動いて
しまった治療者の心の動きに自覚的になることが重要で、それを
他の精神科医に開示することによって距離感を調整するのである。

　最後に振り返りの一番大きな効能のひとつについて述べる。外
来診療は、いわば個人戦であり、診療の最中に味方がいない。外
来ブースは閉鎖空間であり誰かに見られているということがあま
りないため、しんどいと手を抜いてしまい、重要なステップをス
キップしてしまうことがある。また、イライラを感じてしまう患
者に感情的に当たってしまうこともある。

　しかし振り返りがあると、もう少し丁寧に言い換えると「後で
振り返りのときに今起きたことを皆に言おう」と思うだけで、そ
の嫌な出来事や生じた陰性の感情を真に受け取るのではなく、実
況中継的にドキュメントする姿勢に変わる。このひどい体験を後

でシェアしようと思うと、その場で感情的に燃え上がってしまうことを防げるのである（後ろに仲間がいる、と思うのでもいい）。

　適切な距離を調節でき、感情に支配されなくなると、いつもどおりの適正な判断ができるので診療がまともになり、結果が向上し間違いも減る。スマートに診療が進むので数を捌くことができる。数をこなすとそれだけ経験値が増え技術が上がる。技術が上がるとさらに所要時間を短縮できる。短縮できると次の患者を診ることができ、また診療数が増える。1人だったら端折ったかもしれない検査を"振り返り用"にと行ったことで異常が見つかり、事なきを得ることもある。これは医療安全上もよい。こうした好循環は、臨床医にとって成長のためのこの上ない"肥料"となる。

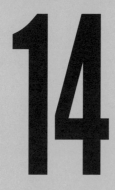

カルテの書き方

診療録（カルテ）は、入院診療でも外来診療でも当然記述することになる。そして文字どおりカルテは記録であり、それ以上でもそれ以下でもない。

　記録であるから、基本的には他人のためのものである。他職種はもちろん、後からその患者を診た別の医師がすぐに対応できるようにするための、業務を円滑にする役割がある。

　ほかに公文書としての役割も当然ある。診療に関連して起こったことを、業務上関わった者が記録しておくのである。一応、つぶさに遅滞なく、というのが建前ではある。

　もうひとつ、本書らしい観点でのカルテの役目として、診断・治療に有用であるという側面があると思っている。患者の問題は、1回の診察ではよくわからないものである。繰り返し診て、検討する必要があるが、カルテ記載はその際の材料となることがある。

▌カルテ記載の心構え

　カルテ記載は、原則として、もしこれを患者当人が読んでも特に大きな影響がないような記述にする。となると自然、状況を俯瞰した物言いになるはずである。別の言い方をすれば、スポーツなどの実況中継をするような様相である。

　他職種の職員や、他科医師・他院医師に対する一方的な悪口や不満のようなことも書いてはいけない。一方たとえば、患者とのやり取りのなかで自分が疲弊してしまったなどのようなことは、そのこと自体が所見であったり事実として重要であったりするのであれば、鳥瞰視的な表現で記述してよい。

　患者自身が感情的になったときも、なるべく担当医の陰性感情を殺して、できれば記述しておくべきである。やはりそのことが、後から重要な所見である可能性が高いからである。重要というのは、診療に有用だという意味であり、争ったときに有利という意味ではない。所見として記述しそれを後から参考にすることで、

ひいては患者の医療的問題が解決に至りやすいという点で有益となるという意味である。

　ただし注意すべきは、感情的になっているがゆえに、後からその患者当人がもしその記述を読んだときに、「私はそんなことは言っていない！」などのようになりがちだという点である。努めて、医療のプロとして、患者を観察対象とした記述を心がける。医療現場での患者とのやり取りというのは、業務上のやり取りであって、そこらの道端やお店の中でなされているわけではないことを忘れない。

　カルテは、「**SOAP**」という記録方法が採用されることが多い。**SOAP** とは、「**Subject**（主観的情報）」、「**Object**（客観的情報）」、「**Assessment**（評価）」、「**Plan**（計画）」の順に記述することで、体系だった診療情報とする手法である。以下、順に説明する。

Subject　主観的情報

　当然ながら患者の主観情報を書くパートである。ここにどんなことを書くかは実は諸説ある。

　ひとつには「患者の言ったことをだらだらとそのまま記述するのではなく、コンパクトにまとめよ」という教えがある。他方、たとえば「医療者が恣意的にまとめてしまうのではなく、できるだけありのまま記述せよ」という教えもある。これは状況による、というのが無難な回答になるだろうが、個人的には後者の記述法が望ましいと考えている。

　ありのままというのは、患者の発言を切り取って「　」付きで台詞のように書く（これを逐語録と呼ぶ）というもので、すべての会話を書き下ろすのはさすがに厳しいが、むしろ経験が浅いうちにこそ推奨したい記述法である。一番注意すべきは、<u>患者の発言を引用する際は最大限、忠実に（まるで録音したように）記述する</u>という点である。こちらが変にまとめたり、言い回しを微妙に変えたりしてはならない。「　」を外し台詞口調で書かない場合も、できるだけ実況中継風・観察日記風に記述する。

当然医師と会話しているはずであるから、医師の発言も主旨を変えずにそのまま記述しておくといい。たとえば以下である。

Subject

（その後はどうですか？）「あー全然ダメですね」

（痛みは？）「全部痛いですね。体じゅう」

（朝、起き上がるのがつらい？）「はい」

（痛みで？）「そうですね」

（両腕は上に上げられますか？）「はい、それは上がります」

（肩は痛くない？）「はい。なんか手首とか足が痛いですね」

（ ）内は担当医の質問・言葉を書いている。それに続く地の文が、患者の発言を記述したものである。このやり取りは、診療内容について特に背景や前後関係を詳述しないが、患者という生き物の矛盾さがよく表現されていると思う。

「調子はどうか」という質問に定量性のない漠然とした回答をまずぶつける点。定量性・局在性のない疼痛の訴えをしたかと思えば、肩は痛くないなどと最終的に言う。うまくいっていないことや症状のつらさに心理的加重が生じて、症状の具体的陳述ができなくなってしまっている状態像が想像される。もともとの未成熟性があるのかもしれない。また、疼痛部位は体幹近位部ではなく、末梢の関節かもしれないこともこれらの会話から窺える。

このように、**S** も十分に有益な情報になる。

Object 客観的情報

　　この客観的情報を記述するパートは、非常に重要である。特に診察所見に関しては、医師にしか記述できないいわば神聖なパートであるともいえる。これは、排他的な意味で言っているのではなく、他の職種にはできないということを使命感や誇りに変えて診察し、記述したほうがよいということである。

　個人的には、まず<u>本人の様子をできるだけつぶさに記述してお</u>

くべきだと思っている。「患者の様子」というのは、意識レベルやバイタルサインだけで表現し切れるものではない。小学生の頃に夏休み中にやったアサガオの観察日記を覚えているだろうか。それと同じで患者の様子をよく観察し、解釈や個人の考えを入れずに記述するのである。

Object

- 血圧130／76mmHg, 脈拍78回／分, Sat98%
- 一人で診察室に入室し、挨拶をして座る
- 穏やかだがやや疲労感がある
- 質問への応答に問題はない
- 上下スーツを着用しているが、中のシャツはノーネクタイ
- 髭は完全に剃られていない
- 呼吸の促迫なし
- 胸部聴診：心音正常、心雑音なし、頻拍なし、肺音は清で左右差なし

　服装や髪の毛およびそれらの整容、女性であれば化粧など、外見の様子（視覚的な情報）というのは、患者自身を非常によく物語る。なぜなら、服装や髪の毛、化粧を整えるというのは「行動」だからである。行動は言動よりも雄弁であり、また観察者が読み取れるならば言動よりも正確な情報となる。

　患者が「穏やかかどうか」は個人的に非常に重視している。私は、患者が穏やかならば穏やかだと書くようにしている。穏やかではない場合、「**S**」の内容の信憑性に関わってくる。

　JCS（Japan Coma Scale）の「1」というスケールがあるが、実臨床では「0ではなく1未満」と呼べる場面があることは臨床医ならよく同意してくれるであろう。「意識混濁はないがなんとなくおかしい」という様子が意識変容だとするべきか迷うようなときは、無理に**JCS**に落とし込むのではなく、ただ「なんとなくおかしい」と書けばよい。

　もちろんもっと具体的に、「診察室に入るなり、壁のカレンダーを指して意味のわからないことを言う」とか「30秒に1回く

らい椅子から立ち上がってしゃがんで、また椅子に座るというのを繰り返している」とか「付き添いの親の顔を振り返って見てから発言する」など、気になった行動については所見と考えて文字で記述しておくのがよい。

Assessment 評価

　アセスメントは、**O**のパートとは違い、医師の考えをどんどん入れて記述していく。検査結果などをまとめて書く場所ではない。推測・推論などを書く場所であり、**S**や**O**の情報、検査結果などを加味してその診療で考えたことを記述する。慣れないうちは、**A**と**P**は分けて記述することを推奨する。

Assessment

・感染性心内膜炎の疑い

　5カ月間の発熱の反復の精査のため紹介となった患者。初診時の血液培養から *S. sanguinis* が2セット4本から検出されている。経過中2回の失神エピソード、肺野末梢側優位の多発結節影、心室中隔欠損症の既往などからは、右心系の感染性心内膜炎（+ septic emboli による肺塞栓症？）が疑わしい。

　体循環系には塞栓イベントや症状はなく、明確なエントリーはわからないが、心室中隔欠損症を基礎とした疣贅が三尖弁にあるものと思われる。

　かなり非日常で大事が起きているカルテではあるが、このように、診断の予想とそう推測するまでの道筋を端的に記述する。また、次のプラン（検査）につなげるような事柄まで書けるとよい。別のサンプルも提示する。

Assessment

・高血圧症、脂質異常症、耐糖能異常（HbA1c6.1%）

　アムロジピン5mgにアジルサルタン10mgを加えて2カ月。しかし血圧はまだ制御し切れない。患者に食事の様子を聞いたところ、外食が増えたなど塩分摂取が多い傾向にあったとのこと。カロリーを気にするあまり塩分には十分気を留めることができていなかったとのことであった。

　これは内容の通りで、血圧のコントロール不足を簡単に考察しているカルテのサンプルである。

　間違えやすいのでくどく述べるが、**A**というパートは、検査値や検査結果を列挙するところではなく、また診療計画をつらつら書くところでもなく、医師の推測を存分に書いていい場所である。

　皆、というか誠実な医師ほど「推測」をカルテに表現することをはばかるが、医師の推測というのは、そのへんのふつうの人の推測とは違う。医師免許を持つ者の推測なのであり、多少不安でも、予想に近いようなことでも回避せず記述してみたほうがよい。みたて・見込みのようなことを書かずして、医師とは呼べない。

　ただ、総説や論文の考察ではないため、徹底的な考察を展開することやまわりくどい内容は避け、コンサイスな記述を心がける。なるべく"さっぱり"書くのがコツである。

Plan 計画

　実はこの**P**は、前項**A**がきちんと書けていれば、**SOAP**全部の中で一番記述量が少なくなるはずである。たとえば、先述した感染性心内膜炎のサンプルカルテ（A）に続く**P**を書くならば、以下のようになる。

Plan

- 経胸壁心エコー（至急）
- 心臓血管外科コンサルト
- 血液培養再検

　つまり**箇条書き**である。これで十分である。

　逆にいえば、**P**を箇条書きで済むように、**A**を充実させるのである。**A**の記述に**S**と**O**の情報が必要であり、よってカルテ記載全般の重要度の点からいえば、カルテというのは**S**と**O**が大事なのである。

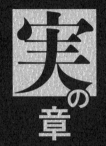

実の章

國 松 の 魔 方 陣

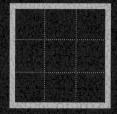

「**n×n** 個の正方形の方陣に数字を入れて
縦・横・対角線のいずれの列でもその列の数字
の合計が同じになるもの」というのが一般的な
魔方陣の説明である。魔方陣は数学好きを惹き
つける数学上のテーマになっていて、たとえば
3×3 の魔方陣は 1 通りしかないのに、**4×
4** の魔方陣は **880** 通りもある。また **7×7**
の魔方陣はまだ何通りあるのか（多過ぎて）数
えられていないらしい。魔方陣という語の中に
魔（magic）という文字が当てられていること
からも察せられるように、魔法がかかったよう
な不思議な数字の配列がもはや悪魔的な魅力と
なっていて、魔除けなどにも使われるほどであ
る。本書の魔方陣はパズル的な意味はあまりな
く、**9×9** の 9 個のマスの中に、ある特定の
臨床項目についての単語を配置した。文字から
何かを学ぶとき、ただの文字列では印象深く覚
えられない。そこで私が重要な項目を魔方陣の
ように配列した。これを眺めることで、不思議
と読者の脳に記憶されていくはずである。

呼 吸 器

1. 慢 性 閉 塞 性 肺

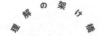

○慢性閉塞性肺疾患 (chronic obstructive pulmonary disease ; COPD)
は末梢気道病変と気腫性病変が慢性的に持続
することにとって、気流閉塞病態が不可逆的
となっている疾患である。

○COPD に関連する合併症、死亡の割合は増
えてきている。予防と診断の過小評価が常に
課題となっている。

○COPD は軽症であれば自覚症状に乏しい。
が、この言い方は必ずしも正確ではない。

○では「咳や痰の症状がない COPD もある」と
いう言い方はどうだろうか。それももちろん
正しいだろうが、COPD 患者は「なかなか症
状を訴えない」という言い方もできると思わ
れる。

疾　患

○この "なかなか" は、時間的な意味も量的な意味も心理的な意味もある。

○高齢者は「歳だからしょうがない」「タバコがやめられないからそのせいだ」「もうずっとこんなだから」「そんなにつらくない」などと言い、筋力の低下や筋肉減少によってまたは意欲の低下などによって、身体活動が低下してもそれが肺の状態に見合い、息切れやつらさが過小評価されていることもある。

○患者当人への啓発が、無効とはいわないが、あまり有効とはいえない病態ともいえる。それだけに医師側・医療者側の意識は大切で、（COPD が念頭に置かれることがなさそうな理由で）医療機関を利用したときこそが疾患認識のチャン

スである。

○ COPDはいうまでもなく喫煙が危険因子である。

○ COPDの呼吸困難は、安静で改善することが特徴である。

○ 慢性咳嗽は、COPDでよくみられる症状であるが、診断の前提ではない。つまり咳が目立たないCOPD患者はいる。

○ 慢性的に痰を喀出することも一般的だが、多量でも膿性でもない。

○ 年数とともに労作時の呼吸困難が悪化していき、やがて低酸素血症となり呼吸不全となっていく疾患である。

○ 次に診断について記述するが、これをもって疾患概要の補完とする。

疑 い か た

診 断 ま で の プ ロ セ ス

○喫煙歴のある50歳以上の者が、肺・気管支あるいは呼吸に関連する症状で医療機関を受診したときが発見のチャンスである。

○気管支拡張薬使用後にスパイロメトリーで1秒率（FEV1/FVC）が70％未満であることを示せばCOPDと診断できるが、ここで「COPDの診断に気管支拡張薬使用後のスパイロメトリーが必須」としてしまうと、過小評価される。

○診断を厳密にすることを要請すると、その分だけ診断が遠のき、そして介入機会も遠のく。このことは、特に発言力を持つ呼吸器専門医は認識しておくべきである。

○COPDは、長期の喫煙歴と呼吸困難があり、咳・痰などの慢性的な症状が併存していて、他の疾患を否定できればかなりの精度で臨床診断できる。

○肺機能検査は経過のなかで必要であることは間違いないが、介入の前提にしていると、多くの患者が過小評価されたままとなる。

○鑑別診断の話になるが、肺の異常影を呈する疾患全般、肺血栓塞栓症、心不全などが否定されたとして、特に気管支喘息かどうかはCOPDの診断上重要ではある。

○夜間に増悪するなどの日内変動、春や秋に増悪するなどの季節性の変動、気管支喘息の既往、そもそも労作以外で呼吸困難が増悪するなどの要素があれば、気管支喘息を十分考慮し

COPDの診断に一気に持っていかないようにする。

○というのは、気管支喘息自体に、重要な鑑別疾患が多いからである。

○ただし一方で、COPDらしさを収集する努力も必要である。たとえば、聴診で呼気が延長している、頸部の呼吸補助筋（つまり胸鎖乳突筋）の肥厚が目立つ、などの身体所見は特徴的である。

○痩身であることは多く、鎖骨が目立ちそれを視認しやすい。

○肺画像検査も重要で、胸部レントゲン写真で上下に長い肺過膨張所見、CTで気腫性病変が散在あるいは多発してそれらが融合し、肺野として低吸収領域がみられる・広がっている、といった特徴を有する。

○これらの情報と除外診断から、（肺機能検査をしなくても）COPDとして介入を始めることは可能である。

○ちなみに介入の第一歩は禁煙指導である。

○治療・フォローをしていきながら、肺機能検査を実施したり丁寧に循環器疾患を否定していくなどして徐々に確実な診断を目指して詰めていけばいいだろうと思われる。

○このとき、薬物治療を始めその治療反応を確認していくことは診断と治療を兼ねるため、悪くはないマネジメントであると考えられる。

○まとめると、COPDは<u>中年以上で慢性的な呼吸器系の症状を訴える患者全般</u>で考慮する。

検 査 に 対 す る 考 え 方

○診断についてはCTを必須としたい。これは、他疾患を否定する、あるいは共存の確認をするだけでなく、気腫そのものを画像的に確認してCOPD病態の存在の可能性を上げるツールとなる。

○あとは、喫煙歴、身体所見、長期間 "何に困っているか"（呼吸困難の具体例、痰の正常、咳の理由など）を確認する、といったことを総合すれば必ずしも肺機能検査がなくとも介入閾値は越える。

○すぐに肺機能検査が実施できる診療環境であれば、肺野異常（肺結核や肺炎や気胸）が否定できればすぐ実施し、閉塞性障害の有無を確認する。

○専門医との連携はもちろん行ってよいし、またそうすべきである。ただし COPD は患者数が多いため、呼吸器内科医だけで COPD 患者を診ていくには限界がある。

○よって、「非専門医も COPD を診ましょう」ではなく「専門医が非専門医に対してハードルを上げない」という点がおそらく重要で、動脈血液ガス分析をしなさい、6 分間歩行で評価しなさい、喀痰を分析しなさい、などと言わないことを意識したほうがいい。

○つまり「（非専門医が）症状に困っている COPD 患者に、吸入薬を試してみる」というところまでは、専門医は許容すべきであると考える。

経 過 と 治 療

～～ 経　過 ～～～～～～～～～～～～～～～～～～～～～～～～～～～～～～～

○喫煙率の高かった時代と違い、今は COPD そのものの生命予後は悪くない。

○ただ、健康寿命を延ばすために治療は必要である。

○予後不良の因子は想像しやすいものばかりである。

○呼吸困難の程度、低酸素の程度、CT での気腫（低吸収領域）の

強さ・広さ、増悪を繰り返す、などがある。

○また、肺外合併症も予後を悪くする。

○心血管疾患、高血圧、糖尿病、低栄養、骨粗鬆症、肺癌、肺高血圧、うつ病などが具体例である。

○COPDの末期像は慢性呼吸不全であり在宅酸素療法を必要とする状況、またそれに伴う心不全や肺高血圧症などの循環器系合併症が併発し、全体的に治療・QOL改善に難渋するような臨床状況である。

∞∞ 治 療 ∞∞∞∞∞∞∞∞∞∞∞∞∞∞∞∞∞∞∞∞∞∞∞∞∞∞∞∞

○階段や坂道の歩行で息切れがない段階で、かつ症状がごく軽い場合（「COPDアセスメントテスト」で「0～4点」とされるが、特にこれを詳しく査定しなくてよいと思われる）は、特に薬物治療は考えず、禁煙で経過観察する。

○禁煙は、もしできたら1秒率の低下速度が下がる効果がある。「タバコなんて、だめ！」のような規範的な意味でいっているわけではない。

○「何か治療をしてほしい」と言ってくるような症状があるか、階段や坂道の歩行で息切れがあるのなら、<u>LAMA（長時間作用型抗コリン薬）かLABA（長時間作用型β2刺激薬）の吸入薬</u>を導入する。

○平地で息切れがあるのなら、<u>LAMA/LABAの合剤の吸入薬の適応</u>となる。

○吸入ステロイド（ICS）を併用するかは問題になるが、これを考えるには、臨床的に考える癖をつける必要がある。気管支喘息を、疾患というより、病態とか要素とか性質などと考えるのである。

○COPDと思われる患者にICSを組み込むかは一見悩ましく思えるが、次のように考える。

○まず、どのCOPDにも喘息の要素があるかもしれないと考えておくとよい。COPD評価の段階で気管支喘息を意識して進めることになるはずだが、この段階というのは「喘息が<u>明らかにあるかどうか</u>」という評価となる。

○このとき、「明らかにあるとはいえない」は、気管支喘息病態の存在の否定にならないことを心得ておく。

○私の眼目は「喘息を厳密に否定しなさい」ではなく、「否定できないままCOPDの介入ははじめてよい」である。気管支喘息を否定することは難しい。

○LAMA単独ではじめるにせよ、LAMA/LABAではじめるにせよ、うまくいかなかったらICSを足せばいいのである。

○それなりに鑑別を進めたうえでCOPDと診断したはずなのに、LAMA単独で症状の改善が今ひとつで、ICS/LABAに変更したらすっかり改善したということも実臨床では経験される。

○このように、どれを選ぶか？　と構えると薬剤を正確にひとつに絞りたくなるが、そうではなく、いろいろ移行できるとよい。よって製剤選択の観点としては、「会社」「吸入器の種類」などを統一する・揃えることを重視するとよいかもしれない。

○たとえば、「ドライパウダー定量吸入器でエリプタ」などのように決めてしまえば操作/吸入法は薬剤の内容によらず一緒であるから、エンクラッセ®（LAMA）、アノーロ®（LAMA/LABA）、レルベア®（ICS/LABA）、テリルジー®（LAMA/LABA/ICS）などを相互に使い分けすればよい。

○はじめから同じ薬剤を一生使うことを決断したり、症状の効果だけをみたりせずに、吸入のしやすさ・継続性などを重視してみせる。

○なお、抗コリン薬の禁忌に該当していないかは、導入前に必ず査定する。有症状かつ未治療の前立腺肥大、閉塞隅角緑内

障（の既往）、重度の心疾患、機能性の腸閉塞のハイリスク患者などでは、抗コリン薬の導入はいったん見合わせる。

○逆に、病名・既往だけで禁忌とみなさないことも必要である。たとえばよく管理された前立腺肥大、開放隅角であり、眼圧が少し高いことだけを観察あるいは点眼治療されているなど、抗コリン薬が禁忌とまではいえないものもある。泌尿器科や眼科医に一度診てもらうようにする。

フォロー

○よくならないときに、アクションを変えることは重要である。

○ICS を入れてみるアイデアのほかに、肺以外の循環器疾患の再評価・鑑別をあらためて行う、吸入がうまくできているかを確認する、などを検討してみるとよい。

○心エコーで心機能をみたり、肺血栓塞栓症がないかをみるため D-dimer の測定・造影 CT・肺血流シンチグラフィなど行ったりすべきである。

○また吸入手技の技術確認は、薬剤師、看護師でも可能であり、すでによく確認されている場合もあるが、担当医も気にしておくことが大事である。

○一番簡単な方法は、処方した吸入器を診察室に持参してもらって、その場で目の前で吸入してもらうことである。そこに家族や看護師などが立ち合えば、なおよい。

○よくなりきらないことの 1 番の要因は、吸入継続のアドヒアランスである気がしているが、そのほかに、吸入時に吸入の"手応え"がなく「吸入できた気がしない」などという治療に関する小さな後ろ向きの心理の積み重ねがあると個人的には思っている。

○「それで吸入できているんですよ」と他者が励ますことが肝要
　である。長い治療になるのだから励ますのは当然である。

── **References** ──

〈1〉日本呼吸器学会 COPD ガイドライン第6版作成委員会 編．COPD（慢性閉塞性肺疾患）診断
　　と治療のためのガイドライン第6版．メディカルレビュー社、2022
〈2〉COPD（慢性閉塞性肺疾患）；内科医の診断と治療の向上を目指して．日内会誌 2015；104：
　　1055-144

2. 間 質 性 肺 炎

○ まず間質性肺炎 (interstitial pneumonia；IP) というのは、それ自体広い概念であるが、これすらも「びまん性肺疾患」という大きな総称に包含される概念である。

○ びまん性肺疾患に含まれるものは、①特発性のIP ②膠原病 ③腫瘍 ④感染症 ⑤外因性などその他、である。

○ びまん性肺疾患に含まれる各病態の多くが、間質を病変の主座にしているため、画像だけで各々の病態同士を区別することは難しい。

○ 画像・病理組織から入ると (臨床医は) 錯綜する。そうではなく、「IPの原因は何か」という切り口で考えると途端にすっきりしてくる。

○ その「原因」の検討は、通常「情報収集」によ

って行われる。すなわち、病歴、基礎疾患、性別、服薬歴、血液検査の結果などである。なにより、これは一般内科医にも十分可能である。

○たとえば関節リウマチの患者にIPをみたら、その原因は関節リウマチらしいとわかる。

○またたとえば、(黄芩入りの)漢方薬を服用している患者にIPをみたら、その原因は漢方薬らしいとわかる。

○本来はIPは病理組織によって定義される。しかし実際には、ある程度の画像パターンと臨床情報収集によって、臨床的に診断あるいは推定することができる。

○悪性腫瘍や増殖性疾患については、推定はできるが、確定診断は病理組織でなされる。

○非定型肺炎やウイルス性肺炎、ニューモシスチス肺炎、粟粒結核などは、概念上はびまん性肺疾患に含まれてしまうが、画像的にIP所見を部分的に呈したとしても、IPとしての軸ではなく病原体側の要素で診断されるだろう（どの原因微生物であるかが重要であって、画像のパターンは定義・分類に与からない）。

○過敏性肺臓炎も、各種抗原に対する反応病態であって、何に反応しているかで分類される病態となる。

○臨床家は「IP」と聞いたときそれが画像パターンのことを指しているのか、それとも臨床診断名を指しているのか、少し意識するとよい。

○画像パターンを指す場合はかなり多彩な病態を含む概念となるが、臨床情報と画像で臨床診断したものを（ほぼほぼ慣用語として）「IP」と呼ん

でいる現状があると思う。

○この文脈における「IP」について取り組むフェーズが臨床には必ずあり、次にそのときのことを考える。

○この「IP」をあえて言い換えれば、「分類前のびまん性肺疾患のうち、画像所見ですぐにIPがあるとわかるもの」となる。

○すると、もしリウマチ・膠原病の診断がまだついていない段階で考えるのだとすると、このIPを特発性 (idiopathic IP；IIP) と膠原病肺の2群に分けると実際的である。

○画像所見ですぐにIPがあるとわかれば、さらに見通しをつけやすくなる。

○リウマチ・膠原病があるかどうかは、IPらしいとわかった後に血清検査などで比較的容易に推定できる。

○具体的には「IPらしい」→「リウマチ・膠原

病を血液検査で精査」→「陽性ならその当該疾患、陰性ならIIPかもしれないと考える」という手順である。

○臨床でもよく使われる用語の、UIP（usual IP）、NSIP（nonspecific IP）、COP（cryptogenic organizing pneumonia：特発性器質化肺炎）、DAD（diffuse alveolar damage）といった名称は、実際には病理組織名である。

○これらには対応する臨床名があって、それぞれIPF（idiopathic pulmonary fibrosis：特発性肺線維症）、NSIP、OP、AIP（acute IP）などと称されるが、臨床現場では「通じればよい」という考えである。

Ｉ　Ｐ　の　画　像

診断までの経緯

UIPとNSIP

○IIPの大部分はUIP（usual IP）とNSIP（nonspecific IP）である。

○両側性の間質陰影が、下葉優位にみられることが特徴である。

○そしてそれは、初期は背部に生じ（ちなみに初期から背側にfine crackleを聴取するので聴診も重要である）、進行して下葉全体、さらに進めば上葉まで達するという経過となる。

○UIPとNSIPの区別は、UIPではさまざまな段階の病変が混在するが、NSIPは均一である、という目安でなされる。ただ、CT上の「蜂巣肺」は、進行したUIP（つまりはIPF）の圧倒的な特徴であり、区別が捗る。

○間質病変が淡いか微細なとき、CTではこれをいわゆるGGO（ground glass opacity）という所見で表現される。これはIPの特徴ではあるが、UIPかNSIPかを区別するものではない。

○NSIPはcellular NSIPとfibrotic NSIPに分けられる。

cellular NSIP

○進行が早く、肺胞内にも浸潤し活動性が高い傾向があり、胸水を伴うこともあるのがcellular IPである。疾患単位を指すというよりそういうフェーズ、あるいは治療反応から病態を推測する際に用いる用語といっていい。

○抗炎症、免疫抑制治療に反応するタイプともいえる。

fibrotic NSIP

○fibrotic NSIPは、IPFという臨床病態のうちのひとつの病型（実際には病理名）と考えるとわかりやすい。なお、IPFのうち多くを占めるのはUIPである。

○慢性UIPは、通常間質の線維化と程度によって肺胞構造の破壊の所見がみられるので特定しやすい。

○CT上、線維化によって気管支は牽引されて気管支径が拡大する。もちろんUIPだけの所見ではなく、fibrotic stateなNSIPでもみられる。

○蜂巣肺は述べたように IPF の hallmark であり、肺底部・背側優位である。また、線維化が強いと肺底部の fibrotic な構造変化を反映して横隔膜が挙上し拘束性障害につながる。この画像所見は特徴的である。

OP（COP）

○OP（COP）は、UIP/NSIP とは区別しやすい。

○IP の一型と認識していると間違える。OP は浸潤影が目立つので臨床では細菌性肺炎に間違えられる。

○OP は、やや下肺野優位で、末梢胸膜直下に接した病変を含む、浸潤影主体の多発病変とその周囲すりガラス影がみられることが特徴である。

○一人の患者のなかで、ある時点において同時にさまざまな所見が混在している肺をみたら疑う。

○OP でみられる大きな浸潤陰影は、細菌性の大葉性肺炎と見紛うもので、気管支透亮像も伴う（むしろ、細菌性のそれより綺麗にみえる）。

○OP では結節影、胸水などもあり得る。

○経過で自然消退・新病変出現を繰り返すことがあり、陰影が移動して見えることもある。むしろこれは OP の特徴である。

○ざっくりまとめれば、肺 CT で consolidation（※CT 上でべったりと"真っ白"で"均一"な陰影を指し、陰影内の肺血管が全然見えない所見を指す言葉）が多発しており、GGO など他の所見も伴う場合に OP を考えるのである。

○臨床的には、関節リウマチやシェーグレン症候群の患者に生じることが多く、これらの患者であるともともとわかっていればそれもかなり有益な情報となる。

○少し脱線するが、シェーグレン症候群は IP 合併が多いわけではなく、多いのは関節リウマチ、強皮症、多発性筋炎、皮膚筋

炎、混合性結合組織病である。

○顕微鏡的多発血管炎は血管炎であるが肺に罹患することもあり、そのときの肺画像はIPパターンとなる。

膠原病肺

○IPを認識したあと、そこからどの膠原病があるのか（あるいは潜在するのか）を推定するにあたり、画像パターンや病理組織から区別しようとするのは実際的でない。

○その理由のひとつは、肺生検をしたとしてもIIPか膠原病によるIPかの区別ができないからである。

○肺生検が無駄というわけでは決してない。血管炎やリンパ腫が判明することもあるだろう。

○もうひとつの理由は、膠原病としての所見・膠原病と診断できるだけの症状がない状態では、理屈上IIPと膠原病IPと区別はできないことになるが、そもそもIPに対する基礎疾患による治療方針の違いがないからである。

○また、病理組織所見の違いが治療方針に左右することもほとんどない。

○というのも治療適応や治療内容は肺病態の進行の速さで決まり、特に急性期は内容はだいたい同じであるので、組織の違いで臨床対応の大きな違いを生まない。

○実際的な話をすれば、血清の陽性だけ判明し（たとえばリウマチ因子、抗CCP抗体、抗ARS抗体、抗MDA-5抗体、MPO-ANCAなど）、肺野が先行した膠原病病態であると推定できることがある。

○このとき個々の膠原病に対応した治療がなされることが多いものの、急性期の進行の速さが重要であって、つまりは速いなら「ステロイド大量（±パルス）＋免疫抑制薬1～2剤」という初期対応は共通している。

ＩＰ（だけ）を認識したときに行う検査

○肺機能検査や血液ガス分析。

○CRP、LDH、KL-6。

○抗核抗体、リウマチ因子、抗CCP抗体、抗ARS抗体、抗Jo-1抗体、抗Scl-70抗体、セントロメア抗体（抗核抗体で代用してもよい）、抗SS-A抗体、など。

○経過が急速で呼吸不全があるなら、抗MDA-5抗体は確認必須。

○CRPが陽性である病態ならMPO-ANCA。

○他病態の鑑別のため、病原体検索に加えてBNP、CEA、CA19-9、ACEなども検査を考慮。

○IgG/IgA/IgMも測定しておくと役立つことがある。

経過と治療

〰 経　過 〰〰〰〰〰〰〰〰〰〰〰〰〰〰〰〰〰〰〰〰〰〰〰〰〰〰

○ほぼ正常の肺に急速に発症する、緩徐に発症する（線維化までゆっくり突き進む、増悪寛解を繰り返してゆっくり進む）、もともとある慢性IPが急性に増悪する、といった臨床経過パターンをとることが多い。

○急性では急性呼吸不全に、慢性でも構造破壊が著しくなり酸素投与を必要とするような末期慢性肺疾患（±肺高血圧症）になる。

○治療に反応しにくい場合は、常に病態鑑別の見直し、病態の重複などを考慮する。

〜〜 治 療 〜〜〜〜〜〜〜〜〜〜〜〜〜〜〜〜〜〜〜〜〜〜〜〜〜〜〜〜〜

○急速増悪し呼吸不全となっているときは、ステロイドパルスがなされることが多いが、脳神経内科病態でやられるような「パルス単独」ではうまくいかない（どころか施行後のリバウンド的増悪がありうる）ことがあり、初期から積極的に免疫抑制薬を併用するのがよい。

○かといって免疫抑制薬だけでは戦えないのでステロイドは後療法をすることになる。

○感染症（➡治療しなければ悪化）、薬剤性（➡気づいて中止しなければ改善しない）、悪性腫瘍（➡気づかなければ予後や患者説明に関わる）は、治療がうまくいかないときに考慮する。

○基本はステロイド・免疫抑制薬だが抗線維化薬がすでに登場している⟨2⟩。

○ピルフェニドン、ニンテダニブが使用できる。

○副作用はあるが、とりわけ処方しにくい薬剤ではなく、治療の選択のひとつとなって今後の知見拡大が期待される。

〜〜〜〜〜〜〜〜〜〜〜〜〜〜〜〜〜〜〜〜〜〜 References 〜〜

⟨1⟩三森明夫ほか．国立国際医療研究センター内科ハンドブック—総合的内科診療の原理と実践．
日本医事新報社，p.186-99，2011
⟨2⟩冨岡洋海．間質性肺疾患診療の最前線．日内会誌 2021；110：124-32

3. 過 敏 性 肺 炎

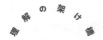

○ 過敏性肺炎は、アレルギー機序で生じる間質性肺炎のひとつである。

○ 環境中の特定の抗原を反復して吸入することで感作が成立した後、再度その抗原を吸入することで、その抗原と特異抗体あるいは感作リンパ球が肺の局所で反応し、その結果病変が形成される。これが画像的に肺臓炎として表現される。

○ 前者(特異抗体)がⅢ型アレルギーで、後者(感作リンパ球)がⅣ型アレルギーである。

○ 過敏性肺炎は、臨床像から急性と慢性に分類される。

○ 慢性過敏性肺炎は、線維性間質性肺炎に分類され、特発性肺線維症や膠原病肺かもしれな

いと思われて診断されることが多い。

○急性過敏性肺炎は、肉芽腫を形成するので肉芽腫性肺疾患と分類される。肉芽腫というと慢性的に固着化した病態のイメージを抱くが、実際には抗原回避のみで改善する一過性の病態であることが多く、「肉芽腫」を意識して診療することは少ない。

○急性では、具体的には抗原曝露4〜6時間ほどで発熱、胸痛、咳、呼吸困難が現れ、さらには胸部異常影を呈する。

○過敏性肺炎は、吸入抗原の種類、量などによって病像が異なってくるともいえる。

○よって、相当軽い症例もあると考える。

○たとえば、症状は微熱や倦怠感程度で、念の
　ため採血をしてみたら CRP が少し上がって
　おり、CT では小さなすりガラス影があった、
　のようなケースはときどき遭遇する。

○もちろん証明は困難だが、吸入した抗原の質
　と量によってはあり得るだろう。

○日本では、慢性過敏性肺炎は鳥関連過敏性肺
　炎が多く（真菌が原因となる夏型や住居関連は少ない）、急性
　は夏型過敏性肺炎が多い。

○全体の頻度は、鳥関連が最も多い。続いて農
　夫肺、夏型過敏性肺炎、住居関連と続く。

○鳥関連の過敏性肺炎（多くで慢性型）では、鳥の糞
　や羽毛に含まれる抗原が原因となり、鳥を飼
　っている人や業者に発症するいわゆる鳥飼病
　もこれに含む。

○製品化されたもの、たとえば羽毛ふとんや衣
　類によるものも含まれる。

○ 農夫肺は牧草に存在する放線菌が、夏型では *Trichosporon asahii* が原因となるという対応が一般的である。

○ *Trichosporon asahii* は高温多湿の気候、古い木造家屋に増殖する真菌のひとつである。住居の様子を聴取することが診断上重要になる。

○ 加湿器肺、あるいは羽毛製品による鳥関連過敏性肺炎では、夏型と違って冬季に発症・増悪する。

○ きのこ栽培者肺など、職業曝露に関連するものも多く、職業歴の聴取は重要である。

○ 加湿器肺のように、家庭内での曝露による発症もあり得るので聴くべきは職業がらみだけに限らない。

疑　い　か　た

○先に言ってしまうと、本症は、抗原曝露歴がわかってもわからなくても、結局は気管支肺胞洗浄液による検討、詳細な環境調査、環境誘発試験あるいは抗原吸入誘発試験など、診断確定に専門的な技術と知識を要する。

○よって、非専門医・一般医は<u>本症を疑うところまでが守備範囲</u>である。

○抗原を特定する重要なプロセスでは、そうした環境誘発試験あるいは抗原吸入誘発試験に至る前の段階では病歴聴取なのであり、それならば非専門医でもできそうな気がしてしまうが現実にはそうは甘くない。

○かなり微に入り細を穿つような詳細な病歴聴取が必要であり、専門医以外には少し難題である。

○ただ、基本的には、職業・職場環境・自宅や自宅周囲環境・趣味といったところを軸にして聴取することになる。

○血液検査では、夏型の抗原になりうる *Trichosporon asahii* のトリコスポロン・アサヒ抗体、そして鳥特異的抗体くらいしか容易に特異的な検査ができない。

○疑って紹介、というのが実際的なステップとなる。

○急性過敏性肺炎は、「"肺炎"を反復するうちに、それが感染症とは思えなくなってきた」というような状況で疑う。

○ワン・エピソードだけで特異的な診断に至らせることはおそらく困難である。

○ただ発熱、胸痛、咳、呼吸困難が急性経過で現れるため、肺画像検査に自然に至りやすい。

○胸部単純写真では、両側の淡い透過性低下像に終わることが多い。つまりCTが必要である。

○CTでは、すりガラス影、小葉中心性粒状影などを呈する。

○ここまでの経過で環境曝露の可能性を想起できるかが鍵となるが、現実的にはそのような問診がルーティンに行われることはほぼなく、「治りが早い」「短期間で繰り返す」といった、いつもの肺炎との差異でやはり気づかれる。

○抗原の心当たりがつきやすいならば、再曝露での臨床像の再現、回避での改善などで診断が確かとなりやすい。

○慢性過敏性肺炎では、そう診断される前にほぼ全例で「間質性肺炎だろう」とされて呼吸器内科に相談されることになる。

○間質性肺炎との遭遇は一般医でもそこまで稀な事象でもないため、間質性肺炎の原因鑑別として慢性過敏性肺炎の可能性を入れておくということでよいだろうと思われる。

○粗くてもそこまで詰めることができれば、その時点で初めて「鳥関連」の問診を追加すればよい。

○鳥を飼っているか、だけでは足りない。

○羽毛布団・羽毛枕・ダウンジャケットの使用の有無、家庭の羽毛製品（ハタキなど）の有無、鳥の剥製の有無、鶏糞肥料を使うような園芸をしていないか（自分でしていなくても周りでされていないか）などまで聴く。

○鳥自体との接触歴はもっと聴くことになる。患者自身ではなく近隣の人が飼育していないか、鳥小屋や鳥の巣はないか、今ではなくかつて鳥を飼っていなかったか、飼っているなら何を何匹くらい飼っていたか、庭や近くの公園や神社に鳥が

飛来してこないか、餌付けしているような人はいないか、などとにかく細かく聴く必要がある。

○慢性過敏性肺炎の診断は、通常は外科的な肺生検が必要になる。

経 過 と 治 療

∞∞ 経 過 ∞∞

○急性の予後はよい。

○慢性では線維化を伴っていると進行性であり5年生存率50〜70％ほどである。

∞∞ 治 療 ∞∞

○急性で軽症であると、抗原回避だけで改善する。

○急性でも呼吸不全を伴うような例ではステロイド使用が行われる。

○プレドニゾロン20〜40mg/日などから始め4週程度使用、重症と思えば40〜60mg/日などから始め4週程度使用する、というようなことがされるがこれが正しいかはわからない。

○慢性では、0.5mg/kg/日ほどの中等量とシクロスポリンを使用し3カ月以上治療するやり方が取られるようだが、これでいいのかはわからない。

○線維化を呈している例では、抗線維化薬はよさそうである。

——— References ———

〈1〉宮崎泰成ほか．過敏性肺炎の病態と治療の最前線．日内会誌 2017；106：1212-20
〈2〉宮崎泰成．過敏性肺炎 診断と治療のアップデート．アレルギー 2020；69：329-33
〈3〉宮崎泰成．過敏性肺炎における診療のポイント．日内会誌 2022；111：1084-91
〈4〉青木亜美ほか．職業に伴う間質性肺疾患．日内会誌 2022；111：1114-9

4. 好 酸 球 性 肺 炎

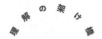

○血中の好酸球増加を伴って、さらに好酸球が肺実質や間質にまで浸潤する疾患である。

○原疾患があるものと、ないもの（特発性）がある。

○原因・原疾患があるものは、好酸球性多発血管炎性肉芽腫症、薬剤性、寄生虫関連、アレルギー性気管支肺アスペルギルス症などがある。好酸球増多症候群による好酸球性肺炎も、原因ありのほうに含める。

○特発性には、急性と慢性があり、それぞれに臨床的な特徴や傾向がある。

○急性好酸球性肺炎は20歳前後の若い男性に多く、典型的にははじめての喫煙習慣から数日程度で発症するもので、咳、発熱、呼吸困難、胸膜痛などを生ずる。

○血中好酸球が高いことは必ずしも前提とはならず、臨床では、血液検査よりも肺画像が印象的となる（こちらが好酸球性肺炎の前提的特徴でもある）。

○喫煙だけでなく、何らかの吸入歴（粉塵吸入などと関係しているとされ、気管支喘息などのアレルギー疾患の既往・合併などとは関係がないとされる。

○慢性好酸球性肺炎は30〜40歳台の女性に多く、症状は急性同様肺炎様である。

○急性好酸球性肺炎と違い、末梢血好酸球増多がみられやすい。

○気管支喘息やアレルギー性鼻炎などのアレルギー疾患を随伴あるいは先行してい

ることが多い。

○じとっと弱い症候を長く引きずるというより、発作のようなエピソードを細かく反復する（再発を繰り返す）ことをもって「慢性」であると称しているものと思われる。

○不明熱っぽく捉えられることもある。

○好酸球性肺炎は、本書でいうところの「症候的(?)疾患」に近い。

○特発性に限って、つまり疾患単位で考えた場合には、そこまでコモンな疾患ではなく比較的稀な疾患である。

疑 い か た

○咳、発熱、呼吸困難を呈し、（正気の）診療をしていればほぼ必ず肺画像検査に至るような症状で受診する。

○急性ではふつう、受診閾値は容易に越える。

○本病態であれば、肺浸潤影が目立って認められるので、臨床医はほぼ肺に関心が向く。ここを見逃すことは考えられない。

○すなわち、初期は感染症性肺炎の様相で始まり、治療に不応であるため肺画像の原因鑑別作業をし直す、という臨床的雲行きになることが多い。

○末梢血好酸球増多があれば診断を進めやすいが、大概はわりと早い段階で胸部異常影に気づかれて呼吸器内科マターとなるため、実地医家が取り扱うことの少ない疾患である。

○診断は、画像（特にCT）パターンで推定、気管支肺胞洗浄（BAL）や経気管支肺生検（TBLB）、除外診断をもって行われる。BALは好酸球分画の増多、TBLBは好酸球浸潤を確かめる。

経 過 と 治 療

○急性型では著しい低酸素血症となることがある。

○人工呼吸器を要するレベルの場合は、通常はステロイドパルス療法や高用量ステロイドで急場を凌ぐことが多い。

○ただし、あまりに（血中あるいは組織中に）好酸球増多が強くみ

られると思われる場合は、パルスはその後の反動（リバウンド的なもの）も怖い。

○生命の危機に瀕している場合以外は、内服プレドニゾロンでよいと思われ、血中好酸球が消失〜少なく抑えられているのに肺浸潤の治りが悪いようなときには、パルスでなく（難治喘息とみなして）ベンラリズマブの導入を考慮する。

○慢性好酸球性肺炎では、一気に予後不良になることは少ないが、増悪・寛解を繰り返して間質性肺炎をみているような経過になることがある。その場合は、ステロイドの積算的な副作用は無視できない。

○増悪時にはやはりプレドニゾロンを用い、またそれに反応はしやすい。よって少なくともステロイドパルスは大袈裟である。

○末梢血好酸球増多が制御しにくいときに考えるのは、①起点から診断を見直す、②侵襲的な検査をしていない場合にはそれらを行う、③メポリズマブの導入を検討する、である。

○たとえば、呼吸不全の原因が肺ではなく実は心臓（好酸球性心筋炎）だったなど、病態の本質を見誤っていることがある。

○急性好酸球性肺炎は、「トリガー＋反応性病態」が本態と思われるため、経過がよければステロイド治療期間は2〜3週で漸減・中止させる（これで経過が悪ければ診断を見直す）。

○慢性は、慣習的には中等量を6〜12カ月かけて漸減中止することが行われているようだが、それが正しいかどうかはわからない。

○慢性好酸球性肺炎は、治療・マネジメントについてはまだ課題の多い疾患である。

── References ──

〈1〉平野綱彦. 好酸球性肺炎. アレルギー 2020；69：155-62

〈2〉Y Suzuki et al. Eosinophilic pneumonia：A review of the previous literature, causes, diagnosis, and management. Allergol Int 2019；68：413-9. PMID：31253537

心不全／ARDS	器質化肺炎	薬剤性肺炎
非定型肺炎（レジオネラ・マイコプラズマ）	細菌性肺炎っぽいけど違う	急性好酸球性肺炎
浸潤性粘液性肺腺癌	COVID-19	肺結核

細菌性肺炎は、通常抗菌薬にすんなりと反応することが特徴で、治療に抵抗するときの思考の方向転換は柔軟かつ迅速であるほうがよい。この魔方陣の病態を押さえておけばなんとかなる。ここには含められなかったが、肺MALTリンパ腫も肺炎っぽい画像所見を示すので注意する。よく真菌性やクラミジア肺炎などを挙げる諸家がいるが、ほぼないのではないかと思う。また閉塞性肺炎という（診断名ではなく）機序を忘れない。排痰が促進されないと、その治療が妥当であっても構図として「治療に反応しない肺炎」という臨床像になってしまう。

5. 気管支拡張症

○気管支拡張症は、症状としては咳嗽・粘性痰が慢性的に持続する一方で、急性の増悪期を繰り返すことで気管支に不可逆的なダメージを負った末の状態像を指していて、ある意味"症候群"である。

○もともと本症は、進行性で疾患を修飾する薬剤がなく、予後不良の疾患として扱われていた経緯がある。

○また、非常に多岐にわたり雑多ともいえる要因や疾患に由来する症候群として認識されていたため、長い間注目されることがなかった。

○気管支拡張症の最も一般的な症状は咳嗽と喀痰であるが、その前段階では無症状か「咳のみ」というフェーズが実際には先行(潜行)して

いる。

○検診、あるいは(気道症状以外の)別の理由で撮影した胸部CTで見つかることもある。

○喀痰は粘稠・膿性で、血痰や喀血を伴うこともある。

○進行すれば症状の程度や悪化頻度が増え、労作時の息切れや呼吸困難を伴うようになる。倦怠感や発熱、体重減少が認められ、うつや不安症状も見られうる。

○終末期にはⅡ型呼吸不全を合併し、また肺高血圧症や心不全となる。

疑 い か た

○日本は画像検査のアクセスがよいため、長い間、程度の強い気管支拡張症が見逃されていることは少ないであろう。

○気管支拡張症はCTで十分認識は可能で、気道の内腔の直径が、近接する動脈の直径よりも大きいことで気管支が拡張していると判断する。気管支拡張症ではこれがいくつもあるのですぐわかる。

○また、正常でみられるような気管支の先細りがないため、末梢〜胸膜付近にまで大きな径の気管支（の断面）がいくつも容易にCTで見て取れる。

○気管支拡張症は、総じて高齢の女性に多い。

○要因・原因疾患はたくさんがあるが、原因不明も多い。

気管支拡張症の原因疾患〈頻度順〉

- ・感染症
- ・免疫不全症
- ・COPD
- ・膠原病
- ・アレルギー性気管支肺アスペルギルス症
- ・粘液線毛系異常

（YH Gao et al. Respirology 2016；21：1376-83より作成）

○これらを認識することは、CTで気管支拡張症の所見をみたときに、次にすべき検査を知るうえで有用となる。

○感染症は結核や非結核性抗酸菌症が多い。喀痰培養（一般細菌の他に、抗酸菌も）を行う。

○免疫不全症の中では common variable immunodeficiency（CVID：分類不能免疫不全症）の比率がやや多い。血清の IgG、IgA、IgM を調べておく。

○気管支拡張症に COPD を合併していると、急性増悪の回数が多くなり、また死亡率も高い。気管支拡張症の診断時には肺機能検査を行う。

○膠原病といっても一番多いのは関節リウマチである。すでにリウマチの診断がついていない患者の場合は、関節症状に注目してもよいであろう。

○アレルギー性気管支肺アスペルギルス症では、中枢気管支内に好酸球性粘液栓がみられるなどの所見（CT 縦隔条件で周囲よりやや高吸収の気管支内の mucoid impaction として見て取れる）があれば疑える。アスペルギルス特異 IgE 抗体を血清で測定してスクリーニングしておく。

○粘液線毛系異常は、日本では嚢胞性線維症は少ないため、原発性線毛機能不全症候群を意識する。これの有名な亜型がKartagener 症候群であるが、内臓逆位を示さないこともあり、中耳炎や副鼻腔炎の罹患歴を意識しておく。

○要因が何であれ、気道の好中球性の慢性炎症、粘液線毛障害による気道粘液の輸送障害、気管支自体の構造破壊といった複数の病因が、相互に絡み合って病態悪化に向かうのが気管支拡張症である。

○症候群として捉えられる疾患であるものの、症状で疑うというより「CT 所見上の定義」のようなところがある疾患である。

○よって放射線診断医の読影や呼吸器専門医の判断によって診断がなされる。

経 過 と 治 療

経　過

〇急性増悪を繰り返しながら、緩徐ながら確実に肺機能が低下し、最後は比較的急な経過をとって重症化する。

〇中等度以上のひどい気管支拡張症のある患者が、長寿を全うしている印象はあまりない。

治　療

〇気道クリアランスの促進が治療の中核となる。

〇去痰薬、呼吸リハビリのほか、手洗い励行やワクチン接種など基本的な感染対策を教える。

〇急性増悪は、通常は急性感染の増悪か、ひどい喀血や膿性痰のひどい悪化にあり、それぞれに対応する。

〇喀血がコントロールできない場合は、血管塞栓術の適応となることがある。

〇マクロライドの導入は、呼吸器専門医にコンサルトして決めるべきである。

〇この疾患の「下り坂」の経過をとる disease trajectory を変えるには、有効な疾患修飾薬が望まれる。

〇近年、好中球性炎症が注目されており DPP-1 阻害薬が期待されている（DPP-1 は、好中球のセリンプロテアーゼの活性化に関与する酵素である）〈2〉。

∞∞ フォロー ∞∞∞∞∞∞∞∞∞∞∞∞∞∞∞∞∞∞∞∞∞∞∞∞∞∞∞∞∞∞∞∞∞∞∞∞∞

○栄養療法を教え、無用な食事制限を回避させ、体重が減らない食事管理を指導する。

○COPD、関節リウマチなどの併存症があれば介入する。

References

〈1〉YH Gao et al. Aetiology of bronchiectasis in adults：A systematic literature review. Respirology 2016；21：1376-83．PMID：27321896

〈2〉JD Chalmers et al. WILLOW Investigators. Phase 2 Trial of the DPP-1 Inhibitor Brensocatib in Bronchiectasis. N Engl J Med 2020；383：2127-37. PMID：32897034

6. 肺　　癌

○ がん死亡数の統計では、肺癌は、2021年には
いつも争っている大腸癌を上回り1位に返り
咲いた。年間死亡数も7万5000人を超えてい
る。

○ また、2012年の段階ではあるが日本人の調査
で肺癌患者のおよそ3/4が75歳以上であると
され、高齢化が進んでいる現状がある。他方、
高齢であっても予後が飛躍的に改善してきて
いる現状もある。

○ その背景として、単一遺伝子の変異によって
癌化するドライバー遺伝子（*EGFR*, *ALK*, *ROS1*, *BRAF*
ほか）の同定とそれに対応する治療薬（チロシンキナ
ーゼ阻害薬：tyrosine kinase inhibitor；TKIなどの分子標的薬）、そして
免疫チェックポイント阻害薬、これらの高い有
効性がある。

○QOLがよければいいという目標を超えて、生存期間も延長するような成績を残せるようになりつつある。

○つまり、「高齢の肺癌」を診たときに、ただちに"生存を諦める"ような時代ではなくなった。意識改革が必要である。

○肺癌の診断の中心は、今でも画像検査である。

○一次検査(一次読影)で用いられるのは胸部単純X線写真だが、これも今やデジタル画像が普及し、読影者の任意で拡大、濃度・コントラスト調整などができ、比較読影の労も少ない。

○さらには今後、一次読影にAI診断が普及

すれば、医師はその診断の確認あるいは二次読影に業務がシフトできる。

○肺癌の発生には、患者自身の癌発生の素因や喫煙感受性などのほか、気道の慢性炎症が密接に関連しているとされる。

○具体的には、喫煙、加齢、COPD、肺線維症（その素地・前段階である間質性肺炎）、気腫合併肺線維症（combined pulmonary fibrosis and emphysema；CPFE）などが有力である。

○COPDなど、背景となる肺にダメージや嚢胞がしっかりある場合には、肺癌でも典型的な結節影とならないことに注意する。嚢胞壁に沿って進展する場合もある。蜂巣肺でも同様である。

○こうした高リスクの群には禁煙を勧め、COPDや間質性肺炎であればその治療を行う。そして、腫瘍マーカー（CEA、シフラ、proGRP）測定と胸部CTを年1回行う。

Ｃ　Ｔ　画　像

○肺癌では、いわゆる成書ではその症状として咳や血痰などを
呈するなどと記述されるが、症状があれば日本の診療では
（患者自身も望みがちだということもあり）すぐに画像検査に至り
やすい。

○そのため、肺癌を疑う結節影などは、肺癌を症状から疑って
撮った画像からではなく別の理由で撮ったもので偶然見つか
ることが多いだろう。

○胸部単純写真でもCTでも、肺野を大きく占めるような腫瘤
を指摘できた際も、当たり前だが精査に結びつけやすい。

○臨床医にとって問題であって、判断が要求されるのは、ほぼ
無症状で見つかった肺内病変に対するマネジメントである。
その中で最も重要で大きな要素が「CT画像の読影」である。

○ここでは結節影のCT読影について（特に末梢病変を意識して）
簡単に述べる。「5〜30㎜くらいの円形っぽいもの」を結節と
呼ぶことにする。

○まず結節の辺縁の性状を見極める。平滑、分葉状、spicula、
halo（辺縁がすりガラス状影）などがある。

平　滑

○境界が明瞭な辺縁を持つ結節の多くは良性で、良性腫瘍の場
合は周囲組織を壊さずに無症状で発育するので綺麗な円形と
なり、また大きくなる（大きくなるまで気づかれないから）。

○ただし、状況から転移性肺腫瘍（肺転移）を疑っているときや、

それもあり得るようなときは、多発性で境界明瞭で辺縁平滑な
結節影でも良性とみなさないようにする。

〇他方、辺縁がギザギザ、トゲトゲ、分葉状、haloなどは悪性が
示唆される。

〇境界明瞭でも辺縁が不整（ギザギザ）なら腺癌があり得るので、
明瞭だからと悪性を否定しない。

分 葉 状

〇分葉状、つまり辺縁がぱっと見凹凸があるようなパターンは、
多くの肺癌でみられる。特に喫煙者でこのことに注意する。

Spicula

〇肺癌の有名な所見のひとつで重要だが、完全な特異性があるわ
けではないのでこだわりすぎないようにする。

〇spiculaは結節辺縁にみられる1㎜以上の刺状の構造物をい
う。

halo

〇結節辺縁にすりガラス影があるパターンである。このとき結節
自体の辺縁が境界明瞭である場合、これは肺胞上皮置換型の腺
癌の所見として特異的であるとされる。

結 節 内 部

〇次に結節の辺縁ではなく内部の性状についてであるが、基本的
に癌では細胞密度が高く、これはCTでは縦隔条件での結節影
の明瞭性で示唆される。

〇肺野条件で「結節らしき」ものを見たら同じ部位を縦隔条件で
も確認すべきである。縦隔条件でもしっかり同程度の大きさと
"濃度"で結節影を認めたら、肺癌を十分疑っておく。

○ただし結節内部にエアブランコグラムがある場合も肺癌であることがある。分化度の高い腺癌などでは、気管支を破壊せずに（緩徐に）発育する。

○すりガラス影のみの結節でも肺癌のことがある。

○特に、すぐに消えず長時間存在し続けるすりガラス状結節は、上皮内癌であることがある。

○結節辺縁の所見として胸膜陥入像が有名だが、肺癌として高い特異性があるわけではないのでこだわらない。

○結節周囲に、気道に沿った、つまり小葉中心性の散布巣を伴うときは肺癌の可能性は低い。結核や非定型抗酸菌症など炎症性のものの可能性が高い。

〰〰〰 **フォロー** 〰〰〰〰〰〰〰〰〰〰〰〰〰〰〰〰〰〰〰〰〰〰〰〰〰〰〰〰〰〰〰

○結節の大きさが小さいなど曖昧な所見を得たときは、間隔をあけて CT を行い、経時的変化をみる。

○たとえば肺腺癌の体積倍化時間は約161日という報告[1]がある。

○が、組織型や背景肺のパターンによっても異なる。

○一番発育が遅いであろう、すりガラス結節パターンの腺癌では 1,000 日を超えることもある。

○高分化型腺癌でも、無症状のまま倍化し、それに約 1 年要することもある。

○COPD（あるいは肺気腫）や間質性肺炎（あるいは肺線維症）では思ったよりも発育速度が速いことがあるため、こうした背景肺を持っている場合は、はじめは 1〜2 カ月ほどでフォローをしたほうがいいだろう。

○増殖が遅いであろう結節病変では、初回は 3 カ月後くらいの

フローが現実的だと思われる。

○フォロー時に大きさなどの変化がない、あるいは乏しければ、間隔をもっとあけてもよいだろうが、迷うくらいなら専門家に紹介したほうがいい。

確 定 診 断

診 断 ま で の 経 緯

○確定診断は生検で行うが、気管支鏡検査で近年進歩がみられる。

○特に、超音波を併用したものが重要であり、ガイドシース併用超音波内視鏡検査（EBUS-GS）と超音波気管支鏡ガイド下針生検（EBUS-TBNA）がある。

○EBUS-GS は、末梢の小さな病変でも診断精度が高い。また、繰り返しの生検が可能である。

○EBUS-TBNA は、気管支に接する肺門や縦隔のリンパ節病変に対してもリアルタイムに可視化して生検できる。

治 療

○小細胞癌は、早期に勢いよく転移するので、偶然発見されたようなStage I病変だけが手術療法が考慮される。

○限局型であれば、化学療法だけでなく、放射線療法を併用する。

○進展型は延命を目指しての化学療法となる。高齢でも、化学療法の反応は良いので、延命や緩和を目的として化学療法を行うこともある。

○非小細胞癌では Stage ⅢA までは手術を検討できる。もちろ
ん病期に応じて放射線治療や化学療法を併用する。

○切除不能（転移再発含む）非小細胞癌で、大きな治療の進歩が
みられている。

○まず扁平上皮癌か非扁平上皮癌かに分類する。PD-L1 の発現
を検索し、発現量を調べておく。

○EGFR 遺伝子変異などのドライバー遺伝子変異の有無を検索
する。

○腺癌では、*EGFR*、*ALK*、*ROS 1* などが陽性ならそれぞれに対
応するチロシンキナーゼ阻害薬を使用できる。

○ドライバー遺伝子変異陰性でも、PD-L1 が高発現（5％以上）
なら免疫チェックポイント阻害薬の適応となる。

○扁平上皮癌でも、やはり PD-L1 が高発現なら免疫チェック
ポイント阻害薬が使用できる。

○ドライバー遺伝子変異陰性で、PD-L1 が低発現（50％未満）で
あれば、細胞傷害性の抗がん剤は少なくとも使用せざるを得
ない。

～ References ～

〈1〉F Thunnissen et al. A critical appraisal of prognostic and predictive factors for
common lung cancers. Histopathology 2006；48：779-86. PMID：16722925
〈2〉日本肺癌学会ほか編. 肺癌診療ガイドライン─悪性胸膜中皮腫・胸腺腫瘍含む 2022 年版.
金原出版
〈3〉礒部 威ほか. 肺癌診療の進歩～高齢者肺癌を見逃さないために～. 日内会誌 2018；107：
396-402

7. 縦 隔 腫 瘍

○ 縦隔は胸部の真ん中で、肺を除いたすべての構造（内臓も）を含んだ領域をいう。

○ 前方は胸骨、後方は胸椎の椎体前面、上方は胸郭入口部、下方は横隔膜で囲まれた空間、ということになる。

○ この領域に発生した腫瘍を縦隔腫瘍という。

○ 縦隔腫瘍は、胸腺腫瘍が一番多くこれで4割を占める。残りは雑多で、神経原性腫瘍、先天性嚢胞、胚細胞性腫瘍、リンパ性腫瘍、胸腔内甲状腺腫などがあり、それぞれ1割くらいである。

○ 胸腺腫は、重症筋無力症と関連が大きい。重症筋無力症の2〜3割に胸腺腫を合併しているとされる。

○また胸腺腫に関連した赤芽球癆が知られて
いる。

○ガンマグロブリンの欠損あるいは不全欠損
によって低ガンマグロブリン血症になって
いて、免疫不全の様相であればこれを Good
症候群と呼ぶ。

○縦隔腫瘍の画像診断は、CT、MRIのほか、
FDG-PET/CT がある。

○確定診断は当然組織診断であり、CTガイ
ド下生検などが必要であるように思えるが、
そもそもこの手技は検体量が少ないという
デメリットがある。リンパ腫の精確な診断
に FNA(fine needle aspiration) では無理があるのと
同じである。

○そこで、胸腔鏡、縦隔鏡、開胸による切除生検が多くのケースで必要になる。摘出を目的とする場合も胸腔鏡下腫瘍摘出術が選択されることが一般的である。

○胚細胞腫瘍は著しい大きさになるなどそもそも画像的に類推できるほか、非精上皮腫（非セミノーマ）性では、β-hCGの上昇、あるいはAFP 500ng/mL以上であればこれによって組織診断を待たず確定診断としていいという推奨がある(2)。要するに迂回せずに早く治療開始したほうがいい。

○悪性縦隔胚細胞性腫瘍は若年男性に発症し、巨大前縦隔腫瘍で見つかることが多い。Klinefelter症候群は発症のリスク因子である。

~~~~~~ References ~~~

〈1〉平井恭二．縦隔腫瘍の診断と治療．日医大医会誌 2011；7：113-8
〈2〉日本胸腺研究会．縦隔疾患取扱い規約．金原出版、p.36-39、2009
〈3〉井上匡美ほか．悪性縦隔腫瘍に対する診断と集学的治療．肺癌 2023；63：77-83

結節性 リンパ節炎	リンパ腫	胸腔内 甲状腺腫
深頸部の 炎症波及	縦隔病変	胸腺腫／ 胸腺癌
気腫	胚細胞 腫瘍	単中心性 キャッスルマン 病

　　内科医は縦隔というスペースをあまり意識して診療していない。縦隔は決して堅牢なスペースではなく、実に日和見である。縦隔病変は、腫瘍など含めた縦隔発生の病変と縦隔外からの炎症波及や浸潤・進入によって生じる病変、の2つに大まかに分かれる。魔方陣では、前者をおよそ右、後者をおよそ左に配置した。キャッスルマン病には単中心性（限局型）、unicentric Castleman disease という病型があってこれが縦隔に発生し得る。縦隔外から入る場合は、上（頸部／深頸部・顎部・口腔底など）からが多い。

8. 気　　胸

理解の架け橋

○胸腔内に空気が蓄積している状態を気胸という。

○自然気胸（原発性と続発性）、外傷性気胸、医原性気胸がある。

○自然気胸の原発性と続発性は既知の肺疾患があるかどうか、医原性も機序はほぼ外傷性で、胸腔穿刺・経皮肺生検、胸膜生検、鎖骨下あるいは内頸静脈カテーテル留置、経気管支肺生検／気管支鏡手技、人工呼吸器の陽圧換気などに関連したものが挙げられる。

○緊張性気胸は、静止している診断名というより動的な病態であり、急な空気の圧迫により静脈圧を超えてしまい、急激に静脈の還流不全が生じて起こる。

○原発性の自然気胸は、背が高く痩せている者に多く、45歳未満の若年男性に多い。

○喫煙はリスクになる。

○続発性気胸は、肺疾患の存在が原則で、状況からごく当たり前に気胸が想起できる病態が多い。

○具体的には COPD、間質性肺炎、気管支喘息、結核に罹患した肺、肺炎、嚢胞性肺疾患などである。

○肺疾患を想起させない病態では、月経随伴性の気胸（子宮内膜症の一型）、Marfan症候群や Ehlers-Danlos症候群などの結合織疾患などがある。

疑 い か た

○胸痛と呼吸困難のふたつが、それぞれに程度の大小はあるが、必発である。

○胸痛（側胸部痛など）がメインになることが多い。呼吸困難は多いが主訴になることは少ない。

○咳が誘発されることも珍しくない。

○胸痛は通常いわゆる胸膜痛で、深呼吸で局所的な疼痛が誘発される性質である。

○肺疾患を持っているとわかっていれば当然であるが、原発性自然気胸になりやすい患者背景として「若年」があるので、結局は既往歴によらず胸部レントゲンを実施することになる。

○胸部レントゲンの実施を厭わないことが重要である。

○何かと言い訳（酸素飽和度が保たれている、呼吸困難がない、背が高くない、女性、胸部聴診で呼吸音が聴こえて問題がない、血液検査の結果を待ってから〜、など）をして画像検査を端折ると見逃す。

○局所的な胸郭の疼痛を訴えた患者、胸膜痛と思えた患者、「酸素飽和度の低下＋胸痛」を訴えた患者、など胸部画像検査の閾値を日頃から低めに持っておく。

○気胸と思えた全員に、バイタルサインや一般状態（応答や活気、意識レベルなど）を確認する。

○この時点での現実的な鑑別疾患は、肋骨骨折、肺炎・胸膜炎、肺癌などである。

○胸部レントゲンは、虚脱の程度を決めるのに肺尖が鎖骨レベル

かそれより下がっているかが目安になるので、まずは疼痛側の肺尖部の含気をみる。

○一般に含気がない部分は、"肺野"（実際には肺ではない）がきれいで明るい印象の黒色となる。

○理屈よりも初見時の画像の見た目の印象を重視していい。

○含気がない領域は、肺紋理が消失する。ザラつきが消えトーンが統一になる。日頃から、肺血管を目で追っておくと読みやすくなる。

○肺の虚脱の程度は胸部単純X線写真で判断するが、日本気胸・嚢胞性肺疾患学会は、癒着がない場合には3段階に分類している（表1）。

軽　度	中　等　度	重　度
肺尖が鎖骨レベルまたはそれより頭側にある。またはこれに準ずる程度	軽度と高度の中間程度	全虚脱またはこれに近いもの

表1 肺 虚 脱 度〈癒 着 が な い 場 合〉

（日本気胸・嚢胞性肺疾患学会. 気胸・嚢胞性肺疾患規約・用語・ガイドライン、金原出版、2009、p.44より）

○軽度と中等度の差は、肺尖部の虚脱の場合に鎖骨より上にとどまれば軽度と判定できる。

○肺尖部が鎖骨より下にまで落ちていれば中等度とする目安となる。

○背臥位で撮影した単純写真の場合の気胸を見抜く読影は、多少技芸というかアートな側面もなくはなく、立位がとれず気胸か迷う場面ではCTを行う。

○CT は気胸の有無が一目瞭然のところがあり、単純写真の読影に迷う場合は実施する。

経 過 と 治 療

◇◇◇◇ 経 過 ◇◇◇◇◇◇◇◇◇◇◇◇◇◇◇◇◇◇◇◇◇◇◇◇◇◇◇◇◇◇◇◇◇◇◇

○自然気胸患者が、経過観察あるいは胸腔ドレーン留置によって治療された場合、30%は再発する。

○外科的治療がなされた場合の再発は少ない。

○自分自身で再発を心配して受診することが多いが、その自己診断の正診率はそれほど高くないように思える。

○しかし再発があり得る以上、再評価せざるを得ない。

◇◇◇◇ 治 療 ◇◇◇◇◇◇◇◇◇◇◇◇◇◇◇◇◇◇◇◇◇◇◇◇◇◇◇◇◇◇◇◇◇◇◇

○虚脱が軽度で症状が乏しければ経過観察とする。

○中等度以上であれば、胸腔ドレナージが望ましい。

○画像検査時に軽度に思えても、体動で呼吸困難があったり酸素飽和度が低かったりする場合や症状が短時間で増悪傾向にある場合にも、胸腔ドレナージが必要であるとされることが多い。

○個別に、呼吸器外科医（あるいは呼吸器内科医）と協議して治療法を検討するが、経過観察、胸腔ドレナージ、胸膜癒着術、気管支鏡下気管支塞栓術、胸腔鏡下手術から選択される。

~~~~~~ References ~~

J Plojoux et al. New insights and improved strategies for the management of primary spontaneous pneumothorax. Clin Respir J 2019 ; 13 : 195-201. PMID : 30615303

9. 閉塞性睡眠時無

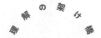
理解の架け橋

○ 睡眠時無呼吸症候群は"症候群"である。

○ すなわち、さまざまな要因からなる多因子疾患であり、上気道閉塞性の無呼吸−低呼吸がただあるだけの病気ではない。

○ 実際、閉塞性睡眠時無呼吸症候群 (obstructive sleep apnea syndrome；OSAS) は不眠の原因疾患ではなく、たくさんある不眠の要因のなかのひとつであり、多くのケースでOSASを改善させても患者は「不眠が治った」とはいわない。

○ これは、患者の症状や困っていること、生活の質というのが実に複雑だということの証左でもある。この視点が、OSASの診療には必要である。

○ OSASは、夜の症状 (いびき、無呼吸、頻回の覚醒など) の

呼吸症候群

Obstructive sleep apnea syndrome

みならず、昼の症状（日中の眠気、起床時の頭痛、集中力の低下、倦怠感、イライラ、判断力の低下など）を伴う。

○OSASは高血圧の独立した危険因子でもある。

○肥満はOSASの発症リスクを上げるわけではなく（肥満者全員がOSASとなっているわけではない）、すでにあるOSASを増悪させる因子である。

○OSASを定義するには、「睡眠を障害する呼吸」の存在を証明しなくてはならず、それは無呼吸低呼吸指数（apnea-hypopnea index；AHI）という指標を用いる。

○これは睡眠検査である終夜睡眠ポリグラフ検査（polysomnography；PSG）上の指標であり、1時間あたりの無呼吸と低呼吸の数をいう。

○AHIが5以上あればOSASとする。つまりは PSGがOSASの診断に必須ということになる(表2)。

軽症	中等症	重症
5 ≦ AHI < 15	15 ≦ AHI < 30	30 ≦ AHI

表2 OSASの重症度の目安

○AHIで治療の内容や適応を決めることはできるが、そのOSASに特異的な治療だけで患者がよくなるとは限らない。

○極論すれば、AHI(日本では20以上)だけでCPAP (持続陽圧呼吸器:continuous positive airway pressure)の適応が決まるが、CPAPをやったからといって患者の自覚症状がよくなるとは限らない。

○自覚症状がないからといって、CPAP導入をしなくていいわけでもない。

○AHIは、肥満・高齢で高めに出る。逆に痩せ

型・若年では偽陰性が増え、それは検査施設外睡眠検査 (out of center sleep testing；OCST)、いわゆる簡易アプノモニタの評価ではなおさら増える (多くの場合、過小評価されてしまう)。

○OCSTは、たとえば患者の脳波を測定していないため、睡眠中の覚醒反応がわからない。不完全な睡眠検査であると心得ておく。

○正確に評価されたAHI値、そして「患者が困っている症状」を加味して総合的に診断されるべきである。

疑 い か た

┤ 診 断 ま で の 経 緯 ├

○日中の眠気を中核とした、他の要因で説明がつかないいわゆる不定愁訴全般で疑う。

○夜の症状としていびきの有無は大切で、これはかなり患者の生活やプライバシーに踏み込まないと聴き取れない。患者の睡眠中のことは、患者本人にはわからない。

○下顎後退など、顎顔面形態異常があれば発症のリスクとなる。
　上気道が閉塞しているかは、日常診療では口腔内を開けてもらい咽頭を観察する。

○**Modified Mallampati**分類が有用である（図1）。軟口蓋がほぼ見えず硬口蓋しか見えないⅣ度、あるいは口蓋垂が見えず辛うじて口蓋弓が見られる程度にしか軟口蓋が見えないⅢ度では上気道閉塞のリスクが高いと認識しておく。扁桃肥大も**OSAS**のリスクである。

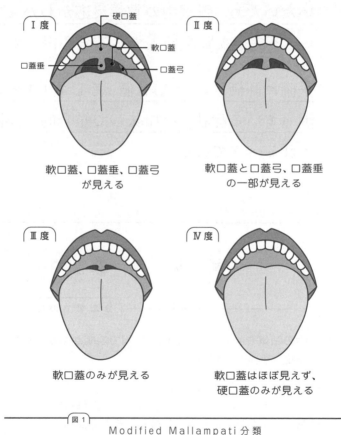

Ⅰ度	Ⅱ度
硬口蓋 軟口蓋 口蓋垂　　口蓋弓 軟口蓋、口蓋垂、口蓋弓 が見える	軟口蓋と口蓋弓、口蓋垂 の一部が見える

Ⅲ度	Ⅳ度
軟口蓋のみが見える	軟口蓋はほぼ見えず、 硬口蓋のみが見える

図1　Modified Mallampati 分類

○基礎疾患は確認しておく。先端肥大症、甲状腺機能低下症は OSAS のリスクとなる。

○うつ病は OSAS と症状が似通い OSAS に擬態する一方、OSAS（ひいては不眠）と互いに増悪し合う関係性であると認識しておく。うつ病併存 OSAS は CPAP だけでは治せないだろう。

○睡眠検査を行い、AHI 5 以上で OSAS と診断する。

○OCST は患者に提案しやすい検査だが、結果の解釈はその数値を随分と "薄めた" 感じで眺めるに留める。

○PSG も絶対視すると、OSAS であるのにそうでないと判断されたり、OSAS とはいえないのに CPAP が導入されてしまったりする。これらは、介入しているのに症状が改善もしないので、さらに患者を追い込むことになる。

○よって、信頼できる PSG の実施ができ、かつ結果解釈のできる医師がいる施設に患者を紹介することが重要となる。が、なかなかこれが難しい。

経 過 と 治 療

◇◇◇◇ 経 過 ◇◇

○AHI20以上の未治療 OSAS の場合、5 年生存率が87％、8 年生存率が63％であり、また AHI が大きければ大きいほど生存率が低くなる[2]。

○高血圧が悪化する。心血管イベントが増加する可能性がある。

○うつ病などの併存症が悪化する可能性がある。

⁂ 治 療

〇OSASの治療はCPAPか口腔内装置（oral appliance；OA）であり、これでうまくいかない場合は手術が検討される。

〇AHI20以上でCPAP、AHI 5～19でOAを導入する。ただし高齢者では、一律にこの数値で導入することはためらう。日中の眠気など、はっきりOSASに起因していそうな症状がない限りCPAPは見合わせるか、十分に話し合うようにする。

〇OAは歯科にコンサルトして作製してもらう。

〇CPAPはどの診療科の医師でも導入できる。CPAPの副作用として、口腔内が乾燥する、胃の膨満感などがある。

〇改善しない場合は、至適圧となっていない可能性を考え、圧を調整する。

⁂ フォロー

〇CPAPが効かない、あるいはやめたいと患者が訴えるようなときは原因を考える。

〇たとえばマスクが痛いというときはフィッティングを確認する。当て布をする、ローションを塗る、他のマスクに変えてみるなどの工夫をする。

〇軽症のOSASにCPAPをすると、装着違和感がまさって継続しない。

〇エア漏れをしていると当然CPAPの意味がない。

〇発達特性があるなど、感覚の過敏が強い性質の患者では、継続（装着）が難しいことがある。また、病状あるいは治療の意義や仕組みなどを理解していないと、やはりCPAPの違和感を受け入れられず継続は難しい。

○装着すると違和感で寝付けないような場合は睡眠薬を考慮する。

○OSAS以外の併存症の要素が大きい場合は、CPAPでOSASが治っても、症状が改善したと患者が言わないことがある。

○OSASを持つ患者の病悩は複雑で、たとえば睡眠障害ひとつとっても、OSASの改善だけで満足を得られるとは限らない。

○むしろOSAS以外の要素や疾病を良くする必要性を、CPAP治療開始後に感じることも多い。

○治療経過をみていく際に、CPAPの効果判定は総合的に行い、継続・中止の判断は慎重に行う。

~ References ~

〈1〉河合 真．極論で語る睡眠医学．丸善出版、p.16-52、2016
〈2〉J He et al. Mortality and apnea index in obstructive sleep apnea. Experience in 385 male patients. Chest 1988；94：9-14. PMID：3289839

10. 咳 過 敏 症 症 候

○咳過敏症症候群は、概念である。

○原因論を含めた疾患単位なのではなく、さまざまなトリガーに起因した疾病的な様態をいい、純粋に「病態」である。

○病態ではなく病名に対して治療してきた諸家にはちょっと理解が及びにくい概念かもしれない。他方、病名ではなく病態に治療をしてきた経験がある諸家には平素の日常すぎて特に張り合いがない話かもしれない。

○そういうリトマス試験紙的な病態である。

○本病態は、長引く咳嗽の診療をすることのなかにある概念である

○「原因論→診断 (病名確定)」の構造で行われる診

群

Cough hypersensitivity syndrome

療においては、咳喘息やGERD、副鼻腔気管支症候群、アトピー咳嗽などを鑑別して(否定して)進めていく(ようである)。

○ しかしこの咳過敏症症候群という病態は、これらと並列になる概念ではない。むしろこれらに溶け込むように共存する。たとえばGERDがトリガーとなって咳反射過敏が形成したりするので、「原因」ではなく、全体のなかの要素になっていることが多い。

○ もちろん、咳過敏症症候群が疾患的に理解され、難治性あるいは原因不明の長引く咳の原因となって、むしろ主役的に幅をきかせていることも多い。

○咳受容体は、下気道や喉頭のみならず下部食道や胸膜、あるいは外耳にも存在する。

○咳受容体が刺激を受けると、求心線維（主として迷走神経）を経て延髄の咳中枢あるいは大脳皮質に伝達される。その後、遠心線維のインパルスが呼吸筋に伝わり咳が惹起される。

○咳受容体には、機械刺激で反応するAδ受容体と、化学的な刺激に反応するC線維受容体とがあるが、治療上はこれを区別していることが重要になる。このことを考慮すれば、いろいろな病態に対してよりマッチした治療をすることができる。

○咳過敏症症候群からいったん少し離れ、咳喘息について述べる。

○咳喘息では、気管支平滑筋のれん縮によってAδ受容体が刺激されそれによって咳が惹起される。よって治療のターゲットは、Aδ受容

体が刺激されないようにすることであり、つまりは気管支のれん縮を治すことであり、気管支拡張薬が適する。

○純粋な喘息発作を診たことがある者ならわかると思うが、発作中の患者は意外と咳をしていない。喘鳴と酸素飽和度の低下に際して、身体機能は落ち、体動や活気は減り、じっとしてゆっくり呼吸している (実際には呼気が大いに延長している)。また気道粘膜には炎症があり、よって ICS/LABA が治療として適する。

○咳喘息では、気道炎症が若干はあれど、メインの病態は咳受容体の刺激亢進であり治療としては気管支拡張のほうが適する。また咳反射も過敏となっており、これは C 線維の興奮が関与しているとされ、抗コリン薬が治療として適する。

○治りにくい咳喘息に、多少やみくもに3剤配合の吸入薬 (ICS/LAMA/LABA) を処方してみて、

ときに、わりとすんなりよくなってしまう経験があると思うが、このあたりが理屈となっている。

○個人的には咳喘息にはICS/LAMA/LABAは使わず、ICS/LABAとロイコトリエン受容体拮抗薬で事なきを得る（改善する）ことが多いのでそうしている。

○さて咳過敏症症候群の病態イメージは、咳喘息の病態から気道炎症や気管支狭窄（気管支平滑筋のれん縮）を引いて、残った咳反射過敏あるいは咳受容体の易刺激性の亢進がさらに増大してそれが前景に立ったもの、と理解するとよい。

○言い方を変えれば、ICSやICS/LABAでも良くならないような性質の咳であり、かつロイコトリエン受容体拮抗薬では効果が量的に及ばない程度には、頑固な咳だということである。

疑　い　か　た

○察してもらえたかはわからないが、ここまでの疾患（というより病態概念）の説明が、診断の説明になっている。

○「除外診断（各種疾患を検討・鑑別し、それらを否定した上で診断すること）」とかそういうものではないということが分かったのなら合格である（何様）。

○咳過敏症症候群というのは、他の疾患に入り込み、慢性咳嗽で困っている患者の具合全体としてみたときには「増幅・悪化させる要素」になっているのである。

○咳過敏症症候群は、特に GERD との結びつきが強い。また咳喘息との親和性も高いと思われる。

○親和性というか、相互に悪化させている関係性である。

○まとめると、長引く咳の原因をひとつに定める時代は終わりである。つねに複合要因・多因子であると考えて治療することが前提だと心得たい。

◇◇◇ **治　療** ◇◇

○咳過敏症症候群の病態は咳反射の過敏性亢進であるが、この部分に直接治療できると思われる薬剤は、滋陰降火湯や麦門冬湯、プレガバリンなどがある。

○最近ではゲーファピキサントも使用できる。ただし、高価であるため、処方機会が少なく、十分な使用感を個人的に得られていない。

○長引く咳の治療は、複数の薬剤を併用することが基本になる。

○咳反射の過敏性亢進には神経障害性疼痛の機序が働いていると考え、咳反射にかかわる神経を鎮めるために、プレガバリンを25～50mg分1寝る前くらいから始め、夕食後と寝る前で2分割したり、用量を増やしたりして漸増的に調整する。

○咳による夜間覚醒が強いときには、プレガバリンを増やすかクロナゼパム 0.5～1mg分1寝る前を追加するのもよい。

○GERDがトリガーになっている、あるいは共存していることが想定されている場合には、PPIを併用する。

○長引く咳の臨床で一番多く遭遇するのは、咳喘息病態と咳反射過敏が共存しているだろうと考えて治療を進める状況である。

○咳喘息部分はふつうにロイコトリエン受容体拮抗薬、ICS/LABAを用いることが多い。

○少々高価だが ICS/LAMA/LABA でもよい。

○それでも長引いて、ツロブテロールテープやテオフィリン製剤を最後に追加したとたんに、咳が鎮静していくこともある。

○咳過敏症症候群が多因子の複合病態であることを担当医が理解できてはじめて、長引く治療抵抗性の咳を治し切ることができる。

○咳の原因となる「疾患」を「鑑別診断」によってひとつに定めようとして、シンプルにそれを治療しようとするもできずにもがくような、"治療仕草"をなさる諸家には理解し難い治療メニューとなるだろう。

◇◇◇ フォロー ◇◇◇◇◇◇◇◇◇◇◇◇◇◇◇◇◇◇◇◇◇◇◇◇◇◇◇◇◇◇◇◇◇

○治療をすると大体1～2週で軽快の反応がみられるはずである。逆に言えば、そのくらい時間を要するということである。

○咳過敏症症候群の病態に由来する頑固な咳のために、睡眠障害となり疲労感がかさむことはあっても、消耗はしない。

○すなわち、食思不振、体重減少、倦怠感が増悪するということはない。してや熱が出る病態でもない。

○もし消耗がみられたらあらためて診断を見直すべきである。たとえば、気管支・咽喉頭結核、再発性多発軟骨炎、悪性腫瘍（上部消化管や喉頭など）などを検討する。

References

〈1〉新実彰男．慢性咳嗽の病態 鑑別診断と治療―咳喘息を中心に―．日内会誌 2016；105：1565-77

〈2〉藤森勝也ほか．感染後咳嗽（かぜ症候群後咳嗽）．日内会誌 2020；109：2109-15

〈3〉新実彰男．難治性慢性咳嗽の病態と新たな治療展開．アレルギー 2021；70：112-7

消　化　器

1. 大 腸 憩 室 出 血

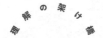

○大腸憩室出血は、固有筋層を欠く仮性憩室か
ら起こる出血のことをいう。

○結腸に向かう直動脈の破綻が原因であり、仮
性憩室の底部の直動脈あるいは憩室側壁（頸
部）の粘膜下層の直動脈から憩室腔側に出血す
ると、これが下血されて憩室出血としての臨
床症状（血便）を呈する。

○なお臨床医、特に内科医にはほぼ要らない知
識だが、出血点で多いのは憩室の底部が3/4、
頸部が1/4らしい〈1〉。底部のほうが憩室の過
進展を受けやすいからだろうか。

○血管が破綻しやすい、という点では高齢者の
ほうが多そうであると推測しやすいが、実際
憩室出血の80％を60歳以上が占め、また男性

に多い（66%）こともわかっている⑵。

○他のリスクは、抗血小板薬内服や肥満など、常識的なものである。

○下血・血便の有力な鑑別疾患が憩室出血であると言い切れるほど、コモンな疾患である。

疑 い か た

診断までの経緯

○腹痛を伴わない、急性の下血で本症を疑う。

○この血便は、いわゆる（患者が感覚として述べる）"血液そのもの"に近いことが多い。実際には少し薄まった様なテイストではあるが、鮮紅色といえる色である。

○急性というのは、逆に言えば、「1、2カ月前からちょこちょことある」のではないということである。

○患者の多くが前日や前夜、今朝に〜といった時間単位で、鮮やかな血便を心配してやってくる。

○そんな患者に、腹痛を訴えないという病歴を拾えたら、憩室出血の可能性が高い。

○痛みの乏しい痔核、高齢ではっきり症状を訴えられない急性出血性直腸潰瘍、未診断のクローン病などでも、「腹痛のない下血」という臨床表現をとるかもしれないが、常識的な対応で鑑別可能である。

○痔核は直腸診や肛門鏡、クローン病かどうかは注意深く病歴を聴き、迷うなら内視鏡で判断できる。

○憩室出血は、おそらく物理的な動脈破綻が原因であるため、急性出血性直腸潰瘍のように、むしろ基礎疾患がしっかりとあったり（寝たきりに近い）、寡活動な高齢者などに多く、憩室出血を起こす患者像とはかけ離れる。

○放射線性腸炎の可能性もありえるが、治療歴の有無の問診で判断する。

○中高年以上で日頃から運動や仕事をしているなど自分で生活ができている人が、腹痛を伴わない急な血便を気にして外来に自分でやって来たら、それは憩室出血の可能性が高い。

○また憩室出血は反復する（再発しやすい）傾向があるので、これも診断の手掛かりにしやすい。

経 過 と 治 療

∞∞∞ **経 過**〈1〉 ∞∞∞∞∞∞∞∞∞∞∞∞∞∞∞∞∞∞∞∞∞∞∞∞∞∞∞∞∞∞∞∞∞∞∞∞∞∞

○憩室出血はほぼ自然止血する。

○入院したとしても、保存治療のみで70～80％は自然止血する。しかし再発率も高く、20～40％くらいである。

○緊急内視鏡的止血術などの介入がなくても、高率に自然止血すること自体が憩室出血の特徴ともいえる。

〜〜〜 治 療 〜〜〜〜〜〜〜〜〜〜〜〜〜〜〜〜〜〜〜〜〜〜〜〜〜〜〜〜〜〜〜〜〜〜〜

○バイタルサインが安定していて、受診時にすでに活動性出血がなさそうなケースでは、外来フォローも可能である。

○安全をとって入院させた場合では、安静・補液で自然止血を期待する。

○それでも出血する場合は、診断の見直しを含め、消化器医や外科医にコンサルトする。

○そもそもショック・著しい急性貧血に陥っているケース、高齢や基礎疾患などで余力が少ない患者では、入院の必要があるだろう。入院すれば、主訴が「消化管出血」となり自然と適切な診療科が関わることになるので、診療としては一本道である。

〜〜〜 フォロー 〜〜〜〜〜〜〜〜〜〜〜〜〜〜〜〜〜〜〜〜〜〜〜〜〜〜〜〜〜〜〜〜〜

○自然止血したが、憩室出血であるという自信がない場合や他疾患の可能性を考えて鑑別を要するときは、内視鏡を勧めることがある。

○病歴が典型、同じエピソードを反復するなど、憩室出血であることがほぼ間違いないと思えるケースでは、「下血した」ということだけでその都度内視鏡を勧奨することはしないだろう。

―――――――――― References ―――――――――

〈1〉貝瀬 満. 大腸憩室疾患の現況―予防から治療まで―. 日内会誌 2018；107：571-8
〈2〉N Nagata et al. Increase in colonic diverticulosis and diverticular hemorrhage in an aging society：lessons from a 9-year colonoscopic study of 28,192 patients in Japan. Int J Colorectal Dis 2014；29：379-85．PMID：24317937

2. 虚 血 性 大 腸 炎

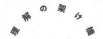

○ <u>虚血性大腸炎は、主に左側の結腸</u>（下行結腸・S状結腸）<u>に発生する。</u>

○ 左側結腸を栄養する血管は、下腸間膜動脈の分岐である左結腸動脈の末梢分枝であるが、<u>虚血性大腸炎はこの血管の閉塞あるいは狭窄によって腸管の血流が低下し、腸管粘膜に虚血とそれに起因する諸変化を来たして症状を起こす病態である。</u>

○ 基本は<u>虚血に続いて粘膜面に炎症が惹起され、強い腹痛、下痢、最終的に鮮血便を伴ってくる疾患であり、</u>また臨床的にはこれらが<u>主訴</u>になる。

重 症 度 の 見 積 も り か た
○ 腸管の虚血による粘膜障害の程度や深さによ

って一過性型・狭窄型・壊死型と重症度に応じて分けられるとされていれるが、このように分類することは日常の臨床にはさして有用ではない。

○実際にはこれらはあくまでフェーズの名称であり本来は連続しているのであって、虚血量の勾配によって症状や重症度が変わってくると捉えるとよい。

○従前の教科書では、動脈硬化が発症の基礎として重要であり、高齢、糖尿病・高脂血症・高血圧症などの血管イベントリスクが本症の発症に多く関与するとされてきた。

○しかし現在の現場実感としては、軽症／一過性の病型をとる例が非常に多い。

○"狭窄型"というワードは実はあまり実用的ではなく、正確には、ひどい虚血性大腸炎の後遺症として腸管が狭窄したという様相をいったものと理解するのがよいだろう。

○虚血性大腸炎の臨床的な重症度は、粘膜虚血に至るまでのスピードや惹起された炎症の総量、形成された粘膜病変の範囲や深さ、出血量などが規定するので、つまりは重症であればあるほど救急診療あるいは専門診療を受療されやすい。

○よってこのときのマネジメントについては、(内視鏡、止血、絶食・輸液、入院安静の流れとなり)一本道である。

○むしろ迷うのは、腹痛や下血の原因が不明瞭なまま初療をせざるを得ないようなときであったり、「腹痛と鮮血便がひどいので入院」などとシンプルなプランを立てづらかったりするときであろう。

○動脈硬化の危険因子がある患者、高齢者、女

性、便秘の患者、などが虚血性大腸炎の発症リスクとされるが、推論の段階ではこれを参考にし過ぎないようにする。

○なぜなら、動脈硬化の危険因子がない者、若年、男性、日頃の便秘がない者でも本症を生じうるからである。

○ただし病歴や腹痛部位などの情報は、診断に非常に参考になる。

病　態　生　理

┤ 結 腸 蠕 動 痛 と の 関 係 ├

○左側の結腸に多いことは冒頭で述べたが、この事実は症候学的に非常に重要である。

○左結腸を栄養する下腸間膜動脈の動脈径は、上腸間膜動脈と比べると半分あるいは1/3ほどしかない。また、下腸間膜動脈は末梢での吻合枝も少なめであり、総じて左結腸はもともと血流が少ない腸管である。

○また左結腸は、貯留した便の圧迫などによる物理的影響を受けやすい。

○腸管内容物は肛門に近づくにつれ（腸で吸収され）水分を失い固形化していく。しかしこれが許容できる量よりも便が多くなると、少なからず腸管粘膜面は物理的圧迫を受ける。

○粘膜の血管が強くあるいは長く圧迫されると、当然ながら血流は低下し、やがてその血管で栄養されている腸管の粘膜は虚血に陥る。

○以上は虚血性大腸炎が左側に多いという理由だが、これはそのまま虚血性大腸炎の病態生理の説明になっている。

○私見になるが、軽症の虚血性大腸炎と「結腸蠕動痛」（p.240）との違いは、病態の強さの量的な差であると思う。すなわち紙一重ともいえる。

○結腸が何らかの理由で機能が相対的に低下している状態が続くと、結腸内の便の滞在時間が長くなる。そこで、結腸が宿便をなんとか排出しようと蠕動を亢進させたとき、蠕動痛が生じる。

○機能が低下している結腸が蠕動を頑張ろうとしている構図になっているのに滑らかに蠕動運動させることができない、というイメージを想像してほしい。

○この蠕動は、"自然蠕動"よりもキツく蠕動するイメージ（雑巾を絞るような）である。無理に蠕動を起こして便を排出させようとすれば、そのときに生じる痛みが問題になることがあるのである。

○これを結腸蠕動痛と呼んでいるのだが、程度がひどくなると虚血性大腸炎が成立する。

○**図1**は結腸蠕動痛と虚血性大腸炎の関係性を示したものである。

○先に述べた「自然な蠕動よりもキツい、無理に雑巾で絞ったような蠕動」というのが図中の「無効な蠕動」に相当する。

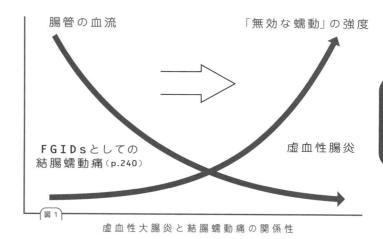

図1　虚血性大腸炎と結腸蠕動痛の関係性

○つまり、結腸蠕動痛は、無効な蠕動が発動はしているけれども、腸管に向かう血流は保たれているため腸管粘膜の虚血にまだ至っていないというフェーズだということである。

○**図2**は、動脈硬化リスクが高い人が虚血性大腸炎を生じやすい仕組みについて示したものである。

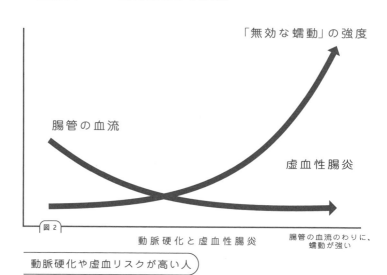

図2　動脈硬化と虚血性腸炎

動脈硬化や虚血リスクが高い人

○こうした患者では腸管の血流が下がりやすい（下がる要因が多い）ため、無効な蠕動がそこまで強くかかっていなくても粘膜虚血に起こりやすいというわけである。

○では動脈硬化リスクがあるような背景がない人はどういうわけで虚血性大腸炎を起こすのだろうか。それを**図3**に示す。

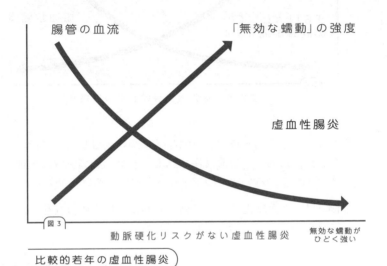

腸管の血流　　　　　　　　　「無効な蠕動」の強度

虚血性腸炎

図3　　　動脈硬化リスクがない虚血性腸炎　　無効な蠕動が
　　　　　　　　　　　　　　　　　　　　　ひどく強い

比較的若年の虚血性腸炎

○比較的若年者の虚血性大腸炎では、ベースの腸管の血流は保たれている。しかし、腸管の血流が相対的に下がる背景があって、かつ無効な蠕動の強度が高まるということが起きると、虚血が成立する。

○つまり、近年は動脈硬化や加齢以外のことで、腸管の血流が下がっている状態がつくられている人に多く発症している。

○腸管機能の低下あるいは宿便が生じやすい背景は次に示すとおりである。

腸管機能の低下あるいは宿便が生じやすい背景

・相対的な加齢

・相対的な冷え

・相対的な運動量の低下（特に歩行などの減少）

・整形外科疾患（脊柱管狭窄症など）

・手術後（脊柱管狭窄症や婦人科手術）

・脂質の多い食事習慣

・薬剤（カルシウム拮抗薬、プレガバリン、抗コリン薬など）

○まとめると、虚血性大腸炎は、その人自身の腸管の血流が低下するそれぞれの理由があって、加えて、「無効な」蠕動が必要以上に強くかかって生じるのだと思われる。

疑 い か た

診 断 ま で の 経 緯

○病歴がきわめて重要である。

○間欠的な蠕動痛が数時間先行することが多いが、体感的に比較的突然の左の腹痛で始まることもある。

○痛みが強すぎて患者が意識して記憶してないだけだと思うが、多くの例では下腹部正中にも激痛が生じている。担当医が無理に聞き、患者が「左」と答えていることが多い気がする。

○痛みはなかなかの強度であることがあり、急激だったり腹痛

が弱まらなかったりするので不安になって救急車を呼ぶか救急受診に至ることが多い。

○強度の腹痛を、数時間かけて繰り返す（波がある）パターンであることが普通である。

○軽症だと、排便に至ってそれで腹痛が改善してしまうこともある。

○下痢を生じることもあるが、通常は後になって比較的鮮やかな血便を排出する。はじめから下血しないことがポイントである。

○強度の「左腹痛＋下腹部正中の腹痛」が先行し、後から鮮血便が出る。このことをしっかり押さえる。

○ちなみに憩室出血は、無痛のままはじめから下血する。とかく臨床では「下血した」ということがクローズアップされてしまうために、「虚血性大腸炎と憩室出血の鑑別」などという構図になったりするが、両者の違いは病歴上明白であり本来は互いに鑑別対象にのぼりようもない。

○血液検査では、虚血に起因する炎症の程度や範囲に応じてCRPが上昇する。

○多くの軽症例、一過性型の病型では、およそ粘膜面の虚血・炎症にとどまるため、CRPの上昇は穏やかにみえる。

痛 み の 局 在 を 探 る —— 関 連 痛 と 体 性 痛

○次に腹痛の局在について深く考えてみる。

○虚血性大腸炎は、虫垂炎や憩室炎のように、狭い局所内で深く浸潤（炎症が「浅→深」へ進展していく）ような病態進展形式ではなく、ある程度長いセグメントの領域（"下行結腸"とか "S状結腸" のように）にざっくり影響が出てくる疾患である。

○よって本症では、内臓痛がいきなり生じているものと思われ、その疼痛領域が腹部左だということだと思われる。

○また虚血性大腸炎は、炎症が「浅→深」へ進展し壁側腹膜へ波及する、という病態ではないため、虫垂炎のように「内臓痛→体性痛」のような二相性の経過をとらない（つまり体性痛を生じない）。

○ただし虚血性大腸炎には関連痛をしばしば伴い、強度でもある。

○結論から先にいうと、下腸間膜動脈領域の結腸の虚血性大腸炎の関連痛の部位は「下腹部正中」である。

○第１〜２腰髄からは腰内臓神経が形成され、下腸間膜動脈起始部で下腸間膜神経節を形成。ここでシナプスを乗り換え、それぞれの動脈と伴走・分枝を繰り返し腸管に到達する。

○左結腸にある侵害受容器が刺激されると、シグナルが交感神経の末端に伝わる。左結腸を支配する神経は、左結腸の栄養血管である下腸間膜動脈に沿っているため求心性のシグナルはやがて下腸間膜動脈起始部の下腸間膜神経節に達し、ここでシナプスを乗り換える。

○そして小内臓神経を上行し、神経節で白色交通枝を経由し脊髄後根から後角に入り、ここで再びシナプスを乗り換え対側の脊髄視床路を上行して脳に至る（痛みを感じる）。

○第１腰髄が主に刺激されるので、このレベルのデルマトームである「臍よりもずっと下、恥骨寄りの下腹部」に関連痛を自覚することになる。

○消化管は胎生期に正中の１本の管として発生し、両側の神経から等しく支配される原則があるため、「左側」のような側性はなく正中に関連痛を生じる。

○以上より、虚血性大腸炎の関連痛の部位は「下腹部正中」であることが多いのである。

○まとめると、左側の波のある腹痛に乗じて強い下腹部正中の持続痛を伴い、痛みで苦しがっているうちに排便があってや

や緩い（基本的には“お腹を下す”の非常に強度なバージョンと思えばよい）。そして腹痛と排便を繰り返すうち、やがてそこに血液が混じってくる。

〇これを病歴で拾えれば、軽症・重症によらず虚血性大腸炎を精度高く推測できる。

経 過 と 治 療

∞∞∞ **経　過** ∞∞∞∞∞∞∞∞∞∞∞∞∞∞∞∞∞∞∞∞∞∞∞∞∞∞∞∞∞∞∞∞∞∞∞∞∞∞∞

〇潰瘍病変が主徴になるわけではないので、腸管病変は深掘れとはならず、大出血が怖いという疾患では通常ない。

〇きちんと患者を診る。意識状態（応答のよさ）、立ちくらみの有無、バイタルサイン、貧血の程度などによって重症度を推し量り、無用な入院を避ける選択肢も十分提示できるようにしたい。

〇下血イコール入院、ではないと心得ておく。経過の中で排便が良好にみえ、また患者の状態が良いなら、入院しなくてよく経過も良好であることが予想される。

〇ERや救急車搬送例などで、受診時点で初療中にもまだまだ痛みで苦しがっている場合には、除痛あるいは止血のため、絶食・腸管安静目的に入院が必要となるだろうと思われる。

〇患者の様子（かなりひどい・軽そう）が、診療セッティングによって差があるのが本症の特徴かもしれない。

〇入院すれば消化器医が診療することになることになるし、外来なら一般内科医がフォローすることもできる（くらいに経過は悪くないことが多い）。

〇待機的に大腸内視鏡を実施しておくことが多い。

∞∞ 治 療 ∞∞

○除痛は鎮痛薬で行う。

○病態からして、大腸刺激性の下剤は禁忌であると私は理解している。

○疼痛が強度（入院）の場合は、ペンタゾシンのような中枢性鎮痛薬使用や、慎重に NSAID を使用することも辞さない。

○排便が進めば痛みは緩和するので、使用は最低限にできる。

○強い痛みで、少しでも緩和したい場合は、芍薬甘草湯（しゃくやくかんぞうとう）や桂枝（けいし）加芍薬湯（かしゃくやくとう）がよい。

○外来例などで、診断し 1 週後にフォローするといったような場合は、桂枝加芍薬湯がよいと思われる。定時処方でよい。

○初回処方で、便秘薬を出すことはない。

○虚血性大腸炎の発症のリスクに便秘があるとはいえ、発症した後の治療薬や対症療法薬が便秘薬になるわけではない。曲解している医師が多くみられる。

∞∞ フォロー ∞∞∞∞∞∞∞∞∞∞∞∞∞∞∞∞∞∞∞∞∞∞∞∞∞∞∞∞∞∞∞∞∞∞∞∞∞

○まずは強度の腹痛に悩まされず、安堵を得ることが最初の治療目標である。

○治癒した後に振り返り、やはり便秘が重要な背景だったように思えた場合には便秘薬を使うこともある。

○たとえば「桂枝加芍薬大黄湯とモサプリド」（P.243）などを適宜使用し、蠕動による痛みにケアしつつ便通を改善させる。

3. 下部消化管出

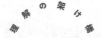
理解の架け橋

○ 下部消化管出血といえば憩室出血といえるほ
　ど、憩室出血の割合が増えてきている。

○ 60歳以上では憩室出血が1位である。年齢と
　ともに割合も増えるが、リスクや重症度も増
　えていく。

○ 下部消化管出血は、上部よりも死亡率が低く、
　自然に出血が止まる傾向が強い。

○ 憩室出血のほかは、痔核、虚血性大腸炎、大
　腸癌、直腸潰瘍、血管拡張症、他の大腸炎、
　内視鏡処置後、原因不明などがある。

○ 憩室出血は、調査の仕方にもよるが、ざっと
　30〜50％は占める非常にコモンな原因で、大
　腸癌は数％〜10％前後と思いのほか少ない。

○憩室出血の次は虚血性腸炎が多いが、10〜20％ほどであり、また出血自体は自然軽快しやすい。そもそも出血よりも腹痛が問題になりやすい疾患である。

○憩室出血は、既往があれば発症しやすい。反復する傾向のある疾患である。1年以内では20〜30％前後が再発している。

○内視鏡的な止血処置をするほどの憩室出血例では、4人に1人は1ヵ月以内に再発している。

○憩室出血の重症化は、65歳以上、飲酒・喫煙、抗血小板薬・抗凝固薬の服用、NSAID使用、高血圧症、肥満、慢性腎不全などがリスク因子として知られている。

○下部消化管出血では、緊急内視鏡の必要性は乏しいと思える場面が多い。

○循環動態が不安定、内視鏡処置後の出血、のように緊急内視鏡が必要である場面は限定的である。

○下部消化管出血という切り口でみれば、「ほとんど憩室出血、残りはその他いろいろ」であり、下部消化管出血の特徴≒憩室出血の特徴、といえるほどである。

○軽症な憩室出血以外は、専門医と協働したほうがよいため、憩室出血について押さえることが肝となる。

疑 い か た

○下部消化管出血かは状況からわかりやすいことが多い。

○ただ、血液そのものを肛門から排出したのか、ほとんどがいつもの便である程度の血液付着があったのか、下痢様で血性の傾向があったことなのか、トイレットペーパーに付着した血液のことなのかなど、患者の訴えだけで受け取ると内訳が不均一になる。

○とはいえ患者の訴えだけが頼りだという場合がほとんどであり、まずはちゃんと時間を割いて状況を描写してもらうことが重要である。

○便の中に凝血がある場合は、上部よりも下部だとみなしやすい。

○頻度の多い憩室出血の特徴を覚えるとよい。とにかく、「憩室出血の既往・中年以上・腹痛なしの急な鮮血の下血」である。

○憩室出血が疑わしいとしても、先述した重症化因子のうち複数を満たす場合や、併存疾患や出血以外に起因する身体状況によっては、（軽症・自然停止の傾向が強い憩室出血といえども）入院を考慮する。

○造影CTは、憩室出血だった場合に出血源が同定しやすいというメリットがある。

○ほかには、他疾患や併存疾患の鑑別に有用といえば有用である。特に初回の下部消化管出血では、憩室出血だと思えても、実施しておいて損はない。

○結腸憩室を探し、単純、動脈相、遅延相を見比べて、造影剤漏出あるいは漏出部位を同定する。

○内視鏡前に大体の出血源の所在が分かっていることは、内視鏡の精度を上げる。

○脳血管障害や骨折などによって、長期間仰臥位の寝たきりになっている高齢者に、突然無痛性かつ新鮮出血の下血で発症する直腸の潰瘍性疾患があり、急性出血性直腸潰瘍として知られている。

○高齢、動脈硬化、姿勢などによって、下部直腸の粘膜血流低下が発症の基礎になっていることが多い。

○止血すればこの疾患自体の予後はよいらしいが、もともと患者自身の状態が思わしくない患者が多い。大量の下血となることもあり、原疾患への影響は大きい。

○軽症だと、憩室出血と見分けがつきにくい。

⋙ 経 過 ⋙

○そもそも下部消化管出血は疾患というよりある意味症候である。

○出血そのものより、併存疾患や出血前の身体状況によって予後が異なる。

○出血自体は自然に停止する傾向が強いが、必ずそうとは限らない。

○特に初回のエピソードでは、可能な限り専門医に紹介して、内視鏡検査につなげておきたい。

○憩室出血はコモンであるため、良性経過で自然に軽快してしまったケースを多数経験してしまうこともあって、成功バイアスがかかりやすい。しかし、頻度が高いということは、バリエーション・まれなパターンとの遭遇機会も多いということになる。

○憩室出血だろうと分かっていても、専門医に一度診せておく
　方針にするのは悪くない手である。

──────────── References ────────────

〈1〉IM Gralnek et al. Acute Lower Gastrointestinal Bleeding. N Engl J Med 2017；376：
　　1054-63. PMID：28296600
〈2〉N Sengupta et al. Management of Patients With Acute Lower Gastrointestinal
　　Bleeding：An Updated ACG Guideline. Am J Gastroenterol 2023；118：208-31. PMID：
　　36735555

消
化
器

4. 上 部 消 化 管 出

○疾病というより、症候としての概念の範疇である。

○成因は静脈瘤性出血と非静脈瘤性出血に大別される。

○後者で最も多いのが、胃・十二指腸潰瘍からの出血である。

○便についてよくいわれる「黒色便は上部、鮮血便は下部」に関しては、特異度は実はそれなりにある（90%前後）。ただし完璧ではない。

○「口から血が出た」という触れ込みについても、訴えだけでは判然としない面はある（つまり、本当に吐血かわからない）。血痰のようなものを吐血だと大騒ぎする者もいて、軽微な出血なら鼻腔や口腔由来ということもよくある。

血

○ 喀血が原則として咳とともに口から血液を
排出することであるように、嘔吐ともに口
から血液を排出することを吐血と呼ぶのが
原則である。

○ 食道からの出血では必ずしも嘔吐とともに
血を吐くわけではないが、上部消化管出血
ではふつうは嘔吐感のような胃部不快を伴
っているはずである。

○ 本当に吐血か？ の問題の次は、緊急内視鏡
が必要か？ の問題がある。

○ 血行動態が不良、Hb 9g/dL 未満となるよ
うな急性あるいは進行性貧血があれば実施
するだろう。

○ しかし現実には、いつオンコール医を呼ぶ

べきか・紹介すべきか、呼ぶ・紹介する前に何をどこまでしておくべきか、について、あまりに人・施設による差が激しいことが悩ましい。

○臨床をやっていて、こうなったらこうするみたいな基準が最もほしいのがこの「緊急内視鏡の実施基準」である。自治体レベルで制定しておくか、いっそもう憲法とかで定めておいてほしい。

オンコール医を呼ぶにあたって

○問題はたくさんある。なかでも一番は、オンコール医（緊急内視鏡の実施者）のみたてや判断の差にあまりに開きがあることである。

○吐血を診療し上部消化管に病変があるかもしれないと緊急内視鏡の必要性ついて相談したり、再出血を懸念したりしているから内視鏡実施可能な医師にコールしているのに、あれはやったかこれをやっとけと電話口でうるさ

く、態度も悪い人物が多い。

○これは「技術を持つ者」にありがちな全能感や「若気の至り」などに起因しているのだと思うが、不思議と循環器内科医にACS疑いをコールしたときや、外科医に腹膜炎や婦人科医に婦人科疾患を心配して相談したときなどの場面では、そこまで不遜な態度をとられることは少ないように思う。

○胃管チューブを入れて胃内血液を確かめるように言ってくる医師もいれば、別に要らないと言う医師もいる。

○直腸診をしていないことに激怒する医師もいれば、そうでもない医師もいる。

○他方、ただの慢性鉄欠乏性貧血で、Hb7くらいでも循環も安定しており別に緊急内視鏡が要りそうにないのに、ひどく驚いてすぐ輸血して内視鏡をするような医師もいる。

○事前にCTも撮っていないのかと怒る医師も入れば、特に必要ないとする医師もいる。

○対策としては、心の中で「お前から内視鏡をとりあげたら何が残るのか」を考察してみるとよい。結果、大して何も残らないような医師であれば、特に怯まなくてよいと思われる。

○日頃から細やかに、ケースバイケースで考えている医師なら、他科・非専門医の医師に、自分の個別性の高い"謎ルーティン"を押し付けてくるようなことはしない。

○コンサルトする側の正直な気持ちとして、同じような病態や状況でも、緊急内視鏡をしたりしなかったりすることや、術者によって事前にしておいてほしいことが全然違ったりすることが、非常にストレスフルなのである。

○個人的には、「すぐやる必要があるの？」みたいなケースにも実施しているので、消化器内科医の疲弊を心配してしまうことが多い。

○内視鏡の道を志す者は、技術のみならず精神も磨いてほしい。何事も、心・技・体が重要であり、技術屋として外科医同様に「鬼手仏心」をいつでも忘れないでいてほしい。

疑 い か た

────────────┤ 診 断 ま で の 経 緯 ├────────────

○循環動態の把握が最優先である。併行して薬剤歴や既往歴を聴取していく。

○血圧や脈が体位によって変動しやすかったり、立ちくらみがひどかったりする場合には、臥位で診療するようにし、輸液ルート確保・血液検査を優先する。

○酸素飽和度や呼吸回数にも注目し、呼吸が不安定であれば酸素を適量投与する。

○採血は血算、網状赤血球、BUN、クレアチニンは必須である。

○急性出血では直前の前値と比べて、MCV＝横ばい、網状赤血球＝上昇、BUN＝上昇、の経過・推移をとっていることが多い。

○Hbの進行性の低下があれば可能性は高まる。Hb値にもよるが、輸血を念頭に置く。

○肝硬変の患者なら、静脈瘤の破裂かもしれない。腹壁が硬ければ、穿孔を合併しているかもしれない。

○消化管出血という身体的負担を契機に、心筋梗塞を起こしていることもある。心電図はどこかのタイミングで実施しておく。

○時間が許せば、緊急内視鏡前のCT撮影は有益であると考える。穿孔の有無だけでなく、実は膵癌あったとか、偶然に大動脈解離が疑われる病変があったとか、ひどい肺炎もあったとか、情報が増えることがある。

○上部消化管出血は、緊急でも非緊急でも、最終的には上部消化管内視鏡によって原因が検索されるべきである。

判 断 の た め の 補 足

○循環動態が安定していれば、あとは再出血のリスク次第である。

○が、これも相談する内視鏡医の判断に合わせるべきで、きわめてローカルに考えていくしかない。

○次々と吐血するのではなく、しかも入院に同意し安静が確約されているのならば、その日はベッドレスト・絶食・点滴・PPI（プロトンポンプインヒビター）投与で数時間（ひと晩）〜1日はしのげると考える。

○入院するならばちょっと安心だと考えてもいいという発想が必要なこともある。

○安静にしない・できない、すぐに点滴できない、次の食事や飲酒をしてしまう可能性がある、などのまだ活気があるような状況ほうがよっぽど危険である。この場合あるいはこの可能性があるならば確実にすぐの内視鏡につなげ、診断を優先したほうがよいだろう。

○「吐血したらとりあえず緊急内視鏡」というのが、若手の育成のためなのか、消化器内科医の安心や技術向上のためなのか、患者への説明のためなのか、絶対的に必要なのか、もう少し説明してほしいところである。

○消化器内科医は心配性なんだと言ってくれたほうが、こちらも楽である。

References

〈1〉 AN Barkun et al. International Consensus Upper Gastrointestinal Bleeding Conference Group. International consensus recommendations on the management of patients with nonvariceal upper gastrointestinal bleeding. Ann Intern Med 2010；152：101-13. PMID：20083829

5. 胃・十二指腸潰

理解の架け橋

○胃あるいは十二指腸粘膜が欠損した病態を指し、胃潰瘍・十二指腸潰瘍を消化性潰瘍と一括して総称することが多い。

○粘膜欠損のうち、「潰瘍」は粘膜筋板を越え粘膜下層以深の欠損のことを指し、それより浅い粘膜のみの傷害を「びらん」と呼んでいる。

○消化性潰瘍の2大原因は、*Helicobacter pylori* 感染と、低用量アスピリンを含む非ステロイド抗炎症薬（NSAID）などの薬剤によるものである。

○日本の消化性潰瘍の罹患数は減少傾向を示している。

○*Helicobacter pylori* 感染率は減少し、潰瘍の総数が減少しているためである。

瘍

○厚労省の統計による胃潰瘍・十二指腸潰瘍の推定患者総数の推移が興味深い。

○1996年13万4000人、2008年5万7300人、2020年1万4300人と「減少の一途」というには言い方が弱すぎるくらい、まさに激減している。20年で10分の1であり、減少する速さも速い。

○減少の理由として *Helicobacter pylori* 感染の減少のほかに制酸薬の普及も考えられる。

○他方、超高齢化に伴ってNSAIDの処方機会の増加による薬剤性潰瘍の割合が増加している。

○また、雑多な病因による潰瘍（クローン病、梅毒、好酸球性胃腸症、コントロール不良の精神疾患の影響など）の割

合は相対的には増えているようだが、それよりも *Helicobacter pylori* 感染でも薬剤性でもなく、そして想定される原因が否定された特発性潰瘍 (idiopathic peptic ulcer) の割合が増えてきている。

○いわば不明熱ならぬ"不明潰瘍"といったところである。しかしこれを直接的に扱うことは一般的でないため、2023年時点では、増加しているNSAID潰瘍について掴むのが実臨床上の要点となるであろう。

疑 い か た

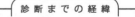

診 断 ま で の 経 緯

○上腹部痛、悪心・嘔吐、食思不振、腹部膨満感などを認めた場合は疑う。

○さらに吐血や下血を認めた場合には、出血を念頭に上部消化管内視鏡を行う。

○これらは正論だが、NSAID潰瘍の比率の増加を受けて、症状から消化性潰瘍を疑うということが必ずしもできなくなってきている。NSAID潰瘍では、いわゆる胃痛や食思不振が乏しい・目

立たない、あるいは伴わないことがむしろ多いからである。

○症状の精査ではなく、貧血の精査から発見されたり、いきなり消化管出血で発症したりするケースも多い。

○消化性潰瘍を疑ったら、血液検査により貧血、血中尿素窒素/クレアチニン比（BUN/Cr比）開大の有無を確認する。

○腹膜刺激症状がある場合は、腹部単純CTでフリーエアの有無を確認する。

○緊急上部消化管内視鏡の適応の判断をするとき、直腸診、胃管チューブ挿入後の吸引などによって「血液」を直接確かめるという"作法"は、その重要性を否定する意図はまったくないが、胃痛でひどく苦しんでいる人や軽い吐血とはいえ、もう「血を吐いた」という事実がある人に対して、あえてそれらを施行する意義が個人的には乏しいと思える経験が多かったので、本書では推奨しない。

○重要であるのは分かるが、直腸診、胃管チューブ挿入によってなされた血液の確認のみで内視鏡施行を決定しているようには思えないからである（実際にはちゃんと総合判断している）。

経 過 と 治 療

∞∞ 経 過 ∞∞

○日本のごく日常的な診療として、典型的症状や進行性の貧血、吐血・下血をきたしている患者に対して、内視鏡をしないという選択肢はとられづらいため、消化性潰瘍を放置し続けるとどうなるという情報が少ない。

○*Helicobacter pylori*除菌によって、潰瘍・癌の発症を減少させることができるが、最近の話題は非*Helicobacter pylori*・非NSAID潰

瘍にあり、ピロリ除菌がされた後の世界に関心があるようである。

○「除菌後胃がん」などという、非専門医にとっては正直甚だ謎な概念が跋扈しつつあり、戸惑いが隠せない。

◇◇◇ 治 療 ◇◇◇◇◇◇◇◇◇◇◇◇◇◇◇◇◇◇◇◇◇◇◇◇◇◇◇◇◇◇

○活動性出血には、止血を行う。

○NSAID服用中であれば、原則中止する。

○*Helicobacter pylori*感染消化性潰瘍であることがわかれば、初回治療が除菌治療でもよい。

○一次除菌では「PPIあるいはボノプラザン＋アモキシシリン＋クラリスロマイシン」が保険適用となっている。

○除菌治療をしない場合はPPIを使用する。

○個人的に非常に興味深い事柄が、低用量アスピリンなどによる抗血栓療法施行中の出血性潰瘍への対応である。

○ガイドラインでは、この場合、原則中止し止血されたら速やかに再開するべき、というステートメントになっている[1]。

○そのまま休薬を続けることを推奨していないところが興味深く、血栓症のリスク（抗血栓療法をしている理由）を層別化して、高いリスクを持つ患者には安易な休薬を避けて慎重に対応することが提案されているという。

○DAPT（抗血小板薬2剤併用療法）はアスピリンだけとし、抗凝固薬も、いったん休薬➡すぐ再開というのが大まかな方針となっている。

◇◇◇◇ **除 菌 に 関 す る 話 題** ◇◇

○二次除菌では「PPIあるいはボノプラザン＋アモキシシリン ＋メトロニダゾール」を使用する。これも保険適用となって いる。

○二次除菌でも除菌されないときは専門医に紹介する。

○2024年のガイドラインでは、胃生検検体を使った薬剤感受 性試験を除菌前に行うという推奨になっていて、この結果で もしクラリスロマイシン耐性の場合には、一次除菌からメト ロニダゾールを含めたレジメンで一次除菌を開始できる。

───── **References** ─────

〈1〉日本消化器内視鏡学会ほか．抗血栓薬服用者に対する消化器内視鏡診療ガイドライン．2021
〈2〉間部克裕ほか．H. pylori除菌治療のup-to-date．日消誌 2021；118：905-10
〈3〉沖本忠義ほか．H. pyloriと消化性潰瘍のup-to-date．日消誌 2021；118：920-26

6. 胃 食 道 逆 流 症

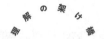

○ 胃食道逆流症（gastroesophageal reflux disease；GERD）は、胃食道逆流による食道粘膜傷害と、胸やけ・呑酸などの悩ましい症状の両方、あるいはいずれかを引き起こす疾患である。

○ 食道粘膜傷害を認めないが胸やけ・呑酸症状がある非びらん性逆流症（non-erosive reflux disease；NERD）と、粘膜傷害がある逆流性食道炎に分けられる。

○ さらに逆流性食道炎を軽症と重症に分ける。GERDはこの３つに分類される。

GERDの分類

・非びらん性逆流症（NERD）

・軽症逆流性食道炎

・重症逆流性食道炎

○GERDのうちNERDは6割を占め、残りの逆流性食道炎の9割近くが軽症である。つまり重症逆流性食道炎はGERD全体からすると非常に頻度は少ない。

○ただし、症状の程度と粘膜傷害の程度(ひどさ)は相関しない。これは、先の3つの分類はあくまで粘膜傷害を基にしたサブタイプを定義しているに過ぎないからである。

○Rome IV基準では、「胸やけを呈する疾患」を分類する形で、まとめられている。

○観点としては、粘膜傷害ではなく酸曝露と食道知覚過敏の関与の程度であり、これにより①逆流性食道炎、②NERD、③逆流過敏食道、④機能性胸やけの4つに分類された。

○これらは病態分類ともいえ、GERDとしての臨床的な病態説明にもなっている。すなわちGERDの治療を考えるときの目安にもなる。

○酸の曝露量が多いことが問題であるGERDなら、PPIが反応する。

○食道の知覚過敏の程度が大きい場合はPPIの反応性が乏しいか限界があり、一般に治療（QOLの改善）は難しい。

○「食道の知覚過敏が亢進している」とは、つまりは少しの刺激で強い知覚（症状覚知）を誘導しうるということであり、理論上はその知覚閾値を上げることが治療となる。

○機能性胸やけで最近注目されているのは、胃の内腔からではなく、食道内腔から吐出されるbelching（げっぷ）である。これをsupragastric belching（SGB）と呼ぶ。

○SGBは機能的な問題であるとされている。

○下部食道括約筋の弛緩が起こらず食道内腔が陰圧化し、さらにそこへ上部食道括約筋弛緩が起こるために食道内腔に空気が流入する。しかし下部食道括約筋の弛緩がないので胃に入らずにそのまま食道から空気が吐出される。

○このSGB機序が「機能性胸やけ」の症状形成に関与し、臨床的には薬剤抵抗性GERDの病態の一部を構成する。

疑　い　か　た

─── 診 断 ま で の 経 緯 ───

○典型症状は胸やけと呑酸感である。

○胸やけは、胸骨後部の焼ける・しみる感じである。

○呑酸は、「逆流した胃内容物が下咽頭や口腔にまで上がってくることを認知すること」をいい、あくまで主観的な感覚であるので実際に上がっていなくてもよい。「苦い味が上がってくる」といった感覚である。

○これらの症状を、患者が煩わしく、悩ましく思っていたら、上部消化管内視鏡を行う。

○内視鏡的に食道粘膜傷害を認めれば、逆流性食道炎の診断となる。その程度などに応じて、重症度が分類される。

○他に、逆流現象の評価として、24時間食道pHモニタリング、食道インピーダンス・pH検査がある。

○内視鏡をせずに、PPIあるいはP-CAB（ボノプラザン）のトライをすることもある。要するにP-CABを内服させて効くかどうかを試す、というものである。

経 過 と 治 療 : 重症逆流性食道炎

∞∞∞ 経　過 ∞∞∞

○放置した場合の自然歴は意外と知られていない。

○しかし食道狭窄の発症率は、軽症逆流性食道炎よりも高い。

∞∞∞ 治　療 ∞∞∞

○P-CAB 20mgを4週間、その後10mgとして維持する。

○後述する生活習慣改善もアドバイスする。

○外科適応（腹腔鏡下噴門形成術）を一度は考慮する。

経 過 と 治 療 : 軽症逆流性食道炎

∞∞∞ 経　過 ∞∞∞

○無治療で重症逆流性食道炎に移行する率は低く、10％くらいに

過ぎない。

○30％は自然治癒する。

∞∞ 治　療 ∞∞∞∞∞∞∞∞∞∞∞∞∞∞∞∞∞∞∞∞∞∞∞∞∞∞∞∞∞∞∞∞∞

○粘膜治癒とQOL改善の両方を意識すべき病態であるため、PPIあるいはP-CABは少なくとも必要である。

○生活習慣改善の寄与も大きく、肥満があれば減量、禁煙、早めの夕食摂取、就寝時の頭位挙上などを教える。

経過と治療：NERD

∞∞ 経　過 ∞∞∞∞∞∞∞∞∞∞∞∞∞∞∞∞∞∞∞∞∞∞∞∞∞∞∞∞∞∞∞∞∞

○粘膜傷害を認めないサブタイプであり、放置によって器質的な変化がくるかどうかは知られていない。

○今のところ、とにかくQOLが改善しないというだけである。

∞∞ 治　療 ∞∞∞∞∞∞∞∞∞∞∞∞∞∞∞∞∞∞∞∞∞∞∞∞∞∞∞∞∞∞∞∞∞

○一番頻度が多いが、一番治療が難しい。

○これはNERDの病態が非常に不均一であるからと思われる。

○診断後はとりあえずPPIを試す。これが効果的である場合は、これを継続する。

○食道知覚過敏のために、胸やけというよりもやや胃痛に近く、かつそれが問題であるときこれを私は「painful FD」としているが（p.223）、つまりはNERDとpainful FDは病態論的に近接している。

○私は神経障害性疼痛としてプレガバリンを試みている。これは、感覚（症状）の知覚の閾値を上げる治療であるが、NERDの場合はPPIは胃酸曝露というトリガーの抑制となるため、プレガバリンとPPIは併用する。

○漢方薬も試みるとよいだろう。呑酸（逆流感）が強い場合は半夏厚朴湯、胸やけが強い場合は黄連解毒湯がよいという印象があるが、患者（の証）によるだろう。

GERD治療中に
考えておくこと

ピットフォール

○（できれば内視鏡で）逆流性食道炎と診断されたものの、P-CABで奏効しないというのはよっぽどのことであると心得る。すなわち、他の病態を考える。

○具体的には、ひどい食道裂孔ヘルニア、念のため食道がんを考慮する。

○アメーバ症、クローン病、慢性活動性EBウイルス感染症などで食道びらんをつくることがある。

○かなり稀ではあるが、強皮症やZollinger-Ellison症候群なども考慮する。

○また、繰り返すようであるが、外科医と連携することも重要である。

○先述のとおり、GERDを俯瞰した場合に、NERD病態は多くを占め、またその主要病態ともいえる知覚過敏の考え方は、基礎的ではなく臨床的に重要である。さらに治療に応用も可能である

ことを覚えておく（先述したプレガバリンを試す件とリンクする）。

○脱線するが、筋・骨格系の慢性疼痛や難治性の頭痛、咳過敏症症候群、過敏性腸症候群、過活動膀胱、切迫性の尿・便失禁なども、結局は知覚過敏がその病態の基礎メカニズムであり、これをなんとかしていくことが治療となる。

○この「なんとか」が非常に多岐にわたることが問題で、たとえばNERDではPPIは治療の一部に過ぎない。

○知覚過敏の形成については、個別性が強い。

○疲労度、体力、メンタリティや性格、発達特性、パーソナリティ、薬剤歴、精神疾患を含めた基礎疾患の有無とその状態（管理状況）、なども関連すると思われる。

○たとえば気管支喘息のコントロールが悪い患者は、喘息病態とは別に、咳反射の知覚過敏が亢進している印象がある。

○どの病態であれ、知覚過敏というのは難治症状に対して横断的あるいはときに直接的に関与するのである。

○延々と症状（＝刺激の反復）が繰り返されるなかで、刺激による症状誘発の閾値が下がってきてしまい、これが悪循環にはまると難治化していく。

○実臨床において、長引いた、強くしつこいNERD症状がふと改善して元気になってしまったというケースをときに経験する。

○これはおそらく、NERDが改善したから元気になったのではなく、元気になったからNERDが改善したのである。

～～～～～～～～～～ References ～～～
〈1〉日本消化器病学会．胃食道逆流症（GERD）診療ガイドライン2021．南江堂、2021
〈2〉藤原靖弘．GERD診療up-to-date．日消誌 2023；120：117-26

7. 機 能 性 消 化 管 障

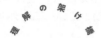

○器質性とはいえない消化管障害があり、それ
が患者にとって不快であるときに機能性消化
管障害 (functional gastrointestinal disorders；FGIDs) と呼ぶと便
利である。臨床的な総称であるとしておくと
よい。

○このような概念は卒前や初期研修ではあまり
習わず、その一方で実臨床では頻繁に遭遇し、
しかも治療上の問題となる。

○つまり、非常によくあるのにもかかわらず、
うまく治せていない病態である。

○FGIDsは、厳密な定義や基準で絞り込んでい
く概念ではない。境界は曖昧にしてよい。

○持続する嘔気や食思不振、繰り返す嘔吐、
「胃痛」、呑酸症状などの上部消化管の各種不

快症状があるのに、血液検査や上部消化管内視鏡検査によってまったく異常が認められないとき、上部のFGIDsであろうとまず捉える。

○たとえば、軽度の逆流性食道炎だと考えればまず制酸薬を処方し治療を試みるであろうが、これによっても患者の不快が取り切れないときにFGIDsを考慮する。

○つまり、逆流性食道炎の病状に見合わない不快があると考えられるようなときはFGIDsを強く考えるべきであって、何でもかんでも胃酸過多とそれによる粘膜炎症のせいにし続けないことが重要である。

○機能性ディスペプシア（functional dyspepsia；FD）とい

う呼称は悪くはないが、いかにも上部に限定
したものになってしまう。

○「"粘膜異常に起因する症状がメインではない
上部消化管症状"による不快全般」を上部消
化管のFGIDsと呼ぶようにすると臨床がし
やすくはある。下部との対比や混合病態など
を、ひとまとまりで捉えやすいからである。

ピットフォール
○FGIDsは原則、長い病悩期間があるのがほぼ
前提である。

○たとえば、「昨日の朝からの胃痛」という症状
だけで機能性だと断言してはならないのは全
員わかると思うが、2週くらいの亜急性とも
いえる期間の嘔気や腹痛症状で、上部消化管
内視鏡で粘膜異常がないというだけでFGIDs
とみなすことは危険である。

○比較的速く進行した低Na血症かもしれない
し、何らかの原因による代謝性アシドーシス

かもしれないし、菌血症かもしれない。消
化管に起因しない鑑別疾患がまだ残るから
である。

○前日からの急な強い嘔吐で来た高齢女性に
上部消化管疾患を疑って、即日上部消化管
内視鏡が実施できたとして、たとえ粘膜異
常がなかったとしても、それでも FGIDs と
すぐに決めてはならない。急性閉塞隅角緑
内障発作や急性腎盂腎炎かもしれない。

○FGIDs だとみなす際に臨床的に参考にで
きる項目を下記に示す。これは下部消化管
でも当てはまるので上部に限定しない。

FGIDs とみなすための検討項目（上部・下部共通）

- 内視鏡による粘膜所見に見合わない（強さ・長さの）症状である
- 薬の副作用が主な要因ではなさそうである
- CRP が陰性である
- 電解質異常がない（低 Na 血症など）
- 肝不全や高アンモニア血症がない
- 代謝性アシドーシスがない（腎不全やケトアシドーシスなど）
- 超音波や CT などの画像検査で異常がない
- 甲状腺機能異常がない
- 中枢性疾患を一度は考慮している
- 妊娠（つわり）を否定している

FGIDsの臨床的分類

○FGIDsを臨床的に捉えるには、痛みがメインかどうかでまず2つに分け、さらにそれを上部と下部で分けるとよい（表1）。

○本項では上部FGIDs（表1の上半分）について述べる。

	消化器症状メイン	痛みメイン
上 部	嘔気・嘔吐 逆流・呑酸	胃痛
下 部	下痢・軟便 便秘 膨満・膨満感 ガス	下腹部痛

表1　FGIDsの臨床的分類〈4分割表〉

○上部FGIDsは、従来の機能性ディスペプシアとほぼ同義、あるいはいわゆるNERD（非びらん性逆流性食道炎）を包括するという考え方でよいが、疼痛がメインになるかでマネジメントが変わると考えるのが私のアイデアである。

○つまり、臓器単位（消化管機能）や組織単位（細胞の種類や挙動）での病態別に分かれるのではなく、「症状への対処」によって分かれるのである。

○以下、**表1**の分類に沿って、症状経過・鑑別疾患・治療を解説する。

消化器症状メインの上部FGIDs

疑い方・診断までの経緯

○いわゆる呑酸症状（胸やけ、胃液が上がってくる感じ、キリキリするなど）であれば、考え方や方針は比較的シンプルである。

○胃部の不快の表現に注意する。「むかむか」「気持ち悪い（しかし嘔気のことではない）」「食欲はあるが、いざ食べようとすると食べられない感じ」「食欲もあって食べられるが食後に不快（嘔気）」など、ひとつの"まともな"症候学上の言葉に落とし込めないことのほうが多いと認識しておくべきである。

○前項で述べたとおり、機能性ディスペプシア（FD）という語自体は便利であるのであえて採用してみる。

○すなわち、病態や治療を考えるうえでFDをさらに「胃酸に関連する（acid-related）FD」と「不快主体の（uncomfortable）FD」に分けてみる。

胃酸に関連する (acid-related) FD

○しつこい呑酸症状であって、ただひたすらそれが繰り返される・持続するようなとき、これは素直に胃酸逆流が難治であると考えてよい。

○したがって、薬物治療としては制酸薬をまず選択するということでよいが、改善しきるには工夫が必要である。

○また、胃酸FDだと決めきることに自信がなければ、食道・胃pHモニタリング検査が実施できる施設へ紹介し、逆流性食道炎としての確定検査を受けさせることも、ときに重要である。

○単純な処方の一手だけでは治らないから"FD化"しているのであって、かなり患者自身にも協力してもらって治療することになる病態なのであるから、手間をかけて疾患を確定させる意味はある。

○嘔吐、むせ、唾液が飲み込めない、食物通過困難を示唆する症状を伴うときは、一見（最初の）上部内視鏡は正常でも、食道アカラシアが鑑別に挙がる。

不快主体の (uncomfortable) FD

○嘔気や食思不振が慢性に続くタイプのFDは、これこそが機能性消化管障害を象徴するカテゴリであるといえる。

○胃の拡張機能不全に由来する嘔気や、収縮機能不全による食事前後の胃部不快などを症状の中核とする。

○もともとはこれに胃の知覚過敏（疼痛）を含めて（FDとして）包括していたし、現在もその理解でよい。制酸剤で痛みも改善することも実際多い。

○病悩期間が長ければ長いほど、治療にかかる時間もかかる。発症時期から治療開始までの期間と同じくらいの治療期間になる

ことを、治療者は覚悟すべきである。

○下部の症状、あるいは消化管外の症状を伴うことが多い。便秘や下痢、睡眠障害などである。治療では、これらを同時に治すことを心がける。

○若年女性で、「食事のことを想像するだけで」「食べ物のにおいを感じたりしただけで」「においがすると思っただけで」気持ち悪くなる、というような訴えをするときは、妊娠（つわり）を考えたほうがいい。

治　療

∞∞ **Acid-related FD の治療** ∞∞∞∞∞∞∞∞∞∞∞∞∞∞∞∞∞∞∞∞∞∞∞∞∞∞∞∞∞∞∞

○現実的にはまず PPI の内服になる。

○肥満や体重増加がある患者にはダイエットを勧める。

○深酒（飲んで寝る習慣、度数の高いアルコールを飲む習慣など）やタバコもリスクだが、是正が難しい。

○PPI に漢方薬を併用するとよい。まず試していいのは半夏厚朴湯（はんげこうぼくとう）である。ポイントは、PPI をやめないことである。併用して、「両方ともきちんと飲むんですよ」とアドバイスする。結果的にやや認知行動的になる。

○漢方薬の処方全般でいえるが、食前内服を杓子定規的に扱う必要がない。むしろ、「食前でも食後でもなんでもいいですよ」と伝えたほうが安定した服薬となるようである。

○半夏厚朴湯は、喉元までこみ上げるような、心窩部から上方にかけての症状全般によい。したがって逆食症状（食道領域）を気にされている患者全般に比較的効果的である。

○また、しんみりと胃酸症状に悩むというより、症状がつらくてワーワーと言っている人、口の中に苦味を感じて不快を強く感じる人などは、黄連解毒湯（おうれんげどくとう）がよい。

∞∞∞ Uncomfortable FD の治療 ∞∞∞∞∞∞∞∞∞∞∞∞∞∞∞∞

○嘔気の程度が軽ければ、六君子湯（りっくんしとう）が一番適切な処方となる。「食事がとれないときも、薬だけで飲んでいい」と教える。

○嘔気が中等度以上であり、病悩期間が長い場合は、スルピリドがよい。

○症状が重い時間帯に合わせてスルピリド50mgを朝食前あるいは起床時に分1、または夕食前や眠前に分1でもいい。

○あるいは一時的に50mg2錠を分2としてもいいが、短い期間にとどめすぐに1錠に減量するよう心がける。

○スルピリドは、アカシジアや乳汁分泌の副作用がありうる。多い量を長期に漫然と処方するとパーキンソニズムも生じる。

○しかし、短期間で少量（20～50mg/日）であればほぼ副作用はみられず、しかもこの不快型のFDにスルピリドはしばしば良好な反応を示す。

○抑うつ的で、かつ睡眠障害もしっかりある場合には、少量のミルタザピン（12.5～15mg分1眠前）を使用しても（FD病態に）奏効することがある。過鎮静が主な副作用である。

○「六君子湯3包＋スルピリド50～100mg/日」でも反応しにくい場合は、少量のオランザピン（1.25～2.5mg）を眠前に服用させて様子をみると、難治の嘔気が改善することがある。

○副作用は過鎮静（ひどい朝～日中の眠気）で、継続内服で体重増加、脂質異常などを生じやすい。糖尿病患者には使用できない。

○なお、アコチアミドが処方されているのを見かけることがある

が)、まあまず効いていない様子である。

○効いている実感を持つ諸家がいるとしたら、軽症の FD を扱っているものと思われる。個人的には、症状のコントロールが難しいものを FD としているので、「軽症の FD」という概念を受け入れられない。

痛みメインの
上部 FGIDs

疑い方・診断までの経緯

○イメージとして、制酸薬を飲んでいるのにもかかわらず「きりきり」「ちくちく」といった胃痛が治らない状況を指す。

○私はこれを、NERD とだけ呼ぶようにはせず、もう少しだけ包括的に捉えて「痛み主体の (painful) FD」と呼んでいる。NERD とすると、制酸薬以外の治療選択肢を挙げられない医者になってしまうからである。

○painful FD でもまた、「長期」「反復」といったことをイメージに含めたほうがよい。

○ただし、たとえ内視鏡で粘膜異常を早々に否定できたとしても、発症1週以内くらいのケースを painful FD に入れるべきではない。

○すべての胸部症状に、冠動脈疾患を一度は考慮に入れるべきだし、「胃痛がする」と言って来た患者が、疼痛が皮疹に先行した帯状疱疹だったケースを複数経験したことがある。

○患者が痛がっているところ(皮膚など含め)を視診し、そして

触ってみるということは、いつでも基本である。

治　療

～～ Painful FD の治療 ～～～～～～～～～～～～～～～～

○妙なことを言うようだが、効いていそうにないPPIを、やめないほうがよい。

○この病態は知覚過敏であるから、知覚を感じる閾値を越えるか越えないかの問題で論じたほうがよい。PPIを外すと疼痛閾値を十分上げることが叶えられない。

○painful FDの治療は、PPIに追加する治療であることを心得る。胃内の有力な刺激物はなんと言っても胃酸が最有力だからである。

○胃炎・食道炎が病態であれば、炎症であるのでNSAIDが効くと私は思っているのだが、胃痛の患者にNSAIDを処方するのは、禁忌というか非国民扱いされる所業になりうる（のでさすがにしない）。

○そこで、保険診療上の工夫をすることにはなるが、プレガバリンやトラマドールを使い感覚閾値を上げ、知覚過敏を改善させることを試みることをする。

○特にプレガバリンは有効であり、最初は眠気・ふらつきを観察するため眠前に25～50mgの分1から始める。

○プレガバリンの副作用は他に、浮腫や便秘があるが、用量依存であることがほとんどである。

○トラマドールを少量併用したりと、複数の薬剤を少量ずつ組み合わせる治療も有効である（マルチターゲットセラピー）。

○painful FDの病態イメージに直接フィットするのは、漢方薬でいうと安中散（あんちゅうさん）と思われる。これは併用でよい。胃薬を希望されて、粘膜保護薬を無難に出すくらいなら安中散などの漢方を試すほうがよい。

○黄連解毒湯（おうれんげどくとう）も、胃を鎮めるような印象で使用すると疼痛が緩和することがあり、併用することを試す価値はある。

○また、訴えが「胃痛（痛み）」であっても、不快が主体のFDのところで提案したスルピリドを試すと奏効することがある。

○結局スルピリドはFD全般で効果的であり汎用性が高く、使用に習熟しておくとよい。

○スルピリドは細粒もあり、50mg（＝錠剤の最小単位）未満の少ない用量でも処方することができる。1回量をごく少量にして、複数回内服させることもできる。

○疼痛が急で強い場合には、長く定期的に処方することはためらうが、芍薬甘草湯（しゃくやくかんぞうとう）が頓服として適する。

○昔（今も？）よく言われた「胃けいれん」とされる病態は、すべてこの芍薬甘草湯の頓用でいける。1回あたり2包など飲ませ、3～4時間おきに追加すれば頓挫させられることが多い。

8. 機 能 性 消 化 管 障

○「機能性消化管障害・上部」の項で述べた、機能性消化管障害 (functional gastrointestinal disorders; FGIDs) という概念は、下部消化管にも適用される。

○繰り返す下腹部痛、持続する下痢、慢性便秘、お腹の「張り感」や膨満感、排便の悩みなどの下部消化管の各種不快症状があるときに、上部同様、血液検査や下部消化管内視鏡検査によってまったく異常が認められないなら、下部のFGIDsであるとまずは捉えるとよい。

○前項で示した「FGIDsの臨床的分類の4分割表」(表1：再掲) に沿って、ここでは下部FGIDs (表1の下半分) について述べる。

害・下部

Functional gastrointestinal disorders

	消化器症状メイン	痛みメイン
上 部	嘔気・嘔吐 逆流・呑酸	胃痛
下 部	下痢・軟便 便 秘 膨満・膨満感 ガ ス	下腹部痛

表1 FGIDs の臨床的分類 | 〈4 分割表〉

○下部FGIDsは、頻繁な下痢や腹痛が問題ならば、いわゆる下痢型の過敏性腸症候群（IBS）と呼んで構わない。

○下痢や便秘、あるいはそのどちらでもない、あるいは両方ある、なんでもいいが、下部消化管では下痢や便秘がどちらか一方に一定しないような症状になるというのはよくある。やはり上部同様、疼痛で悩んでいる

かどうかで分けるのが実用的であると思う。

消化器症状メインの
下部FGIDs

――――――{ 疑 い 方・診 断 ま で の 経 緯 }――――――

○大まかにいえば、便通に関連する症状が悩ましいものをいう。

○すぐに下部消化管の症状だとわかり、かつそれ単独である場合
は比較的取り組みやすい。

○たとえば慢性の「便秘」とか「下痢」などである。ただしこれら
は、あまりFGIDsのスペクトラムに入れようとせず、症候学に
則ってそれぞれの鑑別診断を丁寧にやったほうがいい。

○FGIDsというのは、長期あるいは反復性の経過の（消化管由来
の）不快感を中核として捉えているほうが診療は捗る。

○下部・消化器症状主体のFGIDsにおける、サブタイプ的な臨床
分類を先に述べておく。

消化器症状主体の下部FGIDsの臨床サブタイプ（私案）

❶ 下痢過敏型（FGIDs-D）　　❸ 便秘関連不快型（FGIDs-C）

❷ 下痢・便秘混合過敏型　　　❹ 不定愁訴型

○まずどのタイプを考えるにしても、今さらではあるが、下部消
化管内視鏡は一度やっておくべきである。

○どういう人にやるべきか？ ではなく、前提として長い期間消化

管症状がある人には、粘膜異常の有無をまず確認しておかねばならない。

○「❶下痢過敏型」は、従前のいわゆる下痢型過敏性腸症候群そのものではあるが、それ以外のものはとかく臨床医が「便秘でしょう」などと言って便秘薬が処方されたりすることが多い。

○しかしここであえて強調しておきたい。下部消化管の不快に対して、すぐに便秘として便秘薬をひとまず処方するのをもうやめたほうがいい。

○便秘かどうかは患者が決めたほうがいい。便秘という語を、患者の主観表現だとみなすと、急に診療がしやすくなる。

❶ 下 痢 過 敏 型（FGIDs-D）

○器質的な異常がなく機能性の下痢であって、それに関連した不快や病悩があるものをいう。

○すでに述べたが下痢型IBSと呼ぶのが一般的であるし、そう呼んでいい。

○ここではFGIDsという消化管全体を捉える概念のなかで、「下痢（D：diarrhea）主体」であるという意味合いでこれをFGIDs-Dと表記している。

○このFGIDs-Dでは、下痢そのものよりも①「腹痛」によって不快度が高まり日常生活が阻害されること、②排便という行為に関連する不快が悩ましいこと、のふたつが中核となっている気がしている。

○皮肉にも、下痢過敏型の患者では、下痢を止めたら止めたでそれを不快に思う人がいる。「すっきりしない」「便秘になってむしろ気持ち悪い」などと言う。

○この疾患の患者が改善してほしいと願っているのは、突き詰

めると下痢なのではなく、①②なのである。下痢を止めること
が目標ではない。患者に安心してもらうことに腐心すべきであ
る。

○私がFGIDs-Dなどという無難な包括用語を使うのは、患者に
「過敏性」とラベルすることでスティグマを生ませることが嫌だ
からである。患者は好きで過敏になっているのではない。

○FGIDs-Dの患者は、痩せ型の若年男性、あるいは若年女性が多
い。

○嘔吐や嘔気、栄養障害を伴うことはふつうほぼない。

○①②で悩む患者はむしろ難しいケースで、もっと淡い、病院に
もいかないような患者では純粋に頻回の下痢で困っていること
も多い。

○特徴的な臨床型であり、機能性であることがちゃんと確認でき
れば、あまり鑑別すべき疾患はない。

○病悩期間が十分長いことも根拠にすべきである。

② 下 痢 ・ 便 秘 混 合 過 敏 型

○下痢過敏型の印象で診ていて、下痢に関連する不快を言うにも
かかわらず、「便秘もします」と訴える患者がこのタイプになる。

○このタイプの困難は、マネジメントにある。診療初期の病歴聴
取もやや難しい。工夫を要する。

○「(下痢と便秘)両方です！」「下痢がつらいですね……。でも出な
いのも嫌なんですよ」「便秘ですけど、出るときは下痢します」
と、一定しない言い方をする。

○これを、「どっちかにしてくれ」のような態度で接するとうまく
いかない。また、医師は「下痢と便秘を繰り返す」というフレー

ズを聞くと炎症性腸疾患を想起しがちで、心配なら単に内視鏡や血液検査で否定すればよい。

○大腸癌などは患者の年齢によらず疑うべきで、未実施なら当然下部消化管内視鏡を実施すべきである。

○ピュアな下痢過敏型/FGIDs-Dの患者に比べると、脂肪量が多く、肥満の者もいる印象である。

○そもそも患者の言う下痢が、医師の考える下痢ではないことがある。

○たとえば泥あるいは泥よりも硬いような便を「下痢」と言っているときがある。つまり、患者からしたら「硬くはない便」を下痢と呼んでいる可能性がある。

○また「便秘」についても患者とすれ違うことが多い。たとえば医師の考える便秘は、比較的硬い便が数日に1回しか出ていないようなことを指すが、患者はとにかくスッキリと自分の思うように出ないことを便秘と呼び、便自体の性状は無関係である（水様便でもいいとすら思っていることがある）。

○この下痢・便秘混合過敏型の下部FGIDsでは、便の様子や症候学上の重要性で考えるのではなく、患者の悩みがどういうところにあるのか具体的に一緒に取り決めることが診療のポイントとなる。

3 便秘関連不快型（FGIDs-C）

○これはFGIDs-Dと対比して考えてよい。

○ここではFGIDs全体の中で、「便秘（C：constipation）主体」であるという意味合いでこれをFGIDs-Cと表記した。

○通過性に問題があるとする"医師都合の便秘"ではなく、患者本人的に納得がいかないという様相が濃いものを指す、と考える。

○１週間くらい便通がなくても呑気にしている人もいる一方で、１日ないだけでひどく心配して排便という結果にこだわる患者もいるということは、臨床医ならば日常的に遭遇することであろう。

○思うように排便できないということは、一部の患者にとってこのうえない不快なのだろう。医療者が、医療者の考える「便通の適切さ」を振りかざせば振りかざすほど、排便に悩む患者とすれ違う構図となる。

○不快の度合いに個人差が大きいが、執拗に、強迫的に「便が出る」ということを求めることもあり、一部は明らかに神経症圏あるいは認知機能低下の状態にある患者の「つらさの表現」になっている。

○この病型の FGIDs については、個人的にはこれまで長い間そのマネジメントについて悩んできたが、最近ある結論に至った。

○それは、とにかく薬を出すということである。

○患者の望んでいるのは、肛門を便が通過したという感覚と、便器に便が排出されたという結果である。

○「下剤はクセになるから」「大腸刺激性のある薬は避けよ」「排便習慣が大事だ」「食物繊維の多いものを摂ろう」「欧米食を避けよう」……全部その通りだが、守ることなどほぼできない。

○確かに習慣是正によって改善できる便秘もあるはずだが、改善できない患者はどうなっているだろうか。おそらくその"生活指導"だけする医師のところへはもう行かず、他医へ行き不適切な投薬を受けている可能性がある。

○私には、これがいいことは思えない。そもそもこのグローバル時代に「欧米食」など、大変失礼な呼称である。

○私としては「医師の薬物治療のレベルを底上げする」ことがとにかく重要であると考えている。

○薬物治療の手数を増やすことが、FGIDs-Cへの対策となると考える。

 4　不 定 愁 訴 型

○この型は少し他と趣が異なるかもしれない。

○本人の腹部不快全般があまりに強固で、説明や標準的な治療によっても訂正・是正し難いものをいう。言い換えると、「体験」の異常である。

○ここまで、いわゆるIBSの "irritable" という語感からもわかるように、努めて患者の「不快」を扱うことを意識せよ、としてきた。

○この「不快」というものは、感情の現れだろうか？　だとすれば、不快の本質はたとえば「不安」などであって、抗不安薬が奏効するかもしれない。

○しかし実際には、抗不安薬（ベンゾジアゼピン系）は効かない。一切効かない。

○これはどういうことかというと、腹部・腸管に由来して感じる不快というのは、感情の現れなどではないのである（この点は実は非常に興味深く、動悸や呼吸困難が抗不安薬に反応し安定するのと対照的である）。

○感情ではないのなら、腹部の症状は全部器質的な病態由来なのかといえば、そうでもない。

○腸管の不定愁訴はここが難しい。器質性でも機能性でもないものがあるのだ。その一部が「体験」の異常なのだと思う。

○異常体験とは、患者自身によって主観的に体験された病態の「患者側のこと」をいったものである。患者がありのままを語った「言動内容」ともいえる。

○一番よくある具体例が、心気症である。自分が感じている症状についての、些細な変調・変化、あるいは不具合に対してひどくこだわり、そしてそれを恐れる病態である。

○あれこれと多彩な種類の症状を訴える場合もあれば、単一症候のみを訴える場合もある。

○症状の訴えではなく、大腸癌があるはずだ、のように特定の疾患が存在しているかもしれない懸念が拭きれず悩んでいる場合もある。

○ただ、心気症に効くような薬物治療はない。

○他に「お腹がポコポコポコポコ鳴っています」とか「3年前からずっとお腹のこの辺が"カァっと"なるんですよね」「便秘ではないです、便がたまる感じです」などと、症候学ベースで考えるこちらとしては顔をしかめてしまうような表現をする患者がいる（もちろん患者本人はいたって真面目である）。

○これらの一部は、もしかしたら淡い淡い精神病圏かもしれない。

○かなり非典型だが、知覚の異常が昂じて腸管がどうかしてしまっていることを何かに意味づけし、結果として特異な病感を訴えていることがある。

○この場合、少量オランザピン（1.25〜2.5mg）の眠前分1内服が奏効することがあるが、保険適用の問題などからハードルは高いかもしれない。

○また他に、いわゆるASD（自閉症スペクトラム症）の患者に、起点（きっかけ）となるような腹部・消化器症状が生じたときに、その後もずっと違和感・不快・苦痛・病感・恐怖などが残ってしまうかのように苦悩することがある。

○それがさらに続けば、症状の認識がよりしつこくなったり、ASD特有の知覚の"プリズム"により、訴えの表現が独特・奇異となったりしてしまい、結果として強固な難治性身体愁訴が

完成してしまう。

○アブダクションの能力がある人が診れば、こうした症状をたくさん扱うなかで、逆に症状のほうからこの患者にはASD傾向があるのではと察し、腑に落ちて接しかたを工夫することで治療者の気持ちが楽になることがある。

○最後にもうひとつの例として、むずむず腹症候群/restless abdomenも、不定愁訴的な腹部症状になる⟨1⟩。

○既報で示されるレベル未満の、淡いむずむず腹症候群/restless abdomenのケースも、実臨床では時に遭遇する。

○このように「不定愁訴型」は内訳が不均一で雑多なサブタイプといえるが、器質でも機能でも不安などでも説明のつかない愁訴で表現される腹部症状があれば、このタイプだなと思ってもらったらよい。

治　療

∞∞ 下 痢 過 敏 型 （ F G I D s - D ） の 治 療 ∞∞∞∞∞∞∞∞∞∞∞∞∞

○まずは素直にラモセトロンがよい。

○少量からがよい。1回2.5μg、1日1回から。

○この疾患を持つ患者というのは急に腹痛・下痢に襲われ、すぐにとる行動は「トイレに行くこと」であり、排便によって解決するので、薬物の「頓用」という概念と相容れにくい。

○できれば、予防的・緩和的な薬物治療の方針としたい。

○朝の出勤や登校時など、1日の最初の行動から悩ましさを感じるので、「起床時」や「出発前」など定時的に服用させるよう指示する飲ませ方のほうがよい。

○用量は経過次第で1回量は5μgに増やしてもいい。

○純粋に「腸管の過敏」による下痢で悩んでいる病態であるなら、相当奏効する。

○まったく効かないときは、何かが間違っていると考えたほうがよい。

○「効きすぎる」「かえって便秘になって嫌」というのは、ラモセトロンによる治療開始後でよくある反応である。

○この場合、腸管の過敏による下痢よりも腹痛から来る不快で悩んでいるのだと思われる。ラモセトロンを無理に使っていかず、患者の気持ちを尊重したほうがいい。

○この場合は、桂枝加芍薬湯が適する。これを定時で服用させる。錠剤もある。

○強烈な腹痛には芍薬甘草湯を頓服させる。1回1〜2包を、よくなるまで頓用。

○症状のために学業や仕事がままならない、または腹痛・下痢が起きてしまうかもしれないと思うと学校や職場に行けない、乗り物に乗れない、床屋や美容院にいけない、歯科治療ができない、などといった一種の社会障害的な様相になっている場合は、SSRIが適する。

○エスシタロプラム10mg分1 朝食後、などが処方例となる。

○セルトラリン12.5〜25mg分1 朝食後、でもよい。セルトラリンで下痢の副作用があるとされるようだが、どこの街の伝説か知らないが、ほぼ経験されない。

○また、（これは最初に書いてもよかったが）「上部消化管の薬」というイメージのあるスルピリドも、下痢過敏をはじめ下部の消化管症状に奏効する。

○少量でよく、スルピリド50mg分1 起床時or朝食前 などが処方

例となる。夕方や眠前にも追加して、50mg×2としてもよいが、反応がみえたら減量したほうがよい。

∞∞ 下痢・便秘混合過敏型の治療 ∞∞∞∞∞∞∞∞∞∞∞∞∞∞∞∞∞∞∞

○はじめに結論を言うと、漢方薬とスルピリドが適する。

○みたてが大事で、「下痢・便秘混合」と言いつつ、実際にはほぼ下痢型であって、思うとおりに排便ができないということを患者が便秘と表現しているだけというなら下痢過敏型に準ずればよい。

○ただしその際ラモセトロンは避ける。患者が言うところの"便秘"が増悪し、トータルの不快が増す。

○下痢過敏型寄りであって、（本当に）ときに便秘に悩むような場合のマネジメントは難しいが、大建中湯やトリメブチンマレイン酸塩を使用するとよいかもしれない。

○便秘不快型の病型（FGIDs-C）の患者で、かつ下痢もするというパターンに遭遇したときは、状況を丁寧に確認し、治療の目標を再確認する。

○治療者は「下痢もあるのか」と下痢につい配慮してしまい、便通の治療を手加減してしまう傾向がある。

○この種の悩みを持つ患者の多くは、しばしばこう考えている"別に下痢をしてもいいから出したい"

○あるいは「下痢と便秘だったら便秘のほうがつらい」と思っていることが多い。よくよく聞いてみることがコツである。

○つまり、下痢をさせてしまわないよう気遣わなくてよく、便排出が進むよう治療を考えていたほうがよいのである。

○大建中湯は「下痢と便秘、どっちつかず」の状況に安心して処方できるので適している。ただし、腹痛の改善にはかなり

物足りない。

○強い突発する腹痛を伴うなら芍薬甘草湯、ちょくちょくある腹痛を伴うなら桂枝加芍薬湯がよいかもしれない。

○「下痢と便秘、どっちつかず」に対して安心して出せるのがやはりスルピリドになる。

○使用方法は下痢過敏型で紹介したものと同じで少量でよく、スルピリド20～50mg分1起床時or朝食前などである。

○ただしスルピリドは、便秘の患者に出すイメージが湧かない薬剤であるので、どちらかというと下痢に対して処方している感触である。

○この病型は、あまり治療者が真面目に頑張りすぎると、治療者が消耗する。

○患者の言い分や何がどうつらいのかは、すぐにはわからないと考えておいて、(治療者がまずはリラックスして)ゆっくりと何を言おうとしているのか理解していく感じで紐解いていくとよい。

∞∞ 便秘関連不快型（FGIDs-C）の治療 ∞∞∞∞∞∞

○さまざまなアプローチがある。ここはあえて単純にリナクロチドからいくのがいい。というか、まずは軸を作りたいのである。

○リナクロチド0.25mgを起床時に服用させて様子をみる。効果不十分なら、0.5mgに増量してもよい。

○「大腸刺激性の薬剤は避けよ」の大号令のもと、いわゆる下剤は控えられたりする風潮もあるが、漢方薬（大黄）はそこまで悪くないと思う。

○桂枝加芍薬大黄湯、麻子仁丸、三黄瀉心湯などを適宜処方する。

○ここで漢方理論というか、どんな人の便秘か、というみたてが重要になってくるがここでは詳述を避ける（たとえば、この患者の

場合は桃核承気湯のほうがいい！と思えばそうすればよい）。

○患者自身が便秘だと言っている限りは実は気が楽で、とにかくいろいろな薬剤を試せばよい。

○その際、複数の薬剤を組み合わせることも控えるべきではない。どんどん組み合わせていくといい。

○いつか患者が、自分自身で自分の良いように、自分に合う飲み方を見つけてくれるかもしれない。

∞∞ **不定愁訴型の治療** ∞∞∞∞∞∞∞∞∞∞∞∞∞∞∞∞∞∞∞∞∞∞

○治療というか、このタイプは真っ当な薬物治療が無効であることが前提のようなタイプである。

○知覚が妄想的かもと考え、患者の同意が得られるなら、オランザピン 2.5mg などをトライしてもいいかもしれない（嘔気も伴うならうってつけである）。

○"むずむず腹症候群/restless abdomen では、レストレスレッグス症候群（下肢静止不能症候群）として保険適用のあるプラミペキソールを少量（0.125mg）から始め、漸増する。が、たいてい効かないので、その際はクロナゼパム（0.5mg）眠前を試す。

○心気症の患者の、病気があることの懸念を拭きれない思考になってしまっている状態を、治すことは難しい。

○患者が心配しているその病気はまず存在しないだろうということを証明する検査を、淡々と必要最低限のみ行う。やりすぎても、やらなさすぎてもいけない。

○よくある「治癒（あるいは解決）→終診」のようにクリアにいかないため、通常治療者にとってストレスだが、無理に終診に持っていこうとするのではなく、1回1回の診察時間が短縮されていくことを指標にするとよい。

○わかってもらうことを目標にするのではなく、診察時間が短く
　なることを目指す（それを改善の指標とする）。

○不眠、更年期障害、頭痛、頸椎症など、併存する各種身体疾患
　に取り組んでみるのも手である。

消化器症状メインの
下部FGIDs

疑 い 方・診 断 ま で の 経 緯

○FGIDs のなかで「下部消化管の痛み」がメインになる場合をこ
　こでは扱う。

○この文脈で消化管由来の痛みといえば、おそらくすぐ想起する
　のはいわゆる下痢型 IBS の下痢時の痛みで、腸管の疼痛閾値が
　下がった状態を思い描くだろう。

○確かにそれでもいいが、下痢や便秘といった明瞭な消化管症状
　（排便困難）を伴わずに、出没する腹痛に困る患者がいる。

FGIDsとしての結腸蠕動痛

○何らかの理由で結腸の機能が相対的に低下している状態が続く
　と、結腸内の便の滞在時間が長くなる。

○一部はそれを“宿便”と呼ぶであろうが、ちなみに宿便は特に
　病気でも症候名でもないが便利な言葉なのでここでは使用する。

○宿便を結腸内の「便が渋滞」した状態であるとすると、結腸とし
　てはこれを早く排出しようと、蠕動を亢進させるであろう。

○ここからはイメージになるが、機能が低下している結腸が蠕動を「頑張ろうとする」構図となり、つまり上手に、滑らかに蠕動運動させることができない。

○それでも蠕動を起こし、便を排出させようとする。そのときに生じる痛みが問題になる。

○問題というのは、患者の主訴になって受診閾値をゆうに越えるということである。

○典型的には、月の単位の経過で、間欠的な結腸の部位の痛みで、頻度は週に何回か〜1日の中で何回も反復するなど、波があるイメージで繰り返す。

○部位別では、S状結腸領域、脾彎曲部、肝彎曲部が多い印象だが、横行結腸以外ではどこでも生じうる。

○患者のぱっと見は元気でふつうの生活はできていて、消耗はなく体重減少などは認めない。

○身体診察でも、S状結腸領域などで有形便を触れる際に軽度の圧痛を認めることはあっても他に著変なく、すべて非特異的である。

○結腸の蠕動を話題にはしているが、聴診でも特有な所見は現時点で認識していない。

腸管機能の低下あるいは宿便の下地となりうる背景

・加齢

・冷え

・運動量の低下（特に歩行などの減少）

・整形外科疾患（脊柱管狭窄症など）

・手術後（脊柱管狭窄症や婦人科手術）

・脂肪の多い食事習慣

・薬剤（カルシウム拮抗薬、プレガバリン、抗コリン薬、など）

○この腹痛をどんなに調べても、腹部単純レントゲン写真で、そこまでの結腸拡張を伴わない一定の宿便が認められるだけで（レントゲン上のガス像は多くても少なくてもどちらでもよい）、血液検査やCTなどでも異常を認めない。

○すると、医師はこれを便秘であるとみなしがちである。ここが罠となる。

○なぜ罠になるか。ひとつは患者が便秘であるとは言ってはいないという点である。患者は便秘を訴えておらず、腹痛を心配して来たわけであり、「便秘ですから便通をよくしましょう」などとしてしまえば患者とかなりすれ違う。

○もうひとつは、その便秘薬が症状を増悪させかねないという点である。この結腸蠕動痛というのは、「便秘症」を前提にしていない。蠕動痛を治す方法論は、貯留した便を押し出すことではない。ましてや、大腸を薬剤で刺激することはむしろ禁忌ともいえる。

○もし患者の自覚外に便秘病態があれば、結果的には下剤（大腸刺激薬）が奏効するかもしれないが、その場合は偶然に過ぎない。

○酸化マグネシウムも適さないことが多い。確かに同剤は大腸を刺激はしないが、結果として小腸での腸液（水分）の通過スピードが増え、そのスピードのまま機能の落ちている結腸にそれが入ると、結果的に状況に見合わない結腸の蠕動が誘発されて不快が増すようなのである。

∞∞ 下 部 消 化 管 の 痛 み の 治 療 ∞∞∞∞∞∞∞∞∞∞∞∞∞∞∞∞∞∞∞∞∞∞∞∞∞

○そこで、機能性の結腸蠕動痛に対して次のような処方例を提
　案する。

> **機能性の結腸蠕動痛における國松（Kunimatsu）処方：K1〜4**
>
> **K1**：腹痛が問題で、患者が便秘を訴えないとき
> 　　　桂枝加芍薬湯 3 包＋モサプリド（5mg）3 錠 分 3、毎食前
>
> **K2**：腹痛が問題で、患者が便秘も訴えるとき
> 　　　桂枝加芍薬大黄湯 3 包＋モサプリド（5mg）3 錠 分 3、毎食前
>
> **K3**：腹痛メインというより、下痢・便秘・排ガスなどトータルにあるとき
> 　　　大建中湯 3 包＋モサプリド（5mg）3 錠 分 3、毎食前
>
> **K4**：腹痛が問題で、それをかなり悩ましく気にしているとき
> 　　　桂枝加竜骨牡蛎湯 3 包＋モサプリド（5mg）3 錠 分 3、毎食前

○一番良いのはK1である。迷ったらK1でよい。

○便秘も治したいというときは、大黄入りのK2とするが、出
　過ぎて不快を言う場合は当然減量してよい。もともとの蠕動
　痛が強いときは便秘があってもK2は避けたほうがいい。

○K3は、腹痛が強いときにこれを治し切る効果は弱いが、軟便
　や便秘が共存していたり、膨満が強かったり、胃痛もあると
　きなど消化管愁訴に多彩な印象があるときに適する。この文
　脈で軟便・下痢メインならば、人参湯のほうがベターかもし
　れない。

○K4は、K1を軸にして、神経質に腹痛を悩んでいる場合など
　に適する。腹痛が起きることをひどく怖がっているようなと
　きにも適する。

○K1～4は、経過をみて減量したりしてよい。

○処方して2～3週後に再診させたときにはすでに効果がみられていることが多い。

○実際には最初の数日で効果的であることが多い。継続率も高い。

○合わないとすれば、K2を出したときに、「大黄」の分だけ大腸の刺激性が強くなってしまうためか、不快が多かったり排便が多すぎたりし、ときに下痢で困ってしまうこともある。

○この場合は、中止や減量で改善するが、代替案はK1である。

○なお、治療は病悩期間と同じくらいを目安にすることが多い。つまり、3カ月前からであれば3カ月くらいということである。

——— References ———

〈1〉H Pérez-Díaz et al. Restless abdomen：a phenotypic variant of restless legs syndrome. Neurology 2011；77：1283-6. PMID：21917771

非びらん性 逆流性食道炎	機能性 ディスペプシア	食道 アカラシア
SMA症候群	機能性 消化管障害	胆道 ジスキネジー
結腸蠕動痛	便秘症／ 便秘不快	過敏性 腸症候群

機 能性消化管障害は非常に便利な概念で、学術的な定義はよく知らないが、臨床的には「全身的な炎症や内視鏡での粘膜異常が、ないかほぼ前景に立たない」ことを前提として、長い間不快な消化管由来の症状が続くような病態全般を指す。機能性に通過困難〜狭窄となると、食道アカラシアやSMA症候群のようなやや重い病態となる。胆道ジスキネジーは、胆石なしに胆石発作のようなことが起きている病態で、機能性疾患に含めてよい。非びらん性逆流性食道炎も、ミクロでは炎症性であるという議論はさておき、症状としては機能性障害のほうが前面に出ている。

9. 食道アカラシア

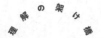
理解の架け橋

○ 食物の通過障害や食道の異常拡張を主徴とする、食道の運動機能障害きたす疾患である。

○ 下部食道噴門部の弛緩不全が病態のメインである。

○ 食道体部の運動機能不全と、下部食道括約筋の嚥下時の弛緩不全によって食物の通過障害を起こす。

○ 頻度は10万人対で0.4〜1.1人と稀である。

○ 20〜40歳に発症することが多いが、中年以降でも発症する。やや女性に多い。

疑 い か た

○固形物の通過障害が代表的な主訴で、嚥下障害、胸やけ、胸痛、体重減少といったことも受診時の主訴になりやすい。

○通過障害は、機能低下が進めば液体の通過も不良となる。

○食物摂取時の胸部の不快、圧迫感なども増悪していき、これらと相まって食事摂取量の低下、体重減少、拒食に至る。

○嘔吐の習慣がある者も多い。本症の嘔吐は、「食物を飲み込んだ際、胃に落ちずに口に戻ってきてしまう」というものである。胃に入ったものが逆流して口から出て来る嘔吐とは異なる。

○診断されるまでに数年（4、5年）を要することがふつうである。

○良性の機能性疾患であり、症状があっても、ほとんどの検査で繰り返し「正常」「著変なし」の判断となっている。

○軽症のうちは、内視鏡でもほぼ正常であると判断される。アカラシアの診断前に「内視鏡正常。検査で異常なし」とされ続けている患者が多い。

○食道疾患であるので、胃の痛み・腹痛とは言わずに、胸痛を訴えることが多い。胸痛の鑑別に本症を入れる。特に食道拡

張が進行していない時期に訴えることが多い。

○若年者が胸痛や嚥下困難や嘔吐を数年にわたり訴え続け、体重も減ってきているような場合に本症を疑うことになる。

○経過中、肺炎を合併していることもある。

○本症における有力な検査はバリウム透視である。

○が、実際にはまずは上部消化管内視鏡が実施されているだろう。そこで、異常はないとされたのに、上記症状が目立つ場合に疑うとよいかもしれない。

○内視鏡時に食道内に食物残渣や液体の貯留を認める場合には、本症が疑わしいかもしれない。

○典型例はバリウム透視の静止画1枚での診断が可能であるが、実際には動画による判断が望ましい。

○確定診断は、高解像度食道内圧検査が必要である。嚥下時の下部食道括約筋の弛緩不全、食道体部の運動機能障害の特徴や程度を判定する。

経 過 と 治 療

∞∞ 経 過 ∞∞

○食道癌発生のリスクがある。7~33倍とされる。

○そのため、食道の負担を減らす治療介入が望ましいと考えられる。

○すでに食道癌が併存していることもある（2~3％）。

∞∞∞ **治　療** ∞∞∞∞∞∞∞∞∞∞∞∞∞∞∞∞∞∞∞∞∞∞∞∞∞∞∞∞∞∞∞∞∞∞∞∞∞∞∞

〇薬物療法、内視鏡的バルーン拡張術、経口内視鏡的筋層切開
　術、外科手術（Heller-Dor 手術）がある。

〇個々のケースによって選択されるべきであるが、専門医に委
　ねるべきである。

────────────── **References** ───
〈1〉日本食道学会，食道アカラシア取扱い規約 第 4 版，金原出版、2012

10. 上 腸 間 膜 動 脈

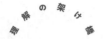

○十二指腸水平脚が、前からは上腸間膜動脈、後ろからは腹部大動脈や脊椎に挟まれてしまって狭窄・閉塞を起こす疾患で、つまりは通過障害が本態である。

○この疾患が起きやすい素地はさまざま知られているものの、一番の発症要因は上腸間膜動脈周囲の脂肪織の減少であり、それが成立するのは急激な体重減少という状況である。

○たとえば、過度なダイエット、神経性食思不振症、低栄養などである。

○10〜40代の若年女性に多い。

症 候 群

Superior mesenteric artery syndrome

疑 い か た

─ 診 断 ま で の 経 緯 ─

○食後の腹部膨満感、胃痛・腹痛、そして嘔吐がメインであり、嘔吐によって症状は少し改善する。

○解剖学的な位置関係から、腹臥位や左側臥位によって上腸間膜動脈と腹部大動脈との角度が開き、これによって症状が改善するので患者はこの姿勢を好む。

○嘔吐が主訴なら腹部単純X線写真やCTを撮影することになるだろう。

○腹部単純では "double bubble sign" が有名だが、腹痛はこの特異な病歴から妊娠を否定したうえでCTが行われていることが多い。

○単純写真でも手がかりはある。本症では腹部全体がガスレスになっていることが多い。

○これは著明な胃拡張（とその内容物充満）を反映して、X線不透過の領域が腹部全体にわたっていることの証左である。

○腎臓や肝臓下面、腸腰筋の輪郭が追えず、つまりこの部位で広範にシルエットサイン陽性になっているのである。

○小腸ガスが左右に圧排されてみえることもある。

○「いつもとの違和感」でのみわかることもあり、つまり日頃から腹部単純写真を舐めずオーダーし読影することが重要である。この違和感がCT実施の決断につながる。

○CTでは、一見して著明に拡張した胃を認める。さらによく読むと、十二指腸水平脚よりも口側の十二指腸〜胃が拡張している。

○もちろん十二指腸水平脚が上腸間膜動脈によって上から（※患者は仰臥位でCTを撮っているので上でよい）圧排されているためである。

治　療

○第1選択は保存的治療である。

○それに抵抗する場合、あるいは再燃が頻回である場合などに手術療法が考慮される。

○急性期、あるいはひどく増悪した場合には「絶飲食＋輸液」とし、胃管を留置し、胃・十二指腸の減圧を試みる。

○慢性期において増悪の予防をする観点からは、とにかく脂肪を増やしたいため、6〜10食ほどの少量分割食とする。通過障害にケアしつつ、栄養もしっかり摂るようにさせるのである。

○そして食後に左側臥位あるいは腹臥位にさせる。

○手術は、腹腔鏡下の十二指腸空腸吻合術（バイパス術）が行われる。

○原疾患が神経性食思不振症の場合は、適切な科に介入の依頼をし、診療が継続されるよう支援する。

─────────────────────────────────────── **References** ───

⟨1⟩ ND Merrett et al. Superior mesenteric artery syndrome：diagnosis and treatment
　　strategies. J Gastrointest Surg 2009；13：287-92. PMID：18810558
⟨2⟩ D Gibson et al. Superior Mesenteric Artery Syndrome. Mayo Clin Proc 2021；96：2945-6.
　　PMID：34863392
⟨3⟩ T Kerdiles et al. Superior Mesenteric Artery Syndrome. N Engl J Med 2023；389：359.
　　PMID：37494487

消
化
器

11. 急 性 虫 垂 炎

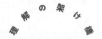

○盲腸下部から出ている虫垂の内腔が、何らか
の要因で閉塞することが病態の起点となる。

○この時点のことを理解するうえで意識すべき
は、「虫垂という管腔が閉塞する」という病態
イメージを持つことである。

○閉塞したあとは、虫垂内腔に分布している侵
害受容器（神経末端）が刺激されインパルスが発
生する。そして脊髄経由で脳にまで伝達され、
痛みとして感じる。

○このときの痛みの領域は、臍周囲〜心窩部で
あり、うまく問診すると痛みに「波がある」
と言い、数時間（ざっくり"昼間の半日のあいだ"という時間
表現になることが多い）続く。

○この痛みは、いわゆる関連痛と呼んでいいと

思われる。

○ 虫垂の閉塞には、糞石や腫大リンパ節、物理的な屈曲や管外からの圧迫、異物や腫瘍、などの原因がある。判然としない場合もある。

○ 虫垂炎初期の疼痛機序の説明として、「閉塞→管腔内の内圧上昇」というものがあるが、虫垂が閉塞すればその遠位部は拡張するため、このときすでに侵害受容器が刺激され疼痛インパルスが発生する。つまり、内腔圧上昇は必ずしも病態形成の前提にはならない（内圧が上がっていなくても、侵害受容器は刺激される）。

○「臍周囲あるいは心窩部の痛み（＝関連痛）の後に続いて、嘔気・嘔吐、そして右下腹部に

移動する」という順序が診断にきわめて重要であるのは、多くの諸家たちが強調してきたとおりである。

○おそらく関連痛を感じている数時間のうちに虫垂の内圧は徐々に高まっていて、この時期に悪心や嘔吐が生じているものと思われる（管腔内の内圧上昇は、悪心・嘔吐症状と関連があると思われる）。

○そして、虫垂における炎症・浸潤の進行、偶然の糞石の移動や屈曲の解除などによっておそらく高い内圧も解除される。そのとき嘔気や嘔吐がおさまる。

○これが「虫垂炎の嘔吐は1、2回でおさまる」とされる理由だと思われ、悪心は続くとしても少なくとも嘔吐は止まる。

○悪心・嘔吐がおさまるということが、虫垂炎の初期経過の特徴である。頻回、あるいはずっと続く場合は虫垂炎らしくないともいえる。

○有名な右下腹部痛は、いわゆる体性痛で、関連痛に続いて起こる。

○特異的とされる「右下腹部へ痛みが移動する」というのは、関連痛だった（心窩部〜臍周囲の）痛みが、虫垂の炎症が壁側腹膜に達し、そこに存在する知覚神経が刺激されて新たに体性痛（右下腹部痛）が生じた、という背景を反映した現象である。

○壁側腹膜に炎症が達した場合の痛みは、臨床では腹膜刺激徴候を意味し、こうなると医師も患者も「ここに（病巣が）ある」と炎症部位を特定しやすくなる。病変が見逃されるということはまずない。

○例外は、腫大した虫垂が腹壁から逃げるように進展し、病変が壁側腹膜に接さない場合で、この場合身体診察で局在がわかりにくくなる。

○発症からここまでの時間経過全体が、１日

あるいは2日にまたがることもあり、事の重大さが掴みにくいことがある。受診時に元気なことも多い。

○ 虫垂炎は100例診てもまだまだ足りないような疾患である。疾患頻度が高く、非典型例も豊富だからである。

○ 一例一例を、どうしてこういう病歴になったか、どうして診断に時間がかかったか、どうしてあっさりと診断できたか、どうしてこのような検査結果になったか、を丁寧に振り返るようにすると、診断がぐんぐん上達する。

○ このようなところで差が出るため、外科医でなくても診断技術は高められる。ただし、直視下で臓器をみられる外科医の経験は重要で、手術となった症例の外科医のカルテ記事や手術記録のレビュー、あるいは外科医とのディスカッションはなるべく省略しないようにしたい。

疑 い か た

━━━━━━━━━━━━━━━━━━┤ 診 断 ま で の 経 緯 ├━━

病 歴 聴 取

○何歳であろうと、女性であろうと男性であろうと疑うべきだが、10歳台以上で考慮し、まさにその10歳台がやや多い。

○診断が遅れる要因のうち患者側の背景として多いのは、小児あるいは認知機能が低下している患者などであり、言語での症状表現が歪む（＝うまく症状を伝えられない）ため、病歴聴取が重要である虫垂炎の診断が遅れるというわけである。

○同様に、統合失調症の患者、あるいは軽微な初期症状が精神的に加重して強い心因反応を引き起こしやすい（脆弱な）気質の人、発達特性に偏りがあり、症状表現が独特である人などでは、医師がそれをうまく汲み取れず適切な病歴聴取が成立しないことがある。

○他に、脳梗塞などのため失語がある、そもそも麻痺などで寝たきりであるといったさまざまな要因が、適切な病歴聴取を阻害しうる。

○妊婦は特段注意を払う。これは、妊婦は虫垂炎になりやすいとかではなく、妊婦が虫垂炎を発症するといろいろとややこしく、また診断の遅延が胎児の予後に直結するからである。

○よって、妊婦の腹痛は最大級の感度を持って虫垂炎を疑うようにする。少しでも迷う場合は、外科医へコンサルトをしつつ、患者から目を離さず診断努力を続ける。

○虫垂炎の典型的な病歴をあらためて次に示す。

虫 垂 炎 の 最 初 の 症 状 か ら の 典 型 的 な 病 歴（症 状 の 順 序）

① 漠然とした体調不良（食事がおっくうになる、など）

② 徐々に臍周囲〜心窩部の痛みが始まり、波がある（半日程度）

③ 嘔気あるいは嘔吐が一時的に現れ、おさまる

④ 右下腹部痛（動いたり押したりで悪化）が現れる（右下に移動）

○熱は出てもいいが、出るとしても③あるいは④の時点である。

○熱は出てもいいが、それがメインにはならない（不明熱にもならない）。

○熱は出てもいいが、いきなり高熱にならない。

○②あるいは③の段階で受診すると、「急性胃腸炎」とだけ診断されて処方・帰宅となる恐れがある。さらっと述べたが要するにこれは誤診である。

○ここで敵となるのは、「時間がない」「もうすぐ診療時間が終わる」のような医師のなかに生じるある種の切迫感である。

○一方で急性虫垂炎というのは、昼間の外来の朝一番には来ない疾患である。

○朝に不調に気づき（①）、腹痛や悪心があるも職場や学校でなんとなく治らないまま日中を過ごし（②〜③）、でもやっぱり治らずどうやら確実に痛いとわかって（④）会社や学校を早退して夕方に受診する、ということが多い。

○つまり虫垂炎は、午後の診察時間の終わり頃、あるいは救急外来の開始直後くらいの夕方以降に受診する。

○午前や午後一番に受診することもあるが、その場合は症状的にまだ②〜③に留まるので、それはそれで過小評価されてしまうという不利がある（虫垂炎を特徴づけるのは一般的には④であり、見逃がされる）。

○①②③に類似するような症状の患者が受診した場合は、もうそれは「臨床の神様からの実力テスト」だと考え、(その神様に敬意を払い) 虫垂炎を意識した対処・やりとりを一度はするしかないと諦めたほうがいい。

○急な高熱あるいは頻回な嘔吐といった症状の場合はむしろ<u>虫垂炎らしくなく</u>、「まあ軽そうだし大丈夫だな」と思える症状の場合こそ虫垂炎らしいのである。

身体診察

○身体診察が有用になってくるのは、④に至った場合である。

○歩くだけで痛いか、お腹に響くか、などの病歴聴取は身体診察の精度を高める。

○一般に内科医の身体診察は、外科医に比べて大味^{おおあじ}でやや雑である。

○努めて繊細に行う。虫垂炎は、丁寧に診察すれば、圧痛の領域がとても狭い。

○まず患者に痛む部位を指で示してもらい、そこから離れたところからやさしく押していく。2〜3本の指でその指先を使って押す。

○徐々に痛む領域に向かって進めていき、痛む部位・痛まない部位を定め、圧痛領域を確定させる。

○圧痛をみるときは、患者の発言よりも、表情を見る。指先を見る振りをして、患者の表情を見て疼痛の有無や再現性について判定する。

○虫垂炎を疑っている時点で憩室炎も鑑別に挙がるが、憩室炎のほうが圧痛の領域が狭い。憩室炎は親指の爪の大きさくらい、虫垂炎は親指 (そのもの) くらいの大きさになるはずである。

○身体診察で判然としないとき、病歴に戻るようにする。病歴

○が虫垂炎らしければ、身体診察が多少合わなくても虫垂炎を疑い続ける。

○CTは検査としては優秀だが、実施は十分に病歴・身体診察で可能性を絞ってからにする。

○今日的には、エコーやCTでの画像診断なしに手術となることはないと思われる。虫垂炎を疑う限りは画像検査が結局は実施されて、腫大した虫垂を確認できたことをもって診断に至ることが多い。

鑑別診断

○結腸憩室炎、回盲部炎、PID（骨盤内炎症性疾患／骨盤腹膜炎）が現実的な鑑別疾患である。

○女性であれば、卵巣疾患も考慮せねばならないことがある。

○やや頻度は下がるものとして、腸間膜炎/腸間膜リンパ節炎、クローン病（回盲部病変）、虫垂癌、Meckel憩室炎などもある。

○すでに述べたが "急性胃腸炎" とされてしまうことがあるのが虫垂炎である。これは病態を過小評価しているわけであり、誤診となる。

○元気だった人が突然の高熱（39〜41℃）と右下腹部痛で受診した場合、「熱と右下腹部痛」というフレームに入れてしまって虫垂炎の診断を意識してしまうと、急性腎盂腎炎の診断が遅れる。

○これは鑑別疾患が挙がっていなかった（＝知識がなかった）と反省する場面なのではない。病歴を含めて考えていない・それぞれの疾患の病態に由来する症候（病像）の特徴を重視していない、ということであり、無知ではなく罪深いと個人的には考える。

○急性腎盂腎炎は急な経過で敗血症に進展し転帰が思わしくなくなることがある疾患である。「発熱＋右下腹部痛」についてなんでもかんでも虫垂炎を見逃さないように！ としてしまうのでは

なく、経過を重視する。

○時間的に猶予のある虫垂炎を最初に考えるのではなく、腎盂
　炎を見逃さないように初期対応を進めていくべき場面もある
　のである。

○虫垂炎には虫垂炎の病歴・病像があり、腎盂炎には腎盂炎の
　病歴・病像がある。症候別の鑑別リストを覚えるのではなく、
　よくある疾患のそれぞれの特徴を覚えるほうが診断には役立
　つと心得ていたほうがいい。

経 過 と 治 療

∞∞ 経　過 ∞∞∞∞∞∞∞∞∞∞∞∞∞∞∞∞∞∞∞∞∞∞∞∞∞∞∞∞∞∞∞∞∞∞∞∞∞∞∞

○炎症が進展して早々に穿孔して腹膜炎になるパターンと、盲
　腸に限局的に膿瘍を作るパターンとがある。

○虫垂炎と診断されれば、原則治療なしには治らないと説明す
　るのがふつうである。

∞∞ 治　療 ∞∞∞∞∞∞∞∞∞∞∞∞∞∞∞∞∞∞∞∞∞∞∞∞∞∞∞∞∞∞∞∞∞∞∞∞∞∞∞

○外科手術である。

○保存的治療（抗菌薬投与）は、あくまでオプションという位置
　づけである。

○高齢、糞石がある、画像で膿瘍形成があるとわかる、白血球
　やCRPが顕著に高いなどの状況では、手術は回避できないだ
　ろうと考えるのがふつうの考えである。

○保存的治療にするにしてもその判断は外科医が行い、外科医
　から説明するべきである。

~~~~~~ **References** ~~

〈1〉 W Silen. Cope's early diagnosis of the acute abdomen, 22nd edition. Oxford University Press, 2010

〈2〉 窪田忠夫. ブラッシュアップ急性腹症 第2版. 中外医学社、2018

エルシニア腸炎		盲腸・上行結腸癌による閉塞
結腸憩室炎	急性虫垂炎	回盲部炎
卵巣・卵管炎		家族性地中海熱

急性虫垂炎はコモンだが、コモンであるからこそ例外的な事象の絶対数も多くなる。虫垂炎に似る病態・鑑別疾患は多少、広めに持っておく必要がある。

12. 大 腸 憩 室 炎

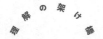

○大腸憩室があって、それに関連して症状が出
ることを大腸憩室症と呼ぶが、憩室炎はその
うちのひとつである。

○大腸憩室に起きることが半ば常識的であり、
単に「憩室炎」「急性憩室炎」と呼ぶことも多
い。

○憩室自体が、S状結腸、下行結腸肛門側遠位、
上行結腸に多いため、憩室炎もこの部位に多
い。

○左に多い／右に多いという問題は、臨床では
あまり役立っていない。どちらも、ある。

○患者の食事が"欧米っぽい"かどうかも、お
腹が痛い患者を前にしてあまり細かく聞く時
間もない。肥満は発症リスクであることは間

違いないようであるので、肥満の患者では憩室炎の可能性を少し高く見積もる。

○年齢は20〜60代で幅広い。男女差ももはや感じない。

○主訴は、右下腹部痛か左下腹部痛になることが多い。

○熱は、なくても高熱でもどちらでもいいが、微熱程度にとどまることのほうが多い。

○憩室炎は通常、固有筋層を欠く仮性憩室に生じる。

○仮性憩室は固有筋層を欠くため、壁が薄く脆弱性があり、つまり穿孔しやすい。

○すなわち、憩室というある種の「管腔」の

中で、炎症や便などの異物によって管腔が閉塞したようになってその内圧が高まると、蠕動運動が生じることなくすぐ圧に負けて容易に穿孔する。

○穿孔とはいっても、いきなりフリーエアが派手に飛び出るような穿孔とはならず、腸間膜内の脂肪織によって覆われているため炎症自体は憩室のすぐ外にとどまる形となる。

○つまり、量的には非常に少ないが実は憩室外へ微かに穿孔していて、そこに微小な膿瘍としてとどまることでこれが憩室炎の病態の本質となる。

○病態完成に際して、（憩室というある種の）管腔が閉塞しても外方向へすぐに穿孔することで管腔内圧が高まらずにすむということは、管腔閉塞に由来する蠕動が起きにくいことを意味する。

○よって、憩室炎では内臓痛や関連痛がほぼ生じず、いきなり体性痛（炎症した憩室のある部位の局所痛）

から始まる。これは憩室炎という疾患の際立った特徴となる。

○すなわち憩室炎では、虫垂炎のように嘔気や腹部膨満を伴うフェーズがないことが多いのである。

○「食思不振のない虫垂炎疑い」の患者をみたら、憩室炎を疑ったほうがよい。憩室炎は、腸管の蠕動や閉塞症状を欠いて、いきなり局所の腹痛を訴えてやってくる。

○虫垂炎でみられるような、痛みの部位が移動するという病歴はとらない。

○受診は、発症数時間でやってくることは少ない。長いと数日持ち堪えてようやく受診閾値を越える、という様相だが、医療アクセスのしやすさにもよるものの通常は大体1〜2日で受診に至っているはずである。

○この間は、患者は痛みに「波がある」とは

述べるものの、それはある程度リズミカルな
はずの蠕動痛のことをいっているのではなく、
だんだんと憩室炎としての病態が階段状に進
む様をそう表現しているのだと思われる。

○ 一挙に嘔気と高熱に生じて菌血症に至る病歴
をとることが多い急性腎盂腎炎とは、そこが
鑑別点となる。

○ 憩室炎の痛み（自発痛）の強度は、そこまで強く
ない。よって昼間の外来に頻繁に受診するこ
とは多い。

○ 早く受診し、早く診断し、早く治療すれば、
軽症で済むことが多い。

○ 逆に、外来治療あるいは抗菌薬などによる保
存的加療によっても改善せず、かつ他疾患で
はない場合には、これを複雑性と呼び外科手
術の適応となることがある。

疑 い か た

○数日以内くらいの経過で、局所の腹痛で受診した患者に本症を疑う。

○熱や血液検査でのCRP上昇を伴うことが多い。

○疼痛部位について、身体診察で比較的容易に圧痛を認めることが多く、その領域は親指の爪大〜500円玉大ほどに狭い。狭いことが憩室炎の特徴である。

○狭いことを示すために、診察は慎重に行う。はじめは軽いタッピングから行い、周囲から徐々に圧痛を呈する領域を狭めていく。

○受診した理由となる自発的な腹痛よりも、診察したときの圧痛のほうが痛みの程度が強いことが多い。よって身体診察は重視されるべきである。

○病歴を繰り返し確認する。腹部膨満や、嘔気・食思不振を伴わないことが憩室炎の特徴である。

○以上から憩室炎の可能性が高いと判断したなら、非造影で構わないのでCTで確かめておきたい。

○診察で特定した疼痛領域が、CT上での所見がある部位に一致するかをまずみる。

○憩室炎のCTの所見は、一見して当該結腸周囲の脂肪織が混濁していて、憩室を認めるだけでなく連続する結腸の壁肥厚も認め、狭い範囲では腸炎に一致した所見になっていることもある。多くは、これらが一塊となっている。

○病変中心部すなわち憩室内かその周辺に、糞石、少量のエアが
　みられることもある。

○病歴、身体所見、画像検査がすべて一致したとき、憩室炎の診
　断が可能である。

○画像検査は、エコーなどでもよいが、「病歴＋身体所見」が憩室
　炎らしければそれだけで診断自体は可能である。

○画像検査は、憩室炎自体の程度や大きな膿瘍形成の有無など、
　診断以外の要素で必要性がある。

経 過 と 治 療

経 過

○軽症であれば、自然軽快も見込める疾患である。

○しかし、腸管外に膿瘍を作ったり、大きな穿孔に至ったりすれ
　ば、自然軽快は無理である。

○稀に、抗菌薬による治療を開始しても悪化することがあり、こ
　れを複雑性と呼びやはり自然軽快は望みにくい。

治 療

○通常は、鎮痛薬と抗菌薬を投与しこれが治療となる。

○バイタル安定、症状の程度が軽めで、服薬ができ再診が可能な
　どの要素が揃い、病変が小さく外科的治療の可能性が低ければ、
　外来治療が可能である。

○多くの憩室炎でこれに該当し外来治療となるはずだが、日本の
　風習なのか絶食がなぜか重視されることが多く、軽症憩室炎患
　者が不必要に入院加療されている場面を私は数多く見てきた。

憩室炎はふつう、外来疾患であるとしておきたい。

○抗菌薬治療は、アモキシシリン／クラブラン酸、キノロン系などが標準かつ外さない治療となるが、抗菌薬の前投与や免疫不全などがなく軽症と思えばアモキシシリン単独でも十分治療できると考えている。

○初回診断時に数センチに及ぶ明らかな膿瘍形成がみられるときは、内服抗菌薬だけでは治療は難しい。ドレナージを考慮した対策が必要である。

∞∞ フォロー ∞∞∞∞∞∞∞∞∞∞∞∞∞∞∞∞∞∞∞∞∞∞∞∞∞∞∞∞∞

○保存的治療に反応しないときは、外科コンサルトとする。

○憩室炎の内服抗菌治療は開始して3日前後のうちに速やかに改善するため、治療反応が汲み取りやすい疾患である。

○逆に言えば、3日経っても改善が乏しい場合は診断を見直すべきである。

○憩室炎としてどんどん進展する場合も外科コンサルトである。

○治癒後しばらく経って念のため大腸内視鏡を実施しておくのは、特にそれを必ず実施すべきという根拠はないが、よいプラクティスかもしれない。

13. 急 性 腸 管 虚 血

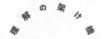

○急性腸管虚血は、急性腹症の稀（1％以下）な病態という位置づけでよい。

○いわゆる acute mesenteric ischemia（急性腸間膜虚血症）だが、ここでは上腸間膜動脈（SMA）が栄養する腸管の急性虚血を、「急性腸管虚血」と呼び[1]解説することにする。

○急性腸管虚血は、突然のびまん性で持続的な腹痛で初発し、身体所見での局所の限局性圧痛や腹部膨満を伴わないこと（＝"身体所見に不釣り合いな強い腹痛"）が特徴である。

○つまり症候や所見の局在が疾患を捉えるうえでは、「突然」「びまん性」「所見が乏しい」といった捉え所のない情報くらいしか初期の診断推定の拠り所にならない。

○SMAの閉塞というごく限られた部位が病態の起源となる疾患であるにもかかわらず、初期の臨床表現は広く漠然としているのは興味深い。

○ここで用語の整理をしておく。「急性腸管虚血」は以下の概念の総称であると考えると便利である。

○①SMA塞栓症、②SMA血栓症、③非閉塞性腸管虚血（non-occlusive mesenteric ischemia；NOMI）の3つである。

①ＳＭＡ塞栓症

○SMA塞栓症は遠隔からの塞栓子による突然の閉塞である。塞栓子の起源は左房血栓が最頻で、ほかには細菌性の疣腫や腫瘍が

あるという点などは、脳塞栓など他の動脈塞栓症と同じである。

② S M A 血 栓 症

○他方SMA血栓症は、急性冠症候群の虚血完成のイメージと似ている。つまり、0％狭窄の動脈が突如血栓症となって閉塞することはない。もともとそれなりの高度狭窄があるところへ、さらなる"追い血栓"が生じて閉塞する。

○よってSMA血栓症は、元々の動脈硬化や動脈石灰化でSMA起始部の高度狭窄があって、そこへさらなる狭窄が起きて（とどめの血栓症として）発症するのに対し、SMA塞栓は起始部より数㎝（3〜10㎝）末梢の動脈が塞栓する（SMA血栓症よりも細い部位が閉塞する）。

③ N O M I

○NOMIは、現代医学では早期診断が不可能であるせつない病態で、なぜこんな病気が存

在するのだろうと思ってしまう。

○診断しにくいうえに診断の遅れが予後不良につながる急性腸管虚血の中にあって、さらに予後が悪い病態がこのNOMIである。

○NOMIは、心不全やショック、あるいは動脈のれん縮などに伴う低灌流に起因する文字通り動脈の閉塞によらない腸管虚血症である。

○たとえば別の理由でICUに入室中、ショックのためノルアドレナリンを使用している最中に発症したりする。症状で気づけるような病態でないため、対策がどうこうというものがない。

○一般健康人が生じるような病気ではない。心血管系の手術後、透析患者、ショック患者、血管収縮薬使用中など、なんらかの"ひどい状況"が併存している。

〇荒っぽくまとめると、急性腸管虚血は、腹部疾患でありながら腹痛以外の消化器症状（下痢や下血など）がない疾患であって、しかも腹部の「どこがどう痛むか」「圧痛の部位や範囲」などの腹痛診療で有益とされる情報が無力であり、それでいて致死的な疾患でもある。

〇「診断しにくい」などと生易しいものではなく「疑いにくい」疾患なのであり、その極悪さここに極まれりという疾患である。

疑 い か た

○実は急性腸管虚血の疑いかたは、ここまでで述べた急性腸管虚血の概要を把握することそのものでもある。

○動脈の病気であるので、動脈硬化、心房細動、弁膜疾患、高齢といった背景はハイリスクである。

○急性腸管虚血を見逃さないためには、①患者を診療しているときの状況によらず事前に初期対応のルールを自分の中で固く決めておく、②患者の症状や所見といった客観情報ではなく感情を汲み感情に寄り添う、のふたつくらいしかない。

○①は、わりと正道ではある。すなわち、どんな患者かによらず、「突然の、持続的で強い腹痛で、局在性がない」腹痛を訴えて来た患者に、急性腸管虚血から疑うとあらかじめ決めておくというものである。これは、メッセージとしては気持ちはよいが、それでも実際には、実践できないときはできないだろう。

○痛み方が大げさにみえたり、本人が精神疾患を持っていたり、認知機能低下があったりしても、いつもどおり診療できるだろうか。

○②は①の別解であり、「患者が痛いと言った部位は、見て、触り、心配してあげて、最後まで関心を持つ」という方針にしておくということである。

○この姿勢は、想定していなかった病態を途中で想起することにも貢献するうえ、患者や家族の心情も支える行為になり、劣勢な中でも安全な診療を進めることができる技法である。

○患者の主観を優先するという平素とは真逆の変法であり、情報源の主客を逆にするやり方なのである。

○このやり方を採用する理由は、本症が非常に訴訟リスクが高い疾患だからである。

○医学的な点での業務上の過失という点ではなく、訴える患者側の感情の問題である。

○すなわち「あんなにお腹を痛がっていたのに、あの若い医者はCTを撮ったきり"別にCTでは異常なかったんで"と不機嫌そうに言い、お腹を触ってもくれなかった」などと思われてしまうと、たとえその時点で急性腸管虚血を疑えなかったとする医学的・合理的根拠があったとしても、訴えた側の気持ちは晴れず結局はトラブることになる。

○急性腸管虚血は、疑うこと（そして造影CTを撮って造影されたSMAを追うこと）がすべてではあるが、疑ったうえで診察室で気をつけることは、まずはぱっと見の状態である。

○意識変容、頻呼吸は重大なことが起きているかもしれない重要なサインである。

○意識変容については、いわゆる「開眼していない」のような汎用される昏睡スケールに（本書の読者が）今さら頼ってはいないとは思われ、これはあくまで念押し・再確認になるが、意識変容は意識混濁に寄っている場合と、せん妄に寄っている場合がある。

○いわゆるJCS（Japan Coma Scale）とかいう昏睡スコアでスケーリングされることが多いと思うが、意識が混濁していればそもそも異変を感知しやすい。

○ただしJCS "1" というスコアは軽視されがちである。解像度高く患者を観察し、せめて「0より大きく1未満」くらいの感覚を持ちたい。

○「目は開いているが、ちょっと応答がおかしい」は異常である。もしこれに熱があったら髄液検査、強くお腹を痛がるなら造影CTである。

○さて急性腸管虚血は、<u>症状の強さに見合う身体所見がない</u>（圧痛がない、腹壁が硬くならない）ことが、どの教科書にも書かれる特徴である。

○くどいが、「ない」ことが特徴である。日頃から陰性所見を重視しながら診療することが重要である。

○虚血が遷延し壊死のフェーズに入ってくると、明瞭な炎症が惹起されるまでの間、痛みを感じにくくなる。このとき、おそらく相対的にだろうが、初発で感じた強い腹痛の程度が減じられる。

○ここが勝負の分かれ目であり、このあと無用に観察したり、食事を進めたりすると、腹部が膨満したり、壊死からの炎症惹起が進行して腹膜炎に至ったり、ショック、代謝性アシドーシスに至ったりする。

○意識変容や呼吸数に注目するのはいいが、それがあったときには腸管ではすでに虚血→壊死が拡大しつつあるかもしれないとまで考えておく。

○初期に症候が限局しないのは、腹膜に炎症が至るまでに時間がかかるからである。

○診断は、急性腸管虚血を疑ったうえで造影CTを撮る。

○疑っていないと、動脈相がオーダーできないし、またSMAに注意もいかない。

○NOMIは造影CTでは直接的に診断が困難である。

経 過 と 治 療

∞∞ 経 過 ∞∞

○死亡率が極めて高い。

○NOMIは70〜90%、それ以外でも40〜60%以上の死亡率である。

○腸管虚血の段階（壊死に至る前）で介入され、腸管切除に至らなかった場合は回復が可能だが、壊死に至った場合はどのくらい小腸が残存できたかで予後が決まる。

○また、「生存例＝元通りの社会復帰」を意味しない。

∞∞ 治 療 ∞∞

○SMA塞栓症では、抗凝固療法を行う。

○腸管壊死があれば手術を行うが、それは代謝性アシドーシスやLDH上昇の程度、腹膜刺激徴候の有無（や程度）などを勘案し外科医が決定するが、発症早期（8時間以内）なら血管内治療も検討される。

○SMA血栓症もほぼ方針は同じだが、閉塞部位が新鮮血栓ではないので、その部位の開通は諦め血行再建術をすることがスタンダードとされるが、現実にはそのようになることは少ない。

○血管内治療（ステント留置）が検討されることがある。

○壊死が広ければ腸切除をする（しかない）。

○NOMIは、腸管壊死がないと思われるときは循環管理で乗り切れるかもしれないが、NOMIもありえて、かつ腹膜刺激徴候がある場合は手術が検討される。

○ただNOMIで腸管壊死がある場合の予後は非常に悪く、意味としては死亡している状態に近いかもしれない。

―――― References ――――

〈1〉窪田忠夫．ブラッシュアップ急性腹症 第2版．中外医学社、p.190-212、2018
〈2〉森田 康ほか．急性腸間膜虚血症 49 例の臨床的検討．日消外会誌 2005；38：394-400

消
化
器

14. 小 腸 閉 塞

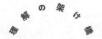

○「イレウス」という語は（臨床判断に有益かどうかという点では）あまり実際的な意味はなく、本書では曖昧さを避けるため使用しないことにする。

○「イレウス」という語は、多くの場面でみたてを誤魔化すのに便利な用語であって、実際にはひどく汎用されている。

○腸閉塞を小腸閉塞と大腸閉塞とに分け、ここでは小腸閉塞を説明する。

○全腸閉塞の2/3が、開腹手術歴のある癒着性小腸閉塞である。

○癒着性小腸閉塞の多くで手術適応とならず、保存的治療に反応して軽快する。

○もちろん腸閉塞は外科疾患（外科医がマネジメントすべ

き病態)であるが、症状から対応する内科医もまた腸閉塞の診断に頻繁に関与する。

○癒着性小腸閉塞は頻度が高いため、この診断に多数接してよく習熟しておけば、腸閉塞の典型症状を捉えることができ、ひいては腸閉塞全体を理解することができる。

○典型症状によって腸閉塞を疑うことは比較的容易だが、完璧に診断することは難しい。

○なぜなら腸閉塞は、どこが、どのように、何によって腸管が閉塞しているかがわかってはじめて(完璧に)診断されるからである。

○「どこが」とは、閉塞している小腸の閉塞点はどこか、ということである。

○「どのように」とは、癒着性腸閉塞の場合は通常 "single" あるいは "simple" obstruction であり、つまりは1箇所の閉塞である。

○実はこの「どのように」の判断が臨床的には一番重要で、いわゆる closed loop（閉鎖腸管ループ）があるかどうかの判断になる。

○2ヵ所の閉塞があるなどして、ある程度の長さのセグメントの腸管が口側面にも肛門側にも開放されておらずドレナージの効かない状態になっていることをいう。

○捻転やバンドによることが多く、つまりはこの closed loop の存在は緊急手術が必要であることを意味する。

○closed loop を形成するわけではないが、大腿ヘルニアや閉鎖孔ヘルニアも腸管が「どのように」閉塞しているかの重要な機転要因となる（これらもふつうは緊急手術を要する）。

○癌の腹膜播種や炎症などの内因性の要因によって、一時期に腸管の癒着が複数起きその結果closed loopを形成することがあるが、これらでは緊急手術になることはなく（原病の治療が根本治療であり）腸閉塞としては保存的加療で治療されることが多い。

○最後の「何によって」は、イメージしやすいのは腸管腔内で何が詰まったかと考えることであるが、たとえば胆石、胃石、消化されていない食餌がある。

○もちろん、癒着、バンド絞扼、重積、内ヘルニア、捻転なども「何によって」という仕組みの内訳に含まれ、「どのように」閉塞しているかということの考察と重複する。

疑 い か た

典 型 病 歴 ・ 典 型 症 状

○開腹手術の既往、嘔吐、数分あるいは十数分の間隔の波のある腹痛、排便・排ガスの消失。これらが典型病歴・典型症状である。

○すでに述べたように典型腸閉塞とは、癒着性小腸閉塞のことである。まずは開腹手術歴を背景にした癒着性腸閉塞の診療に習熟する。

○嘔吐は、吐物あるいは NG チューブからの排液で性状を確認する。典型的な小腸閉塞では胆汁性の嘔吐であり、黄色がかった茶色の水っ気の強い吐物である。

○逆に、食物残渣の多い吐物（よく見ると液体部分は透明な胃液である）は典型腸閉塞とは言い難い。

○非典型事例を覚えるのではなく、「典型からどのくらい外れているか」という感覚を大事にする。

○間欠的な腹痛は通常必発で、比較的口側の空腸が閉塞していれば 5 分前後ごとつまり数分おきとなる。他方、それよりもずっと肛門側、回腸の遠位で閉塞していれば15分前後ごとつまり十数分のおきの腹痛となる。

○排便や排ガスが明らかにあると言えるなら、小腸閉塞は否定的である。

身 体 所 見

○鼠径ヘルニアのような外ヘルニアの嵌頓ヘルニアは患者自身がまず気づくので、別扱いでよいだろうとは思うが、見てすぐわ

かる閉塞機転でもあるため患者の鼠径部分（多くの場合で下着をめくることになるから端折りがちだが）の確認はすべきである。

○腹部聴診で「腸蠕動音の亢進」を認めるが、特にclosed loopがある例や絞扼性の機序での閉塞のときは、短いセグメントで腸がきつく絞られたような状態であるので、ギターの高音のフレットを押弦して弾いたときのように、短く弦が張ったようないわゆるメタリックサウンドとなる。

○つまり「亢進」というか、高い音なので「聴きやすい」ということである。

○そのまま（張った）お腹をゆすると、腸閉塞では、腸管内で多量の空気（気相）と腸液（液相）が混在しているため「チャポンチャポン」と音が鳴る。

画 像 検 査

○ここからは、single obstructionの癒着性小腸閉塞以外の小腸閉塞のことも扱うことにする。

○腸閉塞を疑ったら、腹部単純X線か、加えてCTを行うことになるであろう。

○単純X線では、ニボー形成が有名だが腸閉塞に特異的というわけではないので、必ず病歴を併用して解釈する。

○つまり画像検査は、腸閉塞の診断をするのではなく（診断は病歴と身体診察でほぼ十分）、閉塞機転の場所、closed loopや絞扼の有無、別の疾患ではないか、というあたりに施行の強い意義がある。

○Single obstructionの癒着性小腸閉塞では、急発症・猶予がないというわけではないので、ある部位で小腸が閉塞しても、それより肛門側の排ガスが進み、実に半日もあれば排ガスが完了し以後は消失する。

○よってこの場合は画像所見として大腸ガス像が消失していることがふつうである。

○問題は小腸閉塞を疑っているのに大腸ガスが残っている場合である。このときは、"closed loop obstruction" ／絞扼性腸閉塞を疑う。

○Closed loop obstruction となって絞扼性腸閉塞が発症すると、病歴が浅くなり（＝耐えられずすぐ受診する）、排ガスが完了してしまう前に受診するのである。よって大腸ガス像を認める。

○もちろん閉塞が緩く不完全な閉塞にとどまれば「大腸ガスを認める小腸閉塞」となることはある。

○Closed loop を同定することは CT 読影での一番の肝となる。

○特に絞扼性腸閉塞の初療を経験すると、どこが closed loop だったか画像を振り返ることをよくするであろう。

○確かに closed loop の同定は重要ではあるが、実は外科医も CT スライスをたくさん動かし腸管の口径を見ながら閉塞部位を地道に探しているのである。

○腸閉塞に至った腸管は通常内容物によって緊満しており、断面は張って "まん丸" になっている。

○Closed loop 内は、通常液相のみのことが多い。

絞扼性を疑うべき所見のまとめ

・Simple obstruction として加療しているが思わしくないとき：腹痛が改善せず、間欠痛ではなく持続的な腹痛になったときや、排液量が少なくドレナージが思わしくないとき、排液が典型的な黄色～茶色の水様胆汁ではないとき（吐物・排液がそもそも食物残渣が多いなど）

・身体診察で反跳痛を認めるとき

・小腸閉塞を疑っているのに大腸ガスが残っている・消失していないとき

○Closed loopがあるとわかれば、原則は手術となる。

○大多数の腸閉塞である癒着性小腸閉塞であれば保存的治療を試みるが、完璧な診断を初日に下すことは難しく、内科医が初診した場合には（典型癒着性腸閉塞と思っても）全例外科コンサルトをするであろう。

○治療は、絶食、輸液、NGチューブ挿入である。

○バイタルが悪化するようならやや論外であり、初診時のみたてを捨てて方針を転換する（まだであれば外科コール、造影CTを反復する、血液ガスを含めた血液検査の再検、など）。

○どんな病型・病因であれ、腸閉塞において治療をどうするか（どんな閉塞か、手術のタイミングをどうするか）はすべて外科学の範疇である。

○内科医は、質の高い病歴聴取で迅速に腸閉塞かどうかを判断することに専心すればよいが、腸閉塞を「外科疾患」と思っているといつまでも向上しない。

○「外科医に渡すまでは"自分ごと"」と考えるべき外科疾患・病態のうち、もっともコモンといえるのが腸閉塞である。

────── References ──────

〈1〉窪田忠夫，ブラッシュアップ急性腹症 第2版，中外医学社、p.89-116、2018
〈2〉窪田忠夫，ブラッシュアップ急性期外科，中外医学社，p.19-46、2020

消化器

15. 大　腸　閉　塞

○ 大腸の腸閉塞は、小腸閉塞とは異なるものと
して理解する。

○ 大腸閉塞では、回盲弁があるために、そこと
腸閉塞としての閉塞部とで合計2ヵ所の閉塞
点が生じている。すなわち（弁機能が正常であるなら）
腸管内容物の逃げ場がなく構図としては
closed loopを形成していることになる。

○ よって大腸閉塞は基本的に何らかの処置を要
する。

○ 大腸閉塞の原因は、通常大腸癌である。

○ 閉塞の仕方については「腫瘍が管腔を閉塞し
ている」という想像しやすい機序のほか、腸
重積、捻転、壁外からの圧迫や浸潤などがあ
る。

○ただしそれも、大腸癌があるゆえのことが多い。大腸癌によって腸重積が起こる、といった具合である。

○壁外からの要因としてはたとえば、膵尾部癌によって結腸脾弯曲部が閉塞する、などがある。

○ともかく大腸閉塞は、「大腸癌か、どうか」という構図で考えるとよい。

○もちろん多量の糞便で閉塞することもある。

疑 い か た

○大腸閉塞自体は、嘔気や腹痛、あるいは先行した血便や便通異常などの症状に対してごくふつうの対応から始めれば、例外を除き初期ワークアップの過程でまず見逃すことはない。

○なぜなら大腸が閉塞するというのはよっぽどのことであり、閉塞すれば症状としては腹部膨満が顕著となるし、また画像検査を行えば腸管ガスが目立つことが多いからである。

回盲弁機能が保たれた
右側大腸の閉塞

○診断で一番難しいのは、回盲弁機能が保たれた右側大腸の閉塞である。

○「右」というのは、結腸のうち脾弯曲部よりも口側のことを指す（他方、脾弯曲部よりも肛門側を左側大腸とする）（図4）。

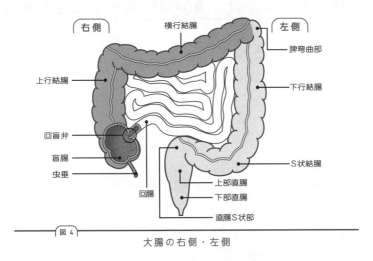

図4

大腸の右側・左側

○まず右側大腸の閉塞では、左側と違って、完全閉塞に先立って出現し得る症状に乏しい。左側大腸の閉塞の場合は、（多くの場合それが癌だということもあって）便通異常や血便が先行しやすい。

○右側大腸閉塞では、ふつうに腸閉塞としての嘔気が主訴となるが、小腸閉塞よりも嘔吐が少ない。

○また画像上のガス像がわかりにくい。回盲弁が効いているために小腸ガスが乏しく、また腸閉塞の閉塞部によってそれより肛門側の大腸ガス像も乏しくなる。

○よって一見ガスレスとなる（右結腸にわずかなガス像を認めるのみとなる）。これは症状とリンクしていて、すなわち腹部の膨満は比較的乏しくなる。

○そしてこれはどの部位の大腸閉塞にも共通することではあるが、腹痛の場所は一番圧が高まる盲腸のあたりとなるので、主訴は右下腹部痛となる。

○以上まとめると、「嘔気＋右下腹部痛＋ガスレス像」の患者に回盲弁機能が保たれた右側大腸の閉塞が想起できるかが重要となる。

○が、現実には症候学的に虫垂炎が鑑別に挙がるなどして診断難度はやや高い。

○回盲弁機能が保たれた右側大腸の閉塞は一番臨床的に危ない。盲腸穿孔のリスクが高い。圧が逃げにくく、圧が高まるまでの時間も短いためである。

回盲弁機能が不全となっている右側大腸の閉塞

○次に難しいのは、回盲弁機能が不全となっている右側大腸の

閉塞である。

○回盲弁が機能していないということは、回盲部よりも口側への逆流を許すということであるので、結腸での閉塞があってもclosed loop にはなってはいないということであり、つまりはsingle obstruction をきたしているだけとなる。

○つまり、閉塞部よりも口側の大腸ガスは認めるものの、どちらかというと全体としては小腸ガスがメインとなり、「遠位小腸の癒着性腸閉塞」の病像に似てくる。

○小腸閉塞を疑っていながらその実は大腸閉塞のことがあり得る、ということでもある。

○これを区別するには、まずは大腸癌の病変を右側大腸に見つけようと努力することである。診察では腫瘤を触れるか。CT では腫瘍を指摘できるか。

○あとは小腸閉塞よりは嘔吐量が少なくなる。

○また、いくら小腸閉塞に似るといっても実体は大腸閉塞ではあるので、小腸閉塞よりは腹部膨満が強い。

○そしてすでに述べたように、大腸閉塞では腹痛は右下腹部痛となるので、そこで判断できることもある。

○まとめると、「比較的典型的な小腸閉塞の病像でありながら、わりと嘔吐量が少ない・割と腹部膨満が強い・右下腹部痛である」という患者をみたら回盲弁機能が不全となっている右側大腸の閉塞を疑う。

左 側 大 腸 の 閉 塞

○左側大腸の「左」というのは、結腸のうち脾湾曲部よりも肛門側のことを指す（図4）。

○すでに少し述べたが、左側大腸の閉塞では、ごく当たり前の診

療をしていればこれを見逃すことはあり得ない。

○しっかりとした便通異常や血便などが顕性になりやすく、また画像では大腸ガスが目立ちとにかく「派手」になる。

○もちろん回盲弁が機能していれば、理屈上は小腸ガスが見えないはずである。

○もし著明な大腸ガスの存在などから左側の大腸閉塞を疑うものの、小腸ガスがない場合は、小腸ガスがある場合（＝回盲弁が機能しておらず小腸への逆流を許す場合）よりも早急なドレナージを要すると考えるべきである。closed loop となっており、圧の逃げ場がないからである。

○そうなると回盲弁の機能が不全であるほうが臨床的には猶予があるということになる。つまりは画像上で小腸ガスがしっかりあるかどうかということと対応していることになる。

○小腸閉塞の病像に近ければ近いほど、あるいは、大腸ガスが目立つケースでも小腸にもガスがある場合には、ともに少し時間の猶予があり緊急手術以外の選択肢がある。

経 過 と 治 療

∽∽ 経　過 ∽∽∽∽∽∽∽∽∽∽∽∽∽∽∽∽∽∽∽∽∽∽∽∽∽∽∽∽∽∽∽∽

○いずれは閉塞部への対処が必要であり、それが今すぐか・待てるかという違いである。

○基本的には「著しい大腸ガス像を見たら消化器医に相談する」としておけばいいが、述べたように、回盲弁機能が保たれた右側大腸の閉塞のような、経過が早い上に急変し得る病型もあるため、違和感に対しては待たずに迅速な外科コンサルトをためらわないようにしたい。

○減圧が必要である。

○コロレクタルチューブを挿入する、内視鏡的にステント留置する、外科手術、の 3 つがある。

○小腸閉塞にみえる病型、すなわち画像上小腸が拡張しているとわかる場合には、NG チューブも減圧治療として有益である。

○この辺りの判断は、小腸閉塞（の臨床）に慣れておくと考えやすい。

── References ──

〈1〉窪田忠夫，ブラッシュアップ急性腹症 第 2 版，中外医学社、p.117-131、2018
〈2〉窪田忠夫，ブラッシュアップ急性期外科，中外医学社、p.47-59、2020

エルシニア 腸炎	上行結腸 憩室炎	回盲部炎
虫垂炎	右下腹部痛と 発熱	炎症性腸疾患
PID	急性腎盂腎炎	回盲弁機能が 保たれた 右側の大腸閉塞

発 熱やCRP上昇のある患者に「右下腹部痛」があるとつい虫垂炎に走りがちだが、この切り方だけであればこの魔方陣のように雑多な病態が揃うことになる。「右下腹部痛と発熱」という触れ込みでは、非典型例も考慮してとにかく手術を要する虫垂炎を見逃さないようにと教えられることが多いが、仮説生成はバランス感覚が重要である。また、本当の意味で虫垂炎（の診断）というものを知るには、虫垂炎以外の病態も知り、それらの臨床的なコントラストから虫垂炎のゲシュタルトを浮かび上がらせることも必要になる。

16. 炎 症 性 腸 疾 患

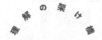

○炎症性腸疾患 (inflammatory bowel disease；IBD) といえば、
潰瘍性大腸炎とクローン病である。

○この２疾患のほかに、腸管ベーチェットおよび
「IBD unclassified (未分類 IBD)」があり、全体の把
握を整えておくとよい。

○腸管ベーチェットは、「ベーチェット病患者に
伴う IBD」といいたいところだが、実際には
ベーチェット病の先行診断なしに、腸管所見
から疑われて診断される状況も多い。

○治療も、潰瘍性大腸炎とクローン病の診療で
使い慣れたインフリキシマブやアダリムマブ
のような抗TNF-α療法が有効であることか
ら、膠原病内科ではなく IBD 専門家らが主体
的に診療していることも多い。

○近年、IBD unclassifiedとされた患者の一部に、家族性地中海熱の診断基準を満たす患者や類似する症状を呈する患者がいることが注目され、*MEFV*遺伝子変異分析を含めてIBD分類の見直しが図られている。

○「家族性地中海熱遺伝子（*MEFV*遺伝子）関連腸炎」と呼ぶ諸家もいるようだが、"本家"の家族性地中海熱がそうであるように、有意な*MEFV*遺伝子変異がなくとも家族性地中海熱の臨床症状を呈する一群がいる（どころかむしろ多い）ことから、「コルヒチン反応性腸炎」とか「自己炎症（性）腸炎」などと無難で広めな呼称にしておくことを個人的には勧めたい。

○IBDの臨床においての病態鑑別や病型分類、それに応じた治療などは専門家が行う。

○日本のIBD専門家は明らかにレベルが高く、診断から治療、フォローまですべてを行う真のスペシャリストが多い。非専門医はやはり、診断の拾い上げを重視したい。

病 態 別 の 概 要

症 状 と 所 見

潰 瘍 性 大 腸 炎

○潰瘍性大腸炎のほうが、クローン病に比べて高齢発症が多い。年齢の幅が広いのが潰瘍性大腸炎である。

○直腸型、左側結腸型、全結腸型がある。

○初期症状として下痢や血便が多く、下部消化管内視鏡を実施することと結びつけやすく、臨床的特徴としても「大腸の連続病変」とシンプルであることから、クローン病に比べて診断の遅れは少ない。

○潰瘍性大腸炎の診断が遅れるとしたら、①腸管外症状が目立つ、②高齢発症、③初期が過敏性腸症候群にみえた、などの状況である。

○下部消化管の症状が主徴である。下痢、血便のほか、腹痛、しぶり腹、便意切迫、腹部膨満、便失禁、排便回数の増加など、とことん「下部」の症状である。

○副次的に、微熱、倦怠感、体重減少などの全身症状もなくはなく、全結腸型に多い。

○血便は少量のことも多く、前景に立たず血液検査上の貧血となるだけのことがある。「下痢の持続＋貧血」は、原則否定されるまで潰瘍性大腸炎を考慮する。

○腸管外症状は、関節炎が多い。脊椎関節炎が有名だが、頻度としては末梢関節炎が多い。

○ぶどう膜炎や結節性紅斑もあり得るが、これらはクローン病のほうが頻度は高い。

○壊疽性膿皮症は、クローン病よりも潰瘍性大腸炎に多い。

○ほかの自己免疫疾患との関連や併存があり得る病態だとされている。高安動脈炎の患者の6.4％で潰瘍性大腸炎を合併していたという調査もある〈1〉。

○本疾患の存在は、下部消化管内視鏡によって感度高く推定されるが、内視鏡所見に高い特異性があるわけではない。

クローン病

○発症年齢は若く20歳台にピークがあり、男性に多い。

○潰瘍性大腸炎よりも侵す腸管やそのパターンが多彩であり、そのぶん鑑別疾患も広い。

○潰瘍性大腸炎は大腸の病気だが、クローン病は腸管の病気である。

○「口から肛門まで」というとおり、口内炎／口腔潰瘍も呈し得るし、また肛門病変（難治性痔瘻）は特徴的である。

○下部消化管だけでなく上部消化管や小腸などにも病変を作り、狭窄や瘻孔を形成することもある。

○ただし、小腸や大腸が好発部位ではある。病変が不連続に多

発することや、縦走潰瘍、敷石状配列といった内視鏡所見は有名であり、疾患特異的でもある。

○小腸病変の検索には、小腸カプセル内視鏡やダブルバルーン小腸内視鏡が用いられる。

○腸結核、腸管ベーチェット病などとの鑑別が問題になる。

○潰瘍性大腸炎と同様の腸管外症候の合併があり得る（ぶどう膜炎や結節性紅斑、関節炎など）。

○病理組織学的な検討が重要である。非乾酪性類上皮細胞肉芽腫が検出されれば、クローン病診断の主要な要素のひとつとなる。

○もちろんこれだけでクローン病の診断になるわけではないが「消化管の広範囲に認める不整形〜類円形潰瘍またはアフタ」「特徴的な肛門病変」と合わせれば、診断確度は上がる。

腸 管 ベ ー チ ェ ッ ト

○常にクローン病との異同が問題になる。

○腸管ベーチェットを診断するうえで有益な情報があるとすれば、①すでにベーチェット病の患者だとわかっている（あるいはベーチェット病でみられる所見・症状が先行している）、②回盲部病変がある（深い、円形ないし卵円形の非特異性潰瘍）などがある。

○しかし、ベーチェット病を（①）認識されていない状態で、消化管症状や内視鏡下の病変から認識する場合もあるし、また回盲部病変（②）はクローン病でもみられ得る。

○直腸病変、瘻孔を形成するような肛門病変や病理組織で示された肉芽腫といったクローン病にみられやすい所見があれば、たとえ内視鏡所見などが腸管ベーチェットにみえても、IBD専門家ならクローン病をクローン病だと診断することはできるだろう。

○腸管ベーチェットでは、潰瘍病変はクローン病よりも「深い」が数

的には多発せず孤発性のこともあり得ることが特徴である。

○先述のとおりそれが回盲部病変であることが多いことから、臨床症状としては右下腹部痛を伴うことが多い。

○また、下痢、血便を伴う場合もある。病変は狭窄➡腸閉塞を起こしたり、消化管出血や穿孔をきたし、それで初発したりすることすらあり得る。腸管ベーチェットは、進行した場合の器質的異常が怖い。

○回盲部などの潰瘍病変がほかのIBD病態と比べて深いということは、腸管ベーチェットでは出血・穿孔が生じやすいといえる。

○内視鏡所見で本疾患の診断に迷う場合は、全体がベーチェット病の経過であるかを膠原病内科医に診てもらうのが一番よい。

○染色体異常トリソミー8を伴う骨髄形成症候群で、比較的難治性の腸管ベーチェット類似のIBDを伴うことがある。

IBD unclassified

○定義上は、「潰瘍性大腸炎未満＋クローン病未満」の"その他"的グループという理解でよい。

○要するにグレーゾーンを認めるということであり、それらしい病態だが診断がつかないケースを「IBDではない」と切って捨てなければよい。

○冒頭で家族性地中海熱遺伝子（MEFV遺伝子）関連腸炎について触れたが、ここではそれについて述べる。

○ベーチェット病患者の消化管病態を腸管ベーチェットと呼ぶ関係性と、家族性地中海熱患者の腸管病変を家族性地中海熱遺伝子（MEFV遺伝子）関連腸炎と呼ぶ関係性と同じかというと、ややそうでもない。

○家族性地中海熱の病態・症候を知っていると自明なのだが、家族性地中海熱は漿膜炎を起こす疾患なのであって、腸管粘膜には炎症は起こさないという常識（というかほぼ前提）がある。当たり前だが、粘膜は内腔で漿膜は腸管を覆うほうの膜であるから、指す部位が解剖学的にまったく違う。

○まさに地中海地方のトルコやイスラエルの家族性地中海熱の専門家たちにとっては、家族性地中海熱で腸管粘膜炎（腸炎）をきたすことは異例だという前提がある。そのため、日本の「家族性地中海熱遺伝子（*MEFV*遺伝子）関連腸炎」という特異性が際立つのである。

○家族性地中海熱そのものも、海外と日本で臨床像などが異なることが多いため、腸炎は腸炎として独自の分類を形成したほうがいい。

○本病態の臨床像はやや多彩であり、ここでまとめるのは無理があるが、基本的にはCRP上昇を伴う発熱に腹痛や下痢などの消化管症状から成る症候シリーズ（炎症発作）が、数週〜数カ月の間欠期をおいて反復される場合に疑う。

○1回の炎症発作は、1〜3日と短いほど家族性地中海熱としての疾患特異性が高いとされるが、腸炎病態の場合はもっと長く感じられることが多い。5〜7日間ほどの消化管的病悩期間がある。これは炎症発作が1〜3日で停止しても、粘膜のhealingにはやや時間を要するからだと思われる。

○日本のIBD専門家たちは臨床家が多く治療意識が高いせいか「いまいちほかの（既存の）IBDではないな」と思える患者に、積極的にコルヒチンをトライしている風景を私目線だけでもまま見かける。

○今後コルヒチンが使用される機会が多いことであろうと察し、コルヒチンについての臨床的事項については別記した。

疑 い か た

○下部消化管内視鏡を実施できた場合は、IBD疑診例を含め、拾い上げには通常成功する。よって、IBD診断の肝は「下部消化管内視鏡の実施」に至れるかどうかにある。

○リウマチのような関節炎を診ていて、体重が減ったり下痢を繰り返したり血便のエピソードがある場合には、下部消化管内視鏡を実施する。

○結節性紅斑を発症し、かつ腸炎症状や不明熱がある場合には、下部消化管内視鏡を実施する。

○潰瘍性大腸炎は高齢者にも多い。高齢者は一般に便秘がちである。高齢者が下痢やしぶり腹に悩んでいる場合には、下部消化管内視鏡を実施する。

○過敏性腸症候群だと思って診ている患者も、IBDを疑っていい群である。下部消化管内視鏡実施の閾値を低く持っておく。

○「慢性下痢＋血液検査異常（貧血、CRP上昇）」に対しては、下部消化管内視鏡を実施する。

○「下部消化管内視鏡が未実施の"不明熱"」では、下部消化管内視鏡を実施する。

○下部消化管内視鏡でIBDらしき所見を得たときの、rule in までのプロセスは専門医と行う。

○経過の短いケースでは、無理にIBDとせず、キャンピロバクター腸炎やクラミジア腸炎など、感染性も鑑別に挙げる。

○病理組織検査も、それだけでyes/noを区別する完全な検査

ではないため、通常は専門医が治療しながらフォローし、徐々に診断を固めていくという現状が多い。

○すでに概説したとおり、家族性地中海熱遺伝子関連腸炎についてはその疑いかたが独特である。

経過と治療：潰瘍性大腸炎

∞ 経 過 ∞

○受診の遅れを除き、診断がついた患者が専門医にたどりついた場合、無治療観察ということは原則ない。

○ただし結果的に無治療となり、かつ病勢が落ちついていた場合は「軽症」「自然寛解」「食事療法が奏効」などとすることもできるが、「実は潰瘍性大腸炎ではなかった」可能性のほうが高いと考えることもできる。

∞ 治 療 ∞

○直腸型かどうかで治療が分かれるが、原則的には経口5-ASA製剤（メサラジン）が試されることが多い。

○クローン病にも用いる経口5-ASA製剤には、ペンタサ®、アサコール®、リアルダ®がある。

○反応が乏しい、またはメサラジンを十分使用できないケースでは、経口プレドニゾロン40mg/日あるいは点滴プレドニゾロン80mg/日を、2週以内の投与日数になるよう漸減中止し、ひとまずの「火消し」として使用することがある。

○手術療法、免疫抑制剤の併用、生物学的製剤の導入などについての可否の判断は、専門医が行う。

○IBDの専門医以外は、メサラジンの副作用に習熟しておくとよい。

○投与1〜2週で副作用が出現しうるが、多い副作用が<u>メサラジン不耐症</u>である。

○メサラジン不耐症は、定義の仕方にもよるが、発熱・下痢・腹痛・頭痛・関節痛などがある。

○メサラジン服用後やや経過がよかったのにもかかわらず、1週前後をすぎたころにこうした症状が悪化した場合、不耐症の可能性が高いと臨床的に考えられる。

○メサラジン不耐症は、高用量で出やすいというエキスパートの意見がある。処方医にもよるが、特に炎症が強くすぐに良くしたいと考えたくなる状況であればあるほど、メサラジンを最大用量で処方されがちである。

○メサラジン不耐症を防ぐため、臨床的に待てるのなら（短気にならず）半量から開始するとよい。

○不耐症以外のメサラジンの副作用は、意外と多彩である。

○不明熱・不明炎症、皮疹、間質性肺炎などの肺障害、（尿細管性）間質性腎炎、胸膜炎・心膜炎などの心障害、膵炎などがある。

○ひどい皮疹、臓器障害を呈した例は、通常は再投与を控える。

○軽度の肝酵素上昇（正常上限3倍以内）にとどまる、症状が自制内などであれば再投与も十分可能である。専門医とも相談するとよい。

○「不耐症＝再投与不可」と即断しないことが大切である。患者に処方前に説明しておくことも非常に重要である（副作用に過剰に恐怖してしまい、患者がひどく再投与を拒絶してしまうことがある）。

○メサラジンの副作用は、軽微・軽症のものも含めると多彩であり、メサラジン服用中の患者の説明のつかないあらゆる臨

床的な異常に対して、「メサラジンのせいかもしれない」と一度は考えることがコツになる。

経 過 と 治 療：クローン病

∾∾ 経 過 ∾∾∾∾∾∾∾∾∾∾∾∾∾∾∾∾∾∾∾∾∾∾∾∾∾∾∾∾∾∾∾∾

○腸管の器質的な変化が生じやすく、また難治性も高く、無治療観察は許容し難い。

○栄養状態の低下、腸管の高度狭窄、ひどい瘻孔や膿瘍の形成、大量出血、高度肛門病変などによる QOL 低下などがあり得る。

∾∾ 治 療 ∾∾∾∾∾∾∾∾∾∾∾∾∾∾∾∾∾∾∾∾∾∾∾∾∾∾∾∾∾∾∾∾

○治療戦略は複雑で、潰瘍性大腸炎と同様、治療は専門医の元で行われるべきである。

○5 -ASA製剤はクローン病でも用いられる。

○ブテソニド含むステロイドを用いてなるべく消炎に持ち込む。

○中等症～重症例、あるいは寛解に持ち込めないような場合には、生物学的製剤が導入される。

○手術療法、免疫抑制剤の併用、生物学的製剤の切り替えなどについての適応あるいは可否の判断は、専門医が行う。

経 過 と 治 療：腸管ベーチェット

∾∾ 経 過 ∾∾∾∾∾∾∾∾∾∾∾∾∾∾∾∾∾∾∾∾∾∾∾∾∾∾∾∾∾∾∾∾

○回盲部潰瘍は通常深いもので、右下腹部痛や下痢などを繰り返

しているうち、突然の大量下血や出血性ショック、穿孔をきたして搬送されてしまうこともある。

○腸管ベーチェット患者はベーチェット病ではあるが、ぶどう膜炎を反復するといった典型例（完全型）や眼症を有する率がかなり少ない（ベーチェット病全体で70％に対し15％程度）。

∞∞ 治 療 ∞∞

○軽症〜中等症には、5-ASAやコルヒチンが合理的に思えるが、いまひとつであるのが現実である。

○炎症が強い場合にはステロイドを十分量使ってしっかりと消炎を図る。1 mg/kgのプレドニゾロンを1週、0.5 mg/kgとしてさらに1週投与して2週間は治療し、寛解導入の足しにしたい。

○腸管ベーチェットでは重症度という概念が個人的に曖昧に思えるので、診断がついたならば、寛解導入、寛解維持のどちらの目的にもやはり抗TNF-α治療が望ましいと考える。

○アダリムマブかインフリキシマブが使用できる。

┌─ 経 過 と 治 療 : 家族性地中海熱遺伝子関連腸炎 ─┐

∞∞ 経 過 ∞∞

○まだ詳しくはわかっていない病態だが、本家の家族性地中海熱は間欠的な炎症発作が特徴であるから、著しい潰瘍形成や急速な内腔の狭小化の進行といったような器質的病変への進展はみられにくいはずである。

○どちらかというと、患者のQOLが問題になるものと思われる。

○無介入の場合、ひどい腹部症状がたびたび訪れるということ

の不快が続く。

∞∞ 治 療 ∞∞∞∞∞∞∞∞∞∞∞∞∞∞∞∞∞∞∞∞∞∞∞∞∞∞∞∞∞∞∞∞∞∞∞∞∞∞∞

○コルヒチンを処方する。頓用あるいは短期間の内服は不可である。

○遺伝子検査ではなく、炎症発作がコルヒチンの定時内服によって軽減することをもって診断されると私は考えている。よって、コルヒチン処方の閾値は低めでよい。どんどん試すやり方でも構わない。

○3カ月くらいかけて観察し、炎症発作が軽減、消失することが確認できれば診断が確定する。

○なお、私の臨床経験での実例をもとに述べたいことがある。ここで述べるほかないので許していただきたい。

○ベーチェット病を思わせる症状（口内炎、ぶどう膜炎、ざ瘡、陰部潰瘍などの反復）が部分的にでもある、腸管ベーチェットを思わせる消化管所見（回盲部病変など）がある、HLA-B51を保有している、といった者に対しては、たとえその患者に家族性地中海熱の病名がすでについていたとしても、コルヒチンが無効・不耐だからといってカナキヌマブ（抗IL-1β遮断薬）を使用してはならない。

○この場合、カナキヌマブ導入によってベーチェット病態が悪化することが経験される。ときに重篤となった例も複数ある。潜在のみしていただけのベーチェット病態が顕性化した例も複数目撃している。

○カナキヌマブ自体を否定する意図はない。カナキヌマブ処方の際は、経験のある医師とともに適応を検討することが大切である。カナキヌマブなしに治療できない疾患もあり、大切に使っていきたい。

∞∞ **コルヒチンの使い方〜導入時の注意点** ∞∞∞∞∞∞∞∞∞∞∞∞∞

○コルヒチンを使い馴染みのない人のために、臨床的なやさしい手引き的解説をする。

○まずコルヒチンは、ステロイドやNSAIDのような感覚で臨床効果を及ぼす薬剤ではない。2週ほど使って「効果がない」と断罪し、コルヒチン無効とみなす消化器内科医が多いが、どれだけ短気なんだと思ってしまう。気が短すぎである。

○そもそも初期量が間違っている。3錠分3をいきなり処方してはいけない（1錠＝0.5mg）。1日1錠からがよい。

○すなわち0.5mg/日でおよそ最低3カ月は続ける。ここから出発してほしい。

○禁忌は中等度以上の腎機能障害の患者である。

○コルヒチン自体に、腎血流を下げたり直接的に尿細管障害を及ぼしたりする副作用は原則ない。注意すべきはコルヒチン処方時の腎クリアランスである。

○コルヒチンの副作用については別項に記載した（p.527, p.1351, p.1359を参照）。

〜〜〜〜〜〜〜〜〜〜〜〜〜〜〜〜〜〜〜〜〜〜〜〜〜〜〜 **References** 〜〜〜

〈1〉 C Terao et al. Takayasu arteritis and ulcerative colitis：high rate of co-occurrence and genetic overlap. Arthritis Rheumatol 2015；67：2226-32. PMID：25931203

〈2〉 I Ordás et al. Ulcerative colitis. Lancet 2012；380：1606-19. PMID：22914296

〈3〉 S Hiraoka et al. Multicenter survey on mesalamine intolerance in patients with ulcerative colitis. J Gastroenterol Hepatol 2021；36：137-43. PMID：32525567

〈4〉 J Torres et al. Crohn's disease. Lancet 2017；389：1741-55. PMID：27914655

〈5〉 B Veauthier et al. Crohn's Disease：Diagnosis and Management. Am Fam Physician 2018；98：661-9. PMID：30485038

消化器

17. 好 酸 球 性 消 化

○消化管に好酸球が浸潤して傷害を起こし、その当該消化管の機能を障害する疾患を包括して好酸球性消化管疾患あるいは好酸球性消化管障害 (eosinophilic gastrointestinal disorders；EGIDs) と呼ぶ。

○日本では、食道粘膜上皮にのみ好酸球が浸潤するもの (好酸球性食道炎) を、別格の扱いとしている。

○EGIDs患者は何らかのアレルギー疾患を有していることが多く、中でも気管支喘息が多い。

○食道炎に限ればやや男性に多い。発症年齢は、30〜50歳が中心である。

○好酸球性食道炎は、1,000件の内視鏡で1人という高頻度でみられるらしい。

管 疾 患

Eosinophilic gastro intestinal disorder

○ もともと好酸球性食道炎は日本人に少なく欧米に多い疾患であるとされ、逆に、食道以外の消化管にも好酸球浸潤がある疾患（これを好酸球性胃腸炎と呼ぶことが多い）は日本人に多い疾患と考えられていた。

○ しかし最近では、日本でも好酸球性食道炎患者が多く認識されるようになった。

○ 好酸球性食道炎からみれば、好酸球性食道炎患者の1/4が好酸球性胃腸炎であるとされ、罹患している消化管は小腸が多く7割を占める。

疑 い か た

○食道性の EGIDs ならば、胸やけやつかえ感などであるが、ただし特に好酸球浸潤があるからといって特異的症状や現象があるわけではない。

○程度も軽いことも多く、無症状であることもあり、検診異常として粘膜異常だけを発していることもある。

○当然、病状が重ければ嚥下困難や食物の食道内停滞を呈することもあるが、稀である。

○非食道性の EGIDs では、症状は腹痛と下痢が多い。

○血液検査ではいくらか好酸球が増加している（500個/μL以上）ことが8割以上とされるが、「消失していない（0ではない）」といった程度に認識しておけばいいだろう。

○CRPも軽度ながら上がっていることがある。これはおそらく漿膜下に浸潤が及んだ場合と思われる。

○腹水貯留することがあり、もし腹水穿刺できれば好酸球の数を数える。多数の好酸球を占めれば診断的価値は高い。

○ふつうは「消化器症状 ➡ 内視鏡 ➡ 生検 ➡ 好酸球浸潤が分かる（当該消化管の EGIDs の基準を満たす）」というのが診断の流れである。

○CTでは、腸管浮腫や腹水が分かることがあり、弱い傍証になりうる。

○気管支喘息、アレルギー性鼻炎、アトピー性皮膚炎、食物アレルギーといったアレルギー疾患を持つ患者に、他で説明のつき

にくい消化器症状や内視鏡下の粘膜異常、CT上の腹水や腸管浮腫などを認めたら、本症（EGIDs）を疑うとよい。

○あるいは例として、まだEGIDs病態が認識されていない気管支喘息患者に喘息発作が起きたとする。

○その治療に全身ステロイド投与が行われたときの症状の変化に注目してみる。

○すなわちもし、何らかの消化器症状があった場合にそれがステロイド治療によって大幅に改善してしまったなら、じつはEGIDsがあったのかもしれないと考える端緒となる。

○臨床で注意深い観察をすることで診断できることもある。受け身ではこの疾患を拾い上げられない。

経 過 と 治 療

∞∞ 経 過 ∞∞

○よくわかっていない。

○どういう患者が将来重症化（腸管狭窄や腸閉塞やひどい栄養障害など）するかなどは確立していないようだが、小腸に好酸球性病変があるケースでは注意が必要そうである[4]。

○臨床的な実感としては、そこまで予後が悪いような印象はない病態である。

∞∞ 治 療 ∞∞

○PPIやロイコトリエン受容体拮抗薬を用いる。軽症例ではこれで改善することもある。

○先行して罹患している併存アレルギー疾患を治療したり、明

確な抗原（アレルゲン）がある場合にはこれを回避したりすることで、軽快がみられることがある。

○これらの対応によっても改善しない場合、診断が確定されていればステロイド投与が適応となる。

○プレドニゾロン 0.5～1.0 mg/kg/日を使用して漸減するが、その方針やプロトコルは定まっておらず、何が正しいのかはわからない。

○浸潤細胞が好酸球であるのだから、ステロイドの反応性は非常に良好であるはずだが、診断が確定されていてステロイドに反応しないときはステロイドの量や期間が足りていないのかもしれない。

○診断が確定されていない例でステロイドに反応しないときには、診断を見直したほうがよい（当たり前）。

○（診断ではなく）治療に難渋した場合には、消化器専門医よりも、アレルギー専門医や免疫内科医（膠原病内科医）、あるいは呼吸器内科医といった日頃ステロイドを使い慣れている医師にコンサルトしたほうがいい場合がある。

○消化管粘膜ばかりをみている消化器内科医が、「どーん」とステロイドを投与するのはあまり慣れていないかもしれないからである。

∞ フォロー ∞∞∞∞∞∞∞∞∞∞∞∞∞∞∞∞∞∞∞∞∞∞∞∞∞∞∞∞∞∞∞∞∞

○多くの例で再発がある[4]。

○そのため、フォローの仕方も何も、フォローせざるを得ないだろう。

～～～ **References** ～～～

〈1〉 木下芳一ほか．好酸球性胃腸炎の診断と治療．Gastroenterol Endosc 2012；54：1797-1805

〈2〉 Y Kinoshita et al．Clinical characteristics of Japanese patients with eosinophilic esophagitis and eosinophilic gastroenteritis．J Gastroenterol 2013；48：333-9．PMID：22847555

〈3〉 藤原靖弘ほか．好酸球性消化管疾患診療の現況．日内会誌 2021；110：2631-6

〈4〉 木下芳一ほか．2．好酸球性消化管疾患の診断と治療．日内会誌 2018；107：438-45

消化器

18. 食　道　癌

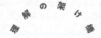

○男性に多い癌であり、年齢は60〜70歳が多い。それでも男性は、罹患率は横ばいあるいはわずかに減少傾向にある。

○他方、女性では横ばいあるいはわずかに増加傾向にある。

○病変は、胸部中部食道に最も多くできる。

○次いで胸部下部食道、胸部上部食道、腹部食道、頸部食道となる。

○組織型は扁平上皮癌が一番多く、危険因子は飲酒・喫煙である。

○いわゆる大酒家もリスクであるが、もっといえば少し飲むだけで赤くなる・具合が悪くなるといった人のうち「それなのにお酒が好き

でよく飲む」という人がむしろかなりのハ
イリスクである。

○食道癌の家族歴を有する、あるいはがん家
系の人でもリスクは高い。

○頭頸部癌などと異時性に共存して、いわゆ
る重複癌となる傾向がある。

○腺癌も増えていると話題になるが、扁平上
皮癌が圧倒的に多い。

○バレット食道の増加に伴ってバレット腺癌
も増えてくるだろうとはされており、女性
や若年者などリスク因子に該当しないグル
ープにも注意が必要になってくるかもしれ
ない。

○食道は、周囲を心臓、大動脈、大静脈、気管、肺などに囲まれているうえ、解剖学的に"薄い"構造をしている。

○よって食道癌は、がん自体の悪性度が高いということもあるが、食道外へ転移や浸潤をしやすい。

○現在の食道癌治療の進歩は、臨床病期(clinical stage;cStage)0/Iなどの早期の癌、あるいは局所再発例など、少なくとも病変が局所にとどまる病期にある。

○そのため、未発症ハイリスク者に対しての検診、あるいはいわゆる人間ドックなどの無症状者に対する検診で行われる、定期的な上部消化管内視鏡によって無症状の段階で発見することが是とされる風潮にある。

○実際、表在癌(固有筋層に達しない)の90%が無症状で、内視鏡で偶然に発見される。

○早期症状として、しみる感じ、呑酸感など
がある一方で、嚥下困難や嚥下時痛といっ
たいかにも食道癌を疑える症状を発したと
きはすでに病期が進んでいる可能性が高い。

○さらに声がかすれる、体重が減ったなどが
あれば、より進行している状態であると察
せられる。

○後述するが、少なくとも食道癌のリスクに
なる因子を複数持つ人に対して、いかに積
極的に上部消化管内視鏡による健診を行わ
せるかが重要である。

○他の疾患と比べ、健康診断（ドック内視鏡）の意
義が高いと思わされる疾患である。

臨 床 病 期 ご と の 考 え 方

〈治療を中心に〉

○臨床病期によって異なるため、それぞれについて簡単に述べる。

cStage 0

○内視鏡的切除の適応となるが、綿密な評価が必要であることに加え、**cStage I** かどうかで方針も異なる。

○そのためそれを素早く緊密に決定しなくてはならない事情から、「癌かどうかも分からない」段階の病変こそ即座に専門医にコンサルトしたほうがよいといえる。

cStage I

○耐術能の評価の上で外科手術を検討するが、最近は化学・放射線療法も考慮されるようになった(2)。

○最終決定には、個別の事情などを加味した情報を患者に提供し、十分な熟慮と患者の納得が必要となる病期ともいえる。

○豊富な経験が必要であり、即座に専門医に委ねるべき病期である。

cStage II, III

○病期の正確な確定が前提であるが、耐術能に問題がないかどうかが重要となる。

○問題なければ、術前化学療法を行い、その後根治切除術を行う。

○術前化学療法を行わない場合でも、術中の病変切除標本における組織像によっては術後化学療法を考慮する。

○耐術能に問題があるなど手術療法を採用しにくい場合には、化学・放射線療法を検討する。

○化学・放射線療法も適応とならない場合には、化学療法や放射線療法をそれぞれ単独で行うか、対症療法となる。

cStage Ⅳa

○切除不能だが病変は局所にとどまっているという病期である。

○実施できるなら、化学放射線療法による根治を目指す。

○化学放射線療法に忍容性がない場合は、放射線療法を単独で行う。

cStage Ⅳb

○病変が局所を超えて進行している病期である。

○実施できるならば化学療法を行う。閉塞病変に対して、緩和的な放射線療法を行うこともある。

○対症療法を行うことになる病期である。

化学・放射線療法後の、局所遺残あるいは局所再発例に対する治療

○これまでは救援療法として、化学療法あるいは手術療法が行われてきた。

○しかし最近では、タラポルフィンナトリウムと半導体レーザーを用いた光線化学療法（photodynamic therapy；PDT）が選択肢として追加された。

○つまり局所治療のひとつである。

根 治 治 療 に つ な げ る
診 断 方 略

○はじめての「(食べたときに) ものがつかえる」「食道がしみる」
「飲み込みが悪い」という訴えには、必ず精査(上部消化管内視鏡
検査) を行って確かめることをする。

○もちろんこのやり方では、食道癌があるかどうかで言えば内視
鏡検査の偽陰性は多くなるだろう。

○しかし初回の訴えに対して評価を怠ると、もし後から進行した
病期で発見された場合、多くの治療オプションを失うことにな
る。

○男性、50歳以上、スモーカー、飲酒が好き、身内に食道癌がい
る、頭頸部癌の既往がある、のような因子のうち、複数合致す
る人であれば、定期健診としての上部消化管内視鏡を勧めるべ
きであると考える。

○症状の有無を内視鏡検査実施の適否、あるいは実施勧奨の基準
にしていると、9割が無症状である表在癌を見逃してしまう。

○いずれにせよ、非専門医はいかに内視鏡で食道病変を早く見つ
けるに至らせるかだけが役目であり、最近では画像強調内視鏡
を併用した拡大内視鏡観察が表在癌の診断や深達度診断に応用
されていることもあって、どんどん非専門医の役割は減ってき
ている。

○食道癌は、「非専門医が診断し、専門医が治療する」という構図
に載せてはいけない癌であると考える。早期から専門医が検討
すべき癌である。

○非専門医の唯一かつ最適な役割は、たとえば「内視鏡を嫌がる

人」や「（リスクは高そうだが）あまり医療機関を訪れない人」に対して、良好にコミュニケーションを日頃からとって内視鏡実施のハードルを下げることなのかもしれない。

○これはどの診療科の医師でも、あるいはどんな医療従事者でもできることである。

──────── References ────────
〈1〉日本食道学会．食道癌診療ガイドライン2022年版 第5版．金原出版

〈2〉K Kato et al. Japan Esophageal Oncology Group of the Japan Clinical Oncology Group. Parallel-Group Controlled Trial of Surgery Versus Chemoradiotherapy in Patients With Stage I Esophageal Squamous Cell Carcinoma. Gastroenterology 2021；161：1878-86．e2．PMID：34389340

19. 胃　　癌

理 解 の 架 け 橋

○ 胃は「右〜」「左〜」のような側性のない、J型の袋状の臓器である。

○ 胃は腹部消化管の最初の区域で、食道胃接合部から幽門までの部分を指す。

○「胃がん」といえば近年死亡率が低下しているがん種であり、やや男性に多く、50歳台後半から罹患率が高くなる傾向がある。

○ 胃に原発する腫瘍のほとんどは上皮性腫瘍で、悪性上皮性腫瘍（主に腺癌）、内分泌細胞腫瘍（多くは腺癌）、非上皮性腫瘍（平滑筋肉腫やGIST）、悪性リンパ腫に大別できる。ここでは、大半を占める胃腺癌のことを「胃癌」と呼んで記述することにする。

○ 発生部位は、胃体部が全体の半分くらいを占

める。

○胃癌の診療は、深達度と進展度が重要で、前者は早期発見のためや早期発見できたときのストラテジーに関わり、後者は近接臓器の位置関係や脈管の走行を理解することと関連してくる。

○胃の周囲は、体部の後面では後腹膜を隔てて膵体部、体部大弯外側では脾臓、体部小弯右側では肝臓の下面と接している。

○また前面には腹壁、尾側には横行結腸、頭側には横隔膜と接している。

○また腹腔動脈がメインの栄養血管で、左胃動脈、脾動脈、総肝動脈が分枝し胃を栄養する。これらが胃の支配動脈となる。

○診断は、食道・胃・十二指腸ファイバースコピー（いわゆる EGD、上部消化管内視鏡）で発見されることが多く、生検で組織所見や深達度を確認する。

○ある程度進展していれば CT で発見されることもある。

○胃部不快、貧血など EGD を行う契機が少しでもあるなら、検査実施に結びつけることがまず大事である。

治　療

○特に粘膜下層（sm）にとどまるかどうか、遠隔転移があるかどうかは治療方針の大きな区分けに関わるので重要である。

○sm にとどまり領域リンパ節転移がなければ（T1N0）、内視鏡手術となる。

○sm にとどまり領域リンパ節転移も 1〜2 個である場合（T1N1）、あるいは固有筋層（mp）にとどまり領域リンパ節転移がない場合〔T2（MP）N0〕、あるいは T1N0 だが内視鏡手術の適応でなかった場合には、腹腔鏡下幽門側胃切除が行われる。

○ロボット支援手術も、すでに保険収載されていることや、進行癌でも腹腔鏡下幽門側胃切除の開腹手術に対する非劣性が示されつつあることもあって、今後適応が拡大するものと思われる。

○遠隔転移例あるいは術後再発例では化学療法が中心となる。

○化学療法は、従来はS-1＋シスプラチンだったが、近年はもっと選択肢が大幅に増えた。

○大まかには、一次治療・二次治療・三次治療（以降）という区分けに対して、それぞれHER2陽性か陰性かでさらに分けられる。

○また、主に術後に行う補助化学療法という考え方もあり、手術療法に併用されることがある。

○ニボルマブやペムブロリズマブといった免疫チェックポイント阻害薬が使用されることがあったのは従前からだが、最近は一次治療から積極的に取り入れる方針がすでに導入されている。

○化学療法の内容は今後も進歩・改変がなされていくと思われる。

予 後

○内視鏡手術の適応となる病期（Stage IA）では5年生存率は95％前後である一方、Stage Ⅳでは5％前後となっている。

○早期発見が非常に意味のある癌であるといえる。

~~~ References ~~~

〈1〉日本胃癌学会. 胃癌治療ガイドライン医師用 2021年7月改訂 第6版. 金原出版

20. 大 腸 癌

○大腸癌はとにかく頻度が高い。

○頻度も高いが死亡率が高い。男性が肺癌に次いで2位、女性は1位である。

○しかし診断・治療技術の進歩により、Stage Ⅱ/Ⅲ結腸癌の5年全生存率は90％に近づいている。

○また、切除不能進行再発大腸癌の全生存率の中央値は約3年となっていて、かなりの延長がみられている（その昔は1年ほどだった）。

○統計上の死亡率が高い癌だとはいっても、固形癌のなかでは比較的生命予後のよい癌であることはわかっており、早期癌の段階で診断できれば多くの例で完治が可能である。つまり、当たり前ではあるが、早期発見が重要で

ある。

○大腸癌の領域は、進歩というか推奨の変動が激しく、昨日までの常識が今日の非常識となることがある。次々と書き換わる話題に追いついていく必要のある領域である。

○便潜血検査の陽性、血便、貧血、便の性状の変化が大腸癌の症状といえば症状である。

○特に早期発見のためには便潜血検査が重要で、50歳以上のすべての人が年1回の便潜血検査が勧められている。

○診断時にCEAが陽性〜高い場合は、予後が良くないとされる。

疑 い か た

○便潜血検査での陽性、下血・血便、貧血（特に鉄欠乏性）、腹痛、便性状の変化、説明のつかない体重減少、などはすべて大腸内視鏡を行う理由になる。

○若年者では大腸癌の家族歴に留意する。

○進行するまで無症状のことも多い。とにかく、「きっかけさえあれば大腸内視鏡を行う」というのが対策になる（というかそれしかない）。

経 過 と 治 療

∞ 経　過 ∞∞∞∞∞∞∞∞∞∞∞∞∞∞∞∞∞∞∞∞∞∞∞∞∞∞∞∞∞∞∞

○病期による。

○診断技術や治療の進歩による。

○右結腸癌は女性に多く、予後はよくない。左結腸癌が男性に多く、予後はよい。

∞ 治　療 ∞∞∞∞∞∞∞∞∞∞∞∞∞∞∞∞∞∞∞∞∞∞∞∞∞∞∞∞∞∞∞

○粘膜下層（T1）までにとどまれば内視鏡切除術となる。

○手術は腹腔鏡下に行われる。

○Stage IVは遠隔転移のある場合だが、転移巣、転移様式によっ

てマネジメントが異なる。切除可能性などにもよる。

○原発巣由来の症状はないが遠隔転移巣は高度に存在する場合に、その原発巣を切除できそうであっても切除は行わずに、全身化学療法を選択する推奨となっている。下線部が近年の新しい考え方である。

○高頻度マイクロサテライト不安定性という遺伝情報を持つ進行再発大腸癌では、初めから免疫治療（免疫チェックポイント阻害薬、PD-1阻害薬）を行うことになっていることも近年の変更点である。

○また直腸癌では、（腹会陰式直腸切除術ではなく）術前に放射線化学療法を行うが、原発巣が静かであれば手術をせずに経過観察するという戦略がとられることがある。

――――――――――――――――――― References ―――――

〈1〉大腸癌研究会. 大腸癌治療ガイドライン 医師用 2022年版. 金原出版
〈2〉E Dekker et al. Colorectal cancer. Lancet 2019；394：1467-80. PMID：31631858

消化器

21. 蛋白漏出性胃

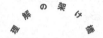

○消化管からアルブミンの漏出をきたす疾患群を指しており、原発性もあるが続発性が多く、症候的疾患のひとつと考えることもできる。

○低蛋白血症と浮腫を主徴とし、消化管からの蛋白喪失である背景から、消化器症状を伴いやすい。下痢や腹部膨満などが多い。

○有病率などはよくわかっていない。

○原発性と呼ばれるものはかなり稀で、先天的な要因での腸管のリンパ管異常であることが多い。

○後者つまり続発性の場合は、この蛋白漏出性胃腸症は、疾患単位ではなく症候的な位置づけになる。すなわち、蛋白漏出性胃腸症を捉えたうえで、その原因を考えることが臨床上

腸　症

の主題となる。

○病因としては、血管透過性亢進や消化管粘膜の炎症や腫瘍に伴うものなどが知られている。

○具体例を下記に示すが、これらは例であり網羅しておらず、実際にはこれだけではない。

・全身性エリテマトーデス	・シェーグレン症候群
・胃癌	・小腸疾患
・上腸間膜動脈閉塞症	・消化管に関連したリンパ腫
・収縮性心膜炎	・Fontan 手術後

○選択の基準は、この病態（特に病因）の全容が捉えやすく今日でも一応あり得るもの、とした。

疑 い か た

○特異的で簡便な診断マーカーがあるわけではなく、診断は通常難しく診断の遅れはコモンである。

○多くの例で、「浮腫＞消化器症状」である。すなわち、浮腫のほうが前景に立ち、消化器症状が重いわけではない。よって浮腫の鑑別のなかに本症を入れるほうがよい。

○低蛋白血症の他、低Ca血症がみられることがある。

○腸管からの蛋白漏出の証明には、α1アンチトリプシンクリアランス検査や蛋白漏出シンチグラフィがある。

○前者はワンタイムの検査ではなく、3日間の蓄便と血液試験を要し、専門的な検査と思えるので筆者は実施したことがない。

○蛋白漏出シンチグラフィは、^{99m}Tc ヒト血清アルブミン、^{99m}Tc-DTPA結合ヒト血清アルブミンを静注しその動態をシンチグラフィで撮影することで、消化管への漏出の有無を確認する検査である。

○消化管内視鏡検査では、Kerckring襞の肥厚や小腸の白色絨毛、散布性白点、白色小隆起、粘膜下腫瘍様隆起の所見を評価する。

○ダブルバルーン小腸内視鏡は、所見のある小腸粘膜からの生検によりリンパ管の拡張を組織学的に証明することができる優位性がある。カプセル内視鏡は、全小腸を評価できる点にメリットがある。

経過と治療

〰〰〰 経 過 〰〰〰

○浮腫だけみれば生命には直結しないが、喪失する蛋白には免疫グロブリンや凝固に関連する蛋白も含まれることから、免疫不全や深刻な血栓症を招くリスクのある疾患である。

〰〰〰 治 療 〰〰〰

○原疾患による。多くの場合は原疾患の治療が、本症の治療になる。

○原発性でも続発性でも、食事療法は試みられる。低脂肪・高蛋白食が基本である。

○原発性、つまりリンパ管の先天的形態異常（リンパ管形成不全など）による場合には根本的な治療法がない。

○浮腫に対してはステロイドを試みることがあるが、それでよくなるかはわからない。

○推奨はされないだろうが、現実的には利尿薬を使うことになるだろう。

〜 References 〜

〈1〉福田 真作ほか．蛋白漏出性胃腸症．日内会誌 1996；85：1098-103
〈2〉A Ozen et al. Protein-Losing Enteropathy. N Engl J Med 2023；389：733-48． PMID：37611123

22. 胃アニサキス症

○アニサキス症は、魚を生食する日本人特有の寄生虫症といえる。

○年間約7,000例も発症するという集計はレセプトデータらしく、過小評価されていることを加味すればおそらくかなりのコモンディジーズであると思われる。

○胃アニサキス症は、アニサキスを含んだ生魚などを食べると、アニサキス幼虫が主に胃粘膜に穿入し激しい腹痛を起こし発症する寄生虫症である。

○アニサキス症は、症状の程度により劇症型と緩和型に分けられ、さらに感染する部位の違いによって胃アニサキス症か腸アニサキス症に分けられる。

○ 無症状の症例もあるが、これは緩和型に相当するのだろう。

○ 臨床で通称的にいわれる「アニサキス（症）」は、激しい腹痛で受診する劇症型の胃アニサキス症のことで、数時間〜12時間以内に発症する。

○ 多くが勘のいい臨床医によって病歴（症状や喫食歴）から気づかれ、内視鏡のアクセスがよい日本ではすぐに緊急内視鏡が行われる。

○ 特に寄生虫学のエキスパートにコンサルトすることなくその場でその内視鏡施行医によって虫体の同定・摘出され、それにより症状が改善し、患者は帰宅する。

○ アニサキスアレルギーという概念もある。

魚介類摂取後に、蕁麻疹や血管浮腫、あるいはアナフィラキシーのような突然重篤な即時型アレルギー反応を起こすものである。

○しかしこれは、急性の反応ではあるが激しい腹痛は伴わず、消化管アニサキス症ではない。

○胃アニサキス症では、生きた虫体を摘除すると症状が劇的に改善すること、冷凍処理と加熱調理によって死滅させると公衆衛生学的に発症防止効果があることから、虫体の成分ではなく「生きているアニサキス」が急性のアニサキス症に関連している可能性がある。

○喫食することでアニサキス症を起こしやすい魚は、なんといってもサバである。次に秋にはサンマが多くなる。

○サバは、特にしめさばであり、全国、季節を問わず多いが、あとは地域によって異なる。西日本ではイワシ、アジ、北海道ではサケ、サンマ、イカが多い。

○しめさばは、冷凍されたサバをしめれば問題ないが、生のサバをしめるとアニサキスが除去されずに提供されてしまう。この可能性があるのは、「自家製しめさば」として提供する飲食店や魚介類販売業である（冷凍されたサバをしめれば自家製でもなんら問題はない）。

○要するに、何事もそうだが、おいしいものや行為にはリスクがあるということである。

疑 い か た

┤ 診 断 ま で の 経 緯 ├

○症状は上腹部痛／心窩部痛がほとんどで、次いで嘔気だが意外と少ない。嘔吐はもっと少ない。

○痛すぎて嘔気を感じている余裕がないからかもしれない。

○摂食から発症までの時間は6〜8時間がほとんどで、12時間までに80％が発症する。

○通常は、痛みを我慢できずに受診閾値を越える。受診までの時間は、「すぐ」「その日じゅう」がほとんどで、稀に「翌日」となる。

○アニサキス症の患者は、生魚などの摂食歴を隠すことはない。本人が食べたこと・ものを素直に申告してくることが多い。

○劇症的な症候が自然にピークアウトして改善しつつある段階で受診した、などの経緯、つまり本人から摂食歴の記憶が薄れてくると少し難しい。症状の質によってアニサキスとそれ以外の疾患を区別する特異的症状や所見はないからである。

○そのため、直前までふつうに食事ができていたような元気な人が急に強い心窩部痛に襲われて、痛みが我慢できずに受診した嘔吐をメインとしない患者にはアニサキス症を疑った問診をすることが大切である。

○喫食した魚、食べ方、食べた時刻がきちんと確認することができれば、目の前の患者の症状を加味して、アニサキス症を疑うことは容易である。

○診断は、上部消化管内視鏡で、生きたアニサキス虫体が腸管粘膜を穿入しているさまを確認（目撃）することで確定される。

治　療

○治療はこの虫体の内視鏡的摘除である。

○フォローは特に要らないが、その事例を「食中毒」であると担当した医師がみなすなら、保健所に届ける必要がある。

○届出を徹底すれば、アニサキス症の有病率的な全国的実態が地域性も含めてもう少しよくわかるようになるかもしれない。

～～ References ～～
〈1〉 鈴木　淳．わが国におけるアニサキス症の現状と対策．モダンメディア 2020；66：165-70
〈2〉 山下行博ほか．胃アニサキス症の臨床的検討．Gastroenterol Endosc 1988；30：3092-8

胆石発作	食道破裂	胃・十二指腸 穿孔
急性膵炎	胃アニサキス症	急性 胃・十二指腸 粘膜病変
大動脈解離	急性SMA 閉塞症	腸炎ビブリオ

心 窩部痛、胃痛、胸痛、上腹部痛、など、とにかく「強い痛み」に襲われたときの魔方陣である。

3

肝・胆・膵

1. 急性胆嚢炎／

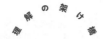

○急性胆嚢炎は、感染症という印象で捉えるべきでなく、外科手術を考慮する外科疾患である。

○病態の理解のためには、解剖が重要である。胆嚢の出口（胆嚢頸部と胆嚢管）の閉鎖が病態の起点になる。それによって胆嚢内腔の圧が上昇して発症するのが急性胆嚢炎である。

○その「胆嚢出口の閉鎖」は、原則として石によるものと考える。すなわち、胆嚢頸部に大きな石が嵌まり込むか、小さな石でも胆嚢管に嵌まり込めば、胆嚢内腔圧が上がりそれによって病態がはじまる。

○胆石症と急性胆嚢炎はスペクトラムの関係性と捉えるとよい。つまり、胆石症が強く持続すれば急性胆嚢炎であるし、急性胆嚢炎が比

胆　石　症

較的すぐに軽快に至り入院などせずに済めば胆石症と呼ぶ。

○石が嵌まり込み（嵌頓し）、胆石症にとどまることなく経過すると、胆嚢が緊満した状態が続いて、胆嚢頸部では胆嚢血管が圧迫される。

○圧迫は静脈のほうが影響を受けやすいので、胆嚢壁はうっ滞し浮腫をきたす。この状態はすでに急性胆嚢炎である。血管の圧迫という物理的要因で起きているのでこれを"物理的胆嚢炎"と呼びたい。

○この状態がさらに続くと、いよいよ胆嚢内の胆汁がうっ滞して細菌（腸内細菌）が繁殖し感染が成立する。ここでようやく"感染性

胆嚢炎"となる。

○ ここでふたつの観点が示される。ひとつは、胆嚢の中に感染胆汁があるということはマクロな視点でみれば要するに膿瘍が成立しているという構図となる。膿瘍といえば治療はドレナージであり、内科治療では治癒が難しい。よって急性胆嚢炎は外科疾患である。

○ もうひとつは、急性胆嚢炎の起点が感染ではないということである。述べたように "物理的胆嚢炎" がまず生じるのであって、細菌による感染自体はあくまで二次的なものだということである。

○ この点は、急性胆管炎と違って、急性胆嚢炎が一気に敗血症的にはならないという事実をよく説明している。

○ ところで胆石の成分は、比較的若年（の女性）に多いコレステロール結石と、pigment stone と呼ばれる色素結石とがある。

○ コレステロール結石はCTでは見えない、
ということを覚えておく。

疑　い　か　た

── 診断までの経緯 ──

○「油ものを食べたあと」という病歴を拾うことは、手垢にまみ
　れて使えないということはなく、重要である。

○ だいたい食事の3時間くらい後の右季肋部痛あるいは心窩部
　痛で発症するが、通常その痛みは激しく、容易に受診閾値を
　越える。

○ 遅めの晩御飯を外食し、帰宅後猛烈な「胃の痛み」を翌朝ま
　で様子をみられずに夜間救急を受診する。

○ あるいは、胆石症であれば、夕食後2、3時間経って腹痛が生
　じて苦しんだがわりとあっさり軽快。ただしあまりの痛さだ
　ったため翌日日中の一般外来を受診する、といった病歴が典
　型である。

○ 腹膜刺激徴候を欠くので、じっとしていることはなく、どち
　らかというと七転八倒し、あぶら汗をかく。急性冠症候群も
　鑑別となる。

○ 胆石症と急性胆囊炎はひと続きであると前述したが、両者に
　発症初期に差があるわけではない。繰り返すが、わりとすぐ
　軽快し入院とならずに診療が進んだものを胆石症、持続し炎
　症が強く出て軽快せず入院となったものを急性胆囊炎と呼ぶ

ようにすると、実に臨床的・実際的である。

○嘔吐はあってよく、コモンだが、ひたすら嘔吐する病気ではない。

○腸管の疾患とも言い難いので、腹部が膨満することもない。

○右季肋部痛が主訴になりやすいものの、痛すぎて患者も医師も意識されることがないが、実はしばしば右背部痛（特に右肩甲骨下）を伴っている。また心窩部痛の場合は右肩痛を伴うことがある。いずれも放散痛と思われる。

○ただし痛みだけでいえば、胃・十二指腸潰瘍が鑑別となる。

○急性胆嚢炎は「急な高熱（±ショック）と腹痛」という病歴になりにくいが、あるならば急性胆管炎、急性腎盂腎炎が疑わしい。

○右季肋部痛と思っていたら、実は肝湾曲部の結腸憩室炎ということもありうるが、急性胆嚢炎の初期の疼痛は、憩室炎よりもずっとずっと痛い。

○黄疸は決して胆石症／急性胆嚢炎のトレードマークなどではない。それどころか、黄疸があれば胆嚢炎以外から考えるべきである。急性胆管炎や急性肝炎が候補である。

○稀に胆嚢炎でも黄疸が出現しうるが、穿孔した胆嚢炎や敗血症になった胆嚢炎など重症かつ末期的なものに限られる。

○血液検査上のトランスアミナーゼの上昇もないのが急性胆嚢炎である。上がっていれば、胆管炎あるいは急性肝炎が疑わしい。

○身体診察では、炎症を起こした（緊満した）胆嚢の上を圧せば疼痛が誘発される。

○急性胆嚢炎は、病歴で疑い、緊満した胆嚢と嵌頓した胆石を画像的に証明できれば診断が確定する。

○画像検査は、エコーとCTがあるが、若年に多いコレステロール結石はCTで見えないので、若年ではエコーを選択する。

○CTは全体像の把握、他疾患の検討ができるメリットがある。小さい総胆管結石は見えにくい。

○胆石の有無よりも、胆嚢が緊満している所見が重要である。

治　療

胆 石 症

○まず、疼痛にはNSAIDを使用する。

○経験的な感触になるが、芍薬甘草湯を十分量で使うのもよい。

○有症状の胆石発作を起こしたら、それだけで腹腔鏡下胆嚢摘出術の適応があるといえばある。再発しやすいからである。

○手術をためらうのは、悪い糖尿病や高齢など耐術能に不安がある場合である。

○ウルソ®が効くのは、コレステロール結石かつ小さい胆石であり、高齢で大きい胆石ではウルソ®もさほど意味はない。

急 性 胆 嚢 炎

○急性胆嚢炎として入院したら、その入院で手術を行うことが勧められる。

○耐術が問題でなければ早期の腹腔鏡下胆嚢摘出術を行い、血圧が高い、心筋梗塞の既往がある、悪い糖尿病がある、慢性の肺疾患（COPDは間質性肺炎など）があるといった全身状態の不良があるのならば、抗菌薬±経皮的胆嚢ドレナージを行う。

〜〜〜〜〜〜〜〜〜〜〜〜〜〜〜〜〜〜〜〜〜 References 〜〜〜
〈1〉窪田忠夫. ブラッシュアップ急性腹症 第2版. 中外医学社、p.157-75、2018

肝・胆・膵

2. 急性胆管炎

○ 急性胆管炎を学ぶうえで障壁になるのは、「急性胆管炎・急性胆嚢炎」のようにこの2疾患を併記した記事や総説、あるいはガイドラインや教科書が多いことにある。

○ 急性胆管炎は、急性胆嚢炎とはまったく別の疾患である。

○ 急性胆管炎の病像は、敗血症的で、熱性疾患のイメージのする内科疾患である。

○ 一方で急性胆嚢炎の病像は、胆石の嵌頓が続く限りは「手術をしない限り治らない腹痛」を伴う疾患、というイメージであり、つまりは外科疾患である。

○ 急性胆管炎は、胆管の閉塞によって起こるが、ほとんどが総胆管結石の十二指腸乳頭部への

嵌頓が原因である。

○胆管が閉塞すると、胆汁はうっ滞して容易に胆管に炎症が惹起され、やがてここに感染症が成立する。

○急性胆管炎が怖いのは、「圧倒的なまでの敗血症への移行のし易さ」である。

○胆管が閉塞すれば、胆管内が閉鎖回路となるため、繁殖した細菌は容易に肝内胆管へ逆行しものすごい勢いで血中にそれらが流入する。その結果、猛烈な速さと菌量で敗血症が発症するのである。

○急性胆管炎は、ひとたび発症すれば、敗血症となる確率がきわめて高いのである。

肝・胆・膵

○しかも急性胆管炎は、胆嚢炎のような耐えが
たい腹痛とはならないことが多い。腹痛より
も、発熱や意識障害といった症候のほうが初
期診療上の問題点となる。

○黄疸があれば胆道閉塞の推測が容易だが、な
い場合には、悪寒戦慄、ショック、意識レベ
ルなどの、初療での基本的な診とりが重要に
なる。つまり、直感を用いて迅速に対応を決
めたい。

○敗血症を先に認識したときに、その原疾患と
して急性胆管炎を想定してしまうのもよい
（頻度的には腎盂腎炎が多い）。主訴が発熱単独であった
としても、生理学的異常が強いのなら、本症
を疑っておきたい。

○総胆管結石はサイズが小さければ嵌頓時間が
短くなり、感染症とならずに腹痛や肝酵素上
昇とCRP上昇だけが起きて自然軽快すると
いうepisodicな経過をとることがある。

○実はこれはかなりコモンな事象で、完全に慣習的で業界用語に近いが「passing（パッシング）」と呼んでいることが多い。

○なお、胆管の閉塞は結石だけではない。胆管癌や膵頭部癌などの悪性腫瘍でも閉塞は生じる。

疑　い　か　た

┤ 診 断 ま で の 経 緯 ├

○悪寒戦慄を伴う発熱は急性胆管炎の主訴になりやすい。

○そこへ、強くても弱くても、心窩部痛あるいは右上腹部痛があったと病歴で分かれば急性胆管炎を疑う。

○「ショックバイタル＋腹痛（あるいは腹痛があった経緯）」は急性胆管炎を疑う。

○実は急性胆管炎の身体診察は難しい。なぜなら、総胆管は上側に膵臓や十二指腸、あるいは肝臓があるので、仰臥位にしてお腹側から触れる診察では、直接的に炎症した総胆管を圧し難いのである。

○ただし、一番浅い胆管は肝内胆管であり、総胆管結石の嵌頓による急性胆管炎であれば、わりと広範囲に肝内胆管も炎症

しているはずで、肝臓を叩く（実際には右の下位肋骨の上を叩打する）ことで痛みが響き、所見として得ることができる。

○黄疸の有無は確認する。

○急性胆管炎の血液検査は、胆嚢炎と比較するとよい。すなわち、急性胆管炎ではビリルビン、ALP、γGTP、トランスアミナーゼが上昇する。またCRPもふつう上昇している。

○しかし急性胆嚢炎では、肝胆道系酵素の上昇はみられないのが原則である。

○熱を発して具合が悪くて受診している時点で血液培養の適応であり、2セット採取する。

○画像検査は、エコーとCTがある。

○エコーではとにかく胆管径のサイズをみる。肝内胆管で4㎜以上は「拡張あり」であり、病像に矛盾がなければ急性胆管炎の可能性が高い。総胆管は7㎜以上で拡張しているとみなす。

○CTでは、単純CTで総胆管結石を同定しやすい。また造影CTは総胆管や肝内胆管（の拡張所見）を確認しやすい。

経 過 と 治 療

∞∞ 経　過 ∞∞∞∞∞∞∞∞∞∞∞∞∞∞∞∞∞∞∞∞∞∞∞∞∞∞∞∞∞∞∞∞∞∞∞∞

○無治療の予後は非常に悪い。

○内科的治療（抗菌薬、内視鏡ドレナージ）の進歩により、mortalityは10％ほどとなった。

∞∞ 治　療 ∞∞∞

○輸液をしつつ抗菌薬を投与する。

○市中発症であればアンピシリン／スルバクタム3gを6時間
　おきに点滴静注する。

○免疫不全、抗菌薬の前投与歴などがある患者ではピペラシリ
　ン／タゾバクタム4.5gを6時間おきに点滴静注とすること
　もある。

○急性胆管炎を疑って治療を開始しておきながら、消化器内科
　医にコンサルトしていないということはないはずであるから、
　ドレナージ（ENBDなどの内視鏡的ドレナージ）の適応を専門家に
　伺いつつ、緊急ドレナージが必要になるかもしれない患者が
　いることを知っておいてもらうとよい。

肝・胆・膵

── References ──

〈1〉JG Lee. Diagnosis and management of acute cholangitis. Nat Rev Gastroenterol Hepatol
　2009；6：533-41. PMID：19652653

3. 肝 膿 瘍

○ なんらかの機序で病原微生物が肝組織に侵入、融解壊死を引き起こして膿瘍が形成する病態である。

○ その機序・経路は、経胆管・胆道的、経門脈的、経肝動脈的、あるいは隣接臓器からの炎症直接波及などがあるが、実は特発性が多い。

○ 特発性を除けば経胆道性が多く、その背景には胆石や悪性腫瘍（胆道癌が多い）などがあるが、胆管－腸管吻合や胆道系処置に起因していることもある。

○ 原因微生物は、*Klebsiella pneumoniae*、大腸菌、腸球菌、ビリダンスレンサ球菌のような口腔内常在菌、アメーバ（*Entamoeba histolyca*）などが多い。

疑　い　か　た

─┤ 診 断 ま で の 経 緯 ├─

○症状と身体診察だけで特異的に絞り込むことは現実的でない。

○発熱、悪寒、腹痛の頻度が多いが、非特異的である。

○肝酵素や CRP は顕著に上がったり、あまり上がらなかったりする。

○画像検査、特に CT が有力であるが、画像検査なしではこの疾患を特徴的に疑うのは難しいだろう。

○肝膿瘍かもしれないとはじめに認識するのは CT 後であることが多いはずである。もちろん超音波でも病変は検出できるが、読めて「肝膿瘍かも」と思うところまでであろう。

○また、アメーバ性については画像だけでなく臨床面でも特徴があるので超音波でも推定できなくはないが、肝膿瘍の見分けの出発点は「造影 CT を使って、アメーバ性かどうか」とするとよい（表 1）。

○CT は造影剤使用がほぼ前提であるとしたほうがよい。

アメーバ性	細菌性
辺縁はきれいに造影される	辺縁は造影されるが造影不整
単発で円形 通常 10cm 以上	単発・多発いろいろで 形も不整になることもある
単房性	多房性
通常右葉	右葉に多い

表 1　アメーバ性と細菌性の造影 CT 画像パターンの違い

アメーバ性

○アメーバ性は、かなり大きく肝内を占拠する病変を作り（80%が右葉に発生）、ふつうは単発・単房性で、内部は均一な低吸収域で辺縁ははっきり造影され周囲との境界は鮮明である。

○また男性（特に男性と性行為をする男性）、インド・アフリカ・メキシコのような流行池への渡航歴はハイリスクである。HIV/AIDS患者も当然ハイリスクである。

○潜伏期間は12週（8~20週）と長く、画像所見が印象的であることもあって、潜伏期間を使って病原体推定が捗ることはあまりない。

○経口感染または性的接触（口腔・肛門性交）により腸管から侵入した *E. histolyca* が経門脈的に肝臓に移行して肝膿瘍を形成する。

○本書が発売されるころには、赤痢アメーバの血清抗体検査が保険で実施できるようになっているはずである。

○これは、感染の機会があった時期から十分時間が経過していれば高い検査感度をもって感染の有無を検出できる検査であり、肝膿瘍の病原診断には相当有効であると思われる。

細 菌 性

○非アメーバ性の肝膿瘍かもしれないと思ったら、「悪性」「菌血症」「腹部病変」について想起しておく。

○胆道癌に関連して閉塞性・複雑性の病巣感染になり、その結果膿瘍形成が起こっていることがある。

○血液培養は行っておく。穿刺吸引せずに原因微生物が確定できることは臨床的に有益である。

○（肝膿瘍と共存して）肺多発結節影があれば、それは敗血症性塞栓である。やはり血液培養を実施していることのメリットがある。

○腹部病変を考えるのは、経門脈性に侵入する機序を想起するためで、具体的には腸管が関連した病巣感染症が多く、虫垂炎、憩室炎、あるいはそれらによる腹腔内膿瘍形成や腹膜炎である。

○炎症性腸疾患や消化管悪性腫瘍が発見されることも、ないわけではない。

経 過 と 治 療

～～ 経 過 ～～～～～～～～～～～～～～～～～～～～～～～～

○穿破、敗血症、静脈血栓症などが重大な合併症である。

○アメーバ性では通常抗菌薬の反応は良い。

○左葉、多発、特発性かつ多房性といった性質を持つ肝膿瘍の場合、抗菌薬や穿刺吸引の効果が乏しく、経過が悪いことが予想される。

治 療

○外科医との連携が重要である。

○アメーバ性では、メトロニダゾールを投与する（7〜10日間）。

○経口でもいいが、摂取不能なら静注でもいい。

○治療後にパロマイシンで根治治療を行う（腸管内のcystを排除する）。

○非アメーバと思われる場合は、極力培養（血液、穿刺排液）による病原体特定に努める。

○ただ治療開始は通常経験的になされ、アンピシリン/スルバクタム3gを6時間ごと、あるいはセフトリアキソン1gを24時間ごと＋メトロニダゾール点滴500mgを8時間ごと、などとする。

○抗菌薬自体は4〜6週間だが、ドレナージが良好かどうかも重要であるため、いつも外科医と相談する。

○ドレナージが不良にみえたら、そのときが画像検査の再実施の目安である。

フォロー

○アメーバ性のときは、規定の投与期間を終えたら通常それで問題ない。治療が適切にできていても画像所見が残ってしまうからである。症状、身体所見、血液検査所見などで総合的に判断する。

○非アメーバ性の場合は症例による個別性が高く、膿瘍の大きさや性質、治療反応など、膿瘍治療時の経過を加味してフォロー法を決める。

○梅毒の感染リスクが高い人では、赤痢アメーバの抗体陽性率が高かったとする調査[3]もあるため、アメーバ肝膿瘍をみたら梅

毒や HIV、B 型肝炎などもチェックしてもいいかもしれない。

━━ **References** ━━

〈1〉 高橋百合美ほか．過去 10 年間における当院肝膿瘍症例の検討．肝臓 2008；49：101-7
〈2〉 重福隆太ほか．過去 20 年間における肝膿瘍 153 例の臨床的検討．肝臓 2018；59：466-80
〈3〉 Y Yanagawa et al. Seroprevalence of Entamoeba histolytica at a voluntary counselling and testing centre in Tokyo：a cross-sectional study．BMJ Open 2020；10；e031605．PMID：32102805

肝
・
胆
・
膵

4. 非アルコール性脂肪
非アルコール性脂肪

非アルコール性脂肪

理解の架け橋

○ 脂肪肝は、アルコール摂取のあり・なしで分け、アルコール性ではない脂肪肝について定義や理解がされてきた経緯がある。

○ 進展しても緩徐で安定した病態である非アルコール性脂肪肝(nonalcoholic fatty liver；NAFL)と、進行性で肝硬変や肝細胞癌のリスクが高い非アルコール性脂肪性肝炎(nonalcoholic steatohepatitis；NASH)に分けられていて、この区別は肝生検でなされる。

○ これらふたつの病態を合わせて非アルコール性脂肪性肝疾患(nonalcoholic fatty liver disease；NAFLD)と呼ばれる。

○ が、実際の臨床をしていて、私はこの疾患定義のセンスのなさにずっと辟易としていた。

性肝疾患
性肝炎

Nonalcoholic fatty liver disease
Nonalcoholic steatohepatitis

○脂肪肝というのは日本の医療体制では比較的すぐに、そして簡単に捕捉される。「健診でトランスアミナーゼが高いため二次検診へまわされる→その人を一瞥し一見して肥満だとわかる→ウイルス肝炎や薬剤性を否定→脂肪肝疑い」という具合である。

○また、CTや超音波検査のアクセスもよいため、いわゆる肥満体型ではなくても、画像上の脂肪肝（肝臓の脂肪置換）はすぐ推定されてしまう。この患者に、トランスアミナーゼの上昇があれば、少なくとも脂肪肝をすぐに疑える。

○次に、これらの患者に飲酒歴があることがわかるとする。すると、たちまちnonalcoholicではなくなるのである。

○ここがおかしいというか、実際の患者（というか、現代の人々）は、アルコールを飲む肥満あるいは脂肪肝の人など山ほどいるし、両方を持っている人のほうが多いではないかという実感を持って臨床をしていた。

○よって、アルコールを飲む・飲まないにかかわらず、トランスアミナーゼが上昇しており、「肥満がある」あるいは「画像で肝臓に脂肪沈着がありそうである」のであれば、これを"脂肪性肝炎"とひとまず呼ぶことにしていた。

○「脂肪肝」だと単に不摂生であることのレッテルにしかならないが、脂肪性肝炎と呼べば医師も患者も脂質制限への意識が高まるからである。そもそも不摂生していなくても脂肪肝の者はいる。

○2020年になり、ようやく時代がそうした考えに追いついてきた。

○22ヵ国32名の専門医からなる International

Expert Panelにより脂肪肝の新概念 metabolic dysfunction-associated fatty liver disease（MAFLD: 代謝異常関連脂肪肝）が提唱されたのである[1-2]。

○代謝異常は脂肪肝の進展に重要な危険因子であるという、ふつうに十分想像しやすい考えを基盤としている。

○すなわちこのMAFLDでは、"nonalcoholic" を前提とせず、また「肥満」「2型糖尿病」という因子を組み入れて定義された。

○細かいことは、今後また定義の改変・修正、エビデンスの集積による変更などがあるかもしれず、詳述しないが私がずっと実臨床で考えて来たことにおおむね沿ったものになっている。

○今後は、MAFLDという定義の上で、いろいろな研究がなされてエビデンスが生成されていくものと思われる。

MAFLD の 捉 え か た

○アルコールを飲む・飲まないにかかわらず、<u>トランスアミナー</u><u>ゼが上昇している患者</u>について考えることを出発点とする。

○即座に、ウイルス性肝炎、薬剤性を確認する。

○橋本病、リウマチ、膠原病など、自己免疫素因がありそうな患者背景であれば、自己免疫性肝炎や原発性胆汁性胆管炎を考慮する。そのうえで、患者をみて肥満があれば脂肪肝を疑う。

○あるいは身長・体重をみて、肥満がありそう（BMI23以上）なら、脂肪肝を疑う。肥満があってもなくても、初回評価は画像検査を行うことになる。

○このとき超音波を用いるはずだが、別の理由で CT が行われ、偶然脂肪肝が認識されることもある。

○「肥満あるいは画像上で肝臓に脂肪沈着」と「トランスアミナーゼ上昇」の組み合わせで脂肪肝を認識し、これに「2型糖尿病」と「飲酒機会が多い」ということが組み合わされば、MAFLD的な病態といえる。

○おそらく常識的には、脂質異常症や心不全（心機能低下）、慢性腎臓病なども、MAFLD の増悪因子あるいは構成要因になろうかと思われる。

○つまり「代謝」という共通項を、肝臓という「代謝における重要臓器」を中心として多臓器を結びつけているとういうような概念が MAFLD であるといえるだろう。

○概念はともかく実臨床上の目標は、トランスアミナーゼを下げ、肝線維化、肝臓癌や肝外悪性腫瘍の発生、動脈硬化性の心血管

イベントを防ぐことである。

○MAFLDに特異的な対処は特にないと思われる。あえて均一な概念としていないのがMAFLDだからである。現実的には、その患者の代謝異常に対して良いと思えることを全部するのが治療になる。

○NAFLD/NASHのときと同様、脂肪摂取制限をし、体重を減らすことはおそらく重要である。

○アルコールを制限することも重要に違いない。新しげな概念に驚かず、エビデンスではなく常識を働かせることが肝要である。

○薬物治療は、MAFLFDあるいはNAFLD/NASHに対するエビデンス、という図式にすると急に微妙になる。

○何かを少しでもよくすれば、連鎖して隣り合った病態がよくなり、ひと段安定した系にステージアップするものと思われる。

○NAFLD/NASHに対して試された、ピオグリタゾン、SGLT2阻害薬、スタチン、ARB、ビタミンE（トコフェロール）は試せるならば試したい薬剤である。

○たとえばNASHを放置した悪影響は、月の単位で実感することはなく、脂質制限や薬剤をいつまでどのくらいの強さで続ければいいのかモチベーションが保ちにくいのが問題となると考える。

○脂質制限をすると、体重が落ちることが多い。これをいっそのこと美容や体調改善のためと思ってもらうほうが長続きしやすい。

○脂質制限で糖尿病も改善するだろう。改善は、HbA1cによって数値で明示的となるので、当座のモチベーションを保ちやすいかもしれない。

○しかし街には「クリーム」が含まれた商品が本当に多い。パンにはクリームはつきものだし、チーズケーキやエクレア、シュークリームなどとにかくクリーム入りの食べ物が満載である。

○喫茶店の茶菓子は通常クリームが多い。パフェなどは論外だが、クリームが盛られたパンケーキや焼き菓子などは脂質が多い。そもそもパンケーキ自体に脂質が多い。

○カフェラテ、カプチーノなどは無糖でも乳脂肪が多いし、コーヒーにいれるクリームもしっかり入れてしまう人も多い。入れれば入れるほど脂質は増えていく。

○他人の行動を見ていて、たとえば「コーヒーにその量のクリーム入れたらすごい脂質じゃん」と思ってしまうことは個人的に多い。「ケーキとカプチーノ」など、ちょっとした脂質祭りである。

○シュガーレスにするなど糖質はやたらと気にする人は多いが、脂質への意識が足りない人が多い。

○糖質を制限しても、脂質を多く摂っていてはその糖質制限は特に"善行"とはならない。罪滅ぼしの仕方が間違っている。

○カレー自体にも脂質は多く、カツカレーを食べることは脂質を食していることに近い。スープを飲み干さないラーメンのほうがよっぽど脂質は少ない。

○脂肪肝の高齢者が、実は1日2杯しっかりと牛乳を飲んでいて、パン屋のパンならいいだろうとクリーミーな菓子パンや調理パンを食べ、さらにはクリーム入りのコーヒーを1日2杯飲んでいる、といったことはよくある。

○中高年に対して、「体にいいもの」としてかつて刷り込まれて以来ずっとしてきた「牛乳を飲む習慣」をどこかで卒業させることは重要なことかもしれない。カルシウムは別の方法で摂らせたい。

○社会全体が「カロリー制限」「糖質制限」に寄り過ぎている。カロリー表示よりも、「脂質（g）」のところを見るようにさせて、どんな食品に脂質が多いのかということを学ばせるところから始めるとよい。

○脂質は「揚げ物」だけではない。また、和菓子は脂質が少ない。

――――――――――――――――――――――――――― **References** ―――

〈1〉 M Eslam et al. A new definition for metabolic dysfunction-associated fatty liver disease：An international expert consensus statement. J Hepatol 2020；73：202-9. PMID：32278004

〈2〉 川口 巧. 脂肪肝の新概念：Metabolic dysfunction-associated fatty liver disease（MAFLD）. 肝臓 2023；64：33-43

〈3〉 藤井英樹. アルコール性肝疾患と非アルコール性肝疾患のクロストーク. 日消誌 2022；119：39-46

〈4〉 米田政志. 非アルコール性脂肪性肝疾患の治療. 日臨生理会誌 2022；52：65-8

肝
・
胆
・
膵

5. 慢性B型肝炎

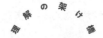

○ B型肝炎は、B型肝炎ウイルス (HBV) による感染症である。

○ 慢性感染者は、無治療では肝硬変や肝細胞癌を発症する素地となる炎症が生じてしまうことが問題になる。

○ 肝細胞癌は日本でなおも有力な、がん死亡原因となるがん種のひとつである。

○ 他方、国内にはまだ100万人以上のキャリアが存在するといわれており、とにかくHBs抗原を陰性化して発癌を抑止することが望まれる。

○ HBVは、不完全2本鎖DNAを持つヘパドナウイルス科に属するウイルスで、発見されたのはまだ1960年代のことである。

○初感染後に急性肝炎の病像をとるとこれを急性感染症と呼ぶであろうが、この場合は診断や重症化した場合のマネジメントが問題になり、慢性肝炎では無介入（介入が行き届いていないこと）が問題になる。

○慢性肝炎は無症状でも問題視されるべきで、述べたように肝細胞癌への進展のリスクとなる。

○慢性肝炎とするのは、臨床的には「血中にHBV-DNAが検出されたら」であるが、目安としてはDNA量が3.3 Log IU/mL（2,000 IU/mL）以上、ALT 31U/L以上を指標とする。

○治療はテノホビル　アラフェナミド（TAF）などの核酸アナログを用いる。

○この先10年ほどで、HBV複製機構／生活環に基づく、これまでとは別の薬剤の出現が見込まれている。

化 学 療 法

─┤ 免 疫 抑 制 治 療 開 始 時 の 配 慮 ├─

○がん化学療法、免疫抑制治療を開始するにあたり、B型肝炎のスクリーニングをしなくてはならないことになっている。

○ステロイド治療や分子標的薬使用の際でも同様の対応することになっている。

○血中のHBV-DNAが抑制されていて、HBs抗原が陰性であっても、それらの治療中にHBVの再活性化が起こる可能性があるからである。

○再活性化した場合はその重症度は高いとされ、治療前にHBVの既往感染状態を医師によって能動的に調べられなければならない。

○HBs抗原が陽性である場合には、免疫抑制など論外で、再活性化も何も現在の感染であるので必ず治療する。この時点で核酸アナログ投与となるため、肝臓専門医、あるいはウイルス肝炎の治療ができる専門医へコンサルトする。

○HBs抗原が陰性なら、未測定であればHBs抗体とHBc抗体を測定追加する。

○このとき、HBc抗体とHBs抗体のいずれかが陽性なら、HBV DNAを定量する。

○1.3 Log IU/mL（20IU/mL）を境にしてそれ以上であればもう核酸アナログ投与に進むべきで、やはり肝臓専門医、あるいはウイルス肝炎の治療ができる専門医へコンサルトする。

○この基準値は、モニタリングの際にも用いるので知っておいてよい。

○1.3 Log IU/mL（20IU/mL）未満であれば、本来すべき・したい原病への治療を行いながら、HBV DNA定量を1カ月に1回、特にはじめの1年はしっかりモニタリングする。

○モニタリングでやはり1.3 Log IU/mL（20IU/mL）以上なら核酸アナログ投与になるのでその時点で肝臓専門医、あるいはウイルス肝炎の治療ができる専門医へコンサルトする。

○モニタリングの頻度は、実際に行う免疫抑制治療の内容などによる。

○一般には、リツキシマブやアバタセプトを用いる治療、造血幹細胞移植、indolent lymphoma などで用いられることがあるフルダラビンを用いた化学療法では特にHBV活性化のリスクが高いとされるので、月1のモニタリング継続が望ましい。

○血液悪性疾患を持つこと自体が免疫抑制状態であるため、またそのほぼすべての治療が免疫抑制的であろうから、特に再活性化には留意することになる。

○一方、ステロイドや免疫抑制剤、免疫抑制作用あるいは免疫修飾作用を有する分子標的治療薬による免疫抑制療など、免疫抑制の程度が"そこまで"ではない場合には、6カ月以降については3カ月ごとのモニタリングでよいという目安がある。

○この判断には担当医の裁量が重要で、どんな種類の薬をどれくらいの間、どの程度「深い」免疫抑制をかけるかでモニタリングの頻度は変えていいように思われる。

肝・胆・膵

---- References ----

〈1〉梅村武司. B型肝炎再活性化の対策. 日内会誌 2018；107：26-31

6. 慢性 C 型 肝 炎

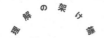

○C型肝炎は、C型肝炎ウイルス（HCV）による感染症である。

○慢性感染者では、B型肝炎ウイルス同様、無治療では肝硬変や肝細胞癌を発症する素地となる炎症が生じてしまうことが問題になる。

○国内にはまだ100万人前後のキャリアが存在するといわれている。

○HBVより感染力が低く自然治癒も多いが、7割でHCV感染が持続し慢性C型肝炎となる。

○慢性化するともう自然治癒はほぼ望めず、肝線維化が惹起されて、述べたように肝硬変や肝細胞癌へと進展する。

○HCVは、フラビウイルス科の1本鎖RNAウ

イルスで、発見されたのはB型肝炎ウイルスよりも遅く1989年のことである。

○ウイルスが血中にいることが示されれば（RNA量を測定）、原則、可能な限りウイルス排除を目指すべきとされている。

治　療

○治療は、現在ではインターフェロンを含まないものになっており、直接作用型ウイルス薬（direct activate antivirals；DAA）を用いる。これによって治療はこの10年で一変した。

○グレカプレビル/ピブレンタスビル配合錠、ソホスブビル/ベルパタスビル配合錠があり、このどちらかのDAAを用いればほぼすべての状況に対応できるようになった。

〜〜〜 **References** 〜〜〜

〈1〉日本肝臓学会．C型肝炎治療ガイドライン（第8.2版），2023

7. 自己免疫性肝

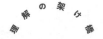

○ 自己免疫性肝炎 (autoimmune hepatitis；AIH)は、中年以降の女性に好発する、慢性かつ進行性の慢性肝炎を主像とする肝疾患である。

○ 肝細胞の障害であり、その成因は自己免疫機序とされている。実際、抗核抗体や抗平滑筋抗体が陽性となることが多く、とりわけ高IgG血症は顕著である。

○ 病理組織学的には、それを反映してか形質細胞が肝炎の炎症細胞として目立つ像となる。

○ 肝の解剖学的単位である肝小葉と、それらを区画するいわば"仕切り"のような役割となっているグリソン鞘との境界のことを限界板 (interface)と呼ぶが、AIHでは肝小葉を超えて炎症が拡大している。これを interface hepatitis

炎

と呼び、AIH診断の根拠となっている。

○AIHはそこまで頻度が高い疾患ではなく、全国で1万人くらいと集計されている。

○橋本病、シェーグレン症候群、関節リウマチなど、他の自己免疫疾患が併存することが30％程度にみられる。

○通常ステロイドが著効する。

○多くが慢性肝炎的だが、急性肝炎あるいは急性肝不全（劇症肝炎的）である場合はあまり猶予がないことが多く、自己抗体を拠り所にしにくく、診断に苦慮する。

○そもそも自己抗体陰性例もある。典型例では生検なしでもAIHを強く推定すること

は可能だが、診断確定には通常生検がほぼ必須と考えていたほうがよい。

○IgG値に関しては、慢性経過の場合に高値となっていやすく、診断推定も比較的容易だが、急性経過であると2,000mg/dL以下などとなりあまり高値とはいえないことも多い。

○原発性胆汁性胆管炎(PBC)や原発性硬化性胆管炎(PSC)の病像が共存することを、症候群単位として考える捉え方がある(オーバーラップ症候群)。

○確かに、組織学的にも臨床的にもそれぞれの特徴を併せ持つように思われる事例を経験するが、基本的にそれぞれの疾患として病的さの多寡で判断するしかなく、オーバーラップ症候群としてひとまとめにしてしまうのは早計である。

○AIHの診断には、十分な除外診断と、可能な限り生検を行うことがとにかく重要である。

〇慢性経過であれば、ほぼ無症状でデータ異常によって気づかれることになるが、見逃されやすいともいえる。ステロイドで治療しやすい病態であり、総じてAIHは過小評価されていると考えられる。

疑　い　か　た

―― 診断までの経緯 ――

〇症状というより肝障害の鑑別、急性肝炎の原因精査などが診断の入り口のことが多い。

〇橋本病、シェーグレン症候群、関節リウマチ、全身性エリテマトーデスなどの自己免疫疾患の患者に生じている肝障害では、AIHを積極的に疑う。

〇精査は一気に効率よく進めるべきである。

〇まず、これが実は一番難しいが、薬剤歴を聴取し薬剤性肝障害を検討する。

〇B型肝炎、C型肝炎のスクリーニングを行う（原則、陰性を確認する）。

〇血清IgG、リウマチ因子、抗核抗体、抗SS-A抗体、抗サイログロブリン抗体、抗TPO抗体、血清セルロプラスミンを状況に応じて測定する。

○これらのうち、血清IgGの高値、かつ／あるいは「リウマチ因子、抗核抗体、抗SS-A抗体、抗サイログロブリン抗体、抗TPO抗体」のいずれかが陽性であれば、AIHを疑う。

○血清セルロプラスミンは、Wilson病で通常0.2g/L未満に低下している（約5％で正常例がある）。

○つまりAIHは、比較的顕著なIgG上昇を伴う、B、C型肝炎ウイルス陰性かつ何らかの自己抗体現象が陽性の肝障害で疑う、ということになる。

○ここまでの情報で、肝臓専門医に紹介してよい。

○病変が肝臓以外にもあり、血清IgG4も著増しているような場合は、IgG4関連疾患のスペクトラムとしてその肝障害を捉えたほうがいいと思えるケースもある。そう思えれば思えるほど、生検による組織学的検討が重要となる。

○irAEで肝炎を生じることがあるが、これはAIHとは病理学的に性質を異にする。

○irAE肝炎ではCD3およびCD8陽性のリンパ球浸潤を認める一方、AIHではCD4およびCD20陽性のリンパ球浸潤とされる。

○またirAE肝炎で特に高グレードのケースでは、初期からミコフェノール酸モフェチルかタクロリムス併用が推奨される[2] が、AIHでは原則ステロイド単独の反応性が良いなどの、臨床的な相違も認める。

経 過 と 治 療

~~~~ **経 過** ~~~~

○急性肝不全の原因の1割強がAIHであるとされるが、その場合の救命率が75％であり一定の死亡率がある。

○AIHを検討したら1割強が肝硬変の状態であったとする集計がある。が、AIHの診断後に肝硬変に進展する例は3％と少ない。

◇◇◇ 治　療 ◇◇◇◇◇◇◇◇◇◇◇◇◇◇◇◇◇◇◇◇◇◇◇◇◇◇◇◇◇◇◇◇◇◇◇◇◇◇◇

○プレドニゾロン0.6mg/kg以上とするのがガイドラインの記述だが、せめて0.8mg/kgくらいは使わないとしっくりこないだろう。

○1割くらいでステロイド抵抗性があり、その際に併用する免疫抑制剤の第1選択は国内外ともアザチオプリンとされている。

○それでも抵抗性があるときの第2選択は、タクロリムスかミコフェノール酸モフェチルがよさそうである[3]。

～～～ References ～～～

〈1〉大平弘正. 本邦における自己免疫性肝炎の現状と課題. 肝臓 2015；56：167-78
〈2〉峯村信嘉. 免疫関連有害事象 irAE マネジメント. 金芳堂、p.328-79、2021
〈3〉M De Lemos-Bonotto et al. A systematic review and meta-analysis of second-line immunosuppressants for autoimmune hepatitis treatment. Eur J Gastroenterol Hepatol 2018；30：212-6. PMID：29227329

肝・胆・膵

8. 原 発 性 胆 汁 性
原 発 性 硬 化 性

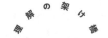

原 発 性 胆 汁 性 胆 管 炎

○<u>原発性胆汁性胆管炎</u>（primary biliary cholangitis；PBC）は成
人の疾患で、診断時の平均年齢は50歳台であ
るが、中年以降の女性全般にみられる疾患で
ある（男女比1：7）。

○国内に6万人はいるという集計があり、日常
診療をしていてもじつにコモンな疾患だとい
う実感がある。

○（全然関連のない疾患だが）いち実地医家が「二次性高
血圧だ！」などと言って、そうそうありもしな
い原発性アルドステロン症や褐色細胞腫を躍
起になって探している間に何例か見つけてし
まうくらいにはまあまあ遭遇する疾患である。

○症状で診断することは相対的に少なく、軽度

胆　管　炎
胆　管　炎

肝・胆・膵

の胆汁うっ滞パターンの検査値異常かつミトコンドリア抗体陽性で認識される、いわゆる無症候性PBCとして臨床的に診断されることが多い。

○PBCは、抗ミトコンドリア抗体陽性と微小な肝内胆管の破壊に伴う胆汁うっ滞を特徴とし、後者は組織学的には「肝内小型胆管の慢性非化膿性破壊性胆管炎」などと称される。

○肝外の比較的太い胆管は傷害されにくいことが特徴で、発見時・診断時ビリルビンが上昇して黄疸があるなどということはめったにない。

○PBCの組織病態が「微小」で「びまん」とい

うのは、PBC診断において画像検査が拠り所にできないことと対応する。

○きちんと診断するなら、肝生検ということになる。

○「無症候性PBC」という臨床的なtermを個人的にはずっと好んでいたが、もはやPBCは「肝硬変の原因のひとつ」ではなく無症候性がなかば当然のような病態といえる。

○健診異常を通して健常人と思える人から堂々と見つけていい疾患である。

○また、平素から膠原病診療をしているとふつうにわかるが、他の自己免疫疾患と併存することは多い。特にシェーグレン症候群、橋本病などが多い。

原発性硬化性胆管炎

○病名が似た疾患で、原発性硬化性胆管炎 (primary sclerosing cholangitis; PSC) がある。

○PSCは大小さまざまな胆管に繊維性狭窄を生じる疾患で、PBCとの違いは「大きい胆管」「肝外の胆管」に病態／組織変化が及ぶ点である。

○PBCと似ているのは「英語の略語が似ている」「胆管の疾患」である点のみで、これら以外はさまざまな点で差異がある。

○本来は同じ項目内に入れるべき病態ではないが、紛らわしいことを逆手にとって両者を併記・対比すると理解しやすい。

○PBCと違い、PSCは頻度が低く、人口10万人あたり1人未満の有病率で国内に2,000人程度しかいないとされる。

○また女性よりも男性に多い。

○潰瘍性大腸性大腸炎の合併が多い。

○PBCでいうミトコンドリア抗体のようなマーカーがなく、診断は内視鏡的逆行性胆道膵

管造影（ERCP）によって、PSCに特徴的な胆管像を確認することで行われる。

○ PBCと違い、PSCには原発性と続発性（二次性）がある。

○ 後者で一番有力なのが、IgG4関連硬化性胆管炎である。PSCの診断に際しては、必ず検討することになる。

○ 両者の鑑別は専門医が行うことになるが、ERCP上の胆管狭窄像のパターンで区別される。

○ またIgG4関連硬化性胆管炎では、血清IgG4の上昇、自己免疫膵炎の合併、IgG4関連疾患としてのほかの臓器の罹患、などの情報が診断時に参考になる。

○ PSCと鑑別する一番大きな理由は、IgG4関連硬化性胆管炎ではステロイド治療が適用できる点である。これは治療オプションとして大きい。

疑 い か た

○PBCとPSCは疾患頻度に大きな開きがあることから、トランスアミナーゼ上昇や胆道系酵素上昇が仮に軽微であっても、他で説明つかないと思われればPBCを疑って抗ミトコンドリアM2抗体を測定するというストラテジーは過剰であるとはいえない。

○述べたようにPSCには疾患を象徴する血清マーカーが存在しない。しかし症状はPBCに比べて目立ち、黄疸が多い。

○よって未診断PSCは、（いわゆる感染性の）胆管炎や胆管癌と思われて診療されている場合もある。

○早期発見は難しいが、黄疸などで有症化してからは自然とERCPに進みやすく（＝専門家のところへすんなり行き着きやすく）、診断マーカーなどがなくても大きな誤診をもたらすようなことはあまりないのがPSCである。

○他方PBCは、どんどん有症化していったり病態が潜行して気づかず重篤化していったりするような怖さはないかわりに、脂肪肝・アルコール性・薬剤性などとされたまま、長年未診断のまま経過してしまうことがある。

○他方PBCは抗ミトコンドリアM2抗体の特異性から、抗体陽性ならば肝生検がなくとも臨床経過などからPBCと診断できる。

○そのためPBCの診断は実地医家でもできてしまうことが多い。他方PSCは、多少疑うことはできても、rule inし切るプロセスは非専門医には不可能である。

肝・胆・膵

○PBC発見の別のルートとして、セントロメア抗体陽性が判明して至るルートがある。

○なんらかの機会に抗核抗体を測定し陽性、そのフェノタイプがセントロメア抗体であると分かったときである。そのときに「肝障害」が併存していたら、それはPBC病態由来の可能性が高い。

○セントロメア抗体陽性をみたら、PBCの併存は必ず検討すべきである。

経 過 と 治 療

〰〰 経　過 〰〰〰〰〰〰〰〰〰〰〰〰〰〰〰〰〰〰〰〰〰〰〰〰〰〰〰〰〰

○PBCは、無症候性で診断されればほぼ一般集団と同じ予後である。

○5年生存率は98%とされ、10年生存率は93%、20年でも80%を超える。

○一方PSCの予後は、有効な治療がないこともあって芳しくない。

○PSCの5年生存率は80%、10年生存率は70%で、肝移植例を外すともっと低くなる。

〰〰 治　療 〰〰〰〰〰〰〰〰〰〰〰〰〰〰〰〰〰〰〰〰〰〰〰〰〰〰〰〰〰

○PBCでは、ウルソデオキシコール酸（600~900mg/日）とベザフィブラート（400mg/日）を用いることが多い。

○PSCでは、薬物治療ではっきり有効といえるものはない。

○胆管の狭窄に対しては、バルーン拡張がなされる。

○肝移植が検討される疾患である。

○PSCでは胆管癌の合併が多く、年間1%、生涯リスクは20%にまで及ぶ。

○またPSC患者の胆管癌は、PSCの診断から1年以内に見つかることが多いとされる。胆管癌の診断が、PSCの診断契機になりえると考えてもいいくらいである。

○PSCは診断から肝移植適応となるまで約10年とされる。癌精査を含め、専門科で管理されるべき疾患である。

──── **References** ────

〈1〉 本多 彰ほか．原発性胆汁性胆管炎（PBC）の up-to-date．胆道 2018；32：233-40
〈2〉 藤澤聡郎ほか．原発性硬化性胆管炎の診断とマネージメント．胆道 2023；37：122-9
〈3〉 小森敦正．原発性胆汁性胆管炎：診療の進歩とアンメットニーズ．肝臓 2023；64：466-75

肝・胆・膵

9. 肝 硬 変 症

理解の架け橋

○肝硬変はあらゆる肝疾患の終末像である。

○臨床的には肝不全と門脈圧亢進症が特徴である。進行すれば、多臓器不全を招き予後不良となる。また、肝硬変は肝臓癌の発生母地になる。

○以前は不可逆的と考えられた肝硬変は、抗ウイルス療法の進歩によって、B・C型肝硬変症では線維化が改善し、肝予備能が回復する場合があることが知られるようになった。

○一方、アルコール性肝硬変症では断酒・減酒できないケース、また脂肪性肝疾患による肝硬変症では体重管理や脂質制限ができないケースが依然それぞれ多く、予備能の悪化に歯止めがかからず、非代償性の肝硬変症に進展

する症例は多い。

○これらの背景から、日本の肝硬変は、B、C型のウイルス性が減少する一方で、脂肪性肝疾患による例が増加しているという傾向がある。

○2018年の段階では、B型が10％、C型が50％、アルコール性が20％、非アルコール性脂肪性肝炎 (nonalcoholic steatohepatitis；NASH) は5〜6％であるとされた。ただし今後、変動はあるため注意したい。

○C型肝硬変でしかも非代償性であっても、抗ウイルス治療を検討できる時代となった。

○大まかにいうと、ウイルス排除はかなり現実的であり排除率もかなり高いようだが、

それが肝予備能の改善、非代償性イベントの減少、予後の改善につながっていくかは今後の課題である。

○NASHなど、非アルコール性の肝硬変症では肝不全と門脈圧亢進症が緩徐に・徐々に増悪するのに対して、アルコール性は大量飲酒を契機に肝不全が短期間に進行することがある。これを"acute-on-chronic liver failure(ACLF)"と呼び、いま注目されている概念である。

○ACLFからみれば、半数以上がアルコール性でもっとも多く、急性増悪のトリガーも飲酒が一番多い。

○ひとたび発症すれば死亡率は50%近い。治療は急性肝不全に準じた全身管理で、飲酒以外のトリガーとしては感染症が多い。

○この重篤な病態を予防するには、背景肝の線維化の予防・低減、アルコール依存症と飲酒の管理、あたりが肝となる。

肝硬変症のマネジメント

アルコール性肝硬変症

○近年、習慣飲酒者の割合が減少している。特に男女とも若年層でその傾向が顕著である。

○ただ問題は、アルコールで害が生じる人がアルコールをやめられないことであり、つまりはこうした人々の割合は減少していないということである。

○飲酒者の20％に相当する人が、すべてのアルコール消費量の70％を消費しているらしい。「飲む人が飲む」という構図である。

○こうした背景を受けてか、アルコール性肝障害の有病率は増加傾向で、アルコール性肝硬変は肝硬変全体のなかで中心的な原因となりつつある。

○アルコール肝障害やアルコール性肝硬変を臨床的に疑うことは容易で、飲酒を多くする者が肝障害をきたしていたり、肝硬変になっていたらそうである。

○アルコール依存症の克服はふつう困難で、内科医がそれに強く介入するという動機はなかなか働きにくいが、ACLF の概念を知れば無視できない。

○最近は、いきなり断酒を目指すのではなく、飲酒量の低減から始め、飲酒量というより飲酒の害をできるだけ減らしていこうという「ハームリダクション」のコンセプトが広まりつつある。

○「肝臓が悪いのはアルコールのせいであり、治療は禁酒である以上、禁酒できなければ医療を受ける意味がない」などと、

謎の正義感と規範を持ち出してアルコール多飲者の診療に忌避的な医師がいるが、その言い訳はもはや通じないので気をつけたほうがいい。

○ナルメフェンのような、減酒を目指すことを目的とした薬剤も出てきている。

○アルコールはやめられないがそれでも通院して来ている患者と、アルコールがやめられないからと突き放された患者とでは、どちらの予後が悪いだろうか？ 臨床研究などなくても結果が容易に予想できる。

非 ア ル コ ー ル 性 脂 肪 性 肝 炎（NASH）

○NASHはこれが肝硬変の原因としてふつうに扱われる時代となった。

○NASH肝硬変も、治療はNASHと結局は同じであり、食事・運動療法で肥満を改善させることが治療となる。

○ただし薬物療法については注意を要する。肝硬変では、スタチンやピオグリタゾンは禁忌に相当し、またSGLT2阻害薬は慎重投与となっている。

○NASH肝硬変に対する治療の確立は、NASH同様まだ不十分だが、C型肝硬変のような一般的な肝硬変と予後は同等に悪い。

○肝硬変患者では、アンモニア代謝能が低下しているため、血中アンモニア増加は血液脳関門を通過し脳に達すると肝性脳症を発症しうる。

○門脈圧亢進症は、消化管静脈瘤（とその破裂）の原因となるほか、門脈血栓症を合併しうる。

○かなり雑多な記述となったが、まさにこの雑多な様相が肝硬変症の特徴である。ただ、肝臓が線維化していくだけの単純な病態ではない。

確 定 診 断

○画像検査（CTやエコー）では、肝硬変を疑うことまでしかできない。

○形態で肝硬変やその原因に迫るには精度が不足し、脾腫、腹水、側副血行路の存在といった間接所見を得るにとどまる。

○肝硬変症の成因に注目すれば推測や精査が捗る。すなわち、HCVやHBVの感染状況、飲酒の習慣・アルコール摂取量、体重（BMI）やこれまでの脂肪肝の有無などである。

○食道静脈瘤や門脈血栓症の既往歴や、CTなどで偶発的に判明した脾腫などから、肝硬変の存在に気づけることがある。

○また、血小板減少の原因精査の際に肝硬変の可能性が浮上することもある。

○いうまでもなく肝生検が肝硬変／肝線維化の診断のゴールドスタンダードであるが、侵襲性が高く現実的でない。

○よって結局、肝線維化の程度をマーカーで推定するのが一番簡便である。

○現時点ですべての施設で実施できるとまでの感触を得ないが、線維化/硬度を定量評価する各種エラストグラフィも用いられる。

○肝線維化マーカー（血液検査でなされる）のメリットは、肝生検と違って「反復して評価できる」という点だろう。

○IV型コラーゲン、ヒアルロン酸、M2BPGi（Mac-2結合蛋白糖鎖修飾異性体）、オートタキシンなどがあり、これらは血液検査

であり実地医家でも評価しやすい。

○NASHはおそらく早い段階から専門家へ紹介が望ましい。

○アルコール性は、アルコール依存に取り組むという観点から、肝臓専門家に紹介すればいいというものでもないが肝硬変の評価・診断・急性増悪時の連携はしておくべきであろう。

○たとえばHIVに感染していることがAIDSであることを意味しないように、肝硬変症は、線維化していることだけをいうのではなく、さまざまな合併症や肝線維化の段階に応じた臨床症状、易感染性や凝固異常、肝性脳症の潜在リスクなどを含めた総合的疾患である。

○もし肝硬変の診断が、肝臓の硬度が高いことだけを示せばいいのであればそれは簡単だが、実際には診断と診断後のフェーズがやや曖昧になるのが肝硬変であるともいえる。

経 過 と 治 療

~~~~ 経 過 ~~~~~~~~~~~~~~~~~~~~~~~~~~~~~~~~~~~~~

○非代償性肝硬変2年生存率は、肝硬変の重症度分類のChild-Pugh Bで70%、Cで40%ときわめて予後が悪い。

○アルコール性肝硬変の場合、ACLFとなれば死亡率は50%である。

○NASH肝硬変とC型肝硬変に自然経過・予後に差はなく、5年生存率は70%であり、良好では決してない。肝疾患関連の死亡のみならず、脳血管障害の死因が多い。

○総合的でつかみどころがない疾患であるうえに、介入も曖昧になりがちで、しかも予後も悪い非常にせつない疾患である。

∞∞ 治　療 ∞∞∞∞∞∞∞∞∞∞∞∞∞∞∞∞∞∞∞∞∞∞∞∞∞∞∞∞∞∞∞∞∞∞∞∞∞∞

○肝硬変症自体の治療はまだ見えてこない。抗線維化薬や再生医療の実用化が期待される。

○肝移植は生存を延長させうるが、NASH肝硬変の場合は移植後5年以内に30〜40％でなんらかの脂肪関連肝疾患が再発する。移植ですべて解決、というわけにはいかない。

○肝硬変患者には、さまざまなことが起こる。感染症、血栓症、肝性脳症、肝臓癌発症、糖尿病、慢性腎臓病、消化管静脈瘤など多岐にわたる。そのそれぞれに対処していく。

○忘れがちなのは、栄養アセスメント・栄養療法である。医師も知るべきではあるが、複雑であるので専門職（栄養士）に依頼する。

○一番栄養学的に格別の対処を要するのは、肝性脳症の既往がある肝硬変患者で、経口BCAA製剤の投与を併用していく。

○肝性脳症の既往がなくとも、血清アルブミン3.5g/dL以下、あるいはBTRが3.5以下であれば経口BCAA製剤の投与を検討する。

○BTRは、BCAA/tyrosine molar ratio（総分岐鎖アミノ酸/チロシンモル比）のことであり、いわゆるフィッシャー比に対応する。血液検査で簡単に評価できる。

○食道・胃静脈瘤は破裂して出血した場合や治療後の予後は不良である。

○予防に、β遮断薬（プロプラノロール、カルベジロール）、ARBを導入する。PPIなど酸分泌抑制剤のエビデンスは（特に長期投与の安全性については）意外にもなく、一律に処方するものではない。

References

〈1〉寺井崇二 編. 肝硬変症の診断治療の最新知見. 日内会誌 2022；111：7-81

10. 肝 細 胞 癌

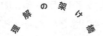

○日本の肝臓癌の死亡者数は、ピークを超え減少傾向で、大腸癌や肺癌などに比べて順位は劣るがまだまだ多い癌でもある。

○とはいえ、肝細胞癌は抗ウイルス治療の発達により、癌発生の素地となる背景肝の状態が疫学的に変化に富み、読みにくく、今後もまた動向が変化することが予想される。

○治療学においては内科の中でもきわめて専門性が高い疾患である。

○そこで、一般内科医に必要なこの疾患に関するminimum requirementは、ハイリスク患者への診療、検診の啓発や画像検査への誘致、そして肝病変に対して肝臓癌かどうかを診る画像診断である。

○具体的には造影CTにおける、造影パターンの読影である（後述する）。

○もちろんCTに至るまでの診療は重要である。ただ、肝病変に対して肝臓癌かもしれないと思ってアクションを起こすだけで本項は終了である。

画　像　検　査

診　断　法

○肝血管腫との鑑別が問題になることがほとんどである。なぜなら肝血管腫は非常に頻度が高いからである。

○発見パターンは、ドックや健診でのエコーで見つかる、他の目的（肺のCTなど）で実施された検査で偶然肝臓内の病変に気づかれた、などさまざまである。

○肝血管腫疑いの病変に遭遇したら、肝細胞癌を否定するまで

精査する。ここでは造影CTについて解説する。

○病変内部の「血流の速さ」の違いを意識する。

○肝細胞癌は血流が早いため、腫瘍部分が素早く造影され、そして素早く造影剤が流れ出る。

○一方、肝血管腫は血流が緩やかであるため、そもそも造影され切るまで時間がゆっくりであり、造影剤のwash outまでに時間を要する。

○これを造影3相（動脈相・門脈相・平衡相）であらためて述べると、肝細胞癌では、いわゆる動脈相ですでにしっかりと造影され、門脈相ではもうwash outが始まっている。そして平衡相では造影剤が抜け切っている。

○肝血管腫では、動脈相ではまだ辺縁から造影剤が染まり始めているにとどまるフェーズで、門脈相になると中心に向かって造影が進んでいて、平衡相となってようやく全体が染まり切る。

○このような画像（造影）パターンから、肝細胞癌の推定あるいは確定をしていく。

非専門医にも実施可能なサーベイランス

○背景肝疾患のリスク因子の評価が重要である。

○まず一番危険なのは、B、C型肝硬変の患者で、3～4カ月に1回のエコーと後述する腫瘍マーカー測定を実施する。季節毎に1回はやるイメージである。

○次に危険なのは、B、C型の慢性肝炎とその他の要因の肝硬変で、6カ月ごとにエコーと腫瘍マーカー測定を実施する。

○腫瘍マーカー測定は保険適用内で実施できる。サーベイランスに用いてよい。

○AFP、PIVKA-Ⅱ、AFP-L3分画を提出する。

○AFPは200ng/mL以上か、経時的に上昇であれば造影CTかMRIを行う。

○PIVKA-Ⅱは、40mAU/mL以上であれば造影CTかMRIを行う。

○AFP-L3分画は15%以上の上昇があれば造影CTかMRIを行う。

治　療

○肝予備能、肝外転移の有無、脈管侵襲の有無、腫瘍数、腫瘍径から治療法が決まってくる。

○近年の変化としては、「小さく少ない（腫瘍数3個以内、腫瘍径3cm以内）」場合、ラジオ波焼灼法（RFA）と肝切除が同等であるという位置づけになったことが挙げられる。

○薬物治療については、免疫チェックポイント阻害薬の登場によってめざましく進歩している。

○また、これまでは中等度進行癌には一律とにかく肝動脈化学塞栓療法（TACE）が繰り返しなされていたが、TACEに適・不適が見出されてきた。

～～～～～～～～～～～～～～～ References ～～

〈1〉日本肝臓学会. 肝癌診療ガイドライン 2021 年版第 5 版. 金原出版、2021
〈2〉西村貴士ほか. 肝細胞癌 診断のエビデンスとトピックス. 日消誌 2017；114：1593-601
〈3〉竹村信行ほか. 肝癌診療ガイドライン 2021 年版の改訂点. 肝臓 2023；64：109-21

11. 胆　道　癌

○ 胆道癌は便利な総称で、肝内胆管癌、肝外胆管癌、十二指腸乳頭部癌、胆嚢癌を含めた総称である。

○ 罹患数はがん全体で13位、死亡数で6位のがんである。

○ 5年生存率は原発巣に限局していても60％、リンパ節転移・隣接臓器への浸潤をきたしていると30％に届かず、遠隔転移なら3％と、予後は悪い癌である。

○ 体調不良、食思不振の精査をしていてふつうに血液検査や画像検査が実施されてわりとすぐに疑われるに至る、というような発見契機のイメージが日常診療ではある。つまり比較的実地医家が見つけやすい癌である。

○具体的には血液検査では胆道系酵素やトランスアミナーゼやビリルビンの上昇、画像検査では超音波やCTによって疑うに至ることができる。

○黄疸の精査で見つかることも多い。急性の黄疸は即座に胆管炎を疑うべきだが、慢性の黄疸は胆道癌を疑うべきである。

○次の踏み込んだ精査としてはCEAやCA19-9を測定し、癌としての確度を高める。さらに造影CTやMRCPを追加する。

○この先は確定検査になるが、専門性が高い。ERCPや超音波内視鏡を駆使し細胞診や生検が行われる。つまり専門家へ紹介した後になる。

○鑑別疾患は意外とある。肝膿瘍、IgG4関連硬化性胆管炎、原発性硬化性胆管炎などが多い印象である。癌であるので、組織学的検討が重要である。

○治療は、閉塞性黄疸があれば胆道ドレナージが行われる。これは経皮的ではなく原則内視鏡的に行われる。

○外科手術はもちろん選択肢に挙がるが、戦略については十分なコンセンサスを得られていないようである。

○化学療法については、遺伝子解析の発達や遺伝子パネル検査が実施できるようになって、進歩的変化を遂げつつある。

○基本的には「ゲムシタビン＋S-1」のGS療法が選択される。

○*FGFR*2融合遺伝子陽性例ではペミガチニブ、*NTRK*融合遺伝子陽性例ではラロトレクチニ

ブが使用できるなど、分子標的薬も選択肢に挙がるようになった。免疫チェックポイント阻害薬も試みられるようになってきている。

○まとめると、存在診断は実地医家でもわりとたやすいが、確定診断と治療は専門医によって行われるイメージの疾患であり、総論的な理解でも問題ない分野だと思われる。

~ References ~

〈1〉日本肝胆膵外科学会ほか，エビデンスに基づいた胆道癌診療ガイドライン改訂第3版，医学図書出版、2019
〈2〉日本肝癌研究会，肝内胆管癌診療ガイドライン2021年度版，金原出版、2021

肝・胆・膵

12. 急 性 膵 炎

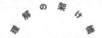

理解の架け橋

○ 急性膵炎（特に臓器障害を伴う重症例）は、敗血症がそ
うであるように全身の炎症性疾患であるとい
える。

○ 臓器特異的な治療が重視されない病態であり、
患者に生じている現象（生理学的変化、病態、症候群など）
に対して、総合的に、そして現実的に対処す
る治療が要求される。

○ この点、急性膵炎がどの診療科が扱うべきか
をあえていえば集中治療科であるように思う
（実際には、消化器内科に引き継がれることが多いだろう）。

○ 急性膵炎は、この疾患を理解しようとする要
所のほとんどで、まだわかっていないという
事柄が多過ぎる疾患である。

○ 急性膵炎発症の正確な病態生理もまだよくわ

かっていない。まず膵臓でトリプシノーゲンが活性化されてトリプシンになり、それが膵臓の細胞内でさらに活性化されると、消化酵素であるトリプシンは細胞を傷害して炎症を惹起する。

○すると種々の炎症のプロセスに乗って膵炎が進展する。膵臓の微小血管が傷害され、血管収縮、血管透過性亢進、虚血などが起こり、結果として膵臓は浮腫を起こす。

○この状態は間質性浮腫性膵炎という状態像であり、このうちのわずか（5〜10％）が壊死性膵炎となる。が、どういう条件や素因で膵臓壊死に進展するのかなど、要因や機序もよくわかっていない。

○2大原因がアルコールと胆石ということはわかっている。診断の際にはこれを念頭に置く。

○胆石は、胆嚢から総胆管に落ちていくことで膵炎を起こすということを考えれば、5mm以下ほどの小さい胆石のほうが急性膵炎を起こしやすい。が、胆石が急性膵炎を起こすメカニズムはわかっていない。

○胆石がある場合、急性膵炎を起こすのはそのうちの5％前後のみであり、急性膵炎発症に関しては、胆石があること以上の機序や要因もあるように思われる。

○次に多いアルコールは、「アルコールが原因」と覚えておくと少し誤解する。厳密には、「コンスタントにたくさん飲んでいる人」という意味であり、元気にたくさん飲めるのは40歳台前後であり、一晩で猛烈に飲んだということよりも常飲しているかどうかのほうが急性膵炎発症リスクとして重要のようである。

○ただし、たとえばアルコール依存症の人が全員膵炎を起こすわけでは当然なく、やはり数％だけであり、アルコール（常飲）が急性膵炎を起こすメカニズムについてもよくわかっていない。

○他の原因として、薬剤、ERCP後、高トリグリセリド血症（1000mg/dL以上など）などがある。薬剤は多すぎて覚えられない。

疑 い か た

─── 診断までの経緯 ───

○本書は集中治療のテキストではないため、症状から始まって診断を確定していくことまでを重視して記述する。

○はじめに、急性膵炎の診断は、①病歴聴取や身体診察による典型症状の確認、②膵酵素の上昇、③CT所見の3つのうち、2つ以上に当てはまれば確定される。

○急性膵炎の腹痛は急性発症であることが特徴であるが、「急性」とはいえまあまあ早く、「お腹が変だ」と感じてから痛みのピークに至る（耐え難くなる）まで10分ほどである。

○10分もあったと思えば血管の破綻のような突然発症ではないといえるし、10分しかなかったと思えば、患者の主観的には「急に、突然痛くなった」と述べるだろう。

○個人的には急性膵炎の腹痛の発症様式は "sudden ではないが、acute of acute（急性の中の急性）" として捉えている。

○数時間かけて発症した病態も多くの人は「急性」と考えるだろうが、それくらいの time course よりもずっと早いということを認識する。

○急性膵炎は、"abdominal burn（腹腔内の熱傷）" と呼ばれることからも分かるように、痛みはとにかくひどく、自宅で様子をみることは無理であり容易に受診閾値を越える。

○「原因が知りたいです、診断してください……」ではなく、「とにかくこの痛みをとってくれ！ なんとかしてくれ！」と苦しんでいる様子が診察室での典型である。

○ただし胆石症や尿路結石と違い腹膜刺激徴候はあるので、ソワソワしたり痛みで動き回ったりはしない。

○比較的じっと静かにして、ベット上でうずくまっている。

○腹部は膨満し、悪心嘔吐を高率に伴う。

○腹痛の部位は、心窩部〜そのやや左の上腹部であり、背中に放散する。

○炎症の結果生じた浸出液が、腸間膜など周りの構造に沿って伝わって波及が進むと、むしろ膵臓から離れた部位（左や右の側腹部、右下腹部など）に疼痛を生じ、ときに膵炎を想起しづらいことすらある。

○血液検査では、膵逸脱酵素である膵アミラーゼとリパーゼの上昇を確認する。

○ただし上昇は slow（発症して数時間かけて）であり、膵酵素正常

でも急性膵炎を否定できるものではない。

○胆石膵炎では比較的顕著な膵アミラーゼ血症となる。

○初回／初期に腹部CTを撮る意味は、他疾患の鑑別（上部消化管穿孔など）、（非造影CTで）胆石や総胆管結石を確認することにある。

○もちろん膵臓自体の所見をとって、特異的に膵炎を確定する意味もある。

○膵臓は腫大し、辺縁が毛羽立ち、いつもの"ヒダがある膵臓"を成していない。周囲に浸出液によると思われる、膵臓を覆うような液貯留の所見を認めることもある。

○あとは、膵臓実質から離れ、炎症の波及先の所見の読影となる。これは先に述べた、疼痛部位にも関連し症候学的に重要なので解説しておく。

○たとえば膵尾部の炎症によって、その浸出液が下行結腸の背側（CTでは下方）の筋膜と左腎のゲロタ筋膜に挟まれた部位に流れてくると、左側腹部痛となる。CTではこの領域を読影する。

○あるいは、膵頭部の炎症によって今度は右側、すなわち十二指腸の背側を通って右側腹部に炎症が伝われば右側腹部痛となる。

○また膵鉤部の炎症であれば、小腸の腸間膜根を通って波及が進めば右下腹部に炎症が至るため、症状としては右下腹部痛となる。

経 過 と 治 療

○全身管理を施さなければ、死亡しうる疾患である。

○CTは重症度を予測することに向いていない。

○重症度は、酸素化（P/F比）・腎機能（Cr）・収縮期血圧（ショックの有無）で判断する。

○発症1〜2週を「早期」と呼び、全身の症状が強い時期で、敗血症性ショックの対応をするかのような管理となる。

○ここで死亡する場合は、原因は多臓器不全である。

○早期を超えると「後期」となり、このフェーズの死因として多いのは感染症である。

○また膵臓局所合併症も起こしうる時期である。

◇◇◇◇ 治　療 ◇◇◇

○急性膵炎という名称と病態であるのに、膵臓そのものに対する特異的治療がない。

○敗血症でいう、感染ソースの除去のような対処ができない。原因を除去できない敗血症をマネジメントする感覚に似る。

○初期治療は、輸液（特に最初の12〜24時間は細胞外液を使って大量に）、呼吸・循環管理、鎮痛（フェンタニルなどのオピオイド）、栄養（早期の経腸栄養）、などであり、つまりは全身管理／集中治療である。

○これらは個々は基本的なことだが、基本的なことのほうが差が出るため、経験豊富な集中治療医のいるICUに移送を検討したい。

○胆石膵炎の場合は、よほどの重症でない限り、その入院中に
　胆嚢摘出術を行う。

○アルコール性だと思われた場合は、アルコール離脱せん妄対
　策を行う。ジアゼパムで15mg/日くらいを目安に、1回5mg
　の静注を1日3回程度行う。

─ References ─

〈1〉急性膵炎診療ガイドライン2021改訂出版委員会. 急性膵炎診療ガイドライン2021 第5版.
　　金原出版、2021

〈2〉TW James et al. Management of acute pancreatitis in the first 72 hours. Curr Opin
　　Gastroenterol 2018 ; 34 : 330-5. PMID : 29957661

〈3〉窪田忠夫. ブラッシュアップ急性腹症 第2版. 中外医学社、p.259-74、2018

肝・胆・膵

13. 慢 性 膵 炎

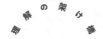

○ まず、慢性膵炎はその定義が新しくなった。これまではどちらかというと、非代償期を中心とした非可逆な末期像が病態の特徴のように記述されてきた。

○ しかし早期像を含めて定義し早期介入を図り、"可逆的なフェーズが存在する疾患" へとイメージの転換がなされるようになった[1]。

○ 日本膵臓学会の慢性膵炎臨床診断基準（2019）によれば、「慢性膵炎とは、遺伝的や環境要因、その他の危険因子を有し、実質への傷害やストレスに対して持続的な病的反応を生じる個人における、膵臓の病的線維化炎症症候群である」と定義されている。

○ 少しよくわからないが、とにかく実地医家に

とって重要なのは、生活習慣（飲酒・喫煙）、症状（繰り返す上腹部痛・背部痛からなる膵炎発作）、そして画像所見（ERCPやMRCP、エコー）についてである。これらは一応上記定義と対応はしている。

○ 機能的には膵臓の外分泌・内分泌の不全が本態である。

○ 外分泌機能不全は、腹部膨満感や鼓腸、あるいは慢性下痢などと関連する。

○ 内分泌機能不全の症候の代表例は糖尿病である。

○ 急性膵炎が反復するプロセスを経て慢性化するという病態形成に注目するとき、急性膵炎の既往を確認することは「慢性膵炎を早期にピックアップする」という観点では

肝・胆・膵

重要である。

○飲酒歴については「ビール 500mL」「日本酒 1 合」「ウイスキーダブル 1 杯」「ワイングラス 2 杯」「チューハイ 350mL」「焼酎 100mL」のいずれかを 1 日量の目安とし、これを超える飲酒を毎日している者を慢性膵炎発症リスク者とする。

○こんなものがリスクになるなら、ほとんどの人がリスク保有者になってしまう気がするが、まあ今はそれはいいだろう。

○飲酒歴がなく、特発性とされるケースも多いことに留意する（半数近く）。

疑 い か た

○日常診療では MRCP（magnetic resonance cholangiopancreatography）が重要なモダリティとなる。

○MRCP では「主膵管の不規則な拡張と、膵全体に不均等に分布する分枝膵管の不規則な拡張」を認識すべき所見とする。

○早期慢性膵炎の画像所見となると、超音波内視鏡の所見が加味されもっと専門的となる。

○膵管内の結石や、膵全体に分布する複数〜びまん性の石灰化なども所見のひとつとなる。

○MRCP を行うきっかけとするのは、膵炎の既往、アルコール多飲、他の疾患で説明のつきにくい上腹部痛や背部痛、あたりである。

○他の疾患とは、上部消化管疾患（胃・十二指腸潰瘍、逆流性食道炎、機能性ディスペプシア）や狭心痛、胆石発作、筋骨格系の疼痛などがある。

○MRCP 実施のハードルが高い場合は、血液検査を行う。

○膵炎発作期を避け、血中トリプシンを測定する。異常低値があれば膵外分泌不全があると考えられる。

○単にいま膵炎発作が起こっているかを知りたいときは、膵特異性の高い酵素（膵アミラーゼ、リパーゼ、エラスターゼ1）を測定して高値を確認すればよい。

肝・胆・膵

治　療

○膵外分泌機能不全に対しては、これを治癒するものではないが
　パンクレリパーゼを用いた膵消化酵素補充療法を行う。

○消化器症状には有用とされるが、効果は完全ではない。服薬完
　遂率の問題もあるのだろう。

○内分泌機能不全としての糖尿病は問題となる。インスリン分泌
　能が保たれているか評価し、分泌能が少ない場合はインスリン
　治療となる。

○その場合はグルカゴンの分泌能も落ちていることになり、同時
　に低血糖のリスクも高くなる。膵性糖尿病として糖尿病専門医
　に治療を委ねることが望ましい。

○疼痛に対しては、NSAID やトラマドールを用いる。

○食事療法としては、いかにも脂質制限が必要そうであるが、非
　代償期となってしまってからはこれが有用であるエビデンスが
　ない。腹痛発作の際、症状が落ちつくまでの短期間なら脂質を
　制限することには意味があるだろう。

○膵炎発作の反復に対して、膵管狭窄や膵石に対して、内視鏡治
　療や体外衝撃波結石（この場合は膵石）破砕術（extracorporeal
　shock wave lithotripsy；ESWL）が行われる。

○内視鏡治療は、膵管ドレナージが目的で内視鏡的膵管ステント
　留置術が行われる。

フォロー

○慢性膵炎は膵癌の危険因子のひとつであるが、そうわかってい
　ても、画像検査を定期的に行っていない限り膵癌の早期発見は
　難しい。

〇日本消化器病学会の『慢性膵炎診療ガイドライン2021（改訂第3版）』では、「慢性膵炎は膵癌の危険因子だが、膵癌のスクリーニング検査法は確立されていない」「検査に用いるモダリティや施行する期間などの方法は確立されていない」とある。

〇つまり、どれくらいの頻度で何を行うことで膵癌発症を警戒するか、そしてそもそもその必要性があるのかを含めて、まだ定まっていない。

────── References ──────

〈1〉DC Whitcomb et al. Chronic pancreatitis：An international draft consensus proposal for a new mechanistic definition. Pancreatology 2016；16：218-24. PMID：26924663
〈2〉菊田和宏ほか．慢性膵炎診療の進歩．日内会誌 2021；110：629-35
〈3〉日本消化器病学会．慢性膵炎診療ガイドライン2021 改訂第3版．南江堂、2021

肝・胆・膵

14. 膵　　　癌

理解の架け橋

○膵臓癌（膵癌）は、5年生存率が10％未満の予後不良の癌である。患者の8割は切除不能で、つまりは進行癌である。

○10mm以下のごく小さな膵癌であれば、5年生存率が80％以上あり、ある意味予後良好な膵癌といえてしまう。しかし、現実問題として早期診断は困難で、10mm以下で診断される膵癌は1％弱とされる。

○膵癌の危険因子は、家族歴、糖尿病、慢性膵炎、膵管内乳頭粘液性腫瘍 (intraductal papillary mucinous neoplasm；IPMN)、膵嚢胞、肥満、喫煙、飲酒などがあり、他に稀な遺伝性膵癌症候群などが続く。

○ざっくりと膵癌の1割に家族歴があり、近親者に膵癌が多ければ多いほどリスクが増す。

○膵癌の罹患は60歳あたりから著しく上昇し、年齢とともに増加する。

○膵癌患者の多くで、糖尿病あるいは耐糖能異常がある (65%)。よって、60歳前後以上で新規に診断された糖尿病では、膵癌も一応考える。

○膵癌患者では静脈血栓症も稀でなく、60歳前後以上で他にリスクファクターのない静脈血栓をみたら一般に担癌状態を疑うが、そのときに膵癌は大いに考慮してよい。

○バイオマーカーは、特に早期診断において有用となるものはない。CA19-9は膵癌のバイオマーカーと考えてよいが、他に胆管癌、大腸癌、肺癌、乳癌でも陽性となる。

○ CA19-9を膵癌で使うとすれば、術前・術後の測定による予後予測、化学療法の効果や再発のモニタリングである。

○ CA19-9が100-200IU/mL以上は、手術不能とされる。

○ 他のマーカーとして、DUPAN-2、SPan-1、CA125などがある。

○ 膵臓の局所進展度(T1-4)におけるT1とT2は腫瘍径20㎜で分けられるが、5年生存率は10㎜以下で80％、10〜20㎜で50％であり、20㎜を超えると20％以下となる。が、20㎜以下の膵癌が全体に占めるのは多くてもたったの5％くらいである。

○ これらは、早期診断の困難さと重要性が同時に理解できるデータである。

○ 未来の膵癌診療は、10㎜以下の腫瘍径で発見することが求められているが現実は厳しい。

疑　い　か　た

診断までの経緯

○膵癌は、早期診断という概念が存在しないといえるくらい、早期診断が困難である。

○組織学的に癌化した真の膵癌発症の時点で、症状や特有な病歴を伴っていることを期待するのは難しい。有益なバイオマーカーもない。

○日本膵臓学会の解析では、腫瘍径10mm以下の膵癌患者の39％が無症状、CA19-9の上昇がみられたのは39％だった。ある場合の症状は、腹痛や黄疸である。

○膵局所進展度T1の膵癌患者において、初発症状が「糖尿病の増悪」だったのは7％のみであり⑷、数多くいる糖尿病患者全員に膵癌発症を継続的に警戒することは現実的でない。

○他方、IPMNはしっかりとモニタリングする価値がある。その観察法は今後さらに洗練されていくと思われるが、IPMNとわかったら半年ごとくらいに、MRCPなどなんらかの方法で画像フォローをすることになると思われる。

○膵癌自体の画像診断は、多時相造影CT、MRI、超音波内視鏡（EUS）で行われる。早期診断にはEUSが一番有用であるとされる。

○画像診断では、間接所見としての主膵管拡張は重要である。

○病理学的診断には、EUS下吸引細胞診あるいは生検（いわゆるEUS-FNA）の成績がよさそうである。

○腫瘍が画像でうまく描出できない場合には、ERCPおよび膵液細胞診の反復を行う。具体的には、内視鏡的経鼻膵管ドレ

ナージチューブ留置下の連続膵液細胞診（serial pancreatic juice aspiration cytological examination; SPACE）である。

治　療

○手術適応は、切除可能性分類を用い、R（Resectable）あるいはRB（Borderline resectable）で検討される。

○詳細は省略するが、これらはごく簡単にいえば、動脈系と門脈系に浸潤がないかどうかで決められる。

○膵癌の基本な術式は膵頭十二指腸切除あるいは膵体尾部切除である。

○術後の補助化学療法は有用とされている。この意味で、基本的に膵癌の診療は単一の診療科では無理である。

○進行癌では、ゲムシタビンを主とした化学療法を行う。

○術前化学療法や免疫チェックポイント阻害薬など、新しい効果的な治療法の出現・確立が待たれるが、これらも特別有望というわけでもない。

○膵癌克服には、画期的に超早期に診断ができる方法や、革新的に効果の高い治療法の創出が必要である。

~ **References** ~

〈1〉 A Vincent et al. Pancreatic cancer. Lancet 2011；378：607-20. PMID：21620466
〈2〉 下瀬川徹. 膵癌診療の現状と展望. 日内会誌 2017；106：1761-72
〈3〉 花田敬士ほか. 膵癌早期診断における内視鏡的診断戦略. Gastroenterol Endosc 2012；54：3773-82
〈4〉 S Egawa et al. Clinicopathological aspects of small pancreatic cancer. Pancreas 2004；28：235-40. PMID：15084963

急性緑内障発作	症候性の未破裂脳動脈瘤	可逆性脳血管れん縮症候群
片頭痛発作	くも膜下出血 (SAH)	急性胃腸炎
内頸・椎骨動脈解離	症候性の未破裂脳動脈瘤	脳静脈洞血栓症

悪魔的な疾患のひとつがSAHである。SAHの臨床像に全体でも一部でも似てくるような病態は、覚え過ぎても覚え過ぎることはない。ちなみに、高血圧症はSAHの発症リスク・死亡リスクのどちらも高める因子となる。

循　環　器

4

1. 高 血 圧 症

理解の架け橋

○高血圧自体に症状はないと考えられるから、高血圧症は疾病というより「リスク因子」と考えることが臨床ではふつうの考え方である。

○日本には約4300万人の高血圧症の人がいて、そのうち血圧が適切に制御されているのは1200万人だけという推定があるらしい。

○一般に肺炎は有力な死因の原因となるが、そうした感染症以外での死因において、それに寄与する因子として喫煙と高血圧がある。

○今日の医療現場で、この20年間くらいの間でも、喫煙者の数がずいぶん減った実感はあるが、高血圧症の患者の数は減っていないように思える。

○高血圧は、いうまでもなく脳卒中(脳梗塞、脳出血、

くも膜下出血など）や心疾患（冠動脈疾患、心不全など）、腎臓病（腎硬化症など）、あるいは大血管疾患（大動脈解離、大動脈瘤など）の主要かつ重大な原因因子となる。

○日本高血圧学会『高血圧治療ガイドライン2019』（JSH2019）は、網羅性が高く、ハンディなリファレンスというより成書に近い分量だが、日常診療で高血圧症について知るには十分な内容になっている。適宜更新がなされるはずであり、内科医ならこれをフォローしていく必要がある。以下、JSH2019を大いに参照しつつの記述となる。

高血圧症の病態と定義
○高血圧を長期間放置した場合のイメージは、「動脈が傷む」というものである。

○「傷む」の有力な具体例が動脈硬化である。これもイメージにはなるが、「硬化」というのはある種の抽象表現ともいえる。実際にはレニン‐アンジオテンシン‐アルドステロン（RAA）系の亢進状態全般を指しているといってもいい。

○ヒトは陸で生きるために、水と塩分を頻繁に摂れないという生存上の不利からRAA系を備えたのだと思えば、現代の人間のRAA過剰は皮肉でしかない。

○RAA系は、生きるために──とりわけ加齢に対する拮抗として、失われがちな水分の維持のためにRAA系を賦活させる生理変化をもたらしているのだと考えられるが、それが皮肉にも動脈硬化を招いて血管イベント発症リスクを上げる結果になっている。

○RAA系は水分と塩分を維持するシステムと考えれば、高血圧症治療のメインターゲットのひとつがRAA系になることは容易に理解

できるだろう。

○動脈硬化によって、その動脈自体が傷んで破綻するようなイメージは持ちやすいだろうが、たとえば高血圧性心疾患 (hypertensive heart disease；HHD) ではRAA系亢進による高血圧症が長期に渡り末梢動脈の血管抵抗が高くなることで心臓にとってはこれが後負荷となり、末梢動脈自体の破綻ではなく心臓自体の悪影響 (左室肥大や僧帽弁逆流など) につながる。

○血圧の正常・異常、降圧目標など細かい事柄ほどJSH2019に記述があるが、ざっくりと言えば、血圧を測定していつも140/90㎜Hg以上であれば、それは高血圧症といえ、介入の対象とする。それ未満の場合は、患者背景による。

○拡張期血圧が100㎜Hg以上あることが続いているのも、明らかに治療対象である。

○若年発症の場合は、型どおり二次性高血圧

症に気をつけておくべきではあるが、降圧という結果にこだわることも重要である。高齢者よりも、高血圧症という疾病の管理について、十分理解するための診察時間を確保すべきである。

○別のリスク、すなわち喫煙、糖尿病、脂質異常症、慢性腎臓病、肥満、脳血管障害の既往、がすでにある場合には、それらが悪ければ悪いほど降圧治療の寄与度が高く、介入を要する。

○JSH2019では、個々の病型とその診断、個々の薬剤とそのエビデンスについては比較的精緻な記述がある。

○しかしながら、降圧治療をするという、治療構造においてまさに主役となる患者自身の治療の動機付けの話や、（塩分量の目標とかでなく）具体的な食事のイメージ、治療の個人ごとのオーダーメイドの方法論などの記述はない。

疑 い か た

○「高血圧を見たらまず二次性を疑え」などと喧伝されるが、そこが重要なのではない。

○その前に、そもそもどういう経緯で血圧が高いことを認識するかを意識しておくことが少し重要である。

○もちろん健診（での指摘）は重要だが、健常人に対して治療の必要性は刺さりにくい。

○それよりも、血圧が高いこととは別の用件で医療機関を利用したときが、介入の好機と考えたい。

別のリスク因子を治療しているとき

○糖尿病や脂質異常症を治療しているときは、血圧に注目することになる。

○高そうであれば、その時点で降圧治療の介入を始めることになる。

○肥満だけで受診することはあまり多くはないだろうが、体重管理を扱っているときも血圧を意識するであろう。

○タンパク尿などの検尿異常やeGFRの低下など、最近は腎疾患への意識がやや高まっていて、そればかりを気にして血圧は埒外のこともあるが、血圧上昇を見つけてこれに介入するチャンスともいえる。

循
環
器

別 の 疾 病 を 発 症 し た と き

○心筋梗塞、心不全、脳卒中などで入院治療などが始まったとき
　に、未治療の高血圧症があったことが判明することがある。

別 の 主 訴 で 受 診 し た と き

○感冒、腸炎や胃炎、喘息やCOPD、腹痛や胸痛や頭痛など、日常
　的な主訴での受診の際に、血圧高値の指摘を放置しているのが
　発覚することがある。

特 殊 な 疾 病 に 由 来 す る 高 血 圧

○睡眠時無呼吸症候群、パニック症・不安神経症、原発性アルド
　ステロン症などは二次性に血圧が上昇する。

○また、慢性腎臓病は当然として、腎動脈狭窄、糸球体腎炎、ネ
　フローゼ症候群など腎疾患の多くで血圧上昇とセットとなる。

経 過 と 治 療

〜〜 治 療 開 始 の 注 意 点 〜〜〜〜〜〜〜〜〜〜〜〜〜〜〜〜〜〜〜〜〜

○高血圧症の治療は、長期にわたり継続せねばならないところに
　難しさがある。

○薬剤の選択（どれを処方するか）に関心が行きがちだが、どんな薬
　でも患者がその薬を毎日服用してはじめて効果が出る。

○すなわち、薬を飲むのは患者であり、患者自身の治療の動機付
　けが何よりもまず大事である。

○薬物治療について、患者がためらう理由は、「一度服薬を始め
　たら薬がやめられなくなるかもしれない」という、道理に合わ

ない懸念が一番多い。

○これに対しては高血圧症の診断が確かであるかが重要であるが、薬剤自体に降圧治療の中止を困難させる作用はなく、止めたらただ血圧が高い状態に戻るだけのことである（ただ継続が必要だというだけであり、薬剤に罪はないなどと説くとよい）。

○患者の多くが勘違いしているのは、血圧が高いから体調が悪いと思い込んでいる点で、実際には体調が悪いから血圧が高いことがほとんどである。この場合の血圧上昇は、体調不良の結果による血圧変動のことである。実際の高血圧症には症状はない。

○そもそも降圧（血圧管理）の目的は、5年後、10年後、15年後、20年後に脳心血管イベントなどがなくいられるためである。

○つまり、降圧治療は保険の考え方に近い。まず起きないであろうが、もし起きたときのこと（事の重大性）を考えて"未来に投資"する感覚に近い。

○食事療法の観点では、塩分制限ができていない患者が多い。うす味に慣れてもらうよう、アドバイスする。

○特に中高年以上で、塩分負荷の要因になっている食材は梅干しである。かなりの塩分量であり、かといってカロリーが多そうに見えず、それだけで満腹になるものではないため罪の意識なく多く食べてしまう食材の筆頭である。

○1個あたり1～2gの塩分を含有しており、塩漬けにしてあれば3～4gにもなることがある。それを、好きな人は何個も食べるため、「血圧が下がらない人」の有力な黒幕になっているのが梅干しである。

○また、パン、麺、お菓子（スイーツ）、ドレッシング、調理酢やポン酢なども塩分が思いがけず多い。

○何もつけないパンも食べ過ぎれば塩分がかさむし（調理パンな

どはかなりの塩分になる)、ラーメンはスープではなく麺にも塩分
がある。甘いものも、作る側になればわかるが、意外と塩をい
れる。

○「野菜中心」を誇る人に限ってドレッシングに凝っていて塩分が
多くなっていることもあるし、醤油を避けて調理酢やポン酢を
多く入れていては思いのほか塩分過多となる。

○治療の目標と治療の仕方は個々で異なる。その「治療メニュー
づくり」こそが治療者側の腕の見せ所である。

○運動が苦手、あるいは一切してこなかった人に、いきなり運動
療法はきつい。

○夜勤中心の人に、「朝の血圧測定と記録を!」をお願いするのは
荷が重すぎる。

○ラーメンだけが心の支えだった人に、ラーメンを禁止する権利
が医師にあるだろうか。

○高血圧治療の一番抜け落ちている部分はまさにそのようなとこ
ろで、まったくふつうの不自由ない生活の中に少しだけ入り込
んでくるのが血圧治療である。放置した場合に生命の危機が確
定的な、たとえばがんの治療に取り組むのとはわけが違うので
ある。

○個々のこれまでの生活にいかに無理なく溶け込ませるかが鍵で
あり、患者と一緒にそれをすり合わせることが血圧診療の核で
ある。ガイドラインに書かれたことを、ガイドラインだからと
押しつけることが血圧治療ではない。

∞∞∞ 薬 剤 と 薬 剤 選 択 ∞∞∞∞∞∞∞∞∞∞∞∞∞∞∞∞∞∞∞∞∞∞∞∞∞∞∞∞

○サイアザイド系、ARB or ACE阻害薬、カルシウム拮抗薬のいず
れかから1剤選択する。

○サイアザイドは安価で、塩分摂取が多そうな人に適している
が、中等度以上腎機能が悪い人は避けるべきである。使用し
ていると尿酸が上がることが多い（これに対して尿酸降下薬の処
方を上重ねすることの愚は避けたい）。

○ARBやACE阻害薬は、マイルドにみえるが使用を続けること
で確実な降圧効果はあり、また用量の調節もしやすい。ARB
とACE阻害薬はどちらでもいいが、ACE阻害薬は人によって
は喉頭浮腫、咳、皮疹などがありうる。

○カルシウム拮抗薬は、処方時の制限があまりないので医師に
好まれるが、実際には紅潮（感）、便秘、浮腫など、用量依存
であるものの副作用は意外と多い。

○たとえばアムロジピンを罪悪感なく10mg/日として、患者が
浮腫や便秘に困っているのを実によく見かける（処方医は "そ
れが原因であるはずはない" などと嘯くが）。

○降圧目標を個々に定める。大体、130/85mmHg未満くらいにな
るのが理想であるが疾病による。

○目標に達成するのは、ゆっくりでよい。薬剤の追加は3カ月
くらい経ってからでも遅くはない。増量はゆっくり行う。

○内服時間帯や食前・食後などの服薬自体の正確性より、内服
ができたかどうかを一番重視する。服薬が継続できていたら、
褒めるべきである。

○併用は、上記3種を1つずつ追加して組み合わせる。

○他に、抗アルドステロン薬、α遮断薬、β遮断薬、抗レニン薬、
などがあるが、患者背景によってケースバイケースになる。

——— References ———

日本高血圧学会．日本高血圧学会高血圧治療ガイドライン2019（JSH2019）．ライフサイエンス出版

循
環
器

2. 急性心不全

理解の架け橋

○ 心臓は酸素を多く含んだ動脈血を燃費よく、効率よく、そして身体中すみずみまで配る役割をしている。

○ この役割があまりに重要であるため、体の臓器を構成する組織が低酸素に陥る、あるいは陥りそうになると、さまざまな代償作用でこの低酸素を回避しようとする。

○ 心臓を中心とした"循環システム"は、人間の生命活動を維持するための安定装置である。つまり大なり小なりのトラブル、生理学的な不安定さが生じたようなときには、迅速にあるいは中長期的視点で対応する。このさまを「代償する」といって差し支えない。

○ その代償作用の起動・駆動装置が交感神経系

で、つまりは交感神経がまず緊張する。

○ それによってたとえば頻呼吸、頻脈、発汗、末梢血管の収縮などが誘発され、これらによって身体の重要臓器に血液を集めることで（逆に重要ではない組織の酸素供給はやや犠牲にして）、組織低酸素を防ごうとする。

○ ただこうした代償機構も、その代償能力を超えるトラブルが発生すれば安定は破綻する。

○ 代償が破綻した状態あるいは破綻しそうな状態を、臨床的に急性心不全と呼ぶ。臨床的な側面からいえば、心不全は症候群といえる。

○「非代償」がたやすく起きてしまうかとい

うと実際にはそうではなく、この代償作用は解剖生理学的な仕組みを動員することで平素は盤石ではあり、つまり心不全が起きるというのはよっぽどのことなのである。

○その「よっぽどのこと」というのが、さまざまな心不全のリスク因子の存在や血管イベントということになる。

○たとえば心臓自体の構造上の異常である。先天性心疾患や弁膜症などは、血液の拍出に困難を生じさせ、ひいては局所への酸素の分配が不十分となる要因となる。

○急性心筋梗塞によって心臓自体のポンプ機能が急に低下すれば、生体の種々の代償作用が間に合わなくなり容易に心不全となる。

○長い、コントロール不良の高血圧症は後負荷を形成し、心不全の発症のリスク因子になるうえ、心不全を治療する時の改善の阻害因子にもなる。

○高齢者が、軽微な感染症や貧血進行などで心不全になってしまうのは、そもそもが組織酸素を保つためのベースの代償作用が弱っているからである。つまり、加齢自体が心不全のリスクとなる。

疑 い か た

─〈 診 断 ま で の 経 緯 〉─

○心不全と一言でいっても病型も程度もさまざまである。しかしすべてに共通するのは、「労作時呼吸困難」の存在ではないだろうか。

○かといって実臨床では、「労作で悪化する呼吸困難・胸部症状のある患者」のすべてが心不全に対応するとは限らない。ここが難しい。

○もし熱があるなら、熱（＋呼吸困難）の原因をまず探すべきで、一度心不全から離れたほうがいい。

○熱がない場合は、病歴聴取で夜間の呼吸困難の有無を確認する。ただし気管支喘息発作も心不全同様夜間に増悪することに留意する。

○つまり心不全と思ったら、肺炎や気管支喘息も同時に考えて診療する。

○複数の病態が共存することも稀ではない。

○ここからが、循環器内科的なアプローチとなる。

○まずはやはり病歴である。長年の高血圧症を放置していないか、心房細動の既往はないか、などである。

○次にバイタルサインを意識する。ショックや著しい低酸素があるかの確認は当然として、拡張期血圧が十分高い血圧上昇などがあれば、後負荷がもともと高い患者だったかもしれないと想定できる。

○次に身体診察である。聴診は、まず粗く異変を察知することにおいて有用で、汎収縮期雑音などが聴かれれば心不全になっているかもしれないと考えておける。

○聴診する位置を決める際に、心尖部を触れておく。左方に移動していればいるほど左室の拡大が示唆される。胸部レントゲンを撮る前に心拡大を推測できる。

○頻拍があると難しいが、脈がランダムに不整なら心房細動の存在が推定できる。

○このように、労作時呼吸困難のある患者をまずは「心不全疑い」とした後、病歴聴取、バイタルサインや酸素飽和度の確認、心尖部や脈の触知、聴診器による聴診といった基本的な行為で心不全らしさを素早く見積もることができる。

○これに胸部レントゲン、心電図といった情報が加わればなおのこと正確に決定できるだろう。

○ここで重要な観点をふたつ。ひとつは、ここまでの流れはとにかく素早く行うということ。もうひとつは、虚血の否定である。

○すべての心不全で、虚血を契機に発症したのではないかと一度は考えるのは、臨床医が身につけるべき必須の"習慣"である。

○そう考えると、心電図は行うし、緊急採血も行っておきたい。

経 過 と 治 療

∞∞∞ **経 過** ∞∞∞∞∞∞∞∞∞∞∞∞∞∞∞∞∞∞∞∞∞∞∞∞∞∞∞∞∞∞∞∞∞∞∞∞

○心不全は、敗血症同様、病態を構成する多く因子が同時並行で、かつ相互に悪化する関連性を持って進行していくため、早期に認識し早期に介入してとにかくまず"食い止める"ほうが後々の治療が容易になる。

○心不全を認識するということは、同時に治療を始めるということと同義であるといえる。心不全を認識しておきながら、対処を後回しすることの不利益が大きすぎるからである。

○このように心不全では、診断と治療を（分けずに）同時に考えるという実務上の構造を理解しておくべきである。

∞∞∞ **治 療** ∞∞∞∞∞∞∞∞∞∞∞∞∞∞∞∞∞∞∞∞∞∞∞∞∞∞∞∞∞∞∞∞∞∞∞∞

○<u>安静、酸素、利尿薬</u>。これが基本になる。

○初療の過程で、急性冠症候群らしければ即循環器医をコールする。この原則は曲げないでおく。

○血圧が低い急性心不全は、治療の難易度を高く見積もり、早々に循環器医をコールしたほうがよい。低Na血症や低Alb血症となっている心不全も難しい。

○心房細動が頻脈となって起こしたと思われる心不全も、意外と難しい。ただしこの事象自体は非常にコモンで、全部循環器医を呼んでいるとキリがないかもしれない。

○心房細動で心不全になっている場合は、いわば左室の"空打ち"の状態であり、つまりは低拍出（非高血圧性心不全）になっている。

○ただしこれがいきなりなるわけではなく、前負荷増大がもと

もとあることが多い（高齢者や肺気腫のある患者が多い）。このとき
は、胸水や肺うっ血があれば必要最低限の利尿薬が治療となる
が、血圧低下を伴っていることも多くやや治療がしにくい。

〇また、心房細動で頻拍になって心不全になってしまっていると
思うとレートコントロールをしたくなるが、その治療薬が血圧
を下げるリスクがある。

∞∞∞ フォロー ∞∞

〇急性心不全といっても入院が必要になるのは酸素需要があるケ
ースくらいであって、自宅でも安静が取れれば「急性心不全イ
コール入院」ではない。

〇ただし外来で治療できている場合でも、そして特に心不全発症
時に虚血（急性冠症候群）が否定できていたとしても、虚血の評
価は一度しておいたほうがよい。

〇そのためには、おそらくどこかのタイミングで（最初から可能な
ら）循環器専門医にコンサルト・紹介をしたほうがよい。

〇虚血の評価は、冠動脈精査、シンチグラフィ、MRIなどで行う。

高 血 圧 性 心 疾 患 に よ る 心 不 全
(hypertensive heart disease; HHD)

概　要

○急性心不全の病態の把握、あるいは治療を考えるうえで、非常に参考になる（基本的であり、心不全の理解に適しており、そして応用しやすい）病型が、この HHD による心不全である。

○この心不全ではまず、「長年の高血圧」が起源となる。基本的な病態生理として「後負荷の増大」が先行しているという点がある。

○レニン－アンジオテンシン－アルドステロン（RAA）系の亢進によって後負荷が高くなると、心臓からすれば後負荷が高まっている体循環に向かって左室は血液を延々と"蹴り続け"なければならないので、"くたびれる"。

○高い後負荷の状態は、左室拡張末期の圧が高いということでもあり、それが長期間続けば臨床的には拡張期血圧の恒常的な上昇と、左室肥大という形で現れる。

○やがて高い後負荷に対して左室が"へばった"状態となると、代償がきかなくなり、左室機能の低下とともに拍出が落ちてきてひいては前負荷が増大するが、結局は肺水腫となる。この状態は心不全である。

○非代償あるいはその直前くらいでは、高い後負荷に左室がへろへろの状態となり、拡張型心筋症の様なエコー図となっている。

○HHD が心不全となったときに、肺は犠牲にしてでも（＝多少うっ血してでも）心拍出を稼ごうとするために最終局面に及んでも拡張期血圧が著しくなっているという構図である。

○つまり、高血圧症の既往があり、肺はうっ血し、拡張期血圧

が高くなっている急性心不全をみたら、本病型を思い浮かべる。

○心不全に血圧上昇を伴っているため、担当医はつい緊急性を感じてしまい、高血圧緊急症と錯誤してカルシウム拮抗薬を用い可及的に降圧を図りたくなる。が、これは早計である。

○カルシウム拮抗薬は、血管は拡張するので一見心不全治療によさそうだが、心筋に関しては陰性変力作用の側面があるのでつまり収縮力は落とすことになる。

○HHDの心不全では、述べたように、ショックとなるその時まで血圧を上昇させ粘る機序であるため、血圧を下げ好都合だと思って投与したカルシウム拮抗薬が、「ラクダの背を折る最後の一本の藁」になりかねない。

治 療

○肺うっ血／肺水腫に対しては、利尿薬を投与する。

○硝酸薬も心不全自体に良く、投与・処方は妥当である。

○亢進しているRAA系を抑えるため、ACE阻害薬やARBは早々に導入したほうがよい。

○β遮断薬も少量から導入しておく。

○カルシウム拮抗薬は、左室駆出率が極端に落ちていなければ、冠拡張作用や陰性変時作用の側面などのため利益が不利益を上回ることもあるだろう。

○この病型の治療のポイントは、たとえば「ループ利尿薬一辺倒」のようなモノセラピーを避けるという点である。

○後負荷への介入なしに、肺うっ血だけ熱心に取ろうとすれば、一気にポンプ不全になることもありうる。

○利尿薬や硝酸薬は血圧や体液量を見ながら適量・適時としつつ、ACE阻害薬／ARB、スピロノラクトン、β遮断薬あたりを早々

に導入し、カルシウム拮抗薬を用いて降圧を図っていく。

○すなわち、複数の因子あるいは複数の機序に対して少しずつでいいので同時にブロックする（介入する）ような治療、マルチターゲットセラピーが望ましいといえる病型である。

○肺うっ血が十分取れたら、少なくともループ利尿薬は減量あるいは中止する。

○体重に応じた使用でもよい。

○ACE阻害薬／ARBやβ遮断薬は、血圧をみながら少しずつ増量していく。

循 環 器

3. 急 性 冠 症 候 群

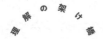

○ 慣れ親しまれている急性心筋梗塞（acute myocardial infarction；AMI）という言葉は、急に心筋が梗塞に陥るという病理学な側面をうまく照らしている。

○ 一方「狭心症」という言葉は、おそらく字義からして臨床的な側面をいった言葉であろうが、さすがに少し曖昧である（「糖尿病」くらい病名呼称が滑稽である）。

○ また不安定狭心症といわれても、何が不安定なのかいまいち不明瞭である。私は"担当医が不安な狭心症"と昔覚えた。

○ そうなると、急性冠症候群（acute coronary syndrome；ACS）というのは素晴らしい。臨床的な表現であり、また区分けがざっくりとされていて、

緊急度にグラデーションがあるさまが感じ取られる。

○AMIと不安定狭心症を合わせて比較的シンプルにまとまるACSという概念は扱いやすい。

○AMIは冠動脈が急激に血栓で閉塞され、その血管に栄養供給を依存している心筋組織が壊死に至る疾患である。

○閉塞に至った血栓のほとんどはアテローム性動脈硬化プラークが関連している。

○虚血による胸部症状を「狭心痛」と呼ぶと臨床的には便利で、患者が主訴とともに受診した際に「狭心痛かどうか考えること」がACSを見抜く際の主な課題となる。

○つまり、狭心痛かどうか考えるための病歴聴取は、症状があってやってきた患者を前にしてそれがACSかどうかを考えるときに、心電図の読み（判読）に熟達することよりも強力な"武器"となる。

○「心電図でAMIだといえる所見があったので、AMIだと（考えて行動）する」というロジックに特に問題はないが、AMIではないと言い切れる心電図所見はない。

○病歴情報が優勢となる場面がACS診療では結構あり、その場面をよく振り返ると、重大な判断を決定づけたのは心電図ではなかったということは多い。

○心筋に虚血が生ずると、交感神経の求心線維によって「痛み」として脳に伝えられる。

○虚血によって心筋細胞にある交感神経性心臓求心性線維の神経終末が刺激されると、その痛覚刺激は心臓神経叢を経由して、最終的に

脊髄後角にあるニューロンに中継され対側に行き、そのまま上行して視床に投射。そこから対側大脳皮質の体性感覚野に達すると、痛みとして感じられる。

○ ここで、脊髄後角から対側視床に至るまでに中継したニューロンは、心臓交感神経由来の痛覚刺激を伝えているだけではなく、皮膚体表由来の刺激を伝える求心性線維とともに一束（ひとたば）になって一緒に興奮する。

○ つまり、心臓の痛みだけでなく、一見心臓とは関係ない部位の体表の痛みの両方を感ずるということになる。これがいわゆる「関連痛」の主なメカニズムである。

○ この関連痛をうまく拾うことができれば、ACS由来の狭心痛かどうかを見抜きやすくなる。

循環器

疑 い か た

○実際の臨床をしていると、最終的に AMI と診断されるケースの医療機関への入り口は、大きくふたつある。

○それは非常に簡素な区分けで、救急車で来るのと、独歩で来るのとがある、というものである。

○救急車で来るものには、通常は強い切迫感を伴う胸部症状がある。あるいはすでに心不全を伴い、夜間に起坐呼吸となって呼吸困難などで救急要請される。

○救急車での受診では、よほど迂闊なストラテジーを組まない限り心電図をとるはずなので、ふつうは見逃さない。

○たとえば、救急車で来たがぱっと見バイタルサインが安定しているし、胸部症状も改善傾向があるので心電図や血液検査を端折った、などの迂闊さである。

○救急車で来た、「鼻の下から臍の上まで」の範囲に症状のあるすべての患者にとりあえず心電図を行う、ということを前もって決めておけば、まず大丈夫なはずである。

○これは医師のセンスとか勉強不足ではなく、システムとしてどうするかというその初療室全体のストラテジーの問題である。

○難しいのは、胸部症状で「独歩で来た」患者である。「朝に」とか「さっき」あった胸部症状が、もう今は無いか軽いけれどもそれでも来たというとき、ぱっと見の正常さだけで判断すると ACS を逃す。

○独歩で来た場合は、その場の異常さではなく、①患者が体験した胸部症状の様子、②冠動脈疾患のリスクの有無、を病歴聴取

で確かめその内容によって判断すべきである。

1 胸部症状の性状

○まず典型的な狭心痛をおさえる。

○典型的といえる狭心痛は、胸骨の裏のあたりの「不快」で、それが労作によって悪化するものをまずイメージする。

○ここでいう「不快」は「痛み」とグラデーションの関係であり、阻血の程度（組織酸欠時間）や虚血の程度（梗塞範囲×時間）による。

○つまり阻血の程度が酷ければ強い胸痛が持続し、程度が軽ければ「不快」レベルに留まり、かつ持続時間も短い。

○皮肉にも、胸部症状が軽いACSが一番診断が難しい。強烈な胸痛があれば心電図をふつう撮るし、STがしっかり上がるなど明白な虚血パターンになりやすいからである。

○狭心痛らしい胸部症状について、その特徴・性状を表1に示す。

○すでに述べたように、関連痛があること自体がやや狭心痛に特異的であり、これをうまく拾いたい。

・腕に放散する
・肩に放散する
・首に放散する
・冷や汗が出て、不安になった
・痛みというより押されるような感じ

・持続時間が短い（数分で収まった、など）
・「以前（AMIを）やったときと似ている」と言う
・「奥歯のへんが痛い」などと言う

表1　狭心痛らしい症状

○逆に狭心痛らしくない情報として重視するのは、胸膜痛である場合（深呼吸で悪化したり局所の圧痛があるなど）、「"心臓"が痛い」などと言う場合、「1日中痛い」「ここ数日ずっと痛い」のように長期間痛いことを重視して言う場合などであり、これらは狭心痛らしくない。

○狭心痛は、基本的に内臓痛であるので、ここだという局在が言えないことのほうが自然（前提？）である。よって、「"心臓"が痛いです」などとはふつう言わず、「（前胸部あたりを示して）この辺がなんというか、不快で……」のようにはっきりしないくらいのほうが狭心痛らしい。

○長時間同じ性状の痛みが持続する胸痛がもしACSならば、1日あるいは数時間とふつうはもたないだろう。

○短い狭心痛が短いインターバルで反復し、その不快症状がつながって「この数時間」とか「今朝から（この受診まで）ずっと」という表現（言い方・訴え方）になることはある。

○狭心痛の問診は、患者は"積分"してしまいマスで訴えるが、担当医は症状という関数をうまく"微分"して、一瞬だけ起こったかもしれない冠動脈狭窄に由来する症状を解剖学と生理学を駆使して推測するような聴きかたをしたい。

② 冠動脈疾患のリスクの有無
患者背景の把握の重要性

○あとは患者背景も重要で、中高年・男性・低HDL-Cあるいは高LDL-C・糖尿病・喫煙・家族歴、を重視する。

○これらを把握することは、狭心痛疑いをみたときの、ACSの検査前確率を上げることにつながる。

○「AMIの既往」は忘れてはならない情報であり、ACSの可能性を高める。

○一方、女性で上記リスクがない患者の胸部症状はACSである可能性が非常に低い。特に日本人の女性は冠動脈疾患のリスクが低いとされる。

○女性であっても胸部症状をみた際に念頭に置きたい情報として、若年ですでに高LDL-C（家族歴が濃厚な脂質異常症）、家族歴（特に"母親"のAMIの既往）、あるいは全身性エリテマトーデスの既往、などがある。

○❶→❷の順に記述したのは意味があって、❷の重要性が活きてくるのは、目の前に胸部症状を訴えている患者がいる状態である。

○中高年の男性など世の中のそこら中にいるし、脂質異常症で薬を飲んでいる人などものすごい数がいるだろう。

○つまりいつでも事前確率が大事で、いま目の前の患者がどの程度ACSらしいかにこだわるべきなのであって、確率のセンスを日頃から抜け目なく磨いておかないといけない。

○たとえば先ほど「全身性エリテマトーデスの既往は冠動脈疾患のリスクだ」と（いうように）述べたが、全身性エリテマトーデスの患者は「胸痛をきたして受診した患者」全体からすると圧倒的に少ないことを忘れてはいけない。

○何を分母（条件）とした確率なのかをいつも頭におく。

○全身性エリテマトーデス患者に胸痛をみたら（女性であっても）ACSを疑うべき、というようなことはいえるが、全身性エリテマトーデスと「AMIの家族歴」を同列に扱ってはいけない。

「狭心痛かも」と思ったら

〇心電図を行う。ST-T変化を確認する。

〇有意なST上昇があり、虚血パターンならACS確定である。

〇血液検査を行う。検査する項目の例を示す (表2)。

判 断 材 料	AST、ALT、LDH、CK、CK-MB、トロポニンI
リ ス ク 評 価	LDL-C、HbA1c
合 併 症 評 価	D-dimer、BNP

表2

狭 心 痛 を 疑 う と き の 血 液 検 査

〇判断のベースになりやすいのはトロポニンIである。

〇すなわち、胸部症状が狭心痛らしければ、心電図で虚血パター
ンが判然としなくても（判読に自信がなくても）、トロポニンIが
基準値より上がっていれば専門医にコンサルトするまではACS
として扱う。

〇ここでまたおさらいであるが、トロポニンIには偽陽性がつき
もの、のような指摘をするかもしれないが、ここでいっている
のは目の前に「狭心痛らしい」患者がいたときにその患者のト
ロポニンIが高かったら、という話である。この違いがわかる
だろうか。

○循環器科の医師の心を動かすのは、いかに狭心痛らしいかと、トロポニンⅠが上がっているかであって、心電図所見はその次くらいである。

○むしろほかの事柄も関心事であって、バイタル（徐脈ではないか、ショックになりかけていないか）、心不全になっていないか、大動脈解離は起きていないか、などが循環器内科医たちにとって重要である。

○結局技術として差が出るのは、心電図の判読よりも、病歴聴取によっていかに狭心痛らしいかを"射抜けるか"である。

○なお、基本的な心電図上の虚血パターンの判読は、必ず押さえておくべきである。初期臨床研修で到達すべき目標を目安にすればよい。

○ここまでをかなりのスピードで実施し、それでも判然としないという段になってはじめて心臓超音波検査が必要となってくるだろう（主に左室壁運動をみる）。

経 過 と 治 療

〰〰 経　過 〰〰〰〰〰〰〰〰〰〰〰〰〰〰〰〰〰〰〰〰〰〰〰〰〰〰〰〰〰

○ACS を放置することは、致死的な経過となりうる。

○迅速に発見し、専門医に即介入してもらうこと。この一択である。

〰〰 治　療 〰〰〰〰〰〰〰〰〰〰〰〰〰〰〰〰〰〰〰〰〰〰〰〰〰〰〰〰〰

○よくある疾患であるにもかかわらず、非専門医が治療するということのない疾患である。

○介入方法はほぼ、経皮的冠動脈インターベンション（PCI）である。

○他に血栓溶解療法があるが、今日び、この治療がちょくちょく発動する機会（地域）があるだろうか。

○STEMI（ST上昇型心筋梗塞）あるいは左脚ブロックを伴うAMIのケースで、発症2時間以内にPCIができないことが予想されるとき、発症3時間以内であれば血栓溶解療法が考慮される。

○また、血栓溶解療法は病着後30分以内に実施できることが望ましいとされる。

○よって、まごまごして血栓溶解療法の実施を決断できずに3時間を過ぎそうになるなら、時間がかかってもPCIができる施設に搬送したほうがいいということになる。

○「自分はPCIはできないから、静注法の血栓溶解療法をできるようにしておこう」ということには、現時点ではならなそうである。

∞∞ フォロー ∞∞∞∞∞∞∞∞∞∞∞∞∞∞∞∞∞∞∞∞∞∞∞∞∞∞∞∞∞∞∞∞∞∞∞∞∞∞∞

○AMI罹患後のいわゆる二次予防の重要性を理解する。

○しかし大枠は難しいことはない。LDLを70mg/dL未満にして、禁煙させ、肥満を是正し、糖尿病や高血圧を治療し、β遮断薬やレニン－アンジオテンシン－アルドステロン系阻害薬を導入する。

○抗血小板薬は、通常は循環器医から処方あるいは指定があるはずである。

○フォローアップの心臓カテーテル検査についても、循環器内科医が主導で決められる。

References

日本循環器学会ほか．急性冠症候群ガイドライン（2018年改訂版）．2022年12月9日更新

胸膜痛	大動脈解離	肥大型心筋症
肺塞栓	急性冠症候群 ？	急性心筋炎
パニック発作	胃酸過多	心外膜炎

素 直に狭心痛かもと思える病態群を配置した。急性冠症候群は見逃してはならないと教わるがゆえに、急性冠症候群を疑っているときの自分自身を慎重だと自覚してしまうことによってかえって急性冠症候群以外の病態を見逃すという皮肉がある。仮説はひとつに決めないこと、そして仮説は修正されることが前提の概念であることをいつも心に留め、状況を薄眼でみつつ行動は急性冠症候群を疑うという、思考と行動を解離させる手法を取りたい。日頃からやっていると、できるようになる。

4. 大 動 脈 解 離

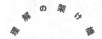

○大動脈解離は、発症に先行して動脈の中膜に慢性的な変性が生じていて、これに血行力学的なストレスが加わって内膜にエントリーをつくり解離して発症する。

○中膜の慢性的な変性というのは、解離という物理変化が生じる前の、ある種の"準備状態"のようなものである。

○血行力学的なストレスとは、高血圧や脈圧差などであり、高齢者ほどそうである。

○若年者では、解離する際の打撃的な血行ストレスがことさら強いのではなく、前述した準備状態の要因が大きい。

○すなわち、中膜の変性が遺伝子異常によって結合織に障害をきたしており、結果として若

年でありながら中膜に脆弱性や可塑性が生じているのである。

○ 発症した大動脈解離全体ではやや男性が多いが、高齢になればなるほど女性の比率が多くなる。

○ 好発年齢は60〜70歳くらいである。

○ 肉眼というか形態・画像的な分類はStanford分類が用いられることが多い（図1）。これは、どこがエントリーになったかによらず、上行大動脈の解離の有無によってA型とB型とに分類するもので、2/3がA型（上行大動脈に解離あり）である。

循環器

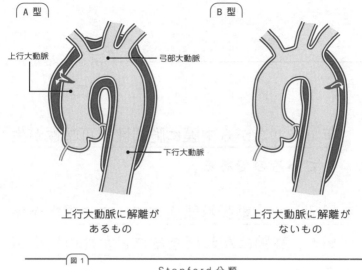

〇傾向にとどまるかもしれないが、大動脈解離は夏に少なく、冬や季節の変わり目に多い。

〇また、睡眠中の深夜には少なく、6〜9時といった朝や、日中の活動中に多い。

〇いうまでもなく高血圧症の既往を有していることが多く、喫煙、栄養状態、睡眠時無呼吸症候群、大動脈二尖弁なども発症リスクになるようである。

○遺伝子異常による結合織障害が本症の原因になっているのは、全体の10%とされている。うち半数かそれ以上がMarfan症候群である。

○残りは血管型Ehlers-Danlos症候群、*ACTA2*遺伝子異常あたりが多い。

疑 い か た

───┤ 診 断 ま で の 経 緯 ├───

○診断で最も重要なのは造影CTである。問題はどの患者に造影CTを行うか、となる。

○典型的といえる、突然の引き裂かれるような背部や胸部の激痛、移動性の胸背部痛は、特に急性の大動脈解離のよくある症状ともいえるので認識しておく。

○非典型症状が存在する。「非典型例を忘れない！」などの軽薄なスローガンで済ませず、本当にありえるのできちんと把握しておきたい。

○なかでも重要なのは、失神、意識障害、麻痺、そして「バイタルサインの異常」である。

○失神というのは、転倒してケガをするくらいの「失神」をい

い、ふつうはこのような患者をみたら心原性を疑うが、このとき大動脈解離も疑っておく。

○意識障害の鑑別リストに大動脈解離を入れておくのは、救急医にとっては常識である。内科医も必ずこれを認識しておく。

○買い物中に突然胸痛を訴えながら崩れるように倒れ、周囲の人の呼びかけに反応せず、救急隊到着時もやはり呼びかけにも反応しない昏睡状態。これを（下線部が分からず、あるいは重視できずに）最後の「昏睡」の部分だけを問題にすると、解離を見逃す。

○麻痺は、片麻痺でも両下肢麻痺でもありうるが、特に半身麻痺の場合、とかく内科医はすぐ脳卒中に持って行きがちである。急性心筋梗塞と思えても A 型解離かもしれないと考えるのと同様に、急性の麻痺症状には解離を疑った問診を加えておきたい。

○そして、恐ろしいことに無痛（painless）の大動脈解離が臨床的に存在する。ただそんな患者であっても、なんらかのサインは存在するはずである。

○ごく軽微な意識障害、あるいはバイタルサインの異常などである。

○また、認知症や精神疾患、言語表出能力などによっては、自分のなかに生じた症状を担当医にうまく伝達できないために、結果として「疼痛を言語で述べられない大動脈解離」というケースが生じる。

○「一過性」という経過にも注意したい。たとえば両下肢麻痺が一過性にあって、改善あるいは改善傾向であるときに経過観察としてしまいがちである。これは非常に訴訟リスクの高い "臨床しぐさ" である。

○バイタルサインの異常で気にとめるべきは、極端な血圧上昇か極端な血圧低下（つまりショック）である。

○胸水の貯留は参考になる。高齢者の左胸水の原因が亜急性〜慢性の B 型解離のことがある。

〰〰 **経　過** 〰〰〰〰〰〰〰〰〰〰〰〰〰〰〰〰〰〰〰〰〰〰〰〰〰〰〰〰〰〰〰〰〰〰〰

○急性解離の予後はよくない。

○放置すれば、その場で、あるいは数週以内に死亡する。そこを過ぎても、1年以内にほとんど死亡するというのが本症の自然予後である。慢性期の内科的管理も重要だと思わされる。

○とりわけ偽腔が開存したA型解離の予後は悪い。

〰〰 **治　療** 〰〰〰〰〰〰〰〰〰〰〰〰〰〰〰〰〰〰〰〰〰〰〰〰〰〰〰〰〰〰〰〰〰〰〰

○治療方針決定は日頃手術を行っている血管外科医が行う。

○Stanford A型については緊急手術、B型は降圧・安静・鎮痛といった内科治療、が原則であるが例外もある。

○A型解離の手術後の予後は、5年生存率70％程度である。

○B型解離を内科的な治療でみた場合の5年生存率は80％程度である。

○急性期の血圧管理は重要である。手段を選ばず、血圧を適正化する。

○慢性期においても（手術療法後、保存的治療のどちらにおいても）血圧管理が重要である。

〰〰 **フォロー** 〰〰〰〰〰〰〰〰〰〰〰〰〰〰〰〰〰〰〰〰〰〰〰〰〰〰〰〰〰〰〰〰〰〰

○この疾病によらず、発症あるいは治療後にどのくらいの頻度でフォローや検査を行うべきか、という疑問を投げる医師が本当に多い。

循
環
器

○そんなものは患者をよく診て、個別に考え、患者と話し合いながら適宜決めていくに決まっているのだが、どうもこうした指針をほしがる医師が多い。ほしがってばかりではだめである。

○指針を知ったところで、その内容には特に強い根拠があるわけではないので基本的にはやはり個別に、"よしなに"やっていくしかないのだが、ある総説〈4〉に記述があったのでそれを参考に記述しておく。

○造影CTは、発症時、1～3日後、1週間後、2週間後、1カ月後、3カ月後、6カ月後、以後3カ月～1年ごとに行うといいらしい。

○ただ、再発の徴候がある場合はこれ以外に緊急でCTを行う。

○他方、そもそも偽腔閉塞型で安定（偽腔内血栓の消退が早いなど）しているなどの状況があれば、2年目以降の検査頻度は減らせる。

○内科医が関わる時点で安定していると思われるので、基本的には提示した頻度はやや多いように思う。

○フォローアップ検査は多くは心臓血管外科医が実施していることが多いが、実地医家に逆紹介されるケースもあると思われる。

―――― References ――――

〈1〉今井 靖ほか．大動脈疾患―大動脈解離と胸腹部大動脈瘤：診断と治療の進歩．日内会誌 2010；99：219-327

〈2〉吉野秀朗．急性大動脈解離の診断と治療に関する最新知見．杏林医会誌 2015；46：197-201

〈3〉圷 宏一．大動脈解離の病因．心臓 2013；45：1078-84

〈4〉本間 覚．大動脈解離の内科的治療．日内会誌 2010；99：288-96

高血圧性心疾患	脳卒中	大動脈解離
後負荷	高血圧症	血圧上昇と不安
慢性腎臓病	二次性	降圧薬

　高血圧症という言葉から派生・連想される言葉たちを、特に概念を揃えずに集めた。年の単位でゆっくり動脈硬化が進むイメージだが、「硬化」という語に囚われてはいけない。実際にはもっと複合的で複雑な機構でもって、各疾患の病態形成のリスクになる。かつて血管を広げる（だけの）薬が降圧薬として使用されていたがもうそれらを単剤で治療に用いることは廃れ、やがて「臓器保護作用」なる謎概念を経て今に至る。ARB も価格が下がり、脱落率も著しく低く、ARB 一辺倒を批判することもできない時代となった。

5. 大 動 脈 弁 狭 窄

○ 大動脈弁狭窄症は、大動脈弁の狭窄に伴って、左室に慢性的な圧負荷がかかって生ずる病態である。

○ 圧負荷は左室の壁応力（wall stress）を増大させてしまうので、それを軽減させるための代償として左室が肥大する。

○ 慢性の経過ではこれに左室線維化の亢進などを経て、結果として左室機能低下が生じる。

○ 弁自体の変化（変性、器質化）の要因は多彩であって、年齢は当然としても意外とわかっていない。

症

疑 い か た

診 断 ま で の 経 緯

○労作時息切れの訴えだけで本症の診断にはふつうたどりつかない。

○大動脈弁狭窄症のやや特有な症状があるとすれば、胸痛や失神がある。

○これらに加えて高齢であれば疑う。

○また、「高齢者＋心雑音を有する」という経緯も発見端緒となる。

○大動脈弁狭窄症の心雑音は、非常に聴きやすい。

○特に、心基部胸骨右縁または左縁に最強点を有する「収縮期駆出性雑音」はホールマークとなる。

○誤解されやすいが、弁が柔らかいほうが、そして大動脈弁狭窄症としての病期が浅いほうが心雑音は高調となり、聴きやすい。

○駆出性雑音の「駆出」の部分も、慣れれば聴き取れるが、慣れないうちは音の質感（耳ざわり）を重視してもいい。大動脈弁狭窄症の収縮期駆出性雑音は、"硬い"感じがする。水を飲んだときに感じる味覚や舌ざわりにたとえると、軟水と硬水くらい違う。

循
環
器

○重症例では、この雑音は穏やかで"軟らかく"なる。聴診の領域も、心基部にとどまらず、心尖部にかけても聴かれてブロードになる。すなわち、重症化すればするほど、聴診では僧帽弁閉鎖不全症と区別がつかなくなる。

○大動脈弁狭窄症の心雑音は、心尖部だけでなく頸部に向かうことは有名である。右頸部にも聴診器を押し当てて確認する。

○心臓超音波を行い、診断を確定させる。

経 過 と 治 療

∞∞ 経 過 ∞∞∞∞∞∞∞∞∞∞∞∞∞∞∞∞∞∞∞∞∞∞∞∞∞∞∞∞∞∞

○胸痛、失神、心不全は本症に比較的直結しやすい症候であるが、これらの自覚症状が出た場合の平均余命が2～3年である。

○重症例かつ症状がある場合も予後不良である。

○したがって、無症候性の大動脈弁狭窄症、あるいは左室駆出率がまだ低下に至っていない大動脈弁狭窄症を多く見つけたほうがいいことになる。

○無症状でも弁狭窄が強い場合は、症状や合併症は発生しやすい。

∞∞ 治 療 ∞∞∞∞∞∞∞∞∞∞∞∞∞∞∞∞∞∞∞∞∞∞∞∞∞∞∞∞∞∞

○重症の大動脈弁狭窄症は、適応があれば大動脈弁置換術が基本である。

○ただ、程度が軽い間に、進行を遅らせることのできる確立した内科的治療はない。

○経カテーテル大動脈弁留置術（TAVI）の適応も検討される。

○重症例であればあるほど専門医での管理が望ましいが、そういう患者に限って多疾患併存状態であり、実地医家が診療を強いられていることが多い。

○非専門医は、「やってはいけないこと」を理解しておく。大動脈弁狭窄症の患者が心不全になったとき、利尿薬と血管拡張薬の使用には慎重になるべきである。

○大動脈弁狭窄症は、それだけで長年の代償の末の「高精度なバランス」の上に成り立っているようなものである。そこへ、いきなり利尿薬で前負荷をなくしてしまうとショックとなる。

○胸水や心嚢水が多いとつい利尿薬を使ってしまうが、注意したほうがよい。

○また、かなり重症の大動脈弁狭窄症では、血管拡張薬の処方は非専門医はやめておいたほうがよい。血圧を下げ、病態を悪化させる可能性がある。

循環器

— References —
〈1〉安斉俊久編．心臓弁膜症：治療の最前線、未来への展望．日内会誌 2016；105；181-268
〈2〉伊藤 浩．内科的治療：薬物治療の進歩．心臓 2018；50：349-53

6. 僧 帽 弁 閉 鎖 不

○僧帽弁閉鎖不全症は、何らかの原因で僧帽弁に弁逆流が生じる病態である。

○逆流により、左室の前負荷が上昇するが、左室はこれを拡張期容積の増加で代償する。

○左室容積が拡大すると、左室の壁応力が上昇するので心筋は肥大、ゆくゆくは線維化を経て、心筋自体の収縮能が低下する。

○本症の逆流は、当然左房に向かうが左房は低圧系である。すなわち、進行すれば肺高血圧／右心機能不全となりこれが予後に関与しやすい。

全　症

疑　い　か　た

┤ 診 断 ま で の 経 緯 ├

○大動脈弁狭窄症よりも年齢帯は広く、また特有な症状もない。

○心不全症状全般で疑うことになるとしても、そのときは弁破壊などがない限り心不全の対応をするだろう。

○専門医のように厳密に区別する必要はないが、虚血や感染（つまり感染性心内膜炎）で生ずる「器質的な僧帽弁閉鎖不全症」と、弁自体に大きな変性や決定的な障害がなくても、左室機能低下に伴い左室拡大が進み、その結果として弁輪拡大を招いて生ずる「機能的な僧帽弁閉鎖不全症」がある。

○後者は、疾患というより心不全のリスク因子とも捉えられる。

○そうした機能的なものは、心雑音（聴診）くらいしか比較的早期に拾い上げるものがない。

○僧帽弁閉鎖不全症では、心尖部を中心に全収縮期雑音を聴取することで気づかれる。

○かなりの重症例だと、心基部も含めて「たすき」のような領域で心雑音が聴かれることもある（このとき、進行した大動脈弁狭窄症と雑音の領域が酷似する。）

○Ⅰ音は減弱していることが多く、また重症例ではⅡ音が（広く

循
環
器

分裂するというより）曖昧になる印象である。

○また、これが一番重要だと思うが、僧帽弁閉鎖不全症の収縮期雑音は「低音」である。

○乾いた砂のように聴こえることもありこのときはわかりやすいが、遠くのほうで地味な重い音で「ジー」といったように聴かれることもある。

○いずれにせよ、軟らかい雑音であって硬くはない感じである。

○聴診は、静かな環境で左側臥位で行う。

○本症を疑ったら心臓超音波を行い、診断を確定する。

経 過 と 治 療

〰〰 経　過 〰〰〰〰〰〰〰〰〰〰〰〰〰〰〰〰〰〰

○僧帽弁閉鎖不全症と定義される患者の内訳は不均一・雑多であり、一言で経過や予後をいうのは難しい。

○合併した心房細動をもとにした脳塞栓症が予後を決める場合もある。

○常識的な感覚でいい。逆流が多ければ、あるいは左室機能低下がひどければ、それだけ予後は悪い。

○逆に、そうではなく、かつ機能性の僧帽弁閉鎖不全症であれば、一般人口と生存予後はほぼ不変である。

〰〰 治　療 〰〰〰〰〰〰〰〰〰〰〰〰〰〰〰〰〰〰

○治療も一概には言いにくい。原因別の治療となる。

〇重症僧帽弁閉鎖不全症は手術となることがふつうである。

〇無症状でも、循環器専門医に紹介したほうがよい。

〇左室収縮不全を伴うような機能性の僧帽弁閉鎖不全症では、ACE阻害薬／ARB、β遮断薬を考慮する。

~ References ~

〈1〉安斉俊久編. 心臓弁膜症：治療の最前線、未来への展望. 日内会誌 2016；105：181-268
〈2〉伊藤 浩. 内科的治療：薬物治療の進歩. 心臓 2018；50：349-53

循環器

7. 大 動 脈 弁 閉 鎖

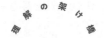

○大動脈弁の不完全閉鎖のため、大動脈から左室への血液の逆流が生じ左室の容量負荷をきたすことが本態である。

○僧帽弁閉鎖不全症では左房という低圧系への逆流であったが、本症では、容量負荷によって増加した1回心拍出量は大動脈という高圧系に向かって拍出することになる。これらの悪循環の結果（つまり"無理がたたって"）、左室は拡大し遠心性肥大を起こす。

○原因は二尖弁など弁自体の異常もあれば、大動脈解離や高安病など大動脈疾患に由来する場合もある。

○急性の大動脈弁閉鎖不全症では、その逆流下で左室が高圧系（大動脈）に向かって十分に拍出

不 全 症

することができず（＝左室の代償機転がまったく追いつけ ず）、拡張末期圧の急な上昇から急性肺水腫 となる。

○慢性の大動脈弁閉鎖不全症では、左室が質 高く代償することで左室拡張末期圧が上昇 せずに済んでいるので、かなり長い間無症 状で経過する。

○左室の容積は拡大するが、つまりそれによ って拍出量を稼いで代償しているのである。

疑 い か た

○軽微な症状で早期発見することは難しい。

○有症化したときは、ほぼ心不全を発症している。

○聴診では拡張期雑音を聴取する。

○聴診は座位で行い、やや前屈させ、膜面をしっかり押し当てる。

○**blowing murmur** という吹鳴様（すいめい）と形容されるような高調音であるとされるが、口笛のような音かというと違う。冬の冷たい風のような、吹雪のような音に（私には）聴こえる。

○聴診器の膜型を自分の頸部にしっかり押し当て、口を開け、少し強めのため息のような呼吸を呼出（ハーッとひと息で息を吐くような感じ）したときに聴診器で聴こえる音が大動脈閉鎖不全症の拡張期吹鳴様（すいめい）雑音である。

○心臓超音波を行い、診断を確定する。

経 過 と 治 療

∞∞ **経 過** ∞∞

○慢性か急性かで随分印象が変わるため、一概には言いづらい。

○急性に大動脈弁閉鎖不全症が発症すれば、放置ではほぼ死亡するだろう。

○重症の大動脈弁閉鎖不全症の自然予後は悪く、5年以内に25%

が死亡する。

∞∞ 治　療 ∞∞∞∞∞∞∞∞∞∞∞∞∞∞∞∞∞∞∞∞∞∞∞∞∞∞∞∞∞∞∞∞∞∞∞

○急性では緊急手術の適応になる。

○慢性では、左室機能の低下例あるいは逆流量が多い例では手術療法の適応がある。

○内科的治療では、高い収縮期血圧は下げるべきである。具体的にはニフェジピンのような長時間作用型のカルシウム拮抗薬を用いる。

○が、弁膜症自体をどうこうすることは薬物治療ではかなわず、基本的には手術療法の適応にないかを見定めていくフォローアップが内科診療の中心となる。

―――――――――――――――――――――― References ――――
〈1〉安斉俊久編，心臓弁膜症：治療の最前線、未来への展望，日内会誌 2016；105：181-268
〈2〉伊藤　浩，内科的治療：薬物治療の進歩，心臓 2018；50：349-53

循環器

8. 頻 脈 性 不 整 脈

○不整脈は徐脈性不整脈と頻脈性不整脈に大別
される。頻脈性不整脈は心拍数が100回/分以
上に上昇するものをいい、上室性不整脈と心
室性不整脈に分けられる。

○この区別は頻脈の発現・維持に関与する部位
によってなされ、上室性不整脈は His 束より
上部(心房あるいは房室結節)、心室性不整脈は His 束
以下にそれぞれ存在する。

○心電図上の違いは、頻脈中の QRS 波の幅に
ある。上室性は幅狭く、心室性では幅広い。

○上室性でも幅広い QRS 波になることはある。
心拍数が増えたときに生ずる脚ブロック(いわ
ゆる変行伝導)のときである。

○頻脈性不整脈という語・概念は、当然総称的

なものである（表3）。

上室性（頻脈性）不整脈	心室性（頻脈性）不整脈
洞性頻脈	
心房性期外収縮	心室性期外収縮
心房細動	心室頻拍
心房粗動	Torsade de pointes
心房頻拍	心室細動
発作性上室性頻拍	

表 3 　頻脈性不整脈の分類

○頻脈性不整脈のメカニズムは、リエントリー性と非リエントリー性（巣状性）があり、非リエントリー性には異常自動能と撃発活動があるが、頻脈性不整脈自体が持続する場合はリエントリー性、単発あるいは非持続性の場合は非リエントリー性であることが多い。

○リエントリーというのは、興奮が旋回してしまっている状態である。

○日常診療で遭遇することが多く、介入が必要な不整脈は心房細動であり、全人口で1％、80歳以上では5〜8％の罹患率とされている。

疑 い か た

診 断 ま で の 経 緯

洞 性 頻 脈

○正常の洞性の調律が瞬時にではなく徐々に速くなり、突如解除されるのではなく徐々に遅くなるのが特徴である。

心 房 性 期 外 収 縮

○正常の幅の狭いQRS波を示すが、変行伝導で幅広いQRS波になることもある。

心 房 細 動

○心電図上では、RR間隔がまったく不規則（＝めちゃくちゃ）になることが特徴である。

○正常P波は失われ、さまざまな形態の心房波を認める。

○脈拍の触知でも、絶対的に不規則な脈が分かれば診断できる。

○症状は動悸が多い。

○心不全発症の「要素・要因・悪化因子」になっていることも多い。

心 房 粗 動

○II、III、$_aV_F$誘導の鋸歯状の粗動波の確認で診断できる。

○三尖弁周囲の規則正しく、そして速い（300回/分）電気旋回をいう。

○心房から心室へおりてくる時の伝導比によって臨床症状が変わってくる。

○3:1であれば100回、4:1であれば75回程度であるから症状はほぼないか、軽い動悸であろう。しかし2:1なら150回でありかなり強い動悸を感じるだろうし、1:1なら心室も300回であるからふつう失神するであろう。

○鋸歯状波がないタイプの心房粗動もある。

心 房 頻 拍

○ここでは多源性心房頻拍について言及する。

○P波が100回/分以上認められ、さまざまな形態のP波が同一リードで確認できたら診断できる。

○上室性頻拍との区別は、P波の形・PQ時間・RR間隔のそれぞれが一定ではないことで確認する。

○成人ではCOPD患者や心疾患に合併することが多い。

発 作 性 上 室 性 頻 拍

○リエントリー性のメカニズムの頻脈性不整脈の中の代表的な

不整脈である。

○房室結節性リエントリー性頻拍と房室リエントリー性頻拍で9割を占める。

○突然発症して、突然停止する（＝正常に戻る）ことが特徴である。

○強く、突然の症状であるので、ふつうはその場にうずくまるほどである。

○精神的に加重して過換気発作も伴ってしまい、それが前景に立って発作性上室性頻拍だとは認識されないこともある。

○発作時の心電図をみることができれば、規則正しい頻拍かつQRS波が幅狭いことでほぼ診断が推定でき、かつP波が見つかればほぼ確定できる。

○発作を心電図で捉えづらく、確定診断は電気生理学的検査によってなされる。

心 室 性 期 外 収 縮

○通常の心室波の興奮よりも早期に生じる収縮をいう。

○そしてそれは心房波の先行を伴っていない。

○心電図上は、予想される洞調律のQRS波よりも早いタイミングで、その洞調律とは異なる幅広いQRS波が入る。先行するP波はない。

心 室 頻 拍

○幅広いQRS波が房室解離を伴って100回/分以上のレートで現れる頻拍である。

○30秒以上は持続性心室頻拍といい、有効な心拍は十分できていないとみなす。

Torsade de pointes

○QT延長による徐脈性不整脈を背景にして、軸が捻じれるよう（twisting of the points）な心電図波形を呈する多形性の特殊な心室頻拍である。

心室細動

○無秩序で、速い幅広いQRS波が出現し、当然P波はない。

○心停止に準じた対応をする波形である。

経過と治療

○不整脈の種類によって対応は異なる。基本的に循環器内科にコンサルトでよい。

○不整脈が発症・継続している理由が心疾患に起因していることも非心疾患由来のこともあろうが、「原病を治す」というセンスが不整脈治療に際して重要である。

○また、同様に不整脈そのものを治療するのではなく、不整脈の発症あるいは深刻な合併症を「予防」することが対応法となる場合もある。

○たとえばQT延長症候群からTorsade de pointesに移行しないよう予防する、心房細動で心原性脳塞栓症を起こさないよう抗凝固療法を行って予防する、といったことである。

~~~ References ~~~
〈1〉池田隆徳．不整脈の種類と分類．日内会誌 2006；95：196-202
〈2〉日本循環器学会／日本不整脈心電学会．2020年改訂版 不整脈薬物治療ガイドライン．2023年10月13日更新版
〈2〉池田隆徳．不整脈に対するガイドラインに準じた治療戦略．日内会誌 2022；111：511-18

循環器

9. 心 房 細 動

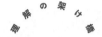

○ 正常では心房自体にも自律的な拍動（興奮と収縮）があり、それはいうまでもなく1分間に60〜80回程度である。

○ 何をしているかといえば、心室（の収縮）が野球のスイング／バッティングをしているのだとすれば、心房はそのためのトスをあげているのである。心室が杵で餅をつく人なのだとすれば、心房は手水で臼の餅を返す人なのである。

○ 心房細動では、この文字通り心房が細動（けいれん）していて、トスも手水もできなくなっている。

○ すると心室は、相の手がないままに打つ・つくことになるので、うまくトスバッティングが成り立たないし、餅もいい具合につきあが

らない。

○ 心房細動は、発作的に始まり、徐々に発作の持続時間が長くなって慢性化するという経過をたどる。このプロセスは、非常に多因子で複雑であるらしい。

○ 心房細動は、心原性脳塞栓症の危険因子としてよく知られているが、脳卒中が関連した死亡よりも、心不全のほうが多い。

○ また高齢者に生じやすい不整脈であることもあり、がんや感染症による死亡のほうが心房細動による脳梗塞よりも頻度は多い。

○ 心房細動はコモンだが、男性に多く、40〜60歳くらいで2〜3％、60歳以上で3〜4％と思っておけばいいだろう。

循環器

疑 い か た

○有症状の心房細動をみたら、心不全の評価は自分でするとしても、循環器内科にコンサルトする。

○初発あるいは新規発見の心房細動をみたときもコンサルトしてよい。

○これは、リズムコントロール（洞調律維持療法）については、その判断、治療のための評価や準備、治療実施のすべてにおいて非常に高い専門性が必要とされるからである。

○またこれらは素早く（＝無駄なく）進めたほうがいいはずなので、やはりコンサルトをためらう必要はない。

○無症状であれば、抗凝固療法の適応の有無を判断する。CHADS$_2$スコア（表4）を用いて、その点数が1〜2点以上あれば抗凝固薬による抗血栓療法が推奨される。

危 険 因 子	スコア
Congestive heart failure/LV dysfunction（心不全）	1
Hypertension（高血圧）	1
Age（年齢：≧75歳）	1
Diabetes Mellitus（糖尿病）	1
Stroke/TIA（脳梗塞、TIAの既往）	2

表4　CHADS$_2$スコア

(Gage BF et al. JAMA 2001：285：2864-70より)

○レートコントロール（心拍数調節療法）については、成功すれば患者にとっての安堵につながり、エビデンス外の効果がある。

○動悸などの症状をとる効果もあり、なおざりにはし難い部分である。

○レートコントロールには基本的にはβ遮断薬を使うことになっている。しかし心不全があるかどうかは重要で、心不全があれば循環器内科コンサルトでよい。

○安静時に110回/分未満をまず目指せばよい。

○症状をとることは意外に重要で、アブレーションの価値は見直されている。

○アブレーションは、薬剤治療抵抗性・有症候性の発作性心房細動が最もよい適応と考えられている。循環器内科にコンサルトする。

∞∞∞ **治　療** ∞∞∞∞∞∞∞∞∞∞∞∞∞∞∞∞∞∞∞∞∞∞∞∞∞∞∞∞∞∞∞∞∞

○抗凝固薬は、たとえばエドキサバンやリバーロキサバンのようなDOAC（direct oral anticoagulant：直接作用型経口抗凝固薬）を使用すればよい。

○レートコントロールは、禁忌を確認したうえ、たとえばビソプロロールを処方する。

○カルシウム拮抗薬を使いたくなるが、β遮断薬よりも陰性変力作用が強い。

○そのため、心機能がまったく問題ないと分かっている患者以外では、カルシウム拮抗薬は避ける。

○ビソプロロールは貼付剤もあり、心拍数が上がったことだけを問題視されて病棟から呼ばれたときなどに、あれこれ議論せず地蔵菩薩のような気持ちになって処方することもある。

貼付後 8 時間でピークに達する。

─── **References** ───

〈1〉赤尾昌治．心房細動の疫学，common disease としての心房細動．日内会誌 2019；108：196-203

〈2〉深谷英平．心房細動の初診から専門医紹介まで．日内会誌 2019；108：212-8

〈3〉奥村恭男ほか．抗凝固療法の適応と実際．日内会誌 2019；108：225-33

〈4〉池田隆徳．レートコントロール療法：治療目標と使用薬物．日内会誌 2019；108：234-41

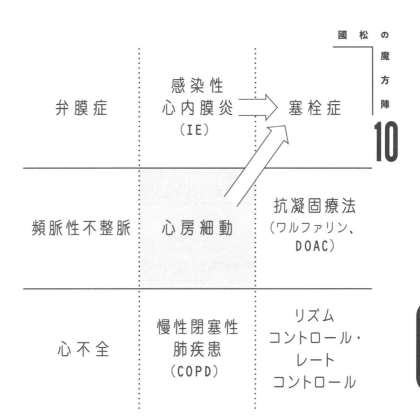

心 房細動は非常にコモンな事象で、いろいろなことに関連することを認識したほうがよい。

IEは、IEで心房細動になりやすいわけではなく、心房細動と同様に体循環系の深刻な心原性塞栓症を起こしうるものとして示した。

弁膜症と心房細動は相互に悪化の関係性にあって、どちらかをみたらどちらかを考慮したほうがいい。

10. 徐脈性不整脈

○ 徐脈性不整脈という語はあまりに大きいため、臨床的な重要性の点から少し整理し直しつつ説明する。

○ まず便宜的に徐脈性不整脈を「徐脈」と「不整脈」の部分に分けた場合、リズム（整・不整）よりも心拍数の少なさのほうが目立つ。

○ すなわち、徐脈性不整脈だと認識するときというのは、ほぼ徐脈（少ない心拍数）であることで気づけている。これは診察（脈を触知するor聴診）あるいは心電図で判断できる。

○ 徐脈かもしれないと気づくことができれば、徐脈を認識するのは簡単だということである。

○ そうなると徐脈性不整脈の臨床において重要なのは、臨床症状と心電図の判読についてで

ある。

○以下、臨床症状と心電図の判読のそれぞれ
を入り口として、病態から診断とその周辺
について記述する形式をとることにする。

疑 い か た

┤ 診 断 ま で の 経 緯 ├

○ 症候性の徐脈性不整脈の一番わかりやすい症状は、失神や
意識消失である。

○失神したという患者をみたとき、真っ先に徐脈性不整脈を考
えるべきである。

○考えるだけでなく、失神したときの実際の現場の状況を（わか
る人と）描写してもらって、患者を含めて一緒にその状況を担
当医の脳内に"再現ムービー"を構築していくところまです
べきである。

○特に外傷歴、とりわけいわゆる「大怪我」を負ったかどうかの確認は重要である。

○徐脈性不整脈による失神は、冬に電気の使い過ぎでブレーカーが突如落ちて真っ暗になったまさにあのような感じであり、人間の活動が一瞬にして全停止するのだから立位や座位をとっていればふつう外傷は避けられないはずである。

○軽い場合は、めまい・ふらつき・立ちくらみ・気が遠のく感じ、といった表現になる。疲労感や息切れ、胸部不快など「失神」まで連想しない非特異的な表現になることもある。

○そういう患者に、心疾患が疑わしいと説明し、心電図を提案し実施することがまず第一歩である。

○この「提案」が意外と大事で、患者や患者の家族は「意識を失った」ということに対して「脳の病気が心配」となっていることが多い。

○もちろんここは心電図ひいては心疾患のほうを懸念すべき場面であるが、あまりに患者の心配に構わないでいると不信を招く可能性がある。

○「ああ、確かに頭を打ったかもしれませんしね！」と頭部CTを行うのは、やりすぎであるとは私は思わない。ただ「頭のCTは撮りますので心臓も調べさせてください」と持っていくのがプロである。

○ただ、その心電図で著しい徐脈がきれいに発覚することは少ない。

○引き続いて、ホルター心電図を提案する流れになるだろう。

○心電図ではもっとラフに、そしてもっと現実的に考える。急性心筋梗塞になっていないか、明らかな左室負荷はないか、そもそも3度房室ブロックは生じていないかなどをチェックする。

心 電 図 の 判 読

○徐脈は意外と心電図上で目立つ。心拍数98（回/分）と出れば症状の触れ込みがない場合には気にもとめないだろうが、42（回/分）と出ればどんな患者なのか「カルテと顔」を確認したくなる。

○徐脈性不整脈は洞不全症候群と房室ブロックに分けられるが、まず心電図をひと目みて3度房室ブロックを見分ける。

○P波とR波ともに一定の周期でみられるものの、それぞれが独立した周期となっており、心房からの電気刺激が心室に伝わっていない状態をいう。つまり心電図所見としては、「PP間隔一定、RR間隔一定、PQ間隔不定」となる。

○これをみたら循環器科へコンサルトする。植込み型心臓ペースメーカの適応となる。

○心電図で徐脈をみている経緯で認識される洞不全症候群は、前項で述べたような「症状」の有無が重要となる。症状がない場合は経過観察されることが多い。

○落ち着いて、PP間隔がかなり開いていることに怯まず、P波が規則正しく出ていることを再度確認する。

○洞不全症候群のⅢ型に相当する徐脈頻脈症候群には注意する。

○心房細動、心房粗動、発作性上室性頻拍などの頻拍と合併したものであり、頻拍が停止するときに徐脈となり、ここでふつう失神するかそれに関連する症状が出る病型である。

○これも植込み型心臓ペースメーカの適応となるため、注意して判読する。

循 環 器

○通常の心電図検査で心房細動、心房粗動、発作性上室性頻拍が認識できてしまえばいいが、できないこともあるのでホルター心電図検査を行って確かめる。

○規則正しいPP間隔にあって突如、その後に続くQRSが脱落しているのをみたらMobitz 2型の2度房室ブロックを疑い、循環器科へ相談する。

経 過 と 精 査

○めまいや失神などの症状、および徐脈性不整脈を疑う心電図所見の背景に不安定狭心症が隠れていることがある。

○常に虚血の有無を意識する（不安定狭心症を疑っておく）。放置すれば急性心筋梗塞を発症してしまう。トロポニン I を随時チェックする。

○「いつも徐脈だが何もない人」と「心電図はいつも正常だがやたらと失神してケガをする人」とだったら、圧倒的に後者の予後が悪い（前者は高齢者集団を取れば予後は悪いかもしれない）。

○特殊解析ホルター心電図検査、体外式イベントループレコーダー、植込み型心臓モニタなどを行い、洞停止がないかなどを検討する。

○3度ブロックは、虚血以外にも雑多ながらいろいろ原因があることがあり、精査が意外と重要になる。

○心臓手術の既往、拡張型心筋症、サルコイドーシス、アミロイドーシス、筋ジストロフィー、薬剤性などがある。

○薬剤性は、面倒がらずに服用中・使用中の薬剤の添付文書を読み、伝導障害やQT延長の副作用が潜在的にないかを調べて検討する。

○原因疾患としては特にサルコイドーシスは重要で、日本人中高年に限れば3度ブロック患者の1/3がサルコイドーシスだったという集計もある[1]。

○筋ジストロフィーは筋強直性が有名だが、Duchenne型でもみられる。

○洞不全症候群としてみていても一部は将来的に房室ブロックの合併や心房細動へ移行することがあり、これは洞不全症候群としてペースメーカ植え込みを考えるときに、心室リードも入れるかのジレンマとなる。

∞∞∞ 治 療 ∞∞∞∞∞∞∞∞∞∞∞∞∞∞∞∞∞∞∞∞∞∞∞∞∞∞∞∞

○まさに、「観察」か「ペースメーカ」か、の世界である。

○つまり治療を考えるより、徐脈性不整脈かもしれないと疑い、ペースメーカを埋設するに足る異常を検出できるかまでが重要なのである。

———— References ————
〈1〉Y Yoshida et al. Incidence of cardiac sarcoidosis in Japanese patients with high-degree atrioventricular block. Am Heart J 1997；134：382-6. PMID：9327691

循環器

11. 肺血栓塞栓症

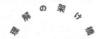

○肺血栓塞栓症(pulmonary thromboembolism；PTE)は、肺動脈が血栓塞栓子によって閉塞する疾患である。

○塞栓源の9割が下肢などの深部静脈血栓である。

○PTEは、経過や重症度で急性と慢性に分けたくなるが、実際には塞栓子となる血栓の新鮮度で決まる。

○急性PTEは、新鮮血栓が塞栓子として肺動脈を閉塞する病態である。すると、古い血栓が飛んだものを慢性PTEと呼びたくなるが、古い血栓はそもそも飛びにくい。

○慢性PTEは、器質化した血栓によって肺動脈が狭窄あるいは閉塞して発症する。肺動脈の血栓性の病変は通常多発していて、その結

果、肺高血圧症を合併する。

○実際に、労作時の息切れなど肺高血圧症と
して有症化したものを慢性血栓塞栓性肺高
血圧症 (chronic thromboembolic pulmonary hypertension；CTEPH) と
特に呼ぶ。

○欧米では急性PTEからの移行を想定した
病態らしいが、日本ではCTEPHは急性
PTEの既往がないまま発症することが多
く、また深部静脈血栓症の合併すら少ない。

○肺梗塞というのは、塞栓子によって肺の組
織に壊死を起こしたときにそれを指す言葉
である。

○急性PTEを構成する病態は、急速に完成し
た肺高血圧、右心負荷、そして低酸素血症

循
環
器

である。

○日本人では、男性より女性に多く、60〜70歳
くらいにピークがある。

○危険因子は多種多様にあるが、癌が最も多い。
入院患者全般もリスクである。

○ガイドラインにはなぜか記載がないが、精神
科での入院や精神疾患を有する患者では深部
静脈血栓症を起こしやすいという臨床実感は、
多くの精神医療に関係する医療者が共有して
いることであろう。

○旅行者血栓症という概念で、長距離の移動を
する状況はリスクとなる。地震災害などで避
難所生活、車中泊などを強いられる状況もリ
スクである。

○また、当たり前であるが重要なのは、PTEや
深部静脈血栓症の既往がある患者ではリスク
となる。

○素因では、抗リン脂質抗体症候群、プロテインC欠乏症、プロテインS欠乏症、アンチトロンビン欠乏症がある。

○急性PTE発症時の誘因としては、起立や歩行、排便・排尿がある。安静解除後の最初の歩行時、排便・排尿時に発症しやすいとされ、これを病歴で聴取すると診断の際に有用である。

疑 い か た

診 断 ま で の 経 緯

○症候や身体所見から考える段階で、PTE の診断に特異的なものはない。

○呼吸困難、前胸部痛、胸膜痛、失神はコアとなる症状・症候で、バイタルサインでは頻呼吸、頻脈を重視する。

○ショックになっていればショックの対応をするし、心不全なら心不全の対応、前胸部痛は急性冠症候群の対応から入るだろう。難しいのは極端な症候を呈していないときである。

○PTE で不規則な胸膜痛を呈してそれが目立つと、胸膜炎と誤

診する。

○失神も「1回だけありました」のようにエピソードを語る形で受診すると、PTEまで想起されずに過小評価に終わることがある。

○血液検査のD-dimerはPTEを否定する際に有用である。PTEらしくない患者に検査し陰性なら否定的と考える、というものである。

○しかしながら、現実にはある程度PTEが疑わしいからD-dimerを測るのであって、陽性～上昇であれば造影CTに向かうことになる。

○造影CTは、感度が劣る（＝完全ではない）ことが問題になるが、それはPTEの診断においてである。その感度は83％とされる[3]が、深部静脈血栓症の診断感度なら95％近くまで上がる。

○PTEを完全に診断できなくても（rule inし切れなくても）、深部静脈血栓症があることがCTで確認できるのであれば、PTEがありそうな状況証拠がそれなりに十分固まるわけであり、治療方針を立てやすい。

経 過 と 治 療

○急性PTEの死亡率は14％で、ショックを呈していたら30％となる。

○ショック・心停止となる例から、ほぼ無症状に近い例まであり、急性PTEでもその病歴や経過は多様である。

∞∞ 治 療 ∞∞∞∞∞∞∞∞∞∞∞∞∞∞∞∞∞∞∞∞∞∞∞∞∞∞∞∞∞∞∞∞∞∞

○ショック例や心停止後からの回復例では、血栓溶解療法が検討

される。

○急性PTEの治療の原則は、なるべく早く抗凝固療法を開始することである。

○未分画ヘパリンを静脈投与し、APTTが1.5〜2.5倍に延長するようにする。

○ヘパリンはまず5,000単位静注し、15,000〜20,000単位/日ほどを持続静注することになることが多い。

○ヘパリンは5〜7日間投与したのちこれを中止。その後DOAC（direct oral anticoagulant）を処方する。

○エドキサバン、リバーロキサバン、アピキサバンから選択する。3カ月は処方する。

○癌など、原因が除去し難い場合にはほぼ永続的に服用することになるだろう。

○カテーテル治療（カテーテル的血栓除去術）、外科的治療（直視下肺塞栓摘除術）などの選択肢があるが、適応が重要であるため専門医とよく相談する。

―――― References ――――

〈1〉日本循環器学会ほか．肺血栓塞栓症および深部静脈血栓症の診断、治療、予防に関するガイドライン（2017年改訂版）．2018年12月10日更新
〈2〉SR Kahn et al．Pulmonary Embolism．N Engl J Med 2022；387：45-57．PMID：35793208
〈3〉PD Stein et al．PIOPED II Investigators．Multidetector computed tomography for acute pulmonary embolism．N Engl J Med 2006；354：2317-27．PMID：16738268

循環器

12. 肺高血圧症

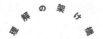

○肺高血圧症（pulmonary hypertension；PH）は、安静時の肺動脈平均圧が25mmHg以上のものをそう診断するのであるが、これは定義に過ぎない。

○PHは、さまざまな要因により、慢性的に肺動脈圧が上昇する病態の総称である。

○この「慢性的に」は、以前は「不可逆的に」という意味が込められていたが、現在は可逆的な病態もあること、そして治療薬の進歩があること、などもあって不可逆と言い切れない。

○病態的には肺血管抵抗および肺動脈圧の上昇が起きるわけだが、自然経過ではいずれ右心不全を起こし、最終的には死亡する。基本的には進行性で致死的な疾患で、病名に「肺」と付くが、血管の病気である。

○PHの臨床分類は、うまくできているというよりは網羅したものであり、確立されたガイドラインにその説明はゆずるが、大まかには「肺動脈性PH(PAH)、心疾患・肺疾患に伴うPH、慢性血栓塞栓性肺高血圧症(CTEPH)、その他」と把握しておくとよい。

○本項ではPAHについて述べる。

○PAHは要するに肺動脈の異常が起源であって、遺伝性・特発性のほか膠原病やHIVに伴うものなどがあり、原因はひとつではない。

○肺血管の「れん縮とリモデリング」がその病態起因であり、れん縮を反復して肺血管の狭小化・狭窄が進むプロセスに際して、

循
環
器

並行してリモデリングが進み、血管の肥厚→
硬化→血流低下と病態が悪化し、右心肥大と
右心不全に至る。

○実際に、たとえば膠原病によるものは、レイ
ノーを起こす病態がPAHを起こしやすい。
混合性結合組織病、強皮症、全身性エリテマ
トーデスなどである。

○CTEPHは、急性の肺塞栓症の約4％に合併
するとされるが、稀な病態である。

○残存した、器質化した血栓が、恒常的に肺動
脈の狭窄や閉塞をきたすことによって肺血管
抵抗を上昇させる。あとは肺動脈性PHとほ
ぼ同じ機序でPHが形成される。

○診断も、PHを確認し、かつ画像診断で肺動
脈に多発性の狭窄・閉塞が認められれば確定
される。

疑 い か た

─┤ 診 断 ま で の 経 緯 ├─

○PHの初期症状は、労作時の息切れである。

○他の症状も比較的なんでもあり、特異的な症状によって絞り切れない。易疲労感、動悸、咳、胸痛、失神などもありうる。

○進行すると右心不全症状となるため、下腿浮腫、肝うっ血や消化管浮腫に伴う腹部膨満感・食欲低下などの消化器症状を呈するようになる。

○身体所見ではPHに伴ってII音の肺動脈成分の亢進が聴取される。

○三尖弁閉鎖不全症を伴えば、胸骨左縁下部で収縮期雑音を聴取する。

○胸部X線検査では、肺動脈主幹部の拡張に伴う左第2弓の突出や、右室拡大を反映して左第4弓の突出が認められる。

○さらに右室負荷が進行すると、右室流出路が拡大して左第3弓が突出し、右房負荷を反映して右第2弓が突出する。

○PH自体の推定には、心臓超音波（心エコー）が最も適している。

○肺動脈圧を推定するメソッドもあるが、その要素である三尖弁逆流ピーク血流速（m/s）そのものを指標とする考えがある。

○三尖弁逆流ピーク血流速3.0m/s以上では疑い、3.4m/sを超えればPHがあるとする。

○確定診断は、専門家によって行われるべきだが、右心カテーテル検査で行う。

循環器

○安静時の平均肺動脈圧が25mmHg以上であればPHがあるとし、さらに肺動脈楔入圧が15mmHg以下ならばPAHだと診断することができる。

経 過 と 治 療

〜〜〜 経　過 〜〜〜

○肺動脈性PH（PAH）発症後に治療介入を行わない場合、平均生存期間は3年も満たないとされる。

○かつては5年生存率でいえば50%であり、つまり予後は非常に悪い疾患だった。しかし、治療薬の進歩により治療した場合の予後は非常に改善してきている。

○たとえばある施設では、5、10、20年の生存率は、それぞれ86.7%、78.2%、74.4%ときわめて良好だった[3]。

○疾患の負のイメージに怯まず、早く発見して、早く専門的な加療の行える施設に紹介すべきであることがわかる。

〜〜〜 治　療 〜〜〜

○非常に大まかにいえば、PAH用の血管拡張薬を用いた薬物治療が必要である。

○特発性や遺伝性では、条件によっては肺移植が検討される。

○膠原病によるものでは、膠原病そのものへの治療も重要となってくる。

○薬物治療の場合、異なった3系統の肺血管拡張薬の使用が可能である。

○1つ目は、プロスタグランジンⅠ2（PGI2）経路に属するプロス

タサイクリンとその誘導体や、プロスタサイクリン受容体（IP受容体）作動薬である。

○具体的には、ベラプロスト、エポプロステノール、トレプロスチニル、イロプロストなどがあり、これらから重症度に応じて使い分ける。

○2つ目は、エンドセリン経路に属するエンドセリン受容体拮抗薬（endothelin receptor antagonist；ERA）であり、アンブリセンタン、ボセンタン、マシテンタンがある。

○3つ目はNO系製剤であり、ホスホジエステラーゼ5（phosphodiesterase type-5；PDE5）阻害薬とグアニル酸シクラーゼ刺激薬（sGCs）がある。前者はタダラフィル、後者はリオシグアトがある。

○膠原病起因のPAHの場合は、PAHの治療だけをするのではなく、膠原病自体の活動性があるとしてしっかりと免疫抑制治療を適切に行うべきである。

── **References** ──

〈1〉日本循環器学会ほか．肺高血圧症治療ガイドライン（2017年改訂版）．2021年12月23日更新
〈2〉日本肺高血圧・肺循環学会．慢性血栓塞栓性肺高血圧症（CTEPH）診療ガイドライン2022
〈3〉松原広己．肺高血圧治療の最前線．日内会誌 2021；110：1951-7
〈4〉大郷 剛．肺高血圧診療の進歩．日内会誌 2022；111：836-43

循環器

13. 収 縮 性 心 膜 炎

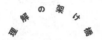

○ この病態を理解するというのは、右室の機能
解剖と右室ひいては右心系の循環生理を理解
することに取って代わる。

○ 端的にいえば、右室への流入障害によって、
身体の静脈系にうっ滞が起き右心不全徴候が
出るというのが病態生理である。

○ 基本的な確認になるが、右心不全症状という
のは、下腿や顔の浮腫、肝腫大、食思不振、
体重増加、胸腹水貯留などである。

○ 右室自体は、左室と違い実に"日和見"で、ま
るで胃のような軟弱さがある。圧や流れを作
るのではなく、血流(静脈血)を受け止める働き
をしている。

○ すなわちポンプ的な機能ではなく、リザーバ

ー的な機能をするのが右室であり、「拡がる」ということが機能として重要（あるいはそれが前提）である。

○「しっかり拡がらない」という右室の拡張障害により、右室に入る静脈血をリザーブできず結果として流入障害が起き、やがて静脈系全体は"長い大渋滞"となる。これが、収縮性心膜炎におけるいわゆる右心不全症状の成因である。

○ところで疾患名の「収縮性」はconstrictiveの訳であるが、これだけだと若干弾力を備える心膜のイメージを持ってしまわないだろうか。実際にはもっと固いイメージ、すなわち「緊縮性」のような訳のほうがフィットする。

○心膜の緊縮は、さまざまな心膜疾患に罹患後
　に瘢痕化が生ずることで起こる。

○具体的には、心臓手術後、放射線治療後など
　が多く、結核の蔓延地域や途上国では結核性
　が多い。

○「特発性」や「一過性」と集計されているもの
　のほとんどがウイルス性であろうと思われる
　がいかんせん証明は難しい。心膜炎は起きて
　も、心膜の緊縮までには至らないことが多い
　と思われ、実際にはこの病態の発症機序はよ
　くわからないところもある。

○病期が進んだ場合に起きうる合併症としては、
　心筋梗塞／狭心症、蛋白漏出性胃腸症、左心
　不全などがある。

疑 い か た

○息切れや夜間呼吸困難、低酸素、BNP上昇、心臓肥大／心拡大、左室機能低下といった様相を呈する患者のなかに、本症の患者はほぼいないと考えておく。

○右心不全症状（浮腫、肝腫大、食思不振、体重増加、胸・腹水貯留など）というものを特異的に認識しておき、上記の事柄（息切れや夜間呼吸困難、低酸素、BNP上昇、心臓肥大／心拡大、左室機能低下など）がないという理由で本症を否定しないことが重要である。

○収縮性心膜炎患者ではBNPは通常200pg/mL未満である。

○収縮性心膜炎患者では通常、いわゆる心機能が保たれている。この疾患を鑑別に挙げずに心エコーをすれば「心機能は特に問題なし」で終わってしまう。この疾患はその"特に"に該当するのである。

○担当医の歪んだ観念でしかこの疾患を疑えないとすらいえる。"心不全"っぽくないのに右心不全徴候があるときに収縮性心膜炎を疑う。

○収縮性心膜炎は、1：1に対応する決定的なマーカーとなる検査がない。

○身体所見では、奇脈、心膜ノック音、Kussmaul徴候が重要だが陽性率が低い。

○Kussmaul徴候は、座位で大きく息を吸わせて止めさせると、陽性なら本来虚脱するはずの頚静脈が下から上に向かってメリメリと怒張する。収縮性心膜炎の20％ほどにしかみられないとされるが、簡単であるので実施を試みるべきである。

○画像検査は存外有用で、CTやMRIで心膜の石灰化や肥厚があれば可能性が上がる。

○鑑別疾患は拘束性心筋症であるが、収縮性心膜炎同様、診断は肯定も否定も難しく、心エコーで否定した気にならずに専門医に精査ごと委ねるべきである。

経 過 と 治 療

経 過

○左心不全を伴えばいずれは非代償性となる。

○一過性のタイプは、2～4カ月くらいで収束する病型ではあるが、病態のメインが心膜炎であるためコルヒチンやNSAIDなどによる治療を要する。

治 療

○利尿薬を用いる。

○それでコントロールできないときは心膜剥離術を考慮する。

References

FF Syed. Constrictive pericarditis-a curable diastolic heart failure. Nat Rev Cardiol 2014 ; 11 : 530-44. PMID : 25072910

右心不全症状 （浮腫や腹水）	心機能の 保たれた 右心不全	肝酵素上昇
Kussmaul 徴候	収縮性心膜炎	拘束性心筋症
蛋白漏出性 胃腸症	肝硬変	癌性心 タンポナーデ

疑 うことも診断することも難しい疾患である。病態が複雑化すれば別だが、通常は右心不全単体の症状が現れる。われわれは左心不全を診療しすぎていて、あえて「これは右心不全症状の所見である」と所見をとっていないことが多い。たとえば、よくわからない肝酵素上昇の鑑別を考える中で本症の可能性を浮かばせるようにしなくてはならない。平素「心機能」と呼ぶとき左心機能のことを話題にすることが多い。純粋に右室が機能しなくなるとどういうことになるか、そもそも右室の機能とは、ということを考えさせてくれる教材のような疾患である。

14. 急 性 心 膜 炎

○ ここでいう「心膜」は心内膜のことではない。

○ これは解剖を確認すれば自明で、そもそもネーミングが悪いせいもあって勘違いが起きやすい。

○ 本来、心内膜は「心筋内膜」、心外膜は「心筋外膜」と呼んだほうが分かりやすい。

○ そして心外膜は、性質でいえば「漿膜」、部位でいえば「臓側心膜」であり、いわば「臓側漿膜性心膜」ということになる。

○ 次に外表からみていくと、心臓を物理的に固定する、厚くて強固な線維性心膜がある。それを内側から裏打ちしているのは「漿膜」で、部位を加味していえば「壁側心膜」である。つまり「壁側漿膜性心膜」と呼べる。

○これら、「臓側漿膜性心膜」と「壁側漿膜性心膜」の間のことを心膜腔と呼び、20〜50mLほどの少量の心囊液で満たされている。

○心筋の外側（臓側心膜）と線維性心膜の内側（壁側心膜）はともに漿膜であり、この間隙である心膜腔内に液体があることで心膜全体の摩擦を減らしているのである。

○ここまで理解すると認識が捗るはずであるが、臨床で「（急性）心膜炎」というとき、それは暗に"非心内膜"心膜炎のことを指している。

○よって、臨床家は内側から「心（筋）内膜炎」「心筋（実質）炎」「心（筋外）膜炎」の 3 つに分けて捉えればよい。語用について、解剖とと

もに復習し、留意しておくべきである。

○これを理解すると、本項の「急性心膜炎」は急性の心筋外膜炎を起こす病態を考えればよく、心筋外の心膜が炎症を起こしているということは、ふつう心膜腔内の液貯留が生じている。すなわち心嚢水貯留の鑑別を考えることにほぼ等しい。

急 性 心 膜 炎 の 分 類 と パ タ ー ン

○急性心膜炎は、ウイルスや自己免疫疾患に伴うものが多いとされるが、疾患全体としては特発性（原因不明）が多い。

○臨床的な実感では、ウイルス性が多いように思えるが、ウイルス種が特定できることは少ない。

○HIV感染に由来することはあり得るが、これは精査しやすい。

○感染性ではウイルスのほか、結核性や細菌性

もあるが稀である。

○非感染性では、リウマチ因子陽性や抗核抗体陽性に関連するものが多く、胸膜炎と併存していることも多い。

○疾患に伴う場合はわかりやすい。関節リウマチ、全身性エリテマトーデス、混合性結合組織病、シェーグレン症候群などが多い。自己抗体が発現しているので、血清で精査しやすい。

○他方、自己抗体が陰性である場合は精査がしにくく、繰り返す心膜炎や原因不明の改善しにくい心膜炎から遅れて見出される成人スティル病、家族性地中海熱などの自己炎症病態もあり得る。これらは漿膜炎をきたす疾患である。

○心外傷後症候群（postcardiac injury syndrome）も要因として認識され始めている。心筋梗塞罹患後、あるいは心膜切除術や各種手技に関連する

など、それら数週以降に発症する反応性病態
である。

○甲状腺機能低下症は心嚢液貯留を伴いやすい。

○がん性のものも多く、とりわけ転移や浸潤傾
　向の強いがん種が心嚢液貯留を呈しやすい。
　肺癌、乳癌、悪性黒色腫は転移先として心膜
　はコモンであり、またリンパ腫や白血病も浸
　潤して心嚢液が貯留し得る。

○ただし、再度述べるが、ほとんどが特発性か
　ウイルス性あるいは自然軽快する経過を取り
　やすいため、原因精査のために検査前確率の
　乏しい検査やルーチン検査をすることは不要
　と考えてよい。

○4週以上続くとおかしいと考える。4〜6週
　間以上症状が持続する心膜炎を持続性心膜炎
　と呼ぶ。

○3カ月以上持続する心膜炎を慢性心膜炎とする。

○心膜炎が軽快後4〜6週以上経ってから再発するという性質の心膜炎を再発性心膜炎と呼ぶ。

疑 い か た

⎯⎯⎯⎯⎯⎯⎯⎯⎯⎯⎯⎯⎯⎯⎯⎯⎯⎯⎯⎯⎯⎯⎯⎯⎯| 診 断 ま で の 経 緯 |⎯

○通常胸痛を呈する。

○前胸部の鋭い疼痛であり、急性冠症候群で特徴的な圧迫感や絞扼感ではない。背部僧帽筋に放散することもある。

○疼痛は仰臥位で増悪することが多い。

○胸痛に至るまでの病歴を詳細に聴取する。既往歴や基礎疾患に注目する。

○心膜摩擦音は、せいぜい30％までしか聴取されないが一応確認する。胸骨左縁が多い。

○心電図では、約6割に広範な誘導でST上昇をみる。aVRではST上昇は起こらない。

○心エコーは心嚢液の精査に適している。CTでもわかる。

○「胸痛＋心電図上のST上昇」などから通常CK、CK-MB、トロポニンは測定され、上昇をみることが多い。

○つまり結局は急性冠症候群が疑われることになる。

○冠動脈造影をした後に、有意狭窄がないことをもって本症が確認されることも多い。

○CRP は上昇する。

○心膜自体が炎症していることは、画像的に造影CTやMRIで確認はできる。

○もし大量の心嚢水がわかったら、そのことで循環器内科にコンサルトしてよい。すぐの心嚢穿刺が必要かを検討してもらうためである。

経 過 と 治 療

∞∞ 経　過 ∞∞∞∞∞∞∞∞∞∞∞∞∞∞∞∞∞∞∞∞∞∞∞∞∞∞∞∞∞∞∞∞∞

○基礎疾患による。

○特発性は予後良好である。悪性であると予後が悪い。

∞∞ 治　療 ∞∞∞∞∞∞∞∞∞∞∞∞∞∞∞∞∞∞∞∞∞∞∞∞∞∞∞∞∞∞∞∞∞

○とにかく NSAID とコルヒチンである。

○コルヒチンは抗炎症というより、予防の意味合いが大きい。これが本当に、何度強く言っても伝わらない。

○NSAID は通常連日内服させるので、PPI をかませることが多い。

○コルヒチン 0.5mg分1から始め、下痢などの副作用がないことを確認したら 1.0mg分2で維持する。

○うまくいかないときは、診断を見直すか、心嚢液貯留や心膜炎の原因について再検討する。

○コルヒチンの深刻な副作用とは、重度の骨髄抑制（無顆粒球症を含む）、末梢神経障害、重症ミオパチーなどである。

○腎機能に関係しない、頻度の高い副作用で一番多いのは下痢である。これは経験的に用量依存で、少量から始めれば問題にならない。ただし、臨床効果がないために増量すれば、下痢の頻度も増える。

○0.5 mg/日なら10％くらい、1.0 mg/日だと30～40％くらい、1.5 mg/日60％以上の患者で下痢を経験する。減量・中止で改善する。また、新規開始初期の1、2週を過ぎると慣れて下痢症状が軽快するケースも多いので、数日ですぐやめないように助言することも多い。0.25mg/日で維持している患者もいる。

○下痢よりも頻度はかなり下がるが、脱毛の副作用を訴える患者は確かにいる。体感・印象だが、定時～長期内服者の30人に1人くらいに経験される。減量・中止で改善する（コルヒチンの副作用②につづく p.1351）。

循環器

─ References ─

〈1〉Y Adler et al. ESC Scientific Document Group. 2015 ESC Guidelines for the diagnosis and management of pericardial diseases：The Task Force for the Diagnosis and Management of Pericardial Diseases of the European Society of Cardiology (ESC) Endorsed by：The European Association for Cardio-Thoracic Surgery (EACTS). Eur Heart J 2015；36：2921-64. PMID：26320112

〈2〉M Imazio et al. Evaluation and Treatment of Pericarditis：A Systematic Review. JAMA 2015；314：1498-506. PMID：26461998

〈3〉E Lazarou et al. Acute Pericarditis：Update. Curr Cardiol Rep 2022；24：905-13. PMID：35595949

15. 心 筋 炎

○急性心筋炎は、さまざまな素因や誘因によって心筋細胞傷害が起こり、それに対する免疫学的な応答が、その質や量に応じた臨床表現となって発症するのだろうとされている[2]。

○誘因については、ウイルス、全身性エリテマトーデスなどの自己免疫疾患、薬剤性などが知られている。

○原因ウイルスは同定し難い。

○自己免疫性は全身性エリテマトーデスや、好酸球が増多する病態でもある好酸球性多発血管炎性肉芽腫症などがある。全身性エリテマトーデスでは、劇症型心筋炎で発症するケースもある。

○薬剤性は、免疫チェックポイント阻害薬や

COVID-19ワクチンによるものが知られている。

○ 心筋炎、と一言でいってしまうと、経過や誘因、症状や徴候、軽症〜重症からきわめて多彩な臨床像を含めることになり、医師によって状況の軽重の指針が定めにくい。

○ 本項ではそうしたことに由来する戸惑いを避けるため、あえて2つに大別しコントラストつけることを重視した。

○ さて2023年改訂のガイドラインでは、雑多な病態を含めて急性と慢性に分けてまとめたことで、文字通り"まとまった"感が得られた。

○ しかし臨床的には特に従前の「劇症型」の

ような急性心筋炎と慢性経過の心筋炎とでは、入り口の病像とそれに関連したある種の現場の危機感のようなものがまったく異なる。

○2023年ガイドラインも、分類するという点では非常に精緻で有用だが、多忙な循環器内科医や実地医家がパッと視認して理解できるほどにはconciseではない。

○そこで「救急的心筋炎」と「内科的心筋炎」に大まかに分けるという私案に基づいて解説することにする。

救 急 的 心 筋 炎

○「救急的心筋炎」とは、重症心不全あるいは心原性ショックを伴う急性心筋炎、あるいは急性心不全・心室不整脈・高度房室ブロックなどを伴う急性心筋炎のことを指し、つまりすでに劇症である、あるいは劇症化の潜在性のある急性心筋炎のことを指す。

○これは病態や組織学的なことではなく、早期

発見し救急対応を行うという状況上の分類
であり、認識したらただちに救急医療を要
する状況であると理解したい。

○心内膜心筋生検など専門的な検査よりも、
救命あるいは循環サポートについて即座に
判断すべき病態といえる。

内 科 的 心 筋 炎

○「内科的心筋炎」とは、内科医が「心筋炎が
疑わしいがこの心筋炎の病因や組織所見は
何であろうか」と思案・推論する猶予のあ
る心筋炎を指す。これもある意味状況上の
分類ではある。

○今回改訂の2023年ガイドラインは、慢性経
過の心筋炎について記述したこと、また心
内膜心筋生検をなるべく専門病院で行うべ
きとするアルゴリズムを構築したことを強
調する趣向が汲み取れるが、この慢性経過
の「内科的心筋炎」こそ、このガイドライ

ンの診断アルゴリズムが有用であると思う。

○「内科的心筋炎」は、臨床における関心の的
が、血行動態よりも、その心筋炎がどんな病
因で、どんな細胞が心筋に浸潤しているかに
あるような（慢性）心筋炎を指していると考え
ていい。

○たとえば末梢血の好酸球増多を伴うものなの
か、免疫チェックポイント阻害薬によるもの
なのか、という病因や、浸潤細胞がリンパ球
なのか好酸球なのか巨細胞なのか、肉芽腫性
炎症になっているのか、などへの関心である。

○治療も、全身管理よりも、どんな治療薬を使
用するかの議論になることが多い。

○こうした病態鑑別をする余裕のある状況（内科的
心筋炎）と、一刻も早く集中治療室やCCUに入
室させるべきかの状況（救急的心筋炎）を、一緒に
まとめようとはしないほうがいいと思われる。

救 急 的 心 筋 炎 (3)

概 要・疑 い か た・診 断 ま で の 経 緯

○感冒やウイルス性腸炎などとされたウイルス感染に引き続いて、それ自体の症状の経過は良いようには思われるものの「治らない」と再診をときに繰り返し、やがて発熱の持続や新たに胸部症状などを訴えて発症してくるのが本症である。

○左室駆出率が10％くらいになっているような患者が、独歩で意識清明で受診してくることが（異例ではなく）むしろ特徴的で、ほぼ常に軽症を装ってくる。

○病歴は、心臓・循環器疾患を想起させるような症状を訴えるとは限らず、熱・倦怠感・咳・悪心嘔吐・関節痛・筋痛・頭痛・食思不振などが主訴になっていることが多い。

○初発症状からの病歴の多くが、いわゆるかぜや腸炎であり、それらの特異症状が心筋炎と結びつかず、つまりは「初診には心筋炎を想起できない」「誤診する」ことが折り込まれた病態と考えたい。

○弱者が軽微な症状を大きく訴えて重病人に擬態する病態がある一方、劇症型心筋炎は、さしずめ「アメリカ大統領がお忍びでスラム街のホームレスを装って街をひっそり歩いている」くらいの落差で弱く見せ、日常的な診察室に潜入してくる疾患なのである。

○正直、特効的にこれを見抜く方法はない。

○ただ、通常劇症型心筋炎の患者は「（先行した風邪が）治っているはずのタイミング」で「治らない」と言って受診していることが多く、つまり患者のつらさに耳を傾けるという基本が問われる疾患である。

○「悪心が治らない」「動悸や頻脈がすごい」「熱がさらに上がったようだ」などの漠然とした表現で悪化したことを訴えて受診して来た患者に対して、「いつものかぜと違うな」と考えさらに踏み込んで血液検査を行う、というのが第一歩になる。

○簡単ではない。日頃のかぜ患者をたくさん診療することで培われる感覚である。

○つらくて再診して来た人に「かぜなんてね、すぐ治らないんですよ！」などのような塩対応を絶対にしてはいけない。

○血液検査をしてみようという発想ができたならば、次はとにかくそこにトロポニンを入れることが重要である。トロポニンが高かったら、心電図がどうこうでなく循環器内科に紹介、あるいは転送である。

○トロポニンの感度・特異度などと蘊蓄を言ってはならない。とにかくトロポニンを日頃から測るようにする。日頃測らないから、いざというときに測れないのである。トロポニンを提出する閾値を下げておくことが重要である。

○心電図は、初期では正常のこともあるが、ST上昇が多い。他、脚ブロックや房室ブロックなどがある。

○劇症化していたら、ふつうはSTは上がっている。心電図は必ず行いたい。ここからトロポニンを測ってみようという発想が湧けば儲けものである。

○心エコーではびまん性の壁運動低下が特徴である。心嚢液貯留も頻度は高い。偶然撮影したCTで心嚢水が貯留していないか意識するのもよい。

経 過 と 治 療

〰〰 経　過 〰〰〰〰〰〰〰〰〰〰〰〰〰〰〰〰〰〰〰〰〰〰〰〰〰〰〰

〇劇症化していれば即死のリスクがある。

〇劇症化していなくても、劇症化のリスクがある。

〇治療すれば60％が社会復帰できるが、40％が死亡する。

〇非常に明暗分かれる病態であり、また若年者が誤診を経て死
　亡しうる病態でもあるため、訴訟とセットのような疾患であ
　る。

〰〰 治　療 〰〰〰〰〰〰〰〰〰〰〰〰〰〰〰〰〰〰〰〰〰〰〰〰〰〰〰

〇速やかな循環動態の確認のため、CCU に入室すべきである。

〇心肺補助、心肺危機管理が治療となる。

〇ショックに対するカテコラミンはノルアドレナリンを使う。

〇心肺補助は VA-ECMO を使う。

〇全身性エリテマトーデスなど、自己免疫疾患の診断がつけば
　それに対する最大の治療を行う。

循
環
器

内 科 的 心 筋 炎

○胸部症状、心不全症状、心電図などから心筋炎を想起し、トロ
ポニン含む心筋マーカーの上昇を捉えて心筋炎を疑う経緯は
（程度が軽いだけで）救急的心筋炎と同様である。

○程度がひどくなく循環動態が安定していて、経過も急性（発症か
ら30日未満）ではないような心筋炎をここでは考える。

○すると、心臓MRIは心筋炎を捉える有力なツールとなるので実
施が推奨される。

○また、冠動脈疾患やたこつぼ心筋症などの他疾患を丁寧に除外
する時間もあるだろう。

○心筋炎たらしめている炎症細胞浸潤を病理組織学的に捉えるた
めに、心内膜心筋生検を行う。

○つまり、あらゆる意味で精査段階から専門医での診療が望まし
いことになる。

○心筋炎自体の診断は除外やMRIなどで可能であろうが、組織学
的診断がほぼ必須であると考えたいため、結局は循環器科へ紹
介することになる。

○病理組織所見に基づいて、診断も治療も決めるイメージである。

○免疫関連有害事象（irAE）としての心筋炎については、ステロイ
ド治療開始は生検診断を待ってはならず、状況で判断し開始す
る。

○免疫チェックポイント阻害薬開始から3カ月以内に発症するこ
とが多い。

経　過　と　治　療

○病態は不均一であるため、予想される経過を短く述べること
　は難しい。

○大まかにいえば、好酸球性、リンパ球性、巨細胞性の順にス
　テロイド反応性がよく、巨細胞性心筋炎が一番予後が悪い。

○巨細胞性心筋炎については、具体的には、無治療あるいはス
　テロイド単独治療の予後は 3 ～ 4 カ月である。

○しかし免疫抑制剤を積極的に使えば、1 年後の生存率は90%
　である。

○あとは経過の長さや原病の重さによる。

∞∞∞ 治　療 ∞∞∞∞∞∞∞∞∞∞∞∞∞∞∞∞∞∞∞∞∞∞∞∞∞∞∞∞∞∞∞∞∞∞∞

○好酸球性、リンパ球性心筋炎のケースで、かつステロイド治
　療をしたい場合は、プレドニゾロン 1 mg/kg/日の用量を 2 週
　間は継続して、あとは経過をみながら漸減するのが妥当であ
　ろう。

○好酸球性心筋炎の場合、ふつうはパルスは不要である。末梢
　血の好酸球が消失しても心筋機能の回復がない場合は、組織
　好酸球が消えていない可能性があり、保険適用はないがベン
　ラリズマブを必要とするかもしれない。

○リンパ球性心筋炎は、血行動態が安定していれば、免疫抑制
　治療をガイドラインは推奨していない。つまり対症療法や支
　持療法に徹するということらしい。

○巨細胞性心筋炎は、多少初期ステロイド量を抑えてよい
　（0.8 mg/kg/日など）ので、なるべく初めから免疫抑制薬を併用

循
環
器

する。

〇おそらく、ステロイド＋タクロリムス＋ミコフェノール酸モフェチルの triple therapy〈4〉が巨細胞性心筋炎でもよいと思われる。ガイドラインでまだ強い推奨になっていないが、いつかなるであろう。

〇精査と診断は循環器内科、治療は膠原病内科という役割分担も成り立つかもしれない。

──────── References ────────

〈1〉日本循環器学会ほか．2023年改訂版 心筋炎の診断・治療に関するガイドライン．2023年3月17日更新

〈2〉松岡 研．心筋炎．心臓 2021；53：1163-9

〈3〉和泉 徹．劇症型心筋炎の臨床．日内会誌 2003；92：463-70

〈4〉NA Pilch et al. Immunosuppression trends in solid organ transplantation：The future of individualization, monitoring, and management. Pharmacotherapy 2021；41：119-31. PMID：33131123

薬 剤 性	COVID-19	心臓 サルコイ ドーシス
ST上昇	心 筋 炎	好 酸 球 性
ウイルス感染 の先行	劇 症 型	全身性 エリテマ トーデス

「心」筋炎かもしれない」と思うことがまず大事なのであるが、総合的に考えたいときはこのような魔方陣が有用であると信じている。細かい話かもしれないが、CK（クレアチンキナーゼ）を日頃から測定している者は、思いがけないCK上昇をみたときに少しでも本症を想起し、バイタルサインや全身状態の確認をする、他の所見や検査中に注目する、既往歴や基礎疾患を確認する、などの行為に移すことができるかもしれない。

16. たこつぼ型心

○精神的・身体的ストレスを誘因とし、一過性に特徴的な心機能障害を呈する心筋症の一型である。

○その特徴とは、心尖部のバルーン状の無収縮と心基部の過収縮を呈し左室収縮末期の左室造影像が"たこつぼ"に類似し、さらに1ヵ月以内にはそうした収縮の異常が軽快する(=短期間で正常化してしまう)、というものである。

○また臨床的には、急性心筋梗塞に似た経過で発症するがその収縮異常に対応するに妥当な冠動脈病変を認めないということも特徴のひとつである。

○一過性・可逆性とはいっても、重症度や背景因子によっては合併症もありうるため、油断

筋　症

ならない疾患である。

○重大な合併症には、ポンプ失調、左室心尖部血栓形成、左室流出路狭窄、QT延長からの致死性不整脈、心破裂などがある。

○60〜80歳台の女性に多い。

○発症メカニズム、正確で確定的な病態機序などはまだ知られていないが、発症に際しストレスフルなきっかけがあるということ、カテコラミンが関与していそうだということとは、これまでの諸家らの経験や研究から察せられている。

循
環
器

疑 い か た

○基本的には急な前胸部痛が多く、要するに狭心痛様である（「3.
急性冠症候群」参照）。

○そしてそれは、突然の感情的・身体的なストレスに直面した後
に発症することが多い。

○呼吸困難、息苦しさ、動悸、倦怠感などが付随することも多く、
少なくとも激烈な胸痛ではない。過小評価されてしまうことも
ある。

○ストレスイベントの内容は雑多で要するになんでもいいのだが、
共通する要素は「突然に」「感情が強く動く」という性質のもの
である。

○隣人との口論、身内や親しい友人の急逝、検査や手術前の緊張、
集会で急に発言を求められたなど、こうした「ストレス」という
のは想像しやすい。

○しかし、このようなネガティブなストレスだけでなく、ハッピ
ーなニュース、サプライズのお祝いなど、突然のポジティブで
良い（が、ある意味衝撃的な）出来事に直面して発症することもあ
る。

○もちろん、フィジカルなストレスがトリガーになることもある。
くも膜下出血などの脳卒中、てんかん／けいれん、手術や外傷、
敗血症などによる侵襲、甲状腺中毒症や褐色細胞腫、呼吸不全、
薬物中毒など多岐にわたる。

○夏に多く、朝発症が多いとされるが、限定的にいえるほど確た
る傾向ではないだろう。

○実際の診療の流れとしては、胸部症状に対して心電図が行われ、ST変化に気づかれて急性冠症候群として対応されるなかで疑われることになる。

○実際的には、急性冠症候群として対応されるだろう。非専門医は、専門医につなぐまでは急性冠症候群だと思っていても良い。

○STは上昇でも低下でもよく、少し経過したものでは、巨大陰性T波、QT延長などを呈し、これらはたこつぼ型心筋症にやや特徴的である。

○また、$_aV_R$のSTが低下しているのにV_1のST上昇がない、ということは本症に特徴的である。

○基本的に「胸部症状＋広範なST上昇」という雰囲気なかで診療されるわけだが、そのわりにV1のST変化が乏しいか欠く場合に本症を考えるという想起ルートでもよい。

○心筋の傷害ではないため、トロポニンの上がりは心筋梗塞よりもずっと少ない。

○そのことに対応してか、胸部症状も（広範囲）急性心筋梗塞に比べて乏しい印象がある。

○そのかわりトロポニンではなくBNPが高くなる。

○かなり広範な梗塞（広範なST上昇など）が想定される心電図を得ているなかで、その重大性の予感に比して患者の胸部症状が切迫するものではない場合、本症の可能性が浮かび上がる。

○診断は、冒頭に述べた本症の特徴を掴みつつ、急性心筋梗塞など他疾患の除外、左室造影像や経過の確認などが必要になり、トータルに循環器内科医の役割となる。

循環器

経 過 と 治 療

∞∞ 経　過 ∞∞∞∞∞∞∞∞∞∞∞∞∞∞∞∞∞∞∞∞∞∞∞∞∞∞∞∞∞∞∞∞∞∞∞∞∞

○多くの例で、数日から数カ月で収縮異常は正常化する。

○再発率は10％である。

○重度の基礎疾患があれば10％、基礎疾患のない場合は1％ほどの死亡率である。

○女性に多いが、死亡例は男性が多い。

○心原性ショック、塞栓症、心破裂などで亡くなる。

○「予後は良い」という一般理解で問題はないが、死亡まで至らずとも、以下に述べるような合併症はあり得る疾患である。

○急性の左室収縮障害であるため、ポンプ失調をきたし得る。

○心尖部の収縮低下により、心尖部の心腔内に血流うっ滞が生じ血栓を形成し得る。

○左室流出路狭窄もあり得る。急性期に、心尖部が収縮低下をきたす一方で心基部は過収縮となり、結果として左室流出路に圧較差をもたらす。

○本症では心電図でQT延長をみることが多いが、それが悪化することもある。すなわち、条件が揃えば torsade de pointes を発症し得る。

∞∞ 治　療 ∞∞∞∞∞∞∞∞∞∞∞∞∞∞∞∞∞∞∞∞∞∞∞∞∞∞∞∞∞∞∞∞∞∞∞∞∞

○急性期は、循環器内科的な全身管理と各合併症への対応、としか言いようがない。

〇また、慢性期あるいは治癒後に、増悪や再発の予防に何が適しているかの確たるエビデンスがまだないように思われる。

―――――――――――――――――――――――― **References** ――

〈1〉吉川 勉．たこつぼ型心筋症．日内会誌 2014；103：309-15
〈2〉C Templin et al．Clinical Features and Outcomes of Takotsubo（Stress）
　　Cardiomyopathy．N Engl J Med 2015；373：929-38．PMID：26332547
〈3〉栗栖 智．たこつぼ心筋症の病態と治療；臨床医の立場から．心臓 2010；42：451-57

循
環
器

17. 末 梢 動 脈 疾 患

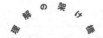

○動脈硬化、特に下肢の動脈の狭窄または閉塞が原因でそれ以遠の血流が低下することにより生じる疾患である。

○閉塞性動脈硬化症 (arteriosclerosis obliterans ; ASO) という語と、喫煙と非常に密接な閉塞性血栓血管炎 (thromboangiitis obliterans ; TAO)、いわゆるバージャー病 (Buerger's disease) という語があり紛らわしいが、このことに混乱する時代は終わった。

○ASOは、実質上は下肢の動脈に関連する疾患のことを指した言葉だったのだが、この語の使用はやめ、末梢動脈疾患 (peripheral arterial disease ; PAD) として、全身の動脈硬化病態のうちの特に下肢で問題になる疾患というように捉え直した名称となった。とはいえほぼ以前のASO＝PADである。

○ バージャー病は、喫煙と関連するため以前と比べ激減し、"なかったこと"にされそうになっている疾患概念である。重喫煙者の若年（30〜40代など）の男性に好発するが、印象として「15歳くらいから10年以上にわたってヘビースモーカーである」という条件を満たす若者は減っており、確かに知らなくてもいい疾患概念かもしれない。

○ PADの本態が動脈硬化だとすれば、危険因子としては、加齢、糖尿病、高血圧、脂質異常症、喫煙などとなるが、とりわけ糖尿病の影響が一番大きい。

○ 無症候のPADの40％が糖尿病とされていて、当たり前だが糖尿病の罹患期間や糖尿病関連の合併症の存在がさらにPADのリ

スクを高める。

○とはいえおそらくは多因子の病態であり、複数のリスク因子への対処がPADの発症ひいては下肢虚血の予防となる。

○PADは予後不良の疾患である。

○間歇性跛行などなんらかの有症状があれば、向こう5年で1/4がその症状が進行し、数％が下肢切断に至る、とざっくり把握しておく。

○一方、この数値から受ける印象以上に、致死的心血管イベント発症率が多い現実がある。

○5年で20％が心筋梗塞や脳梗塞を発症し、30％が死亡する。

○間歇性跛行がなくてもこうした血管イベントのリスクはPAD患者で上がるとされ、急性下肢虚血や壊疽・潰瘍形成になってしまうというような疾患というより、致死的な血管イベントのリスクあるいはその発症を"警告して

くれるもの"だと捉えてもよい。

○ 内科医の役割はまさにそこにあり、間歇性跛行のような症状を起こす前にPADの認知すること、そしてできればPADになる前の発症リスクを管理することなどが重要となる。

○ われわれが、労作で生じる胸痛をみたら冠動脈疾患を疑うのと同じように、労作で生じる下肢痛でも冠動脈疾患を疑わねばならないと言える。

○ なってからでは遅い、という疾患の代表格である。

○ 抗リン脂質抗体症候群は、静脈血栓症だけでなく動脈血栓症も起こし得るが、末梢動脈の閉塞を招き得る。PADは若年者でも留意すべき病態であるといえる。

疑 い か た

○中高年以上、喫煙、糖尿病、高血圧、脂質異常症などで通院中の患者、検診などでそれらの指摘があっても無介入である者などに対して、積極的に想起する。

○末期腎不全に対して維持透析中、のような患者にも生じやすい。

○PADの最終形が下肢虚血・壊疽・潰瘍とすれば、PADは疾患として取り扱えるが、無症状〜軽度の労作で増悪する下肢痛を伴うPADは疾患というより「他の血管疾患発症のリスク」と捉えることもできる。

○PADがある・なしを把握していくことも重要だが、まずは禁煙や糖尿病／血圧／脂質異常の管理を徹底することが重要である。

○このような患者にたまに下肢の診察をする。足背動脈あるいは後脛骨動脈を触れてみて触知できるかを診る。

○足趾の皮膚が不良であるのは論外であるが、「皮膚潰瘍」で受診歴がある患者をみたとき、もし皮膚科だけで診療されていたら内科医の視点でも必ず把握する。血液検査などを実施し、動脈硬化リスクなどに対して介入する。

○繰り返すようだが、阻血があるらしいと診察で確かめてから次に進むのでは実際は遅い。PADのスクリーニングに用いられるABI（ankle brachial pressure index：足首の最大収縮期血圧と上腕の最大収縮期血圧の比）はその非侵襲性と簡便性から、よく用いられる検査でありこの検査の実施の閾値を下げておく。

○ABIで0.9を境界線にすることが多い。0.9以上は観察、0.9以下はPADと診断し次の評価に進むというものである。

○間歇性跛行をきたす他の疾患の筆頭は、腰部脊柱管狭窄症である。

○が、PADを疑って実は腰部脊柱管狭窄症だったというよりも、逆がまずい。腰部脊柱管狭窄症だと考えたら、初回評価にPADの可能性を考えておく。

○ABIで0.9以下、あるいは症状や身体所見からPADを疑った場合の次の評価としては、動脈の描出を画像的に行う。MRAか造影CTが採用されることが多い。

○またはこの時点で循環器科あるいは血管外科に相談するのもよい。

∞∞∞ マネジメント ∞∞∞∞∞∞∞∞∞∞∞∞∞∞∞∞∞∞∞∞∞∞∞∞∞∞∞∞∞∞

○PADの予防あるいは進行防止に関しては、すでに述べたように内科医の役割が大きい。

○禁煙、徹底した降圧と糖尿病管理、スタチンを用いた脂質異常への介入である。

○これをPADの保存的治療と考えてもよいだろう。

○有症状では外科的治療が考慮される。その検討に、皮膚所見を十分参考にする。血行再建療法、特に血管内治療が行われることが多い。

○ここで述べたことが、2週間以内の急性に生じた場合は、「急性下肢虚血」として別疾患として捉え直したほうがよい。

○具体的な症状としては、**表5**の"five P(s)"が特徴だが、すべて揃わずともこれらが複数あればそれだけで疑う。

循環器

1. Pain	急性に発症し進行する患肢の疼痛
2. Paresthesia	知覚鈍麻
3. Pallor / Paleness	蒼白
4. Pulselessness	脈拍消失
5. Paralysis / Paresis	運動麻痺

表5　急性動脈閉塞を疑う five P(s)

○ヘパリン5,000単位を静注し、循環器科あるいは血管外科に紹介する。

References

〈1〉日本循環器学会ほか．末梢動脈疾患ガイドライン 2022 年改訂版．2022 年 8 月 12 日更新
〈2〉松尾 汎．末梢動脈閉塞症の診療．日内会誌 2008；97：267-70
〈3〉横井宏佳．末梢動脈疾患の脅威と治療戦略．日内会誌 2013；102：392-8

急性下肢動脈閉塞	下肢閉塞性動脈疾患（LEAD）	バージャー病
糖尿病	末梢動脈疾患	喫煙
足潰瘍・壊疽	包括的高度慢性下肢虚血（CLTI）	動脈炎

う まく言えないが、内科医は足先・末端にあまり関心が及びにくい。外来などでは忙しいのもあるが、あえてソックスを脱がして診察しようとはしないし、そもそも皮膚（創の有無や色調）を気にするよりも、血液検査や画像検査を気にする。末梢動脈疾患は、総合的な病態であるため、概念を示すキーワードを魔方陣に配置して眺めておくことが把握のコツである。

18. 遺 伝 性 大 動 脈

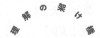

○大動脈瘤や大動脈解離といった大動脈疾患の
ほとんどが動脈硬化性で、50歳以上の喫煙男
性に多いが、これらの背景が皆無の、すなわ
ち50歳未満の若年者に解離を発症する、遺伝
性疾患によるものが知られている。

○動脈壁は内膜・中膜・外膜の３層構造からな
るが、大動脈は中膜に特徴があり、豊富な弾
性線維が幾重にも重なって構成され「厚い
層」が形成されている。

○解離を若くして起こす遺伝性疾患では、この
中膜の構成成分における異常（質や量の障害）がみ
られる。

○大動脈の中膜に豊富にみられる弾性線維を中
心とした細胞外マトリックスの成分に異常が

疾　患

ある場合、障害は動脈のみにとどまらない。骨、関節、皮膚、眼、肺などにも障害が及ぶ。すなわち、臨床的には「症候群」を形成する。

○ Marfan症候群（*FBN1*遺伝子変異）、Loeys-Dietz症候群（TGF-β関連遺伝子）、血管型Ehlers-Danlos症候群（*COL3A1*遺伝子変異）が代表的である。いずれも「症候群」と名が付いている。

○ 他方、細胞外マトリックス成分を産生する血管平滑筋細胞のほうに機能異常をきたす遺伝子疾患も存在する。

○ たとえば*ACTA2*遺伝子異常がある場合は、大動脈中膜の平滑筋細胞の機能障害を特異的にきたすので、臨床的に全身的な症候群

は形成せず、純粋に「大動脈の病気」となる。

診 断 と 鑑 別

Marfan症候群

○Marfan症候群の予後を決めるのは大動脈瘤や大動脈解離の発症である。

> **Marfan症候群の診断**
>
> 下記の①〜③のうち2つを満たせば診断可能
> ① 上行大動脈（基部）の拡張あるいは上行大動脈解離（の既往）
> ② 水晶体亜脱臼
> ③ *FBN1*遺伝子変異を保有している

○診断においては①が有力な情報となる。診断できた例の9割はこれを満たす。

○該当項目が1つのみの場合は、もっと細かい項目を参考に診断する。

○骨格上、背が高く、手足と指が長い。脊椎は側弯し、胸郭は漏斗胸や鳩胸となる。気胸をきたすこともある。

○また、腰椎レベルに硬膜拡張が生じていることがあり、特異的とされる。

○Marfan症候群は、結合織の異常であるから、全体的に「ゆる

む」「やわらかくなる」というイメージのことが身体に起きて
くる、とざっくり捉えておくとよい。

○臨床的にMarfan症候群を明らかに呈していても、遺伝子変
異（③）を保有していていないことが3割くらいある。

○解離や破裂を起こしてしまえば手術しかない。

○内科的にはβ遮断薬やARBを用いての大動脈の拡張進行を遅
らせる試みが知られている。

Loeys-Dietz症候群

○臨床的な表現型がMarfan症候群とよく似ている症候群であ
る。

○Marfan症候群と比べて眼症状や高身長が少ない。

○臨床的症候は多彩であるので、遺伝子解析なしには診断・鑑
別は困難であるが、この症候群ならではの特徴もある。

○ひとつは、大動脈以外の血管にも罹患が及ぶ点である。たと
えば脳動脈、鎖骨下動脈、上腸間膜動脈、総腸骨動脈といっ
た中小動脈まで広範囲に及ぶ。

○もうひとつは「血管蛇行」で、これは本症候群のキーワード
の1つである。

○どこにでもみられるとされるが、特に頭頸部の動脈蛇行所見
は診断的価値が高いとされる。

血管型Ehlers-Danlos症候群

○III型コラーゲンをコードする遺伝子変異（*COL3A1*遺伝子変
異）によって臓器脆弱性を起こす疾患であるが、その罹患は
大動脈のみにとどまらない。

○消化管、子宮、筋肉・腱、肺、皮膚・皮下組織などにも脆弱性

を認める。

○関節の過伸展のような古典的Ehlers-Danlos症候群でみられる所見は乏しく、消化管穿孔、妊娠による子宮破裂、気胸、筋肉内出血、腱断裂、皮下出血や紫斑など、一見「結合織疾患」を思わせない症候を呈してくるのが血管型Ehlers-Danlos症候群である。

○患者ははじめから血管型Ehlers-Danlos症候群の顔をして来るわけではない。上記のような臓器破裂や出血症状を呈した患者に本症候群が紛れている可能性がある。

○目ざとく疑いの目を向ける必要がある疾患であり、またその甲斐もある疾患である。

○たとえば、皮膚出血斑（紫斑?）を反復し、血液凝固異常を疑われて内科で精査・フォローされていることがある。

○頬部や背部など、あまり見かけない部位に皮下出血斑・紫斑を認める場合には疑わしい目を向けるべきである。

ACTA2 遺 伝 子 異 常

○*ACTA2*遺伝子は血管平滑筋をコードしている。その変異により、大動脈中膜の平滑筋細胞の障害をきたす疾患である。

○これまでの3病態と異なるのは、結果として臨床的に「症候群」を形成しないことである。すなわち、純粋に大動脈（中膜）の脆弱性だけをきたす疾患ということになる。

○こうした"非症候群性"の遺伝性大動脈疾患に関連する変異のうちで最も多くを占める遺伝子が*ACTA2*遺伝子変異である（約半数）。

∿∿∿ **フォロー** ∿∿∿∿∿∿∿∿∿∿∿∿∿∿∿∿∿∿∿∿∿∿∿∿∿∿∿∿∿∿∿

〇よいフォローの仕方があるわけではないが、遺伝子検査・遺伝子診断の進歩により、早期に診断・介入がなされることで、大動脈の拡張抑制あるいは解離イベントの予防に取り組むことが勧められるようになってきた。

〇内科医は、身体に何らかの異常を持つ者や動脈疾患などの既往を持つ患者と接することが多いであろう。そのとき、本項で概説した内容の医学的トラブルや所見を有した患者に目を留めることができれば、家族歴の聴取や大動脈解離の既往確認につなぐことができ、未診断の遺伝性大動脈疾患が発見できるかもしれない。

━━━ **References** ━━━

〈1〉森崎裕子. 遺伝性大動脈瘤・解離：臨床診断と遺伝学的検査. 日血外会誌 2023；32：261-67
〈2〉平田恭信. マルファン症候群に代表される遺伝性大動脈疾患の診断と治療. 心臓 2016；48：685-89

循環器

5

神経・精神

1. くも膜下出血

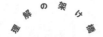

○ 脳動脈の破綻により出血がくも膜下腔に広が
り、症状としては突然の頭痛で発症する脳卒
中である。

○ くも膜下出血は脳卒中全体の１割を占める。
出血の要因は、もやもや病や脳動静脈奇形が
基盤になることはあるが稀で、破裂脳動脈瘤
が圧倒的に多い。

○ 血管の破綻後は、くも膜下腔、すなわちくも
膜と軟膜の間に血流が広がる。

○ くも膜下出血の疫学はやや捉えにくいところ
があるので、まずざっくりと考える。「40歳
以降の成人に多く、男性より女性のほうが多
い」である。

○ 60歳くらいがピークであり、以降高齢になる

につれて女性の比率が明らかに高くなる(1)。

○ これには女性ホルモンの低下ないし枯渇が
関与しているらしいが、家族歴がリスク因
子ではあり、個人的には「くも膜下出血や
大動脈瘤などの大動脈疾患の家族歴がある
閉経前後の女性」はもっとも警戒する群に
入ると認識している。

○ 実臨床では、あまり絞らずに「働き盛りの中
年などわりと若い人に多い」と捉えておく。

○ 動脈瘤の好発部位とその割合は、内頸動脈
－後交通動脈(IC-PC)分岐部と前交通動脈
(Acom)で60％、中大脳動脈(MCA)が20％で、
残りがその他(眼動脈起始部や海綿静脈洞部の内頸動脈や、
脳底・椎骨動脈など)である。

○破裂部位によって、出現する神経症状やCT所見が変わってくる。

○IC-PC分岐部では動眼神経麻痺、Acomでは記憶障害、精神症状、あるいは下肢麻痺、MCAでは片麻痺、失語、感覚障害、意識障害などである。

walk-in SAH

──┤ ピットフォール ├──

○頭痛のエピソードがあったが軽度であった、あるいは強い頭痛があったが軽減した、頭痛に嘔吐を伴ったので念のため受診した、など自力で日中に通常の一般外来を受診するくも膜下出血がある。

○あるどころか驚くほど多く、くも膜下出血確定例のうち30%はいわゆる "walk-in SAH"（独歩で受診するくも膜下出血）だったという集計[2] もある。

○このことは、くも膜下出血の診断の遅れにつながる要因となる。自力歩行で、強くはない頭痛で（すでに軽減していて）、となると患者も医師も要するに油断する。

○歩いて来るくも膜下出血の40数%の症状が「頭痛のみ」だった

とされ、また症状発症から受診までの時間は平均2.2日と数日は経過していた⟨2⟩。

○初診で診断されなかったくも膜下出血例の検討では、発症日をday 0とすると、くも膜下出血と確定されたのはday 2が一番多かった⟨3⟩。

○嘔吐を伴っていると患者は比較的すぐ受診しやすいが、逆に医師が「胃腸炎」としてしまいがちで誤診は増える。「脳卒中＝麻痺症状」ではないことをあらためて認識し直したい。

○くも膜下出血は、見かけの重篤さ・軽さや、受診までに経過した時間などによらず、「突然の頭痛」が特徴である。「突然の頭痛」を訴えた患者全例にくも膜下出血を疑い、頭部CT実施につなげるべきである。

○そのとき「頭痛とともに嘔吐した」は有力な付加情報であり、重視する。

○頭痛が主訴とならず、「（突然の）嘔吐のみ」や「急な肩こりが主訴」のくも膜下出血も稀ながら存在する。

○経過の流れも重視する。「頭痛と嘔吐で近医を受診。胃腸炎だろうと経過観察とされる。治らないので再度受診した」という経過のうち、「再度受診した」という部分を重くみる。もちろん「胃腸炎」は「片頭痛」に置き換えてもいい。

○「治らないのでまた来た」は、くも膜下出血の診断を検討するうえで普遍的に重要なサイン（次なる手がかり）に昇格させてよいと私は考えている。

○「突然の頭痛と嘔吐があり様子をみているうち軽減したが、いまいちなので2日後の朝に医療機関に独歩で受診した」は、くも膜下出血を疑う。どのあたりが？ とかではなく「　」そのものがくも膜下出血の典型的な経過らしいと思えるようにならねばならない。

○minor leakで発症し（一度受診していたのに捕捉されず）再出血で重篤化して後遺症を残す、あるいは生命を失うというのが、せつないがよくある経過である。

○まとめると、頭痛の強度や重症度の軽重によらず「突然」という発症様式なのかどうかが重要であるため、まずは突然かどうかについてフォーカスを当て病歴をとる。突然かどうかが片づくまでは他の情報はノイズになるのであえて入れない。「突然」であればCTを撮る。ただし嘔吐は有力な随伴症状である。

○「人生最大の頭痛」「バットで殴られたような頭痛」といった古典的ともいえる記述は、もはや捨てるべきである。人生最大の頭痛ならふつう救急車を呼んでいるだろうし、人はふつうバットで殴られない。

○臨床医の役割は、際どいケースを拾い上げることである。

疑 い か た

___ 診 断 ま で の 経 緯 ___

○繰り返すが、「突然の頭痛」はCTを撮る。

○「突然かどうか」は、頭痛が起きたときに何をやっていたかを具に聴くことで確かめられる。

○その一場面を、映像化できるくらいまで（人に伝えてその場の様子が自然に浮かぶようになるまで）聴く。たとえば次のエピソードくらいまでは詳細に状況を確認する。

ゴルフの打ちっぱなしに行って、はじめの 2、3 球打った後に急に頭の後ろが痛くなった。スイングでひねったせいかなと思って休もうと椅子に座った途端に 1 回嘔吐した。続きをやろうと思ったが、打ちっぱなしの職員が心配し「お金もキャンセルでいいので」と言ってくれたのでボールを返却し帰宅。その日は自宅で休養した。

○「突然」を捉えるには、関心部分を時間で"微分"するのが一番で、症状が起こった前後関係の詳細を取材することで可能となる。

○見方を変えれば「突然発症であればあるほど、そのときの様子を本人が細かく語ることができる」ともいえる。細かな状況を患者に尋ねて、みるみる細かく語ることができたなら、それが詳細であればあるほど突然発症だった可能性が高い、というわけである。

○なお、上述のゴルフの打ちっぱなし中に具合が悪くなった人のエピソードの続きとして、「翌日大丈夫だったので仕事に行ったが、頭が痛い感じが続くのと嘔気があるため翌朝近くのかかりつけを受診した」となれば、さらに怪しい経過といえる。

○すでに述べたことだが、頭痛の程度や患者の具合の悪さよりも、突然発症だったかどうかを問題視する。

○血圧は上昇していることが多いが、正常であることをもって否定できない。

○嘔吐は、随伴すればくも膜下出血の可能性は高まるといっていい。

○救急搬送例、意識障害（意識混濁、精神変容など）、明確な神経症状、極端な血圧上昇（240/140mmHg とか）などがあれば、迷い

○なく疑えるし最低でもCT撮影には至るものと思われる。

○CT所見にも、症状同様やや幅広いバリエーションがある。

○鞍上部脳槽を中心に両側に広がる高吸収域、いわゆるペンタゴンが一見してわかれば簡単だが、実際にはもっと軽微な所見もある。

○シルビウス裂には注目する。片側のシルビウス裂だけにわずかにみられる高吸収域は左右を見比べて少量でも見逃さないようにする。

○この所見が両側のシルビウス裂に均等に存在するために見かけ上、左右差がないようにみえることもあるので注意する。

○実際にはこれよりも所見が淡いケースが存在する。片側のシルビウス裂が対側に比べて"消失"している（あるいは描出されていない、目立たないなど）だけの場合もある〈4〉。

○出血かもしれないと思って画像をみていると、無意識に高吸収域（白いところ）の有無だけを探してしまう読影をしてしまうが、濃淡や形態の左右差にも注意を払う。

○読影時に違和感を覚えたとき、病歴がくも膜下出血らしければ、くも膜下出血があるものとして対応する。

○そのような場合、すなわち、CTで判然としなかったが、病歴が「昨日、10分ほどの短時間で一気にピークに達した頭痛を感じ一度治ったが、翌日に受診した」などのようにくも膜下出血らしさがあるなら、次はMRIに通常は進むことが多く、また強くそうするべきである。

○腰椎穿刺を検討するレベルのケースであれば、脳神経外科にコールすべき状況である。

○施設にもよるが、軽症あるいは病歴が長いのであればMRAも同時撮像できるMRIをCTよりも優先する、という考えもあるだろう。

○とにかく、くも膜下出血を疑ったなら「一点の曇りもない否定」ができるまではくも膜下出血かもしれないと言い続けることが大切である。

○くも膜下出血が、深刻な疾患だということのみならず、「軽症もある」「診断困難な例もある」ということを知る医療者の仲間を増やすことは重要であろう。

経 過 と 治 療

〰〰 経 過 〰〰

○診断後は即紹介であるので、実地医家・非専門医が経過をみたり、治療介入したりすることはないだろう。

○「軽症だからオッケー」とはならないところがこの病気の怖いところであり、再出血を許せば非常に予後が悪い。

〰〰 治 療 〰〰

○くも膜下出血の診断がつき、破裂部位が確定されればすぐに手術となる。

○血圧は管理されるべきであり、120mmHg未満にする。

○開頭脳動脈瘤クリッピング術、脳動脈瘤コイル塞栓術があり、各施設でアプローチは異なる。

─ References ─

〈1〉井川房夫. くも膜下出血の疫学と転帰. 島根中病医誌 2023；47：3-9

〈2〉朽木秀雄ほか. 歩いて来た SAH. 脳卒中の外科 2014：42：122-6

〈3〉今尾幸則ほか. 初療機関でくも膜下出血と診断できなかった頭痛患者に関する検討. 脳卒中の外科 2016；44：283-7

〈4〉波出石 弘. 軽症くも膜下出血の CT 診断. Jpn J Rehabil Med 2009；46：644-8

2. 脳 出 血 ── く も 膜 下

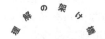

○脳卒中の内訳は、時代や地域によっても変わってくるが、ざっくりと言えば70〜75％が脳梗塞である。残りが「血管の破綻」による出血性のものであり、その内訳は、15〜20％くらいがいわゆる脳(内)出血で、くも膜下出血が5〜10％、残りがその他である。

○脳出血は、高血圧症の診療が行き届いてきているという背景のため、減少傾向らしい。先にいうと、脳出血の予防は高血圧症に介入することである。

○脳出血(以下、くも膜下出血以外の出血性脳卒中を指す)は、出血の部位によって臨床的特徴が変わってくる(後述)。

○脳出血は、高血圧症に起因するものがほとん

どである。

○50〜60歳台に多い。脳卒中自体がコモンであり、当然例外が実数として多いが、脳梗塞は60歳以上に多く、脳出血は50〜60歳に多く、くも膜下出血は40〜50歳に多い。

○脳出血が比較的若年であるのは、高血圧症がリスク因子といえども、脳血管の穿通枝のフィブリノイド変性（壊死）が基礎にあるためとされ、動脈の脆弱性の素因が関係している可能性がある。

○穿通枝といえばラクナ梗塞で、これは脳梗塞なので穿通枝の閉塞が機序だが、脳出血はこの部位の破綻であり、ラクナ梗塞と脳出血は意外と表裏一体であるともいえる。

神経・精神

○若年者の脳出血は稀であるが、その原因検索が必要だったり、保存的加療ではない介入が必要だったりする。

○若年者の脳出血の原因はたとえば、もやもや病、血液凝固異常、悪性黒色腫や絨毛上皮腫の脳転移、膠芽腫、「やせ薬」の服用、などがある。

○妊娠中に脳出血を起こすことがある。

○なお、肺癌や腎細胞癌の脳転移でも出血が生じやすい。

○高齢化に伴って、脳葉型の脳出血、いわゆる皮質下出血が増えてきている。脳アミロイドアンギオパチーの関与が大きい。

○皮質下出血は、高血圧性の脳実質内出血と区別しておくと、臨床的である。

○皮質下出血は頭頂葉、前頭葉、側頭葉の順に多く、部位に応じた臨床症状となる。

〇脳出血の診断は頭部CTで行う。

分　類　と　鑑　別

〇大脳では、被殻外側と視床に多い。前者を外側型、後者を内側型と呼んだりする。他の部位として、橋と小脳がある。

〇非常に大まかではあるが、被殻外側出血が40％、視床出血が30％、橋出血が10％、小脳出血が10％、皮質下出血が10％と理解しておくと楽である。

〇被殻出血の割合は減ってきている。

〇無症候性の急性脳出血という病態はあり、被殻外側出血で多い。

被 殻 出 血

〇全例ではないが、病巣側を向く共同偏視が有名である。

〇病巣とは対側の、顔面を含む片麻痺となる。特に運動障害が多いが、感覚障害も伴う。血腫が大きければ意識障害もきたす。

〇病巣が優位半球なら運動失語、劣位半球なら失行・失認となる。

視 床 出 血

〇高齢者に多い。また抗血小板薬などを服用中の患者にも多い。

神経・精神

○意識障害がないか、あっても初期に少しみられる程度である。

○眼位は自分の鼻を見つめるような内下方偏位となることがある。瞳孔異常がありうる。対光反射が減弱したり、縮瞳がみられたりする。

○顔面を含む対側の片麻痺、感覚障害をきたすことは被殻出血と同じだが、被殻出血よりも麻痺の程度が弱く、むしろ失語・失行・失認が目立つことが特徴的であるので、高齢者などでは不定愁訴にされてしまうこともある。

○たとえば、声の大きさの低下、自発的な発話の減少、物の呼称を間違える・言えない、理解障害、錯語、保続などである。

橋 出 血

○極端な血圧上昇と、急速に完成した意識障害、縮瞳、非対称性の四肢麻痺が特徴である。

○ふつうは救急搬送されて受診し、状況的に CT を撮ることになるので見逃されることは少ない。

○脳神経麻痺や感覚障害も起こしていることが多いが、通常はそれを丁寧に診察で確認する間もない。

○強い頭痛、嘔吐、めまい、体温上昇などもある。

小 脳 出 血

○激しい頭痛、嘔気、嘔吐で発症するのがふつうである。

○当然運動失調をきたし、歩行困難となる。また構音障害もあり得る。

○病巣と反対（健側）への共同偏視、水平眼振、縮瞳などもあり得るため、眼球には注目しておく。

経 過 と 治 療

○病巣および進展した領域に関連する、神経学的な後遺症が懸念される。

○急性期はニカルジピンを使って、ただちに収縮期血圧を140mmHg未満にする。

○抗血小板薬や抗凝固薬を飲んでいたら、中止する。

○原則、すぐに脳神経外科医をコールするが、これらは到着を待たずにやってよい。

○また慢性期になったら抗血小板薬や抗凝固薬は再開してよい。

○慢性期には、再発予防のために血圧は130/80mmHg未満に管理する。

~~~~~~~~~~~~~~~~~~~~~~~~~~~~~~~~~~~~~~~ References ~~~

〈1〉S Gotoh et al. Trends in the incidence and survival of intracerebral hemorrhage by its location in a Japanese community. Circ J 2014；78：403-9. PMID：24270733

神経・精神

3. 慢 性 硬 膜 下 血

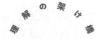

○硬膜の下、つまり脳の表面との間に徐々に血腫が形成されて拡大し、結果脳を圧迫してさまざまな神経症状が現れる疾患である。

○よく「硬膜下腔」という語を用い、もともとあるスペースに血液／血腫が入り込んで〜、といった記述がなされることがあるが、実際にはいわゆる潜在腔であり、血腫や水腫などの貯留物で占拠されるなど、病的状態下で認識される概念である。

○慢性硬膜下血腫は、主に高齢者や頭部外傷を受けた人に発生するとされ、一般的には軽度の頭部外傷から発生することが多く、症状が現れるまで数週間から数カ月かかる。

○具体的には、「2〜3週間後」ないし「2〜3

腫

ヵ月」とするものが多い。

○高齢者の増加した昨今、さらにコモンな疾患となってきているといえる。中途半端な疫学知識で可能性を狭め、初期推論を誤らないようにしたい。

○たとえば、頭部外傷がなくても疑う。

○たとえば、頭部打撲から1週間後でも疑うし、5ヵ月前だと言っても疑う。

○外傷自体の深刻さは問わない。軽症の打撲でも疑う。

○男性も、女性でも、疑う。

○頭部打撲後の症状なら、何歳でも疑う。

神経・精神

○アルコール多飲・依存患者、維持透析患者、抗血栓薬内服者などは高いリスクとされているのでとりあえず疑う。

○血腫形成の厳密な機序、血腫（の大きさや質など）と神経症状（どんな症状がどのように出るか）の関係性などは実はわかっていない。逆に、慢性硬膜下血腫があっても無症状のこともある。

○出現する神経症状についても、よくあるもの（歩行障害、片麻痺、精神・認知機能障害、頭痛）であったとしても、「これがあれば診断は決まり」といった症候はない。

○むしろ症状を起点にすれば、慢性硬膜下血腫以外の鑑別候補が広い。

○一方慢性硬膜下血腫自体はCTで診断が可能であるため、いかにCTを撮ることを決断するかが診断ストラテジーの核となる。

疑　い　か　た

○頭部外傷歴から推論がはじめられるケース、頭部外傷歴があるとはっきり言えるようなケースでは、比較的診断に至りやすい。

○片麻痺で受診した場合も診断は容易である。慢性硬膜下血腫を疑えなかったとしても、やはり頭部CTやMRIで精査されるはずだからである。

○ただふつうは頭部外傷歴を本人や家族がはじめは言わず、漠然とした症状から診断推論を始めることになるので、少し難しい。

○前提として患者が高齢者やアルコール常飲者、あるいは（疾患などに由来して）廃用や転倒が起きやすい者（例：透析患者や変性疾患など）だと思われたら、頭部外傷歴がなくても疑う。

○そもそも頭痛やごく軽度の意識・精神変容、亜急性の認知症様症状、活動性低下などでも疑わねばならないので、「高齢者が頭痛、あるいは初期の面談で何だか噛み合わないようなやりとりに少しでもなったら」頭部CTを実施する。

○なお、麻痺のはっきりしない歩行障害や微妙な下肢麻痺、尿失禁などでも疑う。

○ここでさらに難しい点をふたつ考慮しておく。

○ひとつは、高齢者の「頭痛や軽度の意識・精神変容、亜急性の認知症様症状、活動性低下」という様相に対する鑑別診断は広く、内科医にとってもまあまあ難しいという点である。

○これらの症状をある瞬間だけでみたら、鑑別疾患は無数にあ

神経・精神

る。よって、「この2、3週の経過で悪化している」とか「1カ月前から」といった時間の情報を入れて推論する。

○あるいは、「"初回の、神経症状を思わせる訴えで来院した高齢者"には頭蓋内精査から始める」と決めておくとよい。決めておく、というのがコツである。

○ふたつ目は、ひとつ目とも大きく関わることでもあるが、脳画像検査ではない方法で検査をしてそれらが陰性結果だったときに脳画像検査に進みにくい、という点である。

○たとえば足元のふらつきで受診し、身体診察と血液検査で検討したが特に著変がなく、経過観察となるといったパターンである。

○よって、「頭蓋内精査から入る」というシンプルなストラテジーがやはり重要となる。

○頭蓋内に画像異常がない場合は、意識・精神変容であれば血液検査や髄液検査、脳波検査などで検討すべきである。たとえば水痘・帯状疱疹ウイルス髄膜炎かもしれない。

経 過 と 治 療

◇◇◇ 経 過 ◇◇◇

○放置すれば、頭蓋内圧の上昇から、数%で昏睡、数%で脳ヘルニアとなる。

○無症状の慢性硬膜下血腫もあるとはいえ、偶然発見される慢性硬膜下血腫というのは全体の1%未満と非常に少ない。

○40%は保存的に診ることができるらしいが、このうち20%は悪化し結局外科治療が必要となる。

○よって、「改善が望める」という点では、通常は発見したら外科

的治療をすぐに検討するというのがふつうの考え方である。

○実は予後も悪く⟨3⟩、高齢者では１年後に死亡している率は約３０％で、85歳以上の平均生存期間は1.5年とするデータが海外からある。

○あまり放置はできない、なるべく早く発見し、発見したら原則外科治療に持ち込む、というのが重要である。

∞∞∞ 治　療 ∞∞∞∞∞∞∞∞∞∞∞∞∞∞∞∞∞∞∞∞∞∞∞∞∞∞∞∞∞∞∞∞∞∞∞∞∞∞∞

○外科的治療（穿頭血腫除去術）となる。

○保存的治療は、推奨される特異的な治療はない。

∞∞∞ フォロー ∞∞∞∞∞∞∞∞∞∞∞∞∞∞∞∞∞∞∞∞∞∞∞∞∞∞∞∞∞∞∞∞∞∞∞∞∞

○もともと抗血栓薬を服用していた場合、診断後〜術後は中止することになるであろうが、問題はその再開である。

○抗血小板薬は再開可能、抗凝固薬の再開は再出血のリスクとなったという示唆がある⟨4⟩。しかしメタ解析に使われた文献は後ろ向き研究によるデータである。

○執刀した脳外科医による個別の病状のみたて、抗血栓薬を処方した医師の処方意図や処方理由となった疾患の深刻さなどによって決まるであろうから、基本的に当該医師らにコンサルトして決めるのがいいだろう。

神経・精神

References

⟨1⟩ W Yang et al. Chronic Subdural Hematoma：Epidemiology and Natural History. Neurosurg Clin N Am 2017；28：205-10. PMID：28325454
⟨2⟩ M Uno et al. Chronic Subdural Hematoma in Elderly Patients：Is This Disease Benign? Neurol Med Chir 2017；57：402-9. PMID：28652561
⟨3⟩ 村上陳訓. 高齢者の慢性硬膜下血腫の特徴. 京都第二赤十字病院誌 2018；39：2-8
⟨4⟩ S Nathan et al. Anticoagulant and antiplatelet use in seniors with chronic subdural hematoma：Systematic review. Neurology 2017；88：1889-93. PMID：28411235

4. 脳 梗 塞

○脳梗塞は、脳卒中の中のひとつで70％ほどを占める。脳卒中自体は１年間に約30万人が発症するので、脳梗塞はコモン中のコモンな疾患である。

○脳を栄養する血管が閉塞して起こる疾患で、基本は栄養される領域の永続的な虚血が問題となる。

○症状は、梗塞部位や大きさによってさまざまである。

○臨床的な病型としては大きく３つある。①微小血管が閉塞して起こるラクナ梗塞、②わりと太い血管が細くなることで生じるアテローム血栓性、③わりと太い血管が心臓からの血栓により突如詰まって閉塞して起こる心原性

脳塞栓である。

ラ ク ナ 梗 塞

○ラクナ梗塞は、ラクナ症候群として臨床的な特徴でもって認識されるので、あまり細かい専門知識や解剖学的理解がなくても診断され、一般臨床医泣かせな病態ではない。

○治療よりも予防、であり実地医家の占める割合も多い。

○t-PA静注療法（血栓溶解療法）の実施を考えたとき、発症時間（発症3時間以内）がフォーカスされる。ラクナ梗塞は梗塞範囲がせいぜい15㎜以内と小さいため、多くの場合で「急変」として扱われず、発症して半日あるいは1日以上経ってから異変を医療機関に持ち込

む患者が多い。

○ そうなると、「大きな症状悪化」が「かなり急に」起きるような病型がt-PA静注療法の適応になりやすい。すなわち、残りの主な2病型である、アテローム血栓性（の一部）と心原性脳塞栓である。

アテローム血栓性

○ アテローム血栓性の脳梗塞は、脳を還流する頭蓋内・外の主幹動脈に生じたアテローム硬化性病変を基盤とした動脈硬化によって、血管の狭窄や閉塞が起きて発症する。

○ たとえば内頸動脈に狭窄があって、そこから血栓が遊離し、塞栓機序で発症することがある。

○ このとき、「内頸動脈に狭窄」という部分に注目すれば太い血管が細まっていることで起こっているといえるが、虚血に至らしめた機序は塞栓症ということになるため、「塞栓性機

序のアテローム血栓性脳梗塞」などと呼ぶことが多い。

○内頸動脈のほか、椎骨動脈起始部や遠位部、脳底動脈中間部、あるいは中大脳動脈の水平部で好発する。

○いわゆる分水嶺、すなわち前大脳動脈、中大脳動脈、あるいは後大脳動脈の灌流領域の境界にも生じやすい。

○塞栓性機序といってもこの病型の多くの場合で心原性ではなく、いわゆるA to A塞栓（動脈原性塞栓）が生じており、突然それなりに大きな症候で発症する。

心原性脳塞栓

○アテローム血栓性やラクナ梗塞よりも高い頻度を占める病型が、心原性脳塞栓症である。

○心原性脳塞栓症は、心臓内、特に左房内に

生じた血栓がそこから体循環に向かって飛来し、脳動脈に突然の閉塞（塞栓）を起こして発症する病型である。

○ そのベースラインの心疾患で一番多いのが、心房細動である。これは心房心臓疾患ともいえ、主として左房に血栓を作ることと関連する不整脈である。

○ 他には、心筋症、僧帽弁逸脱症、人工弁、発症して間もない心筋梗塞、などがある。

○ 心房心臓疾患に起因する塞栓子だけでなく、がんによる凝固異常で生じた血栓性塞栓子、あるいは心内膜炎に伴う感染性疣贅などが、脳塞栓の塞栓子になっていることもある。

○ 広範囲の脳虚血を生じさせるため、重い後遺症が残りやすいことが1番の特徴である。

○ また発症は突発的で、何時何分はもちろん、目撃者が「（患者が）何をしていたときに急変し

た」のように発症のその瞬間まで言及でき
ることが特徴である。

○この点は、t-PA静注療法の適応を考えるう
えでは、心原性脳塞栓症症例は狙い目とな
る。

疑 い か た

○意外にも、急性期脳梗塞は総合的な検討によって診断される。

○これは「時間をかけて慎重に診断を行う」という意味ではな
い。MRI拡散強調像のみで診断できるといえるほど簡単では
ないのが、急性期脳梗塞である。

○脳卒中に似た症候の他の病態があること、t-PAによって治
療する時代になってMRIで異常所見がわかる前の段階での判
断が望まれるようになったこと、などが理由である。MRIは
便利だがMRIだけに頼れない。

○回転性めまいを主訴にした脳幹梗塞の病巣がMRI撮像感度よ
りも小さいと、タイミングよく撮像できたMRIでもnegative
studyになることがあり、その際はMRI所見以外の情報で判
断せねばならない。

○まずは、発症3時間以内に「脳梗塞かも」と思えた症例につ

神
経
・
精
神

いては、t-PA静注療法を諦めずに行動することが重要である。迅速に、遅滞なく診療録に記録をしながら進めていく。

○具体的には、非専門医・実地医家の場合は、t-PA静注療法が実施可能な施設・医師に引き継ぐことが原則である。Stroke Care Unit がある場合にはそこへ転送する努力をする。

○救急科がある医療機関では、t-PA静注療法候補症例を捕捉し診療を進めていくアルゴリズムが確立されているだろうと思われる。

○救急部門でなくとも、院内発症などの状況（※医療機関の職員自身が脳梗塞を発症するかもしれない）もありえることを考えると、科目や施設によらずt-PA症例に遭遇しうると考えておきたい。

○その場でどう動くか考えるのではなく、こうなったらこう、と前もって決めておくことが重要である。

「大きな症状悪化」が
「かなり急に」起きた場合

○急な強い片麻痺で動けなくなる、起き上がりや移動が困難になる、わけのわからないことを言う／する・疎通がおかしくなる（失語など）、顔・表情が変になり口がモゴモゴしてうまく喋れていない、眼球の動きが変、といった変化で、急性期脳梗塞を疑う。

○この場合は特に心原性脳塞栓症や、アテローム血栓性で塞栓性機序である脳梗塞を疑う。

○突発完成、突然発症が原則である。段階的に進行する、という様相ではない。突然起こったということを、目撃者や状況を知る者と一緒に確認する。

○心疾患の有無を聞く。なくても、心疾患を評価する。

○検査の初手は現実的には頭部CTになる（理想はMRI）。

○Early CTサインを的確かつ定量的に見抜くことは、非専門医には困難である。おそらくどの臨床家も、ふつうは「自信なさげに読影」して、結局は総合的に次の判断をしている。

○どちらかといえば、病歴・臨床症状・身体所見が先である。これらが先にあって、「もしかしたら心原性脳塞栓症で広範な脳梗塞を起こしているかもしれない」と思うから、軽微なEarly CTサインを定性的に読めるのである。

○四肢に明かな麻痺などがない場合は、皮質症状（高次脳機能）ではないかという目で見る。「急におかしくなってしまった」とされた患者は、大抵「失○」になっていることが多い（失語、失行、失認、失算、失書など）。半側空間無視を確認してもよい。

ラ ク ナ 症 候 群 に 該 当 し そ う な 場 合

○運動麻痺だけ起こる脳梗塞はこの病型が一番多い。

○意識障害も皮質症状もなく、麻痺もひどくはなく、自分の意志で麻痺について医師に相談できるようなケースに多い。

○発症3時間以上過ぎてからの受診も多く、CTで出血がない場合は、MRI拡散強調画像が診断の大きな論拠になる。

○症候群としては、「片麻痺のみ」「失調様の麻痺」「上肢の巧緻運動障害と構音障害」「片側の半身の感覚障害のみ」が知られていて、最初の3つだけでラクナ全体で9割以上を占める。

○つまりラクナ症候群は、<u>9割以上は"麻痺だけの脳梗塞"</u>ということになる。

○軽微な麻痺には、丁寧に筋力低下を検討して左右差を確認し、MRI精査につなげるとよい。

神経・精神

それ以外のとき

○一方、脳梗塞に思えて脳梗塞ではないことがある。

○低血糖、てんかん、大動脈解離、多発性硬化症、頸髄硬膜外血腫、解離反応（心因性、ヒステリー、転換症）などがある。時間と労力が許す限りこれらの否定に努めたい。

○眼や顔など、首よりも上の症状があるかを丁寧に見分けることは重要である。

○たとえば眼は、複視、眼振、視野異常、Horner徴候などの有無をみて、あれば後方循環系の脳梗塞、すなわち病巣の小さい脳幹梗塞も可能性として残す。

○顔は、顔面筋の筋力低下がないか、眼球運動障害や構音障害、あるいは嚥下障害がないか、などをみる。舌や咽頭にまで左右差がないかをチェックする。

○これら眼や顔など首よりも上の所見は、あってもなくても臨床上重要となる。

○すなわち、<u>眼や顔など首よりも上の症状があれば脳卒中／脳梗塞が疑わしい</u>し、「首よりも下（上下肢）のみに麻痺がある」のであれば、脳ではなく頸椎／頸髄疾患の可能性が出てくる。頸椎／頸髄の画像精査を進め、外傷や硬膜外血腫の有無などを検索する。

経過と治療

∞∞ 経 過 ∞∞∞∞∞∞∞∞∞∞∞∞∞∞∞∞∞∞∞∞∞∞∞∞∞∞∞∞∞∞∞∞∞∞∞∞∞∞

○脳梗塞の予後は病型や患者背景による。

○脳卒中としての重症度は、「脳塞栓症＞塞栓性機序のアテロー

ム血栓性＞血栓性機序のアテローム血栓性＞ラクナ梗塞」の
順で高い。後遺症の重さや残存のリスクが高い病型である。

◇◇◇◇ **治　療** ◇◇

○t-PA静注療法の適応があって、禁忌ではない症例にはt-PA
静注療法を行う。

○心原性脳塞栓症には抗凝固薬、ラクナ梗塞とアテローム血栓
性脳梗塞には抗血小板薬を処方する。

○抗凝固薬は、ヘパリン、ワルファリン、直接作用型経口抗凝
固薬（DOAC）などがある。

○抗血小板薬は、アスピリンあるいはクロピドグレルが使用さ
れることが多い。

◇◇◇◇ **フォロー** ◇◇◇◇◇◇◇◇◇◇◇◇◇◇◇◇◇◇◇◇◇◇◇◇◇◇◇◇◇◇◇◇◇◇◇◇◇◇

○ラクナ梗塞だろうと思っていて観察していた患者の病状が進
行する場合は、branch atheromatous disease（BAD）の
可能性がある。

~~~~~~~~~~~~~~~~~~~~~~~~~~~~~~~~~~~ **References** ~~~~

〈1〉木村和美．脳梗塞急性期の診断と治療．日内会誌 2013；102：612-7

神経・精神

5. 脳 腫 瘍

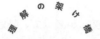

○原発性の頭蓋内腫瘍の約1/3は髄膜腫、1/4は神経膠腫、残りは下垂体腫瘍、神経線維腫など雑多である。

○症状は、腫瘍のある局在、種類・組織型によって多彩に変わってくる。しかし頭痛は多い⟨1⟩。

○診断のための精査は造影MRIが望ましい。

○神経膠腫らしい場合は特に脳生検が必要である。すなわち、らしいと思った時点で紹介である。

○そうでなくても、脳腫瘍は基本専門家に速やかに紹介する。治療は、やはり発生位置やタイプによる。

種　類　別　の　解　説

髄　膜　腫

○硬膜あるいはくも膜に由来する。隣接する神経構造に浸潤していかない。

○年齢とともに頻度が増える。

○通常良性で、CTでも検出できる。

○治療は外科手術だが、除去が不完全だと再発する。

星 細 胞 腫 *IDH* 変 異 型 の Grade 2

○ほぼ、かつての「びまん性星細胞腫」に相当する。大脳に発生し、若年者に多い悪性腫瘍である。

○数年の経過でゆっくり増大・浸潤するが、遠隔へ転移はしない。

○多くの症例で *IDH* 1 / 2 遺伝子の変異を持っている。

○初発症状はてんかんが多い。他に、性格変化や行動異常、あるいは軽度の神経症状で潜行的に発症する。

乏 突 起 膠 腫

○成長が遅い脳腫瘍で、成人の大脳に多く発生する。

神経・精神

○診断はMRIだが、CTでも低吸収域の中に石灰化を認めることがあり、参考になる。

○*IDH*1あるいは*IDH*2変異と、第1染色体／第19染色体（1p/19q）の欠失が診断に必要である。

○ふつうは症候性のてんかんで発症する。

○緩徐進行性の神経障害（視野異常、片側の感覚障害や麻痺など）や認知機能の低下、稀に腫瘍内出血を起こす。

膠 芽 腫

○Grade 4の神経膠腫であり、非常に悪性度が高い脳腫瘍である。

○60歳以上の成人に多く、2年の経過と考える疾患である（2年生存率は20%未満）。

○頭蓋内圧亢進に起因する非特異的な愁訴が多い。

○開頭手術後に放射線治療、その後化学療法を併用する。

下 垂 体 腺 腫

○機能性のものは、症状はホルモン分泌症状となるため、どのホルモンかによる。

○非機能性では、偶然の発見か、両耳側半盲か下垂体機能低下の症状となる。視野の異常が多い。

○プロラクチン産生腫瘍はカベルゴリン、成長ホルモン産生腫瘍ではオクトレオチドで治療されることもあるが、それ以外では手術が治療となる。

頭 蓋 咽 頭 腫

○小児〜思春期に好発し、成人では60代に多い。

○視野異常、尿崩症（多飲、多尿）、疲労感など、不定愁訴化しやす

い症候となる。

○内分泌精査も必要であり内科や小児科の併診を要する。

○肥満の原因になっていることがある（hypothalamic obesity）。

○手術が基本だが、タイミングや適応を決めることは簡単ではない。

胚 細 胞 腫 瘍

○ほとんどが20歳未満で発症する。

○ほとんどがジャーミノーマで、あとは混合性胚細胞腫瘍、奇形腫である。

○松果体、鞍上部にできやすい。

○尿崩症や視野異常、頭痛、成長障害が症状となる。

○血液と髄液中のAFPとHCGがマーカーとなる。

○治療は化学療法であり、手術はケースによる。

聴 神 経 腫 瘍

○頻度の高い良性腫瘍である。

○片側の聴力低下、耳鳴で発症することが多い。その後、めまい・ふらつき、顔面のしびれが進行してくる。

○聴力低下は、軽度・緩徐の傾向も多いが、重度・突然といった突発性難聴をきたすこともある。めまいは、軽いめまい感やふらつきが多い。

○穏やかな腫瘍であり、経過観察も十分選択肢となる。

神経・精神

~ References ~

〈1〉P Goffaux et al. Brain tumor headaches：from bedside to bench. Neurosurgery 2010；
67：459-66. PMID：20644433

6. 特発性正常圧

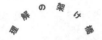

○疾患名の「特発性」の部分は、発症に先立つ疾患がないという意味である。具体的には、くも膜下出血や結核性髄膜炎などである。

○三徴は、歩行障害・認知障害・尿失禁である。

○高齢者に多く、集計によっては65歳以上では1％の有病率がある。あるいは、10万人対では250人くらいらしい。アルツハイマー病が1,000人、パーキンソン病が100人くらいなので、まあまあコモンである。

○本症は脳脊髄液吸収障害に起因していて、緩徐に進行する疾患であるが、適切なシャント術によって症状の改善を得る可能性があるという性質があり、それが疾患定義にもなっている。

水 頭 症

疑 い か た

┤ 診 断 ま で の 経 緯 ├

○まず高齢者であるということが重要である。

○歩行障害から始まる。次に認知障害、その次に尿失禁である。

○歩行障害は特徴的であり、とにかくまず歩行が遅い。

○本症の患者は歩幅がかなり小さくなっているが、素早く動いて歩数を稼げるわけでもないので結果として歩行スピードが非常に緩慢になっている。

○足の挙上の低下が目立ち、つまり「すり足」歩行となる。この歩行が成立するために、必然的に外股で開脚歩行となる。

○総じてこの疾患の患者では、歩行を始めるときに足が持ち上がらず、もぞもぞとその場で足踏みをいくらかしてから歩き始める有様となる。

○歩行障害が本症の三徴のなかで一番出現が早く、頻度も多く、そしてこのように特徴的であり、要するに特発性正常圧水頭症とは「歩行障害をきたす疾患」だと捉えればよい。

○歩行がかなり遅くなってしまった患者に、尿失禁や認知症がみられたら本症を疑う。

○下手に「三徴」などとするから間違いの元となる。

神経・精神

○脳画像（MRI）もやや特徴的で、まずほぼ前提として脳室拡大がしっかりあることが重要である。これ自体はCTでも確認できる。

○また、両側のシルビウス裂が拡大しているのに、高位円蓋部の脳溝はギュッとしている（＝脳溝が開かずに狭小化している）所見が認められやすい。これは本症に特徴的な所見である。高位円蓋部とは要するに頭頂部である。

○つまり、それなりに特徴的な歩行障害を呈した高齢者に、それなりに特徴的なMRI所見をみたら本症を疑うわけなので、認知症や尿失禁は"枝葉"の扱いに留めるのがよいと思われる。

経 過 と 治 療

○治療はシャント術のみである。

○一般的には脳室・腹腔短絡術が行われ、ある程度は改善する。特に歩行障害において一番改善がみられる。

○もともとが高齢者なので、症状の改善度そのものより、介護者の負担の軽減の度合いや医療経済効果といった指標が使われることが多い。

○介護者としては、認知障害が改善（＝介護の負担が減る）してくれたほうがうれしいらしい。

○「患者ではなく、患者を介護している人を治す」という概念は、非常に斬新に感じる。個人的に、とても好きな概念である。

○本症は、"treatable dementias"の筆頭のような疾患の位置づけとされることが多いが、実際にはせいぜい"treatable gait difficulties"（治療可能な歩行困難）くらいの位置づけである疾患であるといえる。

—————————————————— References ——————————————————

〈1〉 特発性正常圧水頭症の診療ガイドライン作成に関する研究班，特発性正常圧水頭症診療ガイ
ドライン第3版，メディカルレビュー社、2020

〈2〉 森 悦朗，特発性正常圧水頭症，日内会誌 2011；100：2187-94

〈3〉 石川正恒，特発性正常圧水頭症の診断と治療，日内会誌 2011；100：3640-8

神
経
・
精
神

7. てんかん

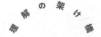

○ てんかんは、脳内の神経細胞の異常が過剰な電気的興奮（過剰な発火）を起こすことにより、けいれんや意識障害などを発作的に生じさせる慢性疾患である。

○ 有病率は高く、人口の約1%と概算される。

○ 小児・若年と高齢の二峰性をとり、近年高齢者のてんかんが増えている。

○ 小児・思春期年齢発症のてんかんは成人（内科診療）移行、あるいは診断の正確さが問題となるが、高齢者の場合は脳腫瘍・脳卒中や認知症などと関連するてんかんが多く、処方が一生にわたるであろうということと、てんかん以外の併存症のマネジメントが問題となる。

○ また、これは一般的にだが、「"けいれん"し

た」「意識がおかしい」という触れ込みに対する病態鑑別は広く、最初に対応することの多い内科医の役割は、総じて大きい。

○ てんかん界隈の用語の混乱はいつもあり、一応整理する。

○ まず、seizureという症状を起こしうる疾患がたくさんあり、その中にepilepsyがある、という考えを持っておく。epilepsyは固有名詞的な疾患名だと考えてもいい。

○ そして、epilepsyというのは慢性の脳の病気で、その主徴（というか前提）となるのがseizureであると理解しておく。

○ これでてんかん概念を理解するには本来十分だが、**表**1にもまとめた。

神経・精神

起きている こと／病態	はじめに認識する 臨床的な表現型	症状の呼称
てんかん epilepsy	けいれん convulsion	てんかん発作 seizure、 あるいはけいれん発作など
	意識混濁 impaired consciousness あるいは delirium	非けいれん性てんかん発作

表 1

てんかんの用語

○ Seizure は「てんかん発作」と訳されることが
多くそれは間違ってはいないのだが、そう訳
すと「seizure」をみたときにその患者の診断
がてんかんだと決めつけてしまうことになる。

○ Seizure は「大脳皮質の神経細胞が過剰に同
期した電気活動」に由来した発作的な症状の
ことであるが、おそらく seizure を無理に和
訳しないことがコツと思われる。

○ てんかんでは、全身が硬直したり筋肉が急激
に収縮して激しくこわばったりするような様
態ではない発作が、主たる臨床的な症候にな

ることがある（けいれん≠てんかん発作）。

○すなわち意識が混濁したり、ボーッとしたりするような状態の患者が、実は脳ではてんかん変化が起きており、発作を生じ、ひいてはこれに歯止めがかからずいわゆるけいれんが起きないまま重積状態となっていることがある。これを特に非けいれん性てんかん重積（nonconvulsive status epilepticus；NCSE）と呼ぶ。

○てんかんという疾患は、単に「症状がseizureである病気」というわけでもない。seizureを引き起こすような持続する神経病態と、そのbiologicalな影響としての臨床症状、そして付随する認知心理的あるいは社会的な影響も包括した、総合的な疾患である。

○またてんかんは、その有病率の高さ、関連事項や周辺事項なども合わせた問題点の総量からすれば、てんかん専門医の数としての供給が見合っていないという社会問題を

神経・精神

も巻き込んでいる。

○これを市井の臨床医がどんなに叫んでもすぐ
の解決は無理であり、糖尿病専門医が「糖尿
病は糖尿病専門医へ」とあまり喧伝しないの
と同様、てんかん専門医がどれだけ「てんか
んはてんかんの専門医へ」と啓発したとして
も、非専門医がやむなくてんかんに対応せざ
るを得ないのが現状であろうと思う。

○よって、正しい脳波検査によって正しいてん
かん診断（てんかんであること、またその局在の同定など）が得
られなかった「てんかん発作」に対しても、や
やovertreatmentとなるのを知りつつてんかん
として治療を進めていくことは、ある程度は
やむを得ないのだろうと思われる（特に高齢者では）。

○そこで本項では、てんかんによるてんかん発
作をなるべく解像度高く特異的に拾うことを
重視する記述とする。

○すなわち、脳波診断に頼らず、診断緊急的にあ

るいは見込み的に抗てんかん薬を投与することをある程度是とはするが、そのかわりかなり正確にてんかん源性の seizure を臨床的に読み取ることを重視するものである。

疑　い　か　た

診断までの経緯

てんかんを特異的に診て取る方法

○"Seizure" の診取りの正確性に尽きる。

○まず、全般：generalized か部分：（焦点）focal か、に分けることを意識する。

○意識が飛んでいれば generalized（全般発作）、意識が完全に飛ばずに体の一部に部分的に妙な症状が出ていれば focal（部分あるいは焦点発作）と考える。

○意識が減損する部分発作もあることに留意する。意識が減損していることをもって generalized（意識が飛んでいる）としない。

○実は、いわゆる発作（印象的な大発作、全身のけいれん発作）を目撃しているか、あるいは脳波検査をしているかなどよりも、十分過去を遡った病歴聴取のほうが重要になることがかなりある。

○具体的には「前兆」の拾い上げがまず重要である。

神経・精神

○前兆は単純部分発作であり、意識減損はないかあるいは軽い。しかし前兆中に徐々に意識減損が強くなってくることもあるので、「前兆」は広義にとれば意識減損の有無は問わないように思われる。

○意識減損の軽重は、当人の情報があてになるかに関わってくる。

○意識減損をきたしている場合は、呼びかけへの反応はなくなり、実際に当人も発作中の記憶はない。

○口をくちゃくちゃとさせたり、手が自動的に動き、（特に片方の手で）周りの物を意味なく触るなどして、一見して様子がおかしい感じとなる。

○ものを噛む動作をしたり、口を鳴らしたり、飲み込み動作などの食機能自動症、手をモジモジしたり、服のボタンをいじり始めたり、手をふりまわしたり、体に手をこすりつけたりするなどの身振り自動症、あるいはそこらを動き回ったりする歩行自動症などがある。

○こうしたある種 "異様な" 動作がなかったかどうか、そしてそれを見た目撃者の情報などは、患者に意識減損がある場合には非常に重要なものとなる。

○意識の減損が少なく本人にも記憶がある場合は、本人に語らせればいい。たとえば上腹部の不快があった、口がくちゃくちゃと勝手に動いた、口の中に鉄のような味を感じた、記憶が混乱した感じがした、などである。

既 視 感 と 未 視 感

○「記憶」に関しては、既視感（déjà vu）と未視感（jamais vu）がある。

○既視感は、現在の状況が過去にあったような懐かしい感じになってくることをいう。

○患者が自発的に語らないこともあり「以前にもあったような懐かしい気分が急にしなかったか」など closed に聴取する。

○既視感自体は正常者にも体験されるが、てんかんを疑っているような状況でこれを語ればてんかんの前兆として特異的であろう。

○一方未視感は、初めての状況にいるような真新しいような気分をいう。

○既視感と違い、既視感で体験されるような懐かしい感じに関するいい気分（親しみ familiarity）が、未視感では少ないかほんとんどない。

○未視感は正常者では体験することはなく、てんかん発作として診断特異性が高い。ただし未視感も患者からは語らないため、「初めての状況にいるような真新しいような気分」について担当医が closed に聴くべきである。

○嫌なにおいの感覚が前兆になることもある。腐ったような、焦げたような、とにかく不快なにおいが鼻につくかを聞く。状況によってはこれもてんかんに特異的である。

運動症状を見抜く

○四肢の強直発作は家人や看護師などによって捕捉されやすいが、てんかんでは、一側の肢の中の、ある限られた「部分」の運動症状から始まる。

○たとえば片方の手から始まり同側の上肢を上行するなどする（片側の手➡同側上肢➡顔面➡同側下肢）。つまり隣接した部位へと広がっていく進展形式（ジャクソンマーチ）をとる。

○見慣れるとわかるがこれは存外地味で、「大きな全身けいれん発作」がてんかん発作だと思っていると見逃すし、そのような種の発作よりもすでに述べたような症候（意識がぼんやり

するさなかに認める、微妙で異様な症状）のほうがてんかんとしての特異性は高い。

○全般発作については、意識がない（のが前提な）ので目撃者の情報を頼りにするしかないが、様式としては強直間代発作が多く非常にインパクトが強い印象的な発作である。

○発作目撃中はけいれん自体に目が入ってしまうが、発作中のチアノーゼ、口からの泡沫や流涎、舌を噛む（舌外傷）、尿失禁、発作後の朦朧状態や眠り込んでしまう様子、といったようなことがあったかを積極的に確認する。あればてんかんらしい。

○また、発作後の筋痛や頭痛の自覚がなかったどうかを聞く。てんかんでは自覚することが多い。

○てんかん発作後の片麻痺的な一過性の運動麻痺は有名で、Todd麻痺（Todd's palsy）と呼ばれる。持続時間は短く、20分以内がふつうである。

○ポイントは長く様子を見過ぎないことであり、24時間以上続いているようならてんかん発作以外も考えて再び診察、再評価しておきたい。

○てんかんと違い失神では、顎を割る・歯を折るなど大怪我に至ることが多い。また意識が戻ったら比較的さっぱりしており、朦朧状態が続くなどはない。

Seizureだが
てんかん以外を意識するとき

○ここまで述べた、「前兆がある」「部分から始まる」「いきなり全般発作ではない」といったてんかんに特異的な趣は、てんかん発作の開始が点のイメージであり、まさに「てんかん焦点」の存在が意識できることと対応する。

○つまり「発火」がどこから始まるかについて、ある点からなのか、ある程度の集団からなのかによって発作様式が異なると考えれば、てんかん発作としての特異性や発作病型が汲み取りやすい。

○点あるいは狭い集団から始まるてんかん発作と対比すると、全身性疾患や脳の器質的な疾患に由来する発作は、全身けいれん発作となることが多い。

○それは（全身的な）代謝異常の脳への影響が「点」であることはありえないことからも想像しやすい。いきおい全身けいれん発作となる。

○頻度が多いのは、ナトリウム異常（低ナトリウム血症・高ナトリウム血症）、カルシウム異常（低カルシウム血症・高カルシウム血症）、低血糖・高血糖、肝性脳症、頭部外傷やそれによる血腫、病巣範囲が広範な脳卒中や脳腫瘍、髄膜脳炎、全身性エリテマトーデス、AIDSなどである。

○例外は尿毒症や非ケトン性高浸透圧性昏睡で、部分発作になることが多い。

○こうした病態に由来するseizureは急性症候性発作と呼び、てんかん全般発作と誤認しないようにしたいが、発作そのものを見ていても区別はできない。

○基本的な病歴、これまでの経過での前兆の有無やその内容、既往歴などの患者背景、発熱の有無、血液検査値、脳画像所見など、「大きなけいれん発作」以外の情報を重視する。

神経・精神

経 過 と 治 療

○全般発作と部分発作で治療が異なる。

○が、成人では約90％で部分発作であり、65歳以上に限ればほぼすべて部分発作である。

○つまり発作にもいろいろあるなどと言いつつ、典型的な全般発作（全般性強直間代発作）以外は部分発作なのである。

○「てんかんであろう」ということが高い蓋然性をもってわかれば、あとは細かく病型分類しなくてもいいということになるのである。

○結局のところ実際の臨床では内科医（かつ非てんかん専門医）は主に部分発作に対して抗てんかん薬を処方することになる。

○ここで、逆に全般発作の第1選択はバルプロ酸であるから、内科医はバルプロ酸以外の抗てんかん薬に精通する必要があることになる。

○しかしながら、皮肉にも片頭痛などへの適応から内科医が一番"精通"しているのは現状バルプロ酸かもしれず、この点は内科医に意識改革が必要であろう。

○さらには、妊娠可能年齢の女性にはふつうバルプロ酸を処方しないから、バルプロ酸が積極的に適応となる状況自体が、内科医にとって実際にはきわめて稀であることがわかる。

○部分発作（＝ほとんどのてんかん）では、ラモトリギン、レベチラセタムが第1選択となる。次いでラコサミド、ペランパネル、ガバペンチンとなる。

○高齢者では、眠気が少ないなど副作用が少ないものが当然有利で、やはりラモトリギン、レベチラセタム、ラコサミドあたりがfitする。

○眠気の強いペランパネルはこの点、使いにくいかもしれない（不眠があれば合理的かもしれないが）。少量から開始し増量を焦らない、寝る直前の服用の徹底、夜間にトイレに立つことが多くないことを確認、などに配慮する。

○ラモトリギンは、皮疹の副作用（特に重症薬疹）が有名でこれを

理由に導入を怖がる向きがあるが、少量（12.5mg分１寝る前、など）から始めれば眠気も含めて忍容性が高い。皮疹や熱が出たらやめるように言っておけば、そもそも薬疹自体は可逆性であり、使用していて怖さはさほど感じない。

○ラコサミドは眠気が少なく、また皮疹のリスクも少なく使いやすい。レベチラセタムも同様の理由で使いやすく、また注射剤もある。

○レベチラセタムはその使いやすさからやたら頻用されるが、イライラして攻撃的になったり、考えがまとまらず焦ったり、興奮しやすくなったり、ひどいと消えたい（＝死にたい）などという気持ちになることもあり、副作用があることは知っておくべきである。使用中は情緒の安定性に注意する。

○どの薬剤を使うにせよ、「少量・単剤」から開始し、漸増するというやり方をとる。そして適量を模索する。

○どのくらいの期間かけてどれくらいの量を増やせばよいかなどと疑問を持つ医師が多いが、そもそももっとまめに診療することを心がけてほしい。２週毎に患者と会う覚悟を持ってほしい。それくらい、てんかんの治療は大切である。

○ざっくりと、どの薬についても（最低規格の）「半錠ずつ」か「１錠ずつ」、２～４週おきに増量するが妥当であろう。「1/4錠ずつ」は場合によってはそうするかもしれないが基本はゆっくり過ぎだし、２～３錠ずつ増やす医師はいないであろう。慌てず常識的に考える。

○高齢者は、少量の用量で発作が抑制できることが多い。ラモトリギンなら25～50mg/日などである。

~~~~~~ References ~~~~~~

〈1〉池田昭夫．てんかんの診断と病型分類．日内会誌 2016；105：1348-57
〈2〉赤松直樹ほか．高齢者に発症するてんかん．日内会誌 2016；105：1395-99
〈3〉重藤寛史．新規抗てんかん薬の特色と臨床的有用性．日内会誌 2018；107：1108-14
〈4〉溝渕雅広．新ガイドラインを踏まえたてんかんの標準的治療と新規治療．神経治療 2019；36：345-8

神経・精神

8. 自 己 免 疫 性 脳

○ 自己免疫性脳炎は脳炎の一種で、脳に特異的な免疫学的反応が生じた結果発症するものを指す。

○ 年間10万人あたり12人が何らかの脳炎に罹患しているとされ、そのうち半分くらいが感染関連で、残りが自己免疫あるいはその他という内訳である。

○ 自己免疫性脳炎の中では抗NMDA受容体脳炎が一番多く半分くらいを占め、次いで抗LGI1脳炎が多い。

○ 厳密に言えば、自己抗体が関連する・判明する自己免疫性脳炎の割合が少なく(54/190)、判明した中でNMDA受容体抗体が72％、LGI1抗体が5.6％だった[1]。

○抗体陰性例も多いということは、自己免疫性脳炎の診断は、自己抗体検査以外の情報でなされることが示唆される。

自己免疫性脳炎の診断基準（Ｇｒａｕｓ基準）

次の**3要件をすべて満たす**場合に「可能性あり（possible）」とする

1）3カ月以内に亜急性で進行する作業記憶（短期記憶）障害、精神状態の変化（意識レベルの変化、嗜眠、人格変化を含む）、または精神症状

2）下記の少なくとも1項目を認める

・新たに出現した中枢神経巣所見

・既存のけいれん疾患では、説明困難なけいれん発作

・髄液細胞増多（白血球数>5/μL）

・脳炎を示唆するMRI所見（辺縁系脳炎を示唆する片側あるいは両側の側頭葉内側に限局するT2強調/FLAIR高信号、または脱髄や炎症所見に合致する大脳皮質、白質、あるいはその両者の多巣性病変）

3）他の原因となりうる疾患が除外できる

（Graus F et al. A clinical approach to diagnosis of autoimmune encephalitis. Lancet Neurol 2016；15：391-404より一部改変）

神経・精神

○（自己免疫性）辺縁系脳炎という語に対する混乱があるかと思う。

○辺縁系脳炎は、そもそも臨床診断名であるとまず理解する。そして自己免疫性脳炎という言葉が非常に広い概念であることを確認しておく。

○辺縁系脳炎というのは、自己免疫性脳炎として括られる脳炎病態の、ある種の性質を指している概念と考えるとよい。

○自己免疫性脳炎であるが、辺縁系脳炎の性質を持つものと持たないものがある、という程度の理解である。

○具体的には、当たり前だが辺縁系に由来する症状であり、作業記憶障害、てんかん、精神症状などがある。

○検査所見でも定義されていて、MRI の T2-FLAIR で両側の内側側頭葉に限局する病変がある、脳波で側頭葉を含んだ発作波あるいは徐波化を示す、などがあれば辺縁系脳炎らしい。

○自己免疫性辺縁系脳炎は自己免疫性脳炎が possible と確定した後に検討するもので、自己免疫性辺縁系脳炎の代表的なものが抗 LGI 1 脳炎であるという整理をしておけばよい。

○抗 NMDA 受容体脳炎は、頻度も多く、独立した診断基準があるため辺縁系脳炎として括らない。

○全容を理解しようとすると大きな書籍一冊となってしまう。ここでは、よくある自己免疫性脳炎 2 病態に絞って記述する。

抗 NMDA 受 容 体 脳 炎

∞∞ 病 像 と そ の 切 り 取 り か た ∞∞∞∞∞∞∞∞∞∞∞∞∞∞∞∞∞∞∞∞∞∞

○典型例では病像が非常に特異で、病歴聴取と臨床徴候から臨床

的に精度高く診断が可能である。

○発熱・頭痛を含む感冒様症状が出現した数日〜1週間後、比較的急性に幻覚・妄想が出現する。

○統合失調様の精神変容であり、周囲の者が「様子や言動が明らかにおかしい」という状況に直面し、通常そのまま受診に至る。このころから頭痛は訴えなくなる。

○ここからは精神・神経症状の変化がめまぐるしい様相となる。精神症状が極まったと思えば急にけいれん発作を起こし、やがて意識レベルが低下し意識混濁〜無反応状態に至る。

○無反応といっても、開眼はしている。ただし緊張が激しく、発語もなく、いわゆるカタトニア（緊張病）の状態になる。

○このあたりの様子は非常に奇異で、激しいと映画『エクソシスト』で描かれるくらい異様な雰囲気になる。軽いとヒステリーと間違えられる。

○だんだんと四肢や顔の不随意運動（ジスキネジア）や姿勢の異常などがみられ始め、どんな医療者でもこれは様子がおかしいと感じ始める。

○その後急速に低換気状態となり、人工呼吸器管理が必要となる。このとき、頻脈、発汗過多、高体温、唾液分泌亢進などを伴い、「もう駄目だ」と思わせるくらいに極端に状態が悪化する。

○てんかん発作を伴うこともある。しかし、昏睡状態を含めた種々の症候は、数週〜数カ月以上続いて回復していく。

○不随意運動の回復とともに、意識レベルも回復していく。

○まずこのような経過を知っておくことが重要である。この経過のなかで、脳画像検査、髄液検査、脳波検査は必ずすることになるだろう。

○ただし頭部MRI異常は、診断基準にはなく認めないことのほ

うが多い。あっても特有の異常所見があるわけでもない。

○若年女性であれば、卵巣奇形腫の有無を検索する。発症年齢の中央値は20歳くらいで、女性に多い。小児にも高齢者にも発症しうる。

○臨床検査は、cell-based assayを用いて髄液中のIgG型のGluN1抗体を調べる、ということになっているが、残念なことに保険収載されていない。

○鑑別疾患は、切り口となる症候にもよるが、全体的には精神・神経ループスと類似しかねない。抗核抗体、抗Sm抗体、抗RNP抗体、抗SS-A抗体などを測定し、自己免疫病態の関与を一度は検討すべきである。

経 過 と 治 療

○現実的には意識障害〜急性精神変容の段階で髄液検査に至るはずで、髄液を保存してステロイドパルス療法を実施することになる。

○以下、保険適用を無視した記述をすれば、IVIgや血漿交換が試みられる。

○あとは、本来はリツキシマブが有望とされている。寛解維持にはミコフェノール酸モフェチルがよいだろう。

○呼吸管理、各種の保険外使用などの問題から、高次医療機関への転送が望ましい病態である。

○2年後に8割は回復している。10数%で高次機能障害が残り、数%ながら死亡がありうる疾患である。

○なるべく初期に本症を疑って免疫療法に持ち込み、極期を適切な全身管理で乗り切る、というのが重要となる。

抗 LGI1 脳炎

○中高年の男性に多い。

○以前の抗VGKC複合体抗体辺縁系脳炎とほぼ同義である。より細かい標的抗原がわかりLGI1抗体と新たに整理された。

○臨床的な症候としては辺縁系脳炎の特徴を満たす。

○脳MRI異常は3/4で認める。

○急性の認知機能障害、あるいは精神症状・行動異常などを伴う病歴がある。無気力・無動、脱抑制、幻覚などが含まれる。

○てんかん様症状の頻度は高いが、NMDA受容体脳炎のような全般発作は稀で、口や顔の不随意運動、消化器症状、不安・恐怖を訴えたと思えば妙な四肢の異常姿勢を呈するなどの症候となる。

○つまり側頭葉てんかんでみられるものが多い。

○半数以上で低Na血症を伴っている。

○髄液異常は必発・前提とはならない。

○抗LGI1抗体は、やはり保険収載はない。

○筆者が医師になってはじめての学会発表（症例報告）で提示した症例の診断は、実はこの抗LGI1抗体脳炎だったのではと今は考えている。

○2005年2月19日に、第524回内科学会関東地方会で発表したもので、演題タイトルおよび抄録を下記に示す。もちろん実際に受け持ち、直接診療した患者である。

神経・精神

両側耳介軟骨炎を合併した非ヘルペス性辺縁系脳炎に
ステロイドパルス療法が奏効した一例

症例：59歳男性

主訴：近時記憶障害

現病歴：2003年12月頃より抑うつ症状、多幸感、易怒性などの精神症状や頭痛・関節痛・微熱・体重減少が出現、進行。翌年2月中旬に主訴が出現し入院。

入院後経過：せん妄状態が亜急性に進行。同時に38℃前後の発熱が出現し数週にわたり持続。3月中旬両側耳介軟骨炎発症。4月上旬、髄液検査で単核球優位の細胞数増多（72/μL）、蛋白増多（71mg/dL）およびIgG index上昇（1.07）あり。髄液培養陰性、髄液中の結核/HSV/HHV-6のPCRは陰性。抗ウイルス剤・抗真菌剤点滴によっても効果なく、意識レベルJCS III-200まで悪化。悪性腫瘍を疑う検査所見なく自己免疫学的機序による脳炎と考え、4月半ばからステロイドパルス療法施行したところ、直後より意識レベル・発熱・炎症所見・髄液所見著明に改善。会話の疎通性は不良のままだが、精神症状・日常生活動作は数週～数カ月の単位で改善した。

考察：悪性疾患が除外され感染性髄膜脳炎に準じた治療にも反応しない場合、再発性多発軟骨炎などの自己免疫学的機序を示唆する所見があれば、早期のステロイドまたは免疫抑制療法の適応を考慮すべきと思われた。

○もちろん、当時の診療（患者の臨床像）を私が回顧しての考えであるから感想に過ぎないが、診療していた当時にこの抗LGI1抗体脳炎の概念があれば、確定診断ができたかもしれない。

○年齢・性別、低Na血症、多彩な精神症状、口の妙な動きなどのてんかん様症状、などがあったと記憶しており、病像の一致点が多い。

○20年以上が経ち、医学の進歩を感じてしみじみしたので蛇足であろうが言及した。

○なお筆者は、別の書籍（『ブラック・ジャックの解釈学 内科医の視点』金芳堂、2020年）で「昔に記述された病態を再検討し、現代医学から再診断する」ということをじっくり行ってもおり、昔の症例の診断を再検討するのが好きなのかもしれない。

経 過 と 治 療

○ステロイドに反応する。まずはパルスをするにしても、その後内服ステロイドで継続する。

○プレドニゾロン50〜60㎎/日程度の高用量からはじめ、1カ月は継続。その後徐々に減量していくやり方が想定されるが、これでよいのかはわからない。

○脳神経内科医はこれよりやや多め・長め・単剤で引っ張り続けることが多いと思われる。

○早期にミコフェノール酸モフェチルなどを併用し、ステロイドはわりとさっさと減量していくほうがステロイドのトラブルを低減できそうである。

○予後は、2年後に3割強で短期記憶障害を残すといえばいまいちな成績に思えるが、あのような病状を乗り切ったと考えればこの数字はよく思えてしまう。

神経・精神

──── References ────

〈1〉 J Kaneko et al. Practical issues in measuring autoantibodies to neuronal cell-surface antigens in autoimmune neurological disorders：190 cases. J Neurol Sci 2018；390：26-32. PMID：29801900

〈2〉 下畑享良. 自己免疫性脳炎・関連疾患ハンドブック. 金芳堂、2023

〈3〉 飯塚高浩. 自己免疫性脳炎およびその類縁疾患における最近の進歩. 臨床神経学 2019；59：491-501

〈4〉 F Graus et al. A clinical approach to diagnosis of autoimmune encephalitis. Lancet Neurol 2016；15：391-404. PMID：26906964

9. 多 発 性 硬 化 症

○中枢神経の髄鞘が障害される炎症性脱髄疾患
　である。

○MRI所見の話にもなるが、多発性硬化症では
　白質に病変をつくるのは間違いなくそれがこ
　の疾患の hallmark ではあるが、初期から皮質
　にも脱髄巣をつくるということも重要である。

○単純に「自己免疫疾患」と断ずるにはまだ疑
　問は多く残る疾患だが、リンパ球を抑制する
　ような治療が効果的であることから、免疫疾
　患であろうとはされている。

○日本では10万人あたり7.7人で、報告数が
　年々増えている。

○中枢に、時間的・空間的に、多発あるいは散
　在するように脱髄巣がつくられるため、脳血

管障害のように血管支配などから類推してある程度経験則で行うような病巣診断ができず、非専門医にとって本症の診断は難しいものとなる。

○多発性硬化症を早期診断（あるいは遅れることなく診断）するには「神経診察に基づく部位診断」のある程度の精度を要する。

○バイオマーカーや単回の画像診断で決定的に即時診断することが難しく、この疾患の最終的な確定診断は今日でも脳神経内科医の独壇場になっている。

○なるべく早期に専門医のもとへ移し、治療の介入・検討をされるようしなければならない。

神経・精神

○多発性硬化症は、白人に多くアジア人に少なく、若年成人に好発する。1：3くらいでやや女性に多い。

○これは女性に重症度の低い良性例が多く、これが今日多く診断に至っているという背景がある。日本に多いとされ、日本はMRI検査実施の閾値やアクセスが良いということもあるだろう。

○多発性硬化症の発症には、遺伝要因と環境要因とがあり、前者はHLAクラスⅡ遺伝子が有力であり、後者はさまざまで喫煙などのほか、高緯度、出生月といった変わり種の要因もある。

○多発性硬化症は、再発・寛解を繰り返す「再発寛解型 (relapsing remitting)」と、発症当初から慢性進行性の経過をとる「一次性進行型 (primary progressive)」とがあり、日本人には後者がとても

少ない（5%）。

○従来再発寛解型の一型と思われてきた、視神経脊髄炎（neuromyelitis optica；NMO）は NMO関連疾患（NMO spectrum disorders；NMOSD）として認識され、また対応する自己抗体である抗AQP4抗体や抗MOG抗体が知られている。

○抗体陽性例は特に、治療上の問題から、多発性硬化症とはみなさないようになっている。

○自己抗体陽性NMOSDは多発性硬化症としての疾患修飾薬の多くで、使用によりかえって増悪することが分かっているからである。

○判断は専門医の役割でよいが、多発性硬化症を診断するためには、NMOSDを除外しなければならなくなったのである。

○"多発性硬化症様" としての特徴や定義を

神経・精神

みたし、かつ自己抗体が陰性であり特異的な
病型に分類されないものを多発性硬化症とし
ておくようである。

○このあたりは今後も、疾患理解の進歩によっ
て変わってくるだろう。

疑　い　か　た

―――――――――――――― 診断までの経緯 ――

○今参照できる文献には、NMOSDと思われる（初期）臨床症状の記
　述も混じるため、その内訳や頻度はまだのみ込みづらいのが現
　状である。

○特に「"病像はNMOだが、抗体陰性"の多発性硬化症」の扱いが、
　診断的にも治療的にも非専門医には手に余るため、以下の記述
　は臨床的にNMOである多発性硬化症は除外することにする。

○多発性硬化症は、視神経を示唆する症状である「視力低下や眼
　痛」を除けば、脱力（筋力低下）、しびれ、感覚鈍麻、歩行障害、
　複視、排尿障害、言語障害、などが多い。

○そのほか、めまい、聴力・平衡障害などが単独で初発症状とな
　ることもある。

○個人差、そして1人の患者のなかでの多彩さから、不定愁訴と
　扱われることも多く、また若年者の運動麻痺なども転換症（ヒス

テリー）とされてしまっていることもある。

○そうしないためには、神経症状と思われる症候に対して必ず神経診察を行い、その所見との対応を検討し、さらにMRI画像によって症状や神経所見について裏づけ検討がなされることが必要である。

○なるべく発症初期ほど、思い込み（下手な臨床診断）を避け、この「症状・神経所見・MRI所見」の3つ組を丁寧に検討する姿勢が求められる。

○よって、神経診察ができない（自信がない）、MRIを実施できないといった状況で、いたずらに症状のフォローを続けるのは望ましくない。

○細かい症状としては、眼症状は複視の他は、視野障害、瞳孔反応の変化、色覚の変化などがある。

○多発性硬化症の感覚障害はそもそも多彩だが、ほかに三叉神経痛があり両側性であることが特徴である。聴力障害は、感音性難聴が知られている。

○また多発性硬化症が、睡眠障害や疲労感、下肢静止不能症候群の原因になっていることもある。さらに精神症状、てんかん、小脳症状、疼痛なども多発性硬化症の症状に含まれる。

○多発性硬化症に特有なものにウートフ徴候がある。これは入浴、暖房、熱い飲食物の摂取、夏季などに体温が上昇したり体が温まると、従前からの神経症状が一過性に増悪したり、あるいは新規に出現したりすることをいい、一種の温度感受性亢進状態を指しているとされる。

○MRIは、脳と脊髄を撮像し、可能な限りガドリニウム造影を行う。

○またdouble inversion recovery（DIR）撮像というシーケンスが使われるようになり、従前のT2-FLAIR法でははっ

きりしなかった、発症早期からあるとされる皮質病変を容易に検出できるようになった。DIR画像によって、皮質-髄質境界と白質とが明瞭化される。

○髄液検査では髄液蛋白の上昇がみられる。

○オリゴクローナルバンドの陽性、IgG-index（血清アルブミンに対する髄液アルブミンの比……に対する、血清 IgG に対する髄液 IgG の比）の上昇などがみられるが（0.8 以上が "上昇" の目安）、こうした髄液異常は多発性硬化症の診断に直結するわけではない。

経　過　と　治　療

∞∞ 経　過 ∞∞

○再発寛解型のおよそ半数で、それが繰り返されてしまえば、10〜20年の経過で次第に後遺症が残るようになる。

○歩行に補助具を要したり、車椅子の使用を余儀なくされたりすることがある。

○そのように進行する病型を、二次性進行型（secondary progressive）と呼ぶ。

○一次性進行型に有効な治療はないが、再発寛解型であっても症状が臨床的に顕性となるより前から病態は始まっていて、より早期の治療開始と深い寛解を得ることが疾患修飾につながる、とする考えが今の主流である。

∞∞ 治　療 ∞∞

○急性増悪にはステロイドパルスが慣用される。

○再発・進行予防の治療には、日本人の若年女性に多いとされる、

マイルドな重症度の（重い神経症状のない）ケースでは、グラチラマー酢酸塩（コパキソン®）を使用する。

○治療反応をみながら治療の強度をエスカレーションしていく場合のセカンドラインとして、フィンゴリモド（イムセラ®、ジレニア®）がある。

○初回治療であっても、早期に劇症であったり、（マイルドとはいえず）比較的典型の病型だったりした場合、あるいは障害が進行しやすいことを示唆する所見（男性、高齢発症、初発時から運動障害、小脳症状、膀胱直腸障害、頻回再発など）がある場合には、比較的強い疾患修飾薬を考慮する。

○MRIで脳萎縮が目立つ例や、DIR画像で皮質病巣が存在する場合にも、初手からしっかりとした疾患修飾薬を使用する向きとなっている。

○ナタリズマブ（タイサブリ®）は選択肢だが、JCウイルスの再活性化（進行性多巣性白質脳症の発症）を気にする必要がある。

○二次性進行型にも有効性があるとされるオファツムマブ（ケシンプタ®）やシポニモドフマル酸（メーゼント®）も、治療薬の選択肢に加わった。

○いずれも専門医のもとで、適応や選択を検討されるべきである。

—— References ——

〈1〉吉良潤一．最新の多発性硬化症治療．日内会誌 2016；105：894-904
〈2〉吉良潤一．多発性硬化症 Update：日本人患者にどのような視点で疾患修飾薬を選択したらよいか．神経治療学 2018；35：388-95
〈3〉中原 仁．多発性硬化症の診断と治療．日内会誌 2021；110：114b

10. 脊 髄 梗 塞

○脊髄梗塞は脊髄動脈が閉塞して起こる疾患である。

○脊髄の腹側2/3を栄養する前脊髄動脈と背側1/3を栄養する後脊髄動脈があるが、脊髄梗塞のほとんどは前脊髄動脈が責任血管である。

○梗塞部位は頸髄や頸胸髄移行部にやや多く、ほか胸髄や胸腰髄移行部がある。

○稀な疾患で、全脳卒中の１％であるとする数字が有名だが、もっと低い実感がある。

○好発年齢は60〜70代だが、実際にはもっと幅広く若年発症もある。男女差にも特別な傾向はない。

○心血管イベントのリスク因子は、あったりな

かったりする。

○ 発症1日前後で受診に至るが、診断の遅れ
が生じやすい疾患である。発症〜診断まで
に要した期間の中央値が10日だったとい
う集計もある[3]。

○ これは、救急体制の整備やMRI撮像など
の進歩があったとしても、初診の段階で症
状のみで稀な脊髄梗塞まで思い至るのは難
しく、診断も他疾患を除外しつつ総合的に
判定することになるからだろうと思われる。

神経・精神

疑　い　か　た

○先に診断について述べると、「脊髄障害に伴う急性の神経脱落
症状（運動麻痺、感覚障害、排尿障害など）を呈し、MRIで脊髄の圧
迫や異常血管を示す所見がなく、脊髄内にT2強調像で高信号
である病巣があること」が目安となる。

○初発症状は、「痛み」と「脱力」のどちらかに大体大別される。

○「痛み」については、梗塞部位の支配領域におおむね一致はする
が、軽重含め非常に多彩である。

○つまり脊髄梗塞だと分かれば初発時の疼痛の成因に納得できる
（＝症状と責任病変との対応がしやすい）が、診断が分からない段階、
すなわち症候だけで診ているときには脊髄梗塞をすぐに想起し
にくい。

○神経根痛（片側上肢の疼痛など）、後頸部痛、背部痛などが多いが、
胸痛もあり得る。

○現実には、「突然の両側肩甲骨付近の重苦しい痛み」といった分
かりにくい症状を訴えたりする。

○「脱力」に関しては、要するに運動麻痺であり、四肢麻痺や下肢
麻痺である。

○「痛み」と「脱力やしびれなどの神経脱落症状」については、初
発時における両者の発症順序が大事である。

○すなわち脊髄梗塞では次の2パターンしかない。①痛みで始ま
り後から神経脱落症状が現れる、②初発時を含めた全経過が神
経脱落症状のみ、である。

○言い換えると、痛みは神経脱落症状に先行し、神経脱落症状で初発したならばその後に疼痛が来ることはない、ということである。

○神経脱落症状は、救急や脳神経専門医、整形外科医をただちに受診しやすいが、痛みで始まった場合は一般外来や内科外来をも巻き込んでくるので、誤診や診断の遅れが生じやすい。

○原因がわからなかった、神経根痛、後頸部痛、背部痛、胸痛の患者を診ていて、その後に突然〜急性の運動麻痺や感覚障害、膀胱直腸障害などの神経脱落症状を呈したら、本症を疑う。

○内科医が頼りがちな血液検査などのマーカー的なものはないためこれを拠り所にできず、病歴・診察・画像所見で疑わなくてはいけない疾患である。

○症状のピークまでの期間は、半日以内のこともあれば、48時間ほどかかる場合もある。

○脊髄梗塞が「発症、即時卒倒する」という種類の疾患ではないことが事を難しくする。繰り返すが、一般内科外来にも独歩で紛れ込んで来うる疾患である。

○4椎体以上にわたる病変もありうる。多発性硬化症と区別するため、髄液検査は有用かもしれない。

○実地医家のみで診断・治療、とはなりえない疾患であるから、診断推定までが重要である。

○実際には、脊髄梗塞に類似した疾患はそれなりに多くある。腫瘍や血腫、膿瘍／感染病巣、椎間板疾患などによる圧迫性病変によるものはもちろん、多発性硬化症やウイルス性（VZV、HTLV-1、HIV、JCVなど）などもある。

神経・精神

経 過

○長くても48時間以内には神経脱落症状は完成するが、深刻な症状であり、診断が判然としないまま時間が経過するのはつらいものがある。

○入院期間は1カ月くらいで、退院時に独歩であることは半数に満たない。

○感覚障害は残存する。

治 療

○エビデンスに基づく、確立された治療はない。

○急性期脳梗塞の治療に準ずることが多く、抗血小板薬、抗凝固薬、エダラボンなどが試される。が、これでよいのかはわからない。

○正直どうすればいいかわからないが、心房細動を基盤にした塞栓機序ではないらしい。よって薬物は抗血小板薬とし、補液による脱水補正とリハビリテーションを行うというのがボトムラインかと考えている。

─────── References ───────

〈1〉 亀田知明ほか. 脊髄梗塞14例の臨床像および予後の検討. 脳卒中 2010；32：351-6
〈2〉 N Yadav et al. Spinal Cord Infarction：Clinical and Radiological Features. J Stroke Cerebrovasc Dis 2018；27：2810-21. PMID：30093205
〈3〉 河原木 剛ほか. 当院で経験した脊髄梗塞10例の検討. 東日整災外会誌 2022；34：98-102

低血糖発作	てんかん発作	横断性脊髄炎
多発性硬化症	brain stroke mimics	脊髄梗塞
解離反応 (強い心因反応)	大動脈解離	特発性 頸髄硬膜外 血腫

脳 卒中／脳血管障害と紛らわしい病態・疾患を並べてみた。多発性
硬化症やてんかん発作は、一部脳血管障害と重複する面もあるかもしれ
ないが含めてみた。血管炎による脳血管障害➡虚血といったパターンは、
脳血管障害そのものであるため含めなかった。

11. 重 症 筋 無 力 症

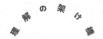

○ 重症筋無力症 (myasthenia gravis；MG) は、神経筋接合部の後シナプス膜上に存在する分子を標的とする自己免疫疾患である。

○ 有病率は人口10万人対23.1人という集計があり、近年増加している。

○ 特に50歳以降に発症する後期発症の MG が増えてきている。

○ 6型に分類する。まず眼筋型以外を全身型と呼ぶ。次に全身型のうち抗 AChR 抗体陽性例をさらに胸腺腫の有無でわけ、胸腺腫がないものをさらに発症時期 (50歳以上か未満か) で2つにわける。

○ そして抗 AChR 抗体陰性例を、MuSK 抗体陽性かどうかでわければこれで6型である。

〇抗AChR抗体陽性は85％、MuSK抗体陽性は数％、陰性例が10数％である。

疑 い か た

診 断 ま で の 経 緯

〇変動する骨格筋の筋力低下を拾うことが診断の端緒となる。

〇しかしこれが案外難しい。患者の話を繰り返しよく聞かなければならない。

〇眼瞼下垂、眼球運動障害、顔面の筋力低下、咀嚼障害、構音障害、嚥下障害、頸部の筋力低下、四肢の筋力低下、呼吸困難などの症状が、さまざまな組み合わせで症状を呈してくる。

〇とりわけ午後から夕方以降に増強する症状を拾う。

〇複視は有名な症状だが、「帰宅の途中、車の運転中に道路のセンターラインが二重にみえる」といったように、その患者ならではの訴え方があり、患者の日常に個別に沿いながら話を聴く必要がある。

神経・精神

○帰宅後、夕〜夜などにシャワーを持つ手が上げづらいとか、ドライヤーを使いづらいなどの症状がないか、などを聞く。

○腕を上げてドライヤーを使うのではなく、腕は中途までしか上げず、頭頚部を下げたままにした姿勢で髪を乾かすなどの補正・回避行動に至っている場合もある。

○夜になるにつれ腕が使いづらくなるため入浴時刻を早めにしていないかなど、（夕刻以降の）生活の微細な変化にも気に留める。

○単に、疲労感を訴えるだけの患者もいる。

○個人的な疑問は、集計されている MG の有病率の高さである。

○病院の一般内科外来において、MG はそこまでの頻度で遭遇しない。これが私の面談・診察技術の問題であるのかはわからないが、理由のひとつとしては自己抗体の測定がある。

○実地医家の外来でも保険適用で AChR 抗体・Musk 抗体の測定ができるため、陽性例が早々に脳神経内科に紹介され、想像するよりも診断の遅れが起きていないのかもしれない。

○医師国家試験や内科学会専門医試験などによる典型例の啓発が効果を示している可能性がある。

○アイステスト、エドロホニウムテスト、電気生理学的検査などによって診断を詰めていくが、原則、病歴や自己抗体などによって臨床的に疑えたら専門家に紹介してよい。

経 過 と 治 療

〜〜 経　過 〜〜

○早期発見しやすい疾患なのだとすれば、そのおかげで予後は悪くない。

○半数は日常生活に支障がない。しかし完全な寛解は5、6％にとどまる。

○治療に抵抗する難治例は10～20％程度ある。

○薬剤性の急性増悪がありうる。これが非常に怖く、注意を要する。ペニシラミン、インターフェロンα、ボツリヌス毒素は禁忌である。

○しかし、ほとんどの薬に注意を要するといわれる。睡眠薬、抗菌薬、麻酔薬など多種多様である。つまりどの薬を使用する際にも、MG急性増悪に気をつけねばならない。

○日頃の症状・様子と、急性増悪した際の臨床的なコントラストが激しい。

○急性球麻痺もありえるため、独歩受診であっても一転気管内挿管になりうる。

◇◇◇ 治 療 ◇◇◇

○「プレドニゾロン20mg/日前後＋タクロリムス」を使用する。

○基本的にステロイドは漸減し最小限の維持とする。

○効果がみられない場合は、早期に速効性のある治療（免疫グロブリン大量静注療法や血漿交換）を追加する。

○胸腺腫があれば摘除を行う。

○最近では、難治例に対しては適応を限ってエクリズマブが試みられている。

神経・精神

── References ──
〈1〉村井弘之，重症筋無力症・炎症性筋疾患．日内会誌 2021；110：1575-81
〈2〉村井弘之，重症筋無力症診療ガイドラインの変遷―ガイドライン 2022 改訂のポイント―．臨神経 2023；63：345-9

12. アルツハイマー病

理解の架け橋

○ 認知症の中で最も頻度の高い疾患がアルツハイマー病である。アルツハイマー病は増加しており、やや女性に多い。

○ 特徴的病理像は老人斑と神経原線維変化である。このふたつはそれぞれ、アミロイドβ（Aβ）蛋白とタウ（tau）蛋白を主な構成成分とする "ミスフォールディング病変" に対応する所見である。

○「ミスフォールディング病」と括った場合、これはミスフォールディング蛋白（正しく折り畳まれて適切な立体構造となれなかった蛋白質）が沈着してしまい、うまく機能されないことによって引き起こされるさまざまな疾患の総称をいい、アルツハイマー病もそのひとつである。

○記銘力障害が主体となる。つまり「時」に対する見当識の障害を伴う。長谷川式簡易知能評価スケールでいう「桜・猫・電車」「梅・犬・自動車」のあれで、即時記憶（すぐ言えるか）や近時記憶（2、3分後に言えるか）の評価について低い点数となる。

○進行すると社会生活に支障をきたし、結局はこれが問題となる。

○側頭葉や頭頂葉の変性による症状が目立ちやすい。すなわち、健忘や空間認知機能障害で初発しやすい。

○アルツハイマー病において、神経の変性を止めるような根本的治療の確立は未だ証明されていない。「進行を遅らせる薬です」

神経・精神

と言って出せる薬も、まだない。

○ コリンエステラーゼ阻害薬やNMDA受容体
拮抗薬は、認知機能の改善を期待するもので
あって、本質的に進行を止めてはいない。

疑　い　か　た

───────────────── 診断までの経緯 ───

○多発性脳梗塞による血管性認知症に比べると、アルツハイマー
　病の患者では病識がないことが多い。

○いかにも「物忘れ」がしっかりメインとなる認知症患者はアル
　ツハイマー病が疑わしい。

○さらには徘徊、物盗られ妄想・嫉妬妄想、あるいは意欲の低下
　などの症状もみられるようになる。

○徘徊は、完全な意識障害であればそもそもその場から動かない
　し動けないが、なまじ最初は自分の行動や目的を合理的に立案
　できるために起こる。

○つまり、はじめに立てた目的や自分がしようとした行動、ある
　いは居場所などをすぐ忘れてしまうのである。これらのループ
　から、徘徊が成立する。

○物盗られ妄想・嫉妬妄想も、荒唐無稽なものを指しているのでは
　なく、記憶の障害から来る"戸惑い"からきているものである。

○認知症のような症状を訴える患者をみたら、とにかく急がず、病歴を十分聞く。

○長時間聞かず、何回かに分けてももちろんよい。初診でアルツハイマー病の診断を下すことはないし、できないし、してはならない。

○病歴、血液検査、画像検査をすべて行い、診断をまとめていくイメージで進める。

○病歴では、まず症状の時系列や経過の長さを聞く。まさか24時間以内ほどの経過でアルツハイマー病だとは考えないであろうが、経過が短ければ一過性全健忘やてんかん性健忘、脳炎などをむしろ考慮する。

○薬剤歴や栄養状態、手術歴（胃全摘や腸切除など）などを聴取して、これらが認知機能低下の原因になっていないか検討する。

○アルコールの依存度も考慮しておく。

○うつ病や、心因反応ではないかは意識する。意識するだけで違う。

○とにかく患者のことをしっかり知ることが重要である。これは決して無駄にならない。

○<u>血液検査は必須</u>である。チェックする項目のサンプルを下記に示す。

経過の長い物忘れ症状で、アルツハイマー病の診断をする前に行う血液検査の項目例

① 甲状腺機能（TSH、freeT4）

② ビタミン B_1、B_{12}、葉酸

③ 梅毒（TPHA、RPR）

④ 抗核抗体

⑤ Na、Ca

⑥ 重炭酸（HCO_3^-）

⑦ アンモニア

⑧ HIV

○これらの項目は、全部をルーチンにすることはない。病歴聴取の内容によっては検査不要のものもある。

○判断がつかない場合には、①〜⑤は当該項目に対応する疾患やそれについての知識がなくても測定してよいかもしれない。

○「除外する」と意気込むのではなく、まずは血液検査をしましょうと水を向けて、患者・家族と医師との間に小休止を入れていく意味がある。内容はゆっくり考えればよい。

○⑥は、腎不全患者で尿毒症になっていないか、⑦は肝硬変患者などの肝性脳症であり、⑧は念頭に置いておけば初期スクリーニングに入れなくてよいと思われる。

○画像検査というのはつまりは脳画像の検査である。

○CTもそれなりの威力はあり、慢性硬膜下血腫や脳腫瘍や正常圧水頭症の多くが疑えて、一部は除外もできる。

○脳炎や脳腫瘍疑いの病変をさらに精査を進めていく際にはMRIは必須である。実際にはMRIによって血管性認知症やクロイツフェルト・ヤコブ病、脳炎などを鑑別していることになる。

○タウPETは有望な早期発見モダリティとなるかもしれないが[1]、それで患者が幸せになるかはまた別問題であり、検証が待たれる。

○繰り返すが、アルツハイマー病は、病歴・血液検査・画像検査を丁寧に行ったうえで、総合判断を繰り返して診断する。よって、専門家（脳神経内科医）との協議は診断プロセスの中で省略はできない。

○薬（当然ここではアルツハイマー治療薬のこと）を投与してその臨床的な反応性をみて診断するのでは、ない。

経 過 と 治 療

∞∞∞ 経 過 ∞∞∞

○古い観察研究〈2〉で、アルツハイマー病14年の生存率はたった 2.4％で、特に男性で生存が短かったというものがある。

○発症して10年くらいをどう生きるかということがテーマとなる。

○実際には病型は均一ではなく、高齢発症するものあれば、発症から長期間症状が臨床的有意に顕性とならない例もあり、自然経過を一言で述べるのは困難である。

∞∞∞ 治 療 ∞∞∞

○コリンエステラーゼ阻害薬（ドネペジル、ガランタミン、リバスチグミン）とNMDA受容体拮抗薬（メマンチン）が現在使用可能である。

コリンエステラーゼ阻害薬

○どの薬剤も、てきめんの効果はない。

○少しも効果がないわけではない。意欲の改善などがみられることもある。

○用量を増やしていくことも必要となる。その際、副作用が問題になる。

○コリンエステラーゼ阻害薬は、消化器症状（特に下痢）が多く、他に失神や不整脈がある。

○下痢は、もともとが便秘傾向なら「改善した」となることもあるが、体重が減るという表現になることもある。

○不整脈は重篤なものが多く、房室ブロックや心室性頻拍などがありうる。

○「意欲の改善」が昂じて agitation となることもある。つまり、刺激に反応しやすい、興奮しやすいなどである。

○"agitation 未満" のようなケースも多く、よく聞かないとコリンエステラーゼ阻害薬の副作用とわからないことも多い。

NMDA受容体拮抗薬（メマンチン）

○原則はコリンエステラーゼ阻害薬に併用する形で使用される。

○どちらかというと、興奮を抑える効果がある。よって、怒りっぽい認知症患者に対症的に用いられることがある。

○認知機能がみるみる改善するという実感は正直ないが、副作用はコリンエステラーゼ阻害薬に比べてそこまで多く経験しない。

○あるとしても傾眠やふらつきのような非特異的なものである。

∞∞∞ フォロー（薬よりも大切なこと）∞∞∞∞∞∞∞∞∞∞∞∞∞∞∞∞∞

○これらの薬剤は、副作用を懸念する家族を説得してまで使う薬ではない。

○増量しなければ効果がないということもできるが、増量してまで（副作用のリスクを上げてまで）使用する薬剤なのか？ という考えやそのジレンマを家族に伝え共有することも大切である。

○認知症の患者の家族はケアや介護、関わりやコミュニケーションに悩んでいるが、認知症の患者は認知機能低下に苦しんでいるというより、便秘や不眠などに困っている。

○便秘というより便が出ないことがストレス（一部は、排便したことは忘れているのではないかと思う）で、頑固を通り越して執拗、強迫的な訴えをすることがあり、しばしば排便がないと訴えて医

療機関を頻回受診する。

〇不眠もなぜか頑固で、熟眠してもその感覚をすぐ忘れているのではないかと思う。アルツハイマー病などの認知症患者が「眠れない」と診察室で訴えることは、日常風景である。

〇各種認知症由来の妄想や物忘れによる社会生活上の「不備」に対して、医師が本人を責めたり、行動や発言を正そうとしたりするのはほぼ無意味である。

〇大変失礼ながら、患者の言う妄想はそれもすぐ忘れてしまうから、囚われそうになった思い込みを逸らすような声かけ・接し方がよい。もちろんこれもその場限りの対処にはなる。

〇もちろんケア者が疲弊しないような、環境調整一般は非常に重要で、遅滞なく進めていきたい。

References

〈1〉R Ossenkoppele et al. Accuracy of Tau Positron Emission Tomography as a Prognostic Marker in Preclinical and Prodromal Alzheimer Disease：A Head-to-Head Comparison Against Amyloid Positron Emission Tomography and Magnetic Resonance Imaging. JAMA Neurol 2021；78：961-71. PMID：34180956

〈2〉PK Mölsä et al. Long-term survival and predictors of mortality in Alzheimer's disease and multi-infarct dementia. Acta Neurol Scand 1995；91：159-64. PMID：7793228

神経・精神

13. 筋 萎 縮 性 側 索

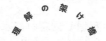

○ 筋萎縮性側索硬化症 (amyotrophic lateral sclerosis；ALS) は、脳と脊髄の運動ニューロンの変性によって特徴づけられる進行性の麻痺性疾患である。

○ 上位および下位運動ニューロンが徐々に変性脱落する疾患で、疾患が初めて記述された1869年以来、この原因は未だ厳密には分かっていない。

○ 随意筋の局所的な筋力低下から始まり、容赦なく全身の筋肉に広がり、嚥下筋・横隔膜を含むほとんどの筋肉が侵され、通常呼吸麻痺などによって5年以内に死亡する。

○ 日本の年間発症率は1.1～2.5人/10万人という有名なデータがあるが、これは欧米でもほぼ同じである。有病率も10万人対で7人ほど

硬 化 症

である。

○日本では家族性が約5％で通常は顕性遺伝、また男女比は1：1である。残りは散発性（sporadic）で、男女比はおよそ2：1で男性に多い。

○ALSはふつう50歳台半ばから後半にかけて発症し、中年期の神経変性疾患として最も頻度が高い。

○10代後半から成人初期に発症した場合は、家族性ALSを示唆する。

○最初の症状が現れてから診断されるまでの期間は約12ヵ月とされる。早期治療が重要となるようなはっきりとした疾患修飾薬がない現在では、一見これで問題ないように思

神経・精神

えるが、もしそのような治療が登場したときには かなり問題となるレベルの診断の遅れである。

○ALSの症状は通常は手足から始まる。約1/3では咀嚼や発話、そして嚥下が困難となっていく球麻痺が問題になる。

○ALSは罹病後期まで、眼球（外眼筋など）や各種括約筋を支配するニューロンは温存される。有名な陰性症状として知られている。

○ALS患者の15〜20％に行動変化を伴う進行性の認知異常が認められ、最終的には認知症に至ることが分かってきた。

○もし今後生存を延ばすことのできる治療が導入されたら、認知機能の面がより問題になる疾患になるかもしれない。

○診断は、臨床的に疑った後、筋電図で確認し、ALSに類似した疾患を除外することで行われる。

疑　い　か　た

○はじめに ALS 特有の用語の整理をする。

> ・**球症状**：舌の麻痺・萎縮・線維束性収縮、構音障害、嚥下障害
> ・**上位ニューロン徴候**：痙縮あるいは腱反射亢進、病的反射出現
> ・**下位ニューロン徴候**：線維束性収縮、筋萎縮、筋力低下

○ALS は、除外すべき疾患が多いうえにそのなかに ALS 以上に稀で専門性の高い神経疾患が多く、診断は難しいという印象を持つが、実際のところ上位ニューロンと下位ニューロンの変性が徐々に進行していく疾患は他にない。想起できたなら「ALS が疑わしい」とはっきりと言えるところまでは実は難しくない（＝"疑えたら疑える"）。

○舌や耳鼻科領域の症候（球症状）に注目すること、四肢のいずれかに関する脱力や異変（下位運動ニューロン徴候）に気を止めること、そして医師が打腱器を握る（上位運動ニューロン徴候を確かめる）こと。まずはこれが ALS 診断の基本骨格となる。

○孤発性 ALS の初発症状はざっくり、上肢筋力低下が45％、下肢筋力低下が25％、構音障害が25％、嚥下障害が5％で、頸部筋力低下や呼吸障害も初発症状になるが初発することは非常に稀である。

○たとえば、片側上肢の筋力低下から始まり筋萎縮となり、その後対側の上肢へ進行、その後に下肢へと進行しつつ、この経過（数カ月）のなかで構音障害や嚥下障害などの球麻痺症状、あるいは呼吸筋麻痺症状が加わる。

神経・精神

○疑うには診断候補を広めにとらざるを得ず、50歳以降の単肢の脱力や筋萎縮、筋けいれんのような微妙なかたちで発症した患者をも引っ掛ける必要がある。微妙な音声変化や喉元に唾液が溜まりやすくなった・むせやすくなった、のような不調も同様である。

○当然早期診断マーカーなどはなく、そうした「身体変化」を粘り強く疑い続ける必要がある疾患である。

○1回の見逃しが致命的な疾患ではないので、何度も疑うチャンスがある疾患ではある。

○ただし、診断の遅れが必ず起きているのが現状であり、（時に些細な）初発症状から初回の精査でALSまで想起するのは難しい。その理由に、ALSは局所症状から始まるという特徴があると思われる。

○もしもALSがいきなり全身的、すなわち四肢が同時に脱力したり、全身の筋肉けいれんなどの症状が出たりするなどして一気に寝たきりになるような疾患だとしたら、逆に想起は容易かもしれない。

○繰り返すが、ALSは局所から始まって緩徐に全身の運動神経に広がっていく病態であることを強く認識しておくべきである。

○文献1に登場する症例（55歳）も、4カ月前からの自発的な動作による右腓腹部の筋けいれんという実に微妙な症状で発症している（volitional crampingと呼ばれる現象）。その後は足の背屈や膝の伸展が困難になり、腓腹部は萎縮し、重度の単肢の脱力が完成した。なお深部腱反射は、右上肢と両下肢で亢進していた。

○構音障害は、「ろれつが回らない」と表現されることもあるが、鼻に抜ける独特の声となる。ラリルレロやパピプペポあたりが特に困難になる。この淡い症状が初発症状になることもある。

○構音障害があっても最初は当然歩行困難とはならず、よく語ら

れる ALS の疾患イメージからかけ離れる。

○球麻痺が初発したときは「球 ➡ 上肢 ➡ 下肢」へ、下肢の症状から初発したときは「下肢 ➡ 上肢 ➡ 球」へ、上肢の場合は「上肢 ➡ 球」「上肢 ➡ 下肢」のように双方へ、それぞれ進展することが多い〈2〉。

○つまり初発部位を起点に、隣接した部位に進展していく傾向となる。が、球症状の出現は、意外にも呼吸障害の出現に必須ではない。互いに無関係である。

○前頭葉－橋の運動ニューロンの関与が顕著であると、感情面の不安定性が目立つことがある。これは偽性球麻痺であり、顔の痙縮と、少しの情動刺激に対して過度に笑ったり泣いたりする傾向とで特徴づけられている（強制泣き・笑い）。

経 過 と 治 療

〰 経　過 〰〰〰〰〰〰〰〰〰〰〰〰〰〰〰〰〰〰〰〰〰〰〰〰〰〰〰〰〰〰

○上肢あるいは下肢から始まる古典的な病型では、死亡または侵襲的換気療法が必要となるまでの期間の中央値は、2.6年である。

○発症時に四肢の症状が目立たず、球症状から始まる進行性球麻痺型では、死亡または侵襲的換気療法が必要となるまでの期間の中央値は、2.0年である。

〰 治　療 〰〰〰〰〰〰〰〰〰〰〰〰〰〰〰〰〰〰〰〰〰〰〰〰〰〰〰〰〰〰

○リルゾールは生存期間を3カ月延長させる。

○エダラボンは、運動機能の障害を抑制するかもしれない。

○経皮的内視鏡的胃瘻造設術（いわゆるPEG）は生存期間を延長するので適応があれば行う。

○非侵襲的換気療法も生存期間を延長するので導入する。

○いきなり「気管切開＋（侵襲的）人工呼吸器」になるわけではなく、ALSが診断されそうになるやいなや、雑に"命の選別"的な説明をして一気にDNAR（do not attempt resuscitation）をとろうとする医師がいるがそれは不適切である。

──────────── References ────

〈1〉RH Brown et al. Amyotrophic Lateral Sclerosis. N Engl J Med 2017；377：162-72. PMID：28700839

〈2〉木村文治. 筋萎縮性側索硬化症の病態進展様式と予後. 臨床神経学 2012；52：1062-5

筋肉の ぴくつきや 痛み	体重減少／ 痩せ	むせ
片方の指が 動かしにくい	ALSの 発見端緒	繰り返す 誤嚥性肺炎
病的反射出現	四肢の 腱反射亢進	声の変化

神経・精神

　ALSは、診断の遅れがほぼ前提のような疾患である。病態が完成してしまったALSの病像は国家試験でも習うが、初発症状は意外とALSを即時想起できないものになることは多い。また、想起できてもALS診断に直結する、有力で特異的な検査がないというのも、診断を遅らせる要因となる。結論、必勝法はないのだが、少しでも馴染みをよくするためにこの魔方陣を作った。

14. 脊 髄 小 脳 変 性

○脊髄小脳変性症は総称である。

○小脳・脳幹・脊髄を中心とした神経系統に神経変性を生じ、体幹のバランス障害、手足の運動障害、構音障害などを現す疾患の総称であって、かつその原因が感染症、腫瘍、栄養障害、中毒（アルコールなど）、血管障害、自己免疫疾患、解剖学的な変化（奇形）などによらないものをいう。

○大まかには、遺伝性と非遺伝性に分類され、遺伝性では常染色体顕性遺伝が多い（90%）。

○この中にも多数の異なる疾患が包含されていて、それぞれ原因となる遺伝子や遺伝子配列が知られており、疾患ごとによる臨床的な違いがみられる。

症

○このうち日本で頻度が高いのは、Machado-Joseph病（ジョセフ病）といわれるSCA3、SCA6、歯状核赤核淡蒼球ルイ体萎縮症、SCA31の4疾患がこの順で多く、これらだけで8割を占める。

○脊髄小脳変性症の分類は複雑で、臨床的にも分類すること自体が診断プロセスであり、専門医の役割である。

神経・精神

疑　い　か　た

診断までの経緯

○初発症状は、不安定な歩行、頭位性のめまい、動揺視で80%を占めるとされる。

○このため本症が診断される前に、内科・脳神経内科以外では、耳鼻咽喉科を高頻度に受診している。

○動揺視の成因は、saccadeの異常、あるいは滑動性眼球運動の異常や前庭動眼反射の異常などからなり、実際には複雑であるが自覚的には「焦点が合わない」などとなる。

○眼に関する症状よりも、歩行障害、手足の運動障害、めまいの訴えが優勢になることが多い。

○歩行は小刻みでゆっくりとしたものである。

○経過は非常に緩徐であることが多く、年の単位であり、早期にこの疾患が疑わしい・否定できないなどと認識できても、確定診断に結びつかないことも多い。

○Machado-Joseph病（SCA3）は最も多い病型で、30～40歳前後で発症、緩徐進行性の小脳失調症と錐体路徴候を中核とし、びっくり眼、外眼筋麻痺、末梢神経障害などがある。

○SCA6は西日本に多く、30～40歳台以降に発症し、やはり緩徐進行性で、小脳性失調性歩行・四肢の運動失調・構語障害・注視方向性眼振などほぼ純粋な小脳失調症を呈する病型である。

○歯状核赤核淡蒼球ルイ体萎縮症は、小脳運動失調のほか、舞踏病やアテトーゼなどの不随意運動、ミオクローヌスてんかん、認知機能・知能低下などを呈する病型である。

○SCA31は、SCA6同様純粋小脳型失調症を呈するが、注視方向性眼振はSCA6より目立たないこと、また発症年齢が60歳前後とやや高齢でしかも進行がさらに緩徐であることなどが相違点である。

○脳画像検査は、他疾患の除外なども含めて必要な検査である。MRIやCTなら実地医家でも提案できる。

○診断確定は、専門医による診察、除外診断、遺伝子検査などによって総合的になされる。

経過と治療

経　過

○進行は病型ごとに傾向があるが、小脳症状メインの病型の場合はおおむね10~15年くらいかけてゆっくり進行する。

○具体的にはSCA 6やSCA31では、発症から車椅子を要するまでの平均が20年あまりとされ、特にSCA31は高齢発症であるため余命に大きく影響を与えない。

治　療

○薬物治療とリハビリテーションが試される。

○薬物は、プロチレリン酒石酸塩とタルチレリンがある。

フォロー

○本症は厚生労働省の認可する指定難病に認定されている。

○医療費の補助や福祉・介護サービスなどを受けることができるため、自治体やかかりつけ病院のメディカルソーシャルワーカーに相談して、利用できるサービスについて助言を求めるよう促す。

神経・精神

───── References ─────

〈1〉武市紀人. 脊髄小脳変性症. Equilibrium Research 2014；73：47-54
〈2〉榊原聡子ほか. Spinocerebellar ataxia type 31（SCA31）の臨床像、画像所見─Spinocerebellar ataxia type 6（SCA6）との小脳外症候の比較検討─. 臨神経 2014；54：473-9
〈3〉池田佳生. 脊髄小脳変性症の治療開発の進歩. 日内会誌 2022；111：1520-6

15. パーキンソン病

理解の架け橋

○ 中脳黒質緻密部に存在するドパミン神経細胞の変性脱落によってドパミンが不足（50%減）することで発症する。

○ よって治療は、現時点では、L−ドパ製剤をメインとしたドパミン補充療法が中心となる。

○ パーキンソン病は、寡動、振戦、筋強剛といった運動症状が前景に立つ神経変性疾患のひとつである。

○ しかし、非運動症状も多く、多くのケースでそれが先行し、ときに前景に立つ。

○ 疾患の頻度としてはアルツハイマー病の次に多いとされるが、加齢がリスクとされる本症は、今後爆発的に頻度が増加するといわれている。

○現在の集計では1,000人に1〜2人くらいとされる。かなり頻度の高い難病であり、かつ今後さらに増えていくことが予想されコモンディジーズと理解していい疾患である。

○本項では診断に比重を置いた概要を記述していく。

疑いかた

診断までの経緯

非運動症状

○「(診断に用いられる) 運動症状に、非運動症状が先行することがある」などと殊更な言われ方がされてきたように思うが、現在はそうではない。非運動症状が運動症状に先行することがふつうなのである。

○むしろ、何年も (5~20年) 前から非運動症状だけで始まってい

るとされる。非運動症状の具体的な内訳を、下記にまとめた。

パーキンソン病の非運動症状

・便秘	・過眠
・嗅覚障害	・うつ
・不安	・立ちくらみ
・疼痛	・REM睡眠行動異常症
・頻尿	・性機能障害
・認知機能障害	

○これらの症状に基づいた診断・病名を持つ患者（たとえば「便秘症」「睡眠障害」「不安神経症」など）を診療していて、かつやや治療抵抗性の場合などは、これらがパーキンソン病の初期症状かもしれないと考える姿勢を持つ。これが現在では望ましいスタイルであるとされる。

○しかし実際には難しい。50％の患者で、パーキンソン病の運動症状発症の18年前から便秘を発症していたというデータがある。15年も先立った非特異的ともいえる症状で、パーキンソン病を見抜けるかよって話である。

○パーキンソン病患者は、治療前も治療後も、日中に眠気が生じたり過剰な睡眠となっていることは多い。

○うつに関しては、うつといっても罪悪感や自分への価値の喪失とかではなく、悲壮感や希望の喪失がメインで、やる気が起こらなくなったり物事や自分がやることに対して喜びや満足、快感を得られなくなったりするような変化である。

○疼痛は、腰痛や四肢の鈍痛が多い。だが総じて非特異的である。むずむずする、などの言い方もする。

○頻尿や性機能低下はパーキンソン病でわりと多くみられるが、重度ではない。

○REM睡眠行動異常症はパーキンソン病の先行病態としては最も特異的といえるかもしれない。

○REM睡眠行動異常症は、睡眠中にもかかわらず筋肉が緊張し、四肢を激しく動かしてベッドパートナーを殴打したり、大きな声で寝言を言ったり、立ち上がってその辺を動き回るなどの行動の異常を伴う睡眠障害である。

○認知機能障害については、初発症状になるわけではないが非運動症状としては有名であり、ここに挙げた。

○パーキンソン病の病前性格というのが一応知られており、非運動症状といえるわけではないがここに記す。厳格、完全主義、慎重、新規的な事柄を探索・追求するような傾向や行動の減少などがある。

運 動 症 状

○一側上肢で始まり、その同側下肢に進み、その後対側上肢にいってその同側下肢に及ぶという順番が多い。

○あるいは、一側下肢に始まりその後同側上肢に及び、その後対側下肢➡同側上肢のように進む。つまり、Nか逆Nかのパターンである。

○振戦は運動症状の初発症状としては半数以上を占める。よって、安静時の片手のふるえを見たらパーキンソン病を疑う。

○パーキンソン病の振戦は、本態性振戦よりも振幅が少なく（律動的だがややゆっくりふるえる）、4～6 Hz くらいである。

○両側で、かつ振幅がやや多い（速くふるえる）本態性振戦とは対照的である。本態性振戦は 6～10Hz くらいである。

○パーキンソン病の振戦は安静時振戦が原則だが、暗算をさせながら、あるいはふるえを訴えない側で何か自動・他動的な動作をさせながら観察すると、振戦が誘発されやすいという性質を持つ。

○固縮（rigidity）は、関節を診察者が他動的に屈伸させたときに診察者が抵抗を感じることであり、患者の自覚症状を指した言葉ではない。

○ガクガクガクッとした、断続的な抵抗の場合を歯車様固縮（cogwheel rigidity）と呼び、パーキンソン病に特異的であるとされる。

○もっと断続性が薄れ、いわば持続的な抵抗を感じるときこれを鉛管様固縮（lead pipe rigidity）と呼ぶが疾患特異性は落ちる。

○軽度の固縮は、振戦と同じやり方で誘発・増強させることができる。すなわち、反対側の上肢で随意運動させながら（グー・パーをさせながら、など）診察すると検出させやすい。

○パーキンソン病患者の独特な前傾姿勢は、体幹の固縮の症状らしい。

○無動・寡動もパーキンソン病の中核的な症状であり、動作の開始の遅れ、緩慢、自発的な運動の減少などがある。

○小字症、仮面様顔貌など、パーキンソン病のキーワードとして有名な所見・症候が並ぶ。

診 断 時 の 留 意 点

○症状や身体所見でパーキンソン病を疑い、脳神経内科に紹介するというのが原則的な流れである。

○専門医が診て実際に診察したとしても見逃すことのある疾患である。

○これを踏まえて思い切って言えば、初期・早期パーキンソン病はとかく「パーキンソン病は否定的です」とされやすいのだと思われる。そう理解しておくことが重要と思われる。

○かくなる上は、どんな患者・症例でも「パーキンソン病は否定できません」と言っておけばいいのかもしれない。が、それはやや諦念が過ぎる。

○安静時振戦は頻度が多く、特徴的であるとして前述したが、約2割の症例でこれを欠く。

○ポイントは繰り返し診察するということ、すべての患者で疑うのではなく非運動症状で困っている人の運動症状で疑うこと、運動症状に左右差を見出すこと、などである。

○パーキンソン病の初期症状としては考え難い症状というのが存在する。認知機能低下、幻覚、嚥下障害、姿勢反射障害、すくみ足、wide-based gait（開脚歩行）、起立性低血圧などである。

○認知機能障害は、パーキンソン病の非運動症状のうち最も遅く現れる症状である。

○また認知症と幻覚の組み合わせは、パーキンソン病ではなくレビー小体型認知症を疑う。

神経・精神

○嚥下障害は、流涎の症状にもつながる。初期症状ではない。

○姿勢反射障害は、立位でバランスを崩して転倒しそうになったときふつうは咄嗟に足を出して防ぐが、それが障害されていることを指す。進行したパーキンソン病にみられる。

○一方、進行性核上性麻痺は初期から転倒しやすい。しかもそれを怖がらずに転びまくるのが進行性核上性麻痺の患者の特徴である。

○進行性核上性麻痺では、下方に障害の強い眼球運動制限がある。すくみ足も特徴である。

○**Wide based gait** や起立性低血圧は、これらが早期からみられる多系統萎縮症の特徴であり、パーキンソン病の初期症状となり難い。

○上肢に症状がなく、下肢有意の無動、歩行障害がメインである場合には、パーキンソン病よりも血管障害性パーキンソニズムを疑う。

○大脳皮質基底核変性症もパーキンソン症状をきたすが、左右差の強い固縮や無動、運動失行、手が勝手に動くという「他人の手徴候（エイリアンハンド）」などがみられる。

○これらはパーキンソン病の特徴ではない。実際、抗パーキンソン病薬の反応性が悪い。

○ほぼ病歴と身体診察の総合評価で診断が下されるパーキンソン病だが、脳ドーパミントランスポーター（DAT）シンチグラフィ（ダットスキャン®）は有用である。

○DATシンチグラフィで用いられる標識は、黒質のドパミン神経細胞の終末である線条体（尾状核と被殻）におけるDATに高い親和性を有する。

○これを応用すれば、DATの低下を画像的に示すことができる。すなわち、パーキンソン病やレビー小体型認知症では早期から

線条体での集積低下がみられるが、これを可視化するのである。

○現時点では、パーキンソン病の診断におけるかなり有力な画像検査である。

経 過 と 治 療

∞∞ 経 過 ∞∞∞∞∞∞∞∞∞∞∞∞∞∞∞∞∞∞∞∞∞∞∞∞∞∞∞∞

○非運動症状に続いて運動症状らしきものが現れておよそ5年で治療閾値を越えるような経過となって治療が開始される、というのがよくある経過のイメージである。

○そしてはじめの5年くらいは、開始したL−ドパがよく反応し安堵を得るフェーズが続く。

○しかしそれ以降は、それまでよく効いていたL−ドパ補充療法があまり効かなくなってくる。

○しかもL−ドパの副作用も出現し、治療が困難なフェーズとなる。

○場合によっては手術療法も検討される。

○上記で述べたように、進行したパーキンソン病では、認知機能低下、幻覚・妄想、身体の前傾や重度の姿勢反射障害がみられる。

○自活できる期間・年数がポイントになるが、実は個人差が大きく診断時に明示しにくい。

○15年ほどは自活できると説明はしたいところだが、寿命が延長している現在では、相対的に若くして介護困難となる潜在性があるのがパーキンソン病である。

神経・精神

治 療

〇原則 L−ドパ製剤で治療を開始するが、初手からドパミンアゴニストや MAO−B 阻害薬を処方することを検討するのは専門医の仕事である。

〇治療の流れをすごく単純にいえば、症状をみながら L−ドパを増やしていき、不十分ならば L−ドパ補充以外の治療を加えていく、というイメージである。

〇L−ドパの処方や L−ドパを増量するプロセス自体は非専門医でも可能である。むしろ安全な薬である。

〇しかし、やはり診断や治療の難しさがある疾患であるため、なるべくはじめから脳神経内科の診療に乗らせるほうがよい。

〇医療連携として L−ドパなどの決まった処方をする分には、非専門医でもまったく問題はない。

──────── References ────────

〈1〉日本神経学会 監. 日本神経学会パーキンソン病診療ガイドライン 2018

〈2〉野元正弘. 日常診療に役立つ Parkinson 病の診断とこれからの治療. 日内会誌 2012；101：2065-71

〈3〉頼高朝子. 見逃したくない Parkinson 病の初期症候. 日内会誌 2014；103：1854-60

〈4〉柏原建（健）一. Parkinson 病. 神経治療学 2016；33：313-7

服用して まもなく 症状出現	制吐剤	突進現象は ない
スルピリド	薬剤性 パーキンソン	抗精神病薬
左右差が 少ない	ドネペジル	抗パ薬の 効果が乏しい

神経・精神

薬剤性パーキンソン症候群は、「その他」的に脇へ追いやられがちである。純正・パーキンソン病との鑑別対象、薬剤の副作用としての状態像、というような扱いになっているのが現実である。しかし、薬剤性パーキンソンにも実は特徴がある。それを魔方陣にまとめた。振戦などについて、左右差が少ないことは薬剤性に特徴的であり、抗パーキンソン薬に反応が悪いことも特徴のひとつである。メトクロプラミドのような制吐剤、スルピリド、ドネペジル、抗精神病薬などが原因になりやすく、用量が多いほどなりやすい。

16. うつ病

○ うつ病の生涯有病率（調査時点までに診断基準を満たした
ことがある人の割合）は6.5％とされ、つまり非常に
頻度が高い。

○ 頻度が高い疾患は、その分、非典型例や例外
的なケースの絶対数も多くなってくる。

○ また、定型的で「それはうつだ」とすぐわか
るうつ病患者が順当に精神科で診療されてい
るとなると、身体症状が前景に立つような
「うつとは分かりにくい」症状の場合にはお
そらく内科を受診している。

○ これらのことを総合すると、内科医が診療上
でうつ病と関わることは、「比較的」などで
はなく絶対量として非常に多いと考えられる。
それなのに、医師国家試験や内科専門医試験

での本疾患の扱いは相対的に薄い。

○精神科医だけではカバーできないうつ病患者がいることを、内科医も強く認識すべきである。

○うつ病は、純度が高く典型的なうつ病であればあるほど、抗うつ薬が奏効する。

○内科医が遭遇しうるうつ病は、内科医が診ることになっている時点で非典型・非定型的であり、内科医自身で完結しきることができるほど簡単ではない。

○本書では、うつ病を内科医で治療をし切ることを推奨しない立場をとる。精神科医が行うべきである。

神経・精神

○総論的には、内科医のあり方としてまず望ましいのは、精神科案件もしれないと思った場合に、その患者に対して「冷たくも手厚くもしない」ということである。

○うつ病かも（精神科かも）と思ったときに、無理に"心"を診ようとせず、身体的内科診療に徹することが重要である。

○具体的には、素早く内科的な身体診察と検査を淡々と済ませる。完了させる。

○精査の結果、内科的な器質的疾患がなかったのなら、精神科診療を必要とするという結論部分だけを伝えるのではなく、症状の由来が身体疾患では考えにくいという医学的なロジックを誠実に患者に説明する。

○内科に来るうつ病は、消化器症状が多い。食思不振、便秘や下痢、腹部膨満感、腹鳴、咽喉部・食道の違和感、胃痛などである。

○動悸で循環器科、呼吸苦で呼吸器科などを受診していることも多い。

○これらの点は、身体症状が出やすいうつ病は内科医が扱ったほうがいいともいえる。除外診断が捗るからである。

○ただ、器質的疾患が除外し切れていないことがある。注意すべきは、膵癌や胃癌である。「血液検査だけやった」「レントゲンと心電図だけやった」ことを、器質的疾患を否定したとしてはならない。

○内科医は、とにかく「大きな内科疾患」を見逃さないことが重要である。

○別の視点として、内科疾患にうつ病が合併するという考え方を気に留めておく。うつと親和性の高い身体疾患がある。

○心筋梗塞後にうつ病を合併することは多い。

○クッシング病とうつの関係性は非常に強固

で、多くの例で共存する。

〇パーキンソン病、多発硬化症でもうつは多い。

〇癌患者にもうつ病が併存していやすい。

〇印象にはなるが、「うつ病さえよくすれば身体症状含めてすべてよくなる」という事例は少ない気がする。両方あるのがふつうであり、つまりは両方に治療が要るのである。

〇よって、内科にも来るうつ病の多くは精神科だけで治せないし、内科だけでも治せない。

疑 い か た

診 断 ま で の 経 緯

〇まず前提として、うつ病として「わかりやすい症状」を理解しておく。

〇気が滅入る、悲しい、後に引きずる、決断ができない、申し訳なく思う、生きていても仕方がない、興味がわいてこない、眠れないなどである。

○こうした症状を患者が訴えていればわかりやすい。うつ病をすぐに疑える。精神科に直接誘導しやすく、本人や家族の納得も得やすい。これで大体うつ病の8割である。

○ところが残りの2割では、身体症状が目立つために、うつ病だとすぐわからない。すぐわからないうえに、その時点では精神科医が診療していないのである。

○身体症状とは、たとえば頭痛、肩こり、めまい、耳鳴り、体の痛み、あるいは前述した消化器症状などである。

○こうした症状を主訴にして、内科あるいは耳鼻科や整形外科などに通院を続けていて、心身症、自律神経失調症などとされている人の中にうつ病が隠れていやすいのである。

○そういうタイプのうつ病患者の人には、必ずではないが少し傾向がある。

○それは、心の内にあまり感情が激るものがない人、つまり感情が動きにくく、はしゃぎもクヨクヨもしない人であることが多い。

○"感情（心）の炎"とはよく言ったもので、たとえば強い悲しみや突然の失望、ひどい屈辱などを経験すると、それを消すような防衛的心理機制が働くものである。「消す」とは、まさに感情の炎でつらさを焼き尽くすようなイメージである。

○そうした悲しみ・怒り・悔しいといった感情やその感情によるダメージは、鬱憤（負の感情を長い間、心のなかで抑えておくこと）させてしまってはダメなので、鬱憤させないためには嫌な感情を燃焼させて焼却しないといけない。

○しかし身体メインのうつ病の人は、（正もだが）負の感情を燃焼させることができない。そもそも平素から感情の動きがないからである。

○一見気丈そうにみえる人の、治療抵抗性の身体愁訴や、しつ

こい身体症状の遷延をみたら、うつ病に注意すべきである。

○正しく悲しみ、正しく怒っているか。この適正な心理機制が働きにくい人は、感情の動きで勝負できないから（＝つらさを感情で燃やせないから）、そのかわりに疼痛など別の身体症状に置換されていきやすいのである。皮肉にも、ふつうの典型うつ病になっていればよっぽど救われた可能性があるのである。

○「本当はふつうのうつ病になりたかったのかも」という視点を一例でも経験すると、こうした身体症状メインのうつ病に対して、臨床医としての理解が開ける。

○意欲や自殺念慮の問診は、淡々とさっぱり聴くのが一番である。

○「そんなにつらかったら、仕事の能率も落ちちゃいますねえ」「そんなにつらかったら、休日に本来やりたいこともできないでしょう」「そんなにつらかったら、消えたいと思ったり死んじゃいたいなんて思ってしまうんじゃないですか？」などと聴く。

双 極 症 Ⅱ 型

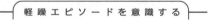

軽躁エピソードを意識する

○とはいえ、ふつうの身体疾患的な内科診療をしている流れで、急に自殺のことまで聞くような雰囲気に持っていけない場合もあるかと思う。

○うつ病を意識するよりも、軽躁的なエピソードを拾うことを重視してもいいかもしれない。内科医のほうが、精神科医よりも「人の雰囲気」を掴むのが上手なような気がするからである。

○ただ、内科医の中には「"双極"アレルギー」のような人がいて、untouchableなものとして理解してしまっている人がいる。

○夜眠らないだけでなく動き回って作業をし続ける、アイデアやネタがわいてきて話が止まらず、それを時間構わず周りや急に電話をかけて友人や同僚を困らせる、作業を遮られると怒ったり、やたら声が大きかったり、急に前触れもなく大きなこと（突飛な行動）をし出したりする。確かに内科では厳しいが、これは軽躁というか、ひどければ双極症Ⅰ型である。

○軽躁エピソードが短期間、出たり出なかったりする双極症Ⅱ型は、双極症Ⅰ型とは大きく異なる。程度の軽重の違いではなく、別の疾患といったほうがいいかもしれない。

○たとえば、双極症Ⅰ型の躁状態では、仕事をたくさんしているようでまったくやり遂げられていないが、双極症Ⅱ型の軽躁状態ではむしろひとつのことに熱中するようなことが適した状態になる（執着が持続し、課題遂行ができる）。つまり、他人からも自分も、それが軽躁状態であるとは気づかない。

○そこで内科診療のなかで軽躁を見抜くには、気分の高揚を窺うのではなく、思考や行動を重視して確認するとよい。

○述べたように、ひとつのことにわりとこだわって取り組み続けるような、目的に向かっての「行動量の増加」を聴き取る。

○たとえば部屋を掃除すると決めたら、朝早く起きて午前中かけてとことんやり切るとか、学園祭のリーダーを買って出て、出し物や共同作品などにとことん執心して素晴らしいものを作りあげるなど、やはり世間的には好ましいとも思われる行動も淡い軽躁エピソードである。

○あるいは、転職、結婚、離婚を反復するとか、衝動買いや麻雀やギャンブル好きとかで、それも特に逸脱した様子がなく、あくまで常識内とも言えるような、そうした法律内というか、

それくらいの程度のエピソードである。

○これらが軽躁エピソードである。

○先に軽躁のことを述べてしまったが、ここでは「うつ」のことを考えている。双極症としてのうつかどうかを見抜くことを重視してはどうかという話であった。

○双極症のうつの特徴は、季節性があること、双極症の家族歴があること、思春期など若年の発症、産後発症、不眠というか過眠、食思不振というか過食、うつエピソードの反復などが挙げられる。

○「冬になるとうつになる」は、裏を返せば「夏は元気で行動が増える」ということでもある。

○うつ的な症候を拾うのが苦手な内科医は、軽躁エピソード（軽躁状態の行動）を聴き取る習慣をつけておくとよい。そうした軽躁エピソードを持っている患者の「うつ的な様子」は双極症Ⅱ型としてのうつかもしれない。うつをうつとしてはっきり認識できなくても、精神科医に有益な情報を取ることができる。

経 過 と 治 療

∞∞ 経　過 ∞∞∞∞∞∞∞∞∞∞∞∞∞∞∞∞∞∞∞∞∞∞∞∞∞∞∞∞∞∞

○治療介入すると、日ごとに焦燥感がとれていく。

○憂うつな気持ちは、週ごとに改善していく。

○意欲の回復は月の単位かかる。

○休職した場合は、職場の配慮が必要なことがほとんどである。

○高齢者の場合は、回復が一様でなく、通常ゆっくり治るか治りにくいことが多い。

∞∞∞ 治 療 ∞∞

○休養、睡眠をとることが治療の核である。

○診断書を学校や職場に発行する。

○抗うつ薬や睡眠薬を適宜使用する。

○精神療法を行う。

○双極症のうつは、抗うつ薬ではなく、気分安定薬をメインにする。

─ References ─

〈1〉並木正義．内科からみたうつ病：身体的症状を中心として（各科におけるうつ病）．心身医学
1978；18：14-20

〈2〉佐藤 武．内科疾患とうつ病．日内会誌 2004；93：2240-5

〈3〉井原 裕．うつ病の症状．順天堂医学 2005；51：378-85

〈4〉横谷省治．内科プライマリ・ケア医の知っておきたい"ミニマム知識"「うつ病」診療セカン
ドステップ．日内会誌 2009；98：912-7

神経・精神

17. ギラン・バレー症候

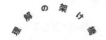

○ギラン・バレー症候群の原著は、1916年に Guillain、Barré、そして Strohl が記述した2例報告であるが、Guillain らが著した症候群（人名を冠した症候群名）がいまだなお日本の「病名」として使われていることは珍しいように思う。

○ふつうは、症候や経過の詳細を最初に記述した人の名前を冠した名称（症候群の名前）で始まり、病態や定義が整理されるなかで、病態や病理などを表した疾患名に変更されることが多いだろう。たとえば Churg-Strauss 症候群は現在「好酸球性多発血管炎性肉芽腫症」になっている。

○Guillain らのギラン・バレー症候群の症例記述は、今日出会うギラン・バレー症候群患者のものとほぼ同じである（ことは驚きである）。

群

○ Guillainらがまとめた最初の患者は25歳と
35歳の2人の兵士で、「下肢から始まって
上肢に及ぶ両側性の運動麻痺で、腱反射が
消失し、感覚障害もあるが軽度で、髄液で
蛋白細胞解離を認め、経過予後はよい」と
いうものだった。そのままこれを今日のギ
ラン・バレー症候群の特徴として理解して
もよいレベルである。

○ ギラン・バレー症候群の発症率は国際的に
人口10万人あたり1～2人であり、また日
本でも1.15人とされている。調査や届け出
ベースの数字であり、実際には脳神経内科
医の体感で数カ月に1回は診ることになる
疾患であるとされるくらいには多い。

○ ギラン・バレー症候群は、原著を書いた

神経・精神

Guillain自身は予後がよいものをギラン・バレー症候群だとしていた。ここが長年議論の対象のひとつであったが、実際には死亡例や後遺症を残す例もあり油断はできない。

○ただし多くの症例で、4週以内に症状の極期を迎え、その後徐々に改善する経過をとる。

○ギラン・バレー症候群は、免疫介在性の機序によって生じる急性の末梢神経障害（急性多発ニューロパチー）であり、急性の四肢麻痺をきたす疾患のなかでは最も多い。

○下痢や呼吸器感染症などの先行感染が約70％〜、およそ3/4の患者に認められる。

○キャンピロバクター腸炎の原因となる、*C. jejuni*はすでに病因として確立されており、またしっかりとした軸索型の急性運動軸索型ニューロパチー（AMAN）の病型をとることも知られており、言ってしまえばやや特異なひとまとまりの症候群を形成してしまっている。

○ほかに、マイコプラズマ、EBウイルス、サイトメガロウイルス、ジカウイルス、E型肝炎ウイルス、デングウイルス、新型コロナウイルス (SARS-CoV-2) などの感染がトリガーになりうることが知られている。

○先行感染らしきフェーズを後からレビューし、肝機能障害/肝炎を起こしていた様子であれば、ウイルス感染がトリガーになっていたことを推測してもよいだろう。

○「"非 *C. jejuni*" のギラン・バレー症候群」ともいうべきかもしれないが、上記AMAN以外のサブタイプもあって、急性炎症性脱髄性ニューロパチー (AIDP) と名前が付いている。

○ギラン・バレー症候群にはいくつかの亜型が知られていて、嚥下困難をきたすタイプ、顔面神経麻痺をきたすタイプなどがある。フィッシャー症候群は一番有名であろう。

神経・精神

○抗ガングリオシド抗体はギラン・バレー症候群に特異性が高いことが知られているが、その種類は多く、そして関連する神経症状も多彩・曖昧・複合的ときていて臨床医泣かせであり、単一の抗体検査だけで診断や治療がストレートに決まるほど事は簡単ではない。

○ギラン・バレー症候群に関連する臨床全般にいえることは、診断過程や治療の決定などに際してとにかく「まず臨床的に行う」という点である。

○確たる根拠を得ることに拘泥して、次の判断の時機を逸さない態度が大切である。

疑 い か た

──┤ 診 断 ま で の 経 緯 ├──

○手足が動かなくなるなんてことを想定せずに元気で暮らして
いた主に若年者が、急に末端の症状（手足のしびれや力が入りづ
らさなど）を訴えて受診してきたらギラン・バレー症候群を疑
う。このあたりは（解離症状／ヒステリーもそれなりに混じるが）
オーバートリアージでよい。

○ふだん仕事や学校に行っており、病院などには行かない・行
き慣れていないような者が心配になってわざわざ時間を作っ
て受診してみようと思ったというだけで怪しむべきで、そう
いう患者をみたら、安易に本症を否定しない。

○必ず会って診察し、所見をとるべきである（ギラン・バレー症候
群を疑って脳神経内科医にコンサルトし診察を依頼したのに、"カル
テ診"などという手法をとり診察せずに回答して来た場合、その医師
は脳神経内科医ではないのでもう二度と相談する必要はない）。

○基本的には運動優位に障害される疾患であるが、初発症状は
よく聞くと手足の軽いしびれであることがある。運動と感覚
の両方同時発症、感覚が先行、ともにある。

○運動の低下（脱力、筋力低下）は、上肢よりも下肢に強く、数日
の単位で進行していく亜急性の経過をとる。

○「だるい」「朝起きられない」など、心理社会因子と結びつい
て一瞬「怠け」「大袈裟」「心配性」のように感ずることがある
かもしれないが、これらが軽度の四肢の脱力の表現型である
ことがある。

○Guillainらの原著の記述では、1人の患者の初発症状は
「足のしびれと下肢の脱力感があり、200～300メートル歩く

神経・精神

と止まってしまう」というものだった。逆に言えば、200〜300メートルは歩けるということなのである。

○つまり軽微な脱力は、これくらい負荷をかけてはじめて顕性化するのである。

病　歴

○次は先行感染の病歴を聴く。

○キャンピロバクター腸炎を起こしていたと思われる症状があったかは重要で、これはそう診断されていたことを前提にしない。必ず自分で症状の経過を聞き直す。熱、頭痛が先行し、その後から腹痛・下痢をしたという経過を切り取る。

○肺炎・気管支炎に罹患していたら、肺炎マイコプラズマ感染症かCOVID-19かもしれない。これらはギラン・バレー症候群のトリガーになる。

○あとは肝炎をきたす感染症のグループである。サイトメガロウイルスやEBウイルスの他には、ジカウイルスやデングウイルスがあるが渡航歴が参考になる。

○またE型肝炎ウイルス感染症も先行感染として注目されている[2]。ブタ、イノシシ、シカなどの食肉や内臓の喫食（加熱不十分、あるいは生食）をしたか・そういう食習慣があるかどうかを聴取する。「豚レバー」を好む者はいるものである。

臨 床 診 断

○ギラン・バレー症候群の診断は臨床的に行う。急性〜亜急性の経過、先行感染の存在、運動優位のニューロパチーの組み合わせから疑い、さらに髄液検査を行って髄液蛋白上昇を証明する、という流れである。

○運動神経を傷害する末梢神経障害は、徒手筋力テストにおける筋力低下と腱反射消失で確認する。腱反射消失は重要であり、

通常下肢で行う。

○脳神経障害を伴うことがあり、可能な限り系統的な神経診察を行う。ちなみに脳神経は末梢神経である。

○自律神経障害を伴うことがあり、バイタルサインを確認する。特に血圧の上昇、頻脈、体温上昇などがよくみられる。これは診断上の総合判断に寄与するため、重視すべきである。

○末梢神経伝導検査は、ギラン・バレー症候群を唯一確定的に診断できる評価法といえるが、実施にハードルがある（＝緊急ではできないなど）場合には、臨床診断を優先する。

○ギラン・バレー症候群は初期に診断することは困難だが、日が経過すればするほど、その経過を加味して推論できるので、ある程度日数が経過してしまってからであれば脳神経内科医ならこの疾患を見逃すことはなく、かつ特異的に臨床診断できる。

○小児科医なら川崎病を特異的に臨床診断できるように、脳神経内科医ならある程度経過すればギラン・バレー症候群を他疾患と誤診することはまずない。脳神経内科医のコンサルテーションをためらわないことは大切である。

経 過 と 治 療 ⒊

〜〜〜 経 過 〜〜〜

○述べたように、自然経過では4週以内にピークを迎え、徐々に改善する。

○しかし予後良好と言い切れない疾患である。標準治療をしても死亡率は2〜5％ほどあり、現行治療では20％で1年後に独歩不可となっている。

≋ 治 療 ≋

○ ガンマグロブリン大量点滴静注療法（IVIg）と血漿交換が標準療法である。

○ IVIgは、免疫グロブリン製剤を400mg/kg/日、5日間連日点滴静注する治療法で、すぐ実施でき副作用も強くないので血漿交換よりも好まれる。

○ IVIgは、治療を反復する意義は乏しいとされている。

○ 有望視されている治療として補体抑制療法がある。

○ エクリズマブという補体C5に対するモノクローナル抗体製剤がそれである。

○ 非常に高価な薬剤であるが、歩行不能になるような重症ギラン・バレー症候群にも改善が期待できる。

≋ フォロー ≋

○ 早期からリハビリを行ったほうがよい。

○ 機能予後、生命予後が予測しにくいため、細かいタイムスパンで評価し、その都度本人や家族に現状を説明していくとよい。

References

〈1〉 S Kuwabara et al. Axonal Guillain-Barré syndrome：concepts and controversies. Lancet Neurol 2013；12：1180-8. PMID：24229616

〈2〉 J Fukae et al. Guillain-Barré and Miller Fisher syndromes in patients with anti-hepatitis E virus antibody：a hospital-based survey in Japan. Neurol Sci. 2016；37：1849-51. PMID：27389141

〈3〉 桑原 聡：Guillain-Barré 症候群. 日内会誌 2021；110：1588-90

脊髄損傷・ 腫瘍・ 硬膜外血腫	脊髄梗塞	脊髄炎
慢性炎症性 脱髄性 多発神経炎 （CIDP）	対麻痺 or 四肢麻痺	ギラン・バレー 症候群
髄膜癌腫症	転換症／ ヒステリー	両側延髄 内側梗塞

脳 神経内科医は、病歴と身体診察でかなり特異的にギラン・バレー症候群を診断できる。一方、非専門医の「ギラン・バレー疑い」の患者に対する診断推論には非特異性が伴う。すなわち、非専門医は対麻痺含めて四肢の麻痺症状については鑑別疾患を広く持つことで対応していきたい。またこの魔方陣は、ギラン・バレーではなさそうだと思った後の鑑別図としても使えるはずである。

神経・精神

18. フィッシャー症候群

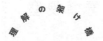

○フィッシャー症候群は、ギラン・バレー症候群と同様、免疫介在性の末梢性ニューロパチーのスペクトラムとして捉えられる。

○①外眼筋麻痺・②運動失調・③腱反射消失を三徴とする症候群として認識されているが、病態としては、急性期の患者の血清中で上昇する抗GQ1b抗体が介在し当該領域の末梢神経に関与することで症状が形成されると理解されている。つまり中枢神経の疾患ではない。

○ギラン・バレー症候群が「運動低下優位±球麻痺±顔面神経麻痺」という様相なら、フィッシャー症候群は「体幹失調優位±外眼筋麻痺±感覚異常」となる症候群である。

○フィッシャー症候群と同じ抗GQ1b抗体が検

出される Bickerstaff 型脳幹脳炎も近縁疾患とされているが、症候としては、「フィッシャー症候群＋顔面神経麻痺／球麻痺＋意識障害」という様相となる。

○ギラン・バレー症候群同様、先行感染があるとされるが、「かぜ」「胃腸炎」のように病原体名を同定し難いことがふつうである。

○*H. influenzae*、キャンピロバクター、サイトメガロウイルスなどが知られている。

○フィッシャー症候群は、思春期〜成人において広く分布し、やや男性に多い。

神経・精神

疑 い か た

① 外 眼 筋 麻 痺

○初期症状としては複視が多い。

○実際にはもっと解像度をぼやかした表現の訴えが多いかもしれない。「目が変」「遠くがぼやける」「目が見えにくい」「目がくらくらする」「まぶしい」などである。

○「ものが二重に見えます」と患者自身がはっきり断定的に言うことはむしろ少ないと心得ておくほうがよい。

○外眼筋麻痺は、実際には外転制限が優勢のことが多く、水平方向の側方視時の複視となる。複視あるいは"複視のようなもの"を訴える患者に対して診察を行い、外転障害を所見として拾うことが診断の第一歩である。

○が、この外転障害は軽微なことも多く、神経診察では所見を検出できないことがある。

○つまり、上記で列挙したような、わりと漠然とした「目に関する症状」を訴える患者や、あるいは複視をはっきり訴える患者などの診察に際し、眼球の運動制限が神経診察ではっきり分からなくてもフィッシャー症候群の可能性は残しておくべきである。

○軽度の外転障害では遠方視で複視が増強するため、一応診察室ではこれを試す。

○フィッシャー症候群では40％もの患者で、内眼筋の障害を認める。すなわち、散瞳や瞳孔不同を認めうる。診察で瞳孔を観察する。

○また、"仲間"の病態であるギラン・バレー症候群や Bickerstaff型脳幹脳炎のほうでむしろみられる顔面神経麻痺や球麻痺は、フィッシャー症候群でもみられうるので注意する（30%）。

○診察者が眼瞼下垂だとはっきりわかる眼瞼下垂は、フィッシャー症候群ではあり得るので留意しておく。

○一方、はっきりとした複視を主訴に受診した場合には糖尿病や脳動脈瘤などであることが多いし、（フィッシャー症候群より）それらを考えることのほうが臨床的には重要である。

○くどいようだが、「複視がないので」「眼球運動はfullで、正常なので」というロジックでは本症を否定したことにならない。「異常はないが複視を訴える」こと自体を（フィッシャー症候群に特異的な?）異常所見としてもいいかもしれない。

○総じて、急にやや雑だが、脳神経障害をみたらフィッシャー症候群を考慮しておくとよい。

② 運 動 失 調

○三徴のひとつの「運動失調」は、体幹失調のことであると理解する。すなわち、徒手筋力テストや四肢の小脳症状をみる診察（指–鼻–指試験など）では正常になる。

○それよりも、患者の「様子（所作）」が重要である。中等度以上の体幹失調では、立位では患者は両脚を広げ、バランスをとるため上肢を横に広げる。また、全体が妙に動揺した感じになる。転倒する場合は横か後ろに倒れる。

○座位にさせたときの無意識の姿勢も重要で、患者は両脚を開き、上半身の動揺を支えようとしてやはり手をどこかにつこうとする。

○座位の状態で「腕を組んでください」と言って、組ませると頭や上半身が動揺する。あるいは、腕を組むことを怖がってやらない。

○可能なら歩行させる。フィッシャー症候群の患者では、バランスを取ろうとして両脚を広げて酔っ払いのように歩き、どちらかというと左右によろめく。

○歩行もスムーズの場合は、つぎ足歩行をさせる。失調があると、できないか、不安定になる。

○これらは体幹失調がはっきりある場合の所見になるが、実臨床で遭遇し得るもっと軽症あるいはごく初期のフィッシャー症候群では、これらの所見・症状がもっともっと淡くなる印象となる。脳内で解像度を調節する。

③ 腱反射消失

○「腱反射消失」は診察所見であり、これを症候群のひとつに入れるのはどうかと思うが腱反射は（良い打腱器を使って）確認する。

○「目を中心とした頭頸部の異常」と「体幹の失調」に関連する症状について、これらが"淡い"ものであってもフィッシャー症候群を疑って拾う必要がある。

○軽度な神経症状であっても、「軽症のフィッシャー症候群」である可能性と、あるいは「これから増悪する、初期のフィッシャー症候群」である可能性がある。

○それを知るにはフィッシャー症候群の典型的な経過（自然歴）を知っておく必要があるが、外眼筋麻痺や失調といった神経症状が始まってからそれらがピークに達するまでの期間は、大体5〜7日くらい（2、3日〜2、3週間）で、外来診療の場合は「次の診察日まで」に、悪化しているか・改善しているかなどがわか

れば、どのフェーズいるかが掴みやすい。

○失調が治るまで1カ月、眼球運動制限が治るまで3カ月、を見込む。

○腱反射の回復は、症状回復の指標にならない（そもそも大半の症例で消失した反射が回復しない）。

検　査

○抗GQ1b抗体は実に9割で陽性となり、秀逸なマーカーといえる。

○髄液検査は発症1週を超えてからのほうが、髄液蛋白上昇がみられやすい。一応実施すべき検査であるといえる。

○末梢神経伝導速度検査や頭部MRIは正常結果となる。

○軽微な神経所見を検知する、ギラン・バレー症候群やBickerstaff型脳幹脳炎などと症候を共有している可能性について検討する、などの理由から、基本的には脳神経内科医にコンサルトするが、運動の低下や意識障害がなければ治療介入の緊急性はない。

経　過　と　治　療

○予後良好であり、基本的に治療をしなくても一相性（単相性）の経過をとって回復する。

○全経過は、眼球運動障害（外眼筋麻痺）からはじまり、そしてこれが一番遅れて回復するので、約3カ月間と考えておくと無難である。失調が先に治る。

○急変・急性増悪・再発があるわけではないので、本来は症状

消失まで見守る必要はないが、軽微な眼球運動制限であっても患者は強く複視を自覚してしまうので、経過をよくみさせてください、と通院が続くことは多い。

○症状の持続は、最長は6カ月までと考えておく。

○体幹失調が回復すれば、あとは複視は遅れて回復するであろうという見込みを伝えてフォローはいったん終了になることが多い。

～～～～～～～～～～～～～～～～～～～～～ **References** ～～

〈1〉日本神経学会監.ギラン・バレー症候群、フィッシャー症候群診療ガイドライン.南江堂、2013

〈2〉楠 進.Fisher症候群の病態と治療：特異抗体の関与.日内会誌 1998；87：617-22

〈3〉M Mori et al. Clinical features and prognosis of Miller Fisher syndrome. Neurology 2001；56：1104-6. PMID：11320188

徐脈

| ギラン・バレー
症候群 | フィッシャー
症候群に伴う
意外な症候 | 低Ｎａ血症 |

便秘

フィッシャー症候群は臨床的に疑う必要があるから、細部が重要になる。細かな症候や所見を足し合わせて組み合わせることで、浮かび上がらせることを狙った魔方陣である。

19. ベル麻痺

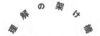

○急性の片側性顔面麻痺を生ずる疾患である。

○むろん顔面神経であり、支配する顔面筋の運動麻痺を呈し、いわば急性顔面神経単ニューロパチーと言い換えられる。

○単純ヘルペスウイルスの関与が示唆されている。

○両側同時発症、他の脳神経障害の併発などの例外はあるが、そうした例外事項は脳神経内科医や耳鼻咽喉科医へコンサルトする。

○人口10万人対20〜30の比較的ありふれた疾患であり、一般内科外来を受診することも多い。

疑 い か た

○「顔が下がる」「口に含んだものがこぼれる」「目が閉じられない」といった自覚症状が、数時間から数日の経過で生じてくる。

○急性の経過ではあるが、即座に夜間救急外来を受診するほどにはすぐに受診閾値を越えない疾患である。1～3日くらい経って治らないので受診した、という患者が多い私感がある。

○片側顔面麻痺は、診察者からすると非常に印象的な所見（顔貌）であり、側からみればまこと急な異変が生じた感があるものだが、それに比べると罹患した患者自身は意外にも相対的に鈍感であるように思える。強い病識を得るまでの delay がある。

○他覚的な徴候としては、麻痺側の顎部のしわが浅いか消失していて、眉毛が下がり、半目のような感じで瞬きが弱く閉眼に左右差があり、鼻唇溝もやはり浅いか消失し、口角は下垂している。

○顔面神経麻痺なので、眼瞼下垂は呈さない。眉毛が下がることと眼瞼が下がることとは区別する。

○ベル麻痺では片側の前頭筋麻痺が起こるため、額のしわに左

右差ができる。患者に検者の指の先を見てもらい眼よりも上方に上げて凝視させると、麻痺側の額ではしわがよらないか浅くなっていることがわかる。

○眼輪筋麻痺により、閉眼不全となる。多くのケースで眼が充血している。乾燥によるものである。

○口周囲の筋麻痺のため、麻痺側の口角から、ふくんだ液体がこぼれる。

○液体だけではなく空気もこぼれるので、発話や食事についても本来の調子でできないということになる。

○診察では「イー」と言わせることで、笑筋や大頬骨筋の筋力低下を確かめる。

○頬をふくらませて空気を溜めることができるかをやらせて、できない場合は口輪筋麻痺がある。

○またアブミ骨筋も顔面神経支配なので、ベル麻痺では麻痺側の聴覚過敏（うるさく聴こえる）があり得る。

○同じように、舌前 2/3 の味覚障害を生じ得る。

○所見をしっかりと集めれば、中枢性と迷うことはふつうないが、一応は考慮すべきなのが中枢性顔面麻痺である。

○一番有用なのが、前頭筋麻痺の有無であり、中枢性ではしわよせは障害されない点である。

○また中枢性では、麻痺側の聴覚過敏や舌前 2/3 の味覚障害は伴わない。

○ベル麻痺と、帯状疱疹の罹患（皮疹）のはっきりしない Ramsey Hunt 症候群との区別は非常に困難である。

○ベル麻痺とした患者の中に、Ramsey Hunt 症候群が紛れているかもしれない、と捉えておくしかない。

経過と治療

◇◇◇◇ **経 過** ◇◇◇

○未治療で70%は自然治癒する。

○ステロイドの使用で、全体の90%以上は治癒している。

○重症例では後遺症を残す。エキスパートオピニオンであろうが、「治療が遅れると後遺症を残す」ということが通念となっているように思える。

○顔面という頭頸部における麻痺や機能や美容面で問題となる疾患であり、「治療をしなかったことや遅れたこと」が後遺症と関連するエビデンスがないとしても、後遺症が残った場合にステロイド治療をされなかったことや遅れたことを患者から責められるかもしれない。

○比較的高齢者や、糖尿病患者のベル麻痺罹患で、ステロイド治療をためらう気持ちはわかるが、糖尿病を治療すればいいだけのことであると思うがどうだろうか。

○一方ベル麻痺の治療は、早く開始するほうがどうやらよいらしい。

○あえて「経過」の項に記述するが、ベル麻痺を顔面神経麻痺の原因のひとつだと考えれば、一応鑑別疾患は存在する。

○稀なものが多い。白血病やリンパ腫の浸潤、ギラン・バレー症候群、サルコイドーシス、HIV感染症などがある。

○さらに稀で、もはや趣味のような鑑別疾患だが、ライム病でも顔面神経麻痺を起こし得る。

○「ベル麻痺疑い」の患者全例に、ベル麻痺の治療前に完全にこれらを否定するプロセスはむしろ踏んではいけない。しかしベル麻痺の治療経過中に改善が思わしくないとか、悪化傾向

神経・精神

―― ベ ル 麻 痺 ――

がある場合には検討してよいかもしれない。

<hr>

治 療

○副腎皮質ステロイドを、比較的大量に使用する。

○できれば即座に処方する。

○具体的な処方例は、ここではガイドライン〈1〉とは異なる推奨をする。

○プレドニゾロンを使用し、80mgを4日間、60mgを2日間、40mgを2日間、20mgを2日間で合計10日間治療するやり方〈2〉である。

○耳鼻咽喉科医へ受診させることは望ましいが、すぐに無理なら非専門医が処方してもよい。

○他方、抗ヘルペスウイルス薬の推奨度はガイドライン〈1〉では比較的高い。

○推奨用量も多いが、個人的には保険適用内でよいように思える。すなわち、帯状疱疹とするならバラシクロビル1,500mgを7日間、単純疱疹とするなら750mgを5日間併用する。

○ステロイドは、この用量だと糖尿病がある場合には必ず悪化する。読者が内科医なら治療強化することを控えないようにしたい。

○また、不眠や血圧上昇、浮腫など比較的すぐに生ずる副作用も意識しておきたい。

○バラシクロビルは腎機能に応じた用量調節が必須であるため、自信がないまま導入しなくていい。ステロイドは腎機能に関係なく上記用量を使ってよい。

○リハビリテーションは、介入による顕著なエビデンスは示されていないようだが、軽症でなければ実施したほうがよいという

立場をとる。

〇麻痺の回復を目的に行えば、不安を軽減することもできる。

―――― **References** ――――

〈1〉日本神経治療学会．日本神経治療学会ガイドライン 標準的神経治療：ベル麻痺．2019
　　https：//www.jsnt.gr.jp/guideline/img/bellmahi2019.pdf
〈2〉國松淳和．ステロイドの虎．金芳堂、P.188-90、2022

神
経
・
精
神

20. ニューロパチー

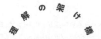

○ ニューロパチー（末梢神経障害）という概念は、病態を包括的に述べているだけの括りであり、中枢神経障害との対比あるいは内科疾患に由来する症候として記述・認識されることが多い。

○ よって、脊椎関節炎のときと同様、ニューロパチーはこれをグループ名と捉えたほうがよいかもしれない。または病態の性質を総論的に述べたもの、となるだろう。

○ 内訳となる具体的な疾患・病態名で説明したほうがさすがにわかりやすい。

○ 糖尿病の合併症としての糖尿病性ポリニューロパチー、多発単神経炎の病型をとる血管炎に伴うニューロパチー、代謝や栄養障害や薬剤性に生じうるニューロパチー、悪性腫瘍に

伴う傍腫瘍性ニューロパチー、ギラン・バレー症候群や慢性炎症性脱髄性多発根ニューロパチーに代表される免疫性ニューロパチー、あるいはかつて家族性アミロイドポリニューロパチーと呼ばれていた遺伝性ATTRv（amyloidogenic TTR variant）アミロイドーシス、遺伝性ニューロパチーなどがある。

○ニューロパチーが総称的な概念であるならば、これを解説するにはこれらの内訳となる個別の疾患・病態について詳述せねばならないが、それをするとやや専門的となりすぎてしまう。

○そこで、ここでは各病態についてオムニバス的に簡単にエッセンスだけを記述していくことにする。

神経・精神

ニューロパチーの病態

糖 尿 病 性 ポ リ ニ ュ ー ロ パ チ ー

○糖尿病性の末梢神経障害には、糖尿病性多発神経障害という包括概念がある。

○糖尿病性多発神経障害の中では、遠位性対称性多発神経障害と糖尿病性自律神経障害が主なものである。

○足底や足先といった下肢の遠位から、およそ左右対称に、感覚神経障害で発症することが特徴である。

○しびれ、痛みなどはもちろんだが、こむらがえりも初期症状とされている。

○進行によって、これらの症状の強度がリニアに悪化していくのなら話は簡単だが、実際には次のフェーズは感覚の低下となる。つまり、いろいろと鈍くなっていき、神経機能が衰えていく。

○自律神経障害もこのあたりからである。自律神経症状であるので大概地味であり、ただの不快症状くらいであるのでこれを糖尿病性多発神経障害だと正確にみなすことは現実問題わりと困難である。

○運動障害から発症する、左右差が目立つなどのような場合には、これは糖尿病性の神経障害の特徴ではないので、別の病態を考える。

○診断は、症状で疑うが、糖尿病があるような文脈であるはずであるから疑わしい時点でもうあるとみなせることが多い。

○対策は、糖尿病の管理となる。対症療法は、一般的なしびれ・

神経障害性疼痛に対するものと同じであり、プレガバリンをはじめとした神経痛の治療薬を用いる。

血管炎に伴うニューロパチー
〈多発単神経炎〉

○小動脈〜細動脈を主に障害する血管炎にとって、末梢神経の梗塞が起こることによる。

○原疾患としては、顕微鏡的多発血管炎や好酸球性多発血管炎性肉芽腫症の発症あるいは悪化として起こることが多い。他に、多発血管炎性肉芽腫症、結節性多発動脈炎でも起こりうる。

○症状の特徴は、左右差があり、四肢の遠位で、感覚優位だが運動も侵しうることである。

○感覚のみはあるが、運動のみというのはない。ただし「運動がメイン」の場合は、感覚障害がちゃんと認識されていないこともあるので、運動のみだからと安易に本症を否定しないようにする。

○経過は急性あるいは亜急性に発症する。

○治療は「ステロイド＋免疫抑制剤」で、病態発症を認識したらすぐに始める。

代謝や栄養障害や薬剤性に生じうるニューロパチー

○ビタミン B_1 欠乏性、葉酸欠乏性、アルコール性、尿毒症性、化学療法によるもの、などがある。

○ビタミン B_1 欠乏性ニューロパチーはいわゆる脚気に含まれる病態で、偏食、アルコール依存、胃切除などを背景に今でも発症しうる疾患で、むしろややコモンな病態である。

○ニューロパチーとしては、下肢遠位が主な罹患部位で、しびれ・疼痛・異常感覚が多い。感覚よりも運動（脱力）メインになるという記述もあるが、感覚メインも多い（ただしアルコール性ニューロパチーが混在している可能性もある）。

○診断は血清ビタミンB$_1$を測定するが、病歴や患者背景のほうが診断の根拠にしやすい。測定値を待たず、ビタミン投与を始めるべきである。

○また、ビタミンB$_1$だけ欠乏する病態はふつうないと考えておくのが常識的で、他の栄養、ビタミン、微量元素なども欠乏あるいは低下していると決めてかかるくらいがちょうどよい。鉄、亜鉛、葉酸含む他のビタミン欠乏も想定する。

○薬剤性ニューロパチーという範疇では、抗がん剤によるニューロパチーが有名で中でも代表的なのはシスプラチンである。がん患者はニューロパチーを発する要素や要因が多い。

悪性腫瘍に伴う傍腫瘍性ニューロパチー

○傍腫瘍性神経症候群という括りで考えることが多い。中枢性では辺縁系脳炎や小脳変性症が多く、末梢性では亜急性感覚性ニューロノパチーが多いが他の病型もある。

○亜急性感覚性ニューロノパチーは、pureな感覚性ニューロパチーで、数カ月の経過で進行する非急性・非慢性の発症をする病態である。

○四肢のしびれ、および深部感覚障害による運動失調がみられ、後者を反映してRomberg徴候（閉眼時に動揺が大きくなり倒れる）が陽性となり、腱反射は消失し、wide-basedな歩行となって転倒しやすくなる。他方、筋力低下はみられにくい。

○肺癌（小細胞癌、腺癌）が多く、乳癌、卵巣癌でもみられる。

○治療は原発巣の除去・がんの治療そのものになるが、神経そのものへの治療も試される。細胞傷害性T細胞の関与が知られて

おり、血管炎の治療のようにステロイドやシクロホスファミ
ドを用いる。

免 疫 性 ニ ュ ー ロ パ チ ー

○臨床的には、急性と慢性があり、それぞれの代表的な病態は
　ギラン・バレー症候群および慢性炎症性脱髄性多発根ニュー
　ロパチー（CIDP）である。

○特に前者はコモンで、独立させて本書内に別記している。

○後者（CIDP）は2カ月以上の経過で進行する四肢の筋力低下
　で疑う。多巣性運動ニューロパチーとの鑑別が難しい疾患で
　ある。

○腱反射は減弱あるいは消失し、筋力だけでなく、末端優位の
　異常感覚を伴っていることが多い。

○末梢神経伝導検査による電気生理学的な所見が重視される。
　脳神経内科へのコンサルトも行う。

○治療は、ステロイド、IVIg、血漿交換などが試みられる。

遺 伝 性 ATTRv ア ミ ロ イ ド ー シ ス

○この疾患に伴うニューロパチーが有名で、トランスサイレチ
　ン型家族性アミロイドポリニューロパチー（ATTR-FAP）との
　呼称がまだ通用しやすいかもしれない。

○遺伝性／家族性などと病名についていながら、成人発症しう
　る。

○アミロイドーシスの一症候としてのニューロパチーという理
　解が重要で、診断は神経疾患の診断というよりアミロイドー
　シスという全身疾患としてみていくことでなされる。

○ただ本疾患は、小径線維ニューロパチーを初発症状として発
　症することが多く、下肢末梢優位の感覚障害および多彩な自

律神経障害が認められるため、発症初期ほどアミロイドーシスとして疑うことが難しい。

○前者は、温痛覚障害が先行するのに、触覚・深部感覚障害の程度が軽いか目立たないという「解離性感覚障害」が特徴的である。上肢を含めて、四肢にしびれ・疼痛などもみられる。

○後者は、立ちくらみや失神といった起立の不耐性、下痢や便秘、嘔気・嘔吐などの消化器症状、排尿障害などがみられる。

○稀に思える病態にも関わらず取り上げたのは、治療に進歩がみられるからである。

○治療はアミロイドーシスとしての治療となり、肝移植のほか、トランスサイレチン型アミロイドーシス治療薬であるTTR四量体安定化剤が現在では使用できる。

遺 伝 性 ニ ュ ー ロ パ チ ー

○遺伝性ニューロパチーの分類は非専門医には学習しにくいが、遺伝性運動感覚性ニューロパチーと分類される病態の代表が、いわゆるCharcot-Marie-Tooth病（Charcot-Marie-Tooth disease；CMT）である。

○近年の遺伝子解析法の進歩により、確定診断がつけやすくなった分野である。

○CMTは、一般的には下肢優位・遠位優位の筋力低下と感覚障害が緩徐に進行する、遺伝子異常によって生じるニューロパチーの総称である。

○足の凹足変形、下肢遠位筋萎縮（逆シャンペンボトル）が臨床的な特徴である。このような知識は侮れない。

○発症年齢は、遺伝性疾患らしい若年発症（0〜20歳）だけでなく、中年発症もあり、むしろこのふたつにピークがあり二相性分布を示している。

○軽症で、高齢発症あるいは診断の遅れを生じている CMT 例を見逃すべきではないが、まずは中高年にも本症の患者がいるという意識を持つことからはじめたい。

―――― References ――――
〈1〉髙嶋 博 編．最新のニューロパチー診療．日内会誌 2019；108：1515-65

神経・精神

21. 良性発作性頭位

○ 良性発作性頭位めまい症は、三半規管の卵形嚢の平衡斑に乗っている耳石が剥がれて、半規管に入ることでめまい症状が誘発されて発症することが通常である。

○ 平衡斑は、上から耳石層、ゼラチン層、クプラ下層の３層構造からなり、最上層に炭酸カルシウムの結晶が乗っている。これが耳石だが、実際には砂のようであり平衡砂と呼んだりする。

○ 耳石は夜間のうちに卵形嚢から剥がれ、卵形嚢内の内リンパ液を浮遊し半規管に入っていき、夜間のうちに待機するかのように存在している。そして覚醒し最初の体動で耳石が動きめまいを感じることになる。自然、本症は早朝起床時の発症が多い。

めまい症

○半規管は3本あり、後半規管の罹患が最も多い（60%以上）。

○これは後半規管が位置的に卵形嚢の下となるため、浮遊した耳石が重力で一番落ち込みやすいのが後半規管というわけである。

○次に多いのが外側半規管型である。

○良性発作性頭位めまい症は、やや高年者に多く、50〜60歳台にピークがある。

○回転性めまいが発作的に起こる疾患であるが、そのイメージが強すぎると病歴聴取の際に「回転性の有無」が関心の的になってしまう。

○それよりも、病名通り、頭位変換で生じる

めまいであることを強く認識する。

○ 良性発作性頭位めまい症は、嘔気(悪心)、とき
に嘔吐、各種不快感を催す疾患で、得てして
強度である。

○ 高齢者などでは、むしろ嘔気・嘔吐が目立っ
て、めまいが認識されていないこともある。

○ めまい自体も通常まあまあ激しく、目が覚め
て間もなくまだ夢うつつの状態で急に生じる
ため、経験していなければ混乱も激しく、救
急要請・救急受診の閾値を容易に越えてくる。

○ めまいの持続時間は短く10〜20秒、長くて
60秒以内とされるが、細かく反復するので、
症状の強度と相まって患者の体感は1分など
と短くは感じない。

○ 症状の余韻や心因反応も含めれば、ふつうト
ータル2、3時間は強めの病悩期間があると
考えておく。「1分以内」というよくある正論

すぎる記述を重視しすぎない。

○他方、回転性の性質の症状の持続が短すぎて患者がそれを十分認識できず、浮動性のめまいと悪心の訴えのみとなってから受診した場合、良性発作性頭位めまい症の診断が難しいこともある。

○また、明瞭な回転性めまいがあるうちに耳鼻咽喉科医が診察できることは稀で、改善してから「朝にめまいがつらかった」という事情で一般外来を受診することは多く、そうなると患者の記憶が頼りになる。よって、診断には病歴聴取が最も重要視されることになる。

疑 い か た

○「そのめまいは、まだ寝床にいるうちに起きましたか?」。これが良性発作性頭位めまい症を念頭に置いた病歴聴取の最初の質問として適している。

○同じ「朝」でも、目が覚めた後ふつうに起床しトイレや朝食の準備などいつもどおりのことができていたはずなのに、そのさなかに急に起きためまい・嘔吐は、それは良性発作性頭位めまい症ではないとしたほうがいい。

○覚醒が曖昧でも(まだ床の中にいる段階での寝返りだけで)生じるのが良性発作性頭位めまい症である。

○その朝最初の寝返りで最初の発作を生ずるのがふつうだが、頭位安静ですぐにめまいは改善するので体動や行動は意外ととれる。それがゆえに次の体動で次の発作が誘発されてしまう。

○頭を起こしたとき・起き上がったときにめまいがしたか? は賢明な質問ではない。特に良性発作性頭位めまい症が疑わしくはない患者において有用ではない。

○良性発作性頭位めまい症を狙ったら、「横になったときにもめまいが悪化したか?」という質問がよい。

○救急以外の受診については、早朝発症だとして、ひどい発作は山を越えたものの浮動感や若干の嘔気が残っているということや「ひどいめまい」のインパクトや恐怖などからその日の予定をキャンセルし受診を決断し、そのまま朝一番あるいは午前中に予約外受診をしてくるというのが通例である。

○そのときは車椅子などに座り、タオルやハンカチを口に押さえ

て、あるいは手で目を覆って前かがみになって待合室で待っている姿が典型である。

○血圧が非常に上昇している場合、脳梗塞や脳出血から疑う。

○良性発作性頭位めまい症でも、血圧が反応性に平素より高まっていることもある。

○「夕方、リビングでソファに座ってテレビを観ているときに急に強い嘔気と回転性めまいで発症した」というのも良性発作性頭位めまい症ではない。

○良性発作性頭位めまい症は頭位変換時のめまいであるので、「じっとしていると治るか」という質問も有益ではある。

○回転性の有無の問診は、「ぐるぐる回る感じですか？」ではストレートすぎる……というか少し信憑性に欠く（偽陽性が多い）ため、「天井や景色・視界がガーッと動くようなめまいですか？」などとアシストして聴くべきである。

○良性発作性頭位めまい症は、病歴聴取によって典型だと言い切れるものをまず診断する。

○まとめるようにいえば、良性発作性頭位めまい症のめまいは「朝まだ寝床にいる段階で寝返りを打っただけでも誘発される頭位変換時の回転性めまいで、反復しつつも数時間のうちに大体落ち着いてきたもの」なのであり、またこれに強い嘔気を伴う。これを良性発作性頭位めまい症と診断する。

○少しでもこれからずれているようであれば、良性発作性頭位めまい症だと一直線に考えなくてもよい。良性発作性頭位めまい症を考えつつ、別の鑑別疾患を検討する。

○良性発作性頭位めまい症の治療は、耳石置換法などを除けば対症療法となるが、これは別の疾患の診断や治療の邪魔にならない。良性発作性頭位めまい症の症状（苦痛）は強く、併行して対症療法することはむしろ必須である。

神経・精神

本 当 に 問 題 に な る
鑑 別 疾 患

───────────────(AICA 梗塞)───

○「良性発作性頭位めまい症の鑑別疾患」などと構えると、前庭神経炎とかメニエール病などを想起するかもしれないが、本当に問題になる鑑別は脳梗塞である。

○比較的大きな小脳出血はCTを撮れば診断できるだろう。しかし、小さな脳幹・小脳梗塞ではCTはもちろんMRIをもってしても完璧な検査とならない（感度に限界がある）。

○しかも一部の脳幹梗塞・小脳梗塞では、梗塞サイズが小さくても、強い症状が出現しうる。

○すなわち、MRI検査の前に「脳梗塞らしさ」が十分高いのであれば、MRI陰性をもって脳梗塞は否定できないことになる。

○良性発作性頭位めまい症の「本当に問題になる鑑別疾患」は、AICA（anterior inferior cerebellar artery：前下小脳動脈）症候群である。

○AICAは、小脳だけでなく、橋下部、延髄上部も栄養しこの領域には前庭神経核、蝸牛神経核、三叉神経核、顔面神経核が含まれる。内耳を栄養する内耳動脈も主にはAICAから分枝することが多い。

○よってAICAが閉塞を受けると、めまい、難聴などの急性の内耳症状を呈する。これが時に良性発作性頭位めまい症と臨床像が酷似するのである。

○さらには、AICAの細い分枝の梗塞では、画像のスライス厚よりも小さい梗塞となって画像検査の感度をすり抜ける一方、自覚症状が前庭症状のみといった限定的なものとなることがあるた

め、急性期の脳幹梗塞を見逃す条件が揃ってしまう。本症は、文字通り良性だがごく稀に傍に"悪魔"が棲んでいるのである。

○AICA症候群は、AICA梗塞と呼んでもいいが、どんな病型でもふつうは回転性めまいを伴う(3)。よって回転性めまいだから末梢性めまいであろうというロジックは間違っている。

○良性発作性頭位めまい症疑いで診察して、眼球運動障害があったら、診断を良性発作性頭位めまい症とはせずにAICA梗塞を考えて対応する。

○良性発作性頭位めまい症疑いで診察して、難聴や耳鳴がはっきりするなら、診断を良性発作性頭位めまい症とはしないでおくのは当然として、メニエール病などの他の末梢性めまい症の診断も保留しておく。先にAICA梗塞を考えて対応する。

○問題は、<u>眼球運動障害がなく、難聴や耳鳴が軽微で（あるいは自覚閾値未満で）、しかも良性発作性頭位めまい症類似の回転性のめまい症で来たとき</u>である。このとき、良性発作性頭位めまい症と診断する誘惑に駆られるが、即座に良性発作性頭位めまい症とするのは保留しなくてはならない。

○ここで活きてくるのが、前述した「良性発作性頭位めまい症として典型といえないものは良性発作性頭位めまい症と即断しない」というストラテジーである。これを支えるのが、典型的な良性発作性頭位めまい症の病歴の熟知である。

○たくさんのめまい症状の患者の中から、AICA梗塞（内耳梗塞）のような診断が難しくしかも稀な疾患を拾い上げるには、AICA梗塞のことを覚えるよりも、（良性発作性頭位めまい症としての）<u>例外を許さない確固たる意志</u>がときに必要となる。

○すなわち、朝最初の体動で発症した頭位変換性のめまい発作で、「少しの頭部静止で軽快＋次の少しの頭位変換で悪化」を細かく反復するさまを病歴で捕捉できたときのみ、良性発作性頭位めまい症の診断の前提としたい。

○たとえば、起床時まだ寝床での発症ではない（同じ朝でも少し生活を始動した後の発症はおかしい、頭位変換をトリガーにしていない発症はおかしいなど）、安静での症状軽快が悪い、血圧が顕著に上昇している、血管イベントのリスクや既往がある、失調がみられる（つぎ足歩行ができないなど）などがあれば、良性発作性頭位めまい症に思えてもその診断をいったん保留する。

○あるいは、良性発作性頭位めまい症と言い切れない、眼振のある患者に、画像検査以外の方法で中枢性の急性前庭障害の所見が検知できれば一番いいということになる。それには head impulse test（図1）と test of skew deviation（図2）は有用である。

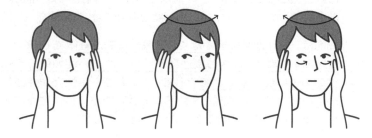

患者の正面に立ち、検者の鼻を注視させる。患者の頭部を持ち顔面を左右どちらかに20°程度回旋する。その状態でも鼻を注視し続けてもらい、素早く正中に戻す。前庭障害があれば鼻を注視することができず、目線がずれてしまう。

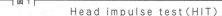

図1　Head impulse test（HIT）

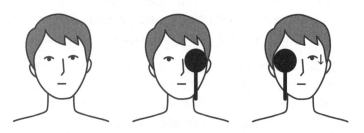

患者の正面に立ち、検者の鼻を注視させ片方の目を覆う。それを急にどけた瞬間、目の眼位が垂直方向に動くかをみる。これを左右で評価する。

図2　Test of skew deviation

○ざっくり言えば、head impulse test は急性前庭障害が前庭由来に起きているかどうか、test of skew deviation は中枢由来に起きているかどうかをみる試験であり、総合判断の足しにする診察手技である（もともと身体診察とはそういうものである）。

○Head impulse test は前庭機能である頭位眼球反射が低下しているか、test of skew deviation は、中枢の左右の眼位の調節機能が低下しているかについて、それぞれ検出を試みる診察である。

○これらの身体診察でどちらかひとつでも陽性であれば、AICA 梗塞が否定できないとし、中枢性の前庭障害を疑っておく。

○つまり、身体診察を組み合わせるほうが、MRI を感度で凌駕できるという状況が存在するのである。

○めまいの改善が乏しいことも、脳梗塞を疑う端緒としていいかもしれない。つまり、入院観察が無難ということになる。

○誤解がないように言い添えると、良性発作性頭位めまい症を疑ったら全例入院すべきという意味では決してない。

○発作発症直後に救急要請してしまった良性発作性頭位めまい症疑いは disposition の判断が難しい（良性発作性頭位めまい症っぽくても入院観察することもあるだろう）が、一般外来などに来る良性発作性頭位めまい症は、だいぶ症状が軽減した状態で受診し「今朝起こったこと」を相談しにくる、という臨床ゲシュタルトとなる。

○受診に及んでも、（頭位静止でも改善せず）ずっと症状があるようなめまい症はそもそも良性発作性頭位めまい症らしくなく、中枢性も否定できないという態度がよい。

神経・精神

経 過 と 治 療

○半分が2～3日以内に寛解し、1週以内には2/3が寛解する良
　性の経過をとる。

○10～30％で再発がある。半分が同じ半規管で再発する。

○嘔気にはメトクロプラミドを使用する。

○発作直後のめまい自体には、ヒドロキシジン（アタラックス®25mg
　の点滴静注）を使用する。

○嘔気・めまいの双方に、ジフェンヒドラミン含有の配合剤であ
　るトラベルミン®が有効である印象があり、1日3回まで頓用
　できる。

○五苓散は、急性期の症状緩和にも発作予防としても効果的な印
　象がある。

○漢方薬にしてもベタヒスチンメシルにしても、あまり効果はな
　いという者もいるかもしれないが、良性発作性頭位めまい症の
　治療はそういうことではない。頭部を動かすことに恐怖してい
　る患者に服薬という「行動」を処方しているのである。

○服薬をするには、起き上がり、薬と水を用意して服用するとい
　うプロセスが必要である（横になって水・薬を飲むことはできない）。
　その所作のなかで頭部が適度に振られ、良性発作性頭位めまい
　症の急性期リハビリになっているともいえる。

○私は、受診した翌日の朝起床後に「トラベルミン®錠＋五苓散1
　～2包」を一度に服用することを、頓服ではなく、指示するよう

にしている。

〰〰 **フォロー** 〰〰〰〰〰〰〰〰〰〰〰〰〰〰〰〰〰〰〰〰〰〰〰〰〰〰

○良性発作性頭位めまい症が、良性で、1分でめまいが止まる
などの知識を振りかざしても患者が救われない。

○患者は、断続的に続くめまい発作誘発の不安・苦痛とその日
は戦い、そして翌朝にも生じるかもしれないと恐怖し、それ
が数日〜1週間続くのである。

○明日自分がなるかもしれない疾患の患者に対して、塩対応を
するべきでない。

○エビデンスどうこうではなく、ベタヒスチンメシルでも漢方
薬でもなんでもいいので、特に初発の良性発作性頭位めまい
症では1週間処方して再診させて確認してあげるとよい。

○何事も初回が大事で、その経過で患者が安堵すれば、平衡感
覚の知覚過敏（持続性知覚性姿勢誘発めまい、恐怖性姿勢性めまい
など）に至りにくいのではないかと想像している。

○初回の良性発作性頭位めまい症の診療は、丁寧にやってほし
い。

○丁寧にされずに終わった患者がその後パニック症を反復した
り不安障害や身体症状優位のうつ病になって私の外来を受診
する事例が、あとを絶たない。

神経・精神

〜〜〜〜〜〜〜〜〜〜〜〜〜〜〜〜〜〜〜〜〜〜〜 **References** 〜

〈1〉武田憲昭．良性発作性頭位めまい症．耳鼻臨床 2001；94：763-76
〈2〉大塚康司．良性発作性頭位めまい症の診断と治療．日耳鼻会報 2019；122：243-45
〈3〉H Lee．Neuro-otological aspects of cerebellar stroke syndrome．J Clin Neurol 2009；5：
　　65-73．PMID：19587812

22. 片　頭　痛

○片頭痛は、一番有名な一次性頭痛のひとつだが、いまだ病態生理は完全にはわかっていない。

○年代別・性別では、「若年・女性」で一番有病率が多い。

○国内の調査で、高校生は10％[1]、中学生は5％[1,2]、小学生では3.5％[3]で片頭痛の基準を満たすという統計があり、かなり若い段階から発症するのが片頭痛であると理解しておきたい。

○このような高校生以下のような年齢で発症した片頭痛患者が、片頭痛があると認識されずに成長し、成人になってある程度経ってからようやく片頭痛として診断されることは多い。

○つまり「診断時の年齢」がなまじ高いせいで、「症状に困って受診した時期」が「真の発症時

期」よりもずっと後になり得ることを忘れやすい。

○片頭痛の発症年齢が低いということを覚えておくことは、頭痛の診療そのものにも有用になる。

○たとえば40歳発症の頭痛に、安易に片頭痛の診断を下さなくなる。40代以上発症の初めての頭痛患者に、片頭痛の診断をすることはしないのが健全であり、するとしても最大級の警戒をもって、そして責任をもってすべきである。

○頭痛を主訴に受診した患者が、通常の病歴聴取や除外する検査を行った上で、非常に典型的な片頭痛だったという場合でも、本

人が長い間それを「困り事」としていなかったといったようなことはしばしばある。

○それが片頭痛であり、「発症年齢が若い」というファクターを本書では最重要視したい。

疑　い　か　た

診 断 ま で の 経 緯

○典型的な片頭痛の特徴を問診でコレクトし、臨床的に診断するのが片頭痛である。

○そのためには典型的な片頭痛の病像を知ることが重要であり、これをいつも核とすべきである。

○すでに述べたが、発症年齢がかなり若い（10〜20歳台としておく）ことを意識する。そしてそのことを特に積極的に確認すべきである。

○片頭痛の家族歴があると可能性が高まる。

○頭痛自体は発作的で、鈍痛が持続するような場合は、非典型である。片頭痛では、発作時に吐き気を伴うことが典型である。

○発作時には、横になっていたい感覚になり、たとえば今している作業の手を休めたくなるほどのしんどさである。

○発作中、感覚過敏（光や音）がある。静かなところに移動したくなるか、目を閉じていたいか、などのように聞く。

○バクバク・ズキンズキン・ドクドクするという病感あるいは
　疼痛感覚がある。

トリガー／増悪因子

○なるべく具体的なものをたくさん知っておく。

○食べ物や飲み物で、チョコレート、チーズ、赤ワインは有名
　だが、患者特有のものもある。

○赤ワインだけではなく、アルコールで誘発されることもある。

○摂っても発作がひどくならないとわかっているなら、避けな
　くてもよい。

○悪天候（雨天、台風など）、気温差（冬に屋内から屋外へ出て、歩い
　て駅に向かっている最中など）がトリガーになるように感じる患
　者が多い。

○ストレスや疲れ、負荷や緊張の多い場面や労働などもトリガ
　ーになるが、特に、どちらかというとそういうものから解放
　されたときに起きやすい。

○したがって、仕事や学校が終わって帰宅した後（＋飲酒をした
　など）、休日の朝たくさん寝て起きた後（睡眠過多が発作誘発因
　子になることが知られている）などに発作が出ることがある。

○月経やピルなども発作誘発に関連することがある。

診断のために有用な情報
― 典型片頭痛の病像

○若年者の頭痛で、およそかなり昔から頭痛が実はあって、そ
　れが繰り返されていた経緯がある。

○その患者にとって「お決まりの発作」が反復されていて、身

内にも「頭痛持ち」がいる。

○頭痛は発作的で、元気であったところへ急に頭痛が来る予感がし、案の定頭痛に襲われる。

○そのさまはすでに述べたとおり、拍動性であることが典型で、吐き気や感覚の過敏が起こり、頭痛自体もひどいため横になっていたいと思うほどである。

○早いと1時間以内にピークに至り、遅くとも数時間〜半日でピークに至るが、そのときに服用した鎮痛薬があまり効かず、追加して服用することも諦めていることが多い。

○全体的に、片頭痛患者には頭痛が起きてしまうことに対してある種の諦念があり、受診閾値をあまり安易には越えない（頻回受診をしない）。

○発作は、大体同じような状況で引き起こされるため、前項にあるようなトリガーを患者自身がいくつかすでに知っていることがある。

○「頭痛が来るかどうかわかるか」という問いに、ほぼ全員の片頭痛患者が「わかる」と答える。

○以上のような事柄を病歴聴取で汲み取り、これらをおおむね満たすような状況であれば片頭痛と呼ぶことができると考える。

○また、繰り返し聴取した病歴が片頭痛と合致しているかは検討を重ねる。

○このようにして診断するのが片頭痛診断の実際である。

マネジメント

○「片頭痛であればトリプタン」と1：1対応させておくのではな

く、「片頭痛・緊張型どちらであっても第1選択はNSAID」と考えておくほうが、臨床医的な発想である（実際的である）。

○もちろんトリプタン系でもいいのだが、診断が間違っている可能性があることと、トリプタンを用いるとしても「服用のタイミング」が重要であるため、患者が慣れないうちはまずは頓服を上手くやらせる指導のほうを優先する。

○実際、ほとんどの頭痛患者が鎮痛薬の頓服が下手である。

○飲むべきタイミングで飲めないことが続くと、タイミングが悪いせいなのに「（この）薬が効かない」となってしまう。また、発作自体に無策になってしまい「頭痛は我慢するもの」とあらかじめ諦めてしまっている者も多いのである。

○そこで、片頭痛の初手としては「NSAIDの頓服」を推奨する。

○痛みを感じたらすぐ飲ませるようにする。これは一番重要である。

○「痛みが出て、悪化してどうしても我慢できなかったら飲む」という指導は、片頭痛治療に関していえば、不適切というよりある意味禁忌（＝かえって状況を悪くするという意味）である。

○薬をすぐ飲めるようにするための現実的な工夫を教える。そのためにまず、薬の場所を一緒に確認する。

○「自宅リビングの引き出しの奥」などはアクセスしづらく問題外で、バッグの中というのもいまいちである。

○つまり、痛いと感じた時に、薬を即服用できる場所に薬があるか・服用できるかという現実検討が重要で、これを踏み込んで患者と一緒に具体化する。

○学校・仕事など出先で出やすい人であれば、たとえば、シャツのポケットに1錠分を入れておく、ネームプレートのホルダーの中に入れておく、オフィスのデスクの一番手前にしまっておく、スマホケースのポケットなどに入れておく、など

の工夫をその患者に合わせて具体的に教え、話し合う。

〇これは、そのことがふつうに頓服治療を成功させるし、またこうすることでこちらの「いかにすぐ飲むことが重要か」という意図を伝えることができる。この手間を惜しまない。

〇このやりとりのなかで、「発作が来たのかよくわからない」「そこまで急に来るのではなく、ずっと痛い」など、典型片頭痛としては話が噛み合わないようであれば片頭痛自体に懐疑的になり、診断を再考したほうがよい。

〇「頭痛が来るかどうかわかる」というのは、必ずしもいわゆる予兆auraのことをいっているのではなく、あまりに繰り返される頭痛発作のため「こういうときは頭痛が来るんだよなあ」というただの予感や経験則であってもよい。

〇したがって、頓服治療（の指導）は、別にいわゆる片頭痛特有のauraがなくても有用である。

〇頭痛を感じた初期に服用することの大事さを教えるために、「痛みが痛みを呼ぶしくみがある」と患者に説明することを私はしている。

〇痛いという不快な感覚を放っておくと、次の痛みを予期的に怖がり、さらにはそれそのものが、現在の痛みが軽減していくのを阻害しているのだ、という主旨でメカニズムを説明する。

〇頓服がうまくできているかどうかを確かめるため、再診させる。そこで状況や服薬の実践内容を話してもらう。服用タイミングが適切なのに奏効していないように思えたら、そこで初めてトリプタンを考慮する。

〇ただしまだ考慮にとどめ、NSAIDで繰り返しやらせてみることが重要である。

〇それでもやはり効果が薄ければ、トリプタン系を処方する。

〇なお、薬への忌避が、薬の頓服の遅れになっている場合がある。

本人ではなく、親や薬剤師がそうである場合もある。

∞∞ トリプタン系の薬剤 ∞∞∞∞∞∞∞∞∞∞∞∞∞∞∞∞∞∞∞∞∞∞∞∞∞∞

○基本的にはどの製剤でもいいと思うが、発作の経過パターンを雑でいいので3つに分けて考える。

○①痛みが現れて一気にすぐピークが来る、②発作がおさまるのに時間がかかる、③痛みが現れても急激にピークに至らずややゆっくり増悪して、おさまるのにも時間がかかる、の3つである。

○③はナラトリプタンがよく、②にはエレトリプタンがよさそうであり、①にはリザトリプタンなどこの2つ以外の製剤でよいと思われる。実際には①のパターンが多い実感がある。

○どの製剤でも大事なのはとにかくタイミングであり、「いつもの発作が来て頭痛が起きた」と認識したら間髪入れずすぐ服用させるようにする。

∞∞ 診断時や治療中の注意点 ∞∞∞∞∞∞∞∞∞∞∞∞∞∞∞∞∞∞∞∞∞∞

○頭痛患者の初診時は、片頭痛と思えても、できれば脳画像を撮り頭蓋内精査を済ませるべきである。

○片頭痛と思って治療を進め、あまり効果がみられないと思えるときにも、頭蓋内精査をするきっかけとしたい。

○脳腫瘍や脳血管疾患（脳動静脈奇形、未破裂動脈瘤、minor leak に終わったくも膜下出血、脳静脈洞血栓症など）がありうる。

○片頭痛の診断を下す際の鑑別としては、薬剤性頭痛を忘れないようにしたい。

○処方医も患者も、まさか服用中の薬が原因であるとは思わないから、薬剤性の認識は通常遅れる。

神経・精神

〇下記のような薬剤で薬剤性を考慮する。

> **薬剤性頭痛を引き起こす薬剤**
> ・血管拡張作用のある薬剤全般：カルシウム拮抗薬、硝酸薬
>   プロスタグランジン E_1 誘導体製剤／リマプロストアルファ
>   デクス、肺高血圧症治療薬
> ・テオフィリン製剤
> ・シロスタゾール
> ・NSAID
> ・感染症治療薬：キノロン系、メトロニダゾール、アシクロビル
> ・抗コリン薬

〇片頭痛ではないかもしれないと思ったときに、消去法的に緊張
　型かもと考えるのはやや愚策と言わざるをえない（片頭痛と緊張
　型頭痛は、ともに頻度は高いがポジ・ネガの関係ではない）。

〇とにかく鎮痛薬が思うように効かず、患者も不安がっていたら、
　素直に立ち戻って他のことをしてみるとよい。

〇たとえば、CTしか撮っていなかったらMRIを撮像する、頸椎X
　線を撮るなどして頭ではなくて頸を検討する。

〇血液検査をするのもよい。患者は身体の病気を心配しているこ
　とも多い。

〇脳静脈洞血栓症を疑うなら D-dimer も有用かもしれない。

〇しかし片頭痛と間違われる疾患のうち、できれば間違えてはいけ
　ない疾患は、くも膜下出血、脳腫瘍、三叉神経・自律神経性頭痛
　（trigeminal autonomic cephalalgias；TACs）の3つである。

〇脳腫瘍は、CTで判然としない（見慣れないと見逃される）場合もあ
　るため、MRIをするようにすれば見逃しは減らせる。

〇片頭痛は、人生初の発作でそのエピソードのまま医療機関に受
　診するということはほぼない。

○片頭痛は年単位の経過のうちに同じような発作を繰り返す疾患であるが、片頭痛で受診する患者は、繰り返していることを相談したいというよりは「今回の」頭痛が強いから受診することが多い。

○そのため、片頭痛患者は強い発作で受診するのだということをなまじ多く経験していると、くも膜下出血の頭痛を過小評価してしまうことがある。

○たとえば、「一昨日の夜、帰宅後に強い頭痛があって嘔吐も1回した。弱まったけれど、まだ疼くし少し気持ち悪いので受診した。こういうことは初めて」などというエピソードを、「急な頭痛＋吐き気を伴う＋改善傾向」という根拠で片頭痛などとしない。これは、（若年者であっても）くも膜下出血を十分疑える状況である。

○反復していない初診の頭痛は、くも膜下出血ではないといえるまで、片頭痛の診断はしないでおく。

○くも膜下出血の見逃しは、むしろ片頭痛の診療経験数を増やしつつある医師に起こしやすいかもしれない（片頭痛だと思ってしまうと、片頭痛と診断できる情報のみに注目してしまうため）。

○TACs は、脳腫瘍やくも膜下出血と比べたら致命的な疾患ではないが、片頭痛との鑑別が問題になるので注意を要する。

○TACs は複数の疾患の集合概念であり、群発頭痛を包括し、「一次性頭痛の鑑別」とはまた別の切り口で整理し直した概念と捉えておくとよい。具体的には、下記のように整理する。

> TACs
> Ⓐ 持続性片側頭痛（3時間以上）
> Ⓑ 群発頭痛（15分～3時間）
> Ⓒ 発作性片側頭痛（10～15分くらい）
> Ⓓ （短時間持続性）片側神経痛型頭痛発作（10分未満）
> Ⓔ 未分類／疑い例

神経・精神

○「片」という字が紛らわしい。片頭痛は、40%の患者で片側ではなく両側性〈4〉の頭痛であるとされる。

○TACsのうち、特に片頭痛と似やすいⒶは、決まって片側頭痛は一側（片側）性である。とことん決まった片側である“片頭痛疑似症”の場合に疑う。

○側性（laterality）は重要で、TACsでは有痛側に副交感神経の賦活化による顕著な自律神経症状が生じるからである。

○頭痛がある側の「眼の症状」にまず注目する。結膜充血あるいは流涙を伴っていたり、眼瞼浮腫、縮瞳あるいは眼瞼下垂を伴っていたりしたらTACsを疑う。

○また、頭痛がある側の鼻閉・鼻漏、前額部および顔面の発汗や紅潮、あるいは耳閉塞感がある場合もTACsが示唆される。

○片頭痛との区別、あるいはTACsの中での区別は、治療に結びつくので「治らない頭痛」においては重要である。

○TACsのうち、ⒶとⒸでは治療はNSAIDになる。

○Ⓑは、ナラトリプタンなど群発頭痛としての治療を行う。

○ⒹはNSAIDが効かないことが多く、個人的にも奏効した自験例が複数あるが、ラモトリギン〈5〉を試す。

◇◇◇◇ 新規治療薬について〈6〉 ◇◇◇◇

○片頭痛の病態生理は不明であると冒頭に述べたが、増悪因子となる分子病態解明には一定の成果があり、トリガーの機序が同定されつつある。

○特にカルシトニン遺伝子関連ペプチド（calcitonin gene-related peptide；CGRP）が有力視され、すでに創薬・実用化されている。

○血管の収縮・拡張が片頭痛誘発に関与しているだろうという示

唆はもともとあり、血管平滑筋細胞周辺のメカニズムが注目されていた。

○血管平滑筋細胞にはATP感受性のK⁺チャネルが存在し、そのチャネルを開くプロセスにおいて伝達物質として作用するのがCGRPである。

○片頭痛患者にCGRPを投与すると発作が誘発されやすいことや、ATP感受性K⁺チャネル開口薬であるレブクロマカリムを片頭痛患者に投与すると高率に片頭痛発作が生じることなどから、ATP感受性K⁺チャネルを開かせないような作用をする（例としてCGRPを拮抗する、CGRPの受容体をブロックするなど）薬剤が、片頭痛治療として有望であることが示されている。

○エムガルティ®、アジョビ®、アイモビーグ®などがすでに市場に出ているが、それらの適応や最適な使用法などについては今後の知見の集積が待たれる。

―――― References ――――

〈1〉鈴木紫布ほか. 高校生における一次性頭痛の特徴. 臨床神経 2005；45：717-23

〈2〉N Ando et al. Prevalence and features of migraine in Japanese junior high school students aged 12-15 yr. Brain Dev 2007；29：482-5. PMID：17321091

〈3〉M Goto et al. Characteristics of headaches in Japanese elementary and junior high school students：A school-based questionnaire survey. Brain Dev 2017；39：791-8. PMID：28578816

〈4〉BK Rasmussen et al. A population-based analysis of the diagnostic criteria of the International Headache Society. Cephalalgia 1991；11：129-34. PMID：1889068

〈5〉JL Rosselli et al. The role of lamotrigine in the treatment of short-lasting unilateral neuralgiform headache attacks with conjunctival injection and tearing syndrome. Ann Pharmacother 2011；45：108-13. PMID：21189366

〈6〉M Ashina et al. Migraine：disease characterisation, biomarkers, and precision medicine. Lancet 2021；397：1496-504. PMID：33773610

神経・精神

23. 本 態 性 振 戦

理解の架け橋

○振戦は、身体のある部分が不随意にそしてリ
 ズミカルに振動する不随意運動を症状として
 表現したものであるが、本態性振戦はそのな
 かでも最もありふれた振戦の一型である。

○周波数は7〜12Hzとやや高く（4〜7Hzくらいでもあり
 えるが）、わりと小刻みにプルプル震えるような
 印象のものをいう。

○老練の、高校あるいは大学の教員が、元気な
 学生を尻目にチョークを手に取りゆっくりと
 板書し始めると、その手はプルプルと震え始
 め、黒板にはギザギザした文字が連なってい
 た、という情景を想像したらよい。

○文字を書く、物を取ろうとして手を伸ばすと
 きなど、姿勢時振戦が基本であるが、動作時

にも認めうる。

○ 手関節を伸展・屈曲させるような、手あるいは前腕のふるえが最も多い。

○ 一側で始まり、経過とともに両側となる。

○ 上肢の罹患が一番多いが、次いで頭部、顔面、声帯、体幹、下肢にも起こりうる。

○ 飲酒で軽快することがある。

○ 発症年齢は20歳台と60歳台以降の2群に分かれるとされるが、一般内科での実臨床上は圧倒的に後者が多い。

○ 本態性振戦の病態機序は不明とされているが、小脳オリーブ核の関与が注目されていて、中枢性振戦の一型とされている。

疑 い か た

他 疾 患 ・ 他 病 態 と の 鑑 別 点

○本態性振戦は、他疾患を除外することで臨床的に診断される。

○甲状腺機能亢進症、中毒、パーキンソン病、ジストニア振戦、心因性／機能性などを検討する必要があるが、たとえば心因性などはそれを特異的に診断することは難しい（"心因性を除外" というロジックは、詭弁に近いだろう）。

○本態性振戦は、ある程度他疾患が除外されたら、臨床的に特異的に診断できる病態である。

○つまり「本態性振戦らしい」という病像（あるいはゲシュタルト）はあるにはあり、それは「理解の架け橋」で概要を述べた。

○パーキンソン病との鑑別が一番重要である。パーキンソン病では、振戦以外に固縮や無動、姿勢反射障害を伴う。つまりパーキンソニズムを認める。

○パーキンソン病における振戦は、安静時に強く、"pill rolling" 様であり、そして 4-6 Hz とややゆっくりである。また、動作によって振戦が減弱する。

○頭部の振戦の有力な原因のひとつが本態性振戦である。頭部にも本態性振戦があり得ることを覚えておく。

○その際、痙性斜頸、脊髄小脳変性症 6 型などが現実的な鑑別対象となるだろう。

∞∞ **経　過** ∞∞∞

○本態性振戦は、加齢とともに緩徐に悪化する。

○食事や更衣、書字などの日常的な動作に影響が出て、巧緻運
　動障害となる。

○しかも高齢発症では、症状の進行が速い。

∞∞ **治　療** ∞∞∞

○βブロッカーが第1選択で、保険適用があるアロチノロール
　をまず試すことになるであろう（以下の薬剤はすべて本態性振戦
　の保険適用なし）。プロプラノロールも候補である。

○次は抗てんかん薬であり、標準治療ではフェノバルビタール
　系のプリミドンである。添付文書の用量の1/10の25mgある
　いは12.5mgの眠前から試すため、処方時に十分注意する。

○他にはトピラマートやガバペンチンが候補となる。

○薬物治療のほかは、ボツリヌス毒素療法、手術療法がある。

∞∞ **フォロー** ∞∞

○薬物治療で奏効しない場合には、脳神経内科にコンサルトす
　るのが無難である。

○生命の危機となる病態ではないため、いつまで治療するかと
　いうテーマが上りづらく、わかっていない。

References

〈1〉 V Shanker. Essential tremor：diagnosis and management. BMJ 2019；366：l4485. PMID：
　31383632

24. レストレスレッグス症

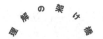
理解の架け橋

○ 睡眠時あるいは安静時に、その不快な感覚のために下肢を動かしたいという強い衝動に悩む疾患である。

○ 国際基準では、①脚を動かしたいという下肢の不快な異常感覚、②その異常感覚は安静中に始まる、あるいは増悪する、③運動によって改善する、④日中よりも夕方や夜に増悪する、の4つの主徴で構成される。

○ 有病率は2〜5％とされ、かなり多い。

○ 睡眠関連運動障害のカテゴリで語られることが多く、実際この疾患のために睡眠障害となっていることが多い。

○ 病態としては、脳内のドパミン機能低下が推測されている。

候 群

○ 鉄欠乏性貧血、あるいは慢性腎不全/維持透析患者、妊娠など、鉄の欠乏がある状態・起こりやすい状態で多くみられるということは有名である。ドパミン合成に鉄が必要であることも理にかなっている。

○ 実際、鉄の補充は本症の治療のひとつである。

○ 女性に多く、また加齢で有病率が上がる。

疑 い か た

診断までの経緯

○症状のなかでは、「脚を動かさずにはいられない・動かさないと落ち着かない」という病感が、訴えの中で一番目立つ。

○なお、脚だけではなく、腹部、会陰部、顔面、背部、上肢など

○にも起こりうる。不定愁訴の原因になっていることが多い。

○ただ、下肢にもあって他部位にもある、ということが多い。

○不快さの表現としては、「むずむず」という表現は絶妙だと思う。ほかに、気持ち悪い、虫が這うような、しつこい感じ、などやや多彩かつ独特である。

○「夜、寝るときに寝床の中で」という増悪因子も絶妙である。これは、周囲も自身も身体的活動が止み、精神的な活動も活発ではなくなるタイミング（つまり寝る前）での増悪ということのほか、就褥というまさに「静止する」という状況（言い換えれば、静止以外のことはもうしないという状況）であることも示唆しており、本症の症状が起きやすい条件についてうまく表現されている。

○日中、何かに集中しているときには症状は出にくい。

○鑑別疾患は、周期性四肢運動障害とアカシジアくらいかと思われる。

○周期性四肢運動障害は、症状が強ければ下肢筋の急速な収縮・弛緩を繰り返す不随意運動で（家人によって）気づかれ印象深い疾患であるが、程度が軽ければレストレスレッグス症候群と思われて受診することがある。

○周期性四肢運動障害の診断には睡眠ポリソムノグラフィが必要だが、周期性四肢運動障害もレストレスレッグス症候群も治療はほぼ同じである。

○アカシジアも、レストレスレッグス症候群の診断上は区別されるべきものとされるが、個人的には「下肢のアカシジア」と認識してしまっても臨床上さほど差し支えがないと考えている。

○ただ、周期性四肢運動障害とアカシジアも、レストレスレッグス症候群と共存していい病態であって、区別しなくてはいけない病態ではそもそもない。

治 療

○プラミペキソールやロチゴチンなどの非麦角系ドパミン受容体作動薬を少量から用いる。

○日中にも不快がある場合はロチゴチンの貼付薬が適している。

○嘔気・嘔吐、めまい・ふらつき、眠気などの副作用に注意する。

○あまり著効感のない薬剤であり、焦って増量にこだわらないほうがいい。

○正直あまり効かない気がする。

○クロナゼパムは、レストレスレッグス症候群ではなく併存する睡眠障害や周期性四肢運動障害に効くので使用を重視しない記述もあるが、全体的な印象として、患者の QOL を上げるという点で有用だと思われる。

○クロナゼパムはアカシジアにも奏効することが多い。

○抗てんかん薬であるガバペンチンのプロドラッグとして開発されたガバペンチンエナカルビルも、保険病名との適合性を重視する諸君にとっては選択肢となる。

○鉄はドパミン合成に促進的に働くので、鉄欠乏・フェリチン低値があれば鉄の補充療法はしばしば行われる。が、奏効しているのかは謎である。

神経・精神

—— References ——

〈1〉鈴木圭輔．レストレスレッグス症候群の神経治療学．神経治療学 2021；38：499-502
〈2〉日本神経治療学会．標準的神経治療：Restless legs 症候群．2012

25. アルコール離脱症

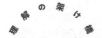
理解の架け橋

○アルコール（エタノール）はGABA受容体に特異的に結合する。

○しかしこれを慢性的に摂取していると、神経抑制系であるGABA受容体への感受性が低下していく。

○つまり、"落ちつく"ために次々とアルコールを摂取し続けることになる。

○またアルコールは、興奮性のNMDA型グルタミン酸受容体（NMDA受容体）を抑制し中枢神経系を鎮静させる。

○しかしアルコール摂取が常習化するとNMDA受容体が増えていくので、鎮静させるために、より多く、断続的なアルコール摂取が必要となってしまう。

候 群

○「アルコールの慢性反復摂取によって、なんとか抑制系を発動させ、また興奮系をブロックしていた状態」にあって、そのアルコール摂取が中断・減量されてしまうと、保てていた抑制系が破綻し興奮系が活性化してしまう。

○これがアルコール離脱症候群の病態とされている。

○具体的には、最終飲酒から12〜48時間のうちに、発汗、血圧上昇、頻脈などの自律神経活動の亢進、手指振戦の増加、不眠、嘔気または嘔吐、一過性の幻覚または幻想、精神運動興奮（不穏、落ち着きがない）、不安、イライラ、焦燥、けいれん（全般性強直間代発作）といった症状が現れてくる。

疑 い か た

○アルコール常習をしている人か、という情報収集がほぼすべてともいえる。

○問診も重要だが、当人からの情報はあてにならず、家族から聞く程度のことしかできないこともある。

○血液検査でMCVが高いことはかなり拠り所となる。

○低Mg血症もアルコール常飲者でみられるが、Mgが採血でルーチンで測られるかというと微妙である。

○最終飲酒日・時刻は重要であり、必ず聴取する。酒飲みは「どれくらい飲んでいるか・飲んだか」の問いには嘘をつくが、「いつ以来飲んでないか」は医療者に教えてくれるため、回答内容は信頼に足ることが多い。

○診断は臨床的に行う。また診断と治療は同時、あるいは診断より先行して治療することも多く（むしろそれが望ましく）、特に検査等で確定される病態ではないことを理解しておく。

○診断は、まずアルコール常飲者であることを確認することがひとつ。

○次に、減酒・断酒によって最終飲酒後から次回の飲酒まで間が空いてしまっていることを確認する。

○その期間は半日〜2日くらいで、症状の発症の仕方には個人差がある。

○アルコール多飲者が、「身体疾患で入院となり、その入院直後くらいのタイミング」というのが一番本症を発症する条件が揃っていやすい。

○入院早期の患者の頻脈、発汗過多、幻覚などでは必ずアルコール離脱症候群を考慮する必要がある。

経 過 と 治 療

∞∞ 経 過 ∞∞

○幻覚、けいれんなどの症状は、振戦せん妄への移行のリスクである。

○振戦せん妄は、アルコール離脱の最も重症な形態であり、特に境目や基準はないが、一度なってしまうと無介入では死亡することもある。

∞∞ 治 療 ∞∞

○治療は、疑診でも開始する。

○症状が強い、内服困難などの場合は、落ち着くまでジアゼパム10mg静注を1〜4時間おきに繰り返す。

○内服できるときは、ロラゼパム1mg/回を1日4回内服させる。

○最低3日は内服し、その後半量（0.5mg/回を1日4回内服）とし4日間内服させ、合計1週間は治療する。

○アルコール常飲者であることがわかっていて、かつアルコール摂取が中断されることが想定される場合も、上記の内容で予防を講じる。

○ビタミンB_1あるいはB_1を含んだ総合ビタミン薬を併用する。

○これらの治療は、どの診療科の医師でも行う。アルコール多飲者は、どの診療科にも受診・入院しうるからである。

～～～～～ References ～～

〈1〉A Alexiou et al. Alcohol withdrawal. BMJ 2023；381：951. PMID：37257890

26. セロトニン症候群

○セロトニン症候群は、精神症状、神経・筋症状、自律神経症状の3カテゴリの症候からなる。

○興奮、意識障害、錯乱などの精神症状、高度の発汗、高体温などの自律神経症状、不随意運動などの神経症状を呈する臨床症候群である。

○脳内のセロトニン作用が過剰となることにより生じるが、主な原因はセロトニン再取り込み阻害薬(ssri)の内服による。

○SNRI(セロトニン・ノルアドレナリン再取り込み阻害薬)やトラマドールによるものも多い。

○薬剤による、すなわち医原性である様相が濃いため、必ず知っておくべき病態ではあるが、用量を守っていればきわめて稀な事象である。

○この病態が説明される際にほぼ必ず引用される総説[1]の中には、「85％以上の医師がセロトニン症候群を知らない」「SSRIを過剰内服した人の約14〜16％に起こる」あるいは「SSRIの単回投与でも引き起こされたことがある」という記述があり、これを強調する同病態の解説記事などをよく見かける。

○しかし、元文献を見てみるとそれぞれ、今の日本の現状とは見合いにくい事柄ばかりであることがわかる。

○「85％の以上の医師」の「医師」とは、イギリスのGPのことであって日本ではない[2]。令和の日本の臨床医の85％がこの病態のことを知らないということでは必ずしもない。権威ある総説だからといって迂闊な和訳で

それらしく述べると、ミスリードになるリスクがある。

○また、「約14〜16％に起こる」というのは、用量多く内服した場合であって、むしろ用量過剰であっても約14〜16％にしか起こらないのだともいえ、私なら逆の印象を受ける。すなわち、用量が少なければ起こりにくいと読み取ってもいいように思える。

○「単回投与でも引き起こされた」という記述の元文献(3)をみると、「治療がうまくいっていない11歳のADHD児の子」で、1週間前にバルプロ酸が中止されていて、フルボキサミン(SSRI)が50mg/回を1回内服した後から急にセロトニン症候群を発症した、というやや特殊なケースである。

○この症例報告が、権威ある総説でこのように引用されると、自分の頭で考えない医師らが文脈を誤り、理解が適切でなくなり、SSRIと

は怖い薬であるとのミスリードが拡散しう
るリスクがあると考える。

○本来フルボキサミンは25mg/回とし、１日
１回で開始するのが無難である。また、そ
もそもこの児にSSRIの適応があったのか
は謎である。

○少し脱線したようだが、要するに「少ない
量からはじめる」という当たり前のことが
できている診療では、ほぼ本症候群は起き
ようがないと考える。

○ただし、患者によっては原因薬剤を自殺企
図の手段として過剰内服していることはあ
り、精神科医や救急医は知っておくべきか
と思われる。逆にいえば、どの内科医も遭
遇しうる病態ではない。

○急激に発症をすることが多いので、特に救
急医は知っておく必要がある。むしろ救急
医は「この症候群はわりに多い」という実

感があるかもしれない。

○この症候群（副作用）のことを知り過ぎると、必要なSSRI処方に際して二の足を踏んでしまう。そこには自覚的であってほしい。

○SSRIなど要らない・処方もしない世界線で生きている医師は、こんな薬なんか要るかと思いがちだが、この薬がないと生きづらい人はたくさんいるのである。

疑　い　か　た

診断までの経緯

○発症しやすい年齢などはない。

○軽症も重症もある。

○単一の薬剤ではなく、セロトニン作用を増強する薬剤を複数投与されることで発症することはあり、この場合は1剤あたりの用量がそこまで多くなくとも発症する。

○モノアミン酸化酵素阻害薬は、主にパーキンソン病診療で用いられる薬剤であるが、セロトニン作用を強めるためSSRIとは

併用禁忌の設定になっている。セレギリン、ラサギリン、サフィナミドである。

○一般医でも処方することのあるデキストロメトルファン、メトクロプラミド、バルプロ酸などもセロトニン作用を増強しうる。やはり多剤併用の患者には注意する。

○SNRIであるデュロキセチンは、うつ病以外にも適応症が多く、頻用されやすい薬である。「高齢、NSAID、デュロキセチン、トラマドール」はセロトニン増強フルコンボである。

○腎機能不良、脱水症などの背景にも留意し、既往症や薬剤歴などに注意して処方する習慣があれば、本症候群と遭遇しにくいのかもしれない。

○セロトニンを作動する薬剤の新規投与・用量変更・追加がトリガーになっていることを確認することが重要である。

○以下に示す症候群は、この「トリガー」から24時間以内に起こるとされる。急性発症する症候群であると理解しておく。

○精神症状は、激越、不安、見当識障害、不穏、興奮などであり、わりとインパクトがあり、のんびり内科外来を受診するようなことはない。

○「強いアカシジア」という様相を呈することもある。

○神経・筋症状は、振戦、ミオクローヌス、反射亢進、筋強剛、両側バビンスキー反射陽性などである。軽症だと見逃されやすい。

○自律神経症状は、血圧上昇、頻脈、頻呼吸、高体温、嘔吐、下痢、脈不整などである。急に起こるので、ふつうは感染症や循環器疾患や脳血管障害などとされることが多い。

○精神症状、神経・筋症状、自律神経症状の3カテゴリの症候のうち、どれが強く出たとしても経過が急性・急激であることが多く、その場合は救急受診あるいは救急搬送されるだろう。

○軽症もあるだろうが、その場合は軽症なのでそこまで焦る必要もない。

○現実的には、症候学的にアプローチし、被疑薬らしい薬剤を中止しつつ様子をみることになる。

経 過 と 治 療

経 過

○死亡例もある。

○薬剤性であることが前提の概念なので、薬剤中止と治療でふつうは改善に向かう。

治 療

○トリガーになったと思われる薬剤は当然中止する。

○減薬によって本症が生じることもあり、ケースによっては使用薬剤は慎重に判断する。

○重症例では、ジアゼパムで鎮静しつつ、ヒスタミン受容体H_1拮抗薬を投与する。

○アタラックス®やポララミン®は静脈投与可能であり、利用しやすい。

○静脈投与が不要そうな、すなわち軽症例では、アカシジアと見分けがつかないような気もする。

○その場合は、トリガー薬剤は中止し、クロナゼパム 0.5〜1.0 mg/日を数日内服すれば改善することが多い。

〇が、患者はこの症候群のことを心配する（＝つらい症状の再発に恐怖する）ので、結局は数週間継続しながらフォローすることになる。

～～～～～～～～～～～～～～～～～～～ **References** ～～

〈1〉 EW Boyer et al. The serotonin syndrome. N Engl J Med 2005；352：1112-20. PMID：15784664

〈2〉 FJ Mackay et al. Antidepressants and the serotonin syndrome in general practice. Br J Gen Pract 1999；49：871-4. PMID：10818650

〈3〉 M Gill et al. Serotonin syndrome in a child after a single dose of fluvoxamine. Ann Emerg Med 1999；33：457-9. PMID：10092727

神経・精神

6

腎・泌尿器・電解質

1. 急性電解質異

理解の架け橋

○急性に電解質異常が起こると、症状を呈する
　ばかりか、生命の危機に直結することもあり、
　とにかくなんらかの処置を要する状況となる。

○しかも、症状からは何が起こったのかすぐに
　わかりにくいことがほとんどである。

○「いったん考えて、病因・病態を検討する」の
　ではなく、兎にも角にも何か動いて対処せね
　ばならない状況にさせるような電解質異常を
　急性電解質異常と呼ぶことにする。

○他方、慢性電解質異常という概念も考える。
　これは「ほぼ無症状だが、電解質の検査値異
　常があるために病因・病態を検討せねばなら
　ない状況」のことを指すことにする。

○慢性電解質異常については次項で述べるが、

つまり急性では治療／対処、慢性では診断／原因検索という対応になる。

○急性電解質異常の問題の本質は、その電解質濃度の単位時間あたりの変化率にある。そしてその変化率が著しいほど有症化しやすく、深刻な事態になることが多い。

○そこで本項では、病態の判断に有益な事柄について主に述べることとし、それに続いて具体的な対処法について記述する。

病　態　の　判　断

○急性電解質異常では、正確な診断よりも、対処の速さ・状況の掴み方のようなことのほうが肝となる。

○本項でもその点を重視する。

高 Na 血 症

○中枢神経症状が主体である。けいれん、易刺激性、いらいら、意識混濁、傾眠、高体温などがありうる。

○慢性経過でNa150なら無症状であることが多いだろうが、Na135だったのがわりと一気に150になったら症状は生じるに違いない。

○ただし160や170はそれだけで明らかに高く、ふつうは無症状ではいられない。

○症状があることがもう問題であるから、上記症状があって高いナトリウム値があればもう対処を始めるべきである。

○先に病態の本態を述べる。実は相場は決まっていて、ほぼ「自由水的なものを喪失しているのに、それを自己補正できていない」という状況である。臨床上はこれをまず想定すればよい。

○状況を把握するためには問診が重要である。自己補正（＝飲水行動）ができているかを聞く。できていない様子だったかはすぐわかることが多い。

○下痢、嘔吐、あるいは発汗の状況も聞く。下痢便、吐物、汗はいずれも血漿よりもNa濃度が低く、実質自由水を失っている状況である。よって、補水が捗らなければ血清Na濃度としては濃

くなっていく。

○ここで、対処としては2択である。ひとつは「①もう脱水があるとみなして生理食塩水で脱水の補正から始め、状況をみつつ1号液や3号液に切り替える」というもの。

○もうひとつは、「②はじめから5％ブドウ糖といった自由水に近いものから開始してしまう」というものである。

○病歴から、これは深刻な脱水だと即断定できるなら①でよい。

○経口補水などがままならないというのは比較的特殊かつ異常な事態であり、たとえば独居の高齢者が飲水をしていた形跡がなくぐったりしていて、さらには外表所見から顕著な脱水症が明らかである、などの場合である。このとき、①を選択することにはあまり迷いはないだろう。

○が、②もそこまで悪いことではない。とりあえず悪い方向にはいかないだろう。

○たとえば、問診やぱっと見の身体症状から即時に経緯・状況がわからないときや、入院中の患者で少なくとも診療上の前後関係はわかっているような状況などにおける有症状の高Na血症では、②を選択してもよい。

低Na血症

○嘔気、錯乱、頭痛が多く、ひどいと嘔吐、強い傾眠、けいれん、昏睡となる。

○平素慢性的にNa128の人が124になったところでそこまでの変化率にならず、すなわち有症化せず急性電解質異常とはならないだろう。

○ふだんNa 137くらいで正常値の人が、ある理由で数日のうちに137→129→124などと低下が進行すれば、場合によってはたとえば頻回嘔吐と傾眠を呈するなどして深刻に有症化し

うる。

○有症状の低Na血症を認識した後、対処を始める前に薬剤歴を必ずチェックする。

○なぜなら、有症化するほどに顕著かつ急速進行する低Na血症は、薬剤性のことが多いからである。

○具体的な薬剤は、抗利尿ホルモン不適合分泌症候群（SIADH）の項目の「代表的なSIADHの原因薬剤」（p.906）たちがそれに相当する。

○低Na血症の急性電解質異常を呈するもうひとつのよくある状況は、精神疾患などがあり常軌を逸した心因性多飲のために、慢性かつ顕著な低Na血症であった患者がさらなる多飲によって急速に低Na血症が進行してしまった場合である。

○たとえば、平素から長期間Na122などであった人が短期間で猛烈に多飲し109とかになってけいれんで搬送される、などである。

○薬剤性の場合の（薬剤の中止以外の）対処は、（とっさに生食をたくさん入れたくなるが）病態がSIADH的であるため基本的にはvolumeを入れないということが重要である。

○慢性低Na血症の急性増悪については、ふつうは入院中の患者には起こらない。救急搬送・受診例で多く、あまりの低Na血症のひどさに（というか意識障害のために）入院することになるが、入院しただけでNa値も症状も改善には向かう。極端な多飲という行動が一応管理されるからである。

○よってたとえば、集中治療の専攻医（後期研修医）が好きそうな「欠乏量を計算し3％食塩水を作り持続注射で補正する！」などの知識ベースの実践などは即時しなくてよい。患者のNaはこれ以上薄まってほしくないが医者の意識はもっと低めたほうがいい。というか、もう少し常識的に考えたほうがいい。

○なぜなら、有症化するほどに多飲をする人というのは、常人では考えられないほどの量を多飲しているからで、われわれとは世界がまったく異なるからである。

○たとえば１日16リットルもの水を飲んだりする。意識の高い医師のいっときの理屈など容易に粉砕してくるのが彼ら・彼女らである。

○実際にはしないが極論すると、１日12リットルもの飲み物を飲んでいた低Na血症の人がけいれんと昏睡で入院し、５％ブドウ糖で１日２リットル輸液する計画を立てたとする。

○このとき、ひどい低Na血症であるのに５％ブドウ糖なんて入れていいものかと思ってしまうが、１日12リットルから２リットルへ一気に10リットルもの自由水 intake を抑制することになるので、血清Na値は下がるどころかむしろおそらく急に上昇することが予想される。

○Naを含まない輸液計画なのに、血中Na値が上昇するのである。これは、Na値の異常をみるときは、Naをみるよりも水（自由水）の挙動をみるほうが大事であることを理解するためのよい例である。

○薬剤性SIADHによる低Na血症患者への輸液計画上の注意点であるが、いくら有症状の低Na血症といっても生理食塩水を大量に輸液してはならない。

○どこが不適切かといえば、生理食塩水ではなく「大量に」の部分である。血清Na値を上げようとして、Na含有の点滴製剤を何本も入れようとしてはいけないのである。

○大量の飲水患者の低Na血症は、とにかく入院管理が成立すればそれだけで改善に向かう。なぜならその低Na血症の原因は、常軌を逸した飲水行動にあるからである。

○意識障害のため絶飲食・点滴管理になる、などはむしろ好都合なくらいである。まさか１日10リットルも点滴するわけは

電
解
質

○ないだろう。補正などといって息巻かず、ふつうに生存のための輸液を組めばどんどん改善する。

○血清Na値の改善スピードが速いことをヒステリックなまでに神経質になる者がいるが、この場合あまり気にしなくていい。なぜなら患者はひどい低Na血症で一度死にかけたのである。

○これは、急性に進行する深刻な低Na血症を一気に補正した、という構図であり、そこまで悪いことではない（避けるべきは、慢性の低Na血症で症状もなく穏やかな状態でいるところへ、急にNa補正を図ることである）。

○「気にしなくていい」と言ったのは、一切という意味ではなく、はじめから気にしなくていいという意味である。

○初回の評価で「これはNa値の上がりが速すぎたな」と思えば当然その時点で気をつけるべきで（いまさらだが浸透圧性脱髄症候群のことである）、再び低Na血症に傾けるよう誘導することも検討する。

高 K 血 症

○理屈上は脱力などが起こるが、これという症状はあまりない。

○他方心電図異常は重要で、高K血症ではこれを急性病態すなわち急遽対処が必要であることの要件になる。

○テント状T波➡wide QRSかつPR間隔の延長➡P波消失しサインカーブ様QRS、が深刻な高K血症の主な心電図所見であり、この順でK濃度が高いことが推察される。

○いきなり心停止することもある。

○急性電解質異常としての高K血症はそれだけで深刻であるが、状況は限られる。

○Kのintakeの増加、Kの排泄の減少、細胞内シフトの障害、細胞破壊（による細胞外へKの漏出）といった主な機序のうち、前二

者は要するに腎不全の患者で起こる。

○細胞内シフトの障害は、要するにアシドーシスの場合であり内科では糖尿病性ケトアシドーシスで問題になる。

○細胞破壊による細胞外へKの漏出は、クラッシュ症候群や内科では腫瘍崩壊症候群で問題になる。

○このように急性電解質異常としての高K血症となる状況は限定的かつ具体的であり、怖い病態ではあるものの、ふつうにしている人が突如陥るものではない。

○排泄の減少などは、腎機能が正常である人には起こらない。

○急性電解質異常としての高K血症を認識したら、グルコン酸カルシウムの静注やGI療法で緊急対応する。モニタリングも当然必要で、腎不全が基礎にある場合は、緊急透析の開始を検討する。

低K血症

○だるさや消化器症状など非特異的なものもあるが、筋痛、脱力、麻痺などが急性電解質異常としての低K血症としての症状になりやすい。

○心電図は、平坦T波、QT延長、wide QRS、不整脈などを呈する。

○低K血症があって脱力などの症状があれば緊急対処の適応である。ただし、このような状況になる要因は限定的ではある。

○単一の病態・要因としては、周期性四肢麻痺やリフィーディング症候群がある。

○これらはそれぞれ、患者背景は異なるがともに細胞内へのシフトが低K血症となる仕組みである。

○臨床的に実際によくあるのは、複合要因の場合で、特にその

なかに医原性のものが含まれているときである。

○たとえば、利尿薬内服中の高齢女性が甘草入りの漢方薬を常用し慢性的な低K血症であったところへ急性腸炎となった、のような場合である。

○このようなとき、それなりに深刻な低K血症をきたしうる。

○キーワードで捉えてもいいかもしれない。利尿薬・漢方薬（甘草含有）・下剤の使用、高齢、ひどい下痢・嘔吐などの要因が重なれば、顕著な低K血症を生じうる。

○血清K値は、2.4より低い場合はかなり低い。2.0未満では通常無症状ではいられない（ただし摂食障害の患者などは、それが無症状といっていいかはわからないが、1.6とか1.4でも無症状であることもよくある）。

○有症状の低K血症があるとき、ふつうCKが上がって臨床的にはミオパチーの病像となる。また低Mg血症が共存していることが多い。

○急性電解質異常としての低K血症では即時的に治療が必要である。

○薬剤が要因であることが多く、これは中止する。

○K補充の原則は経口投与で、目標は3.0である。

○Mgも補充する。緊急であれば経験的にマグネゾール®を投与する。1アンプルを5％ブドウ糖100mLに溶解して15分で点滴するか、3分かけて静注する。

高Ca血症
○病態生理によって症状が異なる。

○骨痛がメインになっている場合もあれば、口渇・多飲がメインになっている場合もある。がん転移によるならそもそもがん疼

痛や悪液質がメインになっていたりするだろう。

○ここでは急性電解質異常としての高Ca血症を考える。その場合、非特異的な消化器症状、倦怠感、脱力感などが多く、それらに続いて意識障害やついには徐脈などの不整脈も生じうる。

○このようなときは、顕著な高Ca血症のことが多い。12台がボーダーラインでこれ以上は何らかの治療・介入を要する。

○11未満はほぼ無症状であることが多く、数値で対処が決めやすい。有症状で対処をすぐ要するほどの高Ca血症は、頻度的には悪性腫瘍によるものであることがほとんどである。

○大まかにふたつの機序があり、ひとつはPTH関連タンパクによるもの。もうひとつは癌の骨転移あるいは多発性骨髄腫の骨病変によるものである。

○前者は、肺癌、乳癌、腎癌、子宮癌によることが多い。後者の癌転移では、乳癌、前立腺癌が多い。

○悪性以外では、薬剤性あるいは複合要因が多い。「活性型ビタミンD製剤＋Ca製剤」の内服中・高齢・腎機能低下・利尿薬内服中・脱水（飲水不良）など、要因が増えることでもときに深刻な高Ca血症をきたし得る。

○治療は原因の除去や解決だが、特に悪性腫瘍の場合は現実的にすぐにそれはできない。

○Ca18以上で意識混濁が強ければ、人工透析も考慮する。

○高Ca血症に対処するときは、生理食塩水を半日で2Lは入れる。利尿を確認し、不良なら増量する。

○カルシトニン皮下注射製剤も使用すべきだが、保険診療の用量では少なすぎる。

○ゾレドロン酸やパミドロン酸のような窒素含有ビスホスホネ

ートを使用する。ただし腎機能は注意で、この意味でも生食負荷は過剰なくらい十分行う。1日6リットルくらい目指してもよい。

低Ca血症

○症状はさまざまで、筋けいれんがメインである。有名な口周囲の知覚異常のほか、イライラ、うつなどの精神症状、徐脈などもある。

○症候性のものは必ず治療を要し、その場合補正Caで7.5未満など極端に低い。

○8.0以上あって無症状なら特に介入は不要であるので、ざっと8.0未満で警戒する。

○処置の手順を決めるには、Mgを測定し低ければ補充をするというところから始める。

○病態鑑別を同時に進めることが多く、intact PTH、P（リン）、25（OH）ビタミンDなどを測定しておく。

○デノスマブなどのRANKL阻害薬の使用者は薬剤性に低Ca血症になることがある（腎機能低下者では特に注意する）。

○腎不全自体は低Ca血症の一番多い原因となる。腎不全の有無で鑑別の方向性は変わるので必ず確認する。

○低Ca血症で低P血症があれば25（OH）ビタミンDはふつう低くなっていて、その原因は素直にビタミンD不足である。

○腎不全がなく、低Mg血症もないとき、低Ca血症の存在下で「低P血症がない」というのはおかしく、ふつうに考えればintact PTHは抑制され低いはずである。これは副甲状腺機能低下症である（もしintact PTHが抑制されていないならばintact PTHの作用不全を意味し、かなり特殊な病態である）。

○Mgの補充はやはりマグネゾール®を投与する（1アンプルを5％ブドウ糖100mLに溶解して15分で点滴するか、3分かけて静注する）。

○高度の低Ca血症には、グルコン酸カルシウムをゆっくり静注する。

○ビタミンD欠乏が病態であれば、くわえて沈降炭酸Ca3gとエルデカルシトール0.75μgを経口内服させることが多い。

~~~~ References ~~~~

〈1〉角 浩史ほか．低ナトリウム血症〜その病態に基づいた鑑別診断〜．日内会誌 2022；111：902-11
〈2〉土井研人．高ナトリウム血症．日内会誌 2022；111：912-6
〈3〉長浜正彦．低カリウム血症．日内会誌 2022；111：917-25
〈4〉遠藤慶太ほか．高カリウム血症．日内会誌 2022；111：926-33
〈5〉副田圭祐ほか．カルシウム・マグネシウム異常．日内会誌 2022；111：934-40

電解質

2. 慢性電解質異

理解の架け橋

○急性電解質異常の項でも述べたが、「ほぼ無症状だが、電解質の検査値異常があるために病因・病態を検討せねばならない状況」のことを指すことにする。

○急性では治療／対処が優先、慢性では診断／原因検索をする、という位置づけにしておく。

○慢性電解質異常の問題の本質は、その原因を考えるということにある。多くの病態で緊急性がない。治療を要する急性電解質異常に移行しないための概念でもある。

常

疑 い か た

─┤ 診 断 ま で の ア プ ロ ー チ ├─

○慢性電解質異常では、治療よりも病態診断のほうが優先順位は高い。

○また内分泌疾患が背景にある際には、かなり専門的な精査となることがあり、専門医に紹介する・しないの判断が重視される。が、迷えば紹介していい。

高 N a 血 症

○慢性経過で症状があるとすれば「口渇・多飲」という表現になることがほとんどである。

○慢性電解質異常としての直接的な症状がない高Na血症となりうるのは、病態でいえばほぼ尿崩症である。

○常軌を逸したといってもいいくらいの強い口渇、強い飲水衝動、制御し難い飲水行動を呈するので、これ自体が無症状かというと微妙ではある。

○尿崩症は、病態的には自由水をどんどん失う（＝低浸透圧の多尿）というものである。それを飲水によって自己補正するのだが、要するにそれを必死にやっている様子そのものが症状

電
解
質

○というわけである。

○このとき、低浸透圧の多尿によって血清Naが上がってしまうのを飲水で補正しているから、補正し切れていれば血清Naはみかけ正常となる。

○よって、Na149とか151とか、そういう患者に注目する。意識障害など、はっきりと有症化したと思えば「急性電解質異常」の対処に準じたほうがいいが、口渇・多飲を切りとることができれば「高Na血症の鑑別」とかではなく、口渇・多飲をきたす疾患を鑑別に挙げる。

○尿崩症は、中枢性については「中枢性尿崩症」の項を参照してほしい。ここでは腎性尿崩症について触れる。

○まさか「腎性尿崩症の原因」のリストを覚えようとしたり、自分でまとめて保存したりしてはいないと思うが、覚わらないしどうせ二度と閲覧することのないようなリストづくりに時間をかけるなら患者の話を聞いたほうがいい。

○腎性尿崩症は稀であり、さらに内科診療では稀な頻度でしか遭遇しない先天性以外では、ほぼリチウム製剤（双極性障害で用いられる気分安定薬）による腎性尿崩症である。

○炭酸リチウム内服中の患者の口渇・多飲・多尿では腎性尿崩症を疑う〈2〉。

○炭酸リチウム開始間もなく発症することが多い。また、炭酸リチウムによる腎性尿崩症症例のうち1/4くらいでリチウム血中濃度は正常域（治療域として至適）だった。皆が大好きな「血中濃度」によらない判断が要求される。

○中枢性との違いは、デスモプレッシンや水制限によっても尿量が減らない・尿浸透圧が上がらない、というような"trial（試行的介入）"で判断する。

○治療は原因の除去、サイアザイド系利尿薬やNSAIDが試される

が画期的な治療はない。

○まとめると、意識障害などがなければ、慢性電解質異常としての高Na血症では尿崩症を疑う。またそのとき、尿崩症自体の鑑別だけをするのではなく、尿崩症ありきで原因を検討することも並行してやるべきである。

低Na血症

○慢性電解質異常としての低Na血症の原因・要因は多いが、「抗利尿ホルモン不適合分泌症候群（SIADH）」の項で後述するとおり「SIADHの診断過程は低Na血症の鑑別プロセスそのものである」という点が重要である。ちょうど今のこの慢性電解質異常としての低Na血症を考える文脈にも当てはまる。

○すなわち、一見極論にはなるが慢性低Na血症の鑑別では、「SIADHかどうかだけが重要」ともいえる。

○低Na血症の雑多ともいえる鑑別プロセスのうち、SIADHかどうかを見極めることを強固な軸（思考の道筋）として考えると、目の錯覚なのか、雑多だったはずのものが急にすっきりしてくるのである。

○低Na血症をみたら（NaClを投与するのではなく）尿検査を行い、尿中Na、尿浸透圧を測定する。

○慢性低Na血症で見つかる病態のひとつに副腎不全（原発性あるいは下垂体機能低下症による続発性）があるが、じつは副腎不全はSIADHと診断するための除外疾患に相当する。

○しかし本書ではそのような書き方はしない。たしかにSIADHの診断のためには副腎不全の除外は必要であるが、私のここでの眼目は、SIADHをあえて初期から推定することによって慢性低Na血症の"鑑別診療"の全体の見通しをよくすることができるという多大なメリットについてである。

○診断ではなく初期判断だから、副腎不全の除外は必須ではな

電
解
質

い。SIADHを真っ先に考えることで、見通しとしての"臨床的な視界"がすっきりする。この臨床感覚をぜひ身につけてほしい。

○とはいえ副腎不全は慢性低Na血症の有名な鑑別疾患のひとつであり、いざこれを疑う段となったら具体的に検討を行う。これは「副腎不全」の項を参照のこと。

高 K 血 症

○穏やかな高K血症があるとしたら、それはただの検査値異常のときである。

○無症状（ただの検査値異常）か、深刻な不整脈か、のような解説上の構図はあるが、ここでは検査値異常としての高K血症を扱う。

○腎不全と糖尿病性ケトアシドーシスを除けば、あとは大まかに薬剤性と偽性高K血症を心得ておけばよいと思われる。この後述べる内分泌疾患もありうる。

○稀な内分泌疾患のうち慢性の原発性副腎皮質機能低下症で高K血症がありうるが、稀である。

○そのなかでは副腎性副腎不全であるAddison病（「副腎不全」の項参照）が代表的で、高ACTH血症を反映して口唇や皮膚、爪、口腔粘膜／歯肉などに色素沈着などの身体所見や副腎不全で気づかれることが多いため、高K血症に注目してAddison病の診断に至るということはほとんどない。低Na血症と併せて「副腎不全かも」と少し思う程度の推論の足しにはなる。

○腎不全を除けばと先述したが、Kのintakeが多い（多過ぎる）という場合もある。K含有の食品を大量に摂取する習慣の人がいるのである。当然ながら、それによって高K血症となるのは腎機能低下者に多い。

○盲点だけ述べると、油断しやすいのはドライフルーツである。ドライマンゴー・ドライいちじく、バナナチップス、干し柿などが思いつく。

○ひじきも多いが、極端に食べる人があまり多くない。最近では"あおさ"が体にいいと考えて謎に大量摂取する人がいることに留意する。みそ汁に入れると確かにおいしい。

○薬剤性は、スピロノラクトン、ACE阻害薬／ARB、ミネラルコルチコイド受容体拮抗薬、カルシニューリン阻害薬などが知られている。

○この「薬剤性」の可能性について鬼の首をとらんとばかりに指摘・警戒する者がいるが、現実にはそこまで警戒するほど深刻な高K血症になってはいないことに彼ら・彼女らは気づいていない。

○実際に多いのは、ST合剤である。しかも、感染症治療量ではなく、ニューモシスチス肺炎予防のすなわち少量持続内服でも高K血症が生じている。ペンタミジンでも生じうる。

○もしかしたら、ST合剤の場合は用量依存ではなく、定性的に生じているのかもしれない。ちなみに内服中止ですぐに改善する。

○偽性高K血症については、下記に列挙した。

偽性高K血症を起こしうる状況や背景
- 採血手技
- 白血球の顕著な増多
- 血小板の顕著な増多
- 筋強直性ジストロフィー（稀）

○採血手技は、駆血後の手をグー・パーさせる行為、採血スピッツに針を刺入して血液を注入する際に（陰圧に委ねず）シリンジを押し込む行為など、比較的軽度の圧で機械的に溶血されてしまうために、実際の生体のK量よりも検査値のK値が大きくなってしまう。

電解質

○血球増多によって偽性高K血症を起こすことは有名で、ヘパリン管での採血で防ぐことができる。血液疾患などの特殊な状況でのみ発生する。

○筋強直性ジストロフィー患者の赤血球は膜異常があるらしく、採血後に室温で放置されると複数の要因が重なって偽性高K血症が生じうる[5]。同疾患に現れた高K血症では、あせらず少し待機的に対応してよい。

低K血症

○慢性電解質異常としての低K血症に対するアプローチは、じつに内科的である。

○外科医がこれをみたらポンと経口カリウム製剤を処方して終了、一転内科医がみると原因・要因・鑑別疾患がわりと多彩で頭の痛い話となる。

○また通常無症状（＝あまり困ることがない）であり、このことも精査や鑑別作業を捗らせる動機を下げさせることになる。

○苦労して診断がついたとしてもあまり感謝されることがなく、内科医の自己満足で終わるような病態が多い。

○たとえば原発性アルドステロン症などは、十分疑えたとしても、確定診断までの道のりがあまりに長すぎる。膨大な労力で診断できたとしても、「ひとまず降圧薬で」となることも多く、あらゆる内科疾患の中でも大ズッコケ感が一番大きい疾患である。

○さて本書としては異例だが、アルゴリズムを図示することを避けられないと考えたため、慢性電解質異常としての低K血症の原因病態の診断アルゴリズムを**図1**に示す。

○まず慢性の低K血症をみたら、血圧を確認するのは当たり前として、矢印のことを同時にチェックする。つまり、尿中カリウム・血中レニンおよびアルドステロン・血液ガス分析（静脈血でよい。重炭酸HCO_3やpHがわかる血液検査）をチェックする。

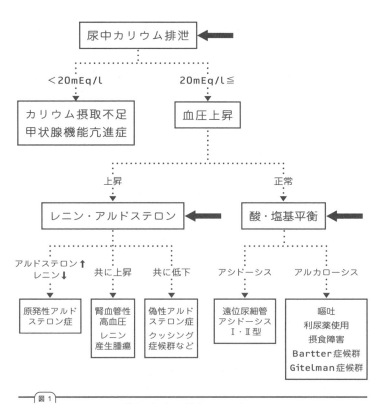

図1　低K血症の診断アルゴリズム

（吉田雄一、柴田洋孝. 低カリウム血症と内分泌疾患. 日内会誌 2020：109：719より一部改変）

○血清カリウムが低ければ尿中カリウムが抑制される（20未満）というのは、生理学的には非常に正常（適切）なことであるが、実臨床では慢性の低K血症で尿中カリウム排泄が20未満になることはなぜか珍しい。

○ここで、慢性低K血症の原因候補となる病態生理や要因を確認しておく。アルドステロンあるいはコルチコイド作用の過剰、電解質チャネル異常、アシドーシス、利尿薬使用、摂食障害（神経性食思不振症）、大まかにこのどれかである。

○アルドステロン値が高ければ原発性アルドステロン症の可能性
がある。

○レニンが高い場合は、腎血管性や腎腫瘍など腎臓の形態や機能
について検討すべきである。腎腫瘍を切除し組織学的検討をし
たらレニン産生腫瘍だったということもある。

○アルドステロンもレニンも抑制されている場合は、臨床的に多い
のは、甘草入りの漢方薬の使用である。甘草はアルドステロン
様作用を示し、背景や状況によっては、アルドステロン作用が
過剰である状態と類似の病態となりうる。高血圧にもなりうる。

○甘草含有の薬剤は、漢方薬に限らないのでその人の内服してい
る薬剤に甘草が含まれてないか真面目にチェックするべきであ
る（市販薬や総合胃腸薬などにも入っている）。

○稀な疾患だがクッシング症候群などで、コルチコイド作用が過
剰な病態でもアルドステロン・レニンがともに抑制されるパタ
ーンの低K血症となる。

○リドル症候群は、Naチャネルの異常で、アルドステロンもレニ
ンも抑制されているがアルドステロン過剰の状態とおおむね一
致した病像をとる（ある意味、偽性アルドステロン症である）。

○酸・塩基平衡（血液ガス分析）に異常がある場合は、アシドーシ
スならば遠位尿細管アシドーシスの可能性がある。

○アルカローシスの場合は、雑多あるいは誤認しやすい要因が多
く、本当の確定までは慎重になるべきである。ループ利尿薬な
どの使用歴がわかっていればそれが理由である。

○最後まで否定すべきではないのが神経性食思不振症（摂食障害）
で、特に嘔吐症の反復、隠れての利尿薬の使用などが行動のメ
インとなっているタイプの場合である。

○通常それだけなく下剤の乱用もあり、腸管からもカリウムを喪
失していることも血清K低値に拍車をかける（結果として担当医

をあせらせる）。

○また世の中には謎のダイエット食品があり、それらは時代時代で医師の常識的・規範的な感覚を超えてくる。フロセミドが含有した食品や飲料なども存在する。

○脱線するが、不適切な自己投薬のせいで低K血症になっているのだと思えても、問い詰めたり白状させて突き止めようとしたりしてはならない。

○ますます隠れて不適切な行動に走らせ、他方、真面目で誠実な医師に「やはり病気があるのでは」という思いを確かなものにさせてしまう。

○そうまでしないといけないほどに、患者の内面がつらいことを察することが必要なのだが、読者諸君にそれができるだろうか。興味を持たれた諸氏は拙著『仮病の見抜きかた』という書籍も参考にしてほしい。

○精査の末にBartter症候群とかGitelman症候群だと思っても（これらは稀な電解質チャネル異常症だが）、多彩な血液検査異常をもつ細身で "むこうみずな" 活動をしている成人女性であれば、検査結果がどんなにBartter症候群やGitelman症候群に一致していたとしても神経性食思不振症を疑い続けるべきである。

○慢性電解質異常としての低K血症の治療は、ほぼ不要か、それぞれの病態・診断に対応したものになる。

高Ca血症

○症状がほぼないような、慢性電解質異常としての高Ca血症で意識しておくべき病態は、副甲状腺機能亢進症である。

○もちろん高Ca血症の原因が癌関連のこともあるのでそれは念頭においてサーベイはするものの、軽微な骨痛、骨粗鬆症、骨折といった入り口で医療機関には来ているが、意識して精

査せねば拾い上げられないのが副甲状腺機能亢進症である。

○副甲状腺機能亢進症では、多くの場合で血清Ca11前後の軽微な上昇にとどまる。この程度の軽微な異常に気に留めなくてはならない。疾患についての詳細は「副甲状腺機能亢進症」の項を参照。

○そもそも、高Ca血症というだけで尿濃縮障害のため脱水状態である。十分な補水あるいは輸液が必要である。

低 Ca 血 症

○慢性電解質異常としての低Ca血症は、原因となる疾患候補があるというより、これ自体が症候のようなものになっている。

○本書が症候学の教科書ではないことからも察せられるように、低Ca血症となる病態を特異的に疾患単位として立たせながら記述することは難しい。

○一応病態生理としては、PTHの作用不全、ビタミンDの作用不全、その他（カルシウムの特殊な挙動）に大別されると考えておく。

○PTHの作用不全は、稀で細かい要因がたくさん知られているが、現実的に多いのは「副甲状腺の破壊」である。

○つまり、頸部手術後、放射線照射後、癌の浸潤、熱傷、自己免疫性（特に自己免疫性多内分泌腺症候群1型）などである。

○最近では免疫チェックポイント阻害薬の使用によるPTH分泌に関連する内分泌障害が知られており、原因となりうる。

○ビタミンDの作用不全は、intact PTH、P（リン）、25（OH）ビタミンDなども確認しながら丁寧に鑑別するしかない。「急性電解質異常」で記述した内容も参考にされたい。

○その他、カルシウムが沈着することや尿中排泄が亢進する病態（腎性の高Ca尿症）でも低Ca血症となる。

○沈着の要因は雑多であり、骨形成性骨転移、抗RANKL抗体製剤・ビスホスホネート製剤などの薬剤性、急性膵炎などがある。

○どの要因・病態でも、パッとしないことが多く、「原因診断」という意気込みが乏しくなってしまう。しかしときに稀ながら重要な病態も隠れており低Ca血症があって原因がすぐに浮かびにくい場合に、そのとき初めて文献〈6〉などを使って詳細に検討するとよい。

○治療は要因別にと言いたいところだが、対応する特異的なものがあるわけではなく、活性化ビタミンD製剤を飲ませるくらいである。

○低Mg血症がある場合は、補充をまず試みるべきである。

─── **References** ───

〈1〉 藤沢治樹ほか．高ナトリウム血症と内分泌疾患．日内会誌 2020；109：712-7
〈2〉 AN Makaryus et al．Diabetes insipidus：diagnosis and treatment of a complex disease．Cleve Clin J Med 2006；73：65-71．PMID：16444918
〈3〉 岩間信太郎ほか．低ナトリウム血症と内分泌疾患．日内会誌 2020；109：705-11
〈4〉 栗原 勲．高カリウム血症を伴う内分泌疾患．日内会誌 2020；109：727-32
〈5〉 太田喜久子ほか．偽性高K血症を呈した筋強直性ジストロフィーの1例．日内会誌 2003；92：1331-2
〈6〉 吉田雄一ほか．低カリウム血症と内分泌疾患．日内会誌 2020；109：718-26
〈7〉 井上大輔．高カルシウム血症と内分泌疾患．日内会誌 2020；109：740-5
〈8〉 山内美香．低カルシウム血症と内分泌疾患．日内会誌 2020；109：733-9

電解質

3. 慢性腎臓病

○慢性腎臓病 (chronic kidney disease；CKD) は明らかに、解剖・生理・病理・病因論などに基づいた biological な特徴から区別されるような「疾患単位」ではない。

○CKD の概念はあくまで定義に基づくもので、実体はなく、抽象的ともいえどんな場面や状況にも入り込める。

○国や企業や軍やチームなどの旗印やロゴマークのようなもので、実地医家では、とりあえず「CKD」とカルテに書いておけば、CKD マークが打たれるかのようで視認性もよく便利である。

○CKD には、いわゆる "予備軍" 的な患者を実地医家などの非専門医が認識して、数字の定

義によって、ある基準以上になったら腎臓専門医に紹介あるいは連携するように伝えやすいという宣伝的概念である側面がある。まさにロゴである。

○また病期を定めやすく、薬剤効果を検証するための臨床研究などにおいて、母集団を定義しやすいメリットもある。

○すなわちCKDは、学会はこれをdiseaseとはしているものの、disease entityではない。

○さてCKDの定義は、本書があくまで「ガイドライン記載の転記」ではないことからも察していただけると思うが、ここには載せない。

○臨床医が臨床検査などから「腎臓が悪そうだ」と考え、かつeGFRが60未満であるこ

とが 2、3回あれば「CKDなんだな」と思えば
それでよい。

○CKD内のステージごとのリスクを決める重
　要な因子は、蛋白尿とその程度である。

○CKDは警告的概念でもあり、末期腎不全に
　至らせないような黄色信号的なフェーズであ
　るといえる。また、CKDが心血管疾患のリス
　ク因子になっており、他疾患におけるファク
　ターとしての概念にもなっている。

○次に、あえてCKDをある種の症候群と捉え
　るならば、他の、特徴がたつ次元の強い症候
　群とは区別されることが多い。

○たとえば活動性の未治療ネフローゼ症候群を
　診療しているときにCKD概念を上位にして
　診療したりしないし、急速進行性糸球体腎炎の
　ようなdynamicな状況でたとえCKDの定義を
　満たしていてもCKDを意識して診療されるの
　はもっと安定した先のことになるであろう。

○よって、CKDにはかなりstaticな疾患が包含されると考えるなら、たとえば糖尿病性腎症、腎硬化症、慢性糸球体腎炎、多発性囊胞腎などを含めた総称的疾患といってもよいかもしれない。

○糖尿病性腎症は糖尿病の合併症である。

○末期腎不全になった慢性糸球体腎炎の50％以上がIgA腎症である。

○腎硬化症は、つまりは動脈硬化のことであり、疾患としてよいか微妙である。

○多発性囊胞腎は遺伝性であり、いつの時代も増えも減りもしないが、他疾患次第では割合が上下する。近年は、その割合は漸増傾向である。

CKD診療のトピックス

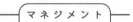
腎保護

○ACE阻害薬やARBというRAS阻害薬、非ステロイド性ミネラルコルチコイド受容体 (MR) 拮抗薬、さらには糖尿病薬だったはずのSGLT2阻害薬の3つが、現在腎保護薬として重要な薬剤となっている。

○特にSGLT2阻害薬は、まだeGFR30以上あるようなCKDのうち（ステージG3くらい）からもう導入されるべきであるとされるようになった。非専門医でも扱ってよい。

○G5、すなわち腎不全がみえてきてもただちに中止する必要はないが、どのみち腎臓専門医に一度紹介すべきであるからその際にSGLT2阻害薬についてもアドバイスをもらう。

○医療経済、ポリファーマシーの観点を度外視すれば、ARB＋MR阻害薬＋SGLT2阻害薬のマルチターゲットセラピーが腎保護の観点で優れている。

高カリウム血症対策

○保存期CKDでは、腎保護薬が高カリウム血症を招きうるということもあって、高カリウム血症を意識することからは逃れられない。

○近年、非ポリマー無機陽イオン交換化合物であるジルコニウムシクロケイ酸ナトリウム（ロケルマ®）がカリウム吸着剤として使用可能となった。

○消化管合併症が少なく、効果も速やかである。

腎 性 貧 血

○腎性貧血は、腎疾患があり、網状赤血球が増加していない正球性貧血のうち血中エリスロポエチン濃度が50 mIU/mL未満に低下している（＝貧血に見合う上昇をしていない）ものを呼ぶ。

○腎性貧血の治療には、従前の外因性のエリスロポエチン補充療法である赤血球造血刺激因子製剤（ESA）療法のほか、内因性エリスロポエチン産生を促す低酸素誘導因子プロリン水酸化酵素（HIF-PH）阻害薬がある。

○現実的にはESA療法で始めて、効果が頭打ちの場合にHIF-PH阻害薬に切り替える。

○HIF-PH阻害薬が第1選択でもいいが、内服薬であり（幸い1日1回が多いが）アドヒアランスの問題、ポリファーマシーの問題がある。

○一方ESAは注射製剤であるから、疼痛や医療機関での薬剤管理などの問題もある。

─────────────────────────── References ───
〈1〉日本腎臓学会編．エビデンスに基づく CKD 診療ガイドライン 2018．東京医学社、2018
〈2〉宮崎真理子．慢性腎臓病．日内会誌 2022；111：526-31

電
解
質

4. 急性腎障害

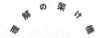

○急激な腎機能低下による<u>生体恒常性維持機構の破綻が、急性腎障害</u>（acute kidney injury；AKI）<u>の病態である。</u>

○AKIは<u>診断基準のようなものは存在するらしいが、非常につまらないものであり、実際臨床上ではAKIはアラート的な概念に過ぎない。</u>

○もちろん腎臓が障害されることは<u>臨床上重大であり、臨床医にとって非常に重要テーマであることはわかるが、AKIを疾患単位であるとする意味が正直私にはわからない。</u>

○「AKIの治療薬が開発された」<u>ともし聞いたらどうだろうか。ふつうの臨床医であれば「何それ？」「そうじゃないでしょう」という印象を持つだろう。</u>

○AKIは、体液を適切に維持する重要臓器である腎臓を守るための旗印な概念だといえばいいのであって、そもそもAKIをのんきに診断基準を使って診断しようとしているならばその時点で臨床的には遅い。

○AKIになりそうな時点で認識し、AKIになりかけた段階ではなんらかの臨床的行動に移して手を打っているべきである。

疑 い か た

○まず尿量が低下したら AKI を疑う。

○尿量の低下を察知したら、まずは尿路閉塞や脱水／腎前性腎不全を疑う。

○状況に応じ、尿路閉塞の解除、適切な輸液を行う。

○輸液は、得てして躊躇され、その量は少なすぎる傾向にある。「入れる派・しぼる派」などと言う輩をみたことがあるがそういう問題ではない。入れるべきときに入れ、しぼるべきときにしぼるのである。

○AKI という文脈においては、基本的にはしっかりと輸液すべきだという場面が多い。

○適切な体液量にしてから腎機能を評価すべきだ、などという言われかたもするようだが、臨床医にとってはそんなことは当たり前というか、そもそも腎機能を評価することが目的ではなく適切な体液量にすることが目標なのであって、結果としての血清クレアチニン値は最後にそっと確認すればよい。

○適切な体液量は、身体所見や胸部写真上の肺うっ血、体腔液の有無、尿量などで把握する。

○この習得は臨床経験を通して時間をかけてトレーニングされるものであって、教科書やガイドライン、妙な数字的なカットオフ値によって目の前の患者の「適切な体液量」を把握できるようになるわけではない。

○とはいえ血清クレアチニン値は参考になる。短時間での血清クレアチニン上昇は AKI を疑う契機となる。

○AKIは、腎前性と腎性に分けるとするなら、腎性は急性尿細管壊死が多い。

○ただ、急性尿細管壊死の多くが、敗血症や出血、手術などによる腎臓の低灌流が原因で、ある意味腎前性と同じであり、腎前性と腎性に分ける意味すらよくわからなくなってくる。

○腎臓の低灌流以外では、薬剤性が多い。たとえば造影剤、抗がん剤のほか、アミノグリコシド・アムホテリシン・アシクロビル（3つの"ア"）、バンコマイシンなど多岐にわたる。

○よって、要するに急な尿量低下あるいは血清クレアチニンの上昇をみたら、とにかくまず「尿路閉塞を解除する」「輸液する」「薬剤性を確認し、できれば中止・変更する」をすればいいということになる。

○こんなシンプルなことをAKIなどという荘厳なフレームで臨床医を圧迫しないでもいいのにな、と思ってしまう。

○尿沈渣をみる、のような内科っぽいことはそうした対応の後でもまったく遅くはない。pureに腎性といえる、糸球体腎炎（血管炎含む）や間質性腎炎、コレステロール塞栓などは、AKI全体からは非常に頻度が少ない。

○そもそも間質性腎炎やコレステロール塞栓もその要因は薬剤性・医原性であることも多いわけで、純粋に内因性の腎疾患に起因するAKIがいかに少ないかわかる。

○ひいてはAKIという概念が臨床医にとっていまいちパッとしない概念となっていることがわかる。

○あってもなくても臨床実践は可能である。有用性があるとすれば、医療者どうしで伝達可能になるので、言語・記号的な意味合いであろう。

電解質

~~~~~~~~~~~~~~~~~~~~~~~~~~~~~~ References ~~~
〈1〉菱田 明．AKI・急性腎不全の原因、診断の進め方．日腎会誌 2010；52：529-33
〈2〉土井研人．急性腎障害の診断と治療．日内会誌 2021；110：905-11

5. 急速進行性糸

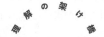

○急速進行性糸球体腎炎 (rapidly progressive glomerulonephritis；RPGN)は臨床的な病態名である。

○検尿(尿沈渣)が糸球体性血尿・蛋白尿・赤血球円柱・顆粒円柱を認める尿所見となり、数週〜数カ月の経過で急速に腎不全が進行する症候群をいう。

○RPGNを認識したら原疾患を検討することになるといったあたりは、RPGNを「症候的疾患」と考えるとよい。

○非常にダイナミックな病態であり、臨床医の発見・介入によって、場合によっては患者が救命されたり顕著に予後が改善したりするため、内科医にとってやりがいのある分野と思われるが、いまひとつ(たとえば初期研修医などに)それ

球 体 腎 炎

が伝わっていないように見受けられる。

○というのも、総説をみると「分類の話」と「欧米と比較した治療の掲載」と「予後改善の話」に終始し、臨床面での勘所について今ひとつピンとこないのである。

○また専門医の診療上の関心事は、「腎生検」や「腎病理」などにあり、得てして免疫抑制治療は苦手であり、なまじ透析という飛び道具があるために「腎炎を治す」ということよりも「腎臓の保護」「循環管理」に気が向き、何がなんでも腎不全を回避したいという気概に乏しいことがある。

○RPGNに対応する病理組織学的診断名のうち一番多いのは壊死性半月体形成性糸球

電解質

体腎炎である。

○これは、要するに糸球体に免疫グロブリンが沈着していることが本態であるが、沈着のしかたによって線状型、顆粒状型、微量免疫型の3つに分ける。

○微量免疫型というのが有名なpauci–immune型というもので、一次性のRPGNではこの組織像が最頻とされる。

○線状型は抗糸球体基底膜(GBM)抗体型腎炎、顆粒状型はループス腎炎やIgA血管炎といった疾患に対応するが、ふつうはこれらは臨床的に疑って診断するので分類の理解は専門医の役割でよい。

○私も病理や分類の話にうっかり寄ってしまいそうになった。RPGNを疑うこと(＝見つけること)や臨床的に診断することというのは、内科医の基本であると私は考えている。

○ どんな病歴や既往歴なのか、熱や食思不振、浮腫や呼吸不全の原因は何か、心不全になっていないか、といった総合的な視点が重要である。

○ また、一般的な血液検査や尿検査の所見の読み、それをみて次にどんな検査を追加するかの選択、さまざまな介入の時機を読む能力など、（あまり言いたくはないが）臨床内科医としてのセンスが問われる。これは、腎臓専門医だからといって秀でているものでもない。

○ たとえば、血栓性微小血管症が起きているのではないかということをどんな所見から疑うか、そしてその有無を示すにはどんな検査を追加すべきかを知っているか、というような話である。

○ RPGNは比較的稀な病態だが、可逆的な病態であると心してかかるべきであり、そのための知的な準備も必要である。

疑 い か た

○最初に気に留めるべきは、血清Cr あるいは尿所見の「思わぬ変化」である。

○RPGN は多量の蛋白尿となることは稀であるため、全身浮腫などで気づかれることはなく、この点はネフローゼ症候群などと疑いかたが異なる。

○体の異常を感じたときに、（血液検査はまず実施されるが）検尿まできっちりオーダーする医者になるということが大事である。

○腎臓内科的なことは、尿沈渣をオーダーするところまでである。

○具体的には、血尿、および赤血球円柱や顆粒円柱といった円柱の所見、加えて軽度でも蛋白尿がみられたら、これを糸球体腎炎性の尿所見であると認識する。

○実臨床では、RPGN から原疾患を検索していくような、きれいな症例が多いわけではない。

○一応検索すべき病態を述べると、全身性エリテマトーデス、抗GBM抗体型糸球体腎炎、ANCA関連血管炎、そして感染症（特に菌血症）である。

○ざっくり言えば、炎症の原因を精査する感覚に長けているとよい。高いCRP をみたら、血液培養をとって血管炎を検討する。そのなかに、ANCA測定を含める。このあたりを日頃の診療で行っているかが問われる。

○全身性エリテマトーデスを検討するためには、抗核抗体、抗ds-DNA抗体、抗Sm抗体、補体（C3、C4）などを追加する。また、全身性エリテマトーデスの分類基準を満たしているかを検討する。

○抗GBM抗体型糸球体腎炎で有名な腎外症候は「肺」である（"肺腎症候群"として知られる）が、たとえば両側びまん性のすりガラス影を目にした際に、抗GBM抗体の測定なしに抗GBM抗体型糸球体腎炎の肺胞出血であるとは断定しがたい。

○ANCA関連血管炎による肺胞出血かもしれないし、間質性肺炎の急性増悪かもしれないし、感染症かもしれないし、心不全かもしれない。

○そもそも糸球体腎炎を確実に診断するには腎生検/腎病理が必要で、たとえばコレステロール塞栓や血栓性微小血管症などでも、RPGN様のプレゼンテーションをとることがある。

○血管炎病態では一般にネフローゼとなりにくいが、全身性エリテマトーデス、IgA腎症、感染性心内膜炎では「顕性の蛋白尿を伴うRPGN」という臨床表現をとり得る。くどくなるが、血液培養は必須である。

○血清Crの上昇が進行性であると、ふつうの臨床医なら少し怖くなり、腎臓内科医に相談したくなるだろう。

○このとき、相談された腎臓専門医は「本当に急速なのか（前からではないのか、慢性ではないのか）」「脱水がかぶっているのではないか（腎前性の要素が大きいのではないのか）」の2点を考慮することになる。

○そこで、相談前に水腎症を否定し、さらに腎臓が萎縮していないことを確認しておけば、腎臓内科医は非常に助かる。きっとすぐに診察してくれる。

○実地医家、非専門医は診断を確定することが目標ではなく、腎臓内科医に引き継げれば成功である。

○確定診断は腎生検である。

経 過 と 治 療

経　過

○とはいえあまりこの病態が長く放置され見逃されるということはあまりなく、生命予後・腎予後とも改善がみられている。

○生命予後は、半年後で90％、2年後で86％である。

○RPGNによる透析導入患者数は年々増加していて、その平均年齢も高齢化している[3]。

○これは、RPGNの重症化の傾向を示唆しているというより、むしろ透析導入によって生存を延長することでRPGNの生命予後の成績向上につながっている傾向を示しているように思える。

○適切な免疫抑制治療が確立すれば、さらにもっと生命予後が改善するだろう。

治　療

○原因による。

○たとえば原因疾患が感染症ならば、治療は当然感染症治療である。

○他は免疫抑制の治療になるが、免疫抑制薬の使いかたがまだ確立されていないようである。

○ただし免疫抑制薬はどちらかというと消極的な使用になる。これは無理もなく、RPGNの主な死因が感染症だからである。

○シクロホスファミド、ミコフェノール酸モフェチル、シクロスポリンやタクロリムスなどが試されている。

○病態によってはリツキシマブも検討される。

───── **References** ─────

〈1〉成田一衛 監. エビデンスに基づく急速進行性腎炎症候群 RPGN 診療ガイドライン 2020、東京医学社

〈2〉臼井丈一ほか. 急速進行性糸球体腎炎. 日内会誌 2014；103：2587-93

〈3〉M Wakasugi et al. Trends in the Incidence of Renal Replacement Therapy Due to Rapidly Progressive Glomerulonephritis in Japan, 2006-2021. Internal Medicine 2024；63：2751-5. PMID：38432981

電
解
質

6. 尿細管間質性

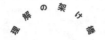

○主な病変が糸球体と血管以外、すなわち尿細管と間質にある腎疾患を尿細管間質性疾患と総称する。

○尿細管間質性腎炎は尿細管と間質に炎症性病変／炎症細胞浸潤をきたす疾患であり、尿細管間質性疾患に含まれる概念である。

○糸球体と血管は、腎疾患の主座として"主役"になりがちだが、実際には尿細管と間質は腎臓の容積の大部分を占める。

○「間質性腎炎」という言葉はどちらかというと慣用語あるいは臨床用語に近いものとなっており、尿細管間質性腎炎を略していっているものと考えておく。

○間質性腎炎はもともと、病理組織学的な名称

腎　炎

Tubulointerstitial nephritis

でありその確定には生検が必須だが、臨床的には病因論的な部分が大切である。

○薬剤性が圧倒的に多く、尿細管間質性腎炎の原因の8割前後を占めるとされる。

○薬剤性以外では、サルコイドーシス、シェーグレン症候群、IgG4関連疾患などの全身疾患や感染症（通常の急性腎盂腎炎、レジオネラ症、サイトメガロウイルス感染症など）が挙げられる。

○薬剤性についてはある程度的を絞ることができる。抗菌薬、NSAID、PPIの3つで頻度が高い。抗がん剤（シスプラチンやニボルマブなど）もよく知られている。

○糸球体を構成する細胞群に比べると尿細管細胞は再生されやすく、抗炎症を図る、ある

いは原因薬剤を中止するなどして炎症がやめ
ば、それなりの可逆性が見込める良性の病態
である。

疑 い か た

診断までの経緯

○血清クレアチニン上昇は、臨床医が異変を認識する端緒になる。

○しかし炎症が起きているので、発熱、関節痛、腰背部痛、膿尿
　や蛋白尿なども生じうる。

○この膿尿は重要な所見で、そしてそれはふつう無菌性である。

○尿細胞診で好酸球が見えるとき、本症である可能性は上がる。

○尿細管間質性腎炎かもしれないと考えながら、薬剤歴や原疾患
　の確認作業を行う。

○急性経過のときは感染症や循環不全としての急性腎障害と、慢
　性経過のときは他の慢性腎疾患との区別がそれぞれ難しい。

○診断に迷う場合には腎生検を考慮する。

経 過 と 治 療

経　過

○尿細管間質性腎炎には、急性と慢性がある。

○薬剤の中止や原病の治療、抗炎症治療などによって予後は非常に良好である。

○いわゆる末期腎不全に至るのは10%程度である。

○回復したケースの回復の度合いもよく、60〜70%は元の機能に戻るとされる。

◇◇◇◇ 治 療 ⟨2⟩ ◇◇◇◇◇◇◇◇◇◇◇◇◇◇◇◇◇◇◇◇◇◇◇◇◇◇◇◇◇◇◇◇◇◇◇◇◇

○薬剤の中止や原病の治療を行う。

○ステロイドは、反応がよいため使用できそうなら使いたい。

○使用する場合は、0.5〜1.0mg/kg/日のプレドニゾロンを数週間（たとえば4週など）使用し、数カ月かけて漸減していくやり方が慣習としてあるようだが、もっと短いやり方もある。

○0.5〜1.0mg/kg/日のプレドニゾロンを2週間続けたら、その後数週間かけて漸減中止するやり方で、これは現実的である。

○たとえば40mgを2週間、以後は1週間ずつ30mg➡20mg➡15mg➡10mg➡5mg➡中止、などとすればよい。

○もっとちゃんとした基準でステロイド適応を決めたい場合は、被疑薬を中止してもクレアチニンが回復しない、どんどんクレアチニンが悪化している、腎生検でしっかりとした炎症細胞浸潤があってかつ線維化が少ない場合、などでステロイド開始を考慮する。

──────────────────────── References ────
⟨1⟩ 山口 裕．腎尿細管間質性病変 疾患の変遷．日腎会誌 2009；51：539-43
⟨2⟩ J Schurder et al．Acute interstitial nephritis：aetiology and management．Nephrol Dial Transplant 2021；36：1799-1802．PMID：31981357

電
解
質

7. ネフローゼ症候群

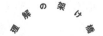

○原疾患がないものを一次性ネフローゼ症候群、あるものを二次性と呼ぶ。

○成人ネフローゼ症候群の診断基準は「尿蛋白3.5g/日以上が継続し、血清アルブミン値が3.0g/dL以下になること」で定義される。

○現実として、尿蛋白2.0g/日でも多く感じるが、顕性となったネフローゼ（特に一次性）では10g/日などとなることもあり、基本的には大量の糸球体性の蛋白尿をきたして浮腫や循環不全となりうる深刻な病態がネフローゼ症候群である。

○コレステロールが上昇することも、ネフローゼ症候群の特徴である。

○原因は、よく知られた病型であっても、いまだにはっきりと解明されていない。

○一次性の主な病型は、微小変化型ネフロー
ゼ症候群、膜性腎症、巣状分節性糸球体硬
化症、膜性増殖性糸球体腎炎である。

○微小変化型ネフローゼ症候群に関わる分子
として CD80 が報告されている。

○膜性腎症は、原因抗原が糸球体上皮細胞に
発現する M 型ホスホリパーゼ A2 受容体
(PLA2R)であることが提唱されているが、日
本人における陽性率は約50％と高くない。

○巣状分節性糸球体硬化症の原因分子として
可溶性ウロキナーゼ受容体が報告されてい
る。

○膜性増殖性糸球体腎炎については、まった
く原因が不明とされている。

電
解
質

疑　い　か　た

○ネフローゼ症候群は、述べたようにかなりの量の蛋白が尿から
　出ている状態を指すので、病状が「軽い」ということがあまり
　ない。特に一次性ではそうである。

○自覚症状として認識できるレベルの蛋白尿が出ているときには、
　すでにしっかりと浮腫があるはずで、患者は得てして「急にひ
　どく全身が浮腫んだ」と訴える。

○浮腫を主訴にやってきた場合のストラテジーが適切であれば、
　ネフローゼ症候群を見逃すというシチュエーションは想定しに
　くい。

○大量といえる蛋白尿を呈するのは一次性、なかでも微小変化型
　と巣状分節性糸球体硬化症が多く、浮腫も全身性で下腿や足部
　などにとどまらない。

○眼瞼や顔、陰部周囲～大腿にも浮腫が及ぶ。

○低アルブミン血症を反映して、胸水や腹水の貯留がみられたり、
　hypovolemiaからショックや循環障害、脱水症や腎前性腎不
　全になっていたりする。

○適切な体液評価のもと、外表は過剰に思えても、血管内は血漿
　量がすくないと想定しむしろ輸液が必要なこともある。

○「（全身が）浮腫んでいる」という主訴に対して、検尿を行わない
　医師はいないであろう。これが守られていればネフローゼ症候
　群が見逃されたまま長引くという状況は少ない。

○1日尿蛋白定量は、部分尿（随時尿）でも十分推定できる。

○尿蛋白／尿クレアチニン比（g/gCr）がほぼ１日尿蛋白量に相当し、つまりこれが3.5以上の場合でネフローゼ症候群と推定する。

○血液検査も実施してネフローゼ症候群を満たすか確認をするが、尿沈渣も忘れないようにする。活動性円柱があれば糸球体腎炎を疑う。

○鑑別手順は、一次性と二次性を別々に行わなくてよい。まずはネフローゼ症候群を認識し、その後並行して急性進行性糸球体腎炎かどうかを調べ（初期は尿沈渣でよい）、そしてそれらの原疾患を検討する。

○ネフローゼ症候群が存在していそうなことを認識した後、追加して確認しておきたい血液検査は下記のとおりである。

> **追加の血液検査項目**
> ・血液培養
> ・CRP
> ・補体（C3、C4）
> ・抗核抗体

○ネフローゼ症候群をみた後に糸球体腎炎を伴っているかを検討する理由は、ネフローゼ症候群と糸球体腎炎の両方が共存する病態があるからである。ただし感染性心内膜炎、全身性エリテマトーデス（SLE）、IgA腎症くらいである。

○この文脈において、CRPが陽性なら感染性心内膜炎の確率が増し、血液培養を速やかに行って検討する。

○また、SLEの多くで抗核抗体が陽性になるため測定する。

○補体を測定する理由は、「低補体血症を伴うネフローゼ症候群」は病態を効率よく絞り込める切り口だからである。

低補体血症を伴うネフローゼ症候群
- SLE（ループス腎炎）
- 膜性増殖性糸球体腎炎
- 溶連菌感染後糸球体腎炎
- クリオグロブリン血症性血管炎

○「ネフローゼ・糸球体腎炎・低補体」はざっくりとイメージ的にセットにしておくとよい。つまりこれらを最初から検討すれば、効率よく診断が絞り込める。

○SLE を疑えば、腎生検は重要かもしれないが、まずは SLE の診断となるかどうかのほうがもっと重要である。

○血培陽性ならば、腎臓内科ではなく感染症科にコンサルトしたほうがいいし、腎生検ではなく心臓超音波をしたほうがいい。

各 疾 患 の 概 要

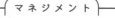
マネジメント

微 小 変 化 型 ネ フ ロ ー ゼ 症 候 群

○糸球体基底膜における透過性亢進が本態である。

○高度の蛋白尿のため、低アルブミン血症＋浮腫を呈する。

○ステロイドに良好に反応するが、再発を繰り返しやすい。

○急激な発症が特徴で、浮腫も強いため受診閾値は容易に越える。

○血圧上昇はふつうなく、この病態の前提ではない。

○血清IgEが上昇することが多い。

○成人の場合は、原因が多岐にわたる。

○内訳は雑多だが血液腫瘍がやや多く、ホジキン病、非ホジキンリンパ腫、白血病、多発性骨髄腫などが知られている。

○腎生検を行い、診断を確定する。

マネジメント

○血管内脱水に由来する病態（ショック、腎不全など）に留意する。

○治療はステロイドで、初回はプレドニゾロン 1 mg/kg を連日服用とし、寛解導入を試みる。

○国内ガイドラインでは、「寛解後も 1〜2 週間は初期量を続け、ゆっくり 2〜4 週ごとに 5〜10 mg ずつ漸減する。5〜10 mg/日になったら少なくとも半年以上は継続し、1 年程度かけて漸減・中止する」ということになっている。

○しかしこれは海外のやり方に比べ、かなり緩徐な減量法である。

○微小変化型ネフローゼ症候群は、小児と成人で少し違う。細かくいうと、小児の微小変化型ネフローゼ症候群こそが純然たる微小変化型ネフローゼ症候群で、成人は「雑味がある」イメージである。

○すなわち成人では、微小変化型といっても薬剤性や原疾患があるケースや、発症年齢によってはもともとの高血圧症や慢性腎臓病の罹患なども混じってくるため、大きな集団にすると小児に比べてやや不均一になる。

○その違いが、海外のガイドラインでは治療方針に現れていて、小児では長い期間のステロイドを推奨しない趨勢となっている[1]。

○海外では、小児はステロイドを12週間（＝約3カ月）を超えて使用しても、頻回再発例となることを抑制できない（12週未満でも非劣性である）ことが示されたというエビデンスをもって、長期の投与を推奨していない。したがって、小児の初回治療は12週間までとする治療期間の推奨が多い。

○成人は、寛解後4〜16週で漸減中止していく治療期間を推奨（最長で半年）しており、つまりは成人のほうが初回治療の期間は幅が大きく、そしてやや長い。

○再発したときは、10〜20mgほどの「追いプレドニン®」で乗り切ることが多いが、それでも再発を繰り返す場合は、免疫抑制薬を導入する。シクロスポリンやミゾリビンが多い。

○リツキシマブが有望視されている。あまりに難治性、あるいはステロイド依存性・抵抗性であると思われる例では、積極的に考慮したほうがよい。

巣 状 分 節 性 糸 球 体 硬 化 症

○大量の蛋白尿が急に現れて重い症状が出る様相からは、微小変化型ネフローゼ症候群と臨床的に紛らわしいと考えたくなるが、実際には巣状分節性糸球体硬化症のほうはまだ概念や疾患定義が雑多であることもあって、臨床像も少し幅広い。

○多くの例で、ステロイド抵抗性のネフローゼの経過となり、蛋白尿だけでなく血圧上昇や血尿がみられるなど、微小変化型ネフローゼ症候群よりも異常所見があり、治療抵抗性例も多いイメージである。

○病像から巣状分節性糸球体硬化症を見抜く・見分けるということは難しく、確定診断や治療方針決定には腎生検が必須である病態である。

○得られつつある知見のなかでは、巣状分節性糸球体硬化症の発症に糸球体濾過障壁の蛋白透過性を亢進させる因子が注目され、

血清中の可溶性ウロキナーゼ受容体が診断や治療経過の把握
において有望視されている。

～～～ **マネジメント** ～～～～～～～～～～～～～～～～～～～～～～～～～

○プレドニゾロン 1 mg/kg を 2 ～ 4 週継続する点は、微小変化型
と同じである。

○ただし明らかに治療が難しい。現時点では、ガイドラインに
基づくほかない。

○ステロイド抵抗例では免疫抑制薬を併用するという方針も微
小変化型と同じであるが、巣状分節性糸球体硬化症の場合に
は補助療法が存在する。

○降圧薬、脂質異常改善薬、抗血小板薬、LDL アフェレシスな
ど多数あるが、決定的な治療がないともいえる。

膜 性 腎 症

○膜性腎症の22.1％が二次性の膜性腎症、つまりなんらかの
要因や原疾患があるということである(2)。

○ループス腎炎が多く、ほかは雑多で肝炎ウイルス B や C、HIV
感染症、IgG 4 関連疾患、骨髄移植後、薬剤性（ブシラミンが有
名）などがある。

○よって通常は「ネフローゼ症候群」以外の特徴的な病像はな
く、臨床的に膜性腎症を診断することはほぼ不能であり、腎
生検勝負の疾患である。

○年齢は、疫学上非常に重要なファクターである。60歳以上に
限れば原発性糸球体疾患のなかで一番多い。

○すなわち中年以降のネフローゼ症候群をみたら必ず本症を疑
うべきであり、腎臓内科にコンサルトする。

電
解
質

○一次性の膜性腎症では抗PLA2R抗体が診断・病勢マーカーに有用である示唆がある(3)。

∞∞ マネジメント ∞∞∞∞∞∞∞∞∞∞∞∞∞∞∞∞∞∞∞∞∞∞∞

○中高年以上のケースが多く、ステロイドの反応が悪くないという根拠で初期量はやや少なめ（プレドニゾロン0.6〜0.8mg/kg/日）を推奨しているのが日本のガイドラインである。

○ステロイド単独、あるいはシクロスポリンを併用するのが標準的な治療である。

○バイオマーカーをベースにした実臨床が、日本でどこまでテーラーメイド的に応用できるかで、今後マネジメントは変化する可能性がある。

膜 性 増 殖 性 糸 球 体 腎 炎(4)

○臨床的には、検尿では潜血と蛋白が検出、血清では低補体血症となることが特徴で、ネフローゼ症候群に補体C3、C4の低下を伴っていたら疑う。

○病態解明が十分に進んでいない疾患であり、かつ希少疾患である（一次性の糸球体疾患のうち、5％くらいしかない）ため、極力専門家に症例を集積させたい。

○膜性増殖性糸球体腎炎の基礎疾患になる疾患を検討する軸と、「ネフローゼ症候群＋低補体血症」となる疾患を検討する軸の2つの臨床軸で診断を進める。

○膜性増殖性糸球体腎炎の基礎疾患になる疾患は、ウイルス肝炎（B、C）、全身性エリテマトーデス、シェーグレン症候群などがある。

○M蛋白血症でも膜性増殖性糸球体腎炎を伴うことがあり、なかでもいわゆるMGUS（Monoclonal gammopathy with unknown significance）で頻度が高いとされる。

○したがって、HBV、HCVの抗体検査、抗核抗体や抗SS-A抗体、尿中M蛋白検査を行う。

∞∞ **マネジメント** ∞∞∞

○ほぼ専門家に委ねられる。ステロイドを使用してみることが一般的である。

○ミコフェノール酸モフェチルなどの併用が試みられている。

○単クローン性免疫グロブリンの沈着を伴う例では、リツキシマブが有望である。

○発作性夜間血色素尿症や非典型溶血性尿毒症症候群の標的治療として用いられるエクリズマブが有望視されている。

～～～ **References** ～～～

〈1〉 M Vivarelli et al. Minimal Change Disease. Clin J Am Soc Nephrol 2017；12：332-45. PMID：27940460
〈2〉 H Yokoyama et al. Committee for the Standardization of Renal Pathological Diagnosis and for Renal Biopsy and Disease Registry in the Japanese Society of Nephrology. Membranous nephropathy in Japan：analysis of the Japan Renal Biopsy Registry（J-RBR）. Clin Exp Nephrol 2012；16：557-63. PMID：22358611
〈3〉 WG Couser. Primary Membranous Nephropathy. Clin J Am Soc Nephrol 2017；12：983-97. PMID：28550082
〈4〉 後藤 眞ほか. 膜性増殖性糸球体腎炎. 日内会誌 2013；102：1145-51

電
解
質

8. IgA腎症

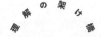

○IgA腎症は世界でも最も頻度の高い原発性の糸球体性の腎疾患のひとつである。

○末期腎不全に至り血液透析となる有力な原因のひとつであるが、この場合すでに本症が"burned out"した状態像であるから、早期発見・早期治療・進展硬化制御が重要課題となる。

○IgA腎症についての多くのことが、いまだ十分よくわかっていない。

○IgA腎症が、血尿を初発症状とし進行に伴って尿蛋白の出現を認め、上気道炎感染後に肉眼的血尿を生じて疾患が増悪することは、一般的には有名である。

○ただその上気道炎の先行が発症に関連するこ

とが印象的に語られ過ぎるために、シンプルに病態が完成するように考えられがちだが実際にはそのような単純な疾患では決してない。

○IgAは、免疫グロブリンの一種であり2つの重鎖（α鎖）と2つの軽鎖（κ鎖，λ鎖）から成るが、IgA1とIgA2の2つのサブタイプがある。

○IgA腎症ではIgA1の構造変化が起きている。

○IgA1のヒンジ部にはO結合型糖鎖という糖鎖が正常者では数個（3～6個）備えているが、IgA腎症の患者ではこれが減少している（糖鎖修飾に関与するガラクトースが欠損している）。

○すなわち、糖鎖が異常のIgA1（galactose deficient IgA1、Gd-IgA1）が血中で増加（①）しており、これ

がIgA腎症のバイオマーカーになりうるとされている⑴。

○他方、このIgA1のヒンジ部糖鎖異常に対する自己抗体が産生され⑵、これも病態に加担する。

○これらに加えて、上気道炎を起こすような抗原刺激が曝露されるとT細胞やB細胞が各種活性化されて、サイトカイン産生や（Gd-IgA1を含む）IgA免疫複合体の形成⑶が一気に進む。

○結果としてこのIgA免疫複合体が糸球体メサンギウムに沈着して⑷、IgA腎症としての病態が進展していく。

○これらにはおおむね基礎的な裏付けがあるものの、Muti-hit仮説⑵,³、としてすでに十分知られている病態仮説となっている。

○①〜④のように、（1本の決定的な"ホームラン"ではなく）"複数のヒット"を重ねて病態が形成される

という理論である。

○また遺伝的要因も関与しているとされる。

○病態理論があくまでまだ仮説であるとしても、その一方で臨床面ではこの疾患は十分臨床医に知られている。

○顕微鏡的血尿（尿潜血陽性）の状態が持続するフェーズがあり、目立つイベントもなく経過してやがて尿蛋白が出現。Crが上昇し始め血圧上昇と相まって病態が進行し、慢性腎臓病に至り腎臓が硬化するという流れである。

○「上気道炎のあと血尿が出たので受診しました」ということで判明したIgA腎症をじつは診たことがない。おびただしい数の上気道炎を診療してきたはずなのに、である。つまりポイントはそこではない。

○IgA腎症は急速進行性糸球体腎炎をきたす

電解質

ような原因疾患でもなく、臨床像としては相当地味な疾患である。

○よって臨床諸家は、IgA腎症を、ほぼ無症候性の「血尿」や「血尿＋尿蛋白」の原因疾患の候補として考えるのがよい。次のプランは腎生検（をすべく腎臓内科に紹介）である。

疑　い　か　た

───┤ バイオマーカーが実用化されるその日まで ├───

○まずエッセンスを先に述べると、「持続する血尿で疑い、腎生検」である。

○尿蛋白は重症度のほうに関連している。尿蛋白があるか、あればどのくらい（g/日）あるか、が問題である。

○「蛋白尿がないのでIgA腎症ではない」は間違っているし、「蛋白尿があるのでIgA腎症かもしれない」ではすでにやや遅い。尿蛋白の存在をIgA腎症の診断の前提にしない。

○小児・思春期年齢帯の、検尿で確認される血尿の持続は、必ず引っ掛ける。腎臓内科医への受診に、責任を持って具体的に結びつけるようにする。

○血尿単独でIgA腎症まで考慮するのはややオーバーである気持

ちはわかる。その際はやはり沈渣は重要で、赤血球円柱を認めれば糸球体性血尿といえるため、積極的に IgA腎症を引っ掛ける。

○対照的な病態として、急速進行性の糸球体腎炎があり、その原因は数多くあるものの、熱や炎症、低補体血症、ネフローゼ、急性腎障害あるいは乏尿、血管炎や病原体の検出、などがみられたりする。

○IgA腎症ではこれらはあまり認めないものとして捉えておく。述べたように、IgA腎症はいろいろと地味なのである。

○不明熱から疑う、血算異常から疑う、CT異常から疑う、自己抗体検査から疑う、特有の症状から疑う、見事な身体診察による身体所見から疑う、といった臨床的な"彩り"がなく、ほぼ無症状の患者の尿所見をにらみ続けることでしか疑えないというのは、地味というほかない。

○腎盂、尿管、膀胱、尿道に病変がなく、血尿が持続的（再現性を持って潜血陽性）であれば、未精査であれば必ず腎臓内科に紹介して精査に結びつけるようにする。

○IgA腎症の診断は、他の腎疾患を検討・除外し、腎生検による腎病理組織診で確定される。

経 過 と 治 療

∞∞ 経 過 ∞∞∞∞∞∞∞∞∞∞∞∞∞∞∞∞∞∞∞∞∞∞∞∞∞∞∞∞∞∞∞∞∞∞∞∞∞∞∞

○無治療では、20年の経過で40％が末期腎不全になる。

○本症が悪化したことは、尿蛋白が増加した、血圧が上がった、腎機能が低下したということで代理的に判断可能である。

○尿蛋白は、随時・部分尿でいいので必ず定量する。

○今さらであるが、1回の検尿でも、その尿蛋白／クレアチニン比は1日尿蛋白排泄量（g/日）とほぼ等しいか、よく相関する。尿蛋白／クレアチニン比は、随時尿蛋白定量（mg/dL）を同じ尿の尿中クレアチニン値（mg/dL）で割る。

○そもそも IgA 腎症の診断後の経過は、ふつうは腎臓内科医が診ていくことが望ましいだろうが、尿蛋白がほぼなく（0.5g/gCr未満）、腎機能正常・血圧正常などのリスクが低い条件が整っていれば、腎臓内科医と連携をとりつつ実地医家でも管理可能かもしれない。

○40％が末期腎不全に至るといいつつ、1/3 は自然寛解する。

◇◇◇ 治 療 ◇◇◇

○治療は、重症度で決まるが、現在さまざまな創薬がなされその検証が進んでいる。よって今の標準治療および治療ガイドラインは将来的に大きく書き換えられる可能性が高い。

○述べたように、重症・軽症は、尿蛋白量・血圧・腎機能の数値で分類されることが多い。あとは、やや専門的になるが腎病理組織所見による。

○現在のところ、ステロイドや免疫抑制薬以外でエビデンスがあるとされるのは ACE 阻害薬や ARB である。特に軽症例では相対的に重要性が高い（重症例でも積極的に導入する）。

○ステロイドや免疫抑制薬の適応が生じてくるのは、尿蛋白量が多いとき、ACE 阻害薬や ARB でも増悪するときなどであり、もちろん専門家によって判断されるべきである。

○扁桃摘出後にステロイドパルスをやる治療は、効果がすでに認められているらしいが、この立ち位置も将来書き換えられる可能性がある。

○治療が向けられるべき病態メカニズムのうち、Gd-IgA1 免疫

複合体の産生抑制の部分、そしてその免疫複合体が糸球体に沈着した後に惹起される本症特有の炎症の制御の部分。このふたつを標的とした治療戦略になっていくと思われる。

∞∞∞∞ **フォロー** ∞∞∞∞∞∞∞∞∞∞∞∞∞∞∞∞∞∞∞∞∞∞∞∞∞∞∞∞∞∞∞∞∞

○IgA腎症が正しく確定診断されていれば、異例に軽症で管理しやすいケースを除き、原則専門家がフォローする。

○実地医家に望まれるのは、<u>小児含めた比較的若年者の検尿異常</u>に目を向け続けることである。

○具体的には、血尿単独でも看過しないこと。数カ月に1回、忘れずにフォローし、尿蛋白の出現や、赤血球円柱の出現などがないかを、検尿だけでいいので粘り強くフォローする。

○将来的に、どの患者にリスクが高いか、どの患者にどういう治療をするが望ましいか、どういう患者が自然寛解しやすいかがわかれば、フォローもしやすくなるだろう。

○つまり、新しい治療法の開発は、どの患者に「積極的な治療をしないでいいか」を選別することができることにも繋がるので期待したいところである。

─── **References** ───

〈1〉 Y Ohyama et al. Racial heterogeneity of IgA1 hinge-region O-glycoforms in patients with IgA nephropathy. iScience 2022；25：105223. PMID：36277451
〈2〉 H Suzuki et al. The pathophysiology of IgA nephropathy. J Am Soc Nephrol 2011；22：1795-803. PMID：21949093
〈3〉 H Suzuki. Biomarkers for IgA nephropathy on the basis of multi-hit pathogenesis. Clin Exp Nephrol 2019；23：26-31. PMID：29740706
〈4〉 川村哲也. IgA 腎症. 日内会誌 2020；109：917-25
〈5〉 鈴木祐介ほか. IgA 腎症の最新治療とその背景. 日内会誌 2021；110：2286-92
〈6〉 川崎幸彦. 小児腎臓疾患の今と昔：IgA 腎症の発症病態からみた治療の進歩. 日小児腎臓病会誌 2021；34：21-31

電解質

9. 腎 梗 塞

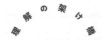

○ 腎梗塞は、腎動脈が塞栓や血栓によって閉塞し、その末梢の循環で栄養される腎組織が壊死に陥った状態である。

○ 臨床では症候性となっている場合に問題となるので、本項では通常は "急性症候性腎梗塞" のことを指す。

○ 従前の教科書や総説のなかでは、急性腎不全／急性腎障害の原因疾患として扱われることが多いが、実臨床では腹痛⟨₁⟩、特に flank pain の原因として検討されることが多い。

○ あるいは、ある塞栓症の塞栓先としてまず腎梗塞が認識され、その原因疾患を探すということが臨床では課題となる。

○ その腹痛は、突然・激烈であることもあり、

腰痛という表現をとって整形外科疾患とされたり、右下腹部痛が主訴になって憩室炎や虫垂炎、あるいは腎盂腎炎として精査・治療が開始されたりすることもある。

○稀な原疾患（左房粘液腫、腫瘍塞栓、脂肪塞栓など）を除けばほとんどの患者に基礎疾患として心房細動が関与している。また、それに付随・関連する弁膜症や動脈硬化リスク（脂質異常症や年齢など）も保有し得る。

○トルコの調査[2]では、両側の腎梗塞が21.5％あった。両側例は、急性腎不全となりやすく[3]、乏尿・無尿となることもある。

○好発年齢は60歳前後で、症状では腹痛のほか、悪心、嘔吐、発熱をきたすこともある。

電
解
質

○血液検査では、LDHが他のデータに比して顕著に上がることが知られており[2]、診断の可能性を上げる所見として理解しておく価値がある。

○腎梗塞の成因としては、心房細動による血栓塞栓、左心系感染性心内膜炎の疣贅塞栓、他に、左房粘液腫、癌患者の腫瘍塞栓、血管内リンパ腫などがある。

○血栓症として動脈が閉塞する機序もあり、多くは動脈硬化だが、ベースに動脈狭窄や動脈炎（血管炎）があったり、抗リン脂質抗体症候群[2]があったりする。

疑 い か た

〈 診 断 ま で の 経 緯 〉

○急性の側腹部痛の鑑別疾患として本症を挙げることが重要で、精査に際し、心房細動、LDHの高値、血栓症の素因・基礎疾患を保有しているかどうかを確認する。

○他疾患の除外を要することがほとんどで、可能であれば造影してCTを行う。腎梗塞では、梗塞部が楔状に低吸収域（造影不良・造影欠損）を認める。

○造影できない場合は、単純MRIでも腎梗塞の推定が可能だが、実施までの迅速性に乏しい。

○臨床情報による推定と、画像所見で診断するというのが実際である。

○臨床的および画像的に腎梗塞があるらしいと分かれば塞栓源を推定することになるが、その後の流れについて図2に示す。

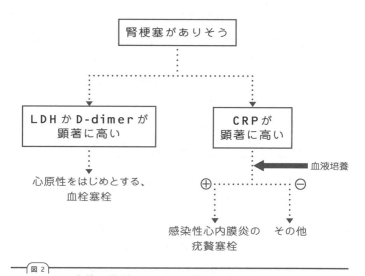

<figure>
図2

症状と造影CTから腎梗塞があるらしいと
分かったあとの塞栓源の推定
</figure>

経　過　と　治　療

∞∞ **経　過** ∞∞∞∞∞∞∞∞∞∞∞∞∞∞∞∞∞∞∞∞∞∞∞∞∞∞∞∞∞∞∞∞∞∞∞∞

○文献3では、腎梗塞診断時の血清クレアチニンが平均1.50㎎/dLで、平均追跡期間14カ月の時点で1.69㎎/dLになっていた。

○実臨床の実感でも、腎臓そのものの予後は悪くない印象である。それよりも、塞栓症・血栓症の原因について精査・介入することのほうが重要である。

○なぜなら腎梗塞が塞栓症で起きている場合は、体循環系の塞栓であるため、同時に脳塞栓のリスクもあるということになる。

○また感染性心内膜炎や全身性エリテマトーデスに伴う抗リン脂質抗体症候群が腎梗塞の原因であれば、原疾患を制御することが治療となり、それがうまくいくかが腎予後に寄与するだろう。

∞∞ **治　療** ∞∞∞∞∞∞∞∞∞∞∞∞∞∞∞∞∞∞∞∞∞∞∞∞∞∞∞∞∞∞∞∞∞∞∞∞

○原疾患があれば、それを治療する。

○初期治療としては、一番多い心原性塞栓を考慮して、脳塞栓症とほぼ同じ対応をする。

○ヘパリンを1日1～3万単位持続注射しAPTTを延長させる、ワルファリンを用いてPT-INRを2～3前後とする、などである。

○自院の循環器科や腎臓内科、血管外科と相談して方針を決める。

∞∞ **フォロー** ∞∞∞∞∞∞∞∞∞∞∞∞∞∞∞∞∞∞∞∞∞∞∞∞∞∞∞∞∞∞∞∞∞

○腎機能、血圧などに変化がみられることがある。

○外来でもモニターし、適切な介入をする。多くの例で、高血圧症が併存しARBやACE阻害薬の導入を行うことになる。

━━ References ━━

〈1〉 P Mesiano et al. Acute renal infarction：a single center experience. J Nephrol 2017；
      30：103-7. PMID：26743079
〈2〉 N Eren et al. Acute renal infarction in Turkey：a review of 121 cases. Int Urol Nephrol
      2018；50：2067-72. PMID：30251011
〈3〉 槇野博史ほか. 腎梗塞. 日内会誌 1993；82：1802-6

10. コレステロール塞栓症

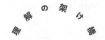

○ コレステロール塞栓症は大動脈内腔に生じた粥状硬化病変のプラークが破綻、内部のコレステロール結晶が遊離・飛散した結果、末梢の細・小動脈に塞栓を起こす疾患である。

○ 塞栓先では炎症が生じている。周囲にマクロファージが有意に集積し炎症を惹起、持続すれば線維化につながる。

○ 実際、腎生検による病理組織学的分析でも、コレステロール結晶の塞栓によって腎内小動脈に血管閉塞像がみられるほか、間質への炎症細胞浸潤が認められる。つまり、「詰まって阻血を起こす」以上のことが起きているのである。

○ 断りなくまず腎臓を引き合いに出したが、それは本症の一番の罹患臓器は腎臓だからである。

○遊離したコレステロール結晶は、体循環に乗って腎動脈分岐部を経て、弓状動脈〜小葉間動脈〜細動脈〜糸球体（毛細血管）に塞栓を起こす。これは、臨床的には腎障害につながる。

○2番目は皮膚で、下肢末端の阻血症状に起因していることが多い。

○チアノーゼ的な変化で、blue toe（暗紫紅色の網状皮斑）という所見は有名である。

○頻度として多い皮膚所見は網状皮斑で、ほか稀だが紫斑や潰瘍形成を呈することもある。

○腎臓や皮膚以外にも起こり、臨床的なバリエーションは豊富な疾患である。散布されたコレステロール結晶の大きさや塞栓血管

電解質

の径、散布の持続する期間、どの臓器に塞栓を生じたかなどによって、病像や重症度や検査所見が変わってくる。要するに多彩な症候となりうる。

○誘因として心臓カテーテル検査や血管内インターベンション治療、心臓外科手術、大動脈ステント治療などがある。ごく稀にそのようなトリガーが見当たらない、自然発生例がある。

○そうした誘因を起点にして腎障害が発症・進行するまでの経過については、急性・亜急性・慢性の3パターンがある。

○日の単位（数日〜1、2週以内）で悪化する急性、数週間以上（1、2〜6週間）かけて悪化する亜急性、そしてそれよりも長い、多くの場合3ヵ月以上にわたって持続する慢性、の3つの経過である。この3型の中では、亜急性のものが一番多い。

○慢性は、コレステロール塞栓症（の誘因）が認識されていることは稀で、慢性腎臓病あるいは

原因不明の腎症が臨床的に先に認識され腎生検で診断がつくパターンとなる。よって、この病態（＝慢性の腎症としてのコレステロール塞栓症症候群）の診断数は過小評価されていると思われる。

○他方、急性例は、カテーテル手技などに関連していそうだということが通常認識されている。

疑 い か た

┤ 診 断 ま で の 経 緯 ├

○まずは、動脈に関連したカテーテル手技や治療によって、このような病態が起きうるのだということを知っておくことが重要である。

○知っていれば、目の前の腎症や皮膚塞栓症状を呈した患者の病歴を聴取した際に、直近に実施されたカテーテルのせいかもしれないと思いつくことができる。

○病歴で思いつけることがほとんどであるはずであるが、その推論を阻害するのは、この病態が「塞栓症」といいつつ全身性の炎症反応をきたすことがある点である。

電解質

○具体的には、発熱、食思不振、倦怠感などを症状として呈し、検査所見では CRP 上昇や白血球の増多などがみられることもある。つまり別の疾患（腎炎や感染症など）と思われやすい傾向がややある。

○また本症では、分画上比率にして数％〜20％未満ほどの好酸球増多がみられやすい。

○腎症が長引けば、補体低下や蛋白尿を伴うようになる。

○原因不明に進行する高血圧性腎硬化症や腎動脈狭窄症と類似した病像となることが現実的で、こうした慢性経過例では異常に応じて腎臓内科で精査されるべき案件となる。

経 過 と 治 療

∞∞ **経 過** ∞∞∞∞∞∞∞∞∞∞∞∞∞∞∞∞∞∞∞∞∞∞∞∞∞∞∞∞∞∞∞∞∞∞∞∞

○実は予後は悪い。

○たとえば急性腎障害をきたした例では、そもそもこれを発症する患者は血管に関連したイベントのハイリスク患者であることもあり、身体的・生理学的な予備能の低さに加え、別の血管合併症の併発やそれらによる突然死などのリスクなどが交絡している。

○それらの具体例は、腎死や急性心筋梗塞、脳塞栓症、急性下肢動脈閉塞などである。

○慢性経過のものであっても、慢性腎不全が定常化して長年経過するというよりも、実は進行性であり、数年以内に半分が死亡しうる予後不良の疾患なのである。

○急性でも慢性でも、発症すれば非常に深刻な疾患であり、実にせつない。

○発症に前後して、血清クレアチニン値が1から3に上がるような経過が多い。

○コレステロール塞栓症は、その発症前に糖尿病、虚血性心疾患、脳梗塞、末梢動脈疾患、腹部大動脈瘤などの既往歴を有していることが多い。

≫≫≫ 治 療 ≫≫≫≫≫≫≫≫≫≫≫≫≫≫≫≫≫≫≫≫≫≫≫≫≫≫≫≫≫

○スタチンやARBが試されるが、予防や病態の緩和的な意味合いにとどまっているものと思われる。

○「理解の架け橋」で述べた「炎症病態」の側面にコミットする戦略が、今後の課題である。

○現在は、0.3mg/kg/日のプレドニゾロンが試される⟨3⟩。

○好酸球数を参考にして、正常化し2カ月維持して減量というやり方らしいが、本当にそれでいいのかはわからない。

○個人的には、診断が早ければ早いほど、また初診時の炎症所見（CRP）が高ければ高いほど、ステロイドの寄与度は高いと予想している。その場合、もっと十分量のステロイドを使用すること、そしてもっと短期間で減量することが是となるものと思われる。

○LDLアフェレシス⟨4⟩を併用するのがよいと考えている諸家もいる。

≫≫≫ フォロー ≫≫≫≫≫≫≫≫≫≫≫≫≫≫≫≫≫≫≫≫≫≫≫≫≫≫≫

○経過の早さによらず、そもそも進行性の腎障害や原因不明の腎障害に対して、疑問を抱きながら診療すべきで、それが本症の早期発見や重症化の検知につながる。

○よくわからなければ腎臓内科に紹介する。

電
解
質

○本症の診断あるいは診断が推定された場合には、1、2カ月に1回は、eGFRや好酸球数、皮膚の視診などをしていくことは、この疾患を念頭に置くからには大事なことである。

~~~~~~ **References** ~~~

〈1〉 安田 隆. コレステロール塞栓症と急性腎不全. 日内会誌 2010；99：943-9
〈2〉 長谷弘記. 慢性腎臓病とコレステロール塞栓症. 日内会誌 2016；105：850-6
〈3〉 J Masuda et al. Use of corticosteroids in the treatment of cholesterol crystal embolism after cardiac catheterization : a report of four Japanese cases. Intern Med 2013；52：993-8. PMID：23648720
〈4〉 S Kobayashi. Applications of LDL-apheresis in nephrology. Clin Exp Nephrol 2008；12：9-15. PMID：18175056

胆囊炎 肝周囲炎	肺炎 胸膜炎 膿胸	脾臓の破裂、 梗塞
虫垂炎	flank pain	虚血性大腸炎
卵巣出血	腎盂炎 尿路結石 腎梗塞	急性陰囊症

flank pain は、あえて和訳しないことを勧める。「側腹部らへん」とでも言おうか、側腹部とその周囲を広く含めた領域としてとらえておく。よって上は胸腔の下部、腹部は前方～サイド～後方、そして「腰背部」と通常呼ぶ領域までを含む。たとえば「右下腹部痛」も flank pain に含まれるが、このとき flank pain というのは「"右下" と部位を決めつけないという概念」なのである。実に臨床医フレンドリーな概念であり、flank pain が便利か思うかどうかで臨床医かどうかのリトマス試験紙になっているのではとすら思っている。

電
解
質

11. 尿 路 結 石

理解の架け橋

○腎臓から尿道に至る尿路で生じた結石のことをいうが、臨床で「尿路結石」といえばこの結石によって疼痛や血尿などを生じたことを指して（病名として）いうことが多い。

○好発年齢は、男性は40歳台、女性は50歳台がピークで、男女比も2：1くらいでやや男性に多い。

○しかし非常にコモンな疾患であるため、あまり年齢・性別のイメージを持ちすぎないほうがよい。実際、本症も発症年齢の高齢化が進んでいる。

○生涯罹患率は、男性は約7人に1人、女性は約15人に1人とされていて、とにかく頻度が高い。

○結石の成分は、88％を占めるのがシュウ酸カルシウムで、続いて尿酸（8％）である。

○10㎜未満の結石は自然排石が期待される。よって保存的加療が可能である。

○10㎜以上では、体外衝撃波腎尿管結石破砕術や経尿道的尿管砕石術によって除去を試みる。

○つまり結石は、存在の同定のみならず、大きさの把握も重要である。

○再発率は5年で35％、10年で52％であり[1]、また再発患者の約1割は3回以上の再発を経験しているという[2]。

○尿路結石は多因子疾患であるとされている

らしいが、実臨床では再発歴のある患者をよく診療することになるせいか「きっと尿路結石が起きやすい体質があるのだろう」と思えてしまう。実際、尿路結石の原因遺伝子が同定された[3]。

○尿路結石が生活習慣病であるとする成書や記述が多いが、生活習慣のせいで発症したとは思えない尿路結石患者を無数にみてきた。「生活習慣が悪い」というレッテルを貼られる尿路結石患者をもうこれ以上増やすわけにはいかない。

○「痛風患者は酒飲み」と同じような謎レッテルが世間に流布しないよう、今後も原因遺伝子の解明に期待したい。

疑 い か た

○典型的なパターンと臨床経過をまず押さえる。

○夜間就寝中あるいは早朝に比較的突然の片側の腰背部痛あるいは下腹部痛を生じて発症し、その痛みは尋常ではなく、冷や汗を伴うほどで、痛みで身動きがとれないこともある。また、患者はたいてい痛む場所を手で押さえている。

○疼痛そのものの話の前に、まず一番重視すべき事柄といっても過言ではないのは発症時刻である。

○尿路結石の発症時刻は比較的きれいな概日リズムを刻むことがわかっており、ピークは午前4時半とされている⟨3⟩。

○文献3によれば検定前の生データ上は午前2時台に最も多く、つまりは午前2〜5時といった、はじめに述べたようにやはり深夜就寝中〜早朝に発症することが多い（＝頻度がピークとなる）。また、数としては朝〜午前も比較的やや多い。

○逆に最も少ないのは「夕方」である。「夕方発症の尿管結石」という触れ込みを聞いたら、別の疾患から検討する。

○痛む場所は実際には結石の位置によって異なり、また結石の尿路内の移動によって痛む場所が変わってくる。

○腎結石の場合は、多くは片側の腰背部痛になり、いわゆるCVA領域あるいはそのやや下方の領域の痛みであることが多い。

○尿路結石の位置がそれよりも下、すなわち尿管や膀胱近くになってくると、片側の下腹部痛（左下腹部痛または右下腹部痛）になることが多い。

電解質

○こうなると難しい。なぜなら、もし痛みが非常に強度ならば、痛む部位の自己同定が曖昧になり（＝担当医も局在を捉えにくくなり）途端に鑑別疾患が広がるからである。腹部大動脈瘤の破裂、虚血性腸炎、卵巣出血など、「破綻」がキーワードとなる病態が入ってくる。

○一方、もし痛みがそこまで強くない場合は、たとえば右下腹部痛といえば虫垂炎や憩室炎などを含めて考慮せねばならなくなる。あるいは、便秘症などと過小評価されてしまうこともある。

○疼痛以外の随伴症状では、嘔気が多い。急な尿路閉塞では嘔吐もあり得る。

○ただし嘔気・嘔吐が目立つわけではない。基本的には疼痛がメインで、嘔気を自覚しない（余裕がない）患者も多い。

○尿路結石の罹患が生涯はじめてである場合、自分自身で、あるいはそのつらそうな様子を見た家人が救急要請してしまうこともしばしばである。この場合、救急室で鑑別すべきは大動脈解離や腹部大動脈瘤の破裂などの緊急疾患である。

○尿路結石ではバイタルは安定していることが多い（結石によって水腎症となり複雑性腎盂腎炎を合併してショックになっているなどのstoryもなくはない）。

○尿路結石の同定は単純CTが非常に有用である。画像で結石が認められれば診断可能である。

○また検尿で顕微鏡的な血尿を呈する頻度は高く、しばしばそれを参考所見とする。

○尿路結石の既往がある患者は、この痛みに接して実に冷静である。なぜなら「尿路結石の痛みだ」とすぐわかるからである。これは、痛みの強度や質でそうわかるらしい。

○急性膀胱炎もそうだが、患者自身に診断させると非常に精度が高い。

○もちろん例外はある。自験例で、左腎結石の既往のある、認知症や精神疾患のない40代男性が左下腹部痛を主訴に受診した。本人は「尿路結石とは違う」と否定したが実際には左下部尿管結石だった。

○CTは、結石の同定や大きさの評価、水腎症の有無、他疾患をある程度の鑑別ができるため非常に有益な検査と思われる。

○反復するなどして結石生成に関する原因的な基礎疾患を探したいときは、血清カルシウムとHCO₃に注目する。

○副甲状腺機能亢進症（カルシウム高値）や尿細管性アシドーシス（HCO₃低下）が判明するかもしれない。

経 過 と 治 療

〰 経 過 〰〰〰〰〰〰〰〰〰〰〰〰〰〰〰〰〰〰〰〰〰〰〰〰〰〰〰〰〰〰〰

○結石の大きさや位置の移動の要素がどこまで臨床症状に関係するかはよくわからないが、痛みが強い尿路結石は通常、無治療では許容し難いくらい痛い。

○10㎜という結石サイズは自然排石の可能性の目安とされており、よって10㎜以上かつ痛みが強度の場合は、無介入で疼痛が自制内となることは期待できないと考えておく。

〰 治 療 〰〰〰〰〰〰〰〰〰〰〰〰〰〰〰〰〰〰〰〰〰〰〰〰〰〰〰〰〰〰〰

○急性に有症状化した場合（発作のとき）は、NSAIDを用いる。

○他、経験的にブチルスコポラミンよりも芍薬甘草湯が奏効する。

○芍薬甘草湯を一度に2包服用などとするとよいが、救急室で

はそれはさせにくいので、発作時に自己治療したい患者に処方することになる。

○「ロキソニン®（60）1錠＋芍薬甘草湯2包」を1回分として頓用させる。

○10mm以上の結石では、体外衝撃波腎尿管結石破砕術や経尿道的尿管砕石術によって除去を試みるが、10mm未満では対症療法のみとし、自然排石を期待する。

〰〰〰 フォロー 〰〰〰〰〰〰〰〰〰〰〰〰〰〰〰〰〰〰〰〰〰〰〰〰〰〰〰〰〰〰〰〰〰

○再発患者の50％が生涯に1回しか再発しないという報告もある[2]。

○よって初発の患者には、再発の可能性はあるもののそれがすごく高いという説明の仕方はできない。再発をすでに1〜数回以上している患者にフォーカスすべきである。

○また再発のリスクは、最初の結石エピソードから最初の4年間が最も高いとされている[2]。ただこれは、初発尿路結石患者を4年間フォローせよという教訓にはならない。

○臨床的に尿管結石が疑わしいが、本人には心あたりがない患者に対して「そういえば3、4年前に尿路結石とかってやりませんでしたか？」と聞くときには有益である。実際、「数年ぶりになった」「そういえばけっこう前になりましたね」などと言う患者が多い。

○尿酸結石でないとわかれば、サイアザイドは尿路結石の再発を減らす効果がある[5]。ただしこの目的で実際に処方しそれを数年間継続する診療は、現実的にはなされていないことが多い。

○多くの尿路結石患者は平素元気で持病がないからである。

References

〈1〉 J Uribarri. The first kidney stone. Ann Intern Med 1989 ; 111 : 1006-9. PMID : 2688503

〈2〉 WL Strohmaier. Course of calcium stone disease without treatment. What can we expect? Eur Urol 2000 ; 37 : 339-44. PMID : 10720863

〈3〉 R Manfredini et al. Circadian pattern in occurrence of renal colic in an emergency department : analysis of patients' notes. BMJ 2002 ; 324 : 767. PMID : 11923160

〈4〉 K Taguchi et al. Fatty acid-binding protein 4 downregulation drives calcification in the development of kidney stone disease. Kidney Int 2020 ; 97 : 1042-56. PMID : 32247632

〈5〉 HA Fink et al. Medical management to prevent recurrent nephrolithiasis in adults : a systematic review for an American College of Physicians Clinical Guideline. Ann Intern Med 2013 ; 158 : 535-43. PMID : 23546565

電
解
質

12. 精 巣 捻 転

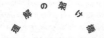

○精巣捻転は急性陰嚢症のひとつで、そのなか
でも緊急の処置を要する、虚血が問題となる
救急疾患である。

○急性陰嚢症は、陰嚢領域に急性有通性腫脹を
呈する疾患群の総称であり、他に精巣上体炎、
付属器捻転などがある。

○小児〜思春期に多い。13〜14歳、つまり中学
生に多く、12〜18歳あたりに好発する。10歳
でもあり得るし、20歳以上でもあり得る。小
学校の中学年〜10代の男子に起きやすいと
心得る。

○稀な疾患とされるが、男児に限れば4,000人
に1人くらいであり、この子たちのかけがえ
のない精巣を1個でも多く救うためなら、稀

であることは特に気にならないだろう。

○精巣容積がちょうど思春期に約5、6倍に増大するため、精索が引きのばされることによって捻転を生じやすくなる。

○左側のほうが精索が長いため、左側で捻転しやすい。2倍以上は多い。

○早朝〜夜間睡眠中の発症が多い。日中・昼間は稀である。登校時や登校直後の症状発症に注意する。朝、急に「おなか」をつらそうにしていたらあやしい。

○通常受診閾値はすぐに越える（くらいにつらいのだろうと思われる）。平均6〜7時間で受診に至る。何日も、何週もかけて受診する疾患ではない。

電解質

○6〜12時間以内には整復しないと精巣の温存ができない疾患であり、初診時には「すばやい判断」が求められる。求められているのは確定診断ではない。

○精巣捻転の20〜40％強は下腹部のみを訴えて受診し、泌尿器科以外を受診すると7割くらいは精巣捻転を見逃され、そのうちの多くが精巣壊死に至ることになる。

○完全な診断をせずに、泌尿器科へ一刻も早く転送するべき疾患であると心得る。

疑 い か た

診断までの経緯

○半数以上は精巣痛を訴えるため、その場合は受診科として泌尿器科が選定されやすく、診断に至りやすい。そうではない状況を理解しておく。

○4割は下腹部痛だけで受診する疾患である。下腹部や鼠径部痛が主訴である、症状をうまく言えない患者、内科外来を受診し

た、などの場合で間違いが起きやすい。

○嘔気、嘔吐を伴う場合がある。

○内科外来は「精巣痛」の患者をそれ単独で受けつけることがめったにないので、典型的な精巣捻転は内科には来ない。

○精巣痛があっても、下腹部痛も伴っていることは多く、泌尿器科よりも内科が選定されてしまうことはよくある（「虫垂炎じゃないの？」などと言われて）。

○13、14歳くらいであると、内科医がやっているクリニックでも受診が成立しやすいため、間違いが起きやすい。

○なぜなら、男児のズボンを躊躇なく下げる科は、泌尿器科と小児科くらいであるからである。やはり、内科に来た若い男児・男子の下腹部痛は最初に一度は精巣捻転を考えるべきである。

○陰嚢内臓器は、精巣動脈の周囲の精巣神経叢によって支配され、脊髄レベルはTh10〜L1であり腎や腎盂とほぼ同じである。これが本症でflank pain（側腹部痛）を生じる理由となっている。

○Flank painの原因鑑別に、本症や精巣上体炎を入れておくと、内科医らしくこの疾患を見逃すことがない。

○くどいが、「左下腹部痛で来た精巣捻転」はあり得るということを覚えておく。

○一部の医師にはまったくできないことであるが、患者（男児や思春期の男性）を診察室に入れたときの、振る舞いや表情、つむいだ言動など、様子全般をただちに察することが重要である。

○言語表出が乏しい、早く帰りたそうにする、もぞもぞしてあまり症状をはっきりいわない、内気な性格、緊張していてこちらの顔を見てこなかったり反応が乏しかったりなど、問診

票に書かれた症状（の記載）以外にも、患者はサインや情報を豊富に発してくれているものである。

○身体診察で、仰向けの状態での腹部診察時の延長としてズボンを脱がすのは不自然であり、悪手である。

○一番いいのは、立った状態（※立ったといっても二本足での、いわゆる仁王立ちのこと）でズボンを下ろして、本人と一緒に陰部を見るというものである。

○本人が、医師の様子がわかるので安心する。

○本人に自分で睾丸を触らせるというのは、意外と悪手ではない。「ごめん自分で（睾丸を）動かせるかちょっとやってみてよ」と言うと流れがいい。

○精巣捻転では通常激痛であり、そもそも立位で陰嚢が（患側で）やや挙上していれば疑わしいため、観察・視診は怠らない。

○「その場所のお腹の痛みだと、ズボンを脱ぐことになってるのよ〜」と、急に謎のルールを導入してズボンを脱がすのもよい。

○内科医に求められるのは、判断であり、完全な診断ではない。

○よってエコーだの採血だのによって時間を費やさない。検査なしで泌尿器科に転送したい。

経 過 と 治 療

∞∞ 経 過 ∞∞

○半日以上の捻転状態では、萎縮のない状態で精巣を救出することは難しい。

◇◇◇ 治 療 ◇◇◇

○手術によって整復する。

━━━━ References ━━━━

〈1〉市木康久ほか．精索捻転症における初発症状と精巣保存との関係について．日救急医会誌
　　 1996；7：128-132
〈2〉竹澤 豊ほか．急性陰嚢症の臨床的検討．北関東医学 1996；46：155-160
〈3〉日本泌尿器科学会．急性陰嚢症診療ガイドライン 2014年版．金原出版

電
解
質

13. 精巣上体炎

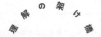

○ 精巣上体に炎症が起きている状態を精巣上体炎という。

○ 性感染症としての側面もあれば、逆行性に細菌感染を起こす尿路感染的な側面もあり、またこれらのどれでもない場合もある。

○ 急性の症状とともに発症することもあれば、慢性的にサブクリニカルに発症することもある。

○ 急性陰嚢症全体のなかで最も頻度が高いのが本症である。

○ 年齢帯はかなり広いが、平均をとると40歳台くらいになる。

○ 小児・若年の場合は、解剖学的異常に起因する例が多く、高齢の場合は、前立腺肥大症、

（二次的な）尿道狭窄、膀胱結石などの別の疾患が背景にある例が多く、sexually active な人（性行為をしない／たまにしかしない人ではない人）では性感染症として発症する例が多い。

○幼少年齢や若年者の場合、まずは何より精巣捻転を除外する必要がある。

○感染症の場合は、クラミジア、淋菌、腸内細菌が原因菌となることが多い。それが梅毒や結核であることもある。

○非感染性の疾患、全身的な疾患などに由来する精巣上体炎もある。

○サルコイドーシス、結節性多発動脈炎、ベーチェット病、IgA血管炎、リンパ腫によって起こる精巣上体炎がある。このとき、精巣

電解質

上体炎は「症候的疾患」という位置づけとなる。

○精巣梗塞は、精巣上体炎と似た病像となる。

○感染症としての治療経過が悪いときに感染症
と決めつけすぎないことも重要な視点となる。

疑 い か た

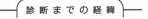

診断までの経緯

○急性陰嚢症を呈するので、陰嚢の痛みが主訴となることがほとんどである。

○熱や倦怠感を伴うことも当然ある。

○検査や診断は基本、性行為関連感染症あるいは尿路感染症に準じた対応と同じとなる。

○よって感染症と思えば、病歴を熱心にとり、病原体推定・特定の努力を惜しまないようにする。

○陰嚢の症状であるので、あまり内科外来を受診することはないだろう。また、初期対応も泌尿器科が望ましい。

○内科は、先述した非感染性・全身性疾患を検討することになったときに関与することになる。

○症状が強ければいつでも、精巣捻転を考慮する。エコーなどの画像精査も重要となるが、まあ要するに泌尿器科である。

∞∞ 治 療 ∞∞∞

○安静や、疼痛を惹起しない位置に陰嚢を固定する。

○抗菌薬を投与する。

○反応が悪いときには、非感染性の原因を考慮する。

～ References ～

〈1〉JR McConaghy et al. Epididymitis：An Overview. Am Fam Physician 2016；94：723-6.
PMID：27929243

電
解
質

14. 前立腺肥大症

理解の架け橋

○前立腺肥大症は、前立腺間質・腺上皮細胞の良性過形成によって、下部尿路機能障害を呈する疾患である。

○臨床的には、前立腺が腫大すること、下部尿路が閉塞すること、下部尿路症状があること、の3要素から成る疾患である。ただ実際にはこの3要素が揃うことは前提にせずに診療されることが多い。

○前立腺肥大症は中高年男性に生じる疾患である。

○有病率は、60歳台で6％、70歳台で12％となっており、非常に高い。

○前立腺は、辺縁領域・中心領域・移行領域・前部線維筋性間質から構成されている。

○前立腺肥大症における前立腺の腫大は、この中の移行領域と尿道周囲組織の過形成によって生じる。

○しかし実際には、腫大そのものによる物理的な閉塞だけでなく、交感神経の過緊張によって前立腺平滑筋が収縮することによる機能的な閉塞の関与もある。

○正常ではNO/cGMP系の作用によって排尿時に膀胱頸部や前立腺部尿道が弛緩するが、加齢などに伴いNO/cGMP系作用が低下すると、膀胱出口部の弛緩がされにくくなり、その結果、機能的な閉塞をもたらす。

電解質

疑 い か た

○前立腺肥大症に伴う下部尿路症状は、蓄尿症状・排尿症状・排尿後症状の3つに分類される。

○蓄尿症状は、頻尿、尿意切迫、切迫性尿失禁などがある。

○排尿症状は、排尿に時間がかかる・途切れる、尿勢が低下する、などがある。

○排尿後症状は、残尿感、排尿後滴下などをいう。

○鑑別疾患は意外とたくさんあり、尿路感染や膀胱腫瘍、膀胱結石などが多い。

○検尿や腹部超音波検査は行う。

○検尿は主に血尿の有無を調べる。

○超音波検査では、前立腺重量や残尿の量だけでなく、膀胱結石や水腎症の有無などを調べる。

治 療

○α1遮断薬とPDE5阻害薬を用いる。

○実地医家の場合は、まずα1遮断薬を試してよい。

○肥大よりも、過活動膀胱の症状のほうが強いと思われるケースもある。

○その際は、行動療法、抗コリン薬、β3作動薬なども適するかもしれない。

○行動療法は、排尿に関連する場合は要するにリハビリのことで、骨盤底筋訓練（肛門と尿道をぎゅっと締める訓練）と膀胱訓練（強い尿意を感じた時に我慢し膀胱に溜める訓練）を行わせる。

○抗コリン薬は尿閉のリスクもあるので、泌尿器科医が扱うほうがよいかもしれない。

○前立腺重量が大きい例では、5αリダクターゼ阻害薬が使用できるが、PSAも下げるため前立腺癌を過小評価してしまう恐れがある。

○薬物で効果が得られないときは泌尿器科へコンサルトする。

—————————————————————————— **References** ——

〈1〉馬嶋 剛. 内科医が知っておくべき泌尿器科疾患（頻尿編）. 日内会誌 2021；110：2553-9

電解質

7

代 謝・内 分 泌

1. バセドウ病

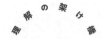

○ バセドウ病は、甲状腺機能亢進症となる代表的な疾患である。

○ 病態機序は自己免疫であるが、甲状腺という単一臓器にほぼ限られるので、「非全身性の」自己免疫疾患ともいえる。

○ ただし自己免疫疾患といっても、治療はステロイドや免疫抑制治療とはならない。「甲状腺にリンパ球が浸潤して〜」のような機序ではないからである。

○ バセドウ病では、血中の抗TSH受容体抗体（TRAb）が甲状腺の濾胞細胞にあるTSH受容体を持続的に刺激するため、甲状腺ホルモンが過剰に産生されてしまって（＝甲状腺機能が亢進して）甲状腺中毒状態になる。

○つまり治療は、病的リンパ球を抑制するといったことにならない（免疫抑制治療をするわけではない）。

○診断も、まさにその TRAb をとらえる（血中TRAb が陽性かどうかを調べる）ことが重要になる。

○全身性ではないと述べたが、甲状腺ホルモン自体は代謝に関与するホルモンであるため、全身の症状は出現する。発汗、頻脈・動悸、体温上昇、体重減少、下痢などが代表である。

○眼球突出、甲状腺腫大などもみられることはやや疾患特異的である。

○手のふるえもよくみかける。

○男女比は集計施設や母集団によるが、大体

1：6くらいで女性に多い。

○しかし、バセドウ病は発症頻度が高く実に1,000人に1〜3人くらいであり、実臨床では男性の患者にもふつうに遭遇するため、「女性に多い」とだけ認識しておくとそれが不適切な先入観になって男性バセドウ病患者を見逃す。

○バセドウ病は甲状腺機能が亢進し、持続的に（3カ月以上）甲状腺中毒症となる疾患であるが、甲状腺中毒症となる病態はバセドウ病以外にもある。

○甲状腺濾胞細胞が破壊し血中に甲状腺ホルモンが遊離することによっても、甲状腺中毒症となる。

○この病態には無痛性甲状腺炎と亜急性甲状腺とがあるが、同じ甲状腺中毒症であっても、「バセドウ病」と「無痛性甲状腺炎あるいは亜急性甲状腺」とでは両者で病態が異なるとい

うわけである。

○テクネシウム（$^{99m}TcO_4^-$）による甲状腺シンチグラフィによって、甲状腺にびまん性に集積するシンチグラムを得て、甲状腺摂取率が著しく高値となることが示されるとバセドウ病と確定される。

○すなわち、甲状腺濾胞細胞が破壊して生ずる甲状腺中毒症では、このシンチグラム所見は得られない。

○甲状腺機能亢進か破壊かの病態の区別は、治療に直結するため、重要である。

○破壊性の病態には、抗甲状腺薬の適応がない。

疑 い か た

○診断基準では3カ月以上の病歴をもってバセドウ病とみなすことになっている。

○これは意外と大事である。甲状腺中毒症の状態が短期間であると、ALPの上昇を認めない（このときのALPは実は骨型で、3カ月以上甲状腺機能亢進が持続しないと上昇しない）ことを知っておくと、バセドウ病の診断に役に立つことがある。

○昨日一昨日あるいは数日前に新規に生じた症状のために受診閾値を越えるようなことは、バセドウ病ではあり得ない。他の疾患から考える。

○たとえば「若年女性の2日前からの動悸／頻脈・下痢・熱」などではバセドウ病を疑わない。素直に、腸炎などの感染症から考えたほうがいいし、まったく同じ病歴で *S. pyogenes* 菌血症（劇症型溶血性レンサ球菌感染症）だったことがある。

○つまり、（バセドウ病の診断に迫れたのに3カ月待つ必要はないと思うが）せめて週の単位の長さの病歴を持つ者に疑うのがふつうである。

○あまり「甲状腺の大きい、眼球突出した若年女性」というステレオタイプを認識しすぎていると、そうではないバセドウ病患者を見逃す。

○具体的には、中高年以上（特に高齢者）、男性、もともと肥満体型、などの患者では、バセドウ病を発症していてもバセドウ病を想起できないことがある。

○たとえばもともと体重120kgの男性がバセドウ病を発症し、体

重100kgになって受診して来たとしても、患者がどう感じるかは別として、担当医がその初対面の患者に「体重減少がある」とはすぐに認識できないことがある。

○認知機能が低下している、あるいは症状がうまく言えない患者などでは、病歴聴取が捗らず典型的なバセドウ病の特徴を担当医が拾えず見逃すこともある。

○初診など症候で推論するような場面では、「バセドウ病の患者は、こういう人が多い」という先入観をしっかり捨てておくことが重要で、「ホルモンを測定しない限り否定も肯定もできない」くらいに考えるほうが健全である。

バセドウ病を疑ったときに行う検査とその手がかり

○次に、どのような病歴・症状がある患者にホルモンを測定するかについて下記に示す。

> **バセドウ病を疑って血液検査に進むべき病歴・症状**
> ・体重減少がある
> ・安静にしていても動悸がする・脈が速い
> ・いつも発汗し、疲れやすい
> ・感染症とは思い難い消化器症状（嘔吐や下痢）がある

○ちなみに、甲状腺中毒状態を疑うときに調べる項目は、freeT3、freeT4、TSHでよい。

○もしどれかふたつだけといわれればfreeT4とTSHを測る。

○もしどれかひとつだけといわれればTSHを測る。

○特に体重減少は重要で、「体重減少」を主訴に受診した患者のすべてに甲状腺機能を採血で調べるべきである。

内分泌

○バセドウ病で消化器症状は非常にコモンである。嘔気・嘔吐が治らない、の原因がバセドウ病のことがある。

○甲状腺中毒状態を疑って実施する血液検査ではなく、日常一般的な血液検査項目からでも甲状腺中毒症を疑うことができる。

> 低い"3C"と高いALP
>
> ・低いコレステロール(Chol)値
>
> ・低いクレアチンキナーゼ(CK)値
>
> ・低いクレアチニン(Cr)値
>
> ・高いALP

○もちろんこれらのすべてが揃うわけではないし、ひとつも満たなくても甲状腺中毒症はあり得る。

○しかし上記は、甲状腺機能を調べようとする端緒にしてもいい、一般検査値異常である。

○スタチンを服用してもいないのに、前年の健診時にみられた高いコレステロール値が今年の健診で驚くほど下がった中年女性がいたが、バセドウ病だったことがある。本人は、「痩せたからだ」と最初解釈していた。

○身体診察は、非常に残念ながら、バセドウ病ではあまり有用でないと考えている。

○身体診察で甲状腺腫大がないと判断しても、甲状腺ホルモン測定不要と言い切れるほどのパワーはない。

○身体診察で有意な眼球突出があるかどうかを見抜く技術や知識を身につけたとしても、甲状腺ホルモン測定を省略することはできないだろう。

○身体所見はあくまで、バセドウ病の可能性を高める情報のうちのひとつと考えるべきで、診断や治療における次のアクション

を決める決定打にしない。

○気持ちよく身体診察ばかりして、疾患可能性を上げたり下げたりする気になっていると、肥満体型で首がほとんど見えない患者を前にして、ただ「甲状腺が見えない・触れない」だけなのに「甲状腺腫大がない」と（錯誤して）思い込んでしまいかねない。

○体重の測定値の変化や、ズボンのサイズが急に緩くなっていないかなどを質問していたほうが、よっぽど成果がある。

○バセドウ病は、炎症病態ではないため、CRP は原則陰性である。血沈も亢進していない。

○TRAb あるいは甲状腺刺激抗体（TSAb）が陽性かどうかの確認は診断に非常に有益である。

○甲状腺中毒症が分かっている状況から推論を始めている場合では、どちらかといわれたら TRAb から測定する。

○すでに述べたが、テクネシウムによる甲状腺シンチグラフィのパターンをみることは、診断に有用である。

○破壊パターンかどうかをみるのであれば、慣れた施行者による超音波検査も有用である。

○まとめると、非特異的な症候や軽微な検査所見からめざとく疑ってホルモン測定に至れるかどうか、そして中毒状態を認識した後は、破壊性か自己抗体による機能亢進かを丁寧に鑑別する、というのがポイントになる。

○甲状腺炎の患者をバセドウ病に、バセドウ病の患者を甲状腺炎にしないということが大切である。

○無痛性甲状腺炎とバセドウ病の鑑別はときに難しいことがある。

○まさにことのとき、TSAb が未測定であれば測定し、陽性かつ

病歴・身体所見がバセドウ病で矛盾しないときはバセドウ病の診断になる。

○一方、TSAbが陽性の無痛性甲状腺もあり、無痛性甲状腺炎とバセドウ病の鑑別に迷うときは（特に初回診断の際は）専門科に紹介するのがよい。

○「3カ月以上甲状腺中毒症にあるか」は重要で、有症期が3カ月に満たないと思えるなら、無痛性甲状腺炎の可能性のほうが高い。

経 過 と 治 療

∞∞ 経 過 ∞∞∞∞∞∞∞∞∞∞∞∞∞∞∞∞∞∞∞∞∞∞∞∞∞∞∞

○バセドウ病が通常自然軽快することはない。

○診断基準で「3カ月以上」とあるのは、（そのくらいで改善に向かう）無痛性甲状腺炎を鑑別するためであろう。

○甲状腺中毒状態は、代謝が異常に亢進した状態であり、各組織あるいは諸臓器では相対的に栄養障害になっている。

○大袈裟にいえば、すべての生体活動においてあらゆることの「需要」が増す。供給が急に増えるわけではないから当然、追いつかなくなりしんどくなる。

○一番悪い転帰は、一言でいえばクリーゼへの進展であるが、具体的には高拍出性の心不全と悪性の中枢性高体温症である。

○よって甲状腺中毒症をみたら、決して悠長にしない。

∞∞ 治 療 ∞∞∞∞∞∞∞∞∞∞∞∞∞∞∞∞∞∞∞∞∞∞∞∞∞∞∞

○抗甲状腺治療（内服薬）、アイソトープ治療、手術療法の3つが

ある。

○未治療例にはまず抗甲状腺薬を処方する。

○チアマゾール（MMI：メルカゾール®）とプロピルチオウラシル（PTU：チウラジール®、プロパジール®）がある。

○第1選択はMMIであり、freeT4の値で用量調節するが、初期用量に関してはあまり神経質にならなくてよいと考える。

○初手から強烈にホルモン値を抑え込む必要もないが、あまり慎重すぎても抑えることができない。

○MMIは1日2回に分けて分割内服させればいいが、1日量の設定としては、freeT4が7ng/dLを超えるような高値の場合はMMIを30mg/日としてよい。MMI30mg分2 朝・夕食後 のように処方する。

○MMIは半減期が6時間と長いため、朝食後分1でもいいかもしれない。特に、初期量を少なくするときや少ない量に減量するときなどである。

○freeT4が5ng/dL以下程度であれば、MMIは15mg/日でよいとされるが、たまにこれでは心許ない（少なく感じる）ことがある。

○個人的に、どんなホルモン値であってもMMI20mg/日、すなわちMMI20mg分2 朝・夕食後）と処方、副作用がないことを確認し、またホルモン値をみながらMMIを上乗せ（30mg/日）したり減らしたり（15mg/日）するというやり方をしている。

○妊娠中や妊娠の可能性がある場合、あるいは授乳中の女性患者では、PTUを選択する。

○PTUは、半減期が1～2時間と短く、分3あるいは分4で内服する薬である。

○PTU300mg分3 毎食後のように処方する。

○PTU を処方することになっている時点で、①MMI での治療でうまくいっていない、②妊婦や妊娠を予定している女性患者への治療、ということであろうから、内分泌専門医に紹介し、治療を依頼してよい。

○MMI で治療している女性患者が妊娠を希望したら、非専門医は PTU に切り替えるか外科手術を考慮することになるのだなということを覚えておき、やはり専門家に紹介する。

○抗甲状腺薬の副作用のためにバセドウ病の治療がうまくいかないような時も、早めに専門医に紹介する。

∾∾∾ 抗甲状腺薬の副作用 ∾∾∾∾∾∾∾∾∾∾∾∾∾∾∾∾∾∾∾∾∾∾∾

○治療に際しては、抗甲状腺薬の副作用を知っておく必要がある。

○多いのは、皮疹、肝障害である。

○皮疹は開始2週前後、早ければ約1週間くらいで出現する。いわゆる薬疹に準じた対応をする。

○皮疹自体へ対処後、抗甲状腺薬の休薬・減薬からの漸増によって継続可能なケースがほとんどであると考えるが、薬疹の程度次第なところがある。

○肝障害は程度にばらつきがあるが、データをみるときに少し考慮が必要である。

○他剤でも通用する考えではあるが、トランスアミナーゼの正常上限の3倍くらいまでは許容できる。許容というか、「トランスアミナーゼの上昇＝肝障害」とは限らない、と考えるべきである。

○正常上限の3倍までは、「肝障害」というレッテルを安易に貼らない。

○甲状腺中毒状態でもトランスアミナーゼは上昇することはあり、

また抗甲状腺薬の導入後に若干のトランスアミナーゼの上昇をみることはある。

○よって、「上がった」というだけで肝障害とみなして患者に副作用が心配だと伝えすぎたり、粘らずに中止したりして、大切な治療選択肢（抗甲状腺薬）を失うことのないようにしたい。

○抗甲状腺薬開始後に始まった、正常上限3倍を超える有意なトランスアミナーゼ上昇については、薬剤の減薬や休薬で対応する。

○抗甲状腺薬の重大な副作用として、無顆粒球症や重度の肝障害（正常上限の10倍以上など）があり、この場合継続は許容し難く、その薬剤は中止すべきである。黄疸出現するほどの肝障害も継続は難しい。

○最初の2～3カ月くらいは、2週おきに採血チェックというガイドラインがあるが、現実的には難しいことが多い。

○初回は2週でいいとしても、次々回くらいからは3～4週おきが常識的かと思われる。患者は若年者も多く、仕事など両立するのに2週おきの採血ありの受診は社会的に非常に不利である。

○ガイドラインの記載をもう少し緩和すべきではないだろうかと考える。

○PTUに特有な副作用もある。味覚異常の頻度がやや多い。ただしPTUでもMMIでも服用後苦味が口の中に残ることがある。

○PTUの長期服用者で、薬剤性ANCA関連血管炎を発症することがある。

○いきなり血管炎症候が発病するのではなく、血清ANCAの偽陽性、不明熱・不明炎症という表現型となることも多く、中止で改善することがふつうである。

○MMI の服用で、インスリン自己免疫症候群を発症することがある。低血糖になることで疑うが、顕性となるのは MMI 開始 4 週前後（2～6 週）とされる。

∞∞∞ 抗 甲 状 腺 薬 開 始 後 の 疾 患 管 理 ∞∞∞∞∞∞∞∞∞∞∞∞

○まずは TSH が測定可能になることが目標の第一段階である。

○次は TSH が正常化することが目安になる。

○freeT 3 値の下降のスピードにも注目し、抗甲状腺薬が過量になっていないかの目安にする。

○freeT 4 値が正常化し、臨床的に安定していれば、抗甲状腺薬の減薬に入ることができる。

○TSH が 5 より超えてくると、その用量ではもう過剰だと察することができる。

○よほど抗甲状腺薬による副作用がない限り、減量や中止はそこまで急がなくていい。

○慎重に慎重に漸減中止を図っても、再発するときは再発するが、減量を急ぐと再発する傾向が高い。

○一方、半年以上あるいは年の単位で抗甲状腺薬を服用できている場合、害はあまりないので、バセドウ病を安心して安全に管理できているというメリットをとって中止せずにそのまま長期服用させる場合もある。

○手指のふるえ、動悸・頻脈に対して β 遮断薬（インデラル®やテノーミン®）を使用することがある。

○これも、どちらかというと処方の閾値は下げたほうがいいという立場をとる。

○特にまだ甲状腺中毒状態にある治療の初期には処方し、抗甲状腺薬とともに β 遮断薬も減量していけばよい。

○高齢者や別の慢性疾患を複数持っている患者などのバセドウ病診療では、抗甲状腺薬の副作用が許容できないなど、ある臨床的トラブルが別の疾患のトラブルや不安定化を招きかねず、アイソトープ治療などを考慮したほうがいい場合もある。

○しかしこうも考えることができる。そうした併存疾患こそ、内分泌専門医ではなくその患者を一番よく診ている主治医のほうが得意であろうから、丁寧にバセドウ病以外の併存症をマネジメントすることで、バセドウ病治療も捗ることもある。

○多疾患併存状態がめずらしくなく、むしろその状態が普通であるご時世であるから、バセドウ病を"イロモノ"扱いせず、淡々と診療していく。

2. 無 痛 性 甲 状 腺

○ 無痛性甲状腺炎は一過性に甲状腺中毒となる病態である。

○ 基礎に橋本病のような慢性甲状腺炎があって、何らかの誘因が加わり自己免疫性の細胞傷害（リンパ球浸潤が主体とされている）の機転が起こって発症するとされている。

○ この「誘因」に定まったものがないのが現状で、唯一わかっているのが「出産」である。産後1〜3ヵ月に発症することが多い。

○ ただ、産後女性に起きる疾患とは限らない。が、若年女性に多く、女性は男性の7〜8倍多く、20〜40代が多い。

○ 甲状腺中毒症状を示す疾患で一番多いのはバセドウ病であるが、本症は10%のみを占める

とされてきた。またそのような記述が多い。

○しかし実際には、テクネシウム摂取率をみるシンチグラフィで丁寧に検討すると30％くらいはいるとされている。個人的にも同様の頻度で遭遇すると実感している。

○病初期の症状は、バセドウ病と酷似する。動悸、体重減少、手指振戦、消化器症状などである。

○甲状腺自体の所見としては圧痛がなく、自覚的にも無痛で、素地になった慢性甲状腺炎の所見を反映しややびまん性の腫大を認めることがあるが、甲状腺は通常の大きさ（特に所見はない）のことが多い。

○炭酸リチウムの使用により甲状腺中毒症を

きたすことがあるが、その状態を精査すると
ほぼ無痛性甲状腺炎に一致する。中止で改善
する。

疑 い か た

○必ずしも中毒症の症状が顕性とならない場合がある。

○つまり、なんらかの理由で甲状腺ホルモン（TSH、freeT3、freeT4）を測定したときに偶然甲状腺中毒パターンを得て、気づかれることもある。

○無症状ではいられないバセドウ病とは異なる点である。

○バセドウ病は原則、なんらかの症状があって甲状腺ホルモンを測定している。

○ただ症状的にも血液検査的にも、常にバセドウ病との鑑別が問題になる疾患ではある。

○橋本病の抗体（抗サイログロブリン抗体・抗TPO抗体）が陽性の人に生じやすいため、これらの抗体を有する人の体調不良時には疑う。無痛性甲状腺炎が認識されず、周期的に繰り返しているようにしかみえないケースも散見される。

○病名の印象と異なり、CRPは陰性か軽度上昇にとどまる。

○これは、病名が似る「亜急性甲状腺炎」との決定的ともいえる

鑑別点である。

○本症では、亜急性甲状腺炎と異なり熱は出ないことが多い。

バ セ ド ウ 病 と の 鑑 別

○軽症のバセドウ病、甲状腺中毒症があって抗TSH受容体抗体（TRAb）が低め陽性（2.0 IU/1台など）の場合、あるいは3カ月を超えるなどやや遷延傾向のある無痛性甲状腺炎などの場合、バセドウ病と本症との区別が困難になる。

○経過の短い（3カ月以内）甲状腺中毒症の患者にバセドウ病の診断をするときは、やや慎重になったほうがよい。状態が許せば、3カ月以上経つまでは抗甲状腺薬の処方を控える勇気も必要である。

○原則的な観点での両者の鑑別の要点を**表1**にまとめた。

経 過 と 治 療

∞∞ 経　過 ∞∞

○**表1**で触れたように、3カ月以内に収束する。

○また反復があり得る。一過性に低下症に傾くこともある。

○精神疾患患者の精神症状において、無痛性甲状腺炎の発症が増悪因子になっていることを経験する。

○双極性障害や統合失調症などの精神疾患において、「なぜか今」精神症状が悪化したというその背景に、本症の発症が関与していることがある。

	無痛性甲状腺炎	バセドウ病
有症状期間	数週〜3カ月以内	3カ月を超えて長い
ALP	正常が多い	上昇が多い
中毒症状	軽 い	重 い
TSH	低 い	顕著に低い
freeT4	高 い	高 い
freeT3	freeT4と同じくらい	freeT4の3倍高い
TRAb	陰性（0.8IU/以下）か3.0IU/L未満の微陽性	陽性（3.0IU/L以上）
^{99m}Tc シンチグラフィ	取り込み低下	取り込み増加
抗甲状腺薬	禁 忌	奏効する

表1

無痛性甲状腺炎とバセドウ病の鑑別

○体調が悪くなった人に甲状腺ホルモンを測定することは、臨床医として基本的な態度である。

∞∞∞ 治　療 ∞∞

○対症療法となる。

○抗甲状腺薬は、利益がないので薬剤の副作用のリスクの分だけ害のほうが多く、この点で禁忌である。

○頻脈にβブロッカー（プロプラノロールなど）を処方してもよい。

∞∞∞∞ フォロー ∞∞∞∞∞∞∞∞∞∞∞∞∞∞∞∞∞∞∞∞∞∞∞∞∞∞∞∞∞∞∞∞∞∞∞∞∞

○無痛性甲状腺炎であると認識してフォローしていた患者が、3カ月を超えて中毒症状があったり、ホルモン値の改善をみないようなときは、診断を見直す。

○具体的にはバセドウ病の診断を再度試みる。TRAb値を再検、シンチグラフィを行うなどして、あらためて診察し直すべきである。

────────────────────── **References** ───

〈1〉吉田克己ほか．亜急性甲状腺炎と無痛性甲状腺炎の診療．日内会誌 1997；86：1156-61

3. 亜 急 性 甲 状 腺

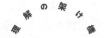

○ 亜急性甲状腺炎は、甲状腺中毒症となる病態のひとつである。

○ 甲状腺濾胞細胞が破壊し、血中に甲状腺ホルモンが遊離することによって甲状腺中毒症となる。

○ その破壊のプロセスに炎症病態を伴い、甲状腺局所の圧痛および発熱・悪寒などの全身症状を呈することが特徴である。

○ 破壊といっても、局所病巣に起因する破壊・炎症というより、やや全身炎症的な様態も持ち合わせているような気がしている。

○ 実際、先行するウイルス感染による上気道感染症がトリガーになることが知られていて、免疫の過剰応答による病態であると考えやすい。

炎

○本症は、上気道炎（おそらくウイルスかぜ）の罹患後
　2〜8週間後、甲状腺の局所痛を生じ、同
　時期から発熱・倦怠感などの全身症状が現
　れて発症する。

○典型的には30〜40代の女性に多く、女性が
　男性よりも5倍〜12倍多い。

○20代、50代でも発症するため、年齢で否定
　しない。

○契機となるウイルス感染のウイルス種では、
　初夏〜初秋に流行するとされるコックサッ
　キーウイルスが多いとされている。そのた
　め、亜急性甲状腺炎が夏に多いかもしれな
　いとのエキスパートオピニオンも存在する。

○先行感染が病歴上うまく捉えられないこと

もあり、臨床的には、「頸部痛＋発熱」に破壊性の病態の甲状腺中毒症を伴う疾患、とまとめておく。

疑　い　か　た

○まず先述した、「中年周辺の年齢帯の女性」という集団は意識しておく。

○発熱する疾患であるので、発熱が主訴に含まれる。

○ふつうは頸部痛（甲状腺のある前頸部）が明確である。これが自発痛となり主訴に含まれることもあれば、圧迫でのみ疼痛がわかることもある。

○圧痛は必発というか、臨床診断上の前提としたい所見である。

○甲状腺局所の炎症であるから、その部位の局所痛が生じるのがふつうだが、頸部全体が痛いという自発痛を訴えることもある。

○また嚥下すると甲状腺は後面から物理的に圧されるため、炎症があればその際やはり疼痛をきたすことがあり、これが所見上有益となることもある。

○注意すべきはこの嚥下時痛が「咽頭炎（かぜ）の咽頭痛」だと誤診されかねないことである。

○甲状腺の圧痛部位は、炎症部位に相当しやや硬くなる、あるい

は結節状になることもある。患者自身が炎症部位を正確に指し示せることが多い。

○また発熱もほぼ必発で時に39〜40℃の高熱となり、血液検査でCRP高値、血沈の著明亢進をみる。

○全体像から疾患の想起は容易と思われ、甲状腺中毒症を証明すれば診断に大きく近づく。そのためにTSH、freeT3、T4を測定する。

○これまで述べたことを、少し逆に言うと「TSH、freeT3、T4」を測定するという発想が湧かないでいると、亜急性甲状腺炎の診断に至れず錯綜する。

○たとえば、甲状腺の疼痛が（目立た）ないなどの理由で、甲状腺に関心がいかないと、熱が臨床像の前景に立ち不明熱化することもある（ちなみに、あまり知られていないが亜急性甲状腺炎では血清フェリチン値が上昇していることをよく経験する）。

○熱源精査の際に、甲状腺（機能）を検討するようにすれば見逃しは防げる。

○以下、重要な鑑別診断について述べる。

バセドウ病

○甲状腺中毒症となる点は共通する。

○バセドウ病は原則CRPが陰性〜微増であるため、むしろ著増する亜急性甲状腺炎との鑑別は容易である。

○どうしても心配であれば、血中の抗TSH受容体抗体（TRAb）を測定する。陽性ならバセドウ病である。

無痛性甲状腺炎

○甲状腺中毒症となる点が共通する。

○無痛性甲状腺炎も、その病態は炎症性ながら、原則CRPは微増にとどまり熱や悪寒で苦しむような病像はとらないため、CRPが上昇し熱・悪寒が前景に立ちやすい亜急性甲状腺炎との鑑別は容易である。

○また亜急性甲状腺炎と違い、その名の通り、甲状腺の局所疼痛を（圧痛、自発痛ともに）欠く。この点は鑑別点である。

○これをエコーで確認するのもよい。その場合、亜急性甲状腺炎の場合では、炎症を起こしている領域が低エコーとなる。

橋本病の急性増悪

○一番鑑別に苦慮する病態とされるが、非常に稀である。臨床像は似る。

○橋本病の抗体（抗サイログロブリン抗体、抗TPO抗体）は、亜急性甲状腺炎を起こす患者でも陽性のことがあり、抗体の有無（陽性・陰性）では鑑別できない。

○橋本病の急性増悪では、増悪に至るまでに抗体価が経時的に上昇するという知見もあるようだが、その場でただちに鑑別するには拠り所としては頼りない。

○一番の鑑別方法はやはり、甲状腺の「局所疼痛とエコー」の所見である。

○疼痛が甲状腺片葉にとどまり、側性（laterality）がはっきりしているならば亜急性甲状腺炎らしく、疼痛部位がエコー所見（低エコー）に対応しているならなおさらそうである。

○橋本病では甲状腺の腫大はあっても、内部エコーはややムラのある低エコー程度、といったパッとしない所見が多い。エコーは、どちらかというと亜急性甲状腺炎らしさを拾う観点での情報とするほうがよい。

経 過 と 治 療

〰 経 過 〰〰〰〰〰〰〰〰〰〰〰〰〰〰〰〰〰〰〰〰〰〰〰〰〰〰〰〰〰〰

○放置した場合、熱による苦痛や消耗が遷延するばかりか、炎症部位が拡大し甲状腺濾胞細胞の破壊の範囲が広がる。

○これはひいては、消炎後の甲状腺ホルモン分泌低下の程度に寄与し、後遺症としての甲状腺機能低下症がひどくなることを意味する。

○よって、甲状腺の破壊領域（疼痛あるいは低エコーを示す容積）が小さいうちに治療を開始しておきたい。

〰 治 療 〰〰〰〰〰〰〰〰〰〰〰〰〰〰〰〰〰〰〰〰〰〰〰〰〰〰〰〰〰〰

○軽症例でNSAIDをまず使用せよとの記述が多いが、軽症例の多くはそもそも受診閾値を越えず、診断に至ること自体が稀であり、この実践は実際的でない。

○亜急性甲状腺炎の診断がつき次第、ステロイド投与を始めるのが無難である。

○亜急性甲状腺の診断は、病歴・身体所見と血清CRPの確認といった簡単な検査で迫ることができる。よって診断の律速となるのは甲状腺中毒症を証明するホルモン検査である。

○TSH、freeT3、4の結果がどのくらい早く分かるかで診断までの早さが決まるともいえる。たとえば、結果判明が1週間かかるなら1週間はNSAIDで対症療法でもよいが、もし即日わかるのなら同日からステロイド開始も可能である。

○ステロイドは、プレドニゾロンを用い、初期量は15〜20mg/日程度とやや少なめとし、ただし10週間くらいかけてゆっくり漸減中止に持っていくやり方をとる。

○5 mg/日にする直前までに少なくとも6週は時間をかけるべき[2]とされており、以下に処方例を示す。

> **処方例**
>
> ・プレドニン®(5) 4T 分2 朝夕食後 ──── 1週間
> ・プレドニン®(5) 3T 分2 朝夕食後(2-1) ──── 1週間
> ・プレドニン®(5) 2.5T 分2 朝夕食後(1.5-1) ──── 2週間
> ・プレドニン®(5) 2T 分2 朝夕食後 ──── 2週間
> ・プレドニン®(5) 1.5T 分2 朝夕食後(1-0.5) ──── 2週間
> ・プレドニン®(5) 1T 分1 朝夕食後 ──── 2週間

フォロー

○ステロイドを始めた後は、炎症(CRP)が落ち着くまでは1〜2週ごと、落ちついてからは2〜4週ごとに診察・血液検査をフォローする。

○ステロイド終了後は、甲状腺機能低下に傾く可能性があり、TSHやfreeT$_{3,4}$を経過観察する。

○TSHが10〜20を超えるような傾向(データ推移)であればチラーヂン®(25 µg/日〜)を用いて補充する。

○その維持の必要性は一時的(数週〜数カ月)であることがほとんどで、多くの例で中止が可能である。

○炎症病態が再燃しやすい傾向にある場合、橋本病が活動性であることを考慮したほうがいいかもしれないが、いずれにせよ診断を見直す機会としてみるとよく、専門科へのコンサルトを行う。

References

〈1〉 A Bindra et al. Thyroiditis. Am Fam Physician. 2006；73：1769-76. PMID：16734054
〈2〉 T Arao et al. Prednisolone Dosing Regimen for Treatment of Subacute Thyroiditis. J UOEH 2015；37：103-10. PMID：26073499

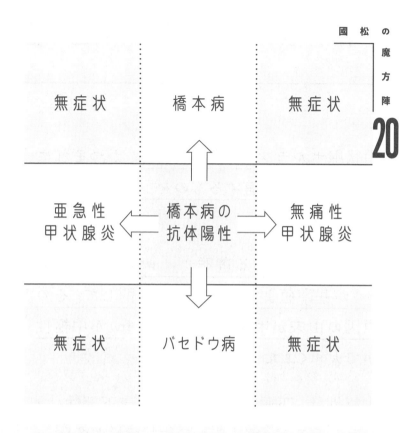

抗 サイログロブリン抗体と抗TPO抗体を橋本病の抗体として覚えるのは悪いことではないが、実臨床ではそれは正確ではない。国家試験対策の弊害がやや出てしまっている。抗サイログロブリン抗体と抗TPO抗体は、甲状腺疾患に関連する抗体である。甲状腺疾患の素因といってもいい。またこの抗体を保有していること・イコール・病気ではない。抗体陽性でも、無症状の人は多い。

4. 甲状腺機能低

○ 甲状腺ホルモンが不足しており、かつそれに対応する症状を有するものを甲状腺機能低下症という。

○ 診断に用いられる遊離サイロキシン（遊離T4、FT4）が基準値よりも低いことに関して、その原因の由来が甲状腺性（一次性、原発性）か中枢性かで大きくふたつに分けられる。

○ 中枢性は、下垂体性（二次性）と視床下部性（三次性）とがあるが、実臨床では甲状腺性が多い。

○ 甲状腺ホルモンは、多数の遺伝子の核での転写を活性化する。身体のほとんどすべての組織の代謝活性を増加させる。

○ つまり甲状腺ホルモンはタンパク質合成の速度を増加させているが、それが過剰となると

同時に異化を亢進しすぎることになる。

○甲状腺ホルモンがもし完全に欠如すると、基礎代謝率が正常よりも40〜50％低下してしまう[1]。

○多岐にわたる、細かい生理学的作用をシステムごとに理解するのもいいが、臨床では「どんなことが問題になるか」で病態生理を理解するほうがよい。

○臨床症状としては、全身倦怠感、易疲労感、動作緩慢、軽度の認知症様症状といった漠然としたものが一番多く遭遇する。

○他に、脱力、労作時呼吸困難、低体温、寒がり、体重増加、無気力／うつ、食欲不振、不眠などもある。

○臓器的な症状として、便秘、嗄声、関節痛、過多月経などがあるが、これらは臓器特異性が高いわけではない症状である。

○内分泌疾患は、こういうところがいつも難しい。

○身体所見は、有名なところを押さえれば十分である。身体所見に現れるようになるころには、ホルモン欠乏が著しいか、すでに長期間放置されている場合が多く、この時点ですでに身体所見以外の臨床情報も多くなっている。

○甲状腺機能低下症の特異的な身体診察所見として、非圧痕性浮腫（ところが圧痕性の浮腫もありうる）、眉の1/3の薄毛、皮膚乾燥、舌腫大、筋力低下、深部腱反射の低下（特に弛緩相の延長）、眼瞼浮腫などがある。

○粘液水腫性昏睡は、著しい機能低下が長期間続くことでクリーゼ的となり、低体温に加え循環不全や呼吸不全を伴うものであるが、ク

リーゼ病態そのものの臨床像に特異性があるわけではない。

○すなわち、原因の不詳な循環・呼吸不全の患者に対して、背景に甲状腺機能異常があるかもしれないと考えることが重要になる。

○原発性（甲状腺原性）の甲状腺機能低下症の多くが橋本病である。しかし、甲状腺機能低下症となる橋本病は、橋本病（の免疫体質を持つ者）の10％のみとされる。

○橋本病の抗体は、抗サイログロブリン抗体と抗甲状腺ペルオキシダーゼ（TPO）抗体がある。

○これらの抗体が陽性であるだけであって機能低下には至っていない者は「橋本病の体質があるだけ」とすべきである。

○抗体陽性者に対して、いたずらに「甲状腺機能低下症になるリスクがあるから注意せよ」というような煽る説明しないことは重

要である。

○なぜなら抗サイログロブリン抗体と抗TPO抗体陽性者は一般人口の中にかなりいる（中年以降の女性なら10%、多くて20%）からである。

○橋本病で甲状腺低下となる場合、おそらく慢性甲状腺炎の病態となっている。

○甲状腺性の甲状腺機能低下症は、他に亜急性甲状腺炎後、そして無痛性甲状腺炎などがある。

○下垂体性でも視床下部性でも、通常それらは下垂体からのTSH産生が低下あるいはTSHの作用が低下する病態であり、まとめて中枢性甲状腺機能低下症とされることが臨床では多い。この認識は中枢性の原因を考える際に有用である。

○中枢性甲状腺機能低下症の原因は、下垂体腫瘍、頭蓋咽頭腫、empty sella症候群、Rathke

囊胞、Sheehan症候群、下垂体卒中などの他、意識障害を伴った頭部外傷後やくも膜下出血後に起こる下垂体前葉機能低下症などがある。

○下垂体腫瘍では、非機能性、ACTH産生腫瘍、GH産生腫瘍などがあり、GH製剤によるGH補充療法が行われている成人でもFT4が低下することがある。

疑 い か た

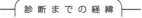
診断までの経緯

○甲状腺機能低下症の症状はそもそも漠然としたものが多く、早期に認識するため、「漠然とした症状を訴える人」に対し甲状腺機能を知るための血液検査をしてよい。

○TSHとFT4を測定すればよい。

○脂質異常症の原因が、甲状腺機能低下症のことがある。

○甲状腺機能低下症ではCK上昇あるいはトランスアミナーゼ上昇がみられることがある。

○CK上昇やトランスアミナーゼ上昇の鑑別に際して甲状腺機

能を測定すると、甲状腺機能低下症が判明することがある。

○日常診療でコレステロール、CK、トランスアミナーゼを測定することは多いわけで、これらの異常を検討しているうち、ほぼ無症状の甲状腺機能低下を拾えてしまうことがあるのである。

○たとえば、スタチン内服中にもかかわらずLDLコレステロールが上がってきたなどの経過や推移で本症に気づかれることがある。

○しかも、本症に由来してCKが上昇しているために、スタチンの副作用だと誤認されることもある。

○軽度の認知症様症状や、緩慢さを含めた応答の冴えなささをみたときも、甲状腺機能を調べる。

○浮腫は有名な症状だが、浮腫を理由に甲状腺機能を測定しても低下症が判明することは多くなく、むしろ亢進症のほうが判明する。が、測定してはいけないわけではない。

○甲状腺機能低下症で心嚢液を生じることは多く、心嚢液の貯留をみたら甲状腺機能を調べる。「心拡大 ➡ 甲状腺機能測定 ➡ 機能低下判明 ➡ 心拡大は心嚢水だった」のようなこともよくある。

○とにかくどんな症状の患者でもTSHとFT4を測定することが大事である。「症状」でなくても、患者が何かに困っていれば測定してよい。

ホルモンデータの解釈

○またFT4がほぼ正常で、TSHが上昇し10を超えている場合、これに潜在性甲状腺機能低下という名前がついている。

○実際のところ、TSH10は基準としてやや厳しすぎる。著しい脂質異常やCK上昇、心拡大／心嚢水貯留といった甲状腺機能低下を思わす症候がない限りは、30台くらいまでは無症候として観察しても特に問題はない。

○TSH15くらいの人に、頻繁に甲状腺ホルモンが測定されているのをみかけると、せつない気持ちになってくる。

○一般にTSHの上昇をみたら、抗サイログロブリン抗体と抗TPO抗体を測定し、橋本病の抗体が基礎にあるか確かめる。

○次に、過去に甲状腺機能亢進状態／中毒症の状態にあったかどうかについて詳しく病歴を聴取する。あれば、甲状腺炎が甲状腺機能低下に先行していたかもしれないと推測できる。

○FT4が低下していて甲状腺機能低下症に相当する症状があり、にもかかわらずTSHが正常であるとき、中枢性甲状腺機能低下症があるかもしれないと解釈する。

○そのあとは、病歴の確認、必要に応じて頭蓋内精査、他の下垂体ホルモンの精査などを行って確かめる。

経 過 と 治 療

∞∞ 経 過 ∞∞

○原発性の場合、放置すればTSHが着実に上昇し、3桁のTSH値になる。このとき甲状腺機能低下症に相当する症状があれば、治療しない限り自然軽快することはない。

○また、甲状腺機能低下症を放置すると、感染などを契機に内分泌クリーゼ（粘液水腫性昏睡）を引き起こす素地となる。

○粘液水腫性昏睡では、中枢性の呼吸抑制からCO_2ナルコーシスを引き起こす。

○「循環・呼吸不全＋意識障害」の患者に甲状腺機能低下症を想起できることが重要である。

∞∞ 治 療 ∞∞

○甲状腺ホルモンが不足しており、かつそれに対応する症状を有する患者に治療を考慮する。

○レボチロキシンを25〜50μgを1日1回内服させることから始める。これより多い量で始めない。

○高齢者、あるいは心囊液の貯留例や循環不全（心不全）を伴っているようなときは、12.5μgなどもっと少量から始めて漸増する。

∞∞ フォロー ∞∞

○治療上は、どんなに急いでいるケースでも2〜4週ごとにホルモン測定（TSH、FT4）・増量すればよい。その際、12.5〜25μgずつの増量でも遅くない。

○もっとゆっくりフォロー・増量してもよい。

○治療を開始してからも、下垂体性を考慮してみるなど、可能なかぎり低下症を呈している原因について意識し続ける。

○また、関節リウマチやシェーグレン症候群、下垂体疾患などの発症への警戒あるいは対処も行う。

○橋本病の抗体が陽性であれば、甲状腺機能評価と併せて甲状腺エコーも行っておく。

○異常があれば初回は半年後に再検。変わりなければ1年おきのフォローでよい。

○橋本病の抗体陽性者でかつ甲状腺に病変がある場合には、これは原則精査対象とし、頭頸部外科医あるいは内分泌外科医に紹介する。

─────── **References** ～～

〈1〉御手洗玄洋 総監. ガイトン生理学 原著11版. エルゼビア・ジャパン, p.985-98、2010

〈2〉山田正信ほか. 中枢性甲状腺機能低下症. 日内会誌 2010；99：720-5

内
分
泌

5. 甲 状 腺 腫 瘍

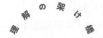

○ 甲状腺腫瘍は頸部の違和感あるいは無症状で、「甲状腺のしこり」として指摘されて、あるいは自覚されて発見される。

○ しこりは結節のことであり、大多数9割くらいが良性で、残りは悪性であるが、悪性でも8割くらいが無症状である。

○ 良性の結節は、嚢胞や腺腫様甲状腺腫（病理学的には過形成）がほとんどである。

○ 濾胞性腺腫は悪性も良性もある。濾胞性腺腫の良悪性の判断は、吸引細胞診ではしかねるため、切除生検が必要となることが多い。

○ 甲状腺の結節は、めったには機能異常を伴わないので、「甲状腺のしこり」に対する本質的な精査の初手は甲状腺エコーである。

○びまん性の甲状腺腫大の場合は、甲状腺機能検査は重要であるが、正常なら橋本病の抗体を調べておくとよい。

○甲状腺結節は20〜50歳代の女性に多い。

○甲状腺がんの中では、乳頭癌が一番多く90数％を占める。次いで濾胞癌（5％前後）、あとは1％前後とわずかな割合で髄様癌、未分化癌などが続く。

○乳頭癌と濾胞癌は発育が遅い。つまり、甲状腺腫瘍全体では、増大が早い腫瘍自体がきわめて稀であると認識できる。

○逆に、年の単位で軽微にしか増大しないからといって癌が否定できるわけでもない。「気長なフォロー、たまに外科医へ紹介」と

内
分
泌

いうことを心がける病態である。

疑　い　か　た

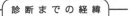

○結節があるかどうかは視診でもわかりやすい。頸部を伸展して、しこりがわからなかったら結節はないといえる。

○甲状腺結節はふつう、側方からみると前方に突出していることが多い。横から観察する。

○嚥下をさせて観察するとよい。甲状腺は嚥下で動くため、甲状腺原性の腫瘤・結節は嚥下時に動く。

○数カ月の単位で大きさが増大している場合には悪性を疑う。

○甲状腺に圧痛がある場合は、腫瘍よりも炎症を疑う。ただし、未分化癌、髄様癌の一部、腫瘍内出血などでは癌でも疼痛を自覚する。

○「すごく硬い」場合にも悪性を疑う。

○診断手順の初手は、甲状腺エコーとエコー下穿刺吸引細胞診である。後者は、頭頸部外科あるいは内分泌外科で行われる。

○甲状腺エコーで微小石灰化などの所見は悪性が疑わしいことが多い。

○甲状腺機能を検査する場合は、TSH、freeT4、抗サイログロブリン抗体／抗TPO抗体をまず測定すればよい。

○「頸部のしこりをきたす疾患」と捉えて CT を実施し甲状腺以外に異常がないかをみることも、ときに有益である。

経 過 と 治 療

○ごく稀な、増大スピードが早い腫瘍、質感が硬い腫瘍などに関心をフォーカスすればよく、そうでない場合にはゆっくり情報収集することで十分間に合う。

○治療は組織型に依存する。

○ほとんどの場合は良性であるが、フォローを要する。

○初回の指摘で良性と判断できた場合は、半年後にエコーをフォローし20％以上の増大がなければその次は１年おきにフォローすることが多い。

○いつまでフォローするかは専門家と検討する。

○機能異常の疾患の治療は内科だが、結節・腫瘍の診療は外科である。

○治療は手術療法が基本であり、適切なタイミングで外科に紹介する。適切が何かがわからない場合は、つまりは紹介すればよい。

~ References ~

〈1〉伊藤 充ほか．甲状腺腫瘍の診断・治療―内科医としてのアプローチ．日本甲状腺学会雑誌 2010；1：114-7

〈2〉田尻淳一．画像で偶然発見される甲状腺腫瘍への対応．日内会誌 2014；103：862-9

〈3〉BR Haugen et al. 2015 American Thyroid Association Management Guidelines for Adult Patients with Thyroid Nodules and Differentiated Thyroid Cancer：The American Thyroid Association Guidelines Task Force on Thyroid Nodules and Differentiated Thyroid Cancer．Thyroid 2016；26：1-133．PMID：26462967

6. 副甲状腺機能

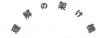

○原発性副甲状腺機能亢進症は、副甲状腺の腺腫や過形成、あるいは腫瘍によって、副甲状腺ホルモン(PTH)が自律的に過剰に分泌されてしまう疾患である。

○臨床検査では、軽度の高カルシウム血症が特徴である。

○ふつう12mg/dLを超えない。正常範囲のことすらある。

○症候は、骨病変／骨粗鬆症、腎・尿路結石、高カルシウム血症に由来する症状(口渇・多飲、易疲労感、食思不振、頭痛、便秘、イライラなど)が主なものだが、ほぼ無症状に近いものも多い。

○「軽微な高カルシウム血症」をみたら精査すべき病態であり、高カルシウム血症側からみ

亢 進 症

た場合、原発性副甲状腺機能亢進症はかなりの頻度を占める。

○ 二次性副甲状腺機能亢進症は、なんらかの原因で生じていた低カルシウム血症あるいは高リン血症のために二次的にPTH分泌が亢進される病態で、日常的には慢性腎不全によるものがほとんどである。ほか、ビタミンDの不足や作用不全で生じうる。

○ 二次性では検査値異常として高カルシウム血症となっていることはほぼなく、そのかわりPTHそのものの作用過多により骨密度低下や異所性石灰化などを起こす。

○ 本項では以下、原発性副甲状腺機能亢進症について解説する。

内
分
泌

疑 い か た

診 断 ま で の 経 緯

○補正血清カルシウム値が12mg/dL以上となるような、比較的高い高カルシウム血症では、intact PTHを測定しつつも、どちらかというと原発性副甲状腺機能亢進症よりも悪性腫瘍の存在を意識して精査する。

○骨痛など、症候性であればなおさら悪性が疑わしい。

○PTH関連蛋白（PTHrP）の上昇がみられるものは、肺癌、乳癌、腎癌、子宮癌によるものが多い。

○PTHrPによらない悪性腫瘍もある。具体的には多発性骨髄腫、そして乳癌や前立腺癌によるものが多い。

○悪性を疑ったら基本、骨病変の精査を行って病変を探す。また、原発巣を特定する努力をする。

○無症候、あるいは軽微な症状しかなく、かつ12mg/dL未満となるような軽度の高カルシウム血症をみつけたら、intact PTHとリンを測定する。

○カルシウムやビタミンD代謝に関与する薬剤歴がなければ、高カルシウム血症下でintact PTHが抑制されていないのはおかしい。「不適切に正常」という状態である。

○つまり正常範囲内（10~65pg/mL）であっても、「intact PTHが抑制されていない」ことが異常であり、40pg/mL以上もあればやはり原発制服甲状腺機能亢進症が疑わしいとひとまず考えておく。

○また、高カルシウム血症と低リン血症が共存していたら、PTH過剰の可能性があり原発制服甲状腺機能亢進症を疑う。

○まとめると「高カルシウム血症で、intact PTH が抑制されていない（上昇している）」ことを示せば原発制服甲状腺機能亢進症の診断はほぼ確定で、あとはどちらかというと局在診断となる。この時点で専門家に紹介する。

○あとの精査でほぼ必須と思えるのが、副甲状腺シンチグラフィである。CT は手術を実施するうえでは必要になる。

経 過 と 治 療

∽∽∽ 経 過 ∽∽∽∽∽∽∽∽∽∽∽∽∽∽∽∽∽∽∽∽∽∽∽∽∽∽∽∽∽∽∽∽∽∽∽∽∽

○ほぼ良性であるので治療開始に緊急性はないが、悪性のこともあるのでなるべく治療（手術療法）は遅れないほうがよい。

○無介入では、腎臓機能が不良となっていることが多い。慢性腎臓病といわれている人の中から本症を探すくらいの気概がほしい。

○放置した場合は病的骨折の反復があり得、やはり看過し難い。

∽∽∽ 治 療 ∽∽∽∽∽∽∽∽∽∽∽∽∽∽∽∽∽∽∽∽∽∽∽∽∽∽∽∽∽∽∽∽∽∽∽∽∽

○飲水励行、生食点滴、カルシトニン注射などで逃げ切りたい気持ちもわかるが、手術療法を検討したほうがよいので頭頸部外科・内分泌外科へ紹介する。

○治療は手術療法が基本であるが、必ずしもそうでもない場合もあるので専門医に判断を委ねる。

~~~ References ~~~

〈1〉杉本利嗣. 原発性副甲状腺機能亢進症. 日内会誌 2007；96：662-8
〈2〉井上大輔. 高カルシウム血症と内分泌疾患. 日内会誌 2020；109：740-5
〈3〉副田圭祐ほか. カルシウム・マグネシウム異常. 日内会誌 2022；111：934-40

内
分
泌

7. 抗利尿ホルモン不

○血漿浸透圧が低下、すなわち体が"薄まった"状態においては、健常者では「薄い尿をたくさん出す」ことで適応する。

○しかし抗利尿ホルモン不適合分泌症候群（syndrome of inappropriate secretion of antidiuretic hormone；SIADH）患者では、この"薄まった"という状況下にあってもアルギニン・バソプレッシン（AVP）分泌の抑制がかからず、「薄まっていない尿」しか出ない。

○このときの尿には特徴がある。①低いはずの尿浸透圧が状況に見合わず低くなっていない（＝不適切に濃い）、②本来抑制されるはずのNa排泄が抑制されず不適切に多く排泄されている、のふたつである。

○これらは血中Naの濃度にも影響が出る。自由

適合分泌症候群

Syndrome of inappropriate secretion of antidiuretic hormone

水の排泄が低下してしまっているため体が"薄まったまま"となり、血漿浸透圧低下とともに低Na血症となってこれが持続する。

○ 水・Na代謝におけるこれらの挙動はやや特異的であるため、臨床ではしばしばSIADHを先に見つけることになる。これによって、背景で起こっている病態（SIADHの原因）が判明することがある。

○ 具体的には、中枢神経疾患、肺（胸腔内）疾患、悪性腫瘍、薬剤性が有名であり頻度も高い。

○ 原因が判然とせず、それがもし高齢者なら「高齢」が理由のこともある。

○ 原因となる薬剤は押さえておくべきである（表2）。

内
分
泌

	カルバマゼピン
抗てんかん薬	ラモトリギン
	バルプロ酸
	デュロキセチン
精神科診療で使用される薬	SSRI
	三環系抗うつ薬
	シスプラチン
抗腫瘍薬	ビンクリスチン
	L-アスパラギナーゼ

表2 代表的な SIADH の原因薬剤

疑 い か た

診断までの経緯

○血液検査上の低Na血症が、SIADH診断の端緒になることがほとんどである。

○稀に、嘔気・嘔吐が先のこともある。ただこの場合も、その原因精査で採血をして低Na血症がわかるので同じことである。

○低Na血症の原因のうち、発見・特定して臨床上もっとも有益であるのはSIADHである。他は浮腫だの利尿薬だの肝硬変だの慢性心不全だの、その場でジタバタしてもしょうがないものばかりである。

○よって、低Na血症の鑑別をすることは、SIADHの診断を試みることを意味する。

○裏を返せばSIADHの診断過程は、低Na血症の鑑別プロセスそ

のものであるともいえる。少なくとも臨床ではそうである。臨床家は、低Na血症の診断アルゴリズムを暗記していない。

○本質的なことになるが、低Na血症をみたら（NaClを投与するのではなく）尿検査を行う。これは絶対である。

○低Na血症をみたら、尿中Na、尿浸透圧を測定する（提出しておく）。

○低Na血症であるのに、尿中Naが正常あるいは排泄亢進していたら、異常であると判断する。

○このとき、尿浸透圧の結果を予想する。

○ふつう（＝SIADHでない）なら、低Na血症という状況下では、尿浸透圧は低くなっていないとおかしい。薄まっていると想定している体に対して、薄くない尿が出てしまっていたら、もっと体が薄まってしまう。

○SIADHでは、尿浸透圧は上昇あるいは「不適切に正常」となっている。

○当然、SIADHでは尿中Naの排泄が亢進していて、多くの場合随時の尿中Naが20mEq/L以上となっている。低Na血症という状況下にあってこれはおかしい。

○ここまでで、ラボの検査によって比較的迅速にSIADHが疑わしいという見立てが進む、あるいは完了する。

○SIADHを確定させるためには、甲状腺機能低下症と副腎不全を否定する必要があるので適宜検査などを行う。

○SIADHを診断するプロセスと同時に、SIADHの原因を探ることもする。

○薬剤歴、脳や脊髄疾患の有無、胸部異常影（肺疾患）の有無はすぐにチェック可能である。

○年齢や状況に応じた悪性疾患の検査も適宜行う。

○血清尿酸値にも注目する。SIADH では低くなっている。

○SIADH が疑わしい中で測定された血清尿酸値が 4 mg/dL 未満のとき、SIADH の可能性を上げる。

○尿酸排泄が亢進されているとされ、FE_{UA} が 10% を超えていると疑わしい。また、排泄が抑制（< 8%）されていたら SIADH らしくない。

経 過 と 治 療

経　過

○SIADH 自体、症候的疾患であるため、予後という概念はない。

○薬剤性の場合は低 Na 血症の進行がやや急である印象がある。

○高齢者の SIADH 疑いは、複合的であることがほとんどで、病態を掴みづらい。

治　療

○原因疾患の治療や原因薬剤の除去を行う。

○過剰な水分摂取や点滴は、しっかりと制限する。

○高齢者の SIADH 疑いは、複合的であることがほとんどで、どう治療していいかよくわからないことが多い。

~ References ~

〈1〉 岩間信太郎ほか．低ナトリウム血症と内分泌疾患．日内会誌 2020；109：705-11
〈2〉 角 浩史ほか．低ナトリウム血症～その病態に基づいた鑑別診断～．日内会誌 2022；111：902-11

よくある薬剤	肺疾患	頭蓋内・髄腔病変
副腎不全	抗利尿 ホルモン不適 合分泌症候群 （SIADH）	利尿薬の使用
加齢	鉱質コルチコイド 反応性 低ナトリウム血症 （MRHE）	水中毒

　これはSIADHの周辺のキーワードを散りばめた魔方陣である。低Na血症の鑑別をする際SIADHかどうかを検討することがすなわち、低Na血症の鑑別プロセスである。SIADH原因は3つの矢印で示しており、薬剤については抗てんかん薬や向精神薬が多い。また、SIADHかもしれないと低Na血症の鑑別をしていくにあたっての、現実的な鑑別疾患についても示した。

8. 中 枢 性 尿 崩 症

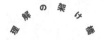

○中枢性尿崩症は下垂体後葉の障害によって、AVP（アルギニン・バソプレッシン）の反応（分泌）が不十分になってしまうことによって起こる。この疾患の認識の重要性は高い。

○そのひとつは、中枢性尿崩症（下垂体後葉の障害）がなぜ起こっているかということについて臨床医が思考を移すことができるという点である。原因が分かっていない場合には、中枢性尿崩症を認識することで、そもそもの原疾患が分かることがある。

○もうひとつは、中枢性尿崩症という病態自体に治療が必須であるという点である。続発性に中枢性尿崩症が起こっている場合は当然その原疾患への介入は必要だが、中枢性尿崩症に対しても治療をしなくてはならない。

○中枢性尿崩症の病態生理は、AVPの反応不十分により、体の浸透圧を下げることができずにどんどん濃くなってしまうことである。

○すなわち、意識障害がなければ、口渇がひどくなり強い飲水行動に駆られることになる（浸透圧が高くなってしまうのを飲水によって薄めようとする行動をとる）。

○そもそもAVPというのは、陸上で生活する生命に備わっているものであり、すなわち周囲（※この場合、海水のことを指す）からすぐに水や塩分を得られない人間にとってAVPは「薄い尿がたくさん出てしまわないため」に必要なものである。

○事実抗利尿ホルモンは水の再吸収を促し尿

量を抑え、濃い尿を少量だけ出すことで体の浸透圧が濃くなりすぎないように保つ機構が絶妙に機能している。

○中枢性尿崩症を発症するということは、この重要なAVP分泌をなんらかの形で低下させられているので、あたかも本来海中の生物が急に陸に上がらされたくらいのネガティブなインパクトを持つといえる。

○日常診療では、高浸透圧／脱水状態は、高Na血症として表現される。

○厳密にいえば、患者は水を多飲することでこの高Na血症を自己補正している。飲水による補正が足りていないときは高Na血症となるが、飲水による補正が勝っている（補正し切れている）ときには採血上のNa値は正常を示すこととになる。

○"尿崩症"という語感のごとく、尿崩症では（薄い）尿が大量に出てしまうことになる。つま

り検尿での尿比重が低くなる（1.010未満など）。

○これはこのまま字面だけ覚えていたらだめ
で、「体の浸透圧が濃い**にも**か**か**わ**ら**ず」の
ように逆接表現を使って印象的に認識して
おくことが大事である。

○体の浸透圧が高いのなら、尿としてはなる
べく量は抑え、しかもなるべく塩分は捨て
たほうがいい（＝濃い尿を出したほうがいい）は**ず**に**も**
かか**わ**ら**ず**、中枢性尿崩症を持つ患者では
不適切に薄い尿しかつくられず（＝濃縮障害）、
しかも多量の尿が喪失してしまっている。

○つまり、実に"とんでもない"ことが起きて
いることがわかる。尿崩症というのはかな
りとんでもない異常生理となっているので
ある。

○脱水なのに尿浸透圧が上げられないという
非常に良くない病態であることをあらため
て認識すべきである。

疑 い か た

○口渇・多飲がひどいので、これに悩んで受診するというルートがひとつ。あるいはなんらかの中枢性疾患を疑って精査されている経緯で認識されることもある。

○特に、下垂体疾患を考えている場合には必ず本症を想起し、病歴を得て検査をする。

○口渇や多飲・多尿については症候学的にきっちり押さえる。

○糖尿病は確実に除外する。

○高Ca血症になっていないかは必ず調べる。なっていたら、高Ca血症の鑑別に進む。

○顕著な脱水でも高Ca血症となるため、高Ca血症があることで中枢性尿崩症を否定したことにならない。

○高Ca血症は骨転移（転移性骨腫瘍）、多発性骨髄腫、原発性副甲状腺機能亢進症、サルコイドーシス、成人T細胞性白血病／リンパ腫などで生じうる。

○ただ、原発的（primary）に高Ca血症が生じている場合にも、多飲という行動で口渇や脱水を補正できていることは多い。

○中枢性尿崩症の口渇や飲水衝動は重度であり、夜間であろうと飲水行動は止められない。

○一方心因性多飲は、睡眠が取れていれば通常夜間の強い飲水行動は止まる（ただし睡眠障害を合併していると、訴えとしては"夜も喉が渇いて水を飲みます"となるから注意する）。

○シェーグレン症候群では「口腔乾燥➡多飲」となって多飲行動

がみられるとされるが、これは字面だけのことは多い（シェーグレン症候群の多飲行動には迫力がない）。

○中枢性尿崩症の多飲は、とにかくその飲水行動が強迫的・衝動的であって、実際に本当に大量の水を飲む。

○3Lなどは可愛いほうで10L以上の多飲もありうる。

○多尿の問診は、多尿があるに違いないと思って聞くと捗る。下手に聞くと頻尿と区別がつかない。

○診療の流れとしては、「強固な口渇・多飲」を聞き取ることが先。次に脱水の証明を試み、そして並行して中枢性尿崩症をきたす疾患を調べ始める、というアプローチとなる。

中枢性尿崩症が何に続発しているか

○中枢性尿崩症を疑った、あるいは認識したら、特発性、外傷性、外傷以外の続発性を想起するが、外傷性の多くは状況から明らかであるし、また特発性はすぐに即断できない。

○家族性などという稀なこともあるが、やはり稀である。となると「外傷以外の続発性」を真っ先に検討する（表3）。

脳原発の疾患	胚細胞腫瘍、頭蓋咽頭腫、下垂体腺腫
全身疾患における下垂体病変	ANCA関連血管炎、サルコイドーシス、IgG4関連疾患、悪性リンパ腫、アミロイドーシス、結核、Langerhans細胞組織球症、癌の下垂体転移

表3　外傷以外の続発性中枢性尿崩症の原因リスト

○中枢性尿崩症と確定したら、これらの疾患を全部スクリーニングせよというわけでは決してない。診断（病態把握）と治療を同時並行する際に、頭の中にふんわり意識をしておくべき病態として認識しておく。

経 過 と 治 療

経 過

○表3からもわかるように、ほぼすべての原因において、自然軽快というのは難しい。

○自然に治る中枢性尿崩症は、外傷後や脳卒中後くらいである。

○たとえばLangerhans細胞組織球症の下垂体病変由来の中枢性尿崩症は、Langerhans細胞組織球症としてはadvancedであることを意味するため、後遺症となってほぼ永続的に治療が必要になるかもしれない。

治 療

○原疾患があれば、それを診断し治療する。

○中枢性尿崩症にはデスモプレッシンを用いる。

○デスモプレシン経口薬（ミニリンメルト®OD）、あるいは点鼻薬（デスモプレシン点鼻スプレー2.5μg「フェリング」）がある。

○食事に影響を受けるデメリットはあるものの内服（ミニリンメルト®OD）がよいと思われ、私はこれを少量から始めるようにしている。

○少量から始める理由は、原則デスモプレッシン治療は著効するからである。

○治療が始めるまで病態を補正する行動として（水の）多飲をしていた患者が、デスモプレッシン導入後もそのペースで飲水をした場合、病態は改善されて急速に尿量が低下する一方、多量の飲水によって体が薄くなり低Na血症になってしまう。

○今まで１日10Lを超える飲水と排尿がある患者にとって、それが６Lになるだけで相当の改善であるのだから、飲水習慣をみながら、ゆっくり改善させればよい。

○具体的にはミニリンメルト®OD錠60μgを夕食後から２時間以上あけた眠前に１日１回から始める。

○内服は、ごくんと飲み込ませるのではなく、OD錠であり口の中でとかして服用させる。

○数日あるいは１週くらいで血液検査を行いNa値を確認し、また飲水行動を確認する。次は朝食前に服用させる。起床時でもよい。

○これで１日２回となり、以後60μg刻みで朝晩のミニリンメルト®を適宜増量していき、維持量を決めていく。

○飲水行動が多く続いてしまうケースでは、心因性多飲が合併していた可能性がある。これを個人的に、"phantom thirst"と呼んでいるが、それはともかく心因性多飲にデスモプレッシンを投与する構図となってしまうため、低Na血症になってしまうリスクがよりある。血液検査を実施してモニターする。

〰〰〰〰〰〰〰〰〰〰〰〰〰〰〰〰〰〰 References 〰〰

〈1〉 CM Mutter et al. Diabetes Insipidus：Pathogenesis, Diagnosis, and Clinical Management. Cureus 2021；13：e13523. PMID：33786230

内
分
泌

9. 下 垂 体 腫 瘍

○『第5版WHO分類（2021年中枢神経腫瘍WHO分類および 2022年内分泌腫瘍・神経内分泌腫瘍WHO分類）』では、従前の「下垂体腺腫」が新たに神経内分泌腫瘍としてカテゴライズされた。

○そのうえで、「pituitary neuroendocrine tumor；PitNET（下垂体神経内分泌腫瘍）」という新たな呼称が提唱されたが、混乱が生じうるのでこれは病理組織診断名とし、臨床病名は「下垂体腫瘍」とすることになった。

○下垂体腫瘍について、非専門医・一般内科医が知っておくことは、卒前に大学で学んだ内容とほぼ同じである。

○下垂体腫瘍は、主として下垂体前葉の腺細胞由来の腫瘍で、そのほとんどが良性である。

○腺腫を作ることが多いので、従前の下垂体腺腫という呼称は適切ではある。

○そしてホルモンを過剰に産生する機能性腺腫と、そうではない非機能性腺腫に分けられる。

○ホルモン産生腺腫には、プロラクチン産生腺腫、成長ホルモン産生腺腫などがある。

○頻度はざっくり、非機能性腺腫で4割、プロラクチン産生腺腫で3割、成長ホルモン産生腺腫で2割である。

○症状は圧迫症状とホルモン過剰症状に大別される。

○圧迫症状では主に視神経を圧迫し、視野異

常・視野障害で気づかれ、大概順調に眼科医などによってこの疾患を疑われることになる。

○ 圧迫だけでも機能（内分泌）障害は起きるが、ふつうはプロラクチンや成長ホルモンの過剰症状が出現する。

○ しかし診断を遅らせる要因が、臨床医にとってふたつある。

○ ひとつ目は、良性腫瘍であるがゆえに、進行が非常に緩徐であるということである。

○ これに由来する問題として、「緩徐過ぎて本人さえも気づかない」ということがある。

○ ふたつ目は、とにかく頻度が低い・有病率が低いということが挙げられる。

○ 成長ホルモン産生腺腫（先端巨大症）は、人口100万人当たりの年間発症率は3〜5人とされている。有名なわりに非常に稀な疾患である。

○下垂体腫瘍のひとつであるクッシング病（ACTH産生腺腫）は、人口100万人当たりの年間発症率は1〜2人くらいとされ、やはり有名なわりにきわめて稀な疾患である。

○全然関係ないが、リンパ脈管筋腫症（lymphangioleiomyomatosis；LAM）といういかにもニッチなこの疾患は、人口100万人当たりの年間発症率は1.2〜2.3人と推定されており、非常に稀だがこれはクッシング病とほぼ同じである。

○つまり、卒前教育というのは、かなり稀な病気を学んでいることになる。一方で、巨細胞性動脈炎だとか菊池病だとか頸椎症だとか憩室炎だとか、コモンあるいは臨床でまま遭遇する疾患については十分に学ぶことが少ない。

疑　い　か　た

○ホルモン産生腺腫に関しては、各ホルモンの生理学的特徴、生体・各臓器における作用などを理解することが、疾病由来の臨床症状を学ぶことにつながる。

○簡単にいえば、プロラクチン産生腺腫では、月経不順、無月経、乳汁分泌がある。

○成長ホルモン産生腺腫では先端巨大症といいつつも、手足の肥大だけでなく、顔つきの変化は特徴的である。

○指は肥大し指輪を入れにくくなるとか、靴を履きにくくなるとか以外に、鼻や下顎が大きくなり顔全体は大きいイメージとなり、頬部（頬骨）や眉弓は突出して顔はゴツくなる印象となる。

○臨床的には、睡眠時無呼吸症候群、発汗過多、手根管症候群、高血圧などを呈することがあり、これらが診断の端緒になることは少ないが、先端巨大症は全身的な疾患ではある。

○総じて、特徴的な外表・顔貌から snap diagnosis する疾患であり、疑ったら成長ホルモン・IGF-I（ソマトメジンC）を測定するか、内分泌外科・下垂体腫瘍の専門医に紹介する。

○腺腫自体の同定は、「下垂体造影MRI」で行う。

経 過 と 治 療

∞∞∞ 経 過 ∞∞

○すでに述べたように緩徐に進行する。

○先端巨大症で、最初の症状発現から確定診断まで4〜10年か
　かることもあるくらいであり、「診断の遅れ」まで含めて疾患
　の特徴に含まれる。

∞∞∞ 治 療 ∞∞

○プロラクチン産生腺腫では、カベルゴリンがまず試される。

○それ以外では、手術療法が行われる。

~~~ References ~~~

〈1〉千原和夫．下垂体腫瘍および機能不全．日内会誌 2002；91：1166-71
〈2〉大山健一ほか．脳下垂体腫瘍に対する治療戦略のアップデート．耳鼻展望 2010；53：191-8
〈3〉高橋　裕．先端巨大症．日内会誌 2014；103：825-31
〈4〉高野幸路．プロラクチン産生腫瘍の診断と治療．日内会誌 2014；103：841-8

内
分
泌

10. *ACTH*単独欠損症

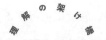

○下垂体ホルモン6種（ACTH、GH、TSH、LH、FSH、プロラクチン）のうち、ACTH分泌のみが障害される疾患がACTH単独欠損症である。

○生理学的には、ACTH分泌低下を反映して副腎からのコルチゾール分泌が低下することで臨床症状を発現するので、臨床的には副腎不全の一病型として捉えられる。

○副腎自体からのコルチゾール分泌は障害されておらず、あくまでACTH分泌低下に起因した副腎不全であるので、本症は続発性副腎不全の一種であると整理する。

○TSH単独欠損症という疾患もあるが稀である。ACTH単独欠損は頻度が高く、これ単独で疾患単位として理解する価値がある。

○やや男性に多く、発症平均年齢は50歳台とされるが、頻度が多い疾患であるせいか実際にはもっとばらつきがあるように思う。女性や、もっと高齢者にも発症しうるので年齢・性別で見積もらない。

○リンパ球性下垂体炎(2)の結果としての状態像なのか、と考えたくなるが、現時点ではそこまでは言い切れない。

○橋本病が共存していることがある。

○基本的には、下垂体疾患というより「副腎不全の原因疾患」として捉えておくべきで、下垂体由来の症状(中枢性尿崩症や視野異常など)は本症に含まれないとしておく。

疑　い　か　た

診断までの経緯

○本症の臨床症状は、純粋に「コルチゾール欠乏」に起因するものであるが、実際には非常に多彩である。

○全身倦怠感、食思不振、活動性低下のような非特異的な症候のほか、意識障害（傾眠、意識混濁、せん妄などいろいろ）や抑うつ様などもあり得る。

○血圧が低いことが多い。

○血液データでは、低Na血症に軽度であっても注目する。

○低血糖になっていないかは重要である。

○好酸球の上昇は有名だが、あまり見かけない。

○診断に使えるわけではないが、橋本病の抗体（抗サイログロブリン抗体、抗TPO抗体）を測定し陽性なら参考にしてもいいかもしれない。

○ACTHが上がる病態ではないので、Addison病と異なり皮膚色素沈着は認めない。

○特有の身体所見はなく、病歴・症状・一般的な血液データから目ざとく疑って見つけなければいけない。通常、誤診（＝初期診断が別の見立てとなること）が前提となるような疾患である。

○たとえば、「だるさや気分不快を、ずっとアルコール多飲のせいにされていた」「傾眠傾向で認知症も進んだようになり、アルツハイマー病とされていた」「急性の一過性精神病で入院していたら、急に昏睡になった」などといった経緯の患者の最終診断が本症であったりする。これはほんの一部である。

○本症を疑ったら、可能ならば早朝のACTHとコルチゾールを測定する。

○早朝とは午前8時前のことである。なぜなら、コルチゾールは朝6時にピークをむかえ、23時に最低値をとるような推移をとるため、「高くあるべき時間帯にとても低い」ことを証明する必要があるからである。少なくとも午後や夕方に採血しない。

○典型的にはコルチゾール＜3μg/dL、かつACTHが相対的低値（不適切に正常、も含む）となるが、臨床的に疑うならばコルチゾール15μg/dL未満くらいでも引っ掛けたい。

○副腎不全症状があり、かつコルチゾールが低く、そしてそれに見合うだけのACTHの反応がない（つまり低い）と解釈されるデータの全例で本症を疑う。

○その際、外用・吸入・内服・注射のいずれであっても、ステロイド剤の投与歴がないかはかなり念入りに調査する。

○湿疹でステロイド外用、鼻炎で点鼻ステロイド、喘息で吸入ステロイド、アレルギーでベタメサゾン含有の抗アレルギー薬、関節痛や関節炎にステロイド関節注射、などまで含め細かく聴取する。

○診断は、各種負荷試験となるため、内分泌科に紹介する。

○症状が落ち着いていたら待機的でよいが、血圧低下がひどい・意識障害が強い・経過が早い、などの臨床状況であれば、即座に臨床診断して治療することも是であろう。

○場合によっては、急性副腎不全の治療に準ずるべきことになることもある。

経 過 と 治 療

経 過

○集計されたデータはないが、副腎不全であるので、放置すれば結局は心肺停止に至る潜在性がある病態である。

○特に、敗血症や腸炎などを別途合併するなどすれば、治療抵抗性のショックという表現型となり、致命的である（本症の存在を知らずに死亡するなどがあり得る）。

○とはいえステロイドは臨床的に奏効することが多い。意識障害があればはっきりし、倦怠感は改善し、活動性が落ちていたら元気になる。

○しかし、たとえば元々アルコール依存症があった場合はそのアルコール依存症が治るわけではないし、元々アルツハイマー病があった場合もそのアルツハイマー病が治るわけではない。

治 療

○ヒドロコルチゾンでステロイド補充を行う。

○経口ヒドロコルチゾンを朝10mg、夕5mg、とすることが多い。

フォロー

○原則は永続的に補充することになる。

○腸炎のとき、ひどく疲れた日などは、1日量の2倍くらいを補充するように余分に処方をしておく。持ち歩き用、職場用、実家用、災害用なども加味する。

○なんらかの理由で経口内服が困難になったときは、必ず医療機関に相談させる。

○また服用できていなかったことがわかっても、それを咎めてはいけない。服用が中断していることを、正直にきちんと申告させるような雰囲気作りが日頃から重要である。

~~~~~~ **References** ~~

〈1〉岩崎泰正ほか．ACTH 単独欠損症．日内会誌 2008；97：747-51
〈2〉椙村益久．リンパ球性下垂体炎の診断と治療．日内会誌 2022；111：830-5

内
分
泌

11. 副 腎 不 全

○ "副腎不全界隈" とあえてぼやかして括って
  もいいくらい、混乱しやすい概念が多く含ま
  れているように思われるので、はじめに少し
  整理する（表4）。

副腎性	・副腎自体の病変 ・副腎皮質機能低下：自己免疫性副腎炎（Addison 病病態）など
非副腎性	・**ACTH が出ない**：ACTH 単独欠損、下垂体炎 （特発性や全身疾患に伴う内因性のものと irAE のような外因性） など ・**ACTH が抑制される**：グルココルチコイド過剰 （内因ならクッシング症候群、外因ならステロイド剤）

表4
" 副 腎 不 全 界 隈 "

○ まず急性か慢性かでまったく考え方が異なる。
  急性はショック／循環不全と表裏一体の概念
  で、ひどければ副腎クリーゼ（adrenal crisis）とも呼ば
  れる一方、慢性は内分泌疾患という様相である。

○慢性副腎不全は、副腎疾患に由来するものと副腎疾患に由来しないもののふたつに分けられる。前者を原発性と呼べば、後者を続発性と呼ぶことができるが、個人的には「副腎性副腎不全」「非副腎性副腎不全」としたほうが臨床的であると考える。

○「副腎性副腎不全」は副腎の疾患群であり、その内訳は数多くあるが、ほとんどが画像検査などですぐ推定される「副腎自体の病変」としてわかるもの、先天疾患のためもともと基礎疾患として持っているもの、などで占められる。

○副腎に病変を作るものとしては、癌の転移、リンパ腫病変（両側性がある）のほかサルコイドーシスやアミロイドーシスのような浸潤性

疾患などがある。病変ではないが、(両側の)副腎摘出手術後であれば副腎がないことで画像的に異常さがわかる。

○残るものは、主として副腎の機能低下から診断されねばならないもので、(かなり稀な疾患頻度ではあるが)内科症候学的にはここが問題になる。具体的には、自己免疫性副腎炎という病態であり、3つに大別される。

○Addison病単独(孤発性)、多腺性自己免疫症候群(autoimmune polyendocrine syndrome, APS)に含まれるAddison病、免疫チェックポイント阻害薬関連有害事象(irAE)としての自己免疫性副腎炎の3つである。

○表4で「非副腎性副腎不全」としたものについては、内訳を挙げる前に基本的な理解として、"ACTHが低下している"という点がある。「副腎性副腎不全」では"ACTHは上昇している"ことと対照的である。

○それは症状にも現れ、高ACTH血症では口

唇や皮膚、爪、口腔粘膜／歯肉などに色素沈着を認めることがある。

○「非副腎性副腎不全」は、副腎ではなく中枢側すなわち視床下部または下垂体由来 <small>（病変含む）</small> の要因が多い。

○癌の中枢転移、頭蓋咽頭腫、サルコイドーシスやIgG4関連疾患の下垂体病変や下垂体炎、ACTH単独欠損など多彩である。

○irAEとしての下垂体炎もある。「内分泌系irAE」と括った場合の一番頻度が高い病態が下垂体炎であり、これは認識に値する。

○また外因にしても内因にしても、グルココルチコイドが過剰になっているとACTHは抑制されて低ACTH血症となり、それに注目すれば「非副腎性副腎不全」と分類されることになる。

○臨床的に重要なのは、「外因性グルココル

チコイドによるもの」と「ACTH単独欠損症」であるが、後者は前項で述べた。「irAE下垂体炎」も重要であり、ここで解説する。

急性副腎不全

副腎性副腎不全

~~~ **概要と診断** ~~~

○ステロイドユーザーであるとか慢性副腎不全の患者が急にステロイド使用が中断されたり、感染症や強い侵襲（外傷や外科手術）が加わったりして引き起こされることが多い。

○これらの状況では、生体としては突如ステロイドが「切れ」てしまうので危機的な状態となり、放置されると循環不全などに陥る。

○いきなり枯渇するというイメージではなく、もともとかろうじてなんとかなっていたところへ、あるきっかけ、あるいはとどめの一撃がなされて副腎サポートが途絶えて発症するのである。

○よって急性副腎不全（副腎クリーゼ）を疑う場面というのは、ステロイド使用を続けていた"患者"であるとか、それが途絶えるか有効な量に達しないほどに不足したという"状況"が揃っているはずである。"健常な人"が何もないところへ"突然"起きる病態ではない。

○急性副腎不全自体の診断は、コルチゾール値 5 μg/dL 未満なら強く推定される。

※※※ **治　療** ※※

○疑ったら ACTH、コルチゾールを測定するための採血スピッツに血液を確保したのち、ヒドロコルチゾン50mg を生食100mL に溶解して30分で点滴する。初日あるいは数日はこれを 6 時間おきに投与する。

○敗血症などでは、絶対的枯渇というより相対的不足であり、ショックを離脱したらステロイド適応がなくなる。あるいは早々に12時間おき、24時間おきなどとして漸減中止する。

Ａｄｄｉｓｏｎ病

※※※ **概要と診断** ※※

○Addison病を理解することはやや難しい。

○後天性の慢性原発性副腎皮質機能低下症という概念があって、その原因のひとつであるという捉え方があるが、（主な原因であった副腎結核がほとんどなくなり）近年ではこれはほぼ自己免疫性副腎皮質炎（≒特発性Addison病）とみなされる。

○他方、自己免疫性副腎皮質炎はやや注目すべき概念となっていて、多腺性自己免疫症候群（APS）の中に Addison病を含めるという考えがある。

○APS に含めず、「単独・孤発性の Addison病」という捉え方も一応覚えておく。

○APS の診断、ひいては Addison病の診断は非常に専門的であり、非専門医は「慢性経過の副腎不全」を臨床症候や臨床検査、他の疾患の存在（自己免疫性甲状腺疾患や 1 型糖尿病）から

疑うことに努めればよい。

○グルココルチコイドの補充療法である。

○ヒドロコルチゾン朝10mg、夕5mgが維持量になることが多い。

○具合が悪い時は、10〜20mg追加するなどして対応する。

非 副 腎 性 副 腎 不 全

外 因 グ ル コ コ ル チ コ イ ド に よ る も の

〰〰 概要と診断 〰〰〰〰〰〰〰〰〰〰〰〰〰〰〰〰〰〰〰〰〰〰〰〰

○理論上は、3週間以上グルココルチコイド治療を連日継続していた患者に関して、急にこの治療が途絶え、それが続いてしまうと発症する。

○実際には月の単位以上ステロイド治療が継続されていた場合に多い。

○また、グルココルチコイドが寸断されて即、すぐにはっきりと有症状化するわけでもない。グルココルチコイド維持が途絶えた後も、数日あるいは数週間くらい受診閾値を越えなかったりするので、そのせいで（担当医が症状をステロイドの中断と結びつけることができず）診断がわかりにくくなっていることが多い。

○露骨に内服ステロイド製剤を服用中であることがわかっていれ

ば、疑うことは容易いであろう。副腎不全を疑う患者をみたら、薬剤歴を丁寧に確認する。

○ステロイド外用薬を維持的に長期間使用している患者でも、その使用が途絶えた場合、副腎不全を起こしうる。

◇◇◇◇ 治　療 ◇◇◇

○気づいた時点で元の維持量を再開すれば問題ないことがほとんどであるが、副腎不全徴候が強い場合には、クリーゼとまではいかないが初期は多めのヒドロコルチゾンを補充してよい。

○ヒドロコルチゾン50mgの点滴静注1日2回を、1〜2日ほど投与すれば十分である。

irAE下垂体炎

◇◇◇◇ 概要と診断 ◇◇◇

○症状で疑うには非特異的すぎるが、頭痛と易疲労感が多い。

○免疫チェックポイント阻害薬の中でも、CTLA-4阻害薬であるイピリムマブ（ヤーボイ®）あるいはイピリムマブを含めた治療をしている患者に多い（もちろんそれだけではない）。

○開始後1カ月を過ぎたあたりから、3カ月以内くらいに発症する。これは他のirAEよりも比較的早い。

○副腎不全という視点では、ACTHの低下がその病態である。

○イピリムマブの用量多ければ多いほど発症しやすい。3mg/kgなら1〜4％だが、10mg/kgだと16％に発症する。

○irAE下垂体炎の診断・治療は、急性や慢性かで様相が異なる。

○急性すなわちクリーゼに近いものであれば、画像検査や血液検査から確定を待って行うよりは、状況から疑い治療を優先

内
分
泌

────── 副　腎　不　全 ──────

○すべきである。

○非特異的な症候から気づくことができたような、非クリーゼ性の慢性経過の副腎不全（irAE下垂体炎疑い）では、血液検査による内分泌学的検査（専門家と行うことを推奨）を行うことになる。

○ミニマムにいえば、早朝コルチゾールが3μg/dL未満、ACTHが5pg/mL未満のように低値となるのが本病態である。

◇◇◇ 治　療 ◇◇◇◇◇◇◇◇◇◇◇◇◇◇◇◇◇◇◇◇◇◇◇◇◇◇◇◇◇◇◇◇◇◇◇◇

○原則として高用量ステロイドを用いないという点を覚えておく。

○なぜなら、高用量用いると、抗腫瘍効果が損なわれるため生存率が低下するからである。

○よって高用量を用いるのは、急性副腎不全のような急場をしのぐためのわずか数日に過ぎない。そこから脱すれば経口への切り替えはもちろん、慢性副腎不全のヒドロコルチゾン補充療法のような治療に移行できる。

○ヒドロコルチゾン朝10mg、夕10mgくらいが無難な量である。

疑　い　か　た

診断までの経緯

○ここでは、「分類」にこだわらず、とにかく「副腎不全があるかもしれない」という端緒・臨床的注目点について述べる。

○本来副腎不全の臨床症状で多いのは、嘔気・嘔吐や食思不振、

倦怠感、脱力、腰痛、発熱、意識障害（意識混濁や精神変容）、などである。

○ただこれらは、実臨床を想像すればわかると思うが、実に非特異的である。実際にはバイタルサインや血液検査のほうが副腎不全を検出しやすい。

○重要なのはもちろん血圧である。ショックバイタルは当然、100mmHg前後のように常識的にやや低い場合、患者当人の平素より低い場合など、広めに引っ掛ける。

○血液検査は、低ナトリウム血症、高カリウム血症の組み合わせに注目すると見つけやすい。低血糖も気に留める。

○好酸球増多はそこまで経験しないが、0％であると副腎不全は疑わしくないかもしれないと考えてしまう。

○副腎不全あるいはステロイド離脱の際に、炎症反応が高い（だけの）ことを経験する。顕著に高いCRPが、補充によって一瞬にして改善してしまう経過が特徴である。

○ステロイドを用いている理由になっていた原病の悪化や、不明熱などの診療に際して、副腎不全・ステロイド離脱が判明することもある。

○また、SIADHなど低ナトリウム血症を精査・鑑別している際に副腎不全が判明することもあったりして、副腎不全を見抜くのは存外、総合内科的である。

——— References ———

〈1〉柳瀬敏彦. 急性副腎不全（副腎クリーゼ）. 日内会誌 2016；105：640-6
〈2〉柴田洋孝. 副腎不全の原因と分類. 日内会誌 2008；97：702-7
〈3〉西川哲男ほか. 副腎不全の臨床徴候と診断へのアプローチ. 日内会誌 2008；97：708-10
〈4〉田村尚久ほか. 特発性 Addison 病とその鑑別診断. 日内会誌 2008；97：724-31
〈5〉峯村信嘉. 免疫関連有害事象 irAE マネジメント　膠原病科医の視点から. 金芳堂, 2021

12. クッシング症候群

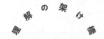

○ クッシング症候群は慢性的に、そして過剰に
コルチゾールが分泌され続けることで生じる
諸症状からなる症候群である。

○ まずこの「ずっと過剰にコルチゾールが分泌
され続ける」ことの、ことの重大さ・深刻さ
を認識すべきである。

○ グルココルチコイド（ステロイド）をずっと服用（持
続投与）しているようなものである。

○ 骨粗鬆症による骨折の頻発、易感染性による
感染症の反復、血栓症や心血管イベントの発
症、精神症状による自殺企図など、本病態に
はたくさんの深刻な潜在リスクがあり、単に
ムーンフェイスで中心性肥満というだけの病
気ではない。

○一方で、「肥満、高血圧、糖尿病の患者から クッシング症候群を見逃すな！」のような やや軽薄なスローガンでは本症を拾い上げ ることは難しい。

○なぜなら、如何せん稀な疾患なのである。

○小児慢性特定疾病情報センターのウェブサ イトによれば、「成人も含めた年間有病率 は（クッシング症候群、クッシング病を含む）100万人に2 〜5人」という記述がある[1]。

○これは衝撃の少なさである。個別の病態・ 病型に分ければきわめて珍しいということ になる。

○医原性（ステロイドユーザー）を除けば、クッシン グ症候群はきわめて稀な疾患である。

内
分
泌

○そこで、本病態の拾い上げは、少し質高くそして戦略的にする必要がある。

○またイメージとして、非専門医にとっては治療よりもかなり診断に多く比重を置くべき病態である。

クッシング症候群の分類

○外用薬を含めて、慢性的にステロイドを使用していないかは当然聴取する。あれば原因は外因性（グルココルチコイドの使用）である。

○まずACTHの分泌が過剰かどうかで分ける。

○次にACTHの分泌過剰なら、それを下垂体からの産生なのか、下垂体外（異所性）からの産生なのかでまた分ける。

○前者を特に、通称クッシング病と呼ぶ。

○一方ACTHが過剰なのではなく、副腎からのコルチゾール分泌が過剰なものがあり、副腎性クッシング症候群と呼んだりする。

○ また ACTH に関係なく（＝依存せず）副腎から
の分泌が過剰となるので、ACTH 非依存性
と呼ぶこともある。

○ つまり、病態の起点が「ACTH が出過ぎな
のか」「副腎からのコルチゾールが出過ぎ
なのか」で大別される。

疑 い か た

○先に述べた「肥満、高血圧、糖尿病」というのは、これで本病態を疑うには非特異的過ぎる。

○そんな組み合わせの人は、ごまんといるわけである。疾患頻度とも見合わない。

○そこで特異的な症候を覚え、それを認める患者に狙いをつけ積極的に本症を疑っていくしかない。

○特異的なのは、いずれもステロイドの副作用と同じ症候であり、ムーンフェイス、中心性肥満、赤紫色の皮膚線条、皮膚の菲薄化などである。

○そうなると、ふつうの肥満の人との区別が重要となる。が、「中心性」というのは読み取りにくい。

○皮膚に注目する。皮膚の菲薄化は、単純性肥満の人には認めない。

○菲薄化というのは、たとえば採血や点滴で腕を駆血したときなどに皮膚のテンションをかけた際に、皮膚が薄すぎてそのまま千切れてしまいそうなくらいのテクスチャー（手触り・感触）であるかで判断する。

○赤紫色の皮膚線条は、色白の患者でより目立ち、より紫色の色味に近くなる。男性では目立ちにくい。

○加えて、多毛、月経異常、骨粗鬆症によるであろう病的骨折の既往、頭部脱毛などは疑う際にあれば重要な情報となる。

○あと注目すべきは精神科受診歴である。

○非典型なうつ、自殺企図の既往、幻覚・妄想を発した既往、人格障害様など、さまざまである。

○ここまでの病歴、症候、身体所見からコルチゾールが過剰かもしれないとみたてることが第一歩である。一歩と言っても、"重く緩慢な"一歩であろう。

病型の分類のためのプロセス

○随時でいいので、血中のコルチゾールとACTHを測定する。

○コルチゾールは尿中でもいいが、ACTHとセットで測定したいので尿検査だけということはあり得ない。

○本症（クッシング症候群）では、血中コルチゾールは上がっていることが多い。

○ただし上昇がいまいちなこともあり、ふつうは"初手"はコルチゾールで判断するのではなく（コルチゾールは素通りして）最初のゲートはあくまで臨床判断を優先し、検査としてはACTH値による検討から入ってもよい。

○以下、コルチゾールが上がっていそうだ（臨床症状で疑わしいor 実際に随時コルチゾールが高い）という場合の診断手順について記述する。

ACTH依存性の疑い

○このとき、ACTHが上がっていたらそれは論外である。すなわち、コルチゾールが出ていそうな状況ならば、ふつうはACTHは抑制されるはずである（負のフィードバック）。

○それなのにACTHが高い、あるいは"不適切に正常"ならば、それはかなりの異常である。

○ACTHの過剰が病態の起点である可能性があるため、次は

ACTH の律動的分泌を証明する。

○そのために「一晩少量0.5mgデキサメタゾン抑制試験」を行う。

○前日深夜にデキサメタゾン0.5mgを内服し、翌朝の8〜9時、あるいは10時までに空腹＋30分安静臥床後の状態で採血し血中コルチゾールをACTHとともに測定する。

○コルチゾールが5μg/dL以上なら（外因ステロイドでコルチゾールが抑制し切れていないということであり）ACTHの律動的分泌が確定する。3μg/dL以上でも疑わしい（サブクリニカルクッシングという定義となる）。

○次に異所性ACTH症候群を鑑別するため、CRH（副腎皮質刺激ホルモン放出ホルモン）試験を行う。

○実際には、「一晩大量8mgデキサメタゾン抑制試験」のことでありこれを行う。

○これはまさに負荷試験であり、前値と試験後のコルチゾールを比べ前値の1/2以下に抑制されていればおおむねクッシング病（下垂体性ACTH分泌過剰）と考えられ、また同時にACTHの異所性分泌過剰の病態（異所性ACTH症候群）の可能性が残るという状況となる。

○異所性ACTH症候群かどうかの診療は、完全に専門医案件である。

○というのも、8mgデキサメタゾン抑制試験で抑制されても下垂体MRIで下垂体の病変がうまく描出できないこともあり、そうなると結局両者が鑑別困難なままとなってしまうからである。

○下垂体の病変は、3テスラ以上のMRIを用いて6mm以上と定義されている。これを知らず、病変がないからと安易に否定できないし、あるからと安易に肯定もできない。

○異所性ACTH症候群の鑑別、すなわちCRH試験を実施するあた

りのプロセスは、選択的下錐体静脈洞血サンプリングの適応を考えることが含まれ、つまりは専門医に委ねることとなる。

○しかし、異所性ACTH症候群の原因となるもののうち異所性ACTH腫瘍があるが、その中では肺小細胞癌が多いので、先に肺腫瘍が見つかっていれば可能性を高めやすい。

ＡＣＴＨ非依存性（副腎性）の疑い

○最初のACTHの随時採血で、ACTHが低下しているようであれば、本当にコルチゾールが副腎からたくさん出ている可能性が出てくる。

○このとき、「一晩少量1mgデキサメタゾン抑制試験」を行う。が、画像検査を進めやすい日本では、先に副腎病変を確かめておくのもよい。

○コルチゾールが5μg/dL以上なら副腎性クッシング症候群が疑われ、1.8μg/dL以上でも疑わしいとしておく（米国の副腎性サブクリニカルクッシング症候群という定義となる）。

ま と め

○総じて、クッシング病とその周辺の診断のほうが、ACTH非依存性（副腎性）のクッシング症候群よりも複雑かつ難易度が高い。専門医と連携する。

○血中コルチゾールの日内変動、24時間蓄尿下の尿中遊離コルチゾールの測定など、入院の必要性も加味した精査の適応を考える必要性もあるため、どこまでやるかは施設や状況によっても異なる。

○下垂体や副腎の病変を先に見つけてしまうと、かえって精査が捗るかもしれない。

経 過 と 治 療

∞∞∞ **経　過** ∞∞∞∞∞∞∞∞∞∞∞∞∞∞∞∞∞∞∞∞∞∞∞∞∞∞∞∞∞∞∞∞∞∞∞∞∞∞∞

○すでに述べたように、放置されれば緩徐であるもののいつかは深刻な合併症を生じうる。

○易感染性による重症感染症、血栓症や心血管イベントの発症やその後遺症、精神症状による自殺企図や精神症状の固着化、骨粗鬆症による骨折とそれによる寝たきり化など、まったくもって看過しがたい。

○進行が緩徐であるため、患者の一般状態の悪くなさ（元気さ、それなりの活発さ）を感じてしまうことで、患者当人も担当医も強い精査を入れていく動機を見失いがちである。ただ高血圧や耐糖能異常の処方だけし続けるようなこともあり得る。

∞∞∞ **治　療** ∞∞∞∞∞∞∞∞∞∞∞∞∞∞∞∞∞∞∞∞∞∞∞∞∞∞∞∞∞∞∞∞∞∞∞∞∞∞∞

○クッシング病（下垂体性ACTH過剰）だと確定されれば、経蝶形骨洞下垂体腫瘍摘出術を行う。

○術後、ヒドロコルチゾンの補充を要する。

○合併症として中枢性尿崩症、永続的な下垂体機能低下症などがある。

○異所性ACTH症候群も、原則病変の外科的摘出が治療となる。

○副腎性クッシング症候群は、副腎病変の良悪性が事前につきにくく、原則副腎を摘出する方針になる。

○腺腫疑いであれば腹腔鏡下副腎摘出術を行う。

○両側例なら両側の副腎を摘出する。

○結局は術後にヒドロコルチゾン補充を要し、片側摘出なら2年

近く補充、両側摘出なら永続的な補充が必要である。

○どの病型であっても、手術困難例（異所性ACTH症候群で原発がわからない時なども含む）、術後残存困難例（形態・機能とも）、サブクリニカル例は、治療の難しさ、マネジメントの複雑さ、適応の曖昧さ、どれをとっても専門医案件であり非専門医が関わることはほぼない。

─── References ───

〈1〉柳小児慢性特定疾病情報センター. 副腎腺腫. https://www.shouman.jp/disease/details/05_18_035/

〈2〉「間脳下垂体機能障害に関する調査研究」班. 間脳下垂体機能障害の診断と治療の手引き（平成30年度改訂）. 日内分泌会誌 2019；95：8-11

〈3〉内海孝信ほか. クッシング症候群／サブクリニカルクッシング症候群. 日内分泌・甲状腺外会誌 2016；33：27-31

13. 原 発 性 アルドステ

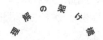

○ アルドステロンの自律的で過剰な分泌によっ
　て起こる生理学的変化および諸症候のことを
　いうが、主として問題になるのは高血圧と低
　カリウム血症である。

○ 器質的な異常としては、副腎アルドステロン
　産生腺腫とまとめることができ、片側性も両
　側性もある。

○ いまは、血漿アルドステロン値から、アルドス
　テロン・レニン比を求め、これをスクリーニン
　グに用いることで、本症の拾い上げの起点が
　作りやすくなった。

○ 実地医家への啓発と、良質のスクリーニング
　普及によって原発性アルドステロン症の拾い上
　げが増えたとし、この疾患は思われていた以上

にたくさん存在する（高血圧患者の5〜10%）のだという記述に実に多く遭遇する。しかし、本当にそんなにたくさん存在するだろうか？

○ ひどいものだと、「高血圧患者の10〜15%」にこの疾患の患者がいるのだという記述がある（誤記だと信じたい）。この謎な結論はわれわれ臨床医の実地感とかけ離れたものであり、受け入れてはいけない。

○ 日本には4300万人の高血圧患者がいると推定されている。二次性高血圧症はこのうち10%である、というデータも有名だが、まあこれは一応受け入れられる。慢性腎不全や心不全に関連する高血圧症を二次性とすればこれくらいはいるだろう。

○さて、高血圧患者の5〜10％に原発性アルドステロン症がいるということが仮に正しいとすると、日本人には215万人〜430万人の原発性アルドステロン症の罹患者がいることになる。これは日本人のおよそ30〜60人に1人に相当する。さすがに多いのではないか。

○少し母集団を変える。仮に二次性高血圧患者（430万人）の10％にいる、ということなのであれば、43万人のアルドステロン症罹患者がいるということになるから、300人に1人となる。大きな企業に数名はいるような病気ということになり、少しは納得が進む。が、これでも多いかなと思う。

○いや、原発性アルドステロン症は見逃されている、他疾患のリスクにもなるからもっと見つけなくてはならない、などと言いたいのだろうが、流石に「高血圧患者の5〜10％」は過大評価し過ぎである。

○「三次医療機関における、あるいは治療抵抗性の高血圧患者の10％」なら許容できる。

○ある文献 (4) で、三次医療機関（イタリアの "Hypertension Unit"）の紹介例のコホートでは7.8％の有病率だった。なお、日本のガイドラインで有病率に関して引用されている文献は、この文献を含めすべて外国のものである。

○実地医家の目線ではさらに有病率は低いだろうと思われ、せいぜい既報の一番下限くらい（日本のガイドラインではプライマリ・ケア施設で3％）を見積もっておいてようやく臨床実感とマッチし始める。

○個人的な落としどころは「実地医家で高血圧症の薬物治療を初めて開始された高血圧症患者のうち、開始数ヵ月〜1年くらいの診療によっても目標の血圧に制御できなかった患者のせいぜい3％くらいに原発性アルドステロン症が紛れているかもしれない」

という程度に考えるのが程よい気がする。

○血圧高値を指摘されて初診しただけなのに、いきなりベッドに30分寝かされて寝たまま採血させられる人の気持ちを少しは考えたほうがいい。

○30代女性の診断されたばかりの高血圧症の患者に、副腎腺腫の有無の精査のためにいきなり腹部CTが撮影されていたのを目撃したことがあるが、そのような診療を是とするかのような、謎の「原発性アルドステロン症意外に多くいますよキャンペーン」は、臨床医によって阻止しなければならない。

疑　い　か　た

＜診断までの経緯＞

○本症は、著しい低カリウム血症、あるいはひどい有症状となる低カリウム血症とはならない。

○正常カリウム値のこともあり、低いとしても正常下限を下回るくらいである。

○よって高血圧症の患者から見出すのが通例である。

○新規に診断された高血圧症患者の血清カリウム値には注目する。

○正常であれば、特にアルドステロン症のことは気にせずに高血圧症に対する診療を進める。

○カリウムが低ければ、血漿アルドステロンと血漿レニン活性を測定する。

○血漿アルドステロン濃度（PAC、CLEIA法）と血漿レニン活性（PRA）の比 PAC/PRA が200以上、かつ PAC が60pg/mL以上でスクリーニング陽性と判定する。

○スクリーニング陽性の場合、①RAA系を拮抗・抑制させる降圧薬で治療を開始する、②RAA系に直接干渉しない降圧薬で治療を開始する、③カプトプリル試験に進む±内分泌専門医に紹介する、④副腎の画像検査を行う、の4つのうちどれかが大まかな次の方針になる。

○①はすでに腎不全、心不全、血管イベントの既往があるなどがあれば選ぶ。副腎静脈サンプリングをするなどして迂回しているうちに、糸球体内圧や後負荷が高くなって腎不全・心不全になっていくのは割に合わない。

○そのうえでどうにも降圧が得られない場合には、④に進んでいいかもしれない。副腎腺腫があれば、内分泌科に紹介する。

○②は腎不全、心不全、血管イベントの既往などがない場合で、たとえばカルシウム拮抗薬がその主な選択肢となる。カルシウム拮抗薬単独で十分な降圧が得られないときに、③や④に進むという待機的な戦略である。

○スクリーニング陽性判明後、③④に進むというのはガイドラ

イン的な診療しぐさである。

○正直個人的にはこの中のどれでもいいと思うが、どういうやり方が患者に一番利益があるかを考えたい。

○私が取り入れるようにしている視点は、負荷試験・副腎静脈サンプリング・副腎腺腫の切除術の負担や侵襲性である。

○原発性アルドステロン症がもし仮に、身体中痛いとか3カ月間高熱が出るとか脱力発作を週1繰り返すとかそういう疾患だったら是が非でも診断を確定させる意味があるだろう。侵襲的な検査手順や治療も許容できる。

○実際にはほぼ無症状の高血圧の患者が対象になるのだから、画像的・機能的にアルドステロン症が確定的でも、できれば副腎静脈サンプリングや手術療法などは回避したいと思うのがふつうではないだろうか。

○となると、保存的治療というか、<u>十分な薬物治療で奏効しない患者集団からこの疾患を見出すべき</u>である。うまくいかないから、負担の大きい検査や治療に進むのである。

○「高血圧症＋低カリウム血症＋PAC/PRAによるスクリーニング陽性」を満たす場合に、原発性アルドステロン症である可能性がそれなりに高いと考えて、上記の③か④に進むというのがいいかもしれない。あるいはこの「　」を診断の定義とし、診断が確定されたものとして進む考え方もある。

経 過 と 治 療

∞∞∞ 経　過 ∞∞

○ふつうの本態性の高血圧症に比べて、心臓、腎臓、脳血管などに関連する疾病の頻度が高い。

○すなわち放置されれば、より若年で血管系の疾病のリスクが上がる。

○副腎切除の術後を除き、副腎不全となる疾患ではない。

◇◇◇◇ 治 療 ◇◇◇◇◇◇◇◇◇◇◇◇◇◇◇◇◇◇◇◇◇◇◇◇◇◇◇◇◇◇◇◇

○アルドステロン過剰を伴う高血圧症であり、ARB、MR拮抗薬を用いる。

○血圧そのものを下げるために、カルシウム拮抗薬なども併用されることは多い。

○片側性の副腎腺腫例の場合は、外科的切除を検討する。

◇◇◇◇ フォロー ◇◇◇◇◇◇◇◇◇◇◇◇◇◇◇◇◇◇◇◇◇◇◇◇◇◇◇◇◇◇

○降圧薬で治療する場合は、必ずしも専門家によらなくてもよい。

○血清カリウム値はフォローする。

○PAC/PRA もたまに測定するとよいといわれる。

○睡眠時無呼吸症候群の併存が知られており、そちらの精査・加療を進めておく。

──── References ────

〈1〉 日本内分泌学会. 原発性アルドステロン症 診療ガイドライン 2021
〈2〉 氏家　剛ほか. 原発性アルドステロン症の診断─最新のコンセンサスステートメントより─.
　　　日内分泌・甲状腺外会誌 2018；35：2-7
〈3〉 吉田雄一ほか. 低カリウム血症と内分泌疾患. 日内会誌 2020；109：718-26
〈4〉 J Burrello et al. Prevalence of Hypokalemia and Primary Aldosteronism in 5100
　　　Patients Referred to a Tertiary Hypertension Unit. Hypertension 2020；75：1025-33. PMID：
　　　32114853

14. 褐色細胞腫・

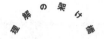

理解の架け橋

○ 副腎髄質あるいは傍神経節からカテコラミン
が過剰に分泌する神経内分泌腫瘍である。

○ 副腎髄質を起源とするとき褐色細胞腫、傍神
経節を起源とするときパラガングリオーマと
されるが、両者は同じ疾患であり「褐色細胞
腫・パラガングリオーマ (pheochromocytoma paraganglioma；
PPGL)」と総称する。

○ クロム親和性細胞が腫瘍化したものであり、
これは本来副腎髄質の細胞で、パラガングリ
オーマは厳密には「副腎外褐色細胞腫」とい
える。呼称としてはPPGLとしておけばよい。

○ 男女差はほぼなく、40～70代に多い。発生頻
度は高血圧患者の0.1％と稀である。有名で、
試験問題として扱われやすくどの内科医も知

パラガングリオーマ

っているにもかかわらず、実臨床でほぼ遭遇しない疾患である。「知名度：遭遇率」の比が、極端に著しく高い。

○スクリーニング検査はあるものの、あまりの頻度の低さに、初診の高血圧患者にルーティンで検索すべきか個人的には謎である。

○ただ、「二次性高血圧を見逃すな！」のようなキャンペーン自体が一定の成功を収めており、遭遇はしないのに検査はし続け、一生診断できずに終わりそうな疾患である。

○症状はじつに非特異的である。高血圧はPPGLの有力な症候だが、多彩な表現となる。持続的に高い、変動が激しいなどがあり得る。また高血圧を欠く場合もある。

内分泌

○有症状化するとき、発作様となることがある。頭痛、動悸、発汗、胸部不快などを急激に伴うため、内科や救急を受診する。

○高血圧緊急症、心不全／たこつぼ心筋症として救急や循環器で診療されていたり、不安・パニック発作とみなされていることもある。

○カテコラミンの作用で血糖上昇が惹起され、高血糖となっていることもある。

○副腎の偶発腫として発見されるパターンもある。

○決して炎症性の疾患ではないが（＝腫瘍が炎症性の性質を持たないが）、腫瘍がカテコラミン以外に IL-6 を誘導することがあり、結果として CRP が上がっていることがある。

○PPGL の30～40％は遺伝性で、家族歴を聴取したほうがいい疾患である。

○約10％は他臓器に転移する悪性である。

疑　い　か　た

┤ 診断までの経緯 ├

○血圧の変動を伴う高血圧、発汗、立ち眩み、頭痛といった症状で困っている患者などに、スクリーニング検査を行う。

○血中遊離メタネフリン2分画測定法が保険収載された。1回のみの採血で済むことがメリットである。

○要するに、私の意向とは異なり、検査すべきケースを選ぶのではなく「とにかくガンガンスクリーニングしろ」というメタメッセージとも受けとれる。

○症状と血中遊離メタネフリン検査で本症を疑ったら、あとは局在診断になる。CTやMRIでわかればよいが、^{123}I-MIBGシンチグラフィ、FDG-PETなどの機能画像検査まで、転移検索を兼ね検討されることもある。

○腫瘍の8割は副腎に存在する。

○球形でふつうは3cm以上、内部は不均一で、大きいものになると内部に壊死性の変化をきたすこともある。

○副腎偶発腫に占めるPPGLの割合は10%に満たず数%である。褐色細胞腫からみた場合は、1/3が副腎偶発腫として発見されている。

○つまり、画像検査で偶然に発見されるルートも、本症の有力な診断手順となる。

── References ──

〈1〉齋藤 淳．褐色細胞腫・パラガングリオーマの診断と管理．日内会誌 2018；107：681-7
〈2〉竹原浩介ほか．褐色細胞腫．内分泌甲状腺外会誌 2014；31：175-9
〈3〉竹越一博．褐色細胞腫・パラガングリオーマ 最近のトピックス．内科 2019；124：2469-75

内
分
泌

15. 1型糖尿病

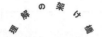
理解の架け橋

○インスリン分泌低下が起こって発症する糖尿病のことである。

○β細胞の破壊によって、内因性インスリン分泌が量的に欠乏状態に至って発症する。その機序は自己免疫やウイルス感染、あるいは特発性などが知られている。

○膵島関連自己抗体が検出されれば、自己免疫性1型糖尿病とわかる。

○陰性であれば、特発性1型糖尿病と呼ぶことになる。

○世界に糖尿病患者が4億人、うち2型が3.5億人らしい。つまり、2型：1型＝7：1くらいの比となる。

○日本人では、1型糖尿病の発症率は、0〜14歳発症のものに限れば年間10万人対1.4〜2.2である。

○発症様式による分類では、急性発症1型糖尿病、緩徐進行1型糖尿病、劇症1型糖尿病の3つに分類される。

疑 い か た

診 断 ま で の 経 緯

急 性 発 症 1 型 糖 尿 病

○有症状（口渇・多飲・多尿）となって発症した糖尿病で疑う。

○本症では、1型であると気づかれてインスリン治療が開始されない限り、3カ月以内にケトーシスあるいはケトアシドーシスになるので、比較的一気に（数週のうちに）有症化して気づかれた「2型糖尿病」に紛れている可能性がある。

内分泌

○血液検査で膵島関連自己抗体であるGAD抗体、IA-2抗体などが陽性であれば診断される。

○自己抗体が陰性でも、経過や症状を優先する。つまり、抗体陰性の急性発症1型糖尿病もあり得るということである。

緩徐進行1型糖尿病

○ほとんどが、2型糖尿病として診断されていて、治療も受けているケースから見つかる。

○糖尿病の診断の際に自己抗体やインスリン分泌能をルーティンにしていれば大丈夫と思いきや、インスリン分泌低下も一気に進むのではない（半年〜数年の単位）。また自己抗体も後から陽性とわかったり、他の未測定であった自己抗体（IAA抗体、ZnT8抗体、ICA抗体）が実は陽性であることが後から判明したりなどの経緯のために、1型であるという診断は通常遅れる。

○症状も目立ちにくい。生活習慣病から来る糖尿病とされていることが多い。

○2型と思えても繰り返し1型を評価することの重要性が示唆される。

劇症1型糖尿病

○口渇・多飲・多尿などの症状と高血糖で発症し、約1週間（日の単位）でケトーシスあるいはケトアシドーシスに陥る疾患である。

○患者も医師も、自分が糖尿病を発症しているなど思ってもみないことがふつうである。しかもウイルス感染（かぜ、腸炎）が先行して発症していることが多いので、余計に糖尿病が想起されない。

○また、1カ月に満たずに完成した糖尿病であるため、HbA1cが正常であることが多い。

○体調不良を安易にかぜのせいにせず、「口渇・多飲・多尿」という糖尿病に比較的特有な症状の訴えを見逃さないことが重要である。

経 過 と 治 療

〰〰 **経　過** 〰〰〰〰〰〰〰〰〰〰〰〰〰〰〰〰〰〰〰〰〰〰〰〰〰〰

○日本人1型糖尿病患者に特化した生存率の指標になるものはない。

○スコットランドで1型糖尿病患者に特化した集計[3]がある。

○70歳まで生存すると予測される割合が、糖尿病のない一般集団では男性76％、女性83％であったが、1型糖尿病では男性47％、女性55％であった、というものである。

○心筋梗塞など、一般的な糖尿病と似た合併症が死因になることが多い。

〰〰 **治　療** 〰〰〰〰〰〰〰〰〰〰〰〰〰〰〰〰〰〰〰〰〰〰〰〰〰〰

○強化インスリン療法を行う。

○基礎インスリン、追加インスリンに分ける考え方が基本である。

○インスリン投与は、頻回注射法とインスリンポンプ療法（持続皮下インスリン注入法）がある。

○頻回注射法では、4回のインスリン注射を行うことが多い。朝・昼・夕に超速効型、夜に持効型を打つ。

○インスリンポンプ療法では、超速効型を持続的に注射し、食事の前にポンプのボタン操作でインスリンを追加で注入する。

内
分
泌

○インスリン注射量の決定はカーボカウント法とアルゴリズム法があるが、インスリンポンプ療法の場合は前者を適用する。

○1型糖尿病では連続皮下ブドウ糖濃度測定（CGM）を適用することがほとんどである。

○最近のインスリンポンプは、CGMを行う装置（持続血糖測定器FreeStyleリブレと、そのセンサーFreeStyleリブレセンサー）とも連携している。

○しかも持続血糖測定器は、インスリンポンプやスマートフォンのアプリ（FreeStyleリブレ®Link）にもリンクし、リアルタイムの血糖値を表示させて自分で確認することが可能である。高血糖や低血糖時のアラーム機能などもある。

○全膵臓移植も選択肢となる。腎不全合併の1型糖尿病患者に、腎臓移植と同時に行う。非常に成績がよい。

○膵島移植も選択肢である。ドナーの膵臓から取り出した膵島を純化し、経皮経肝的に点滴の要領で門脈に注入する。

─────────────────────── References ───

〈1〉池上博司．1型糖尿病の病態と治療の最前線．日内会誌 2019；108：1946-53
〈2〉DM Nathan．Diabetes：Advances in Diagnosis and Treatment．JAMA 2015；314：1052-62．PMID：26348754
〈3〉SJ Livingstone et al．Scottish Diabetes Research Network epidemiology group；Scottish Renal Registry：Estimated life expectancy in a Scottish cohort with type 1 diabetes, 2008-2010．JAMA 2015；313：37-44．PMID：25562264

膵 腫 瘍	低 血 糖	DM関連 感染症
1 型糖尿病	糖尿病	2 型糖尿病
糖尿病性 ケトアシドーシス	糖尿病の 治療	高浸透圧 高血糖症候群

「糖 尿病の臨床 overview」とでもタイトルをつけたい魔方陣である。
特に詳述するような事柄はない。糖尿病と一言で言えば大海のようなも
のであり、溺れないようにこういう大きく鳥瞰する目線も臨床ではたま
に必要である。

16. 2 型 糖 尿 病

理 解 の 架 け 橋

○インスリンの分泌の低下（分泌不全）、あるいは細胞におけるインスリン抵抗性（作用不全）によって、グルコースの細胞内の取り込みが不十分になることに起因する疾患である。

○この病態が恒常的・慢性的に持続し、血糖上昇傾向が長く続くと2型糖尿病と呼べる状態となる。日本では糖尿病の9割が2型とされる。

○インスリンは同化を助けるホルモンであり、骨格筋・心筋・脂肪組織において、細胞がグルコースを取り込むために必要である。

○インスリンを「血糖を下げるホルモン」とするのはやや稚拙な説明である。インスリンは同化に寄与するホルモンであって、必要なものを「細胞に貯めておく」という生理作用があり、

その必要なもののひとつがグルコースである。その結果、血中の血糖が下がるというわけである。

○ 糖尿病が放置された場合は、細い血管から順に悪影響を受ける。

○ 実臨床ではトリオパチー「網膜症・腎症・末梢神経症」が有名でよく警戒されるが、脱水傾向となる、易感染性となる、創傷の治癒の遅延、自律神経障害といったことも問題になる。

○ 自律神経障害は、便秘、たちくらみ・ふらつき、動悸、排尿障害、勃起障害などが多い。

○ またいうまでもなく、心筋梗塞、脳梗塞、下肢閉塞性動脈硬化症のリスクとなる。

内分泌

○ 2 型糖尿病は *KCNQ1* 遺伝子が関与していると
され、家族集積性がよくみられる疾患である。

○ 2 型糖尿病患者では、同胞で 2 〜 3 倍の発症
リスクがある。また両親が 2 型糖尿病だとそ
の子どもは 3 〜 4 倍発症のリスクがあるという。

○ 症状で疑われる場合、多飲・多尿・体重減少
の精査（HbA1cの測定）に際して見つかることが多
い。もちろん、検診で無症状で発見されるこ
とも多い。

○ 糖尿病は、診断の困難さよりも、早期発見・
マネジメントがウエイトを占める疾患である。

治 療 の 考 え か た

○食事・運動・薬物療法が基本である。どれを選ぶか、とかではなく、全部することになる。

○ただしあまり意気込んだり、大きく構えたりする必要はない。関わる（介入する）と決めただけで、医師の想定から外れたところで効能がみられることがあるためである。

○たとえば、明らかに薬物治療が必要であろうと思われる糖尿病患者が医師の勧めに反して薬物治療を拒否した場合でも、「食事に気をつけましょう」と言ったことで、（HbA1cは下がらなくても）塩分摂取量が減って血圧が下がるかもしれない。

○医師は、患者が自分の提案に直接的に沿わなかったとしても、とにかく「関わる」という姿勢をとるべきである。

どういう患者に治療をするのか

○糖尿病と診断されていたら治療が必要である。

○糖尿病は患者背景がかなり不均一である。よって、個々で治療目標が変わってくる。

○治療目標の設定には「きつめ」「ふつう」「ゆるめ」のように3段階があると考えるとよい。それぞれ具体的には、HbA1cにして6.0%以下・7.0%以下・8.0%以下というのが目標となる。

○ざっくり言えば、この3つのどれを目標にするかを患者によって決めることになる。

内
分
泌

○これを考えるうえで一番参考にするのは年齢である。たとえば70歳を超えたら「きつめ＝設定なし」「ふつう＝7.5％以下」「ゆるめ＝8.0％以下」でいいし、80歳を超えていたら「基本的にゆるめ＝8.0％以下くらいであれば上等」といったようにlooseにアジャストすればよい。

○見るからに元気でしっかりしており健康寿命が長そうに思える患者では、年齢に比して相対的にワンランクきつく管理してもいいかもしれない。

最 初 に 何 を す る か

○「甘く感じる飲み物をやめてみましょう」と水を向け、飲み物をすべて水かお茶にしてもらうのは、効果も高いうえに患者に治療をしている気分にさせることができ、最初のアドバイスとして適している。

○患者は「野菜ジュースは飲んでオッケー」と考えて、むしろいいものだと相当量飲んでいることがある。

○はじめて糖尿病の診断を告げた人に、「100点満点のお手本の栄養指導」をいきなり施すのはかえってマイナスになると私は考えている。

○初回の介入であまりに負担を増やすと、患者は大きく生活や考え方を変えることを強いられると感じ、治療自体に抵抗感を示す人もいる。

○治療への抵抗感はやがてどうなるか。たとえば自分でいろいろネットなどを駆使し、自分の場合はそんなに頑張らなくていいという「言い訳」や「逃げ道」を探しはじめるのである。

○まずはできることから教える。ちゃんとできなくていいから"また来てもらう"というような関わりが、糖尿病診療の導入では最適である。極力簡単な指示・アドバイスをすることを心がける。

○薬物治療が必要な患者、あるいは必要になりそうな患者の場合は、患者の心配を先回りして接する。ここはある意味で患者教育が重要になる点である。

○「糖尿病の薬」を持ちかけたときの患者の心配や不安は、「低血糖怖い」「インスリンは嫌だ」「やめられなくなる」の大概この3つである。

○ここで、「薬がやめられなくなる」という患者の言い分がどういうことかを説明する。患者は薬を始めたことによって薬がやめられなくなると本当に信じていることがある。医師にとっては呆然とする話だが本当である。

○薬が結果的にやめられなくなるのは、糖尿病という疾病のせいであって、薬そのもののせいではない（薬に罪はない）。この程度のこともわからない人たちを相手にするのが糖尿病の治療であると心がける。

○繰り返すが、いきなりちゃんと規範的にやる必要はない。いきなり優等生になれるはずがない。

○介入を始めた時点で介入しないままの未来よりも断然いいことをしているのだと認識するべきである。「まあ最初はこのくらいからやってみましょう」のようなメンタリティが糖尿病治療の初手としては一番フィットすると思われる。

患 者 指 導 の 心 得

○脂質異常症や高血圧症の治療など、「血糖値を下げる」という治療に直接関係しないようなことへ介入することで、糖尿病が改善することがある。

○来たるべき糖尿病を治療するための本宅的な通院の"肩慣らし"的に、とにかく何でもいいので医療機関への通院に慣れてもらう。

○「透析になってしまいますよ」「失明してしまいますよ」「足を切断することになってしまいますよ」という医師の言説が、驚くほど入らないことが経験される。

○2型糖尿病患者には、現実に直面することへの障害があるように思えることすらある。現実に直面することを回避する心性が、日頃の生活習慣悪化につながり糖尿病を悪くしている、という機序が想定されるケースに多く遭遇する。

○終末像を示して脅すような言い方よりも、「糖尿病は脱水になりやすいので、夏に熱中症になりやすいですよ」「放っておくと感染症になったときに治りにくいですよ……あれは苦労しますね……」「手術になったときに傷が治りにくいですよ〜」などと、患者にとって少し"目新しい"内容を示し、それとなく喚起する方が刺さる。

○ところで、「食べ過ぎたから糖尿病になった」は適切ではない。もともと糖尿病の体質がある人が、生活習慣と相まって血糖調節が悪循環になり発症した、というのがより適切な言い方である。

治 療 の 考 え か た

実 践 編

○極端に高いHbA1c、たとえば12〜16％などをみたらペットボトル症候群（いわゆるソフトドリンクケトーシス）を疑う。

○飲料の内容を聴取し、糖分を含むものをたくさん飲んでいたら、まずそれが原因であろうことを指摘し、それを絶って水やお茶に変換できるかどうかを聞く。

○できそうだったらそれだけでHbA1cがどんどん下がっていくことが経験される。

○「(やめる) 自信がない」という様子だったら入院が望ましい。

○よく、尿中ケトン体が陽性になっただけでヒステリックに入院させる医師があるが、ここだけの話入院させずに治した患者は個人的に数知れない。

○もっと総合的に判断したい。たとえば著しい脱水がない、アシドーシス症状 (意識障害、頻呼吸、腹痛など) がない、こちらの指示が入る (次回の外来受診日を確約できる)、ソフトドリンクをやめてもらう、飲水可能かつ飲水励行ができる、といった条件が揃えばふつうに外来治療可能であるし、実際そういう人は非常に多い。

○ただし、すでに著しい体重減少がある場合には初手からインスリン導入がよいとされ、専門医へ紹介するか膵臓の安静のため入院が望ましい。

○著しい高血糖、アシドーシスや症状のあるケトーシスの状態も初手からインスリンを導入する。

∞∞ 初手がインスリンとならない場合の薬物治療 ∞∞∞∞∞∞∞∞∞∞

○第1選択薬はメトホルミンである。

○少ない量から始め (1日500~1000mg)、徐々に増量する。基本は朝夕の分2で、1500mgくらいまでは分1でもよい。

○体重が多い (脂肪が多い) 場合はこの対策も、血糖降下そのものと同様、急務である。肥満・過体重の場合は相対的に食事療法の重要性が高まり、また脂肪肝あるいは脂肪性肝炎の状態と思われる場合でも別途介入するべきで、ケースによっては肝臓専門医にコンサルトする。

○体重の観点からもSGLT2阻害薬や (実際に処方してしまうかは

別として）GLP-1受容体作動薬の重要性・位置付けが近年高まってきている。

○著しい肥満の2型糖尿病患者では、食事・運動療法を精一杯行った上でも成果がない場合SGLT2阻害薬あるいはGLP-1受容体作動薬の使用を検討することになる。

○アテローム動脈硬化性疾患、心不全、慢性腎臓病のリスクがある場合は、SGLT2阻害薬の追加が望ましい。

○アテローム動脈硬化性疾患については、心筋梗塞・不安定狭心症・症候性／無症候性の冠動脈疾患、脳卒中・一過性脳虚血発作、下肢切断歴および血行再建術の施行歴、などの病歴があればあるとみなす。

○また、55歳以上で複数の冠リスク因子（高血圧、喫煙、脂質異常症、肥満など）がある場合も、前述の既往があることに準ずる。

○心不全ありとするのは、非代償となった既往があることも含む。心不全の診断があればSGLT2阻害薬が推奨される。心不全を予防する意味もある。

○慢性腎臓病がある場合は、eGFRが20〜60であればSGLT2阻害薬を導入する。30未満では糖尿病専門医へのコンサルトが無難である。

∞∞ 処 方 の 実 際 ∞∞∞∞∞∞∞∞∞∞∞∞∞∞∞∞∞∞∞∞∞∞∞∞∞∞∞∞∞∞∞∞∞

○たとえばメトホルミン単剤で治療していてHbA1cの目標に達しない場合は、メトホルミンに次ぐ2剤目としては、SGLT2阻害薬かDPP-4阻害薬を加える。

○DPP-4阻害薬よりもSGLT2阻害薬を優先する因子や背景についてはすでに説明した。逆に言えば、DPP-4阻害薬を優先するのは、SGLT2阻害薬を優先する理由がない場合で、すなわち総じて「痩せている人」ということになるかもしれない。

○高齢者では尿路感染症やサルコペニアのリスクが多いので、血管リスクの少ない元気な高齢2型糖尿病患者ではSGLT2阻害薬よりもDPP-4阻害薬を優先する。

○DPP-4阻害薬はSGLT2阻害薬よりも安価で、また非常に使いやすい。しかしまれに類天疱瘡や関節炎、膵炎を起こすので注意する。既往歴があれば避けるようにする。

○3剤までは「メトホルミン＋DPP-4阻害薬＋SGLT2阻害薬」という組み合わせがあり得る。個人的には、この組み合わせを超える処方を考えることになったときが、専門家へのコンサルトの線引きであると考える。

○たとえばGLP-1受容体作動薬を追加することを検討することになったら、処方前に糖尿病専門医へのコンサルトをしておきたい。

○「アテローム動脈硬化性疾患、心不全、慢性腎臓病のリスク」といった背景がない場合こそ薬剤選択に困る面がある。メトホルミンのみでよい、と言うかもしれないが現実にはそう簡単ではない。

○食事・運動療法、メトホルミンだけでよくならない場合があり、体重の傾向、家族歴や食習慣などからみて、近い将来「アテローム動脈硬化性疾患、心不全、慢性腎臓病のリスク」を保有する可能性が高そうかどうか、運動療法の現状、通院や薬剤にかかるコスト、アドヒアランスなどによって総合的に決める。

○α-GIも、インスリンを出させないという点では良質な薬剤だが、これがなぜだか抜群にアドヒアランスが悪い。

○副作用は腹部膨満や放屁が有名だが、ひょっとして「食前薬」という概念が2型糖尿病の患者という人間と相容れないのでは、と思ってしまうくらいである。

○2型糖尿病の診療をしていると、人間の「本能」というもの

を考えさせられてしまうことがある。

○ほかのSU剤、グリニド、ピオグリタゾンといった内服薬は、もはや巡り巡って糖尿病専門医案件のように考えている。

∞∞∞ **治療がうまくいかないときの工夫** ∞∞∞∞∞∞∞∞∞∞∞

○治療がうまくいかないときは、メトホルミンを限界（腎機能・肝機能正常者で2250mg）まで増やしているか確認する。

○運動習慣がもともとない、高度な肥満といった患者に、運動療法はつらい。まずは食事療法を行う。

○たまに医師自身が「運動療法派」である場合があって、自分に筋トレの趣味があるからなのか患者にも押しつける者がいるが、それまでなかった運動習慣を糖尿病患者に新たに実践するようにさせることは難しい（医者は概して、フィジカルもメンタルも強い）。

○一方で、2型糖尿病患者の食事の状況は悲惨であることが多い。

○あまりに悲惨であるために、そうした食事習慣を「正しく」とか「タイトに」するのではなく、「今よりましにする」ことを最初の目標にする。

○医師の多くは、最初からかなり優等生的な食事療法の遵守を要求する。これは良くない。こう言うとその理由を聞いてくる者がいるだろうが、そういうところだぞ、である。こんなものは自明で、いきなりちゃんとした食事療法を言われたら（押しつけられたら）「うんざり」するからである。

○まずは、今よりもましになるような食事療法を提案するだけでよい。

○飲み物の摂取習慣は意外と大きな穴である。野菜ジュース、スポーツドリンクを飲んでいるのに、「ソフトドリンクは飲んでいません」と認識している患者がいる。「甘く感じる飲み物は飲ん

でいませんか?」と尋ねる。微糖のコーヒーや紅茶をがぶが
ぶ飲んでいることすらある。

○牛乳も、意外と高齢者などでかなりの量を飲んでしまってい
る人がいる。

○夏場に熱中症の報道に関連して、スポーツドリンクやOS-1
による補水についてメディアで言及されると、たいした発汗
も運動もない行動パターンをしていて、食事も3食食べられ
ていて、基礎疾患もあったりするのにもかかわらず、スポー
ツドリンクなどを「ありがたがって薬のようにしっかり」飲
んでしまっている真面目な人がいる。

○余計な報道は止めてほしいと願うとともに、スポーツドリン
クは「スポーツドリンク味のジュースである」ということを
伝えていきたい。

○また食品表示のうち「カロリー(kcal)」をやたら気にするのが
患者である。そこから派生し、糖質/炭水化物を控えること
はやたら気にしているのに、「脂質」の制限に全然目を向けら
れていない患者(や医師)がいる。

○炭水化物は良質なエネルギーであること、肥満の改善に脂質
制限が必須であることなどを日頃から説いているならば、一
部の患者がしている妙な糖質制限は止めさせるべきである。

○そうではなく、医師も患者も脂質を意識する。チョコレート、
カレー、菓子パン・調理パンなどを好んでいるか、頻繁に飲
むコーヒーに入れるクリームの総量はどうか、牛乳をよく飲
む習慣はあるかなどに対してより注意を払うよう促すべきで
ある。

○カフェラテやカプチーノなども乳脂肪過多の背景になってい
ることがあり、砂糖を入れてないからよいと思ってこれらを
ガンガン飲んでいる人がいる。脂質を意識させたり、脂質表
示を確認させるように教えたりするだけで、ずっと下がらな

かった体重が下がる人がいる。

○脂質の観点だけでみると、チーズケーキより大福、カツカレーよりスープを飲み干さずに食べるラーメンのほうが脂質は少ない。食べられるものを削減していくのではなく、置き換えていく。

○血糖管理がうまくいかないとき、薬剤のアドヒアランスを考えるが、想像を超える理由で薬を飲めていないことがある。

○たとえば、「朝食後に服用する薬」は、「朝という時刻に飲むもの」と考えている患者がいる。たとえば朝という時刻が6〜9時だとして、1日の最初の食事が10時だった場合に「朝食後に服用する薬」をスキップしてしまう。

○また、薬剤師の薬剤指導が厳密すぎて、アルコールを飲んだ夕食のときはアルコールを優先し夕食後の薬を飲まない患者がいる（アルコールと薬の組み合わせが悪いと認識して）。

○「食前薬をつい飲み忘れる」ということは糖尿病診療では本当に多いが、箸やフォークを準備し忘れて食事をしてしまう人はいない。「箸やフォークと一緒に薬を準備しましょう」と伝える。

○ただ、薬剤師の薬剤指導が厳密すぎる例がここにもある。たとえば「食事の30分前に服用」と指導すると、食事15分前に気づいたらその食前薬の服用を控えてしまう患者がいる。

○薬物治療で重要なのは、厳密さを教えることではなく、逃げ道をしっかり教えてあげることである。患者は自分のほとんどの時間を外来診察室の外で過ごす。自宅で実行可能なことについて、現実的に考えてあげることがきわめて重要である。

○患者はHbA1cよりも体重に関心がある。ふつうに体重管理を一緒に考えていけばよい。

〇体重が減って来たら、運動について話していく。体重が減ると嬉しくなり、それを維持しようとするモチベーションが働き出す。そこで運動療法を提案するのでも遅くない。

~~~~~~~~~~~~~~~~~~~~~~~~~~~~~~~~~~~~~ **References** ~~~~

〈1〉American Diabetes Association Professional Practice Committee. 9. Pharmacologic Approaches to Glycemic Treatment：Standards of Care in Diabetes-2024. Diabetes Care 2024 Jan 1；47：S158-78. PMID：38078590
〈2〉日本糖尿病学会. 2型糖尿病の薬物治療のアルゴリズム（第2版）. 2023
〈3〉日本糖尿病・生活習慣病ヒューマンデータ学会. 糖尿病標準診療マニュアル 2023

17. 高 血 糖 緊 急 症

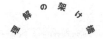

○高血糖に関連するさまざまな臨床上のトラブ
ルのうち、重症の病型をとる二大病態が糖尿
病性ケトアシドーシス（diabetic ketoacidosis；DKA）と高
浸透圧高血糖症候群（hyperosmolar hyperglycemic syndrome；
HHS）である。

○インスリンは、同化を助けるホルモンである
が、とにかく「細胞に何かを取り込む」ことに
与るホルモンである。

○同化のイメージは「細胞に何かを貯めておく」
であり、ここでの話題は当然グルコースであ
るから、インスリンはグルコースを細胞に貯
めておく作用がある。

○少し極端に考える。DKAではインスリンが
まったく出ていない状態であり、そのためグ

ルコースを細胞内に取り込めない。これは細胞の立場からすると、ほしいグルコースが入って来てくれない状態であるから、グルコースは細胞外にたくさんあるのにもかかわらず細胞（内）は飢餓状態に陥っているともいえる。

○このままであると細胞はままならなくなるので、脂肪をエネルギー源にしていく。インスリン存在下で抑えられていた脂肪の分解は、DKAではインスリンがないために脂肪の分解が無制限の状態になっている。

○これは代謝が非常に偏った状態である。いわばグルコースに特化した細胞の飢餓状態であり、インスリンが現れない限り無制限な脂肪分解は続き、ケトン体がどんどん産生

されることになる（これをエネルギー源として代用するため）。

○こうした無限に続くケトン体産生はDKAの
病態のひとつであり、言い換えれば、これが
止まったかどうかはDKA治療の効果の指標
にもなる。

○細胞内にグルコースがない一方で、細胞外に
はグルコースが豊富にある状態というのは、
浸透圧の不均衡にもなる。すなわち、細胞内
の水分は細胞外へ引っ張られ移動する。かく
して細胞内脱水が完成しこれもDKAの病態
のひとつとなる。

○ほぼ同じことが、電解質でも起こっており、
基本的にDKAでは細胞は電解質欠乏となっ
ている。

○DKAでは代謝性アシドーシスになるが、ア
ニオンギャップは開大している。

○これはケトン体が増え、HCO3-以外の陰イ

オンが増えているからで、酸塩基平衡としては代謝性アシドーシスとなる。

○他方、HHSはケトン体は産生されない病態である。つまりアニオンギャップは開大せず、代謝性アシドーシスにもなっていない。ケトアシドーシスを伴わない高血糖状態といえる。

○なぜケトン体が出ないかというと、インスリンがあるからである。インスリンがほんの少しでもあると、それだけで脂肪分解が抑制できる。インスリンが存在せず脂肪分解が青天井であるDKAと違い、HHSではケトン体が産生されるまでに至らない。

○ほんの少しのインスリンで脂肪分解は抑制できるが、少ないインスリン（の量と作用）のために高血糖にはなってしまう。これがHHS病態の本質である。

○HHSではケトアシドーシスにならないの

で、一見良いように思えるが、ケトアシドーシスに至らないことによるデメリットもある。

○それは、症状が乏しくなるという点である。逆に言えば、DKAでは症状がある。腹痛や嘔気・嘔吐が典型的である。また、アシドーシスを代償するためのKussmaul呼吸もみられる。

○HHSではそれらがない。あるのは血糖上昇による高浸透圧によって生ずる意識障害である。

○「血糖上昇による高浸透圧によって生ずる意識障害」というのはよっぽどのことであり、たとえば300〜500mg/dL程度の血糖値で起こることではない。

○HHSでは血糖値が1,000mg/dLを超えることもある。顕著な高血糖となることを許すのは、DKAではなくHHSである。DKAでは、ここまで上がる前に代謝性アシドーシスの症状が出て受診する、というわけである。

○そうなるとHHSというのはシンプルに、「高血糖による高浸透圧に起因する、著しい水分と電解質の喪失」が病態生理となる。

○発見が遅れる、の背景には多くのHHS患者が高齢であるといったこともある。実際、死亡率はDKAよりも断然高い。

疑 い か た

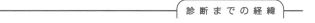

診断までの経緯

○高血糖に関しては、あまり疑いかたとかいうものはない。

○意識障害、よくわからない悪心や腹痛などにはふつう採血を行うので、そこで高血糖が判明することになる。

○脱水症に関連した身体所見や血液検査所見が得られることもあるかもしれない。

○「血糖が高い」ということを定義するつもりはないが、600mg/dL以上はまず高いとしてよい。

○それより低くてもケトアシドーシスの症状（悪心、嘔吐、腹腔、Kussmaul呼吸）があればDKAを疑う。

○著しい高血糖あるいは高血糖緊急症かもしれないと思ったの

なら、血液ガス分析を行う。これは、HCO3−、pH、アニオンギャップをみるためである。静脈血で問題ない。

○アニオンギャップ開大性代謝性アシドーシスがあればDKAが疑わしい。同時にケトン体測定のための血液検査を追加する。

○2型糖尿病、高齢、常軌を逸した高血糖といった背景や情報を参考に、アニオンギャップ正常であることを確認しケトアシドーシスもないとわかったら、HHSと診断できる。

○実際にはDKAとHHSの要素を併せ持つケースなどがあり、綺麗な区別はできないこともある。

○SGLT2阻害薬内服が誘因となってケトアシドーシスが起こることがあるが、この場合高血糖を欠く場合もある。

○またアシドーシスを検査上で示しにくいDKA病態もある。

○高血糖緊急症では、常に診断は総合的に行うが、治療はただちに開始すべき病態であり細かい診断にこだわり過ぎないことも大切である。

経 過 と 治 療

~~~~ 経　過 ~~~~

○DKAの死亡率は実は低く1％未満であるのに対し、HHSは15％ほどにもなるとされている。

○私が研修医のとき、とある他科の上級医が「DKAは死ぬ病気だぞ！」と大慌てしながら言っていたが、あの医師は嘘つきと言わないまでも大袈裟に言っていたことになる。

◇◇◇◇ 治 療 ◇◇

○DKAに関しては、上で述べたDKAの病態に応じた治療を行う。

○すなわち、ケトン体の無限産生にはインスリン投与で歯止め
をかける。

○速効型インスリン50単位/50mLをシリンジポンプで5.0mL/h
で持続注射する。

○脱水には補液を行う。大量に。生食が慣習的に用いられる。

○500mL/hで、まずは2〜3Lは入れる。

○電解質喪失には電解質の補充を行う。

○カリウムが5.0mE/L以上なら入れなくてよいが、高血糖にイ
ンスリンを投与するので5.0mE/L未満では輸液バッグ中にカ
リウムを入れる。

○治療効果の指標はケトン体の産生停止、つまりアニオンギャッ
プの正常化でみる。

○HHSもDKAとほぼ治療は同じである。

○治療効果の指標は意識障害があったなら意識レベルの改善で
みる。

〈1〉眞田淳平ほか，高血糖緊急症，日内会誌 2016；105：690-7

18. 脂質異常症

理解の架け橋

○脂質異常症は、それ自体に症状はなく、他疾患（特に血管系イベント）のリスク因子として認識することに意義がある。

○①高いLDLコレステロール（LDL-C）、②高いトリグリセリド（TG）、③低いHDLコレステロール（HDL-C）のうち、ひとつ以上あれば、脂質異常症と呼ぶ。

○厚労省の患者調査（2017年）によれば、脂質異常症の総患者数は220万5000人（女性は男性の2.4倍）だった。こんなに多いと、疾病としていいか迷うくらいである。

○ある程度の年を生きていれば大概は到達しうる"状態"であり、「治すべき疾患」と扱うべきなのだろうかという疑問すらわく。

○実際この疾患の患者は得てして治療動機が保ちにくく、特に一次予防において、時間が経つにつれてその動機が維持できず、自己管理意識が希薄になっていくことが多い。

○現時点では、将来の動脈硬化ひいては血管イベント（冠動脈疾患、心不全、脳梗塞、慢性腎臓病など）のリスク因子として、「管理対象」と捉えるべきであろう。

特殊な診断経緯

○甲状腺機能低下症では、コレステロール値が上がる。

○ときに、治療に抵抗する高LDL-C血症の背景に、甲状腺機能低下症があることがある。また、軽度の高LDL-C血症は甲状腺

内分泌

機能低下症の治療によって改善する。

○ネフローゼ症候群でもコレステロール値が上昇する。というか、ネフローゼ症候群と定義する重要な前提のようなものである。

○クッシング症候群やステロイド使用でもコレステロール値は上昇しうる。

経過と治療

○脂質異常症に関して把握すべき事柄は、「動脈硬化性疾患予防ガイドライン 2022年版（日本動脈硬化学会、2022年）」（以下ガイドライン）に網羅されていて、そして詳しい。

○ガイドラインを一読して感じるのが、そのあまりのボリュームの多さである。

○なぜそう感じるかといえば、実臨床において脂質異常症は無数に遭遇するが、そのやり取りは実にシンプルで、スタチン（かフィブラート）を出すか出さないかの話し合いになっているだけのことが多いからである。

○「採血 ➡ 数値が高い ➡ 処方するかどうか話し合う」のように、現場では実に簡素であるにもかかわらず、ガイドラインではそれに比してとんでもなく込み合っていて重厚なのである。ここまで現状と学会レベルで推奨する内容が乖離するのもめずらしい。

○一律に「こんなにたくさんの患者がいますし、ほうっておくと血管イベントになっちゃうからもっと頑張って介入しましょう」というキャンペーンで終えるのではなく、①「どういう人に特に治療すべきか」についてもっと解像度を上げる、②治療の動機づけについてもっと具体的に方策を考える、ことに重点を置くべきである。

1 どういう人に特に治療すべきか

○「久山町スコア」を使うと、たとえば「60歳女性、LDL-C 165、HDL-C 70、喫煙なし、他の既往なし、血圧120/70mmHg」の人は「中リスク（10年間の動脈硬化性疾患発症リスクが3.0％で、同年齢・同性での最もリスクが低い人と比べて1.8倍の発症率）」と判定される。

○「中リスク」と判定された人は、かなり戸惑うであろう。何せ、低くはないわけだから。

○ドックの結果を説明する場ではそれでいいが、保険診療を行う診察室では、薬物治療はもちろん、この"健康な"人に対して食事制限を指導することすらなんとなく躊躇ってしまう。

○健診事業として問題視されることと、診察室での実際の対処との間に、あまりに乖離があるのが現実である。

○脂質異常症およびその一次予防をどうするかということと、症状のある患者の診療とを、いよいよ分ける必要がある。

○今は脂質異常症を「疾病」と考えているから、ドックや検診で一律正常値・異常値で区分けし、数値上異常である人を保険医療機関に受診を促す流れとなってしまっている。もっとこのことに優劣をつけられないだろうか、というのが私の考えである。

○（莫大な数潜在するであろう）低いリスクの人については、個々

の問題を保険医療機関の診察室を使って"診療"するのではなく、公衆衛生的視点・予防医学的視点を導入して"指導"するところでまずはとどめておいてほしい。あるいは、もっと二次検診に促す基準を再考してほしい。

〇ものすごく雑かつ卑近にいってしまうと、低リスクの人は保険診療に回さず医療機関（少なくとも病院）には来ないような仕組みにならないものだろうか。

〇例示した「60歳女性」については、この脂質異常症について、本当に介入を強めるべきかと迷うくらいが健全ではないかと思う。

〇そうではなく、もっともっとリスク高い人にどう介入するか、あるいはリスクが高いのに医療機関あるいは医療者に接していない人へのアクセスをどうするか、などについて重点を置くべきである。

〇平日日中の外来を受診した急性腹症に対して CT を撮ったり外科医にコンサルトしたりして虫垂炎疑いの診療をしつつ、昨晩に意識消失した患者の脈が高度徐脈になり循環器コンサルト前に診察と検査入力をしている最中、それらの患者と同じ列に「半年前にやった健診結果（LDL-C 143：高値のため医療機関で診察を受けてください）を持参して予約外受診した無症状の基礎疾患のない人」が並んでいるのである。

〇常々、これでいいのだろうかと思う。当然その人は待たされてイライラしてしまわれることもあるだろう。このイライラは、この人のせいでもそこにいる医者のせいでもない。「健診異常」の二次健診を、病院や即時検査ができる医療機関に一律に受療できないようにせねばならないと考える。

2 治療の動機づけについての具体的方策

○ガイドラインを"アドヒアランス"という語で検索すると、とりあえず「合剤にするとアドヒアランスが上がる」のような記載に行きつく。

○しかし、それ以外にどうやったらアドヒアランスが上がるかといった記述についてはほぼなく、唯一「動機づけ面接」が有用である、とあった。

○次にガイドラインを"動機"という語で検索すると、記述は少なく、やはり「動機づけ面接」という語がヒットする。

○しかし、動機づけ面接とは何か、どう実践するか、といった事柄の記述は皆無だった。ガイドラインなのに、ガイドされていない感じがした。

○脂質異常症は「症状がない疾病」なのであるから、医療機関受診の動機づけ、治療の必要性の理解、治療継続の動機づけなどがあらゆることの中で最も重要視されるであろうことは自明なのに、いかにして「(ガイドラインに書いてある)良いこと」を必要な人に届けるかという、いわゆる"ロジスティックス"が全然重視されていないのは、きわめて不自然である。

○せっかくの薬も、患者の体内に行き届かなければ、意味がない。

高 LDL-C 血症

○血液検査の数値異常で気づかれることがほとんどである。

○高LDL-C血症に加えて、男性、冠動脈疾患の既往・家族歴、他疾患(糖尿病、高血圧症、慢性腎臓病、肥満など)、喫煙といった因子のうち、ひとつでも含まれれば治療すべきである。

○年齢については、50歳以上でハイリスクと考えるが、逆に若

年（20~40歳台）であっても、加齢の影響を受ける前に高いこと、また放置した場合の罹病期間の長さを考えれば、やはりハイリスクと考えてもよい。よって年齢はあまり重視しなくていいのかもしれない。

○見方を変えれば、高LDL-C血症があっても、女性で冠動脈疾患の既往や家族歴がなく、また糖尿病、高血圧症、慢性腎臓病、肥満などの因子がないのであれば、あえて"数値を治す"ことはしなくていいという選択肢もある。

○ただしLDL-C 250mg/dL以上は家族性を疑い、ただちに薬物治療を選択する。

○他にリスクのない女性では60歳以上は140~160mg/dL未満、60歳未満は160~180mg/dL未満というのを個人的な目安としており、冠動脈疾患の明確な既往や家族歴があったり、複数のリスクを持つ場合には100mg/dL あるいは120mg/dL未満とする管理方針にすることが多く、個別に考えている。

○男性は仮に他にリスクがなくても50歳以上の高LDL-C血症は120mg/dL未満を目標としておくのが無難である。

○ざっくりといえば、高LDL-C血症は、女性に多いが男性を厳しく管理したほうがいい疾患である。

○一般的な高LDL-C血症の治療の動機づけについては、以下のように患者にコメントするとよい。

> この治療は、来月あるいは来年とかではなく、*10年後に重大な血管の病気になっていないための*もので、未来に投資する*"保険"の考え方に近いです*。起きるかもわからない未来のトラブルのために、お金や通院時間を割く価値があるかどうか考えてみることが重要です。こういう時間単位で、あるいは価値観でご自分の考えかたと合致するなら治療が続けられます。ある時期だけ短期的に治療する病気ではありません。

○治療はスタチン（アトルバスタチン、ロスバスタチンなど）を使用する。

○ほぼ副作用は起きない。軽度のCK上昇やトランスアミナーゼ上昇などが知られているが、とても少ない。

○CKも極端に上がらなければ、許容し継続していれば下がることが多い。

○CK値500IU/L程度でヒステリックになるべきではなく、休薬し、いずれ再開を試みればよい。200-400台なら継続したまま経過観察できることが多い。

○が、「筋痛」を極度に恐怖して服用をやめたがる患者がいる。この背景に、薬局での薬剤師の不適切な指導がある可能性があることに注意したい。

○一部の薬剤師が、薬剤指導に際して教条的過ぎるために、不安な患者が薬剤師の副作用の説明によってさらに精神的に加重して（本来必要な）スタチンを極端に忌避するようになってしまう。

○これは存外重罪で「脂質異常症に対する薬物治療の選択肢」「動脈硬化リスクが軽減されないままの患者の未来」を奪っている可能性がある。

○診察室では、「取り返しのつかない副作用はまず起きないので安心して服用してください」などと言い添えて処方したほうがいい。

○取り返しのつく副作用を過度に恐れることと、（スタチンを忌避したために）急性心筋梗塞になってしまうことは、釣り合わないと思うが、いかがだろうか。

高トリグリセライド血症

○随時TG175mg/dL以上、空腹時150mg/dL以上で高トリグリセ

ライド血症と診断するようだが、このカットオフ値は如何せん厳しい。

○ある世代に限れば一般人口の半分以上が高トリグリセライド血症に該当するのではないかと思うくらい、実臨床でコモンな異常値である。

○個人的にはこのカットオフをもっと上げてくれないと、平日日中の一般外来診療がいずれ崩壊する。

○健康な人が健診で「TG 180mg/dL（他、何もなし）」だけの異常値で、保険医療機関（特に病院）を利用することの負担を、行政や公衆衛生の専門家はもっと考えてほしい。なんでも「医者へ行け」と言えばいいというものではない。

○行政が指定したクリニックにしかかかれないようにする、とかである。

○トランスアミナーゼの上昇を伴っていれば、脂肪関連肝疾患を疑う。腹部超音波を実施する。

○最近ではドックや健診ですでに超音波までやってあることが多く、そこで脂肪肝の見立てが済んでいるのに、軽度の高トリグリセライド血症やトランスアミナーゼ上昇で「要精密検査」などと記載された紙を持って医療機関をわざわざ受診する。

○決して受診者が悪いわけではないが、すでに精査は終わっているということを、受診前に誰かが指摘するシステムをつくれないだろうか。

○とはいえ、脂肪関連肝疾患はしっかりと介入したほうがよい。特に脂質を過剰摂取している人はかなり多く、そこを指導する。

○栄養士の指導はときに教条的であり、彼ら・彼女らが提案する食事パターンと多くの国民の一般的なライフスタイルには乖離があるという現実もある。

○個人的にはまず「乳製品」の摂取過剰がないかを確認する。

○朝に牛乳とヨーグルトを摂り、コーヒーにミルクをしっかり入れて飲み、昼にクリームパスタ、おやつにクリーム入りのお菓子とクリーム入りのコーヒー、夜にチーズが入った料理を食べ、食後にやはりクリーム入りのコーヒーなどを摂っている人は、これらすべてを「体にいい」と思って摂っている可能性もある。

○「油ものは好きじゃないんで〜」などという患者のコメントをそのまま受けて終わらせないようにしたい。油ものではなくまず乳脂肪の過剰に目を向けたい（高齢者が1日に何杯も牛乳を摂っていることもある）。

○薬物治療については、個人的にはTG 500mg/dLくらいをカットオフにして考え、脂質制限やダイエットによっても150-200mg/dL台とならない場合に、フィブラートを考慮する。

○随時でTG 800mg/dLくらい以上であるときは、飲酒が背景にないかを確かめる。

○極端に高いTGは膵炎のリスクとなる。食事や生活指導によっても是正が望めなさそうであれば薬物治療の適応とする。

References

〈1〉日本動脈硬化学会，動脈硬化性疾患予防ガイドライン 2022 年版

19. 骨 粗 鬆 症

○骨粗鬆症には原発性と続発性がある。

○原発性の診断は、続発性に関する除外診断や鑑別診断を行ったうえでなされるという建前になっているが、現実的には続発性を否定し切ることは難しい。

○脆弱性骨折、すなわち椎体骨折または大腿骨近位部骨折の既往がある場合は、骨密度の数値・結果によらず骨粗鬆症と診断される。

○脆弱性骨折がない場合は、骨密度が若年成人平均値(YAM)の70%以下、または−2.5SD以下で骨粗鬆症と診断される。

○診断されれば薬物治療開始の対象となる。

○骨粗鬆症は、骨形成と骨吸収のバランスが崩

れた結果としての骨密度低下と、骨強度低下に関連する因子である骨質の劣化によって脆弱性骨折が起きやすい状態、として定義されている。

○大まかに言い換えれば、骨粗鬆症は、骨吸収促進と骨形成低下のふたつが骨量減少の機序となっている。

○薬剤選択にあたっては、骨粗鬆症が骨吸収亢進型と骨形成低下型のどちらがメインになっているかによって、理論上使い分けが可能である。

○骨吸収マーカーはTRACP-5b、骨形成マーカーはP1NPといった項目について、血液検査で確認する。

○閉経後すぐの時期における骨吸収亢進（TRACP-5b↑）に対しては、骨吸収抑制薬の中ではSERM（選択的エストロゲン受容体モジュレーター）を選択する。

○カルシウムは多くの閉経後患者でマイナスバランスになっており、これが骨吸収亢進にも関与しているため、活性型ビタミンD3誘導体エルデカルシトールも選択される。併用、長期内服も問題ない。

○長い骨吸収亢進のために大腿骨近位部骨折のリスクがある、あるいは既往歴がある・家族歴があるなどケースでは、アレンドロネートやリセドロネートといったビスホスホネート製剤の投与を行う。

○椎体骨折の抑制には、テリパラチドが一番効果が強いとされる。これが無理ならやはりアレンドロネート、リセドロネートを、活性型ビタミンDと併用して使用する。

○骨形成低下（P1NP↓）がメイン、つまり低回転型

の骨粗鬆症では、骨形成促進薬がよく理論上はテリパラチドがいいが、高価で注射剤という不利がある。投与期間も限定的である。

○長い投与期間のことを考慮せずに、骨吸収抑制薬の中で一番効果が強いものはデノスマブであり、アレンドロネート、リセドロネートに優る。

○続発性骨粗鬆症については、骨粗鬆症を先に認識したときのことを考える。すなわち、骨粗鬆症あるいは骨粗鬆症による骨折を「症候」と捉えて、その原因を探すイメージである。

○続発性骨粗鬆症の原因は、数多くある。少なくとも覚えることは不可能である。

○血液検査のALPに注目する。骨折直後ではないことを確認後、ベースのALPが高いとき続発性骨粗鬆症をきたす疾患を一度は考える。

○骨腫瘍（転移性含む）、原発性副甲状腺機能亢進症、CKDベースの（二次性）副甲状腺機能亢進症、バセドウ病、多発性骨髄腫、くる病、骨軟化症などが併存あるいは潜在していることがある。

○骨腫瘍や骨髄腫は病変を探す画像検査、原発性副甲状腺機能亢進症やバセドウ病は血液検査で検討する。

○続発性の中にはグルココルチコイドによる骨粗鬆症も含まれるが、グルココルチコイドの処方を決めた時点で骨粗鬆症については考えるべきである。

○これを「薬剤性骨粗鬆症」とくくりたくなるが、誰もグルココルチコイドを好きで処方しているわけではないので、骨粗鬆症だからと即中止するわけにもいかず、特に分類する意味は臨床的にはない。

○プレドニゾロンで10mg/day以上の投与が3ヵ月以上続く場合、骨粗鬆症の治療を行う。

○経口ビスホスホネート、点滴のリクラスト®点滴を用いる。あるいはテリパラチドがよいが、毎日皮下注射するという不便がある。また、経口ビスホスホネート以外は高価である。

References

〈1〉骨粗鬆症の予防と治療ガイドライン作成委員会．骨粗鬆症の予防と治療ガイドライン 2015 年版．ライフサイエンス出版
〈2〉井上大輔．骨粗鬆症．日内会誌 2021；110：738-45
〈3〉今西康雄．続発性骨粗鬆症の診断と治療．日内会誌 2022；111：739-46

内
分
泌

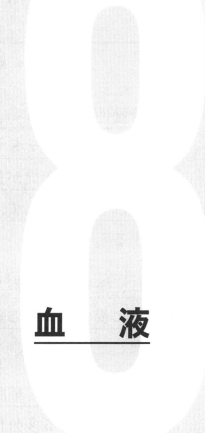

8

血　液

1. 急性骨髄性白

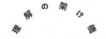

○急性骨髄性白血病 (acute myeloid leukemia；AML) は、単発の遺伝子異常のヒットで発症するのではなく、多種類の遺伝子変異が長期間かけて蓄積し、またそれらが協調して、つまり多段階を経て発症する(1)。

○これは、従来悪性腫瘍というのが「モノクローナルに異常増殖する細胞集団」と考えられていたことと反する。

○他方、正常な造血幹細胞も、多系統の成熟血液細胞に分化する多分化能を持ちながら、未熟な幹細胞状態を維持したまま自己複製能を持つという "multipotentialな細胞" であると理解されるようになった。

○つまり造血において、「正常」「異常」というの

血　病

はどちらも均一な細胞集団ではないということである。

○造血幹細胞たる自己複製能と多分化能とが共存し、それが適切かつ精緻に制御されていると正常（造血幹細胞）であるといえる。

○一方がん状態では、自己複製を抑制する機構が破綻し細胞は制御不能の自己複製に陥っている。

○AMLでは、とんでもない数の白血病細胞が血液や骨髄に存在しているが、抗腫瘍薬に非常に反応しやすいため、強力な化学療法によって白血病細胞は猛烈な勢いで死滅し減少する。よって初回の完全寛解率はそれなりにいい。

○強力な化学療法を必要とし、またそれをやり切ってもなお、ある割合で再発がみられるのがAMLであるのだが、この困難さは一体どういうことだろうか。

○これにシンプルに回答することは難しいようだが、つまりは白血病側も手強いのである。

○抗がん剤で腫瘍細胞を根絶やしにしたはずなのにまた再発するのは、白血病側に狡猾なシステム（組織的な戦術）が備わっているためではないかと想像されている。

○つまり、白血病側にもある種の生存戦略のようなものがあり、大量の"自軍の兵（腫瘍細胞）"を失っても、それを再生し増殖する能力を有している可能性があるのである。

○実際AML病態には、増殖能（自己複製能）を有する「極少数の白血病幹細胞」が暗躍していることが以前より想定されてきた⑵（全然わからないと思うが、白血病幹細胞というのはちょうど漫画『食糧人類』でいう増

殖種のようなものであろう）。

○この白血病幹細胞は、正常の造血幹細胞シ
 ステムをまさに模倣している。すなわち白
 血病幹細胞が構成される白血病集団の頂点
 に座して、自己複製をしながら遺伝子変異
 を蓄積させつつ、精緻なシステムで多段階
 の進展機構を経ることで多数の白血病細胞
 （芽球）を供給しているのである。

○今日のAML標準治療は、生体を侵してい
 る白血病細胞を駆逐するだけの治療になっ
 ている。今後は白血病幹細胞が標的になっ
 ていくだろう。

○そう簡単でないのは、白血病幹細胞は既存
 の抗腫瘍治療に抵抗性を示すからである。

○AML白血病幹細胞の多くは細胞周期が静
 止期（G0期）にあり、細胞周期依存的化学療法
 に対して抵抗性を示す。

○一方でG0期に止まることは自己複製能力の保持（＝造血幹細胞が造血幹細胞たること）に重要であるとされ、この点においても白血病幹細胞は正常造血幹細胞と非常に類似した性質を有している。

○こうした正常細胞造血と白血病細胞造血のアナロジーは、AMLの治療上の難しさと関連している。

○またAMLの治療は専門性が高く、総合的な内科診療が望まれるようになった最近でもなお、治療は専門家がすべきであるとはっきりいえる。

○よってほとんどの内科医にとってAML診療ですべきは、いかに早く本症の診断をつけることができるかに尽きる。

○AMLの診断について、近年の総説論文で調べると、臨床症状や臨床プレゼンテーションについての記述がほぼないことに気づく。

○実際、臨床的には「白血病かもしれない」と

思ってからは一本道であり、仕方がないことかもしれない。

○「白血病かもしれない」と思ってからは、専門医と連携し骨髄穿刺を行い、その検体を使ってフローサイトメトリーや染色体、白血病関連キメラ遺伝子スクリーニングなどの検査を加えて情報集め、そして詳細な病型を確定していく[3]。

○白血病全般において、その総合的診断に至るまでのプロセスを外観したものを図1に示す。

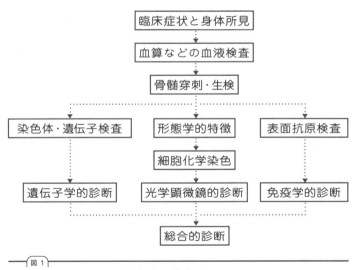

図1 白血病の診断プロセス

（松永卓也. 診断プロセス. 日内会誌 2013；102：1676より）

○つまり意外と込み入っているのである。が、どんな白血病でもはじめは臨床症状、そして血液検査なのであり、ここを効率よく経て有用な所見を拾い、AMLの迅速な診断に持っていきたい。

疑 い か た

── 診断までの経緯 ──

○AMLは、正常な造血ができなくなった骨髄不全としての症候で見つかることが多い。

○発熱、全身倦怠感、発汗、体重減少などはAMLの症状として有名だが、これら単独で直接AMLを疑えるわけではない。ここが少し難しい。

○ポイントは、いかに血液検査をしてみようと思えるかと、腫瘍細胞の増殖・浸潤に伴った「ほのかに特異的な症候」を押さえられるかである。

○後者は、具体的には、臓器腫大、髄外腫瘤形成、皮膚浸潤、歯肉浸潤、中枢神経浸潤、骨・関節症状などがある。

○どの内科医も押さえるべきは、「症状の遷延」➡「血算異常」➡「血液像で芽球の有無を確認」➡「あったら即、血液内科医へ紹介」の流れである。

○これが早ければ早いほどよい。

症 状 の 遷 延

○微熱が続く、倦怠感が続く、食思不振が続く、頭痛や体の痛みが続く、といったある種ぼんやりした症候に対して、「それはおかしい」と目ざとくなることに意識的になるべきである。

○それを日常的にしていくことで、血液検査を実施するという行為の閾値を適切に制御できるようになる。

○少し注意すべきは「食思不振」である。これは、患者の訴えベースだと実に多彩なものになる。

○「胃のムカムカが取れない」「夏バテした」「ロクに食べれない」「胃薬が効かないので胃カメラをやってほしい」のような触れ込みの患者の中に AML の患者がいたりする。

○消化管関連だと思ってしまうと、せっかく「体重減少」というヒントがあっても妙だなという想起が鈍くなってしまう。

○あえてここは、どんな症状であっても「漠然と続いて解決しない」とメタに捉え、そういう患者には血液検査を実施することにしておくという実践を積んでおきたい。

○同じように倦怠感や頭痛も侮れない。

○「網戸のままで寝てしまい体が冷えてしまって以来、このところずっとだるい」「膠原病疑いで精査中」「体重が減った」「かったるいので薬ください」「多忙で最近ずっと頭が重い」「片頭痛が治らない」といった、少しスルーしてしまいそうな患者の中に AML がいる。

○すべての事例で血液検査を（ルーティンのように）することは現実的ではないが、目安として 2 週間続いていたらおかしいと考える。

○体が冷えた程度のことで２週間以上体調不良にならないし、膠原病の診断は得てしてシンプルであり１週以内にはつくし、体重減少の精査で必ず採血はするし、片頭痛は遷延などしないわけで、（特別ではなく）常識的な診療を継続している医師ならば違和感に気づける。

○兎にも角にも、「漠然と続いて解決しない」場合に血液検査を考慮する。

○症候が漠然としていても、発汗が強い、体重減少がひどい、出血症状があるなどの症候が加わっていれば少し疑いやすくなる。

血 算 異 常

○重要な発見端緒になるため、症候が苦手な医師もここは必ず押さえるべきである。

○まず白血球数が極端な数値を示すとき、疑うのは容易である。10万とか800とかで、白血病を疑えないようなら少し厳しい。このような数値をみたら必ずすぐに血液像を確認して、芽球の有無を確認すべきである。

○汎血球減少も意外と疑いやすい（AMLと結びつけやすい）だろう。

○汎血球減少をみたら、最初の印象が他のAML以外の疾患や病態、原因に思えても、必ず血液像まで確認して芽球がないかどうか"指差し確認"する。

○注意すべきは血小板減少である。著しい血小板減少をみたら、必ずまずAMLを鑑別すべきである。

○Ｍ３は別格として、それ以外では血小板減少はＭ２に多い。

○「白血」病という字を当ててしまっている疾患であるため、血小板とAMLを関連付ける思考が浮かばないことがある。

○ひどい血小板減少をみたら急性白血病から考えるというのは、

悪寒戦慄＋ショックをみたら敗血症から、発熱＋頭痛＋意識障害をみたら髄膜炎から考えるのと同じくらい常識にしたい。

○"Killer chest pain"（致死的な胸痛）を覚えるのと同じ感覚で、著しい血小板減少をAMLと結びつけておいて覚えておく。

血 液 像 で 芽 球 の 有 無 を 確 認

○AMLを見つけるという観点からは、末梢血に出現している芽球を捉えることが鍵となる。

○血液像の確認には機械法と鏡検法とがあるが、どちらがどうというよりも検査技師との日頃からの緊密な連携が重要であると考える。

○検査技師と協議し、芽球があったということになったら、即血液内科に紹介する。

○ここに躊躇はいらない。紹介状に「急性白血病の疑い」と記載し、電話口で相手の医師に「急性白血病が疑われます。このところ体調が悪いと言うので検査したら芽球が出てました」などと告げる。

○血液内科医はこの瞬間のために血液内科医になったようなものなので、心配要らない。休日・時間外問わず紹介すべきである。

○STが上昇している急性心筋梗塞や、CTでくも膜下出血のパターンの所見があるくも膜下出血を疑っていながら「週明け月曜日に紹介」などとする医師がいないと思われるが、AMLもそのような疾患の仲間に入れておくことが重要である。

髄 外 造 血 に つ い て

○AMLでは腫瘍細胞は体内で猛烈に増殖し、通常は血液や骨髄で増殖している。

○骨髄でのあまりの造血に、骨痛となることもある。日頃患者の訴える痛みを「骨痛なのか」という目で診療することは多くはないと思われ、意識してみる。

○AMLでは髄外（骨髄ではないところ）に腫瘍細胞が浸潤、あるいは白血病病変（腫瘤）を形成することがある。その割合はざっとAMLの10％前後であり多くはないが、疾患の重大性からすると知っておくに値する。

腫 瘤 形 成

○骨や骨膜、軟部組織、リンパ節、そして皮膚・皮下に多い。

○領域としては眼窩や副鼻腔に多い。

○他には消化管、尿路や乳房にも作る。つまりほぼどこにでも作る。

○生検して診断する。

皮 膚 浸 潤

○白血病細胞が皮膚に浸潤しているという狭義の浸潤と、AMLに伴う良性の皮膚病変がある。前者は、単に皮疹というより腫瘤病変が多い。

○皮膚浸潤はM4、M5に多い。

○AMLに伴う良性の皮膚病変は、有名なのはSweet症候群だが、結節性紅斑のような日常的な症候もあり得る。結節性紅斑の場合は、その皮疹の部位に白血病細胞がいるわけではないことに留意する。

歯 肉 浸 潤

○歯肉腫脹として現れ、M4、M5に多い。

中 枢 神 経 浸 潤

〇若年例、著明な白血球増多の AML に多い。

〇顔面神経（Ⅶ）の罹患が多く、三叉神経（Ⅴ）にも起こりうるため、「顔」の症状に注意したい。

鑑 別 時 の 留 意 点

骨 髄 異 形 成 症 候 群 か 急 性 白 血 病 か

〇これは永遠のテーマのような比較である。骨髄異形成症候群（MDS）はいわば、急性白血病をスローモーション再生しているような病態であり、スロー再生中に白血病ではない他の理由で亡くなったとしたら「白血化しなかった MDS」となる。

〇そして急にスロー再生が解除され、普通に再生されてしまってサクッと白血化してしまうこともある。

〇MDS も多様なものを含んだ複雑な概念になりつつあり、AML と比較すること自体が適切ではないかもしれない。

AML 診 断 時 に 感 染 症 が 併 存

〇AML が発病していることは宿主が免疫不全だということであり、これはコモンな事象である。

〇逆に、感染症だと思える病歴や症候、局在徴候などが前景に立ってしまうと、AML が後ろに隠れ AML の認識が遅れることすらある。

〇感染症を治してからではなく、併発していてもいいので AML を認識したらすぐ血液内科にコンサルトする。

SLE か と 思 っ て い た ら AML

〇ふつうはあり得ないが、SLE かもしれないと精査している最中に実は血液検査（血算）で認めていた少数の芽球を見落とし

ていた、などの状況があり得る。

○血球減少、発熱など症候の多くが SLE と意外にも共通する。

○血球減少をみたらとにかく芽球が出ていないか指差し確認する、という原則を日頃から備えていれば防げる見落としである。

経 過 と 治 療

∞∞ **経 過** ∞∞∞∞∞∞∞∞∞∞∞∞∞∞∞∞∞∞∞∞∞∞∞∞∞∞∞∞∞∞

○無治療では患者は死亡する。

○専門医のもとで大急ぎで化学療法の開始が検討されるべき疾患である。

∞∞ **治 療** ∞∞∞∞∞∞∞∞∞∞∞∞∞∞∞∞∞∞∞∞∞∞∞∞∞∞∞∞∞∞

○診断されたらすぐ治療を行うことが重要である。

○AML の治療は、急性リンパ性白血病のような多剤併用療法と異なり、通常は 2 剤、すなわちシタラビンとアントラサイクリン系薬剤が治療の中心となる。

○AML には病期分類というものがなく、未治療・寛解期・再発例として分類される。

○AML の治療は、2 段階で行うことになっている。寛解導入療法と寛解後療法のふたつである。

○寛解後療法には、寛解導入療法と同程度の強さで治療をする地固め療法と、退院後外来通院中に行うような強さの維持・強化療法のふたつがある。

○AML の治療の課題（＝ AML という疾患の怖さ）は、治療をやり切っ

た後の再発にある。

○具体的な治療内容、予後（治癒の可能性）などは諸条件によって異なる。

○それは患者の年齢、AMLのサブタイプ、過去のがん化学療法の既往の有無、MDSなどの血液障害の既往の有無、中枢浸潤の有無、初回治療か再発例かどうか、などである。

∞∞ **フォロー** ∞∞∞∞∞∞∞∞∞∞∞∞∞∞∞∞∞∞∞∞∞∞∞∞∞∞∞∞∞∞∞∞∞∞∞∞∞∞∞

○再発するかもしれないということがほぼ前提となっている疾患であり、治療もモニタリングも血液内科医によって行われ、フォローが非専門医・実地医家に委ねられるということはない。

────── **References** ──────

〈1〉菊繁吉謙ほか．急性骨髄性白血病の病態．日内会誌 2018；107：1272-8
〈2〉宮本敏浩．白血病幹細胞．日内会誌 2013；102：1652-60
〈3〉松永卓也．診断プロセス．日内会誌 2013；102：1676-81．
〈4〉石田陽治ほか．疾患別臨床症状と合併症—早期診断を見逃さないために—．日内会誌 2013；102：1682-6

2. 骨 髄 異 形 成 腫

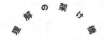

○骨髄異形成腫瘍（myelodysplastic neoplasms；MDS）は造血幹
細胞のクローン性異常によって、造血不全（無
効造血）と芽球増加による急性骨髄性白血病へ
の移行をきたす造血幹細胞腫瘍である。

○そのクローン性増殖は、造血幹細胞に後天的
に生じた遺伝子異常で引き起こされる。

○以前は骨髄異形成症候群（myelodysplastic syndromes；おな
じくMDS）と呼ばれていた。「症候群」という語が
削除されたのはおそらく適切である。症状や
所見を並べただけのようなよくある症候群と
はもはや呼べなくなっていたからである。

○MDSは多面的（さまざまな質と量の無効造血からの血球減少お
よび形態異常、遺伝子異常）な側面を備える病態であり、
どの側面をフォーカスするかで疾患の特徴の

捉え方が変わってくる。

○たとえば日常の血液検査から入る場合は血
球減少の原因として考えていくし、形態異
常が弱い・強いについて、あるいは造られる
細胞のうち芽球の割合の多寡が議論の的に
なったりもする。どんな遺伝子／染色体異常
があるかも臨床的に重要になることがある。

○さて MDS は、小児や若年者にも生じうる
が、60歳以上に多い。

○貧血（ヘモグロビン低下）が含まれていることが多
くほぼ前提であり、汎血球減少が全体の半
分、残り半分のうち「貧血のみ」「貧血＋血
小板減少」「貧血＋白血球減少」が1/3ずつ
占めている。

○MDSに特有の症状はない。

○MDSの骨髄は、疾患名の語感から受ける印象に反して、過形成〜正形成骨髄を通常は呈している（低形成骨髄は数％未満）。

○これはMDSの骨髄が、「造る」という点では頑張っているにもかかわらず実際造られる細胞は「不揃い」で無効な造血ばかりしている（そしてそれによって、造れもしないくせに正常の細胞を造ろうとしてまたさらに余計に"頑張って"しまう）という状態の骨髄だということを反映している。

○骨髄の状態も、造血状態も、実際に造られた細胞の量や質も、MDSではすべてが不均一であり、それらの組み合わせが個々の状態像を形成するため、個体差が著しい。MDSが単一疾患とは呼べない理由である。

○よって疾患の定義は自然、操作的というか、数値などによってドライに決められるほかない。またその定義法も、そのときどきで大き

くも小さくも改訂が行われるため、あまり細かく断定的に覚えなくともよい。

○2022年に改訂されたWHO分類では、「遺伝子異常で定義されるMDS」と「形態異常で定義されるMDS」に大別された。

○前者は、染色体異常5q- を伴う低芽球性MDS、*SF3B1*変異を伴う低芽球性MDS、*TP53*の両アリル不活化を伴うMDSの3つがある。

○後者はまず、異形成の定義として「10％以上の異形成」と見なすことは従前と同じであるものの、単一系統か多系統かは問わないことになった。

○ただし、「その他」的なカテゴリは再編がなされている。具体的には、芽球が少なくかつ遺伝子異常がないMDS（低芽球性MDS）、低形成MDS、芽球増加を伴うMDS、線維化を伴うMDS、である。

○本来MDSは「芽球がどうなっているか」が問題となるはずであるが、低形成MDSという芽球のパーセンテージによらない分類があるのは、近年認識され続けている「低リスクMDS患者に生ずる、免疫抑制療法が反応する炎症病態」のことが無視できないようになりこれを独立疾患とするためとされる。

○急性骨髄性白血病との境界は、骨髄または末梢血中の芽球比率が20%以上としている。

○MDSでは染色体異常が半数にみられる。一番多いのは5番染色体の欠失 (5q-) と7番染色体の欠失 (7q-) であり、続いて20番染色体長腕の欠失 (20q-) である。

○治療は、リスク分類を行いそれに応じて選択される。2012年に発表されたIPSS-R (Revised International Prognostic Scoring System) [2] が頻用されている。

○very low から very high の5群に分類し、very low と low、および intermediate の一部を「低

リスク」、intermediate の一部、high と very high を「高リスク」に分け、これをもとに治療内容を考えることになっている。

疑 い か た

○早期発見するという価値でいうなら血球減少から見出すのがふつうのアプローチである。

○急性骨髄性白血病を発症、有症状化したのち医療機関を受診し、急性骨髄性白血病と診断がついてから、その前段階として MDS があったらしい、という発見ルートもあるだろう。

○また、ベーチェット症状（回盲部潰瘍や回盲部からの出血などの腸管病変、結節性紅斑、口内炎や陰部潰瘍の反復など→8 番染色体異常／トリソミー 8 と深く関連）、不明熱・不明炎症、反復性の発熱エピソード、VEXAS 症候群（発熱、皮疹、MCV 上昇を伴う貧血、肺病変などからなる症候群で、X 染色体上に位置する UBA 1 遺伝子の体細胞変異で生ずるとされる、中高年以上の男性に好発する後天性自己炎症疾患のひとつ）〈3〉など、各種の多彩・多型な良性炎症病態を診ていてその診断・治療に難渋するうちに MDS が判明するという診断ルートもある。

○血算異常から MDS を見抜くには、「60 歳以上の MCV 高値を伴う貧血」は確実に引っ掛けるべきである。

○まず網状赤血球を測り「著明な高値」ではないことを確認す

る。MCVが非常に高い貧血で、かつLDHが高ければ溶血性貧血を疑うが、ふつう網状赤血球が顕著に増多している。

○MDSの鑑別診断の核は、要するに大球性貧血の鑑別であり、血液疾患の多くがそれに相当するものの、非腫瘍性病態で忘れやすいものとして、ビタミンB_{12}やB_6欠乏、葉酸欠乏、銅欠乏などがあるのでこれらはすぐに検討する。

○自己免疫性溶血性貧血／全身性エリテマトーデスを調べるため、直接クームス試験やハプトグロビン、抗核抗体などを検査する。

○血清エリスロポエチンが低い場合は、これを鑑別対象とするより、MDSに含める考え方のほうがいいかもしれない。

○低形成MDSでは、再生不良性貧血との鑑別が問題になり、実際にはこれが一番区別が難しいかもしれない。

○検査は、末梢血の目視による血液像の確認、骨髄検査（塗抹、生検、染色体検査など）などを行っていく。

○どの疾患をどの程度想定して検査するかで内容も異なり、初回の（骨髄穿刺含む）評価から血液内科医師と連携したほうがよい。

経 過 と 治 療

◇◇◇ 経 過 ◇◇◇

○一番予後が良いのが、5q-単独のMDS（5q-症候群）で、5年生存率は90％を超え、約70％で貧血の改善または輸血依存からの脱却が望める。これはレナリドミドが著効を示すためである。

○低リスク、なかでも60歳以下の場合は10年生存率が80％と良好であるのに対し、60歳を超える高齢者の高リスク群では生存期間の中央値が1年未満と予後不良である[2]。

◇◇◇ **治　療** ◇◇◇

○生命予後に関連するのは、低リスク群では造血不全（無効造血
　による許容し難い血球減少）である一方で、高リスク群では白血
　病移行である。

○つまり治療の目標はリスク群によって異なる。高リスク群で
　は現時点で同種造血幹細胞移植以外に根本的な治療法はない。

○その可否については、施設間の差はあるが年齢は重要である。
　MDS が高齢者に多い疾患であるにもかかわらず、同種造血幹
　細胞移植が施行できるのはふつう60代くらいまでである。

○が、アザシチジンは生存期間をわずかに延長させるかもしれ
　ない。リスクの高い薬剤ではなく、まず試みてよい治療だろう。

○一方低リスク群では、症状・症候があれば血球減少に対して
　治療適応がある。無症状なら経過観察となる。

○輸血＋鉄キレート療法、蛋白同化ステロイド、エリスロポエ
　チン製剤などがあるが、確実に有効な治療はほぼない。あく
　まで支持療法である。

○トリソミー8に伴うベーチェット症状（特に腸管病変）はすで
　にひとつの症候群となっているが、現状はエビデンスの高い
　治療法は確立されていない。ステロイド、免疫抑制剤、抗
　IL-6療法などの生物学的製剤、アザシチジン、造血幹細胞
　移植などが試みられている。

○すでに述べたように、5q-症候群にはレナリドミドが用いら
　れ、生存延長や血球回復における効果が確立されている。

~~~~~~ **References** ~~~

〈1〉 中島秀明．骨髄異形成症候群の分子病態と治療．日内会誌 2020；109：1983-91
〈2〉 PL Greenberg et al. Revised international prognostic scoring system for
　　 myelodysplastic syndromes. Blood 2012；120：2454-65. PMID：22740453
〈3〉 H Kunimoto et al. Clinical and genetic features of Japanese cases of MDS associated
　　 with VEXAS syndrome. Int J Hematol 2023；118：494-502. PMID：37062784

3. 骨 髄 増 殖 性 腫

○ 骨髄増殖性腫瘍 (myeloproliferative neoplasm；MPN) とは、一系統以上の骨髄系細胞の増殖によって成熟血液細胞の「過剰産生」をきたす疾患群である。

○ 疾病の本態は造血幹細胞レベルの異常であり、遺伝子異常の有無やその組み合わせによって各病型の特徴を形作る。

○ 慢性骨髄性白血病 (CML)、真性赤血球増加症 (PV)、本態性血小板血症 (ET)、原発性骨髄線維症 (PMF)、慢性好中球性白血病、慢性好酸球性白血病、非特定型、6 疾患 (病型) を含めた総称というのが現在の MPN の概念である。

○ 臨床上共通するのは、末梢血の血算異常、髄外造血による肝脾腫、相互の病型移行、白血化などである。ただし、CML に関しては臨

瘍

床的には別扱いとする。

○ フィラデルフィア染色体の発見のあと、第9番染色体長腕と第22番染色体長腕の相互転座によって新たに形成された *BCR-ABL* 融合遺伝子から翻訳されたBCR-ABL蛋白質がCMLを発症させることがわかった。

○ これによりCMLに関しては、分類だけでなく治療薬の開発にもつながり、つまりチロシンキナーゼ阻害薬によって治癒を目指せる疾患となってきている。

○「フィラデルフィア染色体陰性」は臨床的に便利な物言いである。つまりMPNと分類される病態のうち、CMLを除いた残りの主なもの、具体的にはPV、ET、PMFの3つを

まとめて捉えるのに便利である。

○ この3疾患は、*JAK2* V617F変異を有すること
　が多く、血算異常などでPV、ET、PMFを疑っ
　た場合まず実施されるべき検査である。

○ V617F変異を持つことは、PVではほぼ前提
　に近い。

○ ET、PMFでは半数でV617F変異陽性である。

○ V617F変異陰性でもET、PMFの可能性は残
　る。*CALR*変異、あるいは*MPL*W515 L/K変異
　が陽性であれば、血算や臨床症状、骨髄所見
　次第ではET, PMFの可能性がある。

○ 血算パターンを含む臨床的なアセスメント、
　骨髄生検の結果を加味して診断することは当
　然であるが、こうした遺伝子異常がMPNとい
　う病態を発症させるドライバー変異として機
　能していることがわかってきた。変異解析は、
　診断・分類に大いに有益である。

真 性 赤 血 球 増 加 症 （ P V ）

疑 い か た ・ 経 過 と 治 療

○赤血球増加症を入り口にすることが多い。

○しかし赤血球増加症の原因は不均一で、これをみたらただち
に MPN 病態を疑うわけではない。

○赤血球増加症の目安は、男性で RBC 600万・Hb18g/dL・Ht55
％、女性で RBC550万・Hb16g/dL・Ht50％を超えたときである。

○赤血球増加症の原因のうち、PV 以外の病態は雑多である。

○低酸素血症をきたす慢性肺疾患でも赤血球増加症があり得る
が、肺胞低換気や睡眠時無呼吸症候群などでは、日中の測定
時に酸素飽和度が正常のこともある。

○現実的には、異常な赤血球増加を感じたら、エリスロポエチ
ン値測定と *JAK2* V617F 変異解析を行えばよい。

∞∞ **経　過** ∞∞∞∞∞∞∞∞∞∞∞∞∞∞∞∞∞∞∞∞∞∞∞∞∞∞∞∞∞∞∞∞∞∞∞∞∞∞∞

○無治療での平均生存期間は 6～18 カ月である。

○しかし治療されると 9～12 年と劇的に改善する。

○死因は血栓症が多く、次いで白血化などの血液腫瘍が多い。

∞∞ **治　療** ∞∞∞∞∞∞∞∞∞∞∞∞∞∞∞∞∞∞∞∞∞∞∞∞∞∞∞∞∞∞∞∞∞∞∞∞∞∞∞

○瀉血、抗血栓療法、ヒドロキシカルバミド（HU：ハイドレア®）
である。

○瀉血はかなり有効で、鑑別かつ速やかに循環RBC量を減少で

○きる。

○Ht45％を目標に300〜500mLの瀉血を数日おきに繰り返すが、間隔や量は症例ごとに検討する。

○瀉血は"疾患修飾"効果があるとすらいえ、瀉血によって目標達成した後に瀉血を中断しても、速やかに上昇するなどということはない。

○3カ月おきに少しの瀉血で済むこともある。瀉血が単なる対症療法と思っている医師が多いと思うが、そうではない。

○抗血栓療法はアスピリンを用い、81〜100mg使用すればよい。

○細胞減少療法のひとつで、抗腫瘍薬であるHUは、使いやすさ、効果とも優れていてよく用いられる。

本 態 性 血 小 板 血 症（ＥＴ）

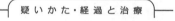

疑 い か た・経 過 と 治 療

○1番のホールマークは、100万以上ともなる顕著な血小板増多である。

○平均年齢は、50〜60歳台であり、他のMPN病型よりも若い。全体のピークは60歳だが、女性では30歳にピークがある。

○半数は無症状。40％で脾腫がみられるが、巨大とまではいかず、どんどん腫大する性質はない。

○血液検査では、血小板増多の他、LDHや尿酸値の上昇、偽性高カリウム血症をみることがある。

○*JAK 2* V617F変異、*CALR*変異、あるいは*MPLW*515 L/K変異のいずれかが陽性である（もちろん triple negative はあり得る）。

○骨髄生検では、線維化の程度によって PMF を区別し、また骨髄異形成症候群を鑑別して診断する。

○動脈血栓症も静脈血栓症も起こすが、動脈血栓症のほうが多い。

○冠動脈血栓症や下肢末端などの肢端紅痛症を起こし得る。

∞∞ 経 過 ∞∞∞∞∞∞∞∞∞∞∞∞∞∞∞∞∞∞∞∞∞∞∞∞∞∞∞∞∞∞∞∞∞∞∞∞∞∞∞

○予後はよい。5年生存率は70〜90％、10年生存率は60〜80％で、50歳以下の女性に限れば健常人と変わらない。

○生命予後は血栓症が規定している。

○本疾病を持つものは、血栓症のリスクは5倍である。

○PMF への移行がみられる。

○急性骨髄性白血病や骨髄異形成症候群への移行もあり得る。

∞∞ 治 療 ∞∞∞∞∞∞∞∞∞∞∞∞∞∞∞∞∞∞∞∞∞∞∞∞∞∞∞∞∞∞∞∞∞∞∞∞∞∞∞

○抗血栓療法、HU、ラニムスチン、アナグレリドである。

○抗血栓療法はやはりアスピリンである。

原 発 性 骨 髄 線 維 症（ＰＭＦ）

○基本的には貧血となる疾患であり、貧血やそれに関連する症状
　が端緒になることが多い。

○血小板は増多も減少もあり得るので、拠り所にしにくい。

○年齢の中央値は65歳で、脾腫は多く9割に有する。

○ET同様、*JAK2* V617F変異、*CALR*変異、あるいは*MPLW*515 L/
　K変異のいずれかが陽性である（もちろんtriple negativeはあ
　り得る）。

○骨髄穿刺ではdry tapであることがほとんどである。

○完全に余談だが私の実際の経験で、dry tapを想定せずに骨髄
　穿刺をしたときに、骨髄液を引けずに絶望したことがある。ち
　なみに本当にdry tapだった。

○骨髄生検で、骨髄の広範な線維化が認められれば診断できる。

◇◇◇◇ **経　過** ◇◇◇

○経過は症例ごとに実に不均一で予後はリスクごとに異なるが、
　大まかには平均生存期間は10年で、5年率70％、10年率50％
　といったところである。

○診断時点での高齢、貧血の程度、全身症状の有無や持続、など
　はリスクを上げる要素となる。

◇◇◇ **治　療** ◇◇◇

○蛋白同化ホルモン、細胞減少療法（HU、ルキソリチニブ）、造血
　幹細胞移植、放射線療法、脾摘などがある。

References

〈1〉小松則夫．骨髄増殖性腫瘍の病態と治療戦略．日内会誌 2019；108：1672-84

4. 慢性骨髄性白

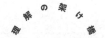

○慢性骨髄性白血病 (chronic myelogenous leukemia ; CML) は、造血幹細胞レベルの異常による白血病でフィラデルフィア染色体を伴う。

○骨髄増殖性腫瘍のなかのひとつとして分類される。

○フィラデルフィア染色体は、9番染色体と22番染色体の相互転座の結果生じる染色体で、この形成過程で生じる遺伝子異常によってCMLが発症する。

○CMLの年間発症率は、10万人対1.8〜2.0人と比較的まれな疾患で、男性にやや多く、発症年齢の中央値はおよそ55歳である。

○BCR-ABL1チロシンキナーゼ阻害薬 (TKI) の登場によって、健常者とほぼ同等の余命が得

血 病

Chronic myelogenous leukemia

られるようになった。

疑 い か た

診断までの経緯

○健康診断、他科受診時の血液検査で、偶然血算異常が分かって見つかることがほとんどである。つまり無症状で見つかる。

○リンパ球以外の白血球が、極端に増多している。

○巨大脾腫、微熱、倦怠感、寝汗といった、いかにも白血病を思わす症候は、すでに進行期の場合である。

○血液内科に紹介されて、穏やかに診断に至ることがほとんどである。

経 過 と 治 療

治 療

○TKI を使用する。

∞∞∞ **経　過** ∞∞∞

○無症候の時期が長そうな印象を受けるが、実は約4～5年で進
　行期に移行してしまう。レアディジーズだが、いわゆる健診の
　意義を強く感じる疾患である。

○5年のoverall survivalは、第1世代TKIであるイマチニ
　ブで90.4％、第2世代TKIであるダサチニブとニロチニブで
　それぞれ94.4％、98.4％と非常に優れた成績が報告されてい
　る[2]。

○慢性期CML患者の死亡原因の多くはCMLに関連しない死亡であ
　り、心血管イベントなど併存疾患の治療が重要である。

∞∞∞ **フォロー** ∞∞∞

○TKIの有害事象のマネジメントが重要である。

○骨髄抑制、皮疹、肝機能障害、胸水、肺動脈性肺高血圧、血管閉
　塞有害事象（vascular adverse event；VAE）、蛋白尿／腎症など
　に留意する。

～～～～～～～～～～～～～～～～～～～～ **References** ～～～～
〈1〉小野孝明．慢性骨髄性白血病における診断と治療のキーポイント．日内会誌 2022；111：
　　1357-63
〈2〉M Kizakiet al. New TARGET investigators. Efficacy and safety of tyrosine kinase
　　inhibitors for newly diagnosed chronic-phase chronic myeloid leukemia over a 5-year
　　period：results from the Japanese registry obtained by the New TARGET system. Int J
　　Hematol 2019；109：426-39. PMID：30762219

TMPRSS6 異変	小腸病変	セリアック病
肺 ヘモジデローシス	原因不明と される 鉄欠乏性貧血 の稀な原因	後天性 血友病 A
過多月経を 自覚していない 女性	隠れ 自己瀉血	紅茶の 多飲の習慣

原因がいつまでも分からない鉄欠乏性貧血は意外とよく遭遇する。実際の原因は過多月経が多く、消化管も上部・下部は調べることは多いだろうが、そのあとは手詰まりになりがちである。ひどい萎縮性胃炎、胃切除後などでも鉄の吸収が不十分になる病態として次に多い印象である。この魔方陣で挙げたものは、さらにそれより数段階稀な病態や要因たちである。タンニンの多い紅茶（アッサム、ウバ、ダージリン、セイロン）や緑茶（玉露、煎茶）は鉄吸収を妨げているためこれらの多飲歴に注意する。ジャワティー・ほうじ茶・玄米茶・麦茶は大丈夫である。

5. 鉄欠乏性貧血

症候の架け橋

○貧血には至っていない段階の鉄欠乏状態の人は若年女性で半数以上ともいわれており、鉄欠乏は非常にコモンな状態像であるといえる。

○無症候性のものを含めれば、日常診療で頻繁に遭遇しやすいのが鉄欠乏性貧血である。

○ほとんどの鉄欠乏性貧血は、緩徐かつ潜行性に起きている。実際、鉄欠乏性貧血によってただちに健康を害するというわけではない。

○症候学的に鉄欠乏性貧血をアセスメントしてただちに対処するというより、認識した上で個別にマネジメントを考えるための端緒とする病態であるとしてよい。

○たとえば、聞けばたまに多少だるいくらいで元気に仕事をしている30歳女性が、健診で貧

血が見つかり、「Hn5.7g/dL、MCV63fl、フェリチン4.0ng/mL」のような著しい鉄欠乏性貧血のプロファイルだったとする。

○ ではこの女性に輸血が要るかといえば不要である。必要なことは、次の指針を一緒に決めてあげることである。

○ 鉄欠乏性貧血の原因で最も多いのが、過多月経と子宮筋腫である。つまり比較的若年の女性において多く見つかる。

○ 出血の持続、若年ゆえの鉄の需要量の多さ、などが加わって鉄が相対的に欠乏に至る。これが一番多い状況である。しかし一番深刻さがない状況ともいえる。

○ 頻度は劣るものの重要な原因として消化器

疾患がある。つまり消化管の粘膜面からの出血であり、胃潰瘍や胃癌、大腸癌などが精査のすえ見つかることがある。

○よって、「高齢者あるいは男性で鉄欠乏性貧血が見つかればこれを必ず精査対象とすべき」である。「過多月経のせいですね」とはしにくいからである。

○鉄欠乏状態をみたときに一度は意識すべきものについて**表1**にまとめた。

子 宮	消 化 管
	・胃癌
・過多月経	・胃・十二指腸潰瘍
・子宮粘膜下筋腫	・萎縮性胃炎
・子宮内膜ポリープ	・過去の胃切除術
・子宮腺筋症	・大腸癌
	・炎症性腸疾患

表1 　鉄欠乏状態をみたときに一度は意識すべきもの

疑 い か た

○鉄欠乏性貧血の診断は、貯蔵鉄の代理指標である血清フェリチン値が低く、かつ血算で小球性低色素性貧血のパターンであれば確定される。

○多くが健診などの際に無症状で、あるいは貧血に関連しない別の目的で血液検査が実施されたときなどに、偶然見つかることが多い。

○貧血であるから、易疲労感、労作時の息切れ、倦怠感、立ちくらみといった症状を訴えることがあるが、それらの症状単独で受診することは少ない。

○血液検査で貧血を見つけ、パターンから鉄欠乏を疑い、追ってフェリチン値をチェックしつつ、婦人科疾患や消化器疾患などがないか広めに問診していくというというのが実際の診療の流れになる。

○鉄欠乏貧血特有の症状もあるにはある。たとえば、爪が反り返ったような形状になる匙状爪や、やたらと氷をかじって食べるという異味症はよく知られている。

○が、これらを知っていることはある意味一種の教養であって、できることは「鉄欠乏性貧血の推定」までである。確定するのは血液検査である。

○そもそも鉄欠乏性貧血そのものよりも、その原因を探したり対処したりすることのほうが重要である。平素から、鉄欠乏性貧血の診断や治療に熱量をあげないようにすることが大切である。

経 過 と 治 療

〰〰 治 療 〰〰〰〰〰〰〰〰〰〰〰〰〰〰〰〰〰〰〰〰〰〰

○有症状の鉄欠乏性貧血で、患者が治療を希望したときに治療開始となる。

○経口鉄剤が一般的でありこれを処方することになるが、非常に副作用が多い。

○副作用の大きさや出現頻度は個人差が大きいが、基本的には用量が多いと生じやすい。

○副作用の内容で多いのは、嘔気、食欲不振、便秘、軟便・下痢などで、消化器系を中心に多彩である。不快も強い。

○副作用の頻度は鉄剤服用者の1、2割といわれるが、実際にはもっと多い実感がある。

○繰り返すが鉄剤の副作用は強い。が、用量を抑えることで軽減できることが多い。

○よって、処方すると決めたならば少量から始め、また決してきつい服薬遵守を課さないようにしたい。

○製剤は特にこだわることはなく、フェロミア®1回1錠、1日1回 程度から始める。悪心がしたら無理せずスキップしてよい、などと告げておく。

○ただ、「飲み慣れる」という現象があるように思う。慣れてくれば、1回量や回数なども増やすことができることを経験する。

〰〰 フォロー 〰〰〰〰〰〰〰〰〰〰〰〰〰〰〰〰〰〰〰〰〰〰

○鉄剤投与後、1、2日のうちに網状赤血球が反応し始め、1、2週のうちにヘモグロビンが上昇し始め、1、2カ月のうちにヘモ

グロビンは回復し、3カ月を過ぎればフェリチンが正常化することが多い。

○服用状況を聞くことは必要だが、そこまでまめに検査をする必要はない。

○注意を要するのは、鉄剤が不応に思えるときである。

○鉄剤が不応に思えたときはまず、婦人科受診（女性の場合）・消化管精査（男女とも）が未実施であれば、必ずこれらを実施しておく。

○上部消化管内視鏡検査で萎縮性胃炎の所見があれば、これが鉄欠乏の原因であることがある。

○自己免疫性の萎縮性胃炎もあるが、*Helicobacter pylori*検査が陽性ならば除菌を行う。

○ビタミンB_{12}の吸収障害によって生じる悪性貧血では、胃では胃酸分泌が低下しているため鉄の吸収効率が低くなり、ビタミンB_{12}欠乏性大球性貧血に鉄欠乏性貧血も共存していることが実は多い。

○このとき、大球性貧血と小球性貧血（鉄欠乏性貧血）が相殺されて、正球性貧血になっていることがあるので、血算（MCV）をみるときにそこを意識する。

○「國松の魔方陣23」にも入れたが、鉄の利用率を高めるヘプシジン（鉄代謝制御ホルモン）の発現を抑制する酵素（マトリプターゼ2）をコードする遺伝子（*TMPRSS6*）の先天変異のために鉄剤不応の小球性低色素性貧血を呈する疾患概念がある[2]。

○ただこの疾患はフェリチンが低値とはならない。つまり厳密には「鉄欠乏性貧血の原因」として議論されるのではなく、「鉄欠乏性貧血と紛らわしいもの」として認識されるのが正確である。

○「鉄剤が不応→原因検索の必要性」という流れの中でどうして

も検討せざるを得ないのが鉄欠乏性貧血のさらなる原因検索である。ここでは鉄欠乏性貧血の稀な病因を 3 つ挙げる。

小 腸 病 変

〇小腸粘膜からの出血を考える。

〇たとえば小腸angioectasia、小腸原発リンパ腫、小腸限局クローン病などがある。

〇病態としては消化管出血になるものであるが、顕性とはなっていないかなり程度の弱いものを想定する。

自 傷 行 為

〇ここでは人がなぜ自傷行為をするかは論じないが、自傷行為の手法のひとつに「瀉血」がある。

〇つまり自分で針や注射器などを入手して、自分で自分の血液を抜くのである。

〇これを隠れて行い、「原因不明の貧血の患者」になることを目的とした場合は虚偽性障害あるいはミュンヒハウゼン症候群と呼ぶ。

〇実際には、ここまでいかなくともカジュアルに軽い瀉血だけをして、日常生活をごくふつうに送っている人も多いらしい。

〇いずれにせよ瀉血であるから、貧血の病態生理は鉄欠乏性貧血となるはずで、自傷行為が認識されないと原因不明の鉄欠乏性貧血となりうる。

後 天 性 血 友 病 A

〇自己免疫性後天性凝固因子欠乏症のうち第Ⅷ因子欠乏症が一番多いがこれを後天性血友病Aと呼ぶ。

○第Ⅷ因子の凝固活性が低下していること、あるいは第Ⅷ因子のインヒビターの存在を確認することで診断する。

○比較的突然の皮下・筋肉・粘膜の出血、あるいは血尿などの出血症状で発症することが多く、しばしばそれなりに重篤である。

○しかし、インヒビターの産生量が多くないなど病態の不均一性はあり得る。そのため、顕性の出血とまではならずに鉄欠乏性貧血の表現型をとることがある。

——— **References** ～

〈1〉岡田 定．鉄欠乏性貧血の治療指針．日内会誌 2010；99：1220-5
〈2〉KE Finberg et al. Mutations in TMPRSS6 cause iron-refractory iron deficiency anemia
　　（IRIDA）．Nat Genet 2008；40：569-71．PMID：18408718

6. 巨赤芽球性貧

○ 巨赤芽球性貧血は、ビタミンB_{12}あるいは葉酸などの欠乏による造血異常に起因した貧血症である。

○ ビタミンB_{12}あるいは葉酸が欠乏すると、DNAの合成障害をきたし骨髄造血細胞に変化が起きる。すると異常赤芽球が産生されることになるが、これらのほとんどが赤芽球のまま崩壊する。

○ この構図はまさに無効造血であり、臨床的にMCV高値の汎血球減少（特に、貧血と血小板減少）を呈する要因となる。

○ ビタミンB_{12}欠乏は、悪性貧血が有名だが、今日的には悪性貧血と診断を下すことは稀である。抗壁抗体や抗内因子抗体を気軽に測定

血

できないからである。

○日常臨床でビタミンB₁₂欠乏の原因となる
のは、胃切除術後が一番多いように思う。
胃切除歴は必ず確認する。

○それ以外だと、主に *Helicobacter pylori* 関連に
なるが、強い萎縮性胃炎がビタミンB₁₂欠
乏の原因になっていることは多い。

○他は偏食、高齢者、制酸薬使用、ビグアナ
イド使用など、やや雑多あるいは複合要因
である。

○葉酸欠乏は、摂取不足、需要増加、薬剤性
（メトトレキサートやサラゾスルファピリジンなどのサルファ剤など）
などがあるが、大球性貧血を呈しているよ
うな葉酸欠乏性貧血では「摂取不足」であ

ることがほとんどである。

○特異的な背景としてはアルコール多飲があり、低栄養に起因して葉酸欠乏となっていることが多い。高齢者も多い。

○アルコール多飲者はそれだけでMCVが高いが、葉酸やビタミンB₁₂欠乏も加担していることがある。

疑　い　か　た

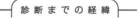

診断までの経緯

○ふつうは血算異常で気づかれる。大球性貧血のほか、他の二系統の血球減少もきたしている。

○通常MCVはまあまあ高く、110〜140fLとなっている。

○鉄欠乏が併存していることはむしろ多く、その場合MCVは少し過小評価される。

○治療前の網状赤血球は増多していない。骨髄が造血のエンジンだとすれば、ビタミンB₁₂や葉酸は燃料だからである。

○網状赤血球に注目することは重要で、溶血性貧血との鑑別点となる。

○「LDH上昇＋ハプトグロビン低値」となる大球性貧血は網状赤血

球で鑑別することになるため、非常に重要な検査項目である。

○上部消化管内視鏡は、大球性貧血の患者に対して適切な精査となる。萎縮性胃炎は、ビタミン B_{12} 欠乏の原因となる。

○ビタミン B_{12} 欠乏による神経障害(2)は、亜急性連合性脊髄症が有名すぎるが、実際にはもっと多岐で雑多である。

○すなわち必ずしも後索障害や深部感覚障害などだけではなく、脊髄や神経根、末梢神経などにも症候の責任病変は及ぶ。

○MRIで病変が同定できないこともあり、広めに構えておいて、よくわからない神経症状にはビタミン B_{12} 欠乏を考慮するという方針がよい。

○大球性貧血を先にみたら、LDH、網状赤血球、血液像、ハプトグロビンなどに注目しつつ、血中のビタミン B_{12} と葉酸の測定が許容される。

○他に参考にしたいのは血清鉄・フェリチン値、血清銅などであるが、鑑別上どうしても残るのは、骨髄異常あるいは不全によって無効造血をきたしている骨髄異形成症候群である。

○特に網状赤血球が増多していない大球性貧血をみたときは、胃切除歴などビタミン欠乏症/吸収不良の存在が見当たらない限りは、はじめは慎重に扱う。

経 過 と 治 療

∞∞ 経 過 ∞∞∞

○消化管出血などよりもずっと高度な貧血になりうる。

○進行がそれなり緩徐であり、貧血の状態に生体が順応するからだと思われる。

○他のビタミン欠乏を併存していることは多い。特に B_1 欠乏が併存していると、臨床表現が修飾されて、症候的に診療しているとわけがわからなくなる。

○特に衝心脚気は、認識されていないと重度の心不全の様相となる。

○下手に病歴や身体所見に頼らず、割り切ってビタミン測定するに限る。

≫≫ 治 療 ≫≫≫≫≫≫≫≫≫≫≫≫≫≫≫≫≫≫≫≫≫≫≫≫≫≫≫≫

○葉酸欠乏は、葉酸低値であることに基づいて補充する。

○胃切除後のビタミン B_{12} 欠乏による場合に、「治療は筋注でなければならない」という教科書記載を教条的に患者に押しつけ、頻繁にビタミン B_{12} の筋注あるいは点滴を患者に謎に強いている諸家がまだ生き残っている。

○ふつうにまず内服で始めるべきである。胃切除後でも、多くの例でふつうに改善する。

≫≫ フォロー ≫≫≫≫≫≫≫≫≫≫≫≫≫≫≫≫≫≫≫≫≫≫≫≫≫≫≫≫

○診断時に鉄欠乏性貧血の併存が確かめられなかったとしても、葉酸・ビタミン B_{12} 欠乏の補充によって網状赤血球が反応して増多に転じ、ヘモグロビンも上昇に向かう頃になって鉄の需要が増える（＝骨髄の機能・造血が回復した結果それに見合った鉄供給が不足する）ことで、鉄欠乏性貧血が遅れて生じてくることがある。

○この時点でも、最初から見込みでもいいが、特にビタミン B_{12} 欠乏者ではある一定の割合で鉄も補充することになることは認識しておく。

～～～～～～～～～～～～～～～～～～～～～～～～～ References ～～

〈1〉松田 晃．巨赤芽球性貧血．日内会誌 2006；95：2010-5

〈2〉畑中裕己．ビタミン B12 欠乏性神経障害．臨神生 2017；45：532-40

7. 自 己 免 疫 性 溶

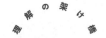

○ 自己免疫性溶血性貧血 (autoimmune hemolytic anemia ; AIHA)
は、溶血性貧血のひとつである。

○ 溶血性貧血とは、なんらかの原因によって赤
血球の崩壊が亢進した状態を総称している言
葉で、多くの疾患を包括しているのである種
の症候群である。

○ 症候群というからには、症候や特に日常検査
所見から、溶血性貧血が存在していそうなこ
とを臨床的に見抜くことが非専門医にとって
重要視される。

○ すなわち、症候群として溶血性貧血を推定あ
るいは確定した後の、原因疾患の確定診断の
プロセスの多くは専門医の役割となる。

○ 溶血性貧血は、それを入り口にして大元の診

断に至ることが多いので、"症候的疾患"である。

○ふつうであればここで溶血性貧血の分類を概説し、AIHAの定義や位置づけを述べることになるが、非専門医はできるだけ簡略化して理解しておくとよい。

○まず、溶血性貧血の60%くらいがAIHAで、そのうちのほとんど(9割)が温式AIHAである。

○その残りの1割が、寒冷凝集素症と発作性寒冷ヘモグロビン尿症である。

○つまり、一般日常診療において、体感ほとんどの溶血性貧血が温式AIHAである。

○温式というのは、体温付近で最大活性を示す温式自己抗体（IgG）による、という意味であって、臨床的には「温式」という語を特別視しなくてよい。

○臨床でAIHAといえば、大体は温式AIHAのことを指している。

○温式AIHAには、続発性と特発性がある。

○温式AIHAは、ステロイドによく反応する病態である。

○一般内科医がこの病態を知っておくことは、顕著なヘモグロビン低値をみたときに、輸血よりもステロイドで治すことになるのだと見抜けることに意味がある。

○温式AIHAは、後天性の溶血性貧血で、赤血球自体に溶血の要因はなく（血球外の抗体のため）、溶血は血管外で起き、溶血した赤血球の処理の場は脾臓である。

○遺伝性球状赤血球症は、先天性の溶血性貧血で、赤血球自体に溶血の要因があり、溶血は血管外で起き、溶血した赤血球の処理の場は脾臓である。

○人工弁などの機械的な要因によって赤血球が破砕されても溶血を起こすことがある。この場合は、後天性の溶血性貧血で、赤血球自体に溶血の要因はなく（機械的な破砕のため）、溶血は血管内で起き、溶血した赤血球の処理の場は脾臓や肝臓である。

○発作性夜間ヘモグロビン尿症は、後天性の溶血性貧血で、赤血球自体に溶血の要因があり、溶血は血管内で起き、溶血した赤血球の処理の場は脾臓や肝臓である。

疑 い か た

○とにかく「LDHの高値、網状赤血球数の増多」の組み合わせが溶血を示唆する血液検査所見であると暗記する。

○網状赤血球数は通常、著増する。

○網状赤血球数は日頃からあまり検査しないという者が多いが、貧血（ヘモグロビンの減少傾向）をみたときに網状赤血球数を測定せずして貧血の診療ができるだろうか。

○間接ビリルビンの上昇はもちろん参考になるので追加するが、ハプトグロビンも必ず追加する。

○血管外溶血で間接ビリルビンは比較的顕著に上昇し、また軽度ながら眼球に黄疸を認めることがある。軽度であればわからない。

○ハプトグロビンは低値となる。ふつう、著減している。

○これらの臨床検査所見から、溶血（性貧血）が生じていることを推定あるいは確信する。これは内科医として「聴診器を当て、心雑音を認める」「腹部を診察し、右下腹部に圧痛を認める」などと同列の当たり前の技術と所見であって、数値を使う分、技量に差が出ないため必ず習得できるはずのデータの読みである。

○そのうえで、家族歴があるか、先天発症か、脾腫はあるか、などを確認しつつ、また他の疾患（巨赤芽球性貧血や骨髄異形成症候群など）を意識しつつ、直接クームス試験を追加的に行う。

○陽性ならAIHAが確定し、原疾患を検討することになる。

○温式AIHAは、通常かなり高度な貧血となって受診することが多い。Hb 3〜4 g/dL のこともある。

○直接クームス試験陰性で、寒冷凝集素症か発作性夜間ヘモグロビン尿症かの鑑別手順は専門医が行っていくのがよい。

○ただし寒冷凝集素症はレイノーなど末梢循環障害を認め、発作性夜間ヘモグロビン尿症は骨髄異形成症候群や再生不良性貧血などが併存していることがあり、溶血そのものより「周辺」に気を留めることになる。推定までは非専門医でもできる。

○AIHAの原疾患は、全身性エリテマトーデスやリンパ腫が多い。特発性も存在する。

○血管外溶血をきたす病態は、脾腫を起こしやすい。画像検査で唯一参考になる所見である。

○溶血はありそうだが診断がいまいち確定できない、というケースは血液内科コンサルテーションが望ましい。

経 過 と 治 療

○温式AIHAの治療は、ステロイド、免疫抑制薬、脾摘で、多くの例でステロイドに反応性はよく、第1選択となる。

○プレドニゾロン1.0 mg/kg/日を用いると、2〜3週で寛解するので漸減していく。

○反応が悪いと思えたり、寛解し切らない場合には早めに診断を見直す。他の溶血性貧血をきたす疾患、あるいはリンパ腫の存在などを検討すべき状況である。

○免疫抑制薬はカルシニューリン阻害薬を用いることが多い。

〜〜〜〜〜〜〜〜〜〜〜〜〜〜〜〜〜〜〜〜〜〜〜〜〜〜〜 **References** 〜〜

〈1〉亀崎豊実. 自己免疫性溶血性貧血. 日内会誌 2014；103：1599-608
〈2〉和田秀穂. 溶血性貧血の症状と診断. 日内会誌 2018；107：487-92

8. 血栓性血小板減

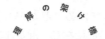

○ Thrombotic microangiopathy (TMA) という病態は重要で、血栓性微小血管障害症あるいは血栓性微小血管症という日本語名称となるが、これは (本書でたびたび述べている) いわゆる "症候的疾患" である。

○ すなわち、TMA病態 (の認識) がある種のしるしとなってその原因を探ってマネジメントする、という臨床的流れに通ずる概念である。

○ TMAの原因の中で有力な疾患が血栓性血小板減少性紫斑病 (thrombotic thrombocytopenic purpura；TTP) である、と整理する。

> **Thrombotic microangiopathy(TMA)の分類**
> ・志賀毒素を産生する病原性大腸菌感染に起因する溶血性尿毒症症候群
> ・血栓性血小板減少性紫斑病 (TTP)
> ・非典型溶血性尿毒症症候群
> ・二次性TMA

少性紫斑病

Thrombotic thrombocytopenic purpura

○歴史的には、TTPが有名な"古典的5徴"と
して症候群として先に臨床的に認識された
ので、病態生理の整理がついた後の概念と
してTMAが入り込んだ形である。

○TTPは、先天性と後天性があるが、ふつう
内科医は後天性を扱う。

○TTPでは、von Willebrand因子の切断酵素
であるADAMTS13の活性が著減している。

○von Willebrand因子は血漿中の重要な止血
因子で、血小板血栓形成に関与する。

○簡単にいえば、絶妙な酵素調整によって生
理的に必要な最低限の血栓形成にしておく
ことが必要（というか前提）ななかで、それが破綻
するような病的変化が起こることでTTPが

発症するわけである。

○ ADAMTS13活性が低下している原因は後天性ではインヒビター(抗ADAMTS13抗体)であるから、内科医がみるTTPはふつうなんらかの免疫抑制治療の併用を治療に要する。

○ インヒビター産生の背景が自己免疫疾患である全身性エリテマトーデスであれば、分類上は二次性TMAに入ることになるが、こういうとき分類というのは心底どうでもいいと思ってしまう。

○ 非典型溶血性尿毒症症候群は、補体が関連する溶血性尿毒症症候群であり、独立した疾患名と考えてよい。

○ 二次性TMAの原因は非常に雑多である。筆者独自にまとめたものを**表2**に示す。

○ TTPは、放置は死亡や予後不良につながる一方、早期に認識して治療すれば治癒的となる

自己免疫疾患	全身性エリテマトーデス 強皮症
ウイルス 感染症	サイトメガロウイルスの再活性化 HIV
薬剤性	カルシニューリン阻害薬 （シクロスポリン、タクロリムス） 抗血小板薬 （チクロピジン、クロピドグレル） 抗腫瘍薬 （ベバシズマブ、ゲムシタビンなど）
妊娠関連	
移植後（同種造血幹細胞移植など）	

表2 二次性TMAの原因

病態である。

○ 実地医家も、"古典的5徴"を覚えることで準備するのはやめにして、「血小板やヘモグロビンが下がっている患者」からいかにTMA病態を抜き出していくかの具体的なストラテジーを身につけておくべきである。

疑 い か た

○ "古典的5徴（血小板減少、溶血性貧血、腎機能障害、発熱、動揺性精神神経症状)" が重要でないわけではない。

○ 重みづけが重要で、この中では「血小板減少と溶血性貧血」を重視する。

○ 臨床的には、血小板減少と溶血性貧血が揃っていたら TTP/TMA を疑うようにする。

○ このとき、血小板減少と溶血性貧血のどちらが入り口になってもいいが、一方を認識したら他方に関心を向けるようにする。

○ 溶血性貧血がありそうだと思ったら、血小板に注目する。血小板が低いなと思ったら、溶血性貧血になっていないかチェックする。

○ 溶血性貧血がありそうかどうかについては、「7. 自己免疫性溶血性貧血」の項で解説した。貧血に加え、網状赤血球の増多、MCVの上昇、LDHの上昇、ハプトグロビンの著減をチェックする。

○ （後天性）TTP は、後天性の溶血性貧血の原因のひとつともいえる。

○ また赤血球自体に溶血の要因はなく、TMA 病態は血管内で起きているので溶血も血管内で起き（赤血球の破砕が生じ）、溶血した赤血球の処理の場は脾臓や肝臓である。よって、末梢血のスメアで破砕赤血球の有無を確認する。

○ もちろん、進行性の腎障害がないかを確認する。

○ 緊急性は主に血小板減少に現れる。通常非常に減少速度は速く、著減し、臨床的にあまり待つことができない。

○ADAMTS13活性やADAMTS13インヒビター（抗ADAMTS13抗体）を測定するはするが、結果をみて診断して治療を開始しているのでは遅いことが多い。

○TTPがそもそも「病態認識＋臨床診断＋治療開始」とセットになった病態概念だと考えておきたい。つまり、診断が確定せぬまま治療を開始するものだと心得る。

○TTPでは通常、ADAMTS13活性は健常人の10％未満に著減している。

○まとめるとTTPは、「溶血性貧血＋進行性の血小板減少＋ADAMTS13活性の低下」でほぼ診断は確定的となる。

○あとは、インヒビターの存在確認、先天性ではないのかという確認、二次性ではないのかの確認・検索、となる。

○「血小板と貧血が臨床的に目立つなあ」というわりとふつうの臨床センスがあればまず大丈夫だと思うが、「腎障害の鑑別」という切り口をスタートにしてしまうと、TTP/TMAという本質を見失うことになり、非常に悪質な間違いを犯す。

○TTP/TMAは内科的エマージェンシーである。腎生検を計画している場合ではないのである。

経 過 と 治 療

∞∞ **経　過** ∞∞∞

○放置は致死的である。

○適切に治療すれば治癒する。

○いまいちな治療をした場合の予後はわからない。

○血小板減少が一番きついため、致死的合併症は「制御できな

い著明な血小板減少」に由来するものであり、出血症状である。

○微小血管障害は諸臓器の臓器障害となって現れ、つまり血栓症や臓器梗塞もあり得る。

<hr>

◇◇◇ **治 療** ◇◇◇◇◇◇◇◇◇◇◇◇◇◇◇◇◇◇◇◇◇◇◇◇◇◇◇◇◇◇◇◇◇◇◇◇

○「溶血性貧血＋進行性の血小板減少」だけでもう血漿交換の適応かもしれないと考え、新鮮凍結血漿（FFP）を準備する。

○血小板減少が待てないと考えれば、血漿交換を開始する。ペースはできれば、もう少し臨床情報が明るくなるまでは、（FFP 50～75mL/kgを置換液として）1日1回毎日施行する。

○そのもろもろと並行して、**表2**を眺めながら「二次性」を意識する。

○たとえば薬剤性らしければ中止する。

○そもそもその患者が全身性エリテマトーデス患者であれば、全身性エリテマトーデスの活動性とみて、ステロイドを投与する。

○強皮症による**TMA**は、ステロイドを投与するかは膠原病科の主治医と相談する。

○サイトメガロウイルスの再活性化は、IgGとかIgM抗体で診断するのではない。アンチゲネミアで判断する。血漿交換のほか、抗ウイルス薬投与を行う。

○抗**ADAMTS13**抗体が陽性とわかれば、原因によらずステロイド使用が合理的に思える。

○抗**ADAMTS13**抗体陽性による**TTP**で、血漿交換＋ステロイドでも治療を弱められないときは、リツキシマブを使用する。この判断はなるべく早めがよい。

○全身性エリテマトーデスによる**TTP/TMA**では、活動性に対するステロイド投与に加え、週3～4回の血漿交換を3週間くらい行

ったところで血小板数が底を打つ（最小値を脱する）ことが多い。

○総じて、治療による改善傾向は1週程度でみられるものではないので、2、3週間以上辛抱強く頑張ることが大切である。

○ただ、カプラシズマブは改善速度という点で非常に有望な薬剤である。

○カプラシズマブは、改善に時間がかかっていた従前の「血漿交換＋免疫抑制療法」に加わる治療であり、特に早期の病態改善に寄与できるという期待がかかっている。

○血小板を回復させる効果が早いため、血小板を効果判定に使いがちだが、血小板が安全域になったからといってカプラシズマブを早期撤退してしまうと再燃することがある[3]。

○ADAMTS13活性やインヒビター量を指標にするとよいのかもしれない。

References

〈1〉 矢田憲孝ほか．血栓性微小血管症（TMA）と播種性血管内凝固（DIC）の早期鑑別診断．日血栓止血会誌 2020；31：7-16

〈2〉 酒井和哉ほか．血栓性血小板減少性紫斑病（TTP）の病態、診断と治療．日内会誌 2020；109：1355-62

〈3〉 LA Völker et al. German TTP-Study Group. Impact of first-line use of caplacizumab on treatment outcomes in immune thrombotic thrombocytopenic purpura. J Thromb Haemost 2023；21：559-72. PMID：36696206

9. 特発性血小板減

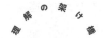

○特発性血小板減少性紫斑病 (idiopathic thrombocytopenic purpura; ITP) は、特発性と言いつつ免疫機序であることがわかってきたこと、そして必ずしも「紫斑」を呈する疾患ではないということなどから、この病名で適切なのかと思われているフェーズにある。

○実際、国外では primary immune thrombocytopenia (これも略称が ITP) の名称が定着しているようである。

○免疫性血小板減少症と呼ぶのが一番フィットするように思うが、これだけだと全身性エリテマトーデスや HIV 感染、*Helicobacter pylori* 感染、あるいは薬剤などに関連した二次性の免疫性血小板減少を含むことになってしまう。

○よって、primary (一次性) をつけることで元の特

少性紫斑病

Idiopathic thrombocytopenic purpura

発性血小板減少性紫斑病との合致率を高めている。

○ 本項ではこのあたりを誤魔化すため、ITPで統一する。

○ 2004〜2007年のデータベースの解析では日本には約25,000名が本疾患に罹患、年間の新規発症数は10万人対2.16人と推計されている。

○ 6歳以下の小児、20〜30歳台の女性、高齢者に多いとされている。

○ ITPの機序は免疫機序とは述べたが、基礎レベルでこれを説明するには実際には非常に複雑である。

〇臨床的な観点からの、診断のためのこの疾患の全体的な構図は、「血小板が低いこと」➡「血小板が下がる原因や疾患がすぐに見当たらないこと」➡「血液内科医による精査によって、他の血液疾患や病態が除外されること」の大きく3つのプロセスから成っている。

疑 い か た

〇血小板値が低い患者に遭遇し、それを当たり前の症候学的な知識でアセスメントし、これはおかしいな・不自然だなと思ったケースを血液内科に紹介するという手順は、これはこれで適切である。

〇ここではあえて、「緊急性のある血小板減少」について述べる。

〇緊急性のある血小板減少というのはふつう、初診時すでに血小板が下がっている。

〇このとき、ITPももちろん鑑別疾患に挙がるが、とにかくまずは急性白血病を疑うべきである。

〇初めて出現した・確認された、ひどい血球減少は急性白血病から考える。これはコツでもなんでもなく、悪寒戦慄した患者に血液培養を採取するということ同じくらいふつうのことである。

○急性白血病は「内科的エマージェンシー」である。疑ったら
すぐに血液像を、できれば目視で確認して最低でも末梢血中
に芽球がいないかを確認する。できなければとにかくできる
ところへ紹介する。

○顕著に血小板が減少する急性白血病はFAB分類でいえばM2
（急性骨髄芽球性白血病）とM3（急性前骨髄球性白血病：APL）であ
る。

○M3の血小板減少は要するにAPLのDICであり、初診時に出
血症状を伴う著しい血小板減少を呈していることが多い。初
診したその晩に死亡することもあり得る。

○芽球がないとわかったら、今度は血栓性微小血管症を除外す
る。

○この病態は、溶血性貧血と類似のデータ異常となるので、
LDH、網状赤血球、ハプトグロビンを確認する。破砕赤血球
の有無もみておく。

○血栓性微小血管症らしいとわかったら、治療法があるので原
因となっている病態を探すことになる。たとえば血栓性血小
板減少性紫斑病、全身性エリテマトーデス、薬剤性などであ
る。

○急性白血病と血栓性微小血管症さえ「そうではないらしい」
とわかれば、時間的な余裕ができる。

○がんの骨髄浸潤（転移）や黄色ブドウ球菌菌血症などでも、そ
れなりの血小板減少をきたす。これらも当然、精査や対処は
急がれる。

○身体診察としては、紫斑の有無を確かめる、粘膜出血の有無
を確認する。

○「何万以下で紹介すればいいか」と数値で線引きしようとする
者が多いが、数値はこの際何でもいい。

○「10万以下で紹介」と決めておいても、「まだ11万だから自分で頑張る」は少しおかしい（臨床家のする判断ではない）。心配であれば何万でもあっても紹介すればよい。

○ロジック、絶対基準のようなものがありそれを自分が知らないから分からないと思っている者が多いが、そんなものは誰も知らない。もっと自分の感性や直感を根拠に判断してよいと私は思っている。

経 過 と 治 療

経 過

○年齢、進行速度、病態などによってかなり不均一で雑多である。

○ITPの診断に至っても、3万以上であれば経過観察が続けられ、治療に至らずに長年経過することもある。

治 療

○治療目標は、重篤な出血を防ぐだけの血小板数を維持することにある（3万以上が目安である）。

○よって経過観察が治療になることもある。

○*Helicobacter pylori*感染があるなら、除菌して経過をみる。

○治療の第1選択はステロイドである。

○プレドニゾロン0.5〜1.0mg/kg/日を2〜4週経口投与し、その後8〜12週かけて10mg/日以下とするやり方が多い。

○セカンドラインとして、TPO-R作動薬、リツキシマブ、脾摘がある。元来は脾摘のみだったが、TPO-R作動薬・リツキシマブの推奨が並んだ。

○サードラインとして免疫抑制剤となっているが、ステロイド
に付随させてもよいと個人的には考えている。カルシニュー
リン阻害薬やミコフェノール酸モフェチルが候補となるだろ
う。

○IVIgは安全なのでやられがちだが、本当に効いているのか
はわからない。

── References ──

〈1〉 ITP 治療の参照ガイド作成委員会. 成人特発性血小板減少性紫斑病治療の参照ガイド
2019 改訂版. 臨床血液 2019；60：877-96
〈2〉 柏木浩和. 特発性血小板減少性紫斑病（ITP）の病態と治療. 日内会誌 2020；109：1347-54
〈3〉 冨山佳昭. 特発性（免疫性）血小板減少性紫斑病（ITP）治療の最前線. 日内会誌 2020；109：
2393-9
〈4〉 柏木浩和. 免疫性血小板減少症の病態と治療. 臨床血液 2023；64：397-405

10. 悪性リンパ腫・総論

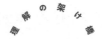

○悪性リンパ腫は、リンパ組織を発生母地とするリンパ球系腫瘍（リンパ球が腫瘍化した血液のがん）の総称で、血液悪性腫瘍の中で最も頻度が高い疾患である。

○腫瘍化する細胞の起源や腫瘍化の過程が不均一であるため、リンパ腫と一言でいっても臨床表現に顕著な多様性が認められ、総論的に理解するほうがかえって難しい。

○リンパ球が腫瘍化するので、免疫調節機構は障害され免疫寛容が破綻する。これによって、自己抗体が産生されたり自己免疫疾患のような徴候が出たりすることがある。

○T細胞あるいはNK細胞に由来するリンパ腫もよく知られているが、頻度の高いリンパ腫

はほとんどが胚中心を通過するB細胞に起源を持つ。つまり、胚中心B細胞からリンパ腫が発生することが頻度的に圧倒的である。

○この理由は、ゲノムの不安定性によるところが大きい[1]。

○正常B細胞は、抗原によって刺激されたあと、胚中心において急速に分裂を開始する。

○このとき正常ではこの胚中心において、有効な液性免疫の獲得のための調節を受けつつ、アポトーシスに陥るようにも調節されている。

○すなわち胚中心での反応は"諸刃の剣"で、「盛んな分裂＋アポトーシス調節」というのは、液性免疫が有効に作動するようにし

ている一方で変異リスクを高めているともいえ、悪性転化のリスクにもなっている。

○皮肉にも、液性獲得免疫の多様性を高めることは、発がん（リンパ腫化）の確率を高めていることと表裏一体なのである。

○悪性リンパ腫の発症のためには、こうしたゲノムの不安定性に加えて、遺伝子異常の蓄積が必要である。精緻で質の高い免疫反応を持続させようとすればするほど遺伝子変化が蓄積し、リンパ腫発症へ結びつく。

○リンパ腫の病因としては、ゲノム異常の他にウイルス感染（EBVやHTLV-Iなど）、慢性炎症（*Helicobacter pylori*など）、免疫不全などが重要視されている。

○リンパ腫の分類は、さまざまな切り口によって数多くあるが、臨床的に取り扱うには増殖速度による分類が一番有用である。

○週単位の増殖を示す highly aggressive（高悪性度）、

月単位の増殖を示すaggressive（中悪性度）、年単位の増殖を示すindolent（低悪性度）に分ける（表3）。

○またリンパ腫の捉え方のひとつとして、ある程度頻度の高い病型を各論的に押さえてしまうのもよい方法である。

	Highly aggressive（高悪性度）	Aggressive（中悪性度）	Indolent（低悪性度）
時間単位	週	数週〜月	年
B細胞性	Burkittリンパ腫	びまん性大細胞型B細胞性リンパ腫　マントル細胞リンパ腫	濾胞性リンパ腫　MALTリンパ腫
NK/T細胞性		末梢T細胞性リンパ腫　血管免疫芽球性T細胞性リンパ腫　未分化大細胞型リンパ腫　節外性NK/T細胞リンパ腫、鼻型	

表3　悪性リンパ腫の増殖速度による分類

疑 い か た

○多くのリンパ腫は、腫大したリンパ節、節外の腫瘤、皮下結節、あるいはさまざまな部位に増生しうる軟部組織など、病変の存在が目立つことが多いため、順当に生検されて比較的容易に診断されることが多い。

○「病変を見たら、あまり見過ごさず切除して生検」をそれなりに徹底していれば問題はない。

○しかしリンパ腫の中には、認識しやすい病変を作らずに全身症状を示す症候や異常所見（熱、体重減少、皮疹、発汗、低アルブミン血症、血算異常、胸腹水など）が臨床的に前景に立つため、診断が紆余曲折する群がある。

○生検できる病変が目立たないリンパ腫の主な病型の例を示す。

> **生 検 で き る 病 変 が 目 立 た な い リ ン パ 腫 の 主 な 病 型**
> ・血管内リンパ腫
> ・血管免疫芽球性 T 細胞リンパ腫
> ・節外性 NK / T 細胞リンパ腫，鼻型
> ・腸管症関連 T 細胞リンパ腫
> ・肝脾型 T 細胞性リンパ腫

○リンパ腫は、高齢者や自己免疫疾患をもつ患者に発生する確率が高いため、たとえば原因のよくわからない発熱をみている場合に、感染症や原疾患の悪化の可能性などを検討しているうち診断が遅れることがある。

○また、生検という外科的処置が侵襲の強さや全身状態の関係で実施困難だとされてしまうこともあるし、無事生検が実施できても解釈困難な病理結果（たとえば、疑いは残るがリンパ腫とまでは確定できないなど）になる場合もある。

○リンパ腫の病型としては最頻の、びまん性大細胞型B細胞性リンパ腫であっても、たとえば脾臓原発であれば生検が困難であり診断の遅れを生じやすい。あるいは、結膜や精巣といったリンパ腫が発症したとは想起しにくい部位が原発であると、目立つ腫瘤を作らず診断が遅れることがある。

疑　い　か　た

診断までの経緯

○発熱・盗汗・体重減少が有名だが、実際それらの認識は重要である。ただしこれだけではあまりに非特異的である。

○基本中の基本となるのは、すでに述べたが、「病変を見たら、あまり見過ごさず切除して生検」である。

○Indolent（低悪性度）のリンパ腫は、発熱や体重減少のような全身症状がなくても発生・進行しうるため、病歴や症状を診断のよりどころにできない。

○何気ない静かな病変でも、ずっとあるならば生検対象である。

○血性の体腔液も、リンパ腫を疑う。

○原因不明の片側胸水、原因不明の脳実質病変、肝臓のみに認められるFDG-PET上の強いFDG集積など、とにかく多種多様、あらゆる想定外のパターンでやってくるのがリンパ腫で

ある。個人のリンパ腫診断経験にあまり依拠しすぎないことが大切である。

○血液検査の異常に注目すると、aggressive（中悪性度）リンパ腫を質高く疑うことができる。

Aggressiveリンパ腫を疑うべき血液検査異常
- 貧血
- 血小板減少
- CRP上昇
- LDHや可溶性IL-2受容体の顕著な上昇
- 低アルブミン血症
- 免疫グロブリン異常
- 肝酵素上昇

○上記に加え、不明熱・不明炎症、体重減少、食思不振がみられていれば、リンパ腫を疑いながら精査することができる。

○不明熱・不明炎症として精査しているのか、リンパ腫疑いとして精査しているのかで、診断における成果が大きく異なる。

○リンパ腫を診断するには、リンパ腫を疑っていることを明確に認識できるかが勝負である。

○骨髄穿刺は、血液内科にコンサルトしたうえで、その適応や実施のみならず、結果の解釈や次の精査内容まで具体的に詰めることまでがワンセットと理解しておく。

○「骨髄にリンパ腫細胞は認められません」という結果（回答）は、その患者にリンパ腫が存在していることを否定したことにまったくなっていない。単に、骨髄には今のところ浸潤していなさそうだということを示唆するだけである。

○リンパ腫は、例外が有名になりがちだが、基本はリンパ節病変や節外腫瘤など"カタマリ"を作る疾患であり、その病変を切除生検することで診断する。

経 過 と 治 療

○リンパ腫は悪性疾患であり、その種別・病型や病期ごとに経過や治療は定まるものであり、マネジメントに関して医師個人のさじ加減が入る余地は少ない。

○診断後、治療の可否、具体的な治療内容に関しては血液内科医によって検討される。

――― References ―――

〈1〉奈良信雄 訳．ハーバード大学テキスト 血液疾患の病態生理．メディカル・サイエンス・インターナショナル、p.213-4、2012

11. 悪性リンパ腫・オム

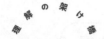

○悪性リンパ腫の診断は「生検➡組織診」が前提であり、治療も標準治療を行うことになっており、医師個人間の差や個々の独創などはないことが想定される。

○しかし実際には、各種リンパ腫の病型／種類にはそれぞれそれなりの特徴や特異性があり、それらの一部は臨床的に認識可能である。

○一般にはリンパ腫の臨床症状は非特異的ではあるが(B症状やリンパ節腫大など)、高い解像度をもって、個々のリンパ腫病型の臨床徴候や検査値、経過、ひいては病像を見つめていくと、すべての病型でとはいかないが、特異性を見出せることがある。

○ここでは主な病型をピックアップし、オムニバス的にまとめてみた。

ニ バ ス

Burkitt リンパ腫

◇◇◇ 概 要 ◇◇◇

○腹部、縦隔、中枢神経系、皮膚、精巣、乳房、および甲状腺といった部位の節外病変を主徴とする"超"急速進行性のリンパ腫で、広範に拡がり骨髄や中枢神経に浸潤しやすい。

○小児・若年成人に多い。

○強力な化学療法を行えば治療反応・予後はよい。

◇◇◇ 臨床で"フック"するための鍵 ◇◇◇

○小児・若年の患者に起きた「腹部などの部位で急速に増大する病変」「頭頸部などのリンパ腫病変」「発熱や全身症状」に注意する。

濾 胞 性 リ ン パ 腫

◇◇◇ 概 要 ◇◇◇

○年単位でしか進行しない低悪性度のリンパ腫である。

○全悪性リンパ腫の約20%を占める、コモンな病型である。

○大人しくみえるが、実際には再発を繰り返し、治療に抵抗する難しい病型である。

○頸部、腋窩、鼠径部のリンパ節、胸腹腔内の（massともいうべき）リンパ節の腫脹を契機に診断されることが多い。

○総じて、発見されたときの病変はすでに大きい。

○非常に緩徐に進行し、リンパ節腫大が体表にない場合は無自覚のまま深部のリンパ腫病変だけが大きくなっていることもある。

○表在にあったとしても、小さく、発育も緩徐で、局所の所見にも乏しいため関心を注がれず見過ごされることもある。

○浸潤が始まるなど、病態が進行し切ってしまえば、aggressiveなタイプと同様、発熱・盗汗・体重減少といった症候がみられる。

∞∞ 臨床で"フック"するための鍵 ∞∞∞∞∞∞∞∞∞∞∞∞∞∞∞∞∞∞∞∞∞

○特異的な特徴がない。緩徐で穏やかな経過であることが一番の特徴である。

○ゆっくり腫大したリンパ節病変、原因不明の胸水や腹水の精査に際して、確実に生検を行っていくしかない。

○病変があるのにCRPが陰性、CRP陰性なのにFDG-PETで強い集積がある、などの特徴を持つことがある。

血管内大細胞型 B 細胞リンパ腫
(IVL)

∞∞ 概　要 ∞∞∞∞∞∞∞∞∞∞∞∞∞∞∞∞∞∞∞∞∞∞∞∞∞∞∞∞∞∞∞∞∞∞∞∞∞∞∞

○血管内に選択的にリンパ腫細胞が増殖することを特徴とする節外性大型B細胞リンパ腫の稀なタイプである。

○WHOの定義ではBリンパ球の腫瘍であること、血管内に腫瘍細胞が限局していることを診断の要件としている。

○毛細血管を含む細血管内腔がリンパ腫細胞増殖の主座となり、肝・副腎では類洞内に増殖する。この要件が満たされれば腫瘍の一部が血管壁や血管外膜周囲に浸潤していてもかまわない。リンパ節への浸潤はないか、あってもごく軽微であることが通常である。

○本症に特有な染色体異常や遺伝子異常は報告されていない。

○臨床的には、進行性で、全身症状が前景に立った経過をとりやすいリンパ腫であり、腫瘤をつくらないので不明熱になりやすい性質がある。

○この疾患の腫瘍細胞は、肌理（きめ）の細かい砂粒のようイメージがフィットする。細い血管内腔にしかくっつかず、"さらさら"しているがゆえに塊をつくらず、全身に拡散するイメージである。

○このことは、臨床的には「画像検査で引っかかりにくい」という特徴と対応する。

○淡い亜急性の認知機能低下は、この疾患の基本的な症状といってよい。

○発症年齢は40歳以上であり、多くの例で60歳以上の高齢者である。

⋘ 病　像 ⋙

○無治療では、最終的には"aggressive期"といえるようなフェーズに至る。

○これは、下記のような項目で特徴付けられる。言ってしまえば死（リンパ腫炸裂による腫瘍死）が迫っている最終局面のような状態（時期）である。

> **リンパ腫の最終フェーズ："aggressive期"**
>
> ・PS不良（ECOG 2〜4）を伴う、原因不明の発熱（38℃以上）が続く
>
> ・血清LDHが施設上限値の2倍以上、あるいは血清sIL-2R 5,000 U/mL以上となる
>
> ・連日全身状態が悪化、または連日（検査のたびに）LDHが上昇する

○IVLは、大きくふたつの病像をとる。これを私はJapan型とEuro型として整理している（**図2**）。

○臨床経過の違いで分けていて、どちらも最終的には"aggressive期"に至るという点は共通している。しかしそこまでのプロセス、臨床経過が異なるのである。

○疑い方、とりわけ生検の戦略決めに関わるので、両者の違いの認識は重要である。

○Japan型は、何もないところへ不明熱（FUO）が始まり（2週〜2カ月）、それをみているうちに、（IVLだと気づかれないでいると）aggressive期に移行するというタイプである。

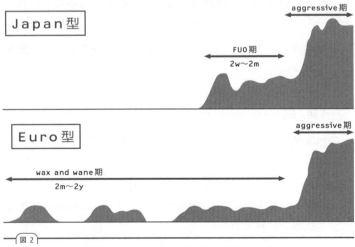

図2 血管内大細胞型B細胞リンパ腫の病像

○Euro型は、2カ月〜2年ほどにわたるやや長い期間に、診断のつかない神経症状や発熱、あるいは「リンパ腫疑い」などとされたエピソードが、出没したり盛衰したりする経過をみる。

○この時期を"wax and wane期"と呼んでいるが、サブクリニカルに腫瘍量が増加しているのか、この後aggressive期に移行する。これがEuro型の経過である。

○両者の特徴を、比較する形で表4にまとめた。

	Japan型 (FUO→aggressive)	Euro型 (wax and wane→aggressive)
臨床経過	消耗・炎症に伴う比較的急性に生じた不明熱期（2w〜2m）に続く、"aggressive期"が主	神経症状、発熱、あるいは「リンパ腫疑い」とされたエピソードや時期が出没する"wax and wane期（2m〜2y)"があり、それに続く"aggressive期"
特徴となる罹患臓器や症候	全身症状（熱・倦怠感）、呼吸器（低酸素）、骨髄（腫瘍浸潤、血球貪食症候群）	神経巣症状（脳・脊髄）、皮膚、腎臓
血小板	顕著に下がることがある（特にaggressive期）	まちまち
LDH/CRP/sIL-2R	高い	aggressive期には高い（"wane期"は正常も）
生検	ランダム生検（皮膚、肺）	罹患臓器、中枢神経・皮膚・腎臓などの局所病変に積極的にアプローチ
予後を決めるもの	いかに早く生検するか	いかに早く生検するか：wax and wane期には、生検陰性があり得るので、状態のよいうちに侵襲的な生検を
mimicker	抗酸菌菌血症、肺腫瘍原性塞栓性微小血管症、抗MDA5抗体関連皮膚筋炎	wax and wane期では、顕微鏡的多発血管炎や「診断されずにおわった不明熱」

表4　Japan型とEuro型

○Japan型は低酸素になりやすい。また熱性病態が前面に出るので、今日日の医療現場ではすぐにIVLが想起されてランダム皮膚生検に至りやすい。

○Euro型は、総じておとなし目だが、患者の状態が良いので生検のとらえどころが難しい。

○Japan型の低酸素は、FDG-PET/CTで可視化できる。

○CT画像で所見が乏しかった肺野に、FDG-PET画像ではFDG集積がみられることが多い。この、「形態画像（CT）と機能画像（FDG-PET）のミスマッチ」は、IVLの病理・病態そのものを可視化していると思われる。

○よって「ランダム肺生検（TBLB）」というアプローチが成り立つと思われる。

○肺性のSIADH由来と思われる低Na血症も、IVLではコモンである。

○鑑別疾患は、播種性結核、慢性活動性EBV感染症、肺腫瘍原性塞栓性微小血管症（pulmonary tumor thrombotic microangiopathy）、抗MDA5抗体関連皮膚筋炎などである。

○検査は、FDG-PET/CT、骨髄穿刺、ランダム皮膚生検、ランダム肺生検、肝生検などである。

○組織型に基づいた化学療法を行う。

∞∞ 臨床で"フック"するための鍵 ∞∞∞∞∞∞∞∞∞∞∞∞∞∞∞∞∞∞∞∞∞∞∞∞

○「B症状＋LDH・CRP上昇＋血小板減少」といった基本所見に、低酸素血症、低Na血症、神経障害の既往といった所見や症候が加われば疑う。

○繰り返すが、形態画像をみる検査でこれといった病変がないことが、この疾患の特徴であり、ここを捉える。

血管免疫芽球性 T 細胞リンパ腫

〰〰 **概　要** 〰〰〰〰〰〰〰〰〰〰〰〰〰〰〰〰〰〰〰〰〰〰〰〰

○60歳台くらいの男性が、感染症らしいが抗菌薬が効かない、自己抗体が陽性だし膠原病か、などと臨床的に錯綜するところからはじまる。

○リンパ節が腫れているが1〜3cmの小さな腫脹にとどまり、妙な自己免疫疾患を思わす症候（自己免疫性溶血性貧血、寒冷凝集素症、血管炎、関節炎、甲状腺炎など）なども伴い、診断に迷われて紹介される。

○後述する検査値異常を有していることが多い。

○骨髄浸潤の頻度が高い（よって血算異常は出やすい）。骨髄穿刺は重要であり、必要に応じて1回だけでなく繰り返す。

○鑑別疾患は、IgG4関連疾患、好酸球性多発血管炎性肉芽腫症、多中心性キャッスルマン病、全身性エリテマトーデス、ツツガムシ病、他のT細胞性リンパ腫、などがある。

○検査は、基本的にはリンパ節生検である。ただし腫大リンパ節のサイズが小さいのでしばしば外科医からrejectされる。

○治療は化学療法である。

〰〰 **臨床で"フック"するための鍵** 〰〰〰〰〰〰〰〰〰〰〰〰〰〰

○意外にも臨床検査値に特徴がある。貧血、免疫グロブリンの上昇あるいは低下、意義のない自己抗体の出現、LDH上昇やCRP上昇、好酸球増多に着目する。

節外性 NK/T 細胞リンパ腫，鼻型

≫≫≫ 概　要 ≫≫≫≫≫≫≫≫≫≫≫≫≫≫≫≫≫≫≫≫≫≫≫≫≫≫≫≫≫≫≫≫≫≫≫≫≫≫≫

○鼻腔とその周辺に発生する NK/T 細胞リンパ腫で、リンパ節腫大ではなく局所症状で始まることが多く、月の単位で進行し全身症状が出現し、血球貪食症候群などへ進展することもある。

○鑑別疾患は、リンパ腫など悪性疾患以外では、多発血管炎性肉芽腫症、コカイン中毒、真菌感染症、梅毒などがある。

○発症してしまった血球貪食症候群の病像だけみていると、急性肝不全にも似たデータセットとなる。

○局所病変の生検や、骨髄穿刺で診断する。

○治療は化学療法である。

≫≫≫ 臨床で"フック"するための鍵 ≫≫≫≫≫≫≫≫≫≫≫≫≫≫≫≫≫≫≫≫≫≫≫≫≫

○中年男性の鼻・口腔・咽頭粘膜に、ひどい、難治性の潰瘍ができてそこから生検するも壊死組織が多すぎて診断不能というような状況で疑う。

腸管症関連 T 細胞リンパ腫

≫≫≫ 概　要 ≫≫≫≫≫≫≫≫≫≫≫≫≫≫≫≫≫≫≫≫≫≫≫≫≫≫≫≫≫≫≫≫≫≫≫≫≫≫≫

○腫瘤や病変をつくらず、腸管の粘膜から発生する T 細胞リンパ腫で、かなり稀なうえに腫瘤をつくらないので診断が難しい。

○診断時には進行しており通常予後は不良である。

○腸管穿孔、腸閉塞、腹膜炎、腹水、吸収不良症候群などの症候

に紛れる。

○消化管内視鏡下あるいは開腹手術時の腸管粘膜の生検によって診断される。

○治療は化学療法である。

∞∞ **臨床で"フック"するための鍵** ∞∞∞∞∞∞∞∞∞∞∞∞∞∞∞∞∞∞

○腸管穿孔・腸閉塞・腹水・吸収不良症候群などをみて、非典型な経過だと思えるすべての状況で疑う（しかない）。

原発性体腔液リンパ腫

∞∞ **概　要** ∞∞∞∞∞∞∞∞∞∞∞∞∞∞∞∞∞∞∞∞∞∞∞∞∞∞∞∞∞∞∞∞

○胸腔や心腔、腹腔などの体腔内の体腔液を原発とするB細胞性の非ホジキンリンパ腫で、腫瘤を形成しないことが特徴である。

○体腔液の原因鑑別として挙がる疾患だが、診断は難しい。実際には、結核性胸水・心嚢液、癌性胸水・心嚢液、中皮腫などと鑑別する。

○検査は、セルブロック併用体腔液細胞診で推定され、実質これが確定診断法になることが多い。

○治療や化学療法であり、適宜ドレナージを行う。

∞∞ **臨床で"フック"するための鍵** ∞∞∞∞∞∞∞∞∞∞∞∞∞∞∞∞∞∞

○体腔液中LDHの著増で疑う。

○当初感染症や癌かもと思われても診断つかず、かつ他にまっ

たく病変がないことで詰めていくしかない。

肝脾型 T 細胞性リンパ腫

〰〰 **概　要** 〰〰〰〰〰〰〰〰〰〰〰〰〰〰〰〰〰〰〰〰〰〰〰〰〰〰〰〰〰

○肝臓、脾臓の、著明な類洞あるいは静脈洞内浸潤によって強い肝脾腫をきたす T 細胞リンパ腫の一型で、比較的若年者・男性に多く、全身症状・肝機能障害・血球貪食症候群などをきたす。

○脾破裂を起こしたり、急性肝不全と思われたりする。

○IVL とされていることが多い。

○検査は、皮膚生検や肝生検、脾摘による生検検体を用いて病理組織診にて行う。

○が、診断の遅れが非常にコモンな上に予後が不良なリンパ腫であり、生前診断が難しいリンパ腫とされている。

○若年者が悲しい原因不明の熱性病態で死を遂げた中に紛れているかもしれない。

〰〰 **臨床で"フック"するための鍵** 〰〰〰〰〰〰〰〰〰〰〰〰〰〰〰〰〰〰〰

○リンパ腫かもしれないと思えても、あるいはそれを念頭に骨髄検査を始め十分精査を尽くしたとしても診断つかず、一方で患者の状態は悪化していくような患者で疑う（しかない）。

~~~~~ **References** ~~~

〈1〉磯部泰司．Burkitt リンパ腫．日内会誌 2008；97：1602-10

〈2〉古林 勉ほか．濾胞性リンパ腫の病態・診断・治療〜低悪性度 B 細胞リンパ腫の代表的病型
  として〜．日内会誌 2021；110：1411-7

〈3〉K Shimada et al. Presentation and management of intravascular large B-cell
  lymphoma. Lancet Oncol 2009；10：895-902．PMID：19717091

〈4〉S Chiba et al. Advances in understanding of angioimmunoblastic T-cell lymphoma.
  Leukemia 2020；34：2592-606．PMID：32704161

〈5〉SB Ng et al. Nasal-type extranodal natural killer/T-cell lymphomas：a clinicopathologic
  and genotypic study of 42 cases in Singapore. Mod Pathol 2004；17：1097-107．PMID：
  15195107

〈6〉Z Al Somali et al. Enteropathy-Associated T cell Lymphoma. Curr Hematol Malig Rep
  2021；16：140-7．PMID：34009525

〈7〉A Klepfish et al. Primary effusion lymphoma in the absence of HIV infection--clinical
  presentation and management. QJM 2015；108：481-8．PMID：25413797

〈8〉B Pro et al. Hepatosplenic T-cell lymphoma：a rare but challenging entity. Blood
  2020；136：2018-26．PMID：32756940

12. 多発性骨髄腫

○多発性骨髄腫の難しさは、①症状が長引いて
もうまく診断されないという診断上の困難と、
②診断ができても治療が難しいという治療学
上の困難さが共存している。

○つまり、「血液内科へつなぐ前に一般医が早
期発見してまず治療して、うまくいかなかっ
たら紹介」とならない疾患である。

○40歳以降に徐々に頻度が増えていく疾患であ
り、平均年齢も中央値も大体60歳くらい。

○多発性骨髄腫は形質細胞が腫瘍化したもので
ある。

○形質細胞は、B 細胞系の最終分化段階の抗体
産生細胞であるから、広義には悪性リンパ腫
のひとつであるとすらいえる。

○ 腫瘍としての主たる増殖の場は骨髄であり、臨床的に骨病変を作る。また診断は骨髄検査でなされる。

○ 腫瘍細胞は主には post-germinal center B 細胞が起源であるとされている。

○ これは大変興味深い点で、「形質細胞が腫瘍化したのだから（B細胞ではなく）形質細胞由来ではないか」という直感とずれる。骨髄腫細胞は、形質細胞ではなくB細胞の段階で起こっている。

○ しかし多くのB細胞性リンパ腫と異なり本症では CD19陰性である（その代わり、細胞の活性化マーカーである CD38 が強陽性）。

○ 症状は、貧血由来の倦怠感や骨痛が多く、

骨痛は腰が多い。

○高カルシウム(ca)血症は有名だが、およそ3割くらいであり頻度は多くない。

○現時点では、いわゆる MGUS (monoclonal gammopathy of undetermined significance) が本症の前がん状態であるとされている。

○MGUS か多発性骨髄腫かを分けるものは主に骨髄中の骨髄腫細胞の割合で、10%以上を骨髄腫とする。

○MGUS は「意義不明の単クローン性ガンマグロブリン血症」という日本語があてられるが、きちんと定義されていて、これを特異的に診断・分類する概念がある。

○M蛋白がまだ少なく(血清M蛋白<3g/dL, または尿中M蛋白<500mg/日)、腫瘍量も少なく(骨髄単クローン性形質細胞<10%)、かつ無症候性の場合に診断される。

○MGUS のなかにもタイプがあり、Non-IgM-

MGUS、IgM-MGUS、Light-chain-MGUS
の3つがある。

疑　い　か　た

── 診 断 ま で の 経 緯 ──

○非常に診断の遅れを生じやすい疾患である。このことがほとんど前提であるとすらいえる。

○症状がある場合、骨痛が一番多いが、部位別では腰痛が一番多い。症候学としては、痛みで疑う疾患と思っていい。

○ある日本の集計⟨1⟩では、多発性骨髄腫とわかった患者の記録を追跡し初診した科を調べたところ45%が整形外科だったという。

○そして整形外科を初診した患者の34%で診断の遅延（初診から骨髄腫診断までの期間が3カ月以上と定義）があった。

○英国の集計⟨2⟩でも、92人の新規骨髄腫患者のうち、64人（70%）で3カ月を超えるような診断の遅れがあった。

○つまり患者は、体の痛みで整形外科に最初受診しがちで、しかも長期間見逃される。

○長引く痛みのため不安になり、救急外来にも来院することがあると思われる。そのときの評価（たとえば単純X線のみ、など）で著変なく終わることも多く、やはり容易に見逃される。本当に申し訳ない。

○一方で、無症状あるいは無症状に近いような淡い倦怠感だけ

の者も一定数いる（およそ20％）。この場合、健診や他の目的での受診で偶然に貧血や骨病変を指摘されて診断される。

○腎臓内科で腎機能障害／腎不全を精査されたのちに診断されるパターンもある。

○MGUSが適切に認識されて、フォローされていればこれが一番診断の遅れは少ないだろう。

○一番無難なボトムラインとしては、「中高年以上の腰痛で、1カ月以上長引く場合にはヘモグロビンや腎機能、血清Caなどを知るための血液検査をすべきだ」となるだろう。

○IgGが正常上限を少し超えるとか、高齢者に椎体骨折像があるなどによって、臨床的に骨髄腫のようにみえても、熱やCRP上昇が前景に立つ場合には別の疾患から鑑別したほうがよい。

○骨髄腫は基本的に炎症病態ではない。

○「骨髄腫のようにみえる」の認識のほうが誤っていないか検討すべきである。どのくらい骨髄腫らしいのかを分析し直す。

臨 床 検 査

○ほぼ無症状あるいは他に原因のわからない貧血、軽微な骨病変や高Ca血症、あるいは血清総蛋白や血清免疫グロブリンの上昇などで、少しでも骨髄腫かもと思った場合、M蛋白を検出することに努める。

○血液か尿で「蛋白分画法」を行い、γ分画に鋭いピークがみられることでM蛋白を同定する

○M蛋白を認めない骨髄腫もあるので、実際には尿で行う「BJP定性検査」で確実な検出をする。

○M蛋白があるとわかれば、次にM蛋白のサブタイプを決定するため、血清か尿をサンプルとして「免疫固定法」を行う。

○あるいは血清で「免疫グロブリン遊離L鎖κ/λ比（フリーライトチェーン）」を行う。

○これらの検査で陽性結果であれば、それだけで血液内科に紹介してよい。

画 像 検 査

○有名な頭蓋骨などのいわゆる"打ち抜き像"をはじめ、単純X線で骨髄腫病変を検出できるのは、ある程度腫瘍量が増えたときである。

○数週間単位である一定の部位がずっと痛む場合（特に椎体領域）や、M蛋白血症となっている場合には、単純X線で所見陰性であってもCTやMRI検査に進み、骨病変を検討すべきである。

○"単純陰性、MRI陽性"の骨髄腫病変というものはあると認識する。

○単純X線でサーベイしたい場合は、「椎体および頭蓋骨の正面・側面像、肋骨、骨盤骨、上腕骨、大腿骨」を撮影する。

○CTやMRI、あるいはFDG-PET/CTは、病変の存在を確定する検査であり、いかにこれらの検査に進むかを決める事前確率の見積もりが重要である。

○すでに述べたが、「貧血、長引く骨痛（からだの痛み）、腎機能障害や高Ca血症、M蛋白の検出」などはその"見積もり"の具体例である。

○先に、画像上で溶骨性病変を見つけたときは、他に明瞭な診断の心当たりがない限り「貧血、長引く骨痛、腎機能障害や高Ca血症、M蛋白の検出」の有無の検討に進むべきである。

経 過 と 治 療

≈≈≈ 経　過 ≈≈≈≈≈≈≈≈≈≈≈≈≈≈≈≈≈≈≈≈≈≈≈≈≈≈≈≈≈≈≈≈≈≈≈≈≈≈≈

○生存期間の中央値は、以前（1990-2000年）は38.9カ月だったものが、2001-2012年では60.6カ月と延長しており、自家移植や新規薬剤による治療効果の恩恵とされている。現在ではもっと長いと思われる。

○染色体異常の内訳が予後に大きく関係する。

○MGUSと診断された患者は、そのタイプ毎に異なるが、3～6カ月おきに臓器障害の有無、血清・尿中M蛋白量の測定、必要に応じて骨髄検査や骨X線検査を行う。

≈≈≈ 治　療 ≈≈≈≈≈≈≈≈≈≈≈≈≈≈≈≈≈≈≈≈≈≈≈≈≈≈≈≈≈≈≈≈≈≈≈≈≈≈≈

○骨髄腫診療の一番を占めるのが治療学で、全生存期間の延長を目指すのが治療の目的である。

○全生存期間の延長のためには、いわゆるCR（完全奏効）を得ることが重要である。

○2011年のNew England Journal of Medicineの多発性骨髄腫の総説[3]の「治療」の項の一行目から"Symptomatic (active) disease should be treated immediately"とあり、また初回治療からCRを得るべきであるとされ、現状骨髄腫の治療ははじめから専門医がやるべきである。

○より厳密で深いCRを得ることはQOLの改善にもつながる。

○最大目標である全生存期間を延長させることのための治療法・治療薬が開発されている。

○プロテアソーム阻害薬であるボルテゾミブや、免疫調節薬であるサリドマイドとレナリドミドなどを使った治療がそれである。

○なるべく早く診断し、血液内科医に治療を検討してもらうことを努力する。

∞∞ **疼 痛 緩 和** ∞∞∞∞∞∞∞∞∞∞∞∞∞∞∞∞∞∞∞∞∞∞∞∞∞∞∞∞

○骨髄腫において疼痛対策は重要な課題である。

○造影剤が相対的に禁忌であるのと同様、NSAID が使用しにくいのが重要なポイントである。

○そこでオピオイドの処方閾値を大きく下げる必要がある。「オピオイドは末期例で」という思い込みを捨てるべきである。

○骨関連有害事象（骨病変に由来するすべてのネガティブなトラブル）を減少させうる、ゾレドロン酸（ゾメタ®）やデノスマブ（ランマーク®）を導入する[4]。

○疼痛閾値を上げる可能性のある、プレガバリンやアミトリプチリンなども積極的に検討し、患者が継続的に治療を継続できるよう努める。

── **References** ──

〈1〉 多田広志ほか. 多発性骨髄腫の診断における整形外科医の役割. J Spine Res 2020；11：908-11

〈2〉 CC Kariyawasan et al. Multiple myeloma：causes and consequences of delay in diagnosis. QJM 2007；100：635-40. PMID：17846059

〈3〉 A Palumbo et al. Multiple myeloma. N Engl J Med 2011；364：1046-60. PMID：21410373

〈4〉 N Raje et al. Denosumab versus zoledronic acid in bone disease treatment of newly diagnosed multiple myeloma：an international, double-blind, double-dummy, randomised, controlled, phase 3 study. Lancet Oncol 2018；19：370-81. PMID：29429912

〈5〉 石田禎夫. 多発性骨髄腫の診断. 日内会誌 2016；105：1209-15

〈6〉 尾崎修治. 多発性骨髄腫の症候と診断アプローチの基本〜When and How〜. 日内会誌 2023；112：1188-94

13. POEMS 症候群

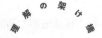

○従前より POEMS 症候群の本態は「形質細胞のクローン性増殖」とされているため、「骨髄腫の類縁疾患」として記述され、まさしく血液疾患であるが、症候(群)で定義されているため、非専門医／一般内科医がファーストタッチしうる疾患である。

○P は polyneuropathy で多発神経障害、O は organomegaly で臓器腫大、E は Endocrinopathy で内分泌障害、M は Monoclonal gammopathy (M protein) で M 蛋白血症、S は Skin changes で皮膚症状である。

○稀な疾患で、罹患率は10万人対0.3人、発症平均年齢は54歳で男性に多い。

○本症の病態は、以前とは異なる知見が得られ

つつある。

○「クローン性の形質細胞（POEMSクローン）」が関わるとされてはいるが、実際には他の形質細胞性腫瘍と異なり骨髄中の形質細胞は少ない。

○また、POEMS症候群ではM蛋白の軽鎖パターンはほぼ全例でλ型であって、つまり特定の *IgL* 配列が選択的に同定される遺伝子パターンを示すことがわかってきた。

○POEMS症候群は、腫瘍の性格を帯びているといっても、腫瘍（POEMSクローン）量が多いわけではなく（むしろとても少ない）、また遺伝子変異が多いわけではなく（特定のもののみ）、形質細胞自体も正常細胞に近いうえ多発性骨髄腫で

みられるようなドライバー変異も検出されないのである。

○VEGF（血管内皮細胞増殖因子）が形質細胞腫（POEMS症候群で見られる骨病変）から盛んに産生されているということが、感覚的に信じられてきたがどうやらその理解も違うようである。

○POEMS症候群では、蛋白合成経路に関する遺伝子発現が有意に亢進しているために、「少ないPOEMSクローンで盛んに免疫グロブリンを産生」してしまいそれが本症の多彩な全身症状を発現させる、という病態説明がなされるようになってきた。

○治療にも進歩がみられており、今後も知見集積の余地がある疾患である。

疑 い か た

○臨床的な診断については、この症候群を知っていれば疑うことは容易である。

○多発神経障害は半数で初発症状となるし、症候が揃って診断される時点では必発の重要症候である。診断上の前提と考えたい。

○多くで対称性の末梢神経障害で、しびれ・疼痛・脱力が進行性であることが特徴で、ニューロパチーであること以上の診断がつかぬまま歩行困難となっていることも多い。

○筋萎縮、腱反射低下などがみられる。髄液蛋白増多や末梢神経伝導速度検査での脱髄所見もみられる。

○「50代の男性」という以上に外観が特徴的である症候群であり、だらんと脱力して歩行困難になっている男性が、四肢がむくんで、皮膚がごわつき、毛深くなって色素沈着がみられている場合に疑う。

○この疾患をみたことがある者なら分かるが、多毛というか剛毛であり、そのような教科書的記述も多い。先人たちの観察眼には恐れ入る。

○スティグマになり得るので多くの諸家が記述を避けている可能性があるが、首から下（体幹や四肢）は剛毛だが、頭髪は多く抜け落ちており禿頭であることが多い気がする。

○多発神経障害に加えて、骨病変（小さめの硬化性病変）、キャッスルマン病の存在、臓器腫大、胸腹水・心嚢水、性腺萎縮・女性化乳房／乳汁分泌、色素沈着・多毛・皮膚肥厚、視神経

うっ血乳頭、血小板増多、といった症候に目ざとく注目し、つねに総合的に考える。

○また、血清VEGF 1,000pg/mL以上、免疫固定法よる血中・尿中M蛋白の同定も診断上重視されている。

○M蛋白は、IgA型とIgG型が多く、軽鎖は全例でλ型である。

○稀であるということを除けば、知っていればAIやGoogleや学生でも疑える疾患であり、この疾患がまだ過小評価されているのだとしたら、依然臨床現場は忙しく俯瞰する視座が不足しているのかもしれない。

○末梢神経障害はほぼ必発に近く、病態のパターンは慢性炎症性脱髄性多発神経炎（CIDP）に類似する。

○CIDPと比べた場合の本症の末梢神経障害の特徴[2]は、下肢遠位の筋力低下および疼痛が強い点がある。また末梢神経障害といっても、脳神経障害は少ないかほぼない。

経 過 と 治 療

∾∾ 経　過 ∾∾∾∾∾∾∾∾∾∾∾∾∾∾∾∾∾∾∾∾∾∾∾∾∾∾∾∾∾∾∾∾

○生命予後は、メルファランとステロイドが用いられていた時代は、診断後の生存期間は5年と不良であったが、多発性骨髄腫同様に飛躍的な生命予後の改善がみられている。

○自家末梢血幹細胞移植を用いた治療によって、5年overall survivalは88.8％であったとする2018年の研究がある[3]。

○また、サリドマイドの適応取得が2021年2月であるため、現在・未来においてはさらに生命予後・治療成績の改善が予想される。

~~~~ 治 療 ~~~~

○おそらく今後は、まず寛解導入を行って症状や VEGF を抑え、その後自家末梢血幹細胞移植を行うという治療になってくると思われる。

○抗VEGF 治療には、現在はサリドマイドが使われている。

○骨髄腫で使われるレナリドミドやボルテゾミブも期待されている。

○自家末梢血幹細胞移植＋メルファラン大量療法の効果が高いとする報告が多いが、末梢血幹細胞採取・移植前にいかに VEGF を下げておくかが重要らしい。

~~~~~~~~~~~~~~~~~~~~~~~~~~~~~~ References ~~~

〈1〉堺田惠美子．POEMS 症候群の病態・診断・治療．日内会誌 2023；112；1223-30

〈2〉S Nasu et al. Different neurological and physiological profiles in POEMS syndrome and chronic inflammatory demyelinating polyneuropathy. J Neurol Neurosurg Psychiatry 2012；83；476-9. PMID：22338030

〈3〉C Kawajiri-Manako et al. Efficacy and Long-Term Outcomes of Autologous Stem Cell Transplantation in POEMS Syndrome：A Nationwide Survey in Japan. Biol Blood Marrow Transplant 2018；24；1180-6. PMID：29409882

14. アミロイドーシス

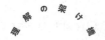

○アミロイドーシスは、βシート構造を豊富に
持つ可溶性のタンパク質が不溶性のアミロイ
ド線維に変化し、これが全身諸臓器に沈着す
ることによって当該臓器の障害を引き起こす
疾患群である。

○AAアミロイドーシスは、なんらかの慢性炎
症性疾患を原疾患として発症する。

○ALアミロイドーシスは、骨髄中の異常な形
質細胞から産生されるモノクローナル性免疫
グロブリンの軽鎖が不溶性のアミロイド蛋白
に変性することで発症する。

疑 い か た

○AAアミロイドーシスは通常、長きにわたって炎症性疾患が完全に制御されずにいたことが前提になるので、その炎症面を認識すれば疑いやすいが、ALアミロイドーシスは初期には非常に非特異的な症候にとどまり診断が困難であることがふつうである。

○沈着臓器、臓器症状が出やすいのは腎臓と消化管であることは両者に共通している。

○蛋白尿や腎機能障害、あるいは消化管の精査に際して生検が行われれば、診断はスムーズなものとなる。

○AAアミロイドーシスの原疾患の60％は関節リウマチである。

○逆に原疾患が未認識のAAアミロイドーシスをみたときに、関節症状がなくても、あるいはよくわからなくても、リウマチ因子や抗CCP抗体を測定することは合理的となる。

○とはいえ10％は原因不明で、これが次いで多い。

○あとは若年性特発性関節炎／成人スティル病、炎症性腸疾患、非結核性抗酸菌症などの難治性の慢性感染症、全身性キャッスルマン病がそれぞれ4～6％くらい、家族性地中海熱も2％

ほど認識されるようになった。

○繰り返すが、これらを診療している経過で生じた臓器障害には、AAアミロイドーシスの併発を念頭に置く。

AAアミロイドーシス

○沈着臓器は、ほとんどが消化管と腎臓であるとしておくと理解しやすい。

○心臓や肝臓にはあまり沈着せず、この点はALアミロイドーシスと対照的である。

○AAアミロイドーシスでは他に、甲状腺、副腎、膀胱などに沈着しうる。

○消化管は、難治性の下痢、腹部膨満などで疑うが、下痢以外は非特異的な症状となりやすい。

○腎臓の場合は2パターンあり、わりと一気に蛋白尿が多く出てくるタイプと、尿蛋白の量以上に腎機能障害が進行してくるタイプとがある。

○このとき、もちろん腎臓内科に相談・腎生検に進むのは是であるが、もしその患者の原疾患の治療担当医であるならば、その治療が完全ではないと考えるべき（＝もっと炎症を抑制するべき）である。

○甲状腺や副腎、下垂体への沈着では、機能低下に向かう。

○診断は、どの臓器の罹患でも、胃・十二指腸生検が一番適している。

○腎臓にアミロイド沈着がある患者では、胃・十二指腸には通常沈着している。

○生検は複数生検が望ましく、粘膜所見の有無や質によらない。十二指腸第二部、十二指腸球部、胃前庭部の順に陽性率が高い

とされ、内視鏡術者に「どこから生検すればいいの？」と尋ねられたらこの部位を即答すればよい（ちなみにこれは本来おかしな話で、内視鏡施行者が「技術を持つ者」なのであれば「持たざる者」であるところの内視鏡実施依頼者に対しては "ノブレス・オブリージュ" 的な文脈が成立すると私は思っていて、よって生検については内視鏡を実施する者が主体的に考えればいいはずだという私見を持っている）。

○胃・十二指腸生検で組織所見が AA アミロイドーシスのパターンであって、腎臓障害（尿蛋白・腎機能低下）が進行性であれば、総合的に「腎臓 AA アミロイドーシス」と診断してよい。

○膀胱にもアミロイド沈着をつくり得るが、消化管と違い比較的隆起性の病変を形成し得る。すなわち、エコーや膀胱鏡などの検討で「膀胱腫瘍疑い」としての精査から生検でアミロイドーシスが判明することがある。

○AA アミロイドーシスの治療はとにかく原疾患の治療である。

○原疾患の治療の選択肢の中に抗 IL-6 療法が含まれる場合には、これを導入あるいは追加することは合理的である。たとえば関節リウマチ、成人スティル病、若年性特発性関節炎、全身性キャッスルマン病である。

AL アミロイドーシス

○AA アミロイドーシスの原疾患は多彩だが、罹患臓器の多彩さでは AL アミロイドーシスのほうが上である。

○AL アミロイドーシスの罹患臓器を考えるときは、限局性と全身性とに大別しておくとわかりやすい。

○限局性では、肺、気管・気管支、喉頭、消化管、尿管・膀胱などがある。

○全身性では、心臓、腎臓、消化管、肝臓、神経などがある。

○すでに述べたように、ALアミロイドーシスにある特異的な症候や病歴パターンというのはあまりなく、早期発見はふつう困難である。

○ただし限局性のほうは、局所で結節などの病変を作るので、当該臓器の専門医が診療して生検まで行きつくことが多い。上がってきた病理レポートで初めてアミロイドーシスが認識されることも多い。

○このとき、全身性にもいえることだが、次に進むべきは血清遊離軽鎖（serum light chain；sFLC）の測定である。この検査は保険収載されている。免疫グロブリン遊離L鎖，κ/λ比のような検査名になっていることが多い。

○ALアミロイドーシスの「L」は、light chainのLである。

○どの臓器障害のALアミロイドーシスであっても、心臓ALアミロイドーシスは精査すべきである。心臓病変が一番生命予後に関わるからである。

○ALアミロイドーシスの無治療での予後は不良であり、診断からの50％生存期間はおよそ13カ月であるとされる。

○心エコーでは壁肥厚、拡張障害などがある。最近では心臓MRIも実施されている。

○全身ALアミロイドーシスの発見端緒は思いがけないところにある。

○たとえば前述のAAアミロイドーシスでの「膀胱腫瘍疑い」というような発見端緒は、ALアミロイドーシスにも当てはまることがある。

○あとはやはり血清遊離軽鎖の測定を有効活用することである。

○手根管症候群、軽度でも蛋白尿や腎症、心電図上の低電位を伴う心筋症、左室駆出率の保たれた拡張障害型心機能低下、慢性下痢、他で説明のつかない肝型ALP高値の持続など、これらを

みたら血清遊離軽鎖／免疫グロブリン遊離L鎖（κ/λ比）を測定してしまったらいい。

○これがALアミロイドーシスの安全な早期発見法である気がしている。検査は、「単クローン性ガンマグロブリン血症の診断補助」として保険で検査できる。

○ALアミロイドーシスの治療は自家移植（autologous stem cell transplantation; ASCT）や化学療法であるため、血液内科に紹介する。

○近年、ダラツムマブ（CD38に対する抗体製剤）とボルテゾミブが使用できるようになり、特に心アミロイドーシスの治療において成績向上が期待されている。

——— References ———

〈1〉山田俊幸ほか 編．AA アミロイドーシス診療ファイル　難治性炎症診療のエッセンス．金芳堂、2022

〈2〉淵田真一．AL アミロイドーシスの病態・診断・治療．日内会誌 2023；112：1231-6

15. キャッスルマン病

○ キャッスルマン病の病態とその病型の分類は、病変リンパ節の病理組織像で定義される。

○ 具体的な組織所見は省略するが、パターンとして①硝子血管型、②形質細胞型、③硝子血管型と形質細胞型の混合型、の3つがある。

○ キャッスルマン病には単中心性(限局型)キャッスルマン病という病型があり、これは病変の多発・単発で分けたときに単発病変の場合をいうが、それ以上に単中心性と多中心性はそれぞれの特徴を有している。

○ 単中心性(限局型)キャッスルマン病は、ほぼ組織パターンは①に対応する。また、症状に乏しく、病変は単発・孤発性で多中心性よりも大きい(径5、6cm)という特徴がある。

○また単中心性（限局型）キャッスルマン病の治療は原則外科的切除である。

○他方、多中心性キャッスルマン病は、「多発病変がある病態」と認識してはいけない。そもそも病変はあまり目立たない。

○生検に用いるリンパ節は小さいものが多く、生検など要らないのではないかと外科医に過小評価されてしまうことが多い。

○むしろ「全身性 systemic」と呼んだほうが臨床的にはしっくりくる。

○多中心性キャッスルマン病は、免疫不全者のHHV-8感染に関連するタイプとそうでないものに分類され、そうでないものは「特発性多中心性キャッスルマン病」と呼ぶこ

とになっている。

○内科医が症状や検査所見を相手にしながら診断・治療するようなキャッスルマン病といえば、まさにこの「特発性多中心性キャッスルマン病」を指している。「特発性」も「多中心性」も省略して「キャッスルマン病」とだけ言っていることが実際には多い（本書の「キャッスルマン病」という記載は、断りがない限り「特発性多中心性キャッスルマン病」のことを指す）。

○多中心性キャッスルマン病は、組織パターンは②か③に対応する。

○多中心性キャッスルマン病におけるリンパ節腫大は大きさ・数ともあまり多くなく、目立たない。

○男女差はなく、平均年齢46歳で若壮年の疾患である。

○診断までの期間は平均27カ月、肺病変は有名だが1/3に認められるのみである。

○発熱自体は患者のメインの苦痛にならず、むしろ倦怠感、貧血、体重減少といった緩徐に現れる体調不良として来院することが多く、臨床医側としては「不明炎症に取り組む」という様相となる。

疑 い か た

─────────┤ 診 断 ま で の 経 緯 ├─

○臨床的には、自覚症状は、非特異的だが全身的なものが多い。微熱、倦怠感、疲労感、体重減少、寝汗など。

○検査所見では「貧血＋CRP上昇」が多い。多いというか、臨床診断上ほぼ前提である。

○ALPは上昇し、LDHは正常あるいは低値を示す。

○多クローン性の高ガンマグロブリン血症を呈する。要するに、IgGが通常著増している。

○CRP上昇や症状の精査に際して行われるファーストサーベイでは、ほとんどの場合で診断的とはならない。このことがむしろ本症（多中心性キャッスルマン病）の特徴ともいえる。

○ここまでの情報を着実に拾えば、多中心性キャッスルマン病を臨床的に確度高く疑うことができる。

○逆にいえばここまで高めないと、「少々の表在リンパ節腫脹」

や「CT上の軽度の間質性変化」といった、ともするとスルーしてしまいそうな所見を強く気に留め、病変かもしれないと考え精査を進めていくことができない。

○貧血はわりと高度であり、これはこの疾患が非常に緩徐に進むということを意味している。健診で貧血を指摘されて初診することも多い。

○発症から間もない急性経過で受診に至った患者が多中心性キャッスルマン病であることはない。

○慢性炎症を反映しほとんどケースで血小板は増多する。すでに述べたようにLDHは上昇をせず、これらはアグレッシブなリンパ腫である可能性を下げ、鑑別点となる所見である。

○ただし、「炎症＋貧血＋高ガンマグロブリン血症＋リンパ節腫脹」という組み合わせはリンパ腫、特に血管免疫芽球性T細胞性リンパ腫の可能性を残すことになり、どちらにせよリンパ節生検を行って診断する。

○別項で記述したTAFRO症候群との関係性であるが、両者は区別されやすく、また区別すべきである。臨床表現としてはTAFRO症候群で病変（リンパ節）の組織像としてはキャッスルマン病という状況はあり得る。これは、「TAFRO症状を伴う特発性多中心性キャッスルマン病」と括っていいようである。

○多中心性キャッスルマン病では、IgG4関連疾患同様、IgGやIgG4が上昇している。

○しかしキャッスルマン病は炎症病態であることが前提かつ主体で、他方IgG4関連疾患はふつう炎症病態とはならない。

○またキャッスルマン病では貧血はほぼ必発かつ高度だが、IgG4関連疾患では貧血はない。

経過と治療

経過

○多中心性キャッスルマン病はふつう自然軽快しないため、なんらかの治療は要する。

○ただ5年生存率は90%、10年生存率は80%で、予後はよい。

○しかも、死亡は感染症や悪性腫瘍などであり、原病に関連することはあっても原病そのもので（浸潤するなどして）死亡することはない。

治療

○ふつうは「重症度に応じて中等量～高用量プレドニゾロン➡いまいちならトシリズマブ」というやり方のようであるが、これがいいのかはわからない。

○ステロイドのリスクではなく「トシリズマブの安全性の高さ」を考えると、初手からトシリズマブでもよいように思える。

○それでも寛解し切らない場合に、過不足のないプレドニゾロンを追加しトシリズマブに併用するというやり方がしっくりくる。

References

〈1〉キャッスルマン病の疫学診療実態調査と患者団体支援体制の構築に関する調査研究班．キャッスルマン病診療の参照ガイド．臨床血液 2017；58：97-107

〈2〉國松淳和．ニッチなディジーズ～あなたがみたことのない病気を診断するための講義録～．金原出版、2017

16. *TAFRO* 症候群

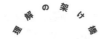

○TAFRO症候群は、症候や検査所見によって定義される症候群である。

○TAFRO症候群に特異的な病理組織像があるようだが、本書では主に臨床面を扱う。

○難病情報センターのウェブサイトによれば、「TAFRO症候群は、急性あるいは亜急性に、発熱、全身性浮腫（胸水・腹水貯留）、血小板減少を来し、腎障害、貧血、臓器腫大（肝脾腫、リンパ節腫大）などを伴う全身炎症性疾患である」とされている。

○実はまさにこの通りであり、臨床的な事柄ほぼそれがTAFRO症候群の概要である。

○臨床的に症候で定義されているのが現状であるため、実臨床では「TAFROかどうか」に

ついては不明性を帯びやすい。

○TAFRO症候群かもしれないと思っていれ
ばまだ健全なほうで、想起できていない場
合もある。

疑　い　か　た

⊣ 診断までの経緯 ⊢

○発症年齢中央値は50歳とされる。

○好発年齢についてはIgG4関連疾患では中高年、キャッスル
マン病は若壮年であり、TAFRO症候群はその間という印象で
ある。ちょっとした差だが、意外とこういうところが重要だ
ったりする。

○重症感染症かもしれない・悪性リンパ腫かもしれないとされ
てはじめは診療されていることが、ほとんどだろうと思われ
る。

○典型例であっても、不明熱・不明炎症とされていることが多い。

○感染症かと思わせるような速い経過で、胸腹水や全身浮腫を伴いながら、血小板が比較的顕著に減少している患者（特に中高年）の中にTAFRO症候群がいる。というか、そうした臨床像を"TAFRO症候"と呼ぶべきである。

○初診時から腎不全となっているかはケースによってまちまちで、遅れて進行することもある。血小板減少も遅れて底に向かうこともある。

○キャッスルマン病同様、LDHは上昇しないことはリンパ腫との区別に重要で、いたずらにTAFROとしての治療介入が遅れないためにもここは強く認識しておくべきである。

○胸腹水を生じるような病像の患者がもしリンパ腫なら、その時点ですでに進行・浸潤しており、つまりそれなりの腫瘍量になっているはずである。すなわちLDHは上昇あるいは高度上昇しているはずである。

○TAFRO症状を見抜くには、このミスマッチ（＝アグレッシブリンパ腫様にみえるのにLDHが全然高くない）を捉えることが重要である。

○すると有力な鑑別対象は感染症、特に敗血症や播種性抗酸菌感染症などになる。

○TAFRO症候群ではALPは上昇する。細菌感染症ではALPがあるということはなく、血液培養や見込み治療（病像をみればTAFRO症候群は実に敗血症的で、見込み抗菌治療をしていることは責められることではない）の結果で否定しやすい。

○抗酸菌の菌血症を許す臨床背景は限られるが、念のため検査しておくとよい。

○前項で述べたとおり、よく多中心性キャッスルマン病との異同・鑑別が話題になるが、まったく違う病像であり、なぜそうなるか理解に苦しむ。

○多中心性キャッスルマン病は、非常に緩徐進行で、IgG が上昇し、血小板は下がらず、原病に由来して臓器症状を呈することはない。

○他方 TAFRO 症候群の進行は速く、IgG はあまり上がらず、血小板は進行性に下がり、腎不全や体液貯留が顕著となる。どこが似ている疾患だというのだろうか。

○TAFRO 症候群と血球貪食症候群はやや病像が似るが、血球貪食症候群では血液データが溶血性貧血的となり、LDH も通常顕著に上昇する。

○このとき、浮腫や体液貯留が目立つなら、両者を鑑別しようとし過ぎるのではなく「TAFRO 症候群に合併した血球貪食症候群あるいは血栓性微小血管障害」と考えるほうがよい。

○TAFRO 症候群はあくまで症候群であり、病因・病態が完全に解明されたわけではない。当面は何かに付随して起こったりすることもあると考えておく。

○ただし、"TAFRO 症候"の原因が何であれ、TAFRO 症候群自体への介入は必須である。それは、"TAFRO 症候"というのは急速進行かつ重症で、他の臨床状況や病因があったとしてもそれらに支配的であるからである。

○TAFRO 症候群は、POEMS 症候群と若干の類似点がある。臓器腫大、免疫グロブリンの上昇やリンパ節腫大があり得る点である。

○ただし TAFRO 症候群では、POEMS 症候群違って M 蛋白の出現はまずなく、前面に出やすい病態は炎症で、そして進行が早い。

経 過 と 治 療

○エビデンスが乏しく、予後はよくわかっていない。

○放置した場合、高い死亡率となりそうなことは、臨床上明白である。

○どんな治療をして、どんな予後であるかなどは、まだわかっていない。

○発症後の臨床経過は速く、できるだけ早く治療を開始すべきである。

○キャッスルマン病・TAFRO・その類縁疾患調査研究班の提案によれば「プレドニゾロン1mg/kg/日を2週間投与しその後漸減」とあり、まずはこのようにするとよい。

○血小板減少がラッシュに思えるときは、パルス量的な計画にしてもよいだろう。

○研究班は、次にシクロスポリンの提案としており、トシリズマブは「多中心性キャッスルマン病合併例で検討」という位置づけである。

○これは「保険適用」に十二分に忖度した記述であるが、患者を失いたくない場合はふつうにトシリズマブを使用したほうがよい。

○特に血小板減少の度合いや減少速度がひどい場合には、早めにトシリズマブを導入したい。8mg/kgを点滴静注する。

○乏尿性の腎不全には血液透析を行う。

∞∞ **フォロー** ∞∞∞∞∞∞∞∞∞∞∞∞∞∞∞∞∞∞∞∞∞∞∞∞∞∞∞∞∞∞∞∞∞∞∞∞

○1回のトシリズマブ投与で著明な反応は示さないので焦らない。

○急性期は、1～2週おきに点滴投与し、「数回（2、3回あるいは5、6回）」くらいは投与することになると理解し覚悟しておく。

○どんな治療であっても臨床的な重症さのわりにゆっくり改善するイメージであるため、数週間以上粘り強く治療する。

○寛解後の維持期も、トシリズマブは4週間程度おきに投与を継続し、ステロイドは漸減・中止していく。

⌐ **References** ¬

〈1〉厚生労働科学研究成果データベース．キャッスルマン病、TAFRO症候群、類縁疾患の診療ガイドラインの策定やさらなる改良に向けた国際的な総意形成を踏まえた調査研究．2022

17. 後天性血友病 A

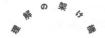

○後天性血友病 A は、血液凝固第Ⅷ(8)因子に対する自己抗体の出現によって出血症状をきたす疾患である。

○用語の話について、まず凝固界隈では、凝固因子に対する自己抗体のことをインヒビターと呼ぶ。また分類とも絡む話だが、血友病に先天性と後天性があり後天性で一番頻度の高いのが後天性血友病 A で、これを最近は自己免疫性後天性凝固因子欠乏症と呼ぶようになった。

○後天性血友病 A は、英国の全国調査の「100万人に1.48人/年」というのが有名な数字だが、実際には日本ではもう少し多い。

○性差はなく、発症年齢は70歳が中央値でピークもここにある。また、分娩後女性に多いこ

とは有名で、分娩1〜4カ月の発症が多い。

○ 基礎疾患の有無やその頻度は海外と日本とで差があるものの、基礎疾患があることが多い。

○ 本症は自己免疫疾患に合併し全身性エリテマトーデスなどが多いとされるが、実際にそこまで多く遭遇するわけではない。

○ 胃癌をはじめ、消化器癌に伴うものが多い。また、類天疱瘡など自己免疫性水疱性疾患に伴うことがある。

○ 血液凝固第Ⅸ（9）因子に対するインヒビターで血友病をきたす後天性血友病B、あるいは血液凝固第ⅩⅢ（13）因子に対するインヒビターで血友病をきたす後天性血友病13など

<u>も、きわめて稀ながら存在する。正直、知らな</u>
<u>くてもよいと思われる。</u>

<u>○よくわからない出血症状には凝固因子に対す</u>
<u>るインヒビターを考慮する。</u>

疑 い か た

─────〈 診 断 ま で の 経 緯 〉─

○まず上記の、好発年齢帯を知っておくことは重要である。

○皮下出血、筋肉内出血が多く、しばしば広範囲でやや重篤であ
　ることが特徴。

○消化管出血や血尿であることもある。

○皮下出血は小さな出血斑のこともあれば、びまん性・広汎性に
　出血することもある。面積的に派手であれば本症を疑う。

○「出血」という語感から、赤みが強いものを想像するかもしれな
　いが、印象を一言でいえば「めちゃくちゃ大きな青あざ」とい
　う風合いである。

○筋肉内出血の場合は強い局所の疼痛を伴う。腫脹するので、局
　所の画像検査に進むことが多く、そこで筋肉内出血が判明する。

○筋肉内出血とわかるまでは、蜂窩織炎とされていることも多い。

○前述のように「大きな青あざ」にみえるので、虐待案件にされ

てしまうこともあるかもしれない。

○よくわからない筋肉内出血は後天性血友病を疑うが、先天性と違い関節内出血はほぼない。

○筋肉が腫れた、紫斑ができたなどと、整形外科・内科・皮膚科などを受診していることが多い。経過が通常と異なる場合は、本症に注意を向け、出血という現象をみたら疑うようにする。

○高齢者の場合、「気づかないところで外傷を負った」という仮説で「改善→有事再診」で終了となってしまいがちである。

○本症を疑ったら、PT と APTT を測定する。APTT のみの延長という異常値が得られたとき、クロスミキシング試験に進む。

○これは「PT、APTT が緊急検査できる施設」ならば即日実施可能である。

○「インヒビターを持っていそうな疑い患者」と「健常な人」の血漿を、10：0、8：2、5：5、2：8、0：10の比率で混ぜ、室温などの穏やかな条件で 2 時間置いたのち APTT を測定する。

○それぞれの混合検体における APTT がどの程度延長しているかをみる検査で、保険適用がある。

○インヒビターがある場合、正常血漿の比率を多くしていっても APTT 延長の補正が不良で APTT の延長が保持される傾向となる。

○これは、横軸に混合比（10：0→8：2→5：5→2：8→0：10）、縦軸に APTT（秒）を取ってプロットしたときに、上凸のカーブになることと対応する。

○疑わしい血液凝固因子は、別途通常採血で提出しておく。血液凝固第Ⅷ（8）因子の活性を測定する。

○検査結果で迷ったら、臨床面を重視し全体の整合性をみて判

断する。いつでも総合判断を忘れない。

○第VIII因子インヒビター力価の測定も可能である。

経 過 と 治 療

∞∞ 経 過 ∞∞

○出血で死亡することは、今日日なんとなく考えづらいように思えるがあり得る。死亡例の半分は出血によるものだったという集計もある。

○残りは基礎疾患の状態や免疫抑制治療に伴う感染症などによる。

○寛解率は低くなく80％前後であるが、再燃例も10％前後である。

○インヒビターは、1年後に半分の例で消失している。

○また消失までの期間は中央値2カ月で、8割が半年以内に消失する。

∞∞ 治 療 ∞∞

○止血療法と免疫抑制療法の両輪がある。

○止血療法は、診療経験のある科・医師に依頼する。血液内科に所属していることが多い。

○免疫抑制治療は、プレドニゾロン1mg/kg/日を使い続けて改善をみたら減量し、反応不良の場合はシクロホスファミドを使う、とされるがこれでよいのかはわからない。

○軽症例ではステロイド単独でもインヒビターを消失させることができるだろうが、問題はステロイドのみでは寛解しそうにな

いときである。

○ガイドラインの行間を読むと、どうやらリツキシマブがよさ
そうである。「適応外なので」とモゾモゾ言うばかりで歯切れ
が悪く、弱腰である。

○とはいえ、治療抵抗性の後天性血友病に対してリツキシマブ
が適応となる日までは、なかなか難しいかもしれない。

――――― References ―――

〈1〉後天性血友病A診療ガイドライン作成委員会, 後天性血友病A診療ガイドライン 2017 年
改訂版. 日血栓止血会誌 2017；28：715-47
〈2〉朝倉英策. 後天性血友病の診断と治療. 日内会誌 2017；106：2010-7
〈3〉関 義信. 後天性血友病Aの診断・治療とその問題点. 日内会誌 2020；109：1370-7

18. 好 酸 球 増 多 症

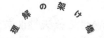

○ 項目としてはここで「好酸球増多症候群」とい
う疾患を扱うのではあるが、実際の一般臨床
で問題になるのは、「末梢血好酸球増多」の鑑
別を行い、各種病態に分類されるまでのプロ
セスである。

○ 好酸球増多症候群は、一般的な名称に聞こえ
るが現時点では一応固有名詞であり、語感か
ら想像されるよりもはるかに稀な病態である。

○ 末梢血の好酸球増多という事象自体は臨床で
しばしば遭遇するが、これを好酸球増多症候
群と呼ぶわけではないのである。

○ 好酸球増多症 (hypereosinophilia ; HE) の分類や概念の
変遷の経緯を踏まえてこれを理解することは、
一般医や非専門医にとっては複雑で困難である。

候 群

Hypereosinophilic syndrome

○一番無難な分類が、血液疾患・血液学的病態に由来する一次性、骨髄外の原因や病態に伴う二次性、明瞭に原因をいえない特発性の3つに分けるものであり、ここでいう「特発性」とされたものを好酸球増多症候群と呼ぶと大きく間違わない。

○よって、用語の説明に戻ることになるが、特発性好酸球増多症候群のことを好酸球増多症候群と呼んでいるのだということを覚えておくとよい。

○次項で好酸球増多症候群の診断に向かう過程を概説するが、この疾患の厳密な理解は非常に難しい。

○論文総説で記述されるこの疾患の診断を含

めた「体系」と、日常の診療で必要な運用すべき知識との間に、相当の開きがあるのである。

○現時点での理解では、好酸球増多症（好酸球が増多した状態）を、「遺伝性」「クローン性（つまり腫瘍性）」「反応性」「原因不明」に分類する。先ほどの３つの分類よりも、少し解像度を上げたものである。

○このうち一番多いのは「反応性」である。すなわち、アレルギー、感染症、固形癌、血管炎（自己免疫疾患）などに由来して引き起こされる反応性好酸球増多症である。

○「クローン性（腫瘍性）」は、*FIP1L1-PDGFRA*融合遺伝子を持つものと、いわゆる "WHO-defined myeloid neoplasm" と括ることもできる、好酸球増多症を伴いうる血液腫瘍たちからなる[3]。

○具体的には、全身性肥満細胞腫症、慢性骨髄性白血病、急性白血病〔特にM2（急性骨髄芽球性白血病）、M4（急性骨髄単球性白血病）〕、骨髄異形成症候群、

骨髄異形成／骨髄増殖性腫瘍 (慢性骨髄単球性白血病を含む) などである。

○また、好酸球増多を促すサイトカインを産生する異常Tリンパ球増加によるものを lymphocyte-variant hypereosinophilia としている。

○そして、クローン増殖していることが染色体検査や遺伝子解析によって証明される、もしくは芽球が増加 (末血で2％以上あるいは骨髄で5％以上、かつそれぞれ20％未満) している場合を、慢性好酸球性白血病と定義している。

○ここまでの過程を経てもどの疾患にも定義されないもののうち、好酸球増多による臓器障害があるものを (特発性) 好酸球増多症候群 (hypereosinophilic syndrome; HES) と呼ぶ。

○なお、臓器障害がないものは好酸球増多症 (HE) と呼ぶ。

○このように、好酸球増多症候群は非常に高度な専門性を要しながらなされる「除外」によって診断される。

疑　い　か　た

○「好酸球が増加している（好酸球増多症）」というのは末梢血液検査で1,500/μL以上が6カ月以上続いていることを指すが、この定義を満たすことがそもそも稀であるし、著増している場合6カ月以上待ち続けるということも本末転倒気味ではある。

○好酸球増多症あるいは好酸球増多症候群の診断に向かう際のコアな部分を思い切って端的に言えば、①二次性（反応性）好酸球増多症を除外したら*FIP1L1-PDGFRA*融合遺伝子（FISH法）を調べる、②待てない好酸球増多症にステロイド治療を開始する、のふたつである。

○これは非専門医ができる最大限の範囲ともいえる。

○二次性には、アレルギー疾患、薬剤性、寄生虫疾患、血管炎、副腎不全あたりを核として覚えておくとよい。個別に考えねばならない事柄が多い。

○アトピー性皮膚炎、気管支喘息、好酸球性血管浮腫、好酸球性多発血管炎性肉芽腫症あたりが頻度として多い印象を持つ。

○*FIP1L1-PDGFRA*融合遺伝子解析は、保険収載されている。も

ちろん血液内科医に相談できる状況であればそうするが、骨髄液でなく末梢血で検査できるので、実地医家でも実施可能である。

○ただこの検査が陽性でも陰性でも、結局は次のステップは血液内科コンサルトであるから、この遺伝子検査をしなくてもいいともいえる。しかし、陽性だったときの"通り"のよさ、あるいは陰性でも「そこまで血液疾患を考えているのか」という多忙な血液内科医へのメタメッセージになる。

○*FIP1L1-PDGFRA*融合遺伝子陽性であれば、「好酸球増多症および*PDGFRA*再構成を伴う骨髄／リンパ球性腫瘍」と診断され、イマチニブの適応である可能性が高い。

○ちなみに*FIP1L1-PDGFRA*融合遺伝子には偽陽性がある。急性白血病やT細胞性リンパ腫でも陽性になることがある。結局はイマチニブ開始の前に骨髄検査は避けられないと思う。

○ちなみに*FIP1L1-PDGFRA*融合遺伝子陰性の場合の診断プロセスは、血液学的な精査が回避できず、専門性も高く、専門家によってなされるべきである。

○②の待てない好酸球増多症とは、心筋障害、低酸素を伴う広範な肺浸潤、神経学的病変（たとえば末梢神経障害や脳梗塞）などであり、これらの場合は、確定診断の前に好酸球を減少させる治療が緊急で必要である(4)。診断名ではなく、病態に対して治療適応が発生する場面である。

○少し余談だが「それって好酸球性多発血管炎性肉芽腫症じゃん……」と思われた諸君へ。私と気が合う。好酸球性多発血管炎性肉芽腫症とされている患者の一部は、それは好酸球増多症候群なのでは、と思うことは多い。このことは「好酸球性多発血管炎性肉芽腫症」に適切な病態マネジメントをするために重要な整理であると信じている。

○脳梗塞については、その機序に関して多彩な病型があり得る。

たとえば血管炎に伴う閉塞、脳静脈洞血栓症、心内膜の血栓形成からの多発脳塞栓症（shower emboli）などがある。

○身体診察における、感染性心内膜炎で有名な結膜の splinter hemorrhage の所見は、あれば shower emboli の傍証となる。

○心筋障害は、心エコー異常があれば論外だが、血清トロポニン I の測定で有意上昇があれば早期の好酸球減少治療の開始の目安となる。

○好酸球増多が問題の入り口である場合には、2,000/μL 以上を目安とする。すなわち 2,000/μL 以上であれば、積極的に臓器障害の有無の検索を行う[2]。

○臓器障害の有無は、心臓、脳、皮膚、神経に注目する。

○心エコー（血清トロポニンや CK-MB の測定結果も参考にする）、脳 MRI、身体視診（皮膚潰瘍や粘膜障害や皮疹がないかを確認）、末梢神経障害の有無を調べるための神経診察や末梢神経伝導速度検査、などの実施を考慮する。

経 過 と 治 療

～～ 経 過 ～～～～～～～～～～～～～～～～～～～～～～～～

○好酸球が 2,000/μL 以下であり、臓器障害がなく切迫していなければ待つことができる。

○ただし好酸球がひどく高いことがそのままになっているのは、自分の部屋に虎がいるのと同じである。

○飼えているならいいかもしれないが、今のところその虎が襲いかかって来ていないだけ、ともいえる。

○好酸球が虎であるとすれば、いつ牙を剝くかはわからない。原則迅速に精査・加療を進める。

◇◇◇ 治　療 ◇◇

○急遽治療をする際は、1 mg/kg/日のプレドニゾロン分割投与を2週間行い、血中好酸球が消え、臓器障害が回復あるいは抑止されるのを見届けたのち漸減する。

○好酸球増多症候群としての治療も同様である。

○ステロイドのみで好酸球数の制御が今ひとつの場合には、メポリズマブを考慮する。

○しかしメポリズマブを使い慣れているのは呼吸器内科医や膠原病医であり、他方、診断を見直す場合には血液内科的な精査となり、担当している科や医療機関によっては科目を定めにくい病態となり得る。

○こうした事情を汲み取って、各科少しは歩み寄って協力してほしい。

── References ──

〈1〉定 明子ほか．好酸球増加症（HES）の最新知見．日内会誌 2007；96：1420-6
〈2〉松尾佳美ほか．Idiopathic Hypereosinophilic Syndrome (idiopathic HES)．アレルギー 2011；60：1-8
〈3〉W Shomali et al．World Health Organization-defined eosinophilic disorders：2022 update on diagnosis, risk stratification, and management．Am J Hematol 2022；97：129-48．PMID：34533850
〈4〉F Roufosse et al．Practical approach to the patient with hypereosinophilia．J Allergy Clin Immunol 2010；126：39-44．PMID：20538328

9

アレルギー

1. 気管支喘息

○気管支喘息は、反復する慢性の気道炎症と気道過敏性を基本病態とし、発作性に起こる気道狭窄によって喘鳴や呼気延長、呼吸困難を繰り返す疾患である。

○ここでいう気道炎症は、いわゆるCRPが上昇するような炎症性サイトカインを強く惹起するような炎症ではなくミクロレベルのもので、実際気管支喘息単独ではCRPは上昇しない。

○また気道過敏の要因として大まかに内因・外因があり、実際には機能的（心因）にも過敏は亢進する。

○気管支喘息は、診断上は、気管支狭窄に由来する気流制限（air flow limitation）が β 刺激によって可逆性を持つことを証明することで行うが、

実際には治療を試みて行うことも多い。

○気管支喘息の診療において、発症素因やアレルゲンを推定することが重要であるが、それは詳細な病歴聴取によって行う。

○気流制限の評価は肺機能検査で行うが、胸部聴診や（ここでもやはり）問診が参考になることが多い。

○病歴で気道粘膜の過敏の有無をとらえる。

気道粘膜の過敏性をとらえるための基本的な病歴

・**既往歴の有無**：気管支喘息、アトピー性皮膚炎、花粉症、アナフィラキシー、薬疹、食物アレルギー

・深夜・早朝に症状が増悪するか

・**環境要因の有無**：花粉症の既往、花粉飛散の時期、転居、家屋の環境（清掃状態や湿度など）、気温や気候による症状の変動、喫煙（受動含む）、職場や学校の変更

○ここで「咳喘息」との関係性を述べておくと、咳喘息は気管支喘息の亜型としてしまってもよいと私は考えている。

○つまり咳喘息は、気管支狭窄がほぼなく、気管支粘膜過敏に起因する咳症状が主徴となる。狭窄がないか軽微である代わりに咳がメインになる喘息がある、とでも考えておけばよい。

○咳喘息と気管支喘息を完全に異質の病態と考えるのではなく、咳喘息はあくまで気管支喘息の亜型と考えておく。

○咳がひどく病歴などから喘息を疑うも有意な気流制限が証明しきれない(か、ごくわずかな気流制限しかない)ような病態を咳喘息としておくと捉えやすい。

疑 い か た

────────────────────────── ┤ 診 断 ま で の 経 緯 ├─

○気管支喘息の患者ではふつう、症状を長きにわたり反復している
　ので、既往歴があり、また発作を起こしていれば大概自
　分で（喘息発作であると）自覚できる。

○この点、上述のような病歴内容が拾える患者に起きた、深夜
　や早朝に増悪する呼吸困難を伴う咳嗽をみたら気管支喘息を
　疑える。

○気管支喘息の前提として「可逆性があること」が重要である
　ので、昼間の受診で「今は元気なんですよね」と患者が語り、
　また診察で異常がないとしても、このことがかえって気管支
　喘息の可能性を高める。ここは、身体所見ではなく病歴のほ
　うが優先される。

○いつでも鑑別疾患を意識することが大事で、発作対応そのも
　のの場では、上気道閉塞・心不全・肺塞栓・気管支内異物を
　意識すればよい。

○全体像（繰り返し喘息様の発作を繰り返すという経過そのもの）の鑑
　別は多種多彩、多い。

○挙げきることはできないが、好酸球性多発血管炎性肉芽腫症、
　気管軟化症、びまん性汎細気管支炎、あるいは気管・気管支
　結核や喉頭結核、また食道アカラシアなど消化器疾患もあり
　うる。

○気管支喘息発作が疑われる患者をみたら、数分〜30分単位の
　猶予がないのなら別だが、胸部レントゲン写真1枚撮影する
　ことを厭わないほうがいい。

○たとえば、喘息として実施しようとする β 2刺激治療は、心不全治療とは相反する。

○肺炎像（COVID-19含む）や結核を強く疑う空洞影などが、ネブライザーや処置室での点滴の後、あるいは生理検査室での肺機能検査をした後などに発覚したことを想像してほしい。

○胸部単純写真１枚で、このような "惨事" を回避できるなら十分実施する価値がある。

○気管支喘息発作だと疑うためには、病歴のほか、やはり身体診察が重要である。

○咳喘息のような気管支狭窄の程度が軽いものでは、肺機能検査も重要である。

身 体 診 察

○聴診が重要である。Wheeze が聴取できれば可能性が高い。

○Wheeze は「高音性の連続性ラ音」と呼ばれるもので、高い音なので初学者・経験が浅くてもよく聴こえる（私は患者に聴診器をかけさせて自分で聴かせてみることもある）。

○複数の（異なる）ピッチの音が１回の聴診で同時に聴取できるとき、非常に気管支喘息らしい。

○すなわちランダムな（バラバラな）高さの音の wheeze が１回の聴診の中で一斉に聴こえるので、"不協和音" のように聴こえる。

○気道の経が部位ごとにバラバラ、また気管支狭窄の程度が部位ごとにバラバラであるためで、wheeze の起源が複数あることによる。

○これを polyphonic wheezes と呼ぶが、他方、もしある一箇所の気道閉塞（狭窄）のみであれば、理屈上は同じ高さ音の wheeze が均一に聴こえるはずでこれを monophonic wheeze

と呼ぶ。

○病歴で喘息を疑うが、診察時には呼吸困難や咳が治っている場合には、「強制呼気」を行わせて聴診を行うとよい（咳喘息を疑うときも）。

○まず十分息を吐かせる。努力した呼気が終わるところで「大きく息を吸って！」と強く促迫する。

○次に一番吸い込んだ最大吸気をした瞬間に「止めて！」と患者に予告なく止めさせる。

○息を止めさせたまま3カウントくらいして、「一気にぷぅ〜と吐いて！ 吐いて吐いて〜ふぅ〜〜〜！」と声をかけるなどして呼気流速を十分にとり、かつ最大呼気まで努力呼気をやめさせないよう声をかけ続ける。

○このとき、呼気終末の手前、具体的には呼気時間のラスト1/4の間（第4クォーター）は注意深く聴診する。

○咳喘息あるいは夜間の発作を訴えて受診時に呼吸困難が収まっている気管支喘息例では、すぐに「容易にwheezeが聴こえる」とはならず、呼気終末にかけて気流音のピッチ（高さ）がわずかに上がるにとどまる。

○そして本当の終末（呼気が終わる瞬間）になってようやく、一瞬だけほんのりwheezeが聴こえるということがある。これを聴き逃さないようにする。

○このような強い呼気努力をさせることのデメリットは、診察室でけっこう大声をあげることになるので「うるさい」という点である。

○それが嫌な場合は、「ぷぅ〜っと言ってくださいっ」などとシャープに呼びかけながら聴診する。

○「ぷ」という音を発するとき、必ず最初に唇を完全に閉じる

（可愛くかつ極端にいえば、ほっぺがふくらむ）ので、その瞬間生理的なPEEPがかかるような構図となる。つまり大きな吸気をすることで呼気時に要する圧力（＝高い気流速度に相当）を稼がなくても、ある程度は努力性の呼気になるのでwheezeが聴きやすくなる。

肺 機 能 検 査

○Wheezeがはっきりと聴こえるような気管支喘息の発作時に、気管支喘息の診断のために肺機能検査を実施する意味は、よほどの専門診療以外ではないように思われる。

○軽症例や発作がすでに停止している例、あるいは咳喘息の患者などでは、肺機能検査をしても「正常」という判定となる。

○いつもの％肺活量と1秒率からなる4分割表のどこに属するかで判定しないほうがいいということになる。

○そこで、フローボリューム曲線における呼気後半の曲線の「形状」で判定する（図1）。

○呼気の後半が下凸のカーブとなっていれば、末梢気道の気流制限があることの証左であり、数値上有意な1秒率低下とはいえ

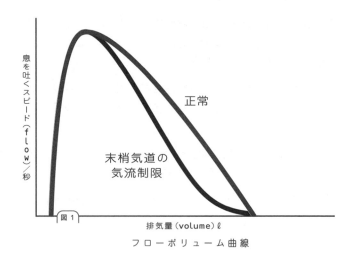

息を吐くスピード（ｆｌｏｗ）／秒

正常

末梢気道の
気流制限

図1

排気量（volume）ℓ

フ ロ ー ボ リ ュ ー ム 曲 線

なくともわずかな気道狭窄（＝気流制限）があるとみなせる。

○$\dot{V}_{25}$（呼気のラスト1/4の呼気流速）が$\dot{V}_{50}$（呼気の中盤、つまりラスト1/2の呼気流速）に比して低いとき、（より細い）末梢気道における気流制限があるということになり、これが聴診上の「強制呼気時の呼気終末のわずかなwheeze」と対応するものと思われる。

○$\dot{V}_{25}$が$\dot{V}_{50}$に比して低いことは、$\dot{V}_{50}$／$\dot{V}_{25}$の比の値が大まかに3〜4以上である、ということで表され、このときごく細い気管における気流制限があるとみなせると解釈する。

○ここで述べたような軽微な肺機能検査所見は、咳喘息などを疑っている前提で有意だと判定するのであって、無症状者や別の目的で検査した患者などでは有意としない。

経 過 と 治 療

○治療については、発作への対応と、主に外来での疾病管理としての発作予防治療・維持治療がある。

○前者は気管支狭窄に伴う低酸素や呼吸困難を止めることを目的とし、後者は慢性炎症やアレルギー反応を継続して抑え未来の発作を防ぐことを目的とする。

○診療ガイドラインを参照して大枠を掴むとよい。

∞∞ 発作への対応 ∞∞∞∞∞∞∞∞∞∞∞∞∞∞∞∞∞∞∞∞∞∞∞∞∞∞

○$\beta 2$刺激薬、ステロイドが基本である。

○$\beta 2$刺激薬は短時間作用型（short-acting）のものを使う。感覚として、よくなるまでどんどん使うイメージでよい。具体的には、サルブタモール、プロカテロールなどである。

○ステロイドは、メチルプレドニゾロンあるいはプレドニゾロンを十分量を用いる。

○発作に対する初手は、ベネトリン®吸入液0.5％0.3〜0.5mL/回を、生理食塩水などとともにネブサイザー吸入させる。1回の受診で2、3回試してもよい。

○必ず実施の前後で、酸素飽和度と聴診を比較し、可逆性（気管支狭窄の改善）を確認する。

○ステロイドは、外来で点滴するなら、メチルプレドニゾロン40〜80mgを生理食塩水に溶解して1時間くらいで点滴する。

○帰宅の際の処方は、プレドニン®(5)の8錠を同日帰宅後の食後などに1回、翌日から6錠分2朝夕食後を2日間、4錠分2朝夕食後を2日間、2錠分2朝夕食後を2日間、と処方して1週後再診で確認する。

○予防治療が未介入の場合は、この時点でステロイド吸入薬やロイコトリエン受容体拮抗薬を始めてもよい。発作で受診したときのほうが、維持治療の必要性を説きやすいだろう。

○Wheezeが完全に消失していないまま帰宅させるときは、メプチン®エアーなどを持たせ、自身で頓用吸入させたり、定時内服のテオフィリンやプロカテロールを短期間（数日）処方したりする。

◇◇◇◇ 予 防 ・ 維 持 治 療 ◇◇◇◇◇◇◇◇◇◇◇◇◇◇◇◇◇◇◇◇◇◇◇◇◇◇◇◇◇◇◇◇◇◇◇◇◇◇

○ステロイド吸入薬（inhaled corticosteroid；ICS）が基本である。連日吸入する。

○ロイコトリエン受容体拮抗薬の良さは際立つ。連日内服する。個人的には喘息と呼べる患者ほぼ全員に原則提案している治療である。1日1回の製剤は、服薬を継続しやすい。

○「ICS＋ロイコトリエン受容体拮抗薬」がとにかく治療のコアに

なる。

○入院や低酸素血症になるほどの発作を反復した既往歴や、低酸素を伴いながら聴診でwheezeが聴取された（加えてその可逆性）ことについて、かつて診察よって明確に確認されたことがあるなど、しっかりと気管支喘息の診断がつけられているケースでは、長時間作用型β2刺激薬（long-acting β2 agonists；LABA）とICSの合剤の吸入薬（ICS/LABA）を使う。

○気管支狭窄、低酸素、夜間呼吸困難などの履歴がないくらいの軽症例、あるいは咳喘息といえる例などでは、ICS単剤でもよいことが多い。

○どの製剤を、どれだけの量使うかが問題になりやすいが、一番重要なのは「継続（性）」である。どの患者でも、である。

○診療の努力の多くはこの、いかに継続できるか、どうしたら毎日治療してくれるか、に費やしたほうがいい。「薬の使い分け」などあってないようなものである。

○臨床的な安定が得られるに従って治療を弱めていく「ステップダウン方式」は、個人的にもよく取り入れる。

○一番最低限の治療は、「ICS単剤・その最少用量」か「ロイコトリエン受容体拮抗薬のみ」で、ここに着陸させることを目指す。

○一方治療のスタートは、程度によるが、「ICS/LABAのICSの高用量＋ロイコトリエン受容体拮抗薬」を私は目安としている。

○ICS/LABAの用量のステップダウンは、製剤によるが、細かくても仕方がないので2段階くらいとしている。

○このときロイコトリエン受容体拮抗薬を併用したままにするかは治療者によるが、私は併用することが多い。

○ステップダウンは、ICS/LABAのICSの高用量→ICS/LABA

のICSの低用量 ➡ その用量でLABAを抜いたICS、などとし、次の段階で「低用量ICS単剤」か「ロイコトリエン受容体拮抗薬単剤」を選ばせることが多い。

咳喘息の治療

○咳喘息の患者は、慢性咳嗽に苦しんでいる。

○他方、呼吸困難で苦しんでいる場合には、狭窄優勢の気管支喘息として管理するか、診断を見直すべきである。

○治療を試みてその反応性で咳喘息と診断する諸家もいるかもしれない。

○咳喘息では「ICS高用量＋ロイコトリエン受容体拮抗薬」で開始し、最低2週間は連日使用させる。

○反応がある場合は、1週間過ぎから徐々に改善（咳の減少）がみられる。

○1週過ぎても、ガラリと改善したと患者が感じられないために、2週後に再診させても良好な感想を述べない患者もいる。

○これは単に治療期間が足りない場合と、患者の満足閾値が高い場合とがあり、咳喘息ではこのようなことがあり得る。

○4週間継続して改善がない（咳が減らない）などとはっきり言う場合は、診断を見直すか治療内容を再検討すべきである。

その他

○禁煙はさせたほうがいいに決まっているが、禁煙できない喘息患者の診療を放棄してはならない。

○禁煙できない患者を治療するのは意味がないからと、（喘息）診療を拒否していいか。現状の医療制度・診療規範では、そういうことにはなっていないように思われる。

○禁煙できないからと診療拒否された患者は、その瞬間誰よりもハイリスク患者となる。

○鼻炎や結膜炎、アトピーなど別のアレルギー疾患を合併しているようであれば、そちらの治療も開始し、しっかりコントロールする。

○そのことで喘息が良くなることも多い。

○特に鼻炎は、ロイコトリエン受容体拮抗薬以外の抗アレルギー薬を追加し、点鼻ステロイドなどを用いてきちんと制御しておく。

2. アナフィラキシー

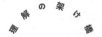

○アナフィラキシーは、即時型アレルギーのうち程度が強いものを指す病態で、複数の臓器にわたること、生命の危機の恐れがあることを要件としている。

○重要な点は、アナフィラキシーの診断に検査は不要だということである。

○病歴と診察所見から臨床診断するか、疑いの段階で治療を開始してしまう。

○そういう概念であることをまず理解する。アナフィラキシーかどうかに決して拘泥しないことである。

○アナフィラキシーに血圧低下や意識障害を伴うものをアナフィラキシーショックと呼ぶ。

○アナフィラキシーを、その場で診断あるい は疑わしく考えるために、症候については 3つのカテゴリを覚える。

○1つは皮膚・粘膜症状である。皮膚は、全身 の発疹、瘙痒、紅潮、浮腫などである。粘膜 は、口唇・舌・口蓋垂の腫脹などである。

○2つ目は呼吸器症状である。呼吸困難、喘 鳴、酸素飽和度の低下などで察する。

○3つ目が循環器症状で、つまりはアナフィ ラキシーショックかどうかの指標になるも ので、血圧低下、意識障害である。なんと なく応答が悪い。という程度の場合もある。

○いずれも、数分から数時間以内で発現する ことがポイントである。

○疑いかたの実際は、①皮膚・粘膜症状とあと1つがあるもの、②皮膚・粘膜症状が目立たず呼吸器および循環器症状からなるもの、を臨床的に捉えて判断する。

○これら以外に、アナフィラキシーでは消化器症状も呈することがある。腹痛、嘔吐、下痢などである。

○また、明示しなかったが、急な鼻汁・鼻閉やくしゃみの出現なども非常に怪しく、重視する。これらは粘膜症状あるいは呼吸器症状に含まれる。

○まとめると、皮膚・粘膜症状、呼吸器症状、循環器症状、消化器症状、鼻汁・鼻閉、くしゃみといった症候のうち2つが、数分〜数時間以内のうちに出現したら、アナフィラキシーとみなす。

○症候以外の情報も非常に重要である。たとえば、既往歴の聴取である。すでに既知のアレ

ルゲンの情報を患者や患者の付き添い者が知っている可能性がある。

○アレルゲンの曝露について心当たりがある可能性もあり、つまり他ならぬ患者自身が今の症状がアナフィラキシーであることに察しがついていることがある。

○その場の状況も重要である。たとえば、造影剤を用いたCTを行っているときや検査後病室や待合室への移動中などに、突如患者がくしゃみをしたり、やたら鼻をすすっていたりなどの様子が現れているのであれば疑う。

○疑った後その目で患者を観察することで、淡い皮膚の発疹がわかることがある。疑ってみて初めて、声を掛けて反応をみてみようとか、バイタルをチェックしてみようという気になるものである。

経 過 と 治 療

○アナフィラキシーショックでは必ずアドレナリンによる治療を行う。

○ショックに至っていない疑わしいケースでも、治療をするかは必ず検討する。

○内容は暗記する。

○アドレナリン0.01mg/kgを、大腿部中央の前外側部に筋注する。

○最大量は0.5mgで、成人は0.5mg、小学生は0.3mg、小学生未満の1歳以上はその半分の0.15mgとしておいてよい。

○針は23〜25Gを用いる。

○（医師が）興奮して過量投与しない。

○プレフィルド（出来合いのキット製品）のシリンジ製剤であれば、注射器をセットしたあと、余剰分を捨てて筋注する。

○アンプル製剤の場合は、1mLのシリンジに必要量を吸引して筋注する。

○心肺蘇生の使用法（投与量・投与経路）ではないことを、明確に暗記する。

～～～ References ～～～

（1）日本アレルギー学会. アナフィラキシーガイドライン2022

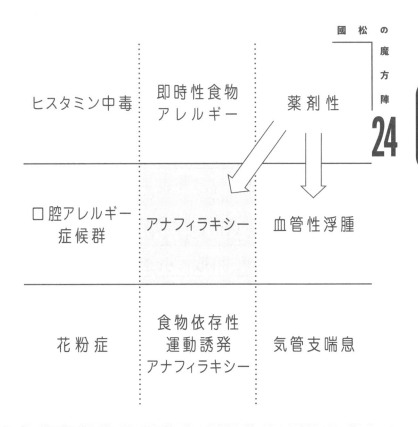

ヒスタミン中毒	即時性食物 アレルギー	薬剤性
口腔アレルギー 症候群	アナフィラキシー	血管性浮腫
花粉症	食物依存性 運動誘発 アナフィラキシー	気管支喘息

　これはアナフィラキシー界隈の病態を並べたものだが、薬剤による場合は存外少ない。薬剤は、薬疹や肝障害などを起こすほうが多い。血管性浮腫は、アレルギー反応の様態のひとつで、薬剤の場合は NSAID などの解熱剤、抗菌薬、ACE 阻害薬、造影剤などが多いがやはり稀である。総じて食物のほうが多く、コモンである口腔アレルギー症候群の診療を重ねていき、アレルギーを起こしやすい食品などを覚えて問診に慣れ、習熟していくのが近道である。

3. 食物依存性運動誘

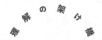

○運動前に特定の食物を摂取することが誘因となって起こるアナフィラキシーをいう。

○誘因となる食物の摂取だけではアナフィラキシーは誘発されず、摂取に引き続いて運動が行われることで発症する。

○小麦、甲殻類が多く、貝類、豆類、ナッツやトマトでも生じる。

○運動の種類や内容は、ウォーキングやジョギングのような有酸素運動が多く、水泳や入浴、あるいはサウナ、性行為、飲酒といったことが誘因になることもある。

○小麦の場合の主要抗原はω-5グリアジンであり、これに対する特異的IgE抗体が検査で測定可能である。

発 アナフィラキシー

Food-dependent exercise-induced anaphylaxis

疑 い か た

─┤ 診断までの経緯 ├─

○「運動したらアナフィラキシーになりました」のように、単純に受診・診断に至ることは稀である。

○どちらかというと、繰り返すアナフィラキシー・原因不明のアナフィラキシーという触れ込みの流れで認識されることが多い。

○なぜ不明性が生じるかというと、述べたように、食物摂取単独ではアナフィラキシーにならないからである。つまり、患者としては小麦や甲殻類などについて「日頃あるいはかつて、ふつうに問題なく食べられているもの」という認識なのである。

○小麦や甲殻類などの摂取と、そこから2時間以内に運動や運動に類する行為をしていないかについて、両者に因果を思いつけるかが重要である。

○生じるアナフィラキシー自体は、他の原因のアナフィラキシーと特に変わりはない。

○病歴で疑い、診断する。ω-5グリアジンに対する特異IgE抗体を測定し診断の参考にする。

経過と治療

○この疾患の予後はよくわかっていない。

○アナフィラキシー自体に対しては、通常のアナフィラキシーと変わりのない治療をする。

○アナフィラキシー徴候が明らかなとき、経過から疑いが強い場合には、アドレナリンを筋注する。

○それに続いて慣習的に、抗ヒスタミン薬（d-クロルフェニラミンマレイン酸塩とファモチジン）およびグルココルチコイドを点滴投与する。

○患者や家族へ、疾病理解を促し、生活指導を行って、予防を身につけさせる。

○運動が予定されている場合は、その2時間前の間にアレルゲンの摂食を控えさせる。

○また、アレルゲン摂取の後の2時間は運動や入浴を避けることも同時に教える。

○アレルゲンの単独摂取は問題ないのであるから、いたずらに厳格な食物回避は指導するべきではない。それを摂取できなくなるわけではないことを明示的に伝える。

○間違っても「念のため避けてください」などのように曖昧に指導しない。小麦を生涯避けさせることの不利益・QOLのひどい

低下について、医師は想像し、しみじみ考えるべきである。

○医師の発言は重い。医師の保身で指導しない。

○アレルゲン摂取後に（時間をあけて）運動する場合も、軽い運動から始めさせる。運動が禁止であるわけではない。

○診断できたらエピペン®を処方する。

○関わる医療者は、治療者というより「コーチ」のスタンスで指導する。

○一般医師、学校・教育関係者、スポーツ関係者などへの認知も重要である。

――――― References ―――――

〈1〉相原雄幸. 食物依存性運動誘発アナフィラキシー. アレルギー 2007；56：451-6

4. 口腔アレルギー症

○食物摂取によって、口腔あるいは咽頭粘膜に現れる即時型アレルギーの一型である。

○口腔、咽頭、口唇粘膜の刺激感やかゆみであることが多い。

○重症度は軽重さまざまで、軽いものを含めれば日常診療でよく遭遇する。

○非常に安易に説明するならば、果物や野菜による食物アレルギーである。

○実際には現在、果物や野菜に含まれる抗原と花粉抗原との交差抗原性に基づくとされている。

○正確に言えば "pollen-food allergy syndrome（花粉–食物アレルギー症候群）" として整理されているも

候 群

のだが、1987年Amlotら[1]が提唱した概念名としての「口腔アレルギー症候群」の名称が慣用されている。

○本症の発症機序としては、まず花粉抗原によって感作が成立する。

○ふつうのアレルギー疾患では、次に同じ花粉抗原に曝露されることでアレルギー症状が生じるであろう。しかしこの疾患では、その花粉抗原に対して交差反応性を示す蛋白質抗原を含有した果物や野菜を経口摂取した際に、口腔粘膜に過敏反応が誘発されて症状が起こる。

○すなわち、感作が成立したときの抗原と、アレルゲンが曝露され症状が生じたときの

抗原が異なるのである。

○このことを特殊だと考えるより、食物アレルギーには「食物そのものによる経口感作によるもの」と「交差抗原の経鼻感作あるいは経皮感作によるもの」がある、のように感作の仕方に2パターンあると考えるのがよい。

○前者は、全身的な反応を生ずることが多いのでアナフィラキシーの要因と捉えられることが多い。後者がほぼ口腔アレルギー症候群のことである。

○花粉-食物アレルギー症候群としての本症の具体例として、「カバノキ科花粉(シラカンバ、ハンノキ、オオバヤシャブシ)」と「バラ科果物(リンゴ、モモ、サクランボ、洋ナシ、アンズなど)」との関連性が有名である。

○実際、モモやサクランボ、リンゴなどを食べた後に口や耳が痒い、口唇の腫脹感を訴えて受診する人は多い。

○カバノキ科花粉と交差抗原性を持つ食物は、他に「カバノキ科のヘーゼルナッツ」「セリ科のセロリ、ニンジン、パセリ、ミツバ」「ナス科のジャガイモ」がある。

○パセリは、そんなの食べないと思っていてもパエリアにふんだんに入れられていたりする。セロリのガスパチョ（野菜入りの冷製スープ）は、セロリがミキサーで攪拌されて入っているので、セロリの形をしておらず気づきにくい。

○また、「イネ科花粉（オオアワガエリ、カモガヤ）」と「ウリ科果物（メロン、スイカなど）」、「キク科花粉（ブタクサ、ヨモギ）」と「セリ科野菜（セロリ、ニンジン、パセリ、ミツバ）」など他の花粉と果物・野菜の組み合わせの関連性も知られている。

○果物・野菜だけではなく、カバノキ科花粉と豆乳、ヨモギ科花粉とセリ科スパイス（クミン、コリアンダーなど）との関連も知られている。

○豆乳アレルギーは、豆乳だけでなく韓国料

理や焼肉屋で出てくるナムルに使われる大豆もやしの摂取でも生じる。他に枝豆、きな粉の摂取でも誘発されることがある。

○交差抗原の「経皮感作によるもの」の場合で有名なのが、ラテックス-フルーツ症候群である。

○ラテックスアレルギー患者が、交差抗原性のある食物を食べた際にアレルギー症状を引きこす症候群である。

○ラテックスアレルギーは、ゴム手袋をする医療従事者や清掃業の人が、含まれるラテックスに経皮感作して成立する。使用したコンドームがラテックス製だったりして、思わぬところで感作が成立していることもある。

○ラテックス-フルーツ症候群に関連性が高い食物は、アボカド、バナナ、キウイ、クリである。

疑　い　か　た

○述べたように、口腔、咽頭、口唇粘膜の刺激感やかゆみ・イ
　ガイガ感、あるいは腫脹感などにとどまる場合から、アナフ
　ィラキシーを起こす場合まで幅がある。粘膜を含めたアレル
　ギー症状全般で疑う。

○アレルゲンとなる食物摂取の数分以内あるいは数時間以内に
　発症するので、食物摂取の問診が重要（というかそれがすべて）
　である。

○上記で述べたように、形のある果物・野菜だけでなく、それ
　らの調理したもの、スパイスなどに含まれていることがあり、
　問診はしばしばかなり詳細な聴取となる。

○職業歴なども含めて聞く。また、当日の行動全般を言わせる
　などしてようやく思い出してくれる食物摂取歴がある。

○食事歴を聴くと、本当に「食事」の内容だけ回答し、間食（お
　やつ）はノーカウントにして申告しない者も多い。「食事」歴
　ではなく、口に入れた物全般を聴取する。

○疑わしい食物をこちらが指摘しても患者は「以前は食べれ
　た」などと主張する者が多いが、現実的には、アレルゲンと
　なる食物の摂取量や摂取速度、またその日の体調や交差抗原
　となる花粉症のその時点での程度などにも左右されて、患者
　のそのときのアレルギー症状となっていると推測する。

○患者の主張を退けて病歴を聴取し、原因食物を突き止め確定
　する強引さもときに必要になる。

経 過 と 治 療

○抗原の回避が基本である。

○アナフィラキシーを反復する、その都度アナフィラキシーショックに至るなど食物摂取後のアレルギー発現時の症状が重ければ重いほど、専門機関に紹介する。

○特にカバノキ科花粉と豆乳のアレルギーでは、症状が強い場合が多い。

○豆乳アレルギーでは、厳格な食事指導を要する場合が多いため、やはり専門医に紹介する。

○日頃少量のサクランボならふつうに食べられていた人が、サクランボ狩りに行って一気に大量のサクランボを食べたことで生じる、ある意味で軽症の口腔アレルギー症候群もある。

○「楽しくて調子に乗って一気にめっちゃ食べませんでしたか？」などと聞くと、大概白状する。

○この場合は、そのような食べ方を控えるようにすればおそらくよく、完全な回避を指導しなくてよいと思われる。

○クリは、天津甘栗を一人で一袋食べ切ってしまうなど一気に食べてしまうことがある食材である。おせち用の栗きんとんを味見しながら仕込んでいたら結局なんだかんだでたくさん食べてしまった、ということもあるので注意したい。

○スイーツフェアとかケーキ食べ放題の場で、（クリを使った日本式の）モンブランをたくさん食べた後なども一気に大量摂取する状況として注意が必要である。そもそもケーキは食べ放題で食べるものではない。

○アレルギーの程度にもよるが、未来永劫クリを食べられなくなるわけではない場合が多い。

○ただ制限させるのではなく、「適切な」回避方法を教える。

○察しの良い患者であれば、その食べ物がダメなのではなく、自分のそういう食べ方がダメだったと気づいてくれる。

── **References** ──

〈1〉M Egger et al. Pollen-food syndromes associated with weed pollinosis：an update from the molecular point of view．Allergy 2006；61：461-76

〈2〉丸山 尊．知っておきたい！意外なアレルギー疾患 口腔アレルギー症候群．総合診療 2022；32：455-8

アレルギー

5. 薬 疹 ── 典 型 ・ 一 般

○ 薬剤が原因となってさまざまな皮疹を生ずることを、臨床的に薬疹と呼ぶ。

○ 紅いまだらや盛り上がりのある皮疹が体や四肢に播種状に広がる発疹を呈するというのが薬疹の代表的な病型であり、また典型である。

○ ただし実際には薬疹にはいろいろな種類の皮膚症状がある。

○ 蕁麻疹や血管浮腫、アナフィラキシー、皮膚型の小血管炎、紅皮症、Stevens-Johnson症候群(SJS)／中毒性表皮壊死症(TEN)、多形滲出性紅斑、drug rash with eosinophilia and systemic symptoms(DRESS)、固定薬疹、光線過敏症、水疱形成するタイプ、膿疱を形成するタイプ〔その重症型は急性汎発性発疹性膿疱症(AGEP)と

呼ばれる〕など、多彩である。

○ 被疑薬は内科医自身が使う薬剤が多い（自分が処方した薬剤による薬疹であれば、気がつきやすく、対処もしやすい）。特に点滴抗菌薬の頻度が高い。種類ではペニシリン系やST合剤が多い。ふつうにセファロスポリン系でも起こる。

○ また、集計上はサルファ剤、アロプリノール、抗てんかん薬（ラモトリギン、カルバマゼピン、フェニトインが多い）で多いが、セレコキシブなどNSAIDの薬疹もたびたび遭遇する（これは当たり前で、カルバマゼピンとセレコキシブを定時内服させる機会が、今日どちらに多いか想像したらすぐわかる）。

○ ただし、理論上はどんな薬剤でも薬疹を起こし得る。本項執筆時、私自身が最近遭遇

した薬疹の原因薬剤はアメナメビルだった（私は薬疹を診断する側で、処方医は別の医師だった）。

○薬疹が多彩な皮膚症候をとることがあるといっても、9割強が紅斑丘疹型（※多形紅斑型はこれに含める）である。よくある皮疹パターンが、よく起こるというわけである。

○因果を調べ原因薬剤を突き止めるための確認作業と、皮疹が薬疹として矛盾しないか（＝ひと目見て他の疾患を疑うそれではないか）を検討することが、薬疹の診断に必要なことである。

○非典型でない限り、薬疹は内科医（担当医・処方医）が診断してよい。

疑いかた

診断までの経緯

○薬疹は薬剤の曝露で生ずるのを前提にしているので、薬剤の投与があれば理屈上何歳でも発症する。男女も関係ない。

○ほとんどの薬疹は急発症する。中には数日、あるいは1〜2週以上かけて緩徐に極期に至るような発症様式の薬疹もある。そのような薬疹は薬剤熱を伴うことが多い。

○典型的な薬疹では、皮疹は体幹から始まる。比較的広範囲で左右対称、性状は淡紅色〜紅色で斑状あるいは丘状である。この辺りは、定義ではなく雰囲気で捉える。

○新規発症の対称的な発疹は薬疹を考える。

○色調に関しては、ケースによっては地の皮膚の色調全体が紅色となってつまり紅皮症的となったり、斑状丘疹自体の色調が濃い紅色となったり、また麻疹かのように小紅斑どうしが融合し不整形の斑らの様相をつくったりすることもある。

○瘙痒があって、色調の濃い紅斑・丘疹が体幹や四肢にみられれば、ふつうは患者自身か家族、あるいは入院していれば看護師などが気づくだろう。

○ただ淡いと認識できなかったりするし、瘙痒がないことも稀ではない。

○典型的な薬疹では、皮疹を認識できた時点で、体幹から始まった紅斑がすでに四肢に遠位に向かって広がりかけていることが多い。

○首や顔面に向かって後から広がることもあるが、薬疹の全体像として皮疹が顔面から始まるということはない。一部、血管性浮腫の表現型となるタイプの薬疹では口唇や頸部から現れることもあるがこれは例外で、顔面（頬部）から現れる紅斑の患者では麻疹や風疹を疑う。

○一番典型的には、感染症で入院し抗菌薬（アンピリシリン／スルバクタム、ピペラシリン／タゾバクタム、セフトリアキソンなど）が開始され、感染症の具合が順調だった入院5日過ぎごろから、早ければ2〜3日前後くらいから薬疹を発症する。

○大抵、看護師が体幹の紅斑に気づいて発見される。

○皮疹を見たときのみたて（つまり病歴と視診）で薬疹であることに自信がなくとも、被疑薬中止後の「経過の良さ」で薬疹を確信することも多い。

○血液検査では、薬疹に特異的なマーカーはない。

○CRPは上昇してもいいし陰性でもよい。肝酵素上昇も、あってもなくてもいい。好酸球も上昇してもいいし、上昇がなくてもいい。

○血液検査を実施するとしたら、ウイルス抗体の検査であろう。薬疹の鑑別対象となりうる、麻疹ウイルスや風疹ウイルスの抗体などを調べたいときである。

○薬疹の診断は、臨床的に行う。そして薬疹の診断は皮膚科医が下すとは限らない。どちらかというと、担当医が下す。

○皮膚科医は、皮膚のパターン（薬疹で矛盾しないか）の判定と、薬疹以外の皮膚疾患の可能性を考えるという役割であって、つまりは脇役である。

経 過 と 治 療

∾∾∾ 経 過 ∾∾∾∾∾∾∾∾∾∾∾∾∾∾∾∾∾∾∾∾∾∾∾∾∾∾∾∾∾∾∾∾∾∾∾∾∾∾∾

○もし薬疹を認識できず原因薬剤を投与し続けた場合、皮疹は改善しないことがふつうである。

○どちらかというと遷延化・難治化に向かう。

○全例ではないが、発熱、肝障害、腎障害、骨髄障害といった全身症状・臓器障害に至ったり、重症型（粘膜病変や膿疱性病変を作るなど）へ進展したり、あるいは血管炎が合併したりすることす

らある。

○そのようになってしまえば、薬剤の中止のみでは改善されないこともある。

○薬疹が<u>医原性の病態</u>であることを忘れてはいけない。

○他方、早期に薬疹が認識されて薬剤の中止に至った場合の経過は良好である。日に日に良くなる。

~~~ 治 療 ~~~

○被疑薬・原因薬剤を中止することが1番の治療である。

○そのうえで、軽症の薬疹は無投薬・処置なしでも治る。

○典型薬疹という枠組みからみて、それよりはやや程度が重くみえるときはステロイドの全身投与がいるかもしれないと考える。

○そこまでだと思えなかったら、ストロング〜ベリーストロングタイプのステロイド外用薬を使用してもよい。1日1〜2回塗布すればよい。改善傾向となったら回数や量を減らし、大まかに漸減・中止とする。

○重症そうにみえる場合の臨床的なバリエーションは幅広く、ここで一様に述べることは難しい。

── References ──

〈1〉 RS Stern. Clinical practice. Exanthematous drug eruptions. N Engl J Med 2012；366：2492-501. PMID：22738099
〈2〉 藤山幹子. 最新の薬剤も含めた薬疹と鑑別診断. アレルギー 2021；70：80-5

6. 薬　　疹 ── 特　殊・重　症

問解の架々論

○薬疹という枠組みにおいて、「重症かどうか」の境界はグレーである。

○本項は、薬疹のうち重症と思える病型、あるいは定義によっては重症とはいえないまでも、典型薬疹とは臨床的なみたてやアプローチ、マネジメントが少し異なる病型について、オムニバス的にまとめた。

薬 剤 性 過 敏 症 症 候 群

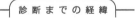

診断までの経緯

○Drug rash with eosinophilia and systemic symptoms（DRESS）という概念もあるが、これとほぼ同じである薬剤性過敏症症候群（Drug-induced hypersensitivity syndrome；DIHS）というのが日本で主に認識されている概念である。

○Japanese consensus groupが作成したDIHSの診断基準に

な　も　の

Drug eruptions

もあるが、DIHS は「HHV-6(human herpes virus 6)の再活性化」に伴った症候群であることがこれまでやたら注目されてきた。

○が、それはおそらくどうでもいいのだと思われる。

○症候群を成す内訳をまとめると、「発熱、皮疹、肝酵素上昇、リンパ節腫脹」であり、要するにウイルス感染症様の病像となる。

○EB ウイルスやサイトメガロウイルスの初感染との鑑別が問題になることが多い。

○他に、全身性エリテマトーデス、リンパ腫、成人スティル病、リケッチア症などが鑑別として挙げられる。

○DRESS には病名に「with eosinophilia」が含まれるが、好酸球はさほど上昇しないこともある。

○白血球数の読みを重視するかのような記述があるが、慣れないうちはあまりこれを重視しない。

○定義上は「原因薬剤」というものがあり、カルバマゼピン、ラモトリギン、フェノバルビタール、フェニトインが多い。

○他にはアロプリノール、抗菌薬、スルファサラジン、などもあり得る。

○原因薬剤開始後 2〜3 週以上経ってから斑状丘疹が出現することが特徴で、熱が先行して後から皮疹が出ることもある。

○また、原因薬剤を中止しても 2 週は症状が持続することがあり、さまざまな理由で「薬剤が原因である」ことが想起できないことすらある。

○最近ではラモトリギンが多い。ただこの薬は非常に良い薬で、てんかんの他に双極性障害などにも使われ、質の高い気分安定薬でもある。

○薬剤を中止してすぐ改善するようなケースを、DIHS とは呼ばない（DIHS と定義しない）。

○DIHS 特有の皮疹・皮膚所見があるわけではない。

○とはいえ、粘膜病変を呈することは多くないが、皮疹は広範で強い印象を持つ。紅皮症や、顔面にも紅斑が出現したり浮腫を伴ったりこともある。

○下肢では紫斑になることもある。

経 過 と 治 療

∞∞ 経 過 ∞∞∞∞∞∞∞∞∞∞∞∞∞∞∞∞∞∞∞∞∞∞∞∞∞∞∞∞∞∞∞

○皮疹という目に見える問題点が存在するので、あまり放置した場合の自然経過を見届けたことはなく、自然歴はわからない。常識的には被疑薬は継続の方針とならず、中止しているはずである。

○薬剤の中止で速やかには軽快に向かわないものを DIHS と呼ぶので、DIHS ではふつう介入（多くでステロイドの全身投与）が必要になるかもしれない、と考えておく。

○薬剤原性の過敏反応一般で、重症例では血球貪食症候群、急性肝炎／急性肝不全、重症薬疹への進展、などはあり得る。油断できない病態であると考えたい。

⟫⟫⟫ 治 療 ⟫⟫⟫⟫⟫⟫⟫⟫⟫⟫⟫⟫⟫⟫⟫⟫⟫⟫⟫⟫⟫⟫⟫⟫⟫⟫⟫⟫⟫⟫⟫⟫⟫⟫⟫⟫

○薬剤を中止する。

○経過が早くなく、臓器障害（血球貪食症候群的な血球異常、著しい肝炎など）には及んでいないようなときは、中止のみで経過をみることも多い。実際、軽症例ではそれでよい状況も多い。

○ただし、そうでないときや皮疹自体がひどくみえるようなときはステロイドの全身投与を考慮する。

○軽症にみえるため対症療法のみで様子をみていたが改善の兆しがないようなとき場合も、ステロイドを考慮するかもしれない。

○ひどい薬疹である、あるいはそれなりに重大そうな内科的コンディションである、などと感じたら、次のようなステロイド治療を行う。

○プレドニゾロン40mg分2（朝・夕）を1週間、プレドニゾロン30mg分2を1週間、プレドニゾロン20mg分2を1週間、プレドニゾロン10mg分2を1週間、プレドニゾロン5mg分1朝を1週間、などとし、やや長めの計画を立てる。

○ここでいうことではないが、DIHSという定義は、定義好きな人たちが「なんとなく」で考えることが苦手な人たちのために作ったような概念であり、この治療法は別にDIHSに特有の治療ではない。

○DIHSと「ひどめの薬疹」との間に、biologicalにはそこまで違いはない。

○目分量で、「DIHSというほどではないが、でもステロイド投与はしたい」というようなときにもこのレジメンを利用する。

○初期量40mg/日に量的な抵抗があるなら、全体を3/4くらいにダウンサイジングしてもよい。

SJS / TEN

○Stevens-Johnson syndrome/Toxic epidermal necrolysis（SJS/TEN）は重症で、経過が早く、強い全身症状も伴う重症薬疹の一病型である。

○初期には斑状丘疹から始まっても、進展するにつれ多形性紅斑とその広範化、表皮や粘膜の障害が進行し、水疱やびらんの形成など至る急性重症皮膚障害である。

○粘膜の罹患は、たとえば口唇・口腔に特徴的である。

○重度の滲出性・びらん性口唇炎が典型的で、文献3で参照できる。潰瘍部分に暗赤色〜黒色のカサブタができている。

○眼にも粘膜病変を生じうる。表皮は火傷をしたように剥離に至る。

○表皮壊死が体表全体の10%未満ならSJS、10%から30%であればSJS-TEN、30%以上でTENとする（図2）。表皮壊死の表面積で決まるスペクトラム症であって、SJSとTENは連続しているともいえる。

○皮疹はDIHS同様、薬剤曝露から4〜21日が多い。

○高熱、倦怠感などの全身症状を伴う。

○粘膜病変を反映して、口腔内の疼痛、嚥下時痛などを訴え、総じて食事や飲水摂取はままならなくなる。

○原因薬剤は、DIHSのそれと似ている。この意味で、DIHSとSJS/TENの違いは、程度の差であるともいえるため、診断を待って対応してはならず原因薬剤の一刻も早い中止とステロイド投与が重要となる。

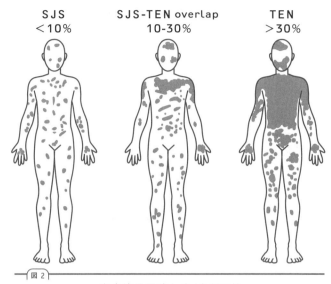

SJS
<10%

SJS-TEN overlap
10-30%

TEN
>30%

figure 2

表皮壊死面積とSJS/TEN

○カルバマゼピン、ラモトリギン、フェノバルビタール、フェニトインなどの抗てんかん薬、サルファ剤、アロプリノール、NSAIDなども原因となる。

○個人的には、ST合剤、スルファサラジンといったサルファ剤で多い印象がある。

○ST合剤は、尿路感染症、ノカルジア症、ニューモシスチス肺炎で、スルファサラジンは潰瘍性大腸炎や関節リウマチなどで用いられる。処方開始1〜2週くらいの段階での患者への注意喚起が重要で、もし発熱や皮疹が出現したらいったん中断させる。この確認を怠らないことが重要である。

○薬疹としては、初期から多い用量を処方するときに生じやすく、逆に少量から開始することで重症薬疹へ進展させずにマネジメントできる。

○SJS〜TENは本当に重症感がある。皮膚科と内科だけでなく、

場合によっては眼科医や集中治療医との連携が必要である。

○内科医が初療していたら、皮膚科へのコンサルテーションが必須であるが、そもそも一見して皮膚に問題があることがわかるので実際にはコンサルト上の悩みは生じないであろう。

経 過 と 治 療

∞∞ 経 過 ∞∞

○当たり前であるが TEN のほうが予後は悪く、20%の死亡率がある。

○薬剤性（医原性）で死亡するのはわりに合わず、発症・進行してから治療を頑張るのではやや遅い。

○内科医は、薬剤選択・処方・その後のフォロー・薬疹に対する初期対応などに与れるわけであり、この病態まで及ばせないことが期待される。

∞∞ 治 療 ∞∞

○輸液をはじめ、全身管理を行う。

○粘膜病変局所へのケアは当然として、効果や成績に議論の余地があるといっても、重症かつ炎症性の病態であるのでふつうの臨床医のセンスでは全身ステロイド投与を行うことになるだろう。

○免疫抑制剤投与、血漿交換、免疫グロブリン療法が行われることもある。

○集中治療医の応援を要する病態である。

急 性 汎 発 性 発 疹 性 膿 疱 症

○急性汎発性発疹性膿疱症（acute generalized exanthematous pustulosis；AGEP）は高熱を伴い、数時間のうちに無菌性で非毛嚢性の小膿疱が、紅斑あるいは紅皮症を伴った腫脹した皮膚を背景に出現する。

○皮膚の腫脹は顔に浮腫をきたすほどだが、粘膜病変をきたすことは稀である。

○原因薬剤が抗菌薬の場合、開始3日未満で発症する。その他の薬剤ではもっと遅い。

○皮疹の様子は、厚生労働省の「重篤副作用疾患別対応マニュアル 急性汎発性発疹性膿疱症」で閲覧できる。

○AGEP は最初ほぼ必ず、感染症であると誤認する。

○熱、血液検査での炎症反応、急性の経過からそう思うのも無理もない。

○トキシックショック症候群に似た病像となる。

○また、原因薬剤が抗菌薬である場合、実際に細菌感染症があってそれを加療しているうちに AGEP が重なる場合もあるだろう。

○皮膚所見だけみれば乾癬、特に汎発性膿疱性乾癬が鑑別対象となる。

○原因薬剤は、サプリメントや健康食品含めてどんなものでも起こりうると認識しておく。

◇◇◇◇ 経 過 ◇◇◇

○特に予後不良となる病態ではないが、現症が「薬剤で起きている」という認識がないと、遷延化あるいは再投与によって反復することになる。

◇◇◇◇ 治 療 ◇◇◇

○薬剤を中止する。

○ステロイドの全身投与は有効であり、DIHSに準じた内容でよいだろう。

特 殊 な 薬 疹

鑑 別 と 対 応

○免疫チェックポイント阻害薬でも薬疹が起こることがわかってきている。

○DPP-4阻害薬で、自己免疫性の水疱性の類天疱瘡を起こしうる。

○本当に抗BP180抗体が陽性となる自己免疫病態を誘導する。他病態の鑑別のため、ふつうは皮膚科医がまず診療したほうがよい。

○内科医はその薬剤の中止、他系統の薬剤への変更を行わねばならない。

○ミノサイクリンの使用によって、薬剤性ANCA関連血管炎を発症しうる。

○短期間の内服では生じない。数カ月あるいは数年間にわたって継続された場合であり、ざ瘡の治療で処方されることが多いだろう。

○下腿に紅斑、網状皮斑、皮下結節（硬結）を呈することが多く、これが「薬疹」というと微妙だが、一応薬剤性の皮膚障害のひとつである。

○ニコランジルを数年以上服用（発症までの平均内服期間：4年）すると、難治性口腔潰瘍を起こすことがある。

○10年以上のこともあり、つまり総投与量に依存するが、同剤の中止で改善する。

○粘膜のびらん性の潰瘍であり、舌や口唇に多く、非常に痛い。また口腔以外にも消化管、肛門、陰部周辺などにも起こしうる。

○このことを知っていることが重要といえる病態である。

References

〈1〉 RS Stern. Clinical practice. Exanthematous drug eruptions. N Engl J Med 2012；366：2492-501. PMID：22738099

〈2〉 SH Kardaun et al. RegiSCAR study group. Drug reaction with eosinophilia and systemic symptoms (DRESS)：an original multisystem adverse drug reaction. Results from the prospective RegiSCAR study. Br J Dermatol 2013；169：1071-80. PMID：23855313

〈3〉 D Creamer. U.K. guidelines for the management of Stevens-Johnson syndrome/toxic epidermal necrolysis in adults 2016. Br J Dermatol 2016；174：1194-227. PMID：27317286

〈4〉 KS Houschyar. Stevens-Johnson syndrome and toxic epidermal necrolysis：a 10-year experience in a burns unit. J Wound Care 2021；30：492-6. PMID：34121430

〈5〉 藤山幹子. 最新の薬剤も含めた薬疹と鑑別診断. アレルギー 2021；70：80-5

7. アレルギー性鼻炎

理解の架け橋

○ アレルギー性鼻炎は、吸入する抗原の曝露によって発症し、鼻部の不快・瘙痒感、頻回のくしゃみ、漿液性鼻汁を主徴とする。

○ 花粉症の括りで捉えた場合は、これに眼の痒み・結膜炎、顔を中心とした皮膚の瘙痒・皮膚炎なども加わる。

○ 抗原の種類を把握するための分類として、通年性と季節性がある。

○ 通年性は、ハウスダスト、ダニ（死骸含む）、真菌、ゴキブリなどが原因抗原になっていることが多い。

○ 季節性は、「春の樹木と秋の草木」の花粉がほぼ原因抗原で、その植物種としては1～4月のスギ、3～6月のヒノキといった樹木、夏～

秋のイネ科、初夏〜秋のカモガヤ、夏〜秋のブタクサ・ヨモギといった草木が主流である。

○疫学や頻度は、もうとにかく多いとしか言いようがない。

○気管支喘息との関連、併存も深い。鼻炎を治療することで喘息や慢性咳嗽が安定することも多い。

○非アレルギー性鼻炎という概念もある。花粉症の特徴である、鼻部・眼部の瘙痒感やくしゃみの連発を欠くことでおおむね区別できる。

○おおむねと述べたのは、病態が混在していることも臨床的に感じられることが多いか

らである。

○非アレルギー性鼻炎で多いのは、気候や気温の変化（寒冷刺激など）や、刺激のある臭気、飲酒などによって鼻汁や鼻閉が増悪する、血管運動性の鼻炎である。

○アレルギー性鼻炎は、アレルギー疾患のスペクトラムとして考えられ、アレルギー疾患の既往歴や家族歴を保有していることが多い。

○住居環境、生活歴、転居歴、平素の行動歴など、診断のための症候的な問診のみで終わらせず、包括的な病歴聴取が（特に治療において）肝要な病態である。

疑　い　か　た

○診断はほぼ病歴聴取でなされる。

○核となるのは、鼻部の痒み・くしゃみ・漿液性鼻汁である。

○痒みは、鼻だけでなく、眼や眼周囲・頬部の皮膚にも伴い、総じて非常に不快であることを聴取する。

○くしゃみは通常連発する。1～3回程度の連発であれば誰かが噂話をしている可能性が否定できないが、アレルギー性鼻炎とりわけ花粉症であれば5、6回以上連発することはふつうである。

○季節性の場合、症状が発症した時期（季節）の確認は診断に重要だが、ふつうに診療していれば同様の症状の患者が同時期に多発するのですぐわかるはずである。万一すぐわからなければ、同僚医師に尋ねてみる。

○通年性のアレルギー性鼻炎の患者では、常識的にもそうだが、ふつう花粉アレルギー（季節性）も併存している。病型分類にこだわらず、常に「いま、主な抗原は何か」という想定をしながら問診を進める。

○血液検査（RAST）は、アレルゲン同定への患者側からの期待もあって実施したくなるが、検査前にほぼあたりがついていてそれを確かめる目的で実施することを強く勧める。

○やむなく実施する場合、「臨床と一致しない陽性結果」を得た場合にそれを偽陽性とみなすことがふつうであることを、実施前に患者と共有すべきである。

経 過 と 治 療

〰 経　過 〰〰〰〰〰〰〰〰〰〰〰〰〰〰〰〰〰〰〰〰〰〰〰〰〰〰〰〰〰〰〰〰〰〰

○季節性アレルギー性鼻炎に関しては、抗原の回避による症状改善が見込める。

○たとえば、ひどいスギ花粉症で悩んでいた八王子（東京都）在住だった患者が、北海道に転居するとスギ花粉飛散の時期にアレルギー性鼻炎を発症しなくなった、といったことは経験される。

○しかしながら、そこからシラカバという新たな抗原の曝露が開始されると、転居初年度は症状が乏しいことが多いが、翌年以降からシラカバの花粉症が有症化してくる、といったことが大いにあり得る。

○つまり、ひとつの樹木・草木を抗原とした花粉症を発症していた場合、仮にその抗原を回避したとしても、別の樹木・草木の花粉曝露で花粉症を再び発症してしまうことが多いのである。

〰 非 薬 物 療 法 〰〰〰〰〰〰〰〰〰〰〰〰〰〰〰〰〰〰〰〰〰〰〰〰〰〰〰〰〰

○抗原の回避が優先される。

○この場合、完全な回避とまでいかずとも、「少しでも減らす」という量的に低減させるような回避でも十分有効である。

○花粉の場合は、マスク・ゴーグルのように自分への装備を意識するより、そもそも日中に屋外に出るのをなるべく控える、あるいは窓を開けっぱなしにした部屋で過ごさない、など「大気（屋外の広々とした空気）の曝露」を控えるようにする。

○日中外出した場合は、帰宅したら花粉の付着した顔を洗顔する、花粉の付着した衣服を脱ぐ、などずっと“帯同”していた花粉を除去するよう助言する。できればシャワーを浴びて別の衣服

に着替える。

〇同じ理屈で、洗顔や入浴に用いるタオルや着用する衣服などを洗濯した際に、それらを日中屋外で干さず部屋干しを推奨する。枕カバーや布団カバー、シーツといった寝具に用いる物についても同様である。

〇通年性への対処は難しい。個別の対応が望まれるからである。

〇家屋の状況を確認したり具体的な対処法を考案したりするのは、やや専門性が高い。もし可能であれば、アレルギー診療に十分な経験のあるアレルギー専門医に診察を依頼したい。

∞∞ 薬 物 治 療 ∞∞∞∞∞∞∞∞∞∞∞∞∞∞∞∞∞∞∞∞∞∞∞∞

〇経口抗アレルギー薬が基本となる。

〇経口抗アレルギー薬の「強さ・弱さ」論争には加入したくないので、ここでは根拠のない私見を述べるにとどめるが、臨床経験を通じての試行錯誤であり、あながち無根拠でもない。

〇セチリジン20㎎が一番強く、ロラタジン10㎎が一番弱く、これらはともに眠前内服である。

〇つらさをそれなりに訴えている患者への初手はレボセチリジン5㎎、あるいはビラスチン、フェキソフェナジン、エピナスチンあたりから始めることが多い。

〇これでいまいちだと感じたら、レボセチリジン10㎎、セチリジン10㎎などとしたりするが、眠気、ふらつき、能率低下、口渇などの副作用が強く出る場合はロラタジン10㎎などへ変更して試す。

〇経口抗アレルギー薬が忍容できない場合は、抗原回避の徹底と点鼻薬を中心とした治療に切り替える。

〇点鼻薬は、抗ヒスタミン薬、肥満細胞脱顆粒抑制薬、ステロ

イド薬がある。

○肥満細胞脱顆粒抑制薬であるクロモグリク酸ナトリウム点鼻薬は、現在販売中止となっているのでこれ以外について述べる。

○抗ヒスタミン点鼻薬は、経口抗アレルギー薬が忍容できない場合は代替に値する。経口よりは副作用は少ない。もちろん経口薬に併用してもよい。

○抗ヒスタミン点鼻薬は後述するステロイド点鼻薬よりもずっと弱い薬だと認識されてしまっている。しかし実際には適切な使用法をしていないために効果がないとみなされてしまっている。

○経口抗アレルギー薬でもそうだが、基本的に抗ヒスタミン薬は頓用にはあまり向かない。きちんと定期的に毎日決められた回数をやり切ることが薬効を発揮させるために重要である。

○たとえばレボカバスチン点鼻は「各鼻腔に1回あたり2噴霧点鼻、1日4回」という用法になっており、この通りやるべきである。

○抗ヒスタミン点鼻薬に、増悪してしまった鼻炎症状をすぐに大いに改善させる効果は十分備えていない。そもそもは増悪を予防する治療という位置付けである。

○用法の指導については、たとえば「朝起床後（外出前）に1回、昼に1回、帰宅前に1回、眠前に1回、で4回ちゃんと点鼻しましょう。右左2回ずつ点鼻するんですよ」などと助言する。

○（症状が穏やかであっても）用法通りの点鼻をやり切ることを徹底させることでアレルギー症状の増悪を予防する。

○もし抗ヒスタミン点鼻薬単独で症状改善が十分ではなかったとしても、病態を少しでも低減できれば、高用量の経口薬を要さないなどの状態を作ることができる（治療の単純化につながる）。

○点鼻ステロイド薬は非常に優れている。効果も安全性も高い。すでに増悪しひどい症状となってしまった患者には、経口抗アレルギー薬とともに初手から使用してよい。

○症状が落ちついた場合、点鼻ステロイド薬を頓用という位置付けに治療強度をクラスダウンすることもできる。

○また、中等度以上に症状が強いが経口抗アレルギー薬が副作用で認容できないような場合には、点鼻ステロイド薬は治療の中核となる。もちろん点鼻ステロイド薬に抗ヒスタミン点鼻薬を併用してもよい。

○ロイコトリエン受容体拮抗薬は、本来は気管支喘息の治療薬であり下気道粘膜の過敏に奏効するイメージだが、one airway disease の原則はここでも通用し、アレルギー性鼻炎の鼻閉症状に奏効することが経験される。

○アレルギー性鼻炎を診ていて、咳を伴っている場合には躊躇わず追加することが個人的には多い。

◇◇◇◇ **フォロー** ◇◇

○原則としてステップダウン方式がよく、まず十分な治療で症状を低減し、そこから治療薬を減量・減薬していく方針とする。

○原因抗原別に治療計画（特に開始と終わり）を立てる。季節性ならば、増悪・寛解する時期を考慮し、治療をやめられることを想定しておく。

○季節性の場合、治療の中止よりも開始のタイミングが重要である。

○ある季節の花粉飛散が終息し一度治療が終わった後に、次の花粉飛散シーズンの備えについて患者と話し合うべきである。

○次の花粉飛散時期を予測し、そしてそれに応じて花粉曝露が本格化する前に受診を勧奨する。

○花粉飛散量が多くなって症状が増悪してしまう前に治療開始を検討するには、こうした受診指導が重要になってくる。

右側余白：
アレルギー

10

自己免疫・炎症性疾患

1. 関節リウマチ

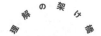
理解の架け橋

○関節リウマチは関節滑膜を病変の主座とする、自己免疫性・炎症性疾患である。

○罹患関節は大・小の関節であり、そして対称性であることが特徴である。

○男女比は1：3で女性に多く、発症年齢は女性で30〜50代（35〜55歳）、男性はおよそ40〜60歳にピークがある。

○日本での有病率は0.5％前後であり、150〜200人に1人くらい。かなり頻度の多い疾患であるという理解でよい。

○手・手指そして足趾の罹患（炎症を起こして腫れること）は、本症を象徴しているといえる。

○その関節を書き下せば、PIP関節（近位指節間関節）

とMP関節（中手指節関節）と手関節、そしてMTP関節（中足趾節関節）である。

○そしてこれらの関節は、関節リウマチの初期症状になりやすい。言い換えれば、中等度進行したリウマチではこれら末梢の小関節の腫脹・疼痛が揃っていることになるため、どの病期であろうとリウマチ患者で注目すべき部位といえる。

○関節リウマチに特有な現象として「骨びらん」がある。これは、X線写真で確認され、あれば強い診断の根拠となる。

○関節外症状が知られており、呼吸器系が多く間質性肺炎・器質化肺炎・胸膜炎は有名かつコモンである。他に、強膜炎などがある。

○逆にこれらをみたら、関節症状に先行する症候として認識し、（関節症状が仮になくとも）リウマチを考えてもいい。肺病変が先行することがある。

○関節リウマチは、慢性経過をとる疾患イメージとは裏腹に、発症最初の数年（実に2〜3年など）で相対的に急速に進行し、後の経過はゆっくり進行する。

○そこで、リウマチは診断がつけばすぐ治療を始めることになっているし、また初期から妥協せずに完全に炎症／病勢を鎮静させるべきということになっている。

○「診断・即治療」とし、比較的妥協せずに初期であろうと抑え込むという方針が是とされていることを再認識しておく。

疑 い か た

○末梢関節群のうち1箇所でも腫脹があればそれだけで疑う。

○もちろん、両側にまたがる、上下肢（手足）にまたがる、複数
関節にわたる、などがあればより疑う。

○たとえば発症2週間で診断はできない。急性経過ならリウマ
チに思えてもすぐに診断せず、パルボウイルス感染症や肝炎
ウイルスによる急性感染症などを考慮する。当然、初期検査
にこれらを含めるべきである。

○稀だが、チクングニア感染症は関節リウマチにそっくりとな
ることがある。アフリカ、東南アジア、南アジアなどの渡航
歴ないかを確認する（なければただちに否定的である）。

○本症の場合実際には初診時に発症6週間未満であることは多
くなく、有症化からの経過が長い場合にはリウマチ性疾患が
鑑別対象となりやすい。

○たとえば変形性関節症、乾癬性関節炎、全身性エリテマトー
デス、炎症性腸疾患に伴う関節症、慢性多発性痛風性関節炎、
多発筋炎、脊椎関節炎、筋膜炎などである。

○関節リウマチかどうか診断する際には、まず腫れているとこ
ろを探し、そこを触診して圧痛の有無を確かめる。罹患関節
の分布を知る。

○次に血液検査とX線撮影を行う。血液検査では、CRP、血沈、
リウマチ因子、抗CCP抗体を必ず測定する。

○関節リウマチを疑って測定した抗CCP抗体が陽性ならば、限
りなく関節リウマチが疑わしい。しかし乾癬性関節炎などで

も陽性になり得るため注意する。

○CRPが高いのは炎症の度合いを表すが、高齢発症例では滑膜腫脹よりも炎症が前景に立ちやすい。また、血沈の亢進の程度は炎症の持続の長さを表している。

○リウマチ因子だけが高いときは、病態の鑑別は十分慎重になるべきである。抗CCP抗体よりもずっと偽陽性が多い。

○リウマチの初期にX線変化が出やすいのは、手の第2、3MP関節の掌側、足の第4、5MTP関節の底側とされるため、手は正面・斜位、足は正面・側面を撮影しそれらの部位に注目して骨びらんの有無を中心に読影するとよい[1]。

○X線の読影は、基本的には腫脹している関節の関節裂隙に注目する。骨性強直や強い変形はともかく、裂隙の狭小化は見て取りやすい。

○特異度が高いとされる「erosion（骨びらん）」は、骨侵蝕像ともいい、まさに"虫食い"様となる。ただの軟骨の減少や骨萎縮を骨びらんと読まないようにする。

○関節リウマチでは膝関節や股関節も罹患しうるが、関節の圧痛などの診察所見やX線上の変形があっても、小関節よりもこの部位の罹患は特異性が乏しい。

○たとえば膝の一側の単関節腫脹を、リウマチかもしれないと即断しない。感染症（化膿性関節炎や菌血症）や結晶性関節炎など、リウマチ以外から考える。

○リウマチを疑うが、X線写真で所見が乏しい、あるいはない場合には、エコーやMRIなど別のモダリティを試す。

○しかし、それらの追加モダリティがなくとも病歴、身体診察、血液検査、他疾患の除外などによって臨床診断が可能なことが多い（実施できるなら、有用である）。

高齢者（目安として60歳より上）の場合

○高齢発症関節リウマチとして別途理解するほうが臨床的である。

○滑膜腫脹よりも、慢性炎症や時に不明熱の精査として紛れることもあり、抗CCP抗体陰性のケースでは診断自体が錯綜することがある。

○菌血症を必ず除外する。要するに血液培養を採る。

○また、リウマチ性多発筋痛症（PMR）と特に発症時の様相が酷似することがあり、発症時は臨床的に両者が区別不可能であることも多い。つまり、肩の罹患が多い。

○一方PMRでは、炎症の主座は滑膜ではなく、肩峰下滑液包、三角筋下滑液包、腰椎棘突起、腸恥滑液包、大転子滑液包、坐骨結節滑液包とされ、「胴体の関節」の罹患が多い。

○高齢発症例で発症のしかたがPMR様であっても、手関節や手指の罹患があれば関節リウマチを疑う。

○PMRと紛らわしい理由のひとつに、PMR同様少量のプレドニゾロンが、多少は担当医に著効感を感じさせる点がある。

経過と治療

∞∞∞ 経過 ∞∞∞

○何もしない自然経過をみた調査はあまりなく、実はよく知られていない。

○70％が「治らず持続」、10％が「どんどん罹患関節数も破壊の程度も進んでいく」、そして意外にも20％くらいが1〜2年のうちに寛解する。1年もかからず寛解することもある。

○進行性の関節破壊に向かうかどうかの予測は実は難しく、診断時の抗CCP抗体の力価や身体・画像所見の強さなどで決めていくことになるだろうが、実際には丁寧にみていくことでその時々で必要かつ十分の強さの治療を提供することを心がける。

◇◇◇◇ 治 療 ◇◇◇

○治療薬の進歩により、内科疾患の傾向を帯びてきた疾患である。以下、薬物治療の幹の部分のみ記述する。

○まず年齢によらず、メトトレキサートの適応を考える。逆にメトトレキサートをためらう・避ける状況は、認知症があるなど患者背景的に「週1日だけ服用する」ということが困難な場合、腎機能が悪い場合、肺機能の予備能が少ない場合である。

○副作用は、頭痛・倦怠感・嘔気、トランスアミナーゼ上昇、血球減少などがある。

○ざっと高齢者では6mg/週、それ以外では8mg/週から開始し、適切な効果が得られるまでゆっくり漸増する。週に1日服用する方法が確立されており、言い方を変えれば「6日間の休薬をおく」方法である。

○メトトレキサートをためらう場合の選択肢は、サラゾスルファピリジンである。薬疹の頻度がやや高い、遅効性である、ノンレスポンダーがある、錠剤が大きい、などのデメリットはあるものの、とにかく無難に治療を始めたいときに向いている。

○薬疹は服用開始5〜10日ほどで出現することが多く、熱のみで始まることもある。処方時にそれを説明し、出現したら患者自身で中止させる。

○少量（250mg〜500mg/日）から始める。

○診断初期に強い炎症（滑膜炎が強い、CRPが顕著に高いなど）があるときに、これらの抗リウマチ薬が効果が出るまでの間、"つな

ぎ"として副腎皮質ステロイドを用いてもよい。

○そのときはプレドニゾロン10〜20mgを分1〜2で服用させる
　が、たとえば3週間で漸減中止（15mgを1週間、10mgを1週間、
　5mgを1週間など）の方針をはじめから決めておくとよい。

○このとき、同時に抗リウマチ薬がしっかりと併用して使われ
　ているべきで、ステロイド単独の治療は想定されない（あくま
　で抗リウマチ薬がメインである）。

○生物学的製剤の適応や選択については、リウマチ専門医の下
　で検討されるべきだが、目安としてこれらメトトレキサー
　ト・サラゾスルファピリジン、そしてあくまで一時的な抗炎
　症薬・対症薬としてのステロイドを用いても十分な効果が得
　られなかったとき、である。

○その指標というのはあるようでなく、患者に聞いてみる（十分
　よくなっているかどうか）。

○初回治療時の専門医へのコンサルトは、あまり躊躇わなくて
　よい。

フォロー

○リウマチ患者は原則、定期受診をすべきである。その間隔は病
　状次第で、一般内科医が外来管理をするとしても、3〜6カ月
　に一度はリウマチ専門医に診察を依頼する、診療内容を監修
　してもらうなど、治療プランニングを適時修正すべきである。

○治らなくてもしょうがない、変形するのは仕方がない、とい
　う疾患ではもはやない。リウマチ患者を「ぱっと見ふつうの
　人」にするための治療を提供する時代となった。

References

〈1〉上野征夫. リウマチ病診療ビジュアルテキスト 第3版. 医学書院、2022
〈2〉AM Wasserman. Diagnosis and management of rheumatoid arthritis. Am Fam Physician
　　2011；84：1245-52. PMID：22150658

炎症性疾患

2. リウマチ性多発筋

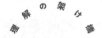

○ リウマチ性多発筋痛症（polymyalgia rheumatica；PMR）は約70歳以上の高齢者に起こる疾病だと考えておくべきである。

○ 比較的突然の、首を含む肩周辺の痛みで発症し、特に朝の起き上がり困難が顕著かつ特徴的である。

○ 血液検査では CRP の上昇、血沈の著明亢進、低アルブミン血症、貧血、血小板増多などの、いわゆる慢性炎症パターンを呈する。

○ 炎症の主座は、「肩峰下滑液包」「三角筋下滑液包」「腰椎棘突起」「腸恥滑液包」「大転子滑液包」「坐骨結節滑液包」であることが FDG-PET/CT を用いた検討で分かったが[1]、一般的な理解に至っていない。

痛症

○この部位たちの炎症を反映して、首・肩周辺のこわばりと痛みとそれに伴う両上肢の挙上困難、下肢帯のこわばりと痛み、を生じこれらがPMRの主徴となる。

○つまり、肢帯 (limb-girdle) の炎症性疼痛がPMRの本態といえる。

○診断は臨床的に行われるが、かなり幅広い疾患に擬態するため、鑑別診断が重要である。

○プレドニゾロン15mg/日のような少量ステロイド内服に速やかに反応し、症状や血液検査異常が改善することもって診断の一助とするが、このことが必ずしも疾患特異的だというわけではない。

疑 い か た

○年齢はきわめて重要で、50歳未満といった「中年患者以下の
PMR疑い」はPMRとしない。実際PMRは80歳台の患者は多い。

○はっきりと「高齢者の疾患」と前もって認識しておくことが大
事で、たとえば40代の患者に（いくら基準を満たしそうであって
も）PMRの診断を下さないという強い意志を持っておくことが
必要である。

○すでに述べたように、比較的突然の首・肩周辺の痛み、朝の起
き上がり困難で発症する。

○「比較的突然」とは患者自身が日付を特定できるレベルであって、
たとえば「1月12日の朝からです」のような時間単位である。

○両上肢の挙上がすんなりできる、あるいは朝に難儀せずに起床
できるような場合は、それはPMRではない。

○血液検査はおそらくやることになるが、主訴から入る場合には
それは「具合の悪い高齢者」をみるからであり、出てくる採血
結果は顕著な炎症反応であってPMRを予想していないとふつう
戸惑う。

○この戸惑いがPMRの診断を遅らせることはあるが、まずは（感
染性心内膜炎含む）菌血症、転移性骨腫瘍、多発性骨髄腫などを
検討するほうが健全であるのでそこまでの悪影響はない（ただ
しPMRは症状がつらい）。

○（MRIやエコーではなく）FDG-PET/CTによる"構造-機能対比画
像"により、PMRの炎症部位が「肩峰下滑液包」「三角筋下滑液
包」「腰椎棘突起」「腸恥滑液包」「大転子滑液包」「坐骨結節滑液

包」であるとわかった。

○PMRは炎症性疾患ではあるが、"全身"炎症というより、実は上記の部位におけるmultifocalな局所炎症であることがわかったのである。

○「首・肩・上腕のあたり」「腰・股関節・大腿のあたり」の大まかに2領域を柔道の寝技のように"押さえ込まれて"いるため、起き上がろうと力むと疼痛が発動し「起き上がれない」という表現になる。

○ここまでの様相と、血液検査上の慢性炎症がわかれば、PMRを強く疑う。

○除外診断は、こだわると精密検査群が患者にとって重荷となって苦痛を増強することもある。よって、「菌血症だけ否定する」は実用的な鑑別手順となる。

○菌血症さえ否定されていれば、うっかりステロイドが投入されていても、診断の修正はしやすい。

○プレドニゾロン15mg/日の連日内服によって、1週以内に著明に症状が改善することをもってPMRの暫定診断とする。

○PMRの診断プロセスで、確認することになるであろう血液関連検査を示す。

PMRを診断するための血液検査

- 血算＋白血球分画
- 血沈1時間値
- Alb、AST、ALT、LDH、ALP、γGTP、BUN、Cr、Na、K、Ca、CRP
- MPO-ANCA
- 血液培養

身 体 診 察

○まず両上肢を自分で挙上させる（バンザイをしてもらう）。これで
スッと上がればPMRは否定的。ゆっくり頼りなく、痛そうにし
て途中までしか上がらない場合はPMRらしい。

○これは「肩峰下滑液包」「三角筋下滑液包」の炎症の有無をみて
いる。

○頸動脈を聴診・触診し、雑音や圧痛がないかどうかをみる。あ
れば大型血管炎（大動脈炎）かもしれない。

○手指・手関節や足関節など、遠位あるいは小関節を診察して何
らかの異常所見があればPMRらしさを下げる。

○著明な関節の疼痛や関節周辺の発赤を伴う場合には、PMRの可
能性が下がり、関節穿刺や血液培養を優先する。

○心臓を聴診し、はっきりとした雑音（逆流性雑音）を聴取すれば、
感染性心内膜炎を起こす素地となる構造異常があるかもしれな
いと考え、血液培養を優先する。

○「腸恥滑液包」「大転子滑液包」「坐骨結節滑液包」の炎症をみる
ためには、患者の両側の大転子部を検者が両手掌で内側にギュ
ッとおさえ込んでみる（座位のままでも実施できる）。これで圧痛
を言えば下肢帯の痛み（girdle pain）があるとみなす。

本 当 に 問 題 に な る 鑑 別 疾 患

○**菌血症／感染性心内膜炎**：PMRに擬態することが本当にある。
PMRらしく思えたケース全例に血液培養を実施する。

○**高齢発症関節炎**：上記のように、いくら病初期にPMRと思えて
もステロイド減量途中でCRP等が再燃しやすいものは、高齢発
症関節炎〔いわゆる高齢発症関節リウマチ（elderly onset
rheumatoid arthritis；EORA）〕へ診断を修正してマネジメント

していくのが無難かもしれない。

○**多発性骨髄腫**：稀な疾患だが、高齢・血沈の亢進（その本態は免疫グロブリンの上昇）・疼痛、などの組み合わせが PMR に擬態する。ただし骨髄腫は原則炎症病態ではない。

○**転移性骨腫瘍**：具合の悪い、全身が痛い高齢者ではいつでもまずは悪性腫瘍を疑うが、このような患者の初回精査でいきなり全身転移の著しいがんであることはある。もし PMR だと思ってしまいステロイドを誤って投与しても緩和的に働くので支障はないが、PMR の診断の前に極力体幹の CT をとっておきたいのは一般的な悪性精査のためである。

○**顕微鏡的多発血管炎**：高齢・慢性炎症・筋痛、といった病像は PMR に擬態する。たとえば顕微鏡的多発血管炎では「腓腹部の筋痛」を言うことがある一方、PMR ではこの部位は痛くならないため鑑別点となる。また、高齢・慢性炎症の患者が PMR にもし見えても、間質性肺炎や腎炎を呈する場合には PMR ではなく顕微鏡的多発血管炎を疑う。

経 過 と 治 療

∞∞ 治 療 ∞∞

○以下に処方例を示す（3 mg/日となるまで）。

PMRの治療

最初の2週間
プレドニゾロン　朝 10 mg、夕 5 mg

以後2週間ごとに
プレドニゾロン　朝 7.5 mg、夕 5 mg
プレドニゾロン　朝 6 mg、夕 5 mg
プレドニゾロン　朝 5 mg、夕 5 mg

	以後約4週ごとに
	プレドニゾロン 朝5mg、夕4mg
	プレドニゾロン 朝5mg、夕3mg
	……
	プレドニゾロン 朝6mg、夕1mg
	プレドニゾロン 朝5mg
	プレドニゾロン 朝4mg
	プレドニゾロン 朝3mg

○高齢かつステロイド治療が長期に及ぶため、原則骨粗鬆症があるとして治療介入する。

〰〰 経過とフォロー 〰〰〰〰〰〰〰〰〰〰〰〰〰〰〰〰〰〰〰〰〰〰

○PMRは原則、無治療では自然治癒はしない。

○ただしどんどん際限なく悪化することはなく、臓器障害も起こさない。

○ステロイド治療が奏効すれば、数日〜1週以内で症状は顕著に改善する。2週間もすれば「ほとんど良い」に近いくらいまで良くなる。

○PMR患者ではふつう、ステロイド治療による劇的な改善を心から実感する。

○したがって、PMRだと思って治療を始め、2〜3週たってもCRP上昇が残ったり、症状の改善が思わしくないことを患者自身が言うようなときには、診断を修正するようにする。

○発症時にPMRに酷似し（というかPMRそのものだと考えられて）、初期ステロイドにも著明に反応するも減量過程で（特に10mg/日前後になって）CRPが軽微〜軽度上昇するケースでは、PMRとみな

さず診断を見直したうえでメトトレキサートやタクロリムスのような抗リウマチ薬の導入を積極検討するようにしている。

○私は「PMRは再発が多いのはよく知られているので、再発したらまたステロイドを再増量する」という方針を極力採らないようにしている。

○全然再発せず、順風満帆にステロイドを（中止するまでほぼ危なげなく）減量でき、再燃が杞憂に終わるかのように中止できるものをPMRとみなすようにしている（順調に減量できるものをPMRと確定診断している）。

○CRPが上がるなど再燃の気配がしたときなどに、ステロイドをsparingする薬を高齢であっても導入することで、（再増量・頻回増量することなく）順調にステロイドを減量できる。かえって積算のステロイドを減らせてむしろ安全であると思う。

○このようにPMRの治療経過ではしばしば、「高齢発症関節炎」に診断を変更することが起きうる。よって初期のPMRのみたては、いつも暫定診断となる。

References

〈1〉 H Yamashita et al. Whole-body fluorodeoxyglucose positron emission tomography/ computed tomography in patients with active polymyalgia rheumatica：evidence for distinctive bursitis and large-vessel vasculitis. Mod Rheumatol 2012；22：705-11. PMID：22205118

〈2〉 山下裕之. リウマチ性多発筋痛症における FDG-PET/CT による画像診断の有用性と他の類似疾患との鑑別. 臨床リウマチ 2014；26：216-23

〈3〉 B Dasgupta et al. BSR and BHPR Standards, Guidelines and Audit Working Group. BSR and BHPR guidelines for the management of polymyalgia rheumatica. Rheumatology (Oxford) 2010；49：186-90. PMID：19910443

〈4〉 SL Mackie et al. Polymyalgia rheumatica. BMJ 2013；347：f6937. PMID：24301266

3. 高 齢 発 症 関 節

理解の架け橋

○ 60歳以上に発症した関節炎のことを高齢発症関節リウマチというらしい。

○ しかし本書ではこの語を用いない。なぜなら、本症と usual な関節リウマチとの違いを論じても、臨床にはあまり有用ではないからである。

○ とはいえ一応述べると、60歳未満（おおむね30〜50歳代）の関節リウマチと比べて本症は、やや男性に多く、急発症が多く、肩などの大関節から発症することが多く、炎症マーカーの上昇が著しいことが多く、そしてリウマチ因子や抗CCP抗体が陰性であることが多い。

○ 注目すべきは発症様式である。ここだけみれば、本症は通常の関節リウマチと似ても似つかない。

炎

○似るのは、患者背景（高齢）、血清学的特徴（CRP/血沈が高い＆リウマチ因子/抗CCP抗体陰性）も含めて、リウマチ多発筋痛症（PMR）のそれである。

○本症は、PMRとの区別（つまり鑑別診断）においてより重要な意味を持つ疾患である。

○本症の治療については一転非常に単純で、高齢者という背景に合わせた抗リウマチ治療をすればよいだけである（要するに、通常の関節リウマチと同じである）。

炎症性疾患

疑 い か た

○先に結論を述べると、発症時〜治療初期の情報を総動員し慎重に鑑別したとしても、完全に本症とPMRを区別し切ることは初診時にはできない。

○ここは発想を換え、はじめに診断をひとつに決めず、両者のどちらもあり得るとだけ掴んで治療を進めていくことを提案する。

○すでに述べているつもりだが、本症の発症様式はPMRのそれと酷似する。

○以下、あえてPMRの発症時の様子を記述してみる。

○PMR典型例では、比較的突然に首・両肩周辺の痛みを生じ、朝方の起き上がりが困難になることから始まる。

○首・両肩の痛みは、じっとしていればそこまで痛まないが、こわばり感があり両上肢を上方に挙上することが困難になる。

○また下肢帯のこわばりと痛みもあり、患者の両側の大転子部を診察者の両手掌で内側にギュッとおさえ込んでみると圧痛を訴えることもある（girdle painと私は呼んでいる）。

○PMR発症時のこうした「肢帯の炎症性疼痛」の様相は、要するに大関節の罹患であるといえ、既存の高齢発症関節リウマチ（本症）の特徴ともおおむね合致する。

○血液データも酷似する。区別はできない。CRPと血沈はそれぞれ10mg/dL、100mm/時前後に上がっていることも多い。

○もし抗CCP抗体が陽性ならば、PMRよりも高齢発症関節炎と思ってもいいかもしれない。

○また、少しでも末梢関節（手首や手指、足関節など）に関節炎所見があれば、PMRよりも高齢発症関節炎と考えておいてもいいかもしれない。

○PMRでは膝関節の罹患が原則ないので、膝関節炎があればPMRである可能性を下げる。

○また、あくまで印象だが、PMRのほうが患者の苦痛はひどく初診までの時間が短い。一方、高齢発症関節炎のほうは生活が保たれていることも多く苦痛も比較的少ないためか、受診・精査までの経過が長い。が、これも絶対ではない。

○両者とも、ステロイド開始前に最低限必ず実施すべきは血液培養である。また、血清Ca値、MPO-ANCAの測定、全身CTなどは実施してよい。菌血症を否定し、副甲状腺機能亢進症、顕微鏡的多発血管炎、転移性がん、骨髄腫などをざっと検索する目的である。

○末梢関節炎を欠き、リウマチマーカーで区別できなかった高齢発症関節炎およびPMR疑いの患者は、結局はまずはPMRに準じて少量ステロイドが試みられるはずである。しかしその反応性をもってもなお、両者を区別できない。

○結局鑑別が可能になるのはおおむね次の2パターンである。

○ひとつは、ステロイド減量中に末梢関節炎が出現してきたときである。このとき、振り返って発症からその後の治療経過がどんなにPMRにみえたとしても、末梢関節炎があれば診断は高齢発症関節炎だとする考え方である。

○もうひとつは、ステロイド減量によって炎症マーカーや発症時の症状がフレア（増悪）し、ステロイド減量が困難になったときである。

○つまり、ステロイド減量目的にメトトレキサートやタクロリムスを併用しようと思ったとき、その瞬間それはPMR（の再燃）ではなくはじめから高齢発症関節炎だったとするという

考え方である。

○言い換えれば、PMRを「再発が多い疾患」とするのではなく、すんなりとステロイドを減量できてしまうものをPMRと呼べばよい。

○こう認識してから、外来診療で何も迷わなくなってしまった。

○治療前の炎症期にFDG-PET/CTを使えば、炎症の解剖学的分布パターンから両者を区別できると息巻いていた時期が個人的にかつてあったが、両者の"合いの子"のような病態も経験することがあり、治療後の経過を加味して定義するのが一番よいことに気づき、以後そうしている。

経過と治療

∞∞ 経　過 ∞∞

○高齢発症関節炎だからと臓器障害や関節外症状が多い・強いわけではなく、生命予後に特に問題はない病態である。

○ただ、罹患者が中高年以上であるため、主に治療に伴う感染症や薬剤関連のトラブルに対する対策が、経過中の懸案事項になる。

○またPMRにせよ本症にせよ、誤診がいつでもつきまとう病態である。経過が自分の思う通りにならないときには、謙虚に診断を見直すようにしたい。

∞∞ 治　療 ∞∞

○PMRも本症も、個人的にはプレドニゾロン15mg/日で開始する。

○2週後の採血で顕著にCRPが低下していれば、ひとまず順調と

みなし、「リウマチ多発筋痛症」の項で示した減量計画でステロイドを減量していく。

○高齢発症関節炎の場合、5〜10mg/日のあたりでCRP上昇や症状の再燃などが起こることが多い。

○腎機能が問題なければ、6〜8mg/週くらいのメトトレキサートを併用する。

○腎機能が不安、あるいはメトトレキサートを使えない事情がある場合には、タクロリムスを1mg/日から加える。1.5mg〜3.0mg/日くらいで調節しながら維持する。

○これら少量の免疫抑制剤を使用しつつ、ステロイドを減量していく。それでも消炎に難渋するなら、生物製剤を考慮する。

○高齢者であればアバタセプトが相性がよいが、すっきり奏効しないことも経験される。

○PMR的な症候が再燃する場合は、トシリズマブがよい。

○リウマチ因子や抗CCP抗体陽性例、あるいは末梢関節炎（手指、手首、肘、膝、足首、足趾など）がある例では、通常の関節リウマチが高齢者に起きた（だけ）と考え、TNFα阻害薬を選択してもよい。

─ References ─

〈1〉 AM Boot. The influence of ageing on the development and management of rheumatoid arthritis. Nat Rev Rheumatol 2013；9：604-13. PMID：23774902

〈2〉 A Nakajima et al. Prevalence of patients with rheumatoid arthritis and age-stratified trends in clinical characteristics and treatment, based on the National Database of Health Insurance Claims and Specific Health Checkups of Japan. Int J Rheum Dis 2020；23：1676-84. PMID：33016574

〈3〉 桑名正隆. 高齢者における診断・治療の進歩：関節リウマチ. 日内会誌 2022；111：454-60

4. 巨 細 胞 性 動 脈

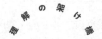

○巨細胞性動脈炎 (giant cell arteritis; GCA) は、高安動脈
炎とともに大型血管炎に分類される動脈炎で
ある。

○50歳未満であることはなく、多くの例で70
歳以上である。やや女性に多い。

○疾患数や有病率の集計は幅があるが、近年
FDG-PET/CTの応用によって非生検例の診
断数が明らかに増えている印象である。

○毎年100万人あたり300人近くの発症者であ
るとされる。

○また1998年の調査で、有病率は10万人あた
り0.65人という数字があるが、これは明らか
に少なく感じる。

炎

○ 高齢者の不明炎症の原因疾患として非常に
コモンな疾患であると認識しておいたほう
がよい。少なくとも「稀であるからまず遭
遇しない」としておかないようにしたい。

○ 過小評価される理由のひとつとして、「側
頭動脈炎」というかつての疾患名に引っ張
られている点があると思われる。頭痛を欠
く GCA はむしろありふれている。

○ FDG-PET/CT の台頭のおかげでわかった
のは、GCA は大血管炎を呈する疾患のひ
とつであるということである。

○ 個人の所感では、大血管に罹患のある
GCA を特別視し、大血管のみにとどまる
GCA (Large-vessel GCA) などと殊更言う必要はな

巨 細 胞 性 動 脈 炎

いと思っている。

○分枝動脈まで罹患が及ばない大血管炎があっ
て、その原因のひとつとして GCA があると考
えれば、Large-vessel GCA と temporal arteritis
(側頭動脈炎)は連続する病態として理解できる。

○ここでは大血管に罹患のない GCA や大血管
のみにとどまる GCA の頻度を議論する余裕
がないが、実感として前者はやや稀であると
考えている。

疑 い か た

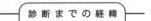

○FDG-PET/CT をおいそれとはやらないにしても、造影 CT 実施の
閾値が低いわが国では、臨床的に他疾患が除外されていれば
GCA の rule in がしやすい。

○造影とりわけ早期相で、大動脈～大動脈弓から頭側への分枝～
さらにその分枝動脈における、血管壁およびその周囲の所見が
有用である。

○文献⟨3⟩では、中外膜の血管新生を伴う炎症性変化による高吸収像、および内膜の浮腫を反映した低吸収像が、大血管炎でみられるCT所見として記載がある。

○これらは動脈硬化でもみられる、特異的でないなどの批判もあるようだが、個人的には大血管炎の存在を示唆する参考所見として重視している。

○簡単にいえば、血管壁そのものが造影されてやや高吸収となるということと、血管内腔のすぐ外は低吸収像となっているという所見である。

○造影CTで把握できるので、これらの所見があってGCAが臨床的に疑わしければGCAのrule inが捗る。

○また、動脈壁（外膜）の周囲の毛羽立ちが造影CTで見て取れることが多く、ここまでの所見を総合すると「金環日食（annular solar eclipse）」に似ていることから私はこれを "annular solar eclipse sign（ASEサイン）" と呼んでいる（図1、2）。

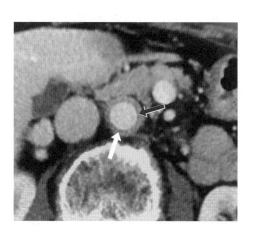

─ 図1 ─

annular solar eclipse sign（ASEサイン）

内膜の浮腫を反映した低吸収像（緑矢印）、中外膜の血管新生を伴う炎症性変化による高吸収像（白矢印）。動脈壁の外周はやや毛羽立っており、金環日食（annular solar eclipse）に似ていることから筆者が "annular solar eclipse sign（ASEサイン）" と名付けた

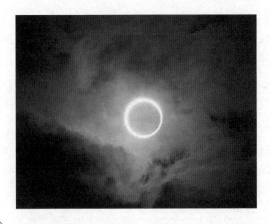

図2

金 環 日 食

(https://www.civillink.net/sozai/kakudai/sozai1833.html より)

○GCAの病理組織所見は血管壁に多核の巨細胞を伴う単核球の著明な浸潤が特徴であるが、この所見を生検で得ることができる現実的な方法が（従前より知られた有名な）側頭動脈生検である。

○実施可能性という意味でこれまで側頭動脈生検が行われてきたのであって、今日日「側頭動脈の局所所見の有無」などでGCAの否定も肯定もしにくいことは認識すべきで、個人的に側頭動脈の局所所見を待つのは我慢ならない。超音波は、個々の技量の範囲内でやりたければやればよい。

○側頭動脈炎という病名は、たくさんの「大血管炎メインのGCA」を見逃させてきたように思う。側頭動脈に注目が行きがちなムードをなんとかしたい。

○extra-cranial GCAなどとサブタイプとして整理する諸家もいるようだが、このPET時代にあって、もはやGCAが「大血管とその分枝を侵す動脈炎」であることは機能解剖画像上明らかである。

○いろいろ述べてしまったが、GCAは、やや大動脈弓より上方す

なわち頸部〜頭蓋内の動脈が罹患動脈となりやすいのはおそらく確かである。

○領域をまさにこのように覚えてもよいが、GCAは大血管炎を軸に、内頸動脈・外頸動脈の分枝の動脈炎に関連した局所徴候が起きやすい動脈炎だと理解してもよいだろう。

○高安動脈炎が原則大動脈の第一分枝までを侵すのに対し、GCAでは内頸動脈・外頸動脈の分枝まで侵しているため、GCAのほうがより細い動脈まで罹患しうると理解される。

○しかし「大血管のみにしか炎症がないGCA」としか臨床的に思えないケースもある。局所症状・局所所見が顕性化するのを待ってからGCAを考えるのでは遅いと思われ、不明熱・不明炎症の原因疾患として、積極的あるいは優先的に掴みに行ってもいい疾患である。

臨 床 上 で の 診 断 プ ロ セ ス

○中高年以上、特に60歳台以上の臨床的な慢性炎症を起点にすることが多い。側頭動脈に所見（圧痛、明らかな隆起、脈欠損）がある場合は想起が容易である。

○ここで慢性炎症と臨床的にみなせる所見について下記に示す。この項目をおおむね満たす状況は慢性炎症の状態といえる。

臨 床 的 に 慢 性 炎 症 と み な す た め の 所 見

・熱、倦怠感、疲労感、体重減少といった全身症状
・CRPの持続陽性と血沈の顕著な亢進
・貧血
・血小板増多
・低アルブミン血症
・（非モノクローナルに）IgGが上昇

○ただし慢性炎症があるというだけではGCAの診断は下せない。

○慢性炎症をみたら、必ず血液培養を実施する。陰性とわかってからが出発点となる。この後の流れを**図3**に示す。

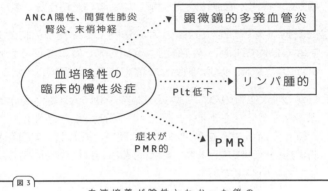

ANCA陽性、間質性肺炎
腎炎、末梢神経 ┈┈▶ 顕微鏡的多発血管炎

血培陰性の
臨床的慢性炎症 ┈┈▶ リンパ腫的
Plt低下

症状が
PMR的 ┈┈▶ **PMR**

──図3──
血液培養が陰性とわかった後の
慢性炎症の原因のクラスタ分け（中高年以上）

○顕微鏡的多発血管炎の特徴を有する臨床所見かどうかを検索する（詳しくは「8. 顕微鏡的多発血管炎」を参照）。

○慢性炎症を反映して血小板（Plt）が増多するはずの状況で、もし「低下」しているのならリンパ腫的である。この場合リンパ腫のクラスタに入れおく。LDHが高ければ、なおさらそうする。

○高齢者の慢性炎症下で臨床症状や身体所見がPMRを示唆するなら、もちろんGCAの一症状と考えるという考えもあるが（GCAの30％でPMRを合併しているというのは有名なデータ）、PMRの診断を試みるためPMRのクラスタに入れておけばよい。

○この3つのクラスタに入りそうにないとき、GCA的であると考える。

○ここで、GCAの診断確度をさらに上げるため、GCAの可能性を下げる"陰性所見"を整理する。

> **GCAの可能性を下げる"陰性所見"**
> ・間質性肺炎
> ・はっきりとした蛋白尿の存在
> ・胸 水
> ・胸 膜 炎
> ・腹 水
> ・累々と腫大するリンパ節
> ・血小板が低い
> ・末梢神経障害

炎症性疾患

○つまりこれらがひとつでもあると、GCAの可能性が少し、あるいはかなり下がる。

○要するに、慢性炎症が確実で、ある程度の除外診断を尽くせていて、上記に示したような陰性所見（＝GCAの可能性を下げる所見）がないなら、かなりの確度でGCAを推定することができる。

罹患動脈の解剖と身体診察

○大動脈弓からの分枝、すなわち左右の総頸動脈と左右の鎖骨下動脈は、身体診察上、感度は低いが外表から圧痛を取りやすい。

○内頸動脈・外頸動脈の分枝の罹患を反映した局所徴候は、解剖学の知識を使ってイメージする。

○外頸動脈は、側頭部、顎、舌、咽頭などに分枝する。GCAでは、側頭部痛（浅側頭動脈）、顎跛行（顎動脈）、舌跛行（舌動脈）などを認めうることと臨床的に対応する。

○またGCAでは後頸部周辺を痛がることが多く、やはり外頸動

脈の枝である後頭動脈の罹患のためと思われる。

○咳は GCA の症状のひとつである〈4〉。これは、GCA で咽頭部を栄養する外頸動脈の分枝が罹患すると、その咽頭部にある咳受容体が反応し咳が誘発されるというメカニズムが想定される。

○他方、内頸動脈の分枝の罹患で一番有名なのは眼動脈だろうと思われる。ただ、GCA では失明の恐れがあるといたずらに脅す記述をよく見かけるが、そうそう多い症状ではない。あまり過度にヒステリックになってはいけない。

○すでに述べたように、GCA では大動脈弓より上方すなわち頸部～頭蓋内の動脈が罹患動脈となりやすい。これは、不明炎症的なものをみているときに、頭頸部の淡い非特異的な症状が随伴していれば GCA を想起することに有用である。GCA を意識して診察し直すと、拾える病歴や身体所見があるものである。

経 過 と 治 療

∞∞ 経　過 ∞∞

○CRP が陰性の GCA〈5〉、自然軽快する GCA〈6〉といった記述や論文をみることがあるが、ふつうはそのようなことはなく、治療しなければ改善しないと考えるのがふつうである。

○生命予後は悪くない。

○ただし高齢者に多い疾患であり、持病の悪化、感染症、骨折による QOL 低下などが問題になる。

○一般人口より血管イベント発症率が高い。心筋梗塞は 12 倍、脳梗塞は 4 倍多い。

∘∘∘∘ **治 療** ∘∘

○内頸動脈の罹患、視力・視界の異常の徴候がみられる場合には強力な治療で速やかな緩解を目指すべきである。1mg/kg/日のプレドニゾロンあるいはステロイドパルスを使用する。

○通常は0.7～1.0mg/kg/日のプレドニゾロンで開始し、まずは最低2週間継続しCRPの陰性化と症状消失を目指す。

○治療反応性で決めることが多いが、メトトレキサートかトシリズマブを併用し、2週ずつステロイドを減量していく。

○イメージとして、トシリズマブは確実な寛解導入とそれに続く寛解維持のために、メトトレキサートはさらなる長期間の、慢性的な寛解維持のために併用しゆくゆくはステロイドの中止を目指すために必要、のように考えるとよい。

炎症性疾患

~~~~~~~~ **References** ~~~~~~~~

〈1〉天野宏一．巨細胞性動脈炎．日内会誌 2015；104：2139-42
〈2〉山田秀裕ほか．巨細胞性動脈炎．日内会誌 2017；106：2136-42
〈3〉JH Hur et al．CT Features of Vasculitides Based on the 2012 International Chapel Hill Consensus Conference Revised Classification．Korean J Radiol 2017；18：786-98．PMID：28860896
〈4〉CO Olopade et al．Giant cell arteritis manifesting as chronic cough and fever of unknown origin．Mayo Clin Proc 1997；72：1048-50．PMID：9374979
〈5〉AE Mahgoub et al．Normal ESR, CRP and Platelet Count in Giant Cell Arteritis and Polymyalgia Rheumatica：A Diagnostic Conundrum．Eur J Case Rep Intern Med 2022；9：003192．PMID：35265557
〈6〉B Álvarez-Lario et al．Giant cell arteritis with spontaneous remission．Mod Rheumatol Case Rep 2022；6：75-9．PMID：34491342

5. 高安動脈炎

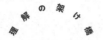

○ 高安動脈炎（Takayasu arteritis；TA）は、巨細胞性動脈炎（giant cell arteritis；GCA）とともに大型血管に分類される動脈炎である。

○ TAの血管炎としての罹患動脈については、大動脈とその第一分枝までとされている。

○ また分布の特徴について、TAの場合はGCAと違い「十分に広範囲」であることが挙げられる。FDG-PET/CTの臨床への台頭によってそれが可視化されるようになった。

○ 既存の診断基準は、上記罹患動脈にかなり有意な構造的な変化が起きていないと診断できないものになっている。これは由々しき問題である。TAの診断は絶対的に、診断基準を満たす前に診断しないといけないという現状

があるにもかかわらず、である。

○「大半が若い女性」と記述されることの多い疾患だが、実際には中高年のTAも経験される。

○本書では、TAとGCAの区別は、年齢によってなされるものではないという立場をとる。

○噛み砕いていえば、大血管に罹患のある中高年の動脈炎のうち本来はTAとすべきものを（おそらく年齢的に）GCAとしている例が多くみられるのだと思われる。

○ただし、たとえば60歳男性のTAはあっていいと思うが、20歳のGCAはあり得ないと考える。

○TAの罹患年齢は、GCAのそれと比べて幅広く、従前言われている「若年女性」に好発すると必ずしもしておかない。

疑 い か た

診 断 ま で の 経 緯

○不明炎症的な患者から疑う。長引く、持続的・断続的・間欠的な「発熱・倦怠感・体重減少」といった非特異的な全身症状で悩んでいる患者が怪しい。

○本来この状況では考慮すべき鑑別疾患は多いが、若年者ではよりTAを疑う。

○血液検査で慢性炎症をとらえつつ、菌血症を含めて他疾患を除外して絞り込んでいくのが標準的な診断プロセスである（慢性炎症の捉えかたについては「巨細胞性動脈炎」の項を参照）。

動脈の構造異常が疑われるとき

○たとえば、心雑音や頸動脈や鎖骨下動脈に血管雑音がある、血圧の左右差がある、といった症状があればTAが疑わしい。

○他、頸動脈の圧痛も参考になる。

○TAの診断基準を丁寧に参照し、造影CT・MRIなどで、多発性またはびまん性の肥厚性病変、（閉塞を含む）狭窄性病変、あるい

は（瘤を含む）拡張性病変の所見がないかを検索する。

動脈の構造異常に関連する症状や所見がなく、不明熱的であるとき

○一番よいのはFDG-PET/CTである。

○この検査は、他疾患を一挙に多数除外できるうえに、診断がTAであればTAとしての特異性の高い所見を画像化することができるので、rule inが容易い（＝検査性能がexcellentである）。

○TAでは、上行〜弓部〜下行大動脈全域にわたって、動脈壁に沿ったFDG集積を認めることが多い。切れ目があるなど、多少は非連続的であってもいいがとにかく「大動脈全域」といえるくらいに広範囲であれば、よりTAらしい。

○図4に、自験TA症例におけるFDG-PET/CT撮像時のMIP（Maximum Intensity Projection）画像を示す。

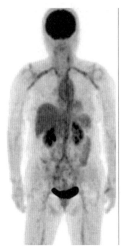 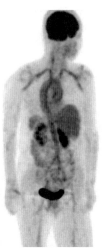

図4

高安動脈炎の患者〈65歳女性〉

FDG-PET/CT施行時のMIP画像（左：正面、右：左後斜位）。大動脈全域、および両側の総頸動脈、鎖骨下動脈、総腸骨動脈の動脈壁にFDG集積を認める。

○図4のように、とにかく大動脈全体に炎症が生じていることがTAに特異的であるとしておく。

○大動脈のFDG集積が局所的あるいは部分的であると、TAの可能性は残るものの、画像所見としての特異性は格段に下がると考えるべきである。すなわちTAであると突き進まず、他の疾患をきちんと鑑別する。

○FDG-PET/CTを実施しない場合は、造影CTが行われることが多い。

○GCAの項で解説した、"annular solar eclipse sign（ASEサイン）"がTAにも同じように参考になる。

○動脈壁全周性の造影効果をみるため、造影MRIが実施されることも多い。

高安動脈炎のゲシュタルト
—— 巨 細 胞 性 動 脈 炎 と の 対 比

○TAの病像を掴むためには、GCAと対比させるとよい（表1）。

○まず、TAもGCAも大動脈を侵しうる。ともに大血管炎をきたす疾患のうちのひとつと考えられるが、TAは大動脈壁をsystemicに（広範囲に）炎症たらしめるが、GCAにはやや局在性がみられる傾向にある。

○また罹患年齢は、GCAのほうが限定的である。

○つまり若年の大血管炎をみたらまず高安動脈炎である。が、逆は成立しない。60歳以上でも高安動脈炎は否定できない。

○大血管の病像を持つ患者に関節炎があれば、TAが疑わしい。リウマチ性多発筋痛症は関節炎ではない。そもそもリウマチ性多発筋痛症は60歳以上の疾患であり、これがある大血管炎はTAではなくGCAである。

	高安動脈炎	巨細胞性動脈炎
動脈炎の範囲	大動脈全域と第一分枝のほとんど。第二分枝は原則なし。肺動脈にもあり得る	大動脈弓部中心〜弓部からの第一、二分枝。大動脈炎を欠くこともある
罹患年齢	若年女性が多いが、中高年の男女もある	原則60歳以上
大動脈のCT軸位断の所見（造影CT）	違いはない	違いはない
病歴	熱・炎症は、微弱が持続・増悪寛解・断続的な持続、などさまざま	熱・炎症は一度発症したら出っ放し
血液データ	違いはない	違いはない
随伴症状	関節炎、大動脈解離・大動脈瘤、大動脈弁閉鎖不全、冠動脈狭窄、壊疽性膿皮症、炎症性腸疾患	側頭部痛、リウマチ性多発筋痛症、眼症状や顎跛行などの頭頸部の症状
臨床上の混乱ポイント	「中高年の高安動脈炎はない」→ある	「巨細胞性動脈炎は頭頸部のみの動脈炎である」→大動脈の罹患もあり得る（大動脈炎の原因のひとつと考えるほうがよい）
ステロイド	巨細胞性動脈炎よりも少ない量でよいことがある	プレドニゾロン1mg/kg/日程度用いる
ステロイド以外の治療	TNFα阻害薬は効果あり。トシリズマブは抗炎症に有効。MTXは実績あり	TNFα阻害薬はエビデンスなし。トシリズマブは抗炎症に有効．MTXは実績あり

表1 高安動脈炎と巨細胞性動脈炎の対比

○長期間かけある程度サブクリニカルに大血管炎が完成していくのが TA で、そのためか病歴は比較的一様でない。

○私見の域を出ないが、中高年の TA は存在する。

○また、GCA では大動脈も罹患しうるが、TA よりも局在性があって、びまん性・systemic な大動脈炎にはならないと考えれば、TA と GCA を区別する最も重要な点は動脈炎の分布ということになるかもしれない。

○ざっくりのイメージで、TA のほうが systemic な大動脈炎であってより全身疾患な性質を帯びており、GCA のほうがやや局在性（頭頸部〜胸部）のある動脈炎で TA よりも細い動脈も侵しうる、心血管系と親和性のある炎症性疾患である、と考えるとよい。

○いずれにせよ、大血管炎の分類は未成熟である。

経 過 と 治 療

∞∞ 経 過 ∞∞

○自然に寛解して病態が治癒することは珍しい（原則はないと考える）。しかし、炎症が盛衰したり、微弱でサブクリニカルな状態が長期間続いたりすることもあるので実際にはよくわからない。

○基本的には慢性炎症を生じて、消耗に向かうのがふつうである。

○もともと生命予後は悪くない。FDG-PET/CT などの画像診断の進歩で、より早期診断が可能になり、また治療の進歩もみられ、予後はさらに良くなるだろう。

〰〰 治　療 〰〰〰〰〰〰〰〰〰〰〰〰〰〰〰〰〰〰〰〰〰〰〰〰〰〰〰

○0.6～1.0mg/kg/日のプレドニゾロンを2週間は用いて、CRP が陰性化するかを見届ける。

○陰性化しないならステロイドを増量して、メトトレキサート を併用する。

○動脈の構造変化や関連する局所徴候があればあるほど、確実 な寛解を目指し、生物製剤の導入を検討する。

○その際、関節炎の合併があればTNFα阻害薬（インフリキシマ ブなど）を選択するのが合理的で、抗炎症を目指すのならトシ リズマブが適している。寛解維持にもよい。

○完全な消炎がみられたら、メトトレキサートや生物製剤を使 用している間にステロイドはわりとテンポよく減量できる。

〰〰 フォロー 〰〰〰〰〰〰〰〰〰〰〰〰〰〰〰〰〰〰〰〰〰〰〰〰〰〰〰

○多くの例で、メトトレキサートを最後まで残して、ステロイ ド・生物製剤から中止していける。

○動脈の構造異常があるケースでは、画像フォローや必要に応 じて心エコーを行ったほうがよいだろう。

──────────── References ～

〈1〉磯部光章. 高安動脈炎. 日内会誌 2013；102：986-93

6. IgA血管炎

○かつて「紫斑病」と呼ばれた本症候群は、2012年からはIgA血管炎と呼ばれている。

○急に下肢に発疹が広がり患者が戸惑うことから始まるこの疾患は、印象的な下腿の紫斑で特徴づけられる。

○なぜ戸惑うかというと、出血しているかのように赤紫色〜暗紫色となって不気味であるからで、かのようではなく実際に出血している。

○これはやや盛り上がったような様相になることが典型的で、いわゆるpalpable purpuraと呼ばれるものである。

○紫斑については、文献1に掲載されているFigure 1が非常に典型的で参考になる臨床写真であるので参考にしてほしい。

○下腿の紫斑、関節痛／関節炎、腹痛などの腹部症状、腎症（血尿や蛋白尿）に加え、発熱などもみられうる疾患で、血管炎のひとつだが永続的な免疫抑制治療が要る病態というよりは反応性の病態である印象を持つことのほうが多い。

○実際、無治療で自然治癒してしまうことも多い。安静と対症療法が治療の核となる。

○小児科医なら誰でも知っている疾患で、実際小児血管炎では最も多い。が、成人例もありうる。成人例は小児と比べて腎障害をきたしやすく重症化する傾向がある。

○関節痛はケースによってはひどいものになる。部位としては膝や足首などが多い。関

節痛は腎炎よりは頻度が高く、8割以上でみられる。

○紫斑は、下肢のみならず上肢の遠位にも現れることがある。

○腹部症状/消化器症状を伴うのは50％前後とやや多く、ある場合には非常にきつい疝痛性の腹痛で、要するに非常に痛い。

○病変は、十二指腸下行部や小腸（特に回腸から回腸終末部）に多い。

○罹患した腸管は、CTでは著明な浮腫を認めることがある

○発症時に紫斑を欠き、消化器症状が先行する例も1～2割ほどある。

○IgA血管炎に特徴的なのは、粘膜下血腫様隆起の所見で「血豆様所見」と称されている。これはある意味、消化管粘膜にできた「紫斑」といってもいいだろう。

○とりわけ消化管病変合併例あるいは関節炎の合併例で、血液凝固第13（XⅢ）因子が低下している例があり、低下が認められれば補充を検討してもよい。

疑 い か た

診断までの経緯

○症候群を捉えて臨床的に診断するか、内視鏡所見（肉眼・生検）で診断するか、腎炎の鑑別から考えて診断するか、となるが、症候群診断が一番多い。

○下肢の紫斑、下肢の関節痛、腹痛、が揃っていれば疑いやすいが、この3つのうち、1～2個のみしかないと「疑い」のまま注視・観察することになる。

○日本では、内視鏡実施のハードルが低いため、内視鏡で特有の所見（血豆様所見）を見つけにいってもよい。

○血管炎ではあるが、腹痛が耐え難く、生検結果を待って診断するのでは些か遅すぎるように思われる。臨床的に総合診断する。

○よくわからない「発熱＋強い腹痛」の患者に、本症を鑑別疾患に入れておくことが重要である。これを知らないでいると、現場の混乱や診断の遅れが生じやすい。

経 過 と 治 療

∞∞∞ **経 過** ∞∞

○軽症であれば、3〜10日程度で自然消失する。

○再発もまたしやすい。

○自然寛解する場合は、長くても4週間以内くらいまでにはする。

○よって、4週以上続く場合にステロイド適応がある。

○腎障害／腎炎がはっきりとある場合は、腎臓内科にコンサルトすべきである。

○腎炎への治療はステロイドだが、ステロイド治療が腎炎発症の予防にはならないとされている。

∞∞∞ **治 療** ∞∞

○基本的には、安静と対症療法である。

○4週以上続きそうであるか、4週以上も症状が我慢できないならば（ちなみにふつう我慢できない）、ステロイド適応がある。

○腹痛や関節症状には、ステロイドは非常によく反応する。よって、腹痛・関節痛が1カ月近く続くことが耐えられなさそうならばステロイド投与を是とする。

○プレドニゾロンを用い、1mg/kg/日を2週間継続し、その後2週間かけて減量・中止する、とされているが、これでいいのかはわからない。

○なぜなら腹痛・関節痛を治めるためであれば、ここまでの量を2週間も引っ張らなくても改善するからである。

○そこで、1錠＝5mgのプレドニゾロンを、8錠分2朝夕を7日

間→6錠分2朝夕を7日間→4錠分2朝夕を7日間→2錠分2朝夕を7日間、とし合計28日で治療終了とするやり方を提案する。

∞∞ **フォロー** ∞∞∞∞∞∞∞∞∞∞∞∞∞∞∞∞∞∞∞∞∞∞∞∞∞∞∞∞∞∞∞∞∞∞∞∞

○対症療法で様子をみている間は、検尿もチェックする。潜血や蛋白尿の有無に注意しておく。

References

⟨1⟩ F Cai et al. A Case Series of Adult Patients Diagnosed with IgA Vasculitis Requiring Systemic Immunosuppression. Am J Case Rep 2021；22：e933407. PMID：34879054
⟨2⟩ A Audemard-Verger et al. IgA vasculitis (Henoch-Shönlein purpura) in adults：Diagnostic and therapeutic aspects. Autoimmun Rev 2015；14：579-85. PMID：25688001
⟨3⟩ A Hočevar et al. IgA vasculitis in adults：the performance of the EULAR/PRINTO/PRES classification criteria in adults. Arthritis Res Ther 2016；18：58. PMID：26935833

炎症性疾患

7. 結 節 性 多 発 動

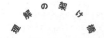

○結節性多発動脈炎 (polyarteritis nodosa; PAN) は中・小型 の動脈の血管炎であり、阻血症状をメインと した壊死性血管炎の代表的疾患である。

○代表的といっても非常に稀な疾患で、国内で も信頼できるデータがないのが現状で、250 人程度の患者数と推定されている。

○平均発症年齢は55歳で、男女比は3：1でやや 男性に多い。

○疾患に特異的に対応する血清マーカーや遺伝 子異常、あるいはリスク因子などがない一方、 全身性血管炎の一型でもあるため血管炎症状 が乏しい〜欠如する場合には、不明熱・不明 炎症の原因疾患として推測されやすい。

○しかしながら如何せん稀な疾患であるため、

脈　炎

単なる不明熱・不明炎症で本症を原因疾患
だと挙げるには事前確率が低すぎる。

○血管炎としての定義として、「糸球体腎炎
　や細動静脈、毛細血管に血管炎を認めず、
　ANCAとは関連しない」というものがある。

○本症は、これらの血管から比べればかなり
　太い動脈の罹患である。局所的な症候が出
　現するまでに時間を要し（全身症状のみが先行し）、
　その後、罹患動脈の阻血症状が現れやすい。

○阻血以外の現象としては、小動脈瘤形成が
　ある。

○阻血症状は、皮膚、腎臓、腸管、末梢神経
　に生じやすい。

自己免疫
炎症性疾患

結　節　性　多　発　動　脈　炎

○皮膚では潰瘍、壊疽を生じる。

○腎臓では、腎動脈の血流低下を反映して高血圧、腎機能低下、腎梗塞などがみられる。

○腸管症状としては、腹痛、下痢、腸管穿孔などがある。

○末梢神経は、栄養血管の阻血に起因する多発単神経炎を起こす。

疑 い か た

診断までの経緯

○皮膚潰瘍、急速な手指や足趾の壊疽、原因不明の下血や腸管穿孔、多発単神経炎などでは疑う。

○熱、体重減少、血沈・CRP上昇を伴う炎症反応の持続、筋痛や関節痛が先行した、他で説明のつかない原因不明の局所症状（疼痛など）でも疑う。

○たとえば、精巣痛や胆石発作様の腹痛などでは、それぞれ精巣動脈・胆嚢動脈を罹患動脈とする本症が原因かもしれない。

○診断に難儀する理由は、なんといっても血清検査などによって

類推や事前確率を高めることが困難だからである。

○除外診断を行い、的確に本症の可能性を絞り込んだうえで、動脈炎を証明するやや侵襲性の高い検査に持ち込めるかが鍵である。さすがに専門医の助言・診察を要する。

○確定検査にはふたつあり、ひとつは生検、もうひとつは腹腔動脈をはじめとする血管造影によって同動脈の分枝に生じている小動脈瘤を証明することである。

経 過 と 治 療

∞∞∞ 経 過 ∞∞

○無治療では1年生存率が50%の深刻な疾患である。

○治療しても、皮膚以外の罹患があれば、治療した場合の予後も5年後に50〜80%だとされる。

∞∞∞ 治 療 ∞∞

○ステロイドとシクロホスファミドパルス療法を用いて寛解に持ち込むことに努める。

○寛解は、全身の炎症が治って、阻血症状が治ることをいう。

━━━━━━ References ━━━━━━

〈1〉 O Karadag et al. Polyarteritis nodosa revisited：a review of historical approaches, subphenotypes and a research agenda. Clin Exp Rheumatol 2018；36；135-42. PMID：29465365

8. 顕微鏡的多発

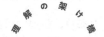

○ 顕微鏡的多発血管炎 (microscopic polyangiitis; MPA) は、ANCA関連血管炎のひとつで、そのなかで最も頻度が高い。

○ 全身性の血管炎であり、日本の高齢者の不明熱・不明炎症の原因疾患の有力な候補となる疾患である。

○ 主として細動脈〜毛細血管〜細静脈の小型血管を侵し、罹患臓器としては腎臓、肺、末梢神経が多いが、全身症状や不明炎症が先行することも多い。

○ 小型〜中型動脈を侵す場合も定義外ではないとされる。

○ 急速進行性糸球体腎炎があるが他の血管炎症状がないものを腎限局型のMPAとみなす。

血 管 炎

○日本における患者数は約9,000人とされる らしいが、もっと多いに違いない。

○性差はまったくなく、好発するのはとにか く高齢者である。

○臨床徴候や所見、MPO-ANCA陽性を総合 し、生検なしに臨床診断できるようになっ ている。実地医家でも、見つけ、診断でき る疾患である。

疑 い か た

○はっきりと、特定の臓器がやられていれば、その当該科へ紹介されやすい。

○急速進行性糸球体腎炎、肺間質影などがあれば、腎臓内科や呼吸器内科に受診することになり、専門医たちがMPO-ANCAを調べることだろう。

○問題は①当該臓器が決められないほどに症状が淡いか非特異的であるとき、②純粋に熱、炎症、体重減少などのみを呈し不明熱・不明炎症的様相のとき、である。①と②は質的な差は実はあまりないが、あえて分けてみる。

○①はたとえば、皮膚症状（紫斑や網状皮斑）だけあるとか、「red eye＋頭痛」のみや、熱があって様子がおかしい（＝実は軽度の中耳炎）などのためにすぐに血管炎病態に思い至らない場合である。「ラクナ梗塞」とされる急性期脳梗塞を反復する患者が、MPAかもしれない。

○②の状況も非常に多い。高齢者の慢性炎症では必ずMPAを疑う。

○目立つ臓器症状／血管炎徴候がなくても疑い、MPO-ANCAを測定する。

○このときの鑑別疾患は、菌血症、巨細胞性動脈炎、痛みの訴えの乏しいリウマチ性多発筋痛症、高齢発症の関節炎、などである。

○リンパ腫は、慢性炎症になっているフェーズであれば血小板減少やLDH上昇を伴うが、MPAではそれがない。

○結核症は、ふつうは病巣を作るし、ない場合（結核菌菌血症など）

ではALP高値がみられるが、ALP上昇はMPAの特徴ではない。

○血尿、肺野の間質影、下肢の脱力などが少しでもあればやはりMPAらしい。

○まとめると、①でも②でも、血液培養、検尿（沈渣）、肺CT、末梢神経伝導速度検査、頭部MRIが重要であるとみる。

○具体的には、そもそも菌血症ではないか、血尿はないか、糸球体腎炎を示す尿円柱はないか、肺野異常（間質性肺炎や肺胞出血）がないか、下垂足（前脛骨筋の脱力）がないか、などを診察や一般検査で確認する。

○これもMPAの症候としてあり得る、というようなやや特殊な病態として、肥厚性硬膜炎、滲出性中耳炎、強膜炎などがある。

○強膜炎はどちらかというと多発血管炎性肉芽腫症の特徴であるが一応MPAでもあり得る。MPAに特異的でないことに注意しておく。

○肥厚性硬膜炎、滲出性中耳炎なども、MPAであり得る。

経 過 と 治 療

∞∞ 経 過 ∞∞∞

○自然軽快はせず、無治療あるいは治療抵抗例では原病による死亡があり得る。

○治療しても、患者が高齢であることもあり、ステロイドで寛解できても感染症による死亡が多い。

○ステロイド単独では難しい・ステロイド依存などによって原病の抑制に免疫抑制剤が必要なことがある一方、使用してし

まえばやはり感染症が深刻な問題となっていた。

○最近は、リツキシマブあるいはアバコパンをステロイドと併用し、すなわち免疫抑制剤を避けた治療によって治療成績が上がってきているように思う。

∞∞ **治　療** ∞∞∞∞∞∞∞∞∞∞∞∞∞∞∞∞∞∞∞∞∞∞∞∞∞∞∞∞∞∞∞∞∞∞∞∞∞

○グルココルチコイドを用いて治療を始める。

○プレドニゾロン1mg/kg/日を2週間投与し、その間にすんなり寛解していくかを評価する。CRP値、全身症状の改善、臓器障害の抑制などで総合評価する。

○肺胞出血、糸球体腎炎、神経病変、心臓病変、腸管虚血、四肢末端の阻血・潰瘍といった重大な症候がある場合には、リツキシマブ導入を考慮する。

○重大症候がない場合は、ステロイドに加えてメトトレキサートまたはミコフェノール酸モフェチルを使用したいが、ステロイド単剤にせざるを得ないこともあるだろう。

○重大症候と戦う場合には、早々にリツキシマブを加えることでステロイドを大いにspareすることを狙う。

○リツキシマブを使えば、初期に2週ほど1mg/kg/日のプレドニゾロンを使用した後に、早々に0.5〜0.8mg/kg/日まで減量できるとされる。

○ただし糸球体腎炎を相手にしている場合には、あまり減量を急がず緩徐な減量計画がよい。

○寛解後はステロイドを減量し、寛解維持のため半年に1回のリツキシマブ投与を2〜4年続ける、というやり方をとる。

○ミコフェノール酸モフェチル併用がよいと思われるが、諸家によって差はあるだろう。ミコフェノール酸モフェチルはガイド

ラインに記載があるのに保険適用がない。腎障害がなければメトトレキサートが無難ではある。

○寛解後ステロイドを漸減する過程でアバコパンを併用すると減量しやすい。minor flare にも良い。ただしアバコパンの意義、使い方については今後の成績が待たれる。

━━━ References ━━━

〈1〉 松本佳則. ANCA 関連血管炎診療の新展開. 日内会誌 2021；110：2196-205
〈2〉 JC Robson et al. 2022 American College of Rheumatology/European Alliance of Associations for Rheumatology Classification Criteria for Microscopic Polyangiitis. Arthritis Rheumatol 2022；74：400-6. PMID：35106973

炎症性疾患

9. 好酸球性多発血

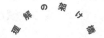
理解の架け橋

○好酸球性多発血管炎性肉芽腫症（eosinophilic granulomatosis with polyangiitis；EGPA）は好酸球増多に関連した、成人発症の気管支喘息や好酸球性副鼻腔炎が臨床的に先行し、末梢神経炎や臓器虚血などの全身性血管炎の症候を伴う疾患である。

○好酸球増多症と血管炎のふたつの顔を持つ疾患である。しかし、喘息患者が重症化して発症するわけではなく、血管炎病態の一型（始めから血管炎）と考えるほうがよい。

○1：2でやや女性に多く、平均発症年齢は55歳で幅は広く、全国に1万人くらい患者がいると推定されている。

○MPO-ANCAが血管炎病態と対応して陽性となるが陽性率はたったの30％である。

管炎性肉芽腫症

Eosinophilic granulomatosis with polyangiitis

○現実的には好酸球増多、CRP上昇を中心に、リウマチ因子陽性、IgE高値などを参考にする。慢性炎症を反映して血小板は増多する。

○血液検査上の特異性が強くはないため、全体の臨床像で診断する。

○ANCA陽性例では、ANCA陰性例に比べて末梢神経炎・腎臓病変・耳鼻科領域の病変が多く、心臓病変が少ない。

○心臓病変の主因は、好酸球浸潤がメインなのかもしれない。治療方針を決めるときに有用な情報かもしれない。

○ここで弱々しく伝えたいことがある。症候群ベースでEGPAを捉えると、治療中に自分が好酸球と戦っているのか血管炎と戦っ

ているのかわからなくなってくることがある。

○仮にEGPAの本態が「好酸球の病気」と考えると、矛盾する場面がある。小さい細血管炎のために末梢神経炎や腎臓病変などを起こしているときなど、血管炎の臨床的側面が強く出ているなと思ったときは、好酸球はさほど問題になっていない。

○この部分だけを切り取ると、顕微鏡的多発血管炎(MPA)などの別の血管炎の臨床そのものだったりもする。

○EGPAを「血管炎を起こす好酸球増多症候群」と考えるか「好酸球が増多しその組織浸潤に起因する臓器症状を伴うMPA」と考えるかで、少なくとも治療の戦略が別のものになるように思える。

○いっそMPO-ANCA陽性のEGPAは後者(MPA)としてしまってもいいかもしれない。もし血管炎病態をEGPAに含めないとすると、「好

酸球が増多して起こる症候群」が残る。

○<u>EGPA</u> が、（冒頭で述べた）「ふたつの顔」を持つのではなく、好酸球の制御系が狂うことが病態の根源であり、好酸球増多と臓器浸潤が疾患の本質であるとすれば、要するに<u>EGPA は好酸球増多症候群の亜型</u>なのではと思えてしまう。

疑 い か た

─── 診 断 ま で の 経 緯 ───

○成人発症の気管支喘息患者で、やや治療に抵抗し好酸球増多の傾向がある患者の発する症候に注目する。

○症状の増悪時には顕著に好酸球が増多しており、肺CTで種々の肺浸潤影を伴うこともある。

○こうした既往やエピソードのある人の慢性炎症で本症を疑う。

○末梢神経炎に対応する症候を押さえておく。下肢の脱力が多い。下垂足、前脛骨筋の筋力低下、しびれ・痛みなどは多発単神経炎の一症状の可能性がある。

○血管炎による腸管虚血を反映して、腹痛、嘔吐、下痢、消化管出血などもあり得る。

○皮膚は紫斑や皮膚潰瘍もあり得る。肝機能障害も、あまり記述されないが、現実には多い（治療で正常化する）。

○中高年以上の慢性炎症／不明炎症に際して、**MPO-ANCA** を測定する習慣を主軸として、一度は血管炎病態に考慮するようにしていれば、よほど非典型でなければ想起しやすい症候群である。

○多発単神経炎の証明には電気生理検査がよく、末梢神経伝導速度を検討する。

○淡い肺野異常を見つけるため、肺CTを行う。

経 過 と 治 療

経 過

○喘息・好酸球増多のフェーズであれば、症状の増悪寛解のみで経過するかもしれない。しかしひとたび血管炎病態が発症してしまえば、放置すれば臓器虚血や不可逆的な神経障害は免れない。

○5年生存率は90％、10年生存率は80％に届かない。15年生存率は70％である。

○疾患由来の腎障害（腎機能の増悪）や心臓障害がある、消化管障害が重い、高齢といった因子があると生命予後が相対的に悪い。

治 療

○1mg/kg/日程度のプレドニゾロンを2週間使用している最中に、CRP の陰性化・末梢血好酸球の消失を確認する。

○著しく好酸球が高い状況・初回治療では、ステロイドパルスは不要である。

○治療の経過で CRP が陰性化しない・低下の度合いが悪いなどが

あれば、血管炎病態が優勢と考えてシクロホスファミドパルス療法やリツキシマブの追加を検討する。ステロイド量の不足と考える場合もある。

○あまり考えにくいが、気管支喘息がひたすら難治、あるいは末梢血好酸球増多が抑制し切れない（＝0にならない）様相であれば、メポリズマブを使用する。

○CRPの抑制がよく末梢血好酸球も消失しているのにもかかわらず、好酸球浸潤に起因すると思われる症状、あるいは好酸球増多に由来する症状（気道症状、肺浸潤、心筋障害）が寛解し切れていない場合には、ベンラリズマブの導入を検討する。

○メポリズマブやベンラリズマブは、寛解後の維持療法・ステロイドのspareに適している印象があるが、血管炎で再燃した際にはきちっと血管炎の治療を強化する必要がある。血管炎の急性増悪に対してはステロイドパルスも是である。

○シクロホスファミドパルス療法やリツキシマブは血管炎の治療、メポリズマブやベンラリズマブは好酸球の治療、と理解しておくとよい。

○血管炎病態が再燃しているのに「難治EGPA」とみなして闇雲にIL-5を抑えようとするだけの治療にしてしまう愚は避けたい。

フォロー

○ステロイドの減量で再燃しやすい疾患であるため、初回治療時・極期に入院加療されたとしても、外来でのモニタリングや治療検討が重要になる。

— References —

〈1〉谷口正実ほか．好酸球性多発血管炎性肉芽腫症．アレルギー 2020；69：293-303
〈2〉中島裕史．好酸球性多発血管炎性肉芽腫症．日内会誌 2017；106：1832-7

10. 多 発 血 管 炎 性

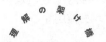

○ 多発血管炎性肉芽腫症（granulomatosis with polyangiitis；GPA）
は、上・下気道を侵し、基本的には小さく細
い血管に罹患する壊死性血管炎である。

○ 上気道の主な罹患部位は鼻であり、鼻出血や
膿性鼻漏、鼻中隔腫脹などをきたす。

○ ただし強膜炎、眼窩病変、視力低下などの眼
症状、中耳炎、咽喉頭病変、口腔内潰瘍、肥
厚性硬膜炎や下垂体病変などもあり、好発領
域は「頭頸部」とラフに捉えておく。

○ 下気道は主に肺であり、結節、腫瘤、浸潤影、
すりガラス影、小葉間隔壁の肥厚、間質性肺
炎、気管・気管支の肥厚など多彩にあり得る。

○ なかでも多発結節・腫瘤が多い。大きさも多
彩で、内部は壊死傾向、空洞を作ることもあ

肉 芽 腫 症

る。病変は進行性というより、固定あるいは消長する傾向がある。

○ 下気道症状としては、これらに対応した息切れ、喀痰・血痰、喀血、咳嗽が現れる。

○ 40〜60歳台に多く、100万人対で数名の有病率、年間の新規発症者も100人程度の稀な疾患である。

○ ホールマーク的な血清抗体であるPR3-ANCAは、60％にしか陽性にならないが、ただし陽性者の病像は、本症の典型的な特徴を形成する。

○ 欧米と異なりMPO–ANCA陽性のGPA例も一定数いることは有名で、海外の論文を読むときに注意する。

○非生検診断例では、MPO-ANCA陽性で本症の特徴も持つ顕微鏡的多発血管炎、と診断されているケースもあるかと思われる。

疑　い　か　た

○中高年の慢性炎症を基盤とした全身症状と、基本的には上記で示したようなどこかしらの「病変」の存在で疑う。

○腫瘤形成があればふつうの診療をしていれば生検をするので診断できる。またPR3-ANCAが陽性であれば、菌血症などを否定する必要がありこれだけで確定はしないが、本症を疑うことは容易になる。

○腎炎になっていれば腎臓内科医が診断するであろう。

○わかりにくいのは、病変・病巣を作らないときである。たとえば、強膜炎、多発単神経炎、疑わなければ同定できない硬膜炎や下垂体病変などの場合である。

○臨床的な病像、画像検査のパターン、病変の生検による組織像などによって総合的に診断する。

経　過　と　治　療

○無治療での1年以内の死亡率は約8割と予後があまり良くない疾患だったが、現在では治療の進歩によって5年生存率は9割以上である。

○死因の約3割が治療に関連した感染症、2割が臓器不全によるものである。

治　療

○基本はステロイドと免疫抑制剤である。

○ステロイド以外では、メトトレキサート、シクロホスファミド、リツキシマブ、ミコフェノール酸モフェチルなどがある。

○肺胞出血、糸球体腎炎、神経病変、心臓病変、腸管虚血、四肢末端の阻血・潰瘍といった重大な症候がある場合には「ステロイド＋リツキシマブ」、ない場合は「ステロイド＋メトトレキサートまたはミコフェノール酸モフェチル」とすることが多い。

○重大症候の寛解後はステロイドを減量し、寛解維持のため半年に1回のリツキシマブ投与を2〜4年続ける、というやり方となっている。

References

〈1〉松本佳則. ANCA 関連血管炎診療の新展開. 日内会誌 2021；110：2196-205
〈2〉C Comarmond et al. Granulomatosis with polyangiitis（Wegener）：clinical aspects and treatment. Autoimmun Rev 2014；13：1121-5. PMID：25149391

炎症性疾患

多 発 血 管 炎 性 肉 芽 腫 症

11. IgG4関連疾患

○IgG4関連疾患（IgG4-RD）は、高齢男性に好発し、さまざまな臓器に腫瘍性病変をつくる原因不明の慢性炎症性疾患である。

○好発臓器は、膵臓、唾液腺、腎臓、涙腺、大動脈（後腹膜）の5臓器で、通常は無症状か軽度の症状に留まる。

○病変における共通する病理所見があり、著明なIgG4陽性形質細胞の浸潤と線維化を示す。

○2019ACR/EULAR IgG4-RD分類基準[2]は、IgG4-RDを臨床的・血清学的・画像的・病理学的の4つの側面からバランスよくこの疾患を評価して分類するというもので、この分類基準を理解すれば本症の病像を理解することになる（ようにできている）。

○5大臓器以外では、大概の部位に発生しうる（たとえば末梢神経、気道などにまで）が、脳や軟部組織、消化管はspareされる。

○消化管は「壁」には病変をつくっても粘膜にはつくらず、すなわちIgG4-RDではいわゆる消化器症状は呈さない。

○本症の80％が男性だが、女性でも頭頸部病変が多く、男性に多いのは大動脈病変である。

○年齢はふつう50〜80歳で考え、平均は66歳である。

○病変は通常多発しているが、初発病変の4割は単発の病変で始まる。ただし腎臓の単病変はきわめて稀であるため、これをみたら他疾患から考える。

○海外、特に米国は本症の臨床研究をリウマチ医が牽引しているため、日本と患者集団に差異がある。米国では、やや若く、やや男性が少なく、IgG4高値例が少ない。

○血清IgG4値で本症を疑うなら、検査前確率が高いか、基準（135mg/dL）の2倍以上上昇しているか、のどちらかである。300mg/dL以上は疑わしいが、200mg/dLくらいだとIgG4-RDとしての特異性は下がってくる。

○画像検査は非常に重要で、特にFDG-PET/CTは有用で、病変の分布の把握が容易に可能である。

○また、血清における炎症がない（CRP陰性）、あるいは微弱であっても、本症の病変部には有意なFDG集積を認める。この、ある種のミスマッチが本症にやや特異的である（濾胞性リンパ腫など、一部の低悪性度リンパ腫 indolent lymphomaでもこのパターンをとるので注意する）。

○局所も重要で、本症は導管のある臓器が高頻度に侵されるが、内腔はintactである。動脈病変もあくまで動脈周囲である。

○病態パターンはわりとさまざまで、腫瘤形成が多いが、自己免疫性膵炎や尿細管間質性腎炎、唾液腺炎のように炎症細胞の浸潤という表現形や、臓器腫大という形もある。

○肺に関しては何でもありで、腫瘤、間質性肺炎／すりガラス影、気管支血管束病変など、とにかく全部あり得る。

○動脈は、述べたように周囲病変が原則で、大動脈あるいは分枝も第一、二分枝にとどまる。しかし瘤形成はあり得る。

○意外にも、病理組織所見だけで本症を診断（rule in）できない。病理は、除外診断の意味合いが大きい。

○壊死、膿瘍、好中球浸潤、上皮障害は

IgG4-RDでは起きてはならず、あれば本症を否定できる。

疑 い か た

┤ 診 断 に お け る 注 意 点 ├

○非常に興味深く示唆的なのは、IgG4-RDの診断において、病理医は（画像含めた）臨床が重要だと言い、臨床医は病理（生検）が重要だと言う点であると思う。

○つまりどちらも重要なのだと思われる。

○上記5大臓器に病変が複数存在していれば疑いやすい。

○臨床で鑑別上問題になるのは、これらの臓器以外の病変が目立つとき、あるいは単病変で見つかったときである。

○「血清IgG4高値＋腫瘤形成」はIgG4関連疾患とは限らない。結核性リンパ節炎でもこの血清・画像パターンになることもある。

○自験例だが、70歳台男性、CRP陰性の「両顎下腫瘤＋多発リンパ節腫大＋大動脈周囲病変＋両側腎臓病変」が、リンパ腫だったことがある。辺縁帯B細胞リンパ腫という低悪性度リンパ腫だった。背景および病変分布パターンだけでIgG4-RDに飛びついてはいけない。

○同じ構造で、多発血管炎性肉芽腫症やサルコイドーシスも（病像は異なるものの）本症との類似性はあるにはある。

○今どき「診断がよくわからない＋IgG4高値」でIgG4-RDに飛びついてしまうことなどないと思うが、多中心性キャッスルマン病は本症のclassicな鑑別対象である。

○リンパ節腫脹、IgG4が顕著に高いなどの部分は多中心性キャッスルマン病によく似るが、炎症反応・発熱の有無によって比較的明確に両者を鑑別できる。

○多中心性キャッスルマン病では、他に低アルブミン血症・貧血なども伴い、IgG4-RDと違い緩徐でも消耗していくのが特徴である。

○また、ふつうは病変よりも血液異常と全身症状が前景に立つ。これはIgG4-RDには認め難い。

○病像が異なるので間違うことがあまり想定されないが、好酸球性多発血管炎性肉芽腫症は血清IgG4値が顕著に上がることがあり、両者の臨床的特徴を理解していないと混乱するのかもしれない。特に血清検査が好きな諸家は混乱しかねない。

○炎症性偽腫瘍やRosai-Dorfman病といった稀な疾患も除外することになっているが、生検で診断されるべきである。

○本症では血清補体が低下していることが（特に腎病変例で）多いが、全身性エリテマトーデスと間違えてはいけない。

IgG4関連疾患の鑑別疾患

・低悪性度のリンパ腫

・多中心性キャッスルマン病

・サルコイドーシス

・多発血管炎性肉芽腫症

・好酸球性多発血管炎性肉芽腫症

・結核性リンパ節炎

・炎症性偽腫瘍

・Rosai-Dorfman病

○臨床医は、画像上の腫瘤形成や病変、IgG4の高値などをみると IgG4-RDかもと色めき立つが、CRPが陽性である場合にはその気持ちを十分冷ましてゆっくり検討したほうがいい（深呼吸もおすすめ）。

○本症は、全身炎症による消耗、緊急性などとは無縁であることが多く、それらをみたら IgG4-RD以外の疾患から考える。

○CRP陰性で、本症かもと思ったらゆっくりでいいので生検の実施について具体化することが次のプランになる。

○後腹膜腫瘤による尿管閉塞→腎後性腎不全、肥厚性硬膜炎、下垂体病変→副腎不全やひどい尿崩症といったごく稀な状況以外では、治療を急ぐ必要がない。

経 過 と 治 療

∞∞ 経　過 ∞∞∞∞∞∞∞∞∞∞∞∞∞∞∞∞∞∞∞∞∞∞∞∞∞∞∞∞∞∞∞∞∞∞∞∞∞∞∞

○ごく稀な状況を除いて、患者はほぼ無症状の元気な中高年である。

○病変の進行も非常に緩徐で、閉塞・圧迫・浸潤性の性質に乏しく、悪性腫瘍のような振る舞いがない。よって予後は良好である。

○大動脈瘤が形成された場合は破裂を懸念したい。できれば治療前に外科医に相談する。

○ステロイドの反応が著明に良好な疾患であるが、減量で再発しやすい疾患である。

○0.6〜0.8mg/kg/日程度のプレドニゾロンで、2週くらいのうちに劇的に反応する。

○どのように減量しても再発しやすいのはわかっていて、寛解維持とステロイド離脱のために米国中心にリツキシマブが試みられてきた。成績は良好だが、日本では保険適用がない。

○再発しない状態を低用量のプレドニゾロンで維持して観察する、というのが現在の日本の現状である。

◇◇◇ フォロー ◇◇

○中高年発症、かつ累積のステロイドが増えていく疾患であるため、ステロイドの副作用対策が重要である。

References

〈1〉 川野充弘. IgG4関連疾患の最新の病態と診断. 日内会誌 2021；110：1494-501
〈2〉 ZS Wallace et al. The 2019 American College of Rheumatology/European League Against Rheumatism classification criteria for IgG4-related disease. Ann Rheum Dis 2020；79：77-87. PMID：31796497

12. サルコイドーシス

理解の架け橋

○ サルコイドーシスは、原因不明の全身性肉芽腫性疾患で、肺、眼、心臓などを始めとして、さまざまな部位や臓器に病巣をつくりうる疾患である。

○ 有病率は10万人対で3.0〜5.6というデータがあり、比較的稀な疾患ではある。

○ やや女性に多いが、男女別の好発年齢帯が異なる。男性は若年、女性は中高年にピークがある。

○ 20歳以下、あるいは80歳以上での発症は男女とも稀である。

○ 肺病変はサルコイドーシスの中で最も頻度が高い。80%強に認める。

○他、眼病変が55％、心病変が23％で、海外でよく記述がある結節性紅斑は日本人にはきわめて少ない。

○病因論はこれまでさまざまなものがいわれている。

○疾患感受性のある宿主が、環境中の何らかの抗原に曝露されることで誘導されるⅣ型アレルギー反応によって発症するとされている。

○肺病変は、両側肺門リンパ節腫脹が有名である。他にはCTで読みとれる肺野病変である。

○病期にもよるものの、一見して多発する小粒状影で、見慣れていないと肺野異常のひ

どさと患者本人のあまりの元気さ（症状も低酸素もない）のギャップに驚くであろう。

○眼は要するにぶどう膜炎で、初発症状となって眼科医が眼科的にサルコイドーシスと診断し全身精査を内科に依頼してくるパターンがある。

○「ぶどう膜炎」だけではやや非特異的な病態だが、眼サルコイドーシスのぶどう膜炎は、通常眼科医が特異的にサルコイドーシスであると診断できるらしい。

○心臓は、完全房室ブロック、中隔基部の菲薄化をはじめとする形態異常、左室機能低下のような機能異常などがあり、最近ではFDG-PETが保険適用で実施でき診断的評価が可能となった。

○他、皮膚、神経、筋肉、骨・関節、リンパ節、腎臓、下垂体など、諸臓器を侵しうる。

○系統的な内科医目線がないと、3大臓器以外で発症した場合は症候や病変が特異的にうつらず、本症が想起されづらいかもしれない。

疑　い　か　た

{ 診断までの経緯 }

○前述のように、肺、眼、心臓を含まない症候で発症した場合は、サルコイドーシスとすぐに想起されづらい。

○肺病変がある場合は、その病変のインパクトから、本症の診断に手慣れた呼吸器内科にわたるため、そこまで診断は錯綜しない。

○霧視や red eye などで眼科を受診しぶどう膜炎とわかって診断に至るパターンも、意外とその後の診断プロセスはスムーズである。

○ただ心臓については、心臓病変から発症すると意外とサルコイドーシスの存在が分かりにくい。

○たとえば既往のない中高年女性が完全房室ブロックを発症してペースメーカ埋設となったら、それで初発したサルコイドーシスかもしれない。

○心機能異常のみであると、心臓サルコイドーシスを見慣れた循環器内科医が診れば気づかれるとしても、よほど他に示唆

がないと想起されないかもしれない。

○皮膚病変あるいは骨関節病変などになると、長いこと別の診断で加療され続けられていることも多い。

○神経は、視床下部や下垂体に好発するので、尿崩症や下垂体機能低下症をきたしやすい。

○脳神経障害も多く、特に顔面神経麻痺が多い。他に舌咽・迷走神経、聴神経、視神経、三叉神経障害などを来たしうる。

○神経サルコイドーシスの半分が神経症候でサルコイドーシスを初発しているので、これらをみたらサルコイドーシスを想起して精査せねばならない。

○血清検査はACEと可溶性IL-2レセプターが用いられる。

○ACEは、肉芽腫の総量を反映しているらしく、診断上の感度は30〜50％と低い。しかも近年、診断時にACEが上昇しないケースが増えているらしい。眼病変で発症した場合は陰性のことが多い。

○可溶性IL-2レセプターは、診断時の陽性率は70％だが、非特異的な所見でありそれを持ってただちに本症であるとは言い難い。

○経過、画像所見、組織学的所見を総合して診断する。

経 過 と 治 療

〜〜〜 **経　過** 〜〜〜〜〜〜〜〜〜〜〜〜〜〜〜〜〜〜〜〜〜〜〜〜〜〜〜〜〜〜〜〜〜〜〜〜

○3割が自然軽快、3割が病変が慢性化するも治療が不要、3割が悪化し治療を要するが安定する、残り1割が治療抵抗性で機能障害や臓器障害が残り難治化する、という目安が有名である。

〇心臓病変、神経病変、深刻な眼病変などでは様子をみず、ただちに治療する。

◇◇◇◇ 治 療 ◇◇

〇どのように考えればよいか、意外にもほぼわかっていない。

〇治療内容だけでなく、そのタイミング（いつ介入するか）や強さ（用量や期間）なども実はよくわかっていない。

〇肺病変には0.5mg/kg/日の初期量で十分量であるとされ、そこから漸減する方針をとっているが、本当にそれでいいかはわからない。

〇ステロイドのsparing目的ではメトトレキサートが選択されることがあるが、これも決定的な根拠はない。

〇その次はインフリキシマブやアダリムマブのようなTNFα阻害薬が用いられることが多く、一定の役割を果たしている実績はあるものの、確立された治療ではない。かえって増悪することもある。

〇新しい機序の免疫調節薬の応用も期待されるが、JAK阻害薬であるトファチニブが、10例の皮膚病変のあるサルコイドーシス例に肺病変ともども奏効に至らせたという結果が報告され〈2〉、同剤の成績について今後期待が持てそうである。

～ References ～

〈1〉玉田 勉. サルコイドーシス. 日内会誌 2022；111：2084-93
〈2〉W Damsky et al. Inhibition of type 1 immunity with tofacitinib is associated with marked improvement in longstanding sarcoidosis. Nat Commun 2022；13：3140. PMID：35668129

13. 結 節 性 紅 斑

○結節性紅斑は、両側下腿前面に好発する、径1〜10cm程度の有痛性・隆起性の円形あるいは楕円形の皮疹のことを指す。

○多発していることが多い。両側にまたがることも多い。

○本態は皮下組織（脂肪組織）の炎症であり、つまりは脂肪織炎である。

○小葉性脂肪織炎か隔壁性脂肪織炎かで分けられるが、臨床ではあまり役に立たない。

○何歳でも発症しうる。小児から20〜30歳台の女性が多い。

○結節性紅斑は、半分以上は特発性とされるがこれをみたらその原因を探すべき症候であっ

て、皮膚疾患というより「症候的疾患」の
ひとつである。

○本書でもたびたび述べている症候的疾患と
は（國松の造語であり）、それなりの疾病単位とし
て独立はしてはいるものの、それ自体が「別
の疾患の徴候のひとつ」である場合をいう。

○その"別の"疾患の診断の一助となるような
しるし的な存在になっているわけであり、つ
まりは自身が疾患にも症候にもなっている。
こういう病態を症候的疾患と呼んでいる。

○結節性紅斑の他には、ぶどう膜炎や強膜炎、
肥厚性硬膜炎、下垂体炎、両側感音性難聴、
白血球破砕血管炎、無菌性髄膜炎などが相
当するであろう。

○結節性紅斑では、溶連菌感染症、炎症性腸疾患、サルコイドーシス、血液腫瘍、薬剤、妊娠、などが隠れていることがある。

○逆にこれらの疾患や背景がわかっているときは、本症を疑いやすい。

疑 い か た

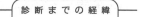
診 断 ま で の 経 緯

○通常は皮疹に悩んで来るというより、「足が痛い」「足首が痛い」「足がむくんでいる」などと言って内科には受診する。

○「両側性下肢蜂窩織炎」などという謎の診断名がついて救急受診し、内科や皮膚科に引き継がれる病態として界隈では有名である。

○熱が1、2週先行して皮疹が発症することもある。

○皮疹（円形の結節様有痛性紅斑）の部位は重要で、とにかく典型は下腿前面である。多発あるいは対側にもあるとさらに可能性が高い。

○1個1個の皮疹の時間的なフェーズは、同時多発でなくてよい。むしろずれていることが多い。皮疹が生じたばかりでは、疼痛が強く、赤み〜ピンク色を帯びている。

○次に多い部位は足部である。内踝・外踝に出現しうる。

○大腿、体幹、上肢などにも出てもいいとされるが、その場合それを結節性紅斑だと即断すべきではない。

○時間経過に従い、紅斑の1個1個が打撲様（"bruise-like appearance"）に変色していく。その時間単位は、数日といったところである。

○皮疹は潰瘍化しない。潰瘍化していたら、別の疾患を疑い、むしろ生検が必須である。

○「下肢〜足部にできた発疹が痛い」「皮疹の性状が移ろいやすい（青みがかって自然軽快の傾向を取りやすい）」といった性質と、皮疹の部位・分布について特徴的に捉えられるケースならば、臨床的に診断しやすい。

○結節性紅斑と紛らわしい病態は、蜂窩織炎、結節性多発動脈炎、血液腫瘍の浸潤や髄外造血、ベーチェット病、打撲（要するにDVによる日常的な暴力）、結核疹である。

○ベーチェット病については、下肢の皮疹だけで勝負することはないので安心していいが、ベーチェット病でみられる場合は厳密には結節性紅斑様の皮疹である。

○不明熱診療のなかに紛れ込まれやすいのは、急性白血病や骨髄異形成症候群といった血液腫瘍、そして炎症性腸疾患である。血算異常がない不明熱・腸管病変がない不明熱などで、このような病態が（結節性紅斑の診断がフラグになって）後に判明することがある。

○結節性紅斑では、関節痛・関節炎を伴うことは意外に多い。ただし、結節性紅斑が足部のちょうど足関節あたりにできることはあり、関節炎ではないのに患者が「足首が痛い・動かすと痛い」と訴えることがよくある。

○結節性紅斑自体の診断のゴールドスタンダードは生検による

組織診断だが、内科での実臨床では生検なしに結節性紅斑を疑い、むしろ背景（原因）疾患を探すことになることが多い。

○結節性紅斑っぽいが、その原因が判然としないときにはまず何か検査を行う。たとえば胸部レントゲンや必要に応じて妊娠反応検査を行う。

○血液検査では、状況に応じて ASO、QFT、ACE、血液培養などを検討する。

○深く調べたい場合は下部消化管内視鏡を行うことになる。

経 過 と 治 療

∞∞ 経 過 ∞∞∞∞∞∞∞∞∞∞∞∞∞∞∞∞∞∞∞∞∞∞∞∞∞∞∞∞∞∞∞∞∞∞∞

○4〜8週で消退することが一般的である。

○長い経過のものほど、生検が望ましい。

○印象になるが、原疾患次第なところがあり、血液疾患によるものは自然軽快が難しいことがある。

○血液腫瘍が overt となる前に、結節性紅斑の反復のフェーズが先行することがある。

○感染症は感染症が治れば、薬剤性は薬剤を止めれば、妊娠によるものは妊娠が終われば改善しやすい。

○炎症性腸疾患の場合は、おおむね病勢に一致することが多い。

∞∞ 治 療 ∞∞∞∞∞∞∞∞∞∞∞∞∞∞∞∞∞∞∞∞∞∞∞∞∞∞∞∞∞∞∞∞∞∞∞

○蜂窩織炎ではないが、蜂窩織炎のような対応は適切である。すなわち、安静・冷却などの対症療法である。

○基本は NSAID でよいと思われるが、NSAID も一応薬剤性の
　トリガーになることはあるにはあり、使用を嫌う諸家がいる
　ことは一応覚えておく。

○NSAID で何ともならないときはステロイドを使うことが多い。

○原疾患の診断・治療は非常に重要である。

∞∞ **フォロー** ∞∞∞∞∞∞∞∞∞∞∞∞∞∞∞∞∞∞∞∞∞∞∞∞∞∞∞∞∞∞∞∞∞

○ふつうは一相性の経過であり、改善後に結節性紅斑のことだ
　けでフォローアップを続けることはふつうしない。

○ただ、結節性紅斑の確たる診断が未遂に終わっている場合に
　は、次に出現した皮疹に対して適切に対処（目撃、視診、生検の
　検討など）する目的でフォローアップを継続することはよくあ
　る。

炎症性疾患

14. 菊 池 病

理 解 の 架 け 橋

○菊池病は、臨床的には10〜35歳未満のアジ
　ア人に多く、頸部に複数の有痛リンパ節腫脹
　を認める病態である。

○疾病の表記(病名)は、組織球性壊死性リンパ節
　炎や亜急性壊死性リンパ節炎などと病態重視
　の呼称もある。

○臨床現場では簡略的に「菊池病」と呼ばれるこ
　とも多く、本書では菊池病の表記で統一する。

○多くのケースで発熱(高熱も多い)し、頭痛の頻度
　も高い。

○後述するが、菊池病では比較的軽症の髄膜炎
　を合併することがあり、これを知れば頭痛が
　生じやすいことは受け入れやすい。

○また、血球貪食症候群を起こすことが稀に
ある。

○咽頭炎の先行感染の病歴やその身体所見を
重視する諸家がいるようだが、私は重視し
ない。

○倦怠感はなくはないが、伝染性単核球症の
それと比べると軽い。

○また熱は夕方から夜間に増悪する傾向にあ
り、多くの患者で発汗を訴える。

○菊池病は、若年者のやや遷延する発熱患者
の中にいることになり、頸部リンパ節腫大
があって痛みを伴うなら本症を疑いやすい。

○良性で、1〜3ヵ月で自然軽快するという記

述が多いが、これは善良な臨床医を非常にミスリードさせる記述だと私は考える。

○高熱が連日続く若者が、2カ月も対症療法だけで我慢させるなどまったくもって今日的でない（現在、令和である）。

○また、「診断は生検が必須である」として臨床診断を許容しない諸家もいるようだが、外科的な切除生検によって若年者が頸部に軽微であっても手術痕を残しうることが今日的に日本で許容できるかどうかというと、どうだろうか（現在、令和である）。

○美容的な観点から創を残さず、有熱期間を短縮すべしという"令和"の時代にあっては、「極力生検せずに臨床診断して、許容できない高熱にはステロイド治療をする」ことがすでにおよそ必須であり（求められており）、このことを記述する成書や論文はほぼ見当たらないので本書ではこれを重視する。

疑　い　か　た

○菊池病を臨床診断するための要点（項目）を以下に示す。

○重視しているのは、比較的診断が容易なケースを短期間で高い確度で診断して、非典型については菊池病の臨床診断に拘泥せず慎重に検討する時間を費やす、という点である。

○これをおおむね満たすものは、菊池病の可能性が高い。すべて満たすことも稀でなく、個人的にはこれを臨床診断基準として使っている。

菊 池 病 の 臨 床 診 断 基 準（私案）

☑ 10〜35歳未満である

☑ 頸部（特に側頸部）にリンパ節腫脹を認め、縦長に数珠状に連なる

☑ 腫大したリンパ節の多くで圧痛あるいは自発痛を認める

☑ 経過中、1回でも末梢血白血球数が 3,500（/μL）個未満となる

☑ 経過中、原病由来の貧血はない

☑ 経過中、原病由来の肝炎はない

☑ 主訴に「発熱」が含まれる

○まず年齢は重視する。たとえば50歳の菊池病は信じがたい。

○成人内科だと、多くは16〜30歳未満の発症であることが通常である。

○リンパ節腫脹は、頸部以外の領域では、腋窩が多い。「頸部と腋窩」であれば十分菊池病を疑える。

○しかし、「腋窩のみ」「頸部と縦隔」「腹腔のみ」のような、頸

部を欠く、あるいは頸部で腫脹があっても腋窩以外の領域との組み合わせの場合には、無理に菊池病にもっていかない。

○本症の頸部リンパ節腫脹は、通常は患者自身で痛みや腫れに気づくほどで、左右差があることが多い。

○診察で片側のみと思えてもそれで問題ない。実際には、対側に触知不能なほどに小さい腫大がみられることが多い。

○典型的には1～2cmに腫大し、圧痛を伴う。集簇して一塊となって大きな腫瘤に思えてしまうこともある。

○分布は側頸部領域が多く、縦長に数珠状に累々と連なって腫脹する。消長を繰り返すこともあり、これこそが菊池病の特徴だとする諸家もいる。

○発熱は高低さまざまだが、高熱が続くケースが受診閾値を越えやすい。

○次に重視するのが血液検査である。

菊池病かもしれないと思ったときの初手の検査

・血算＋白血球分画
・Alb、AST、ALT、LDH、ALP、γGTP、BUN、Cr、Na、K、CRP

○白血球分画は、できれば目視のオーダーで、異型リンパ球の有無を数％の単位で識別できる技師に依頼したい。

○なぜなら菊池病では、末梢血中に異型リンパ球が著明に増多することは稀であってほぼないが、出現すること自体はコモンであるからである。3％以上となることはかなり珍しく、1～2％程度が多い。

○菊池病は、採血実施時期にもよるようだが、発熱で困って実施した血液検査では総白血球数が正常下限よりも下回っているこ

とが多い。これは常時でなくてよく、何回か実施している場合には経過中一度でも低くなっている。少なくとも正常上限を超えることはない。

○白血球分画は、菊池病に特異的にみられるものは実はなく、むしろ他疾患との鑑別に有用である。

○たとえば伝染性単核球症では、リンパ球はむしろ顕著に増多し総白血球数も正常上限を超える。菊池病ではこのようなことはない。

○一方伝染性単核球症以外の多くのウイルス感染症では、リンパ球は抑制され、分画上も絶対数も減少する。菊池病ではこのようなことはなく、リンパ球はむしろやや増加気味で正常上限に近い正常を示すことが多い。

○LDH や CRP は、臨床的な印象に過ぎないが、炎症によるリンパ節内部の壊死容積の総量に依存していると思われる。したがって「まちまちである」という理解でよく、LDH や CRP が微増にとどまることもコモンである。

○いわゆる肝酵素は、菊池病由来では上昇することはなく、もし菊池病症例で肝酵素上昇がみられていたら、薬剤性やアルコールなど別の外因であることが多い。しかし現実的には伝染性単核球症のようなウイルス感染症と迷ってしまい、肝炎と誤認されてしまうことが多い。

○しっかりと肝酵素上昇があるような菊池病擬診例では、よほど菊池病を示唆する情報がない限り、菊池病から考えないほうがいい。

○菊池病由来の貧血もないと考えるべきで、もし菊池病擬診例で貧血があれば、菊池病以外の疾患から検討する。

○菊池病由来の皮疹も存在するが、非常に稀であり、皮疹があることを根拠に臨床診断すべきではない。頻度からいえばやはり薬疹が多い。なぜなら未診断の菊池病患者では、解熱薬

や無用な抗菌薬が投薬されがちだからである。

○菊池病の随伴症状は頭痛が多い。これは、すでに述べたが原病に伴う合併症として髄膜炎があることと関連していると考える。

○菊池病の既往があるという病歴があれば、目の前の菊池病疑いの患者が菊池病である確率は増す。

○そもそも菊池病は、一相性で反応病態と思える病型もあるが、何度か反復する病型もあり、後者のほうが反応性というより"内因感"がある。

○髄膜炎のほか、菊池病の合併症として血球貪食症候群がある。菊池病と思われる例で、白血球や血小板が低い場合に疑う。

○血清フェリチン値上昇が参考になり、もちろん診断は骨髄穿刺になるが、反応性病態であるのか血球貪食症候群としての重症度は低く、またステロイド治療の反応も良好である。

画 像 検 査 、病 理 組 織 学 的 検 査 、鑑 別 診 断

○画像検査としては、CT やエコーがある。腫大リンパ節を精査するために行う。

○CT は造影が望ましいが、造影剤アレルギーや放射線被曝のリスクがゼロではない。

○エコーは、腹部や心臓より一般的ではないので術者間の技術の差があるが、安全である。

○個人的には、非造影でもある程度の分布がわかる CT を好む。深部の様子や、撮影範囲に胸部を含めれば縦隔や腋窩の様子もわかる。

○生検は、もちろん実施できれば一番正確な診断手順である。しかし、穿刺吸引細胞診（fine needle aspiration）では、固形がんがある程度除外ができるくらいで、菊池病の特異的診断は困

難である。

○よって、もし菊池病を病理検査で診断したい場合は、切除生検（外科的にリンパ節自体を摘出する手術）が必須である。

○結核性リンパ節炎の懸念がある場合には、外科処置に由来して瘻孔が形成されてしまい創部を悪くする場合があるので、避けたい。

○また、頸部は皮膚を露出しやすい部位であり、若年者が多いことから美容的側面からふつうは回避してあげたい。またケロイド形成の可能性もゼロではない。

○質の高い臨床診断ができるのなら、外科的な切除生検は避けておきたい処置である。

○またリンパ節検体を得たとして、組織学所見の解釈も単純ではない。

○というのも、病理診断もまた総合診断になるからである。除外診断、および"それらしい組織所見"を総合して絞り出すような診断であって、しかも検体が採られたときの臨床的な状況や時間的フェーズによっても大きく変わる。

○よって、病理診断の質を上げるには、臨床診断の質を上げる必要がある。

○菊池病の組織所見は、病変は境界明瞭な領域を持ち、フィブリノイド壊死およびアポトーシスが病変中心部に認められ、また多数の貪食組織球が出現しているとまとめられる。

○一方、悪性細胞の出現、膿瘍形成（好中球浸潤）、肉芽腫形成、感染症を示唆する所見（封入体などのウイルス感染細胞や菌塊など）は、菊池病ではみられない。

○菊池病の主な鑑別疾患とそれを検討するための血液検査項目を**表2**に示す。

	血液検査	鑑別法
伝染性 単核球症	EBNA EBV-VCA-IgG EBV-VCA-IgM	これらを用いて伝染性単核球症かどうかを検討する
全身性 エリテマトーデス	抗核抗体 抗ds-DNA抗体	これらのほか、SLE分類基準を用いて検討する
HIV感染症	HIV抗体	陽性ならば急性HIV感染症を検討する
結核性 リンパ節炎	interferon- gamma release assays（IGRA）	陽性であれば警戒するが、総合判断を要する

表2

菊池病の鑑別疾患

○伝染性単核球症はしばしば、菊池病と互いに鑑別対象となるが、個人的に両者を初見時に誤認したのは過去に2回で、1回は「リンパ節腫脹が有痛性だった伝染性単核球症」と「薬剤性に派手に肝酵素が上昇していた菊池病」だった。どちらもフォローして、正診に至っている。

○伝染性単核球症の本質が、急性肝炎であることをしっかり認識しておけばふつうは間違えない。後頸部リンパ節腫脹や異型リンパ球の有無に囚われがちだが、肝炎の有無で鑑別するのは基本である（菊池病では肝炎にならない）。

経 過 と 治 療

経　過

○一般には自然経過で改善し治癒まで至るとされ、軽いもので1カ月、重い有熱の病型でも3カ月以内に治るとされている。

○ただすでに述べたように、いくら自然に終息する疾患といっても熱が出たまま社会活動することは難しい。若年者が1～2カ月もずっと休養するというのも、あまりにロスも大きい。

○また、菊池病では原病由来の髄膜炎を起こすことは知られており、軽重含めそれなりに経験はあるが、脳炎合併例も文献上みられる〈3〉。

○そのため私は、菊池病はいくら自然軽快するとされていても、むしろ迅速に診断して熱が許容できないケースでは積極的に治療介入（ステロイド）を行うようにしている。

治　療

○一般的な対症療法では、アセトアミノフェンを使用する。しかし効果の持続は少ない。

○また、軽症例でアセトアミノフェンのみで改善したとしても、それはあくまで菊池病の自然軽快例であってアセトアミノフェンが疾患病勢を修飾させる印象はない。

○個人的に、有熱例で臨床診断できた全例でステロイド治療を提案しているが、患者に断られたことがない。おそらく熱がつらいのだろう。

○ステロイド開始基準の目安をあえていえば、38℃以上の高熱が1週以上連日続き、かつ有痛性の頸部リンパ節腫脹が改善しないとき、診察や血液検査で菊池病の診断を検討して上記

の「臨床診断基準（私案）」を満たしていれば、臨床的に菊池病と診断しステロイド治療を是としている。

○ステロイドの処方内容については、複数の書籍で私がレジメンを紹介しているが、ここでは以下の例を紹介する。

処方例

・プレドニン®（5）6T 分 2 朝・夕食後 ——4 日間
・プレドニン®（5）4T 分 2 朝・夕食後 ——4 日間
・プレドニン®（5）3T 分 2 朝・夕食後（2 − 1）——4 日間
・プレドニン®（5）2T 分 2 朝・夕食後 ——4 日間
・プレドニン®（5）1T 分 1 朝食後 ——4 日間

とし、合計 20 日間の治療

○これは、約 3 週間で治療を終えられる、確実な治療である。

○副腎抑制に由来する副作用が生じる前に off にできる治療計画であるため、相手が若年者ということもあって副作用をほぼ経験させずに治療できる。

∞∞∞ **フォロー** ∞∞

○ステロイド治療を開始した場合、最初の 2、3 日で解熱が確実に得られ、反応は非常に良い。

○残りの日数は、菊池病としてのリンパ節炎自体の抑制のためにあるようなものである。治療開始後、1～2週後に再診させ状況を確認する。

○抗核抗体陽性例で、将来の SLE 発症の懸念から、治療終了数カ月後あるいは年に 1 回など（定期的に？）再診させて血液検査を行うというプラクティスを見かけたことがあるが、不要と考える。

○確かにSLE患者の既往歴に菊池病が含まれることは経験的にあるが、SLEの診断において菊池病の既往を基準に含めることはない。

○SLEの診断は、あくまでSLEの分類基準に基づくべきで、菊池病を発症しただけの若年者にいたずらにSLE発症の懸念を煽るべきではない。親がノイローゼになる。

○ステロイド治療直後の菊池病の再発は稀であり、別の病態を考えたほうがいい。あるいは治療が弱すぎた（用量不足、期間不足）のかもしれない。

○再発は、年〜月の単位のスパン（潜時）ならあり得る。15歳で初めて菊池病に罹患、24歳になって初めての再発、などはコモンである。

-- References --------

〈1〉 中村 造ほか．菊池病 69 例の臨床的検討．感染症誌 2009；83：363-8
〈2〉 G Dumas et al．Kikuchi-Fujimoto disease：retrospective study of 91 cases and review of the literature．Medicine（Baltimore）2014；93：372-82．PMID：25500707
〈3〉 N Iwamoto et al．Two Cases of Kikuchi Disease Presenting with Aseptic Meningitis and Encephalitis．Intern Med 2022；61：2687-9．PMID：35185045

15. 全身性エリテマトー

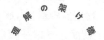

○ 全身性エリテマトーデス（systemic lupus erythematosus；SLE）は、自己抗体のことがあまりに有名で、またそれが疾患自体のホールマークになりがちなイメージにもなっているせいか、「自己抗体が自分自身の臓器を攻撃して〜」という説明を患者にもしてしまいがちである。

○ しかし実際には、SLEの病態の本質はインターフェロン（I型interferon；IFN）の過剰産生とされている。

○ またSLEでは、「獲得免疫」すなわち自己抗体産生が病態の起点かのようによく説明さるが、実は先に自然免疫系が活性化され、それによって獲得免疫が始動している。

○ 自然免疫系は本来「病原体由来の核酸」を認

デス

識するはずであるが、SLEの患者ではアポトーシス異常が起きており、細胞死に由来して放出される「自己由来の核酸」を認識してしまう。

○自然免疫系を介してI型IFNが過剰に産生され獲得免疫系が活性化すると、各所での抗原提示が促進されてその結果さらに獲得免疫系は活性化する。

○そうなるといよいよ免疫寛容状態が破綻し、自己抗体が産生されていく。この自己抗体がいわゆる抗核抗体やDNA抗体などに相当する（診断に用いられる）。

○自己抗体は自己抗原とともに免疫複合体となるが、血管へ諸組織・諸臓器に作用し悪

影響や障害を及ぼす張本人はまさにこの免疫複合体である。また、この免疫複合体自体が次なる自然免疫系の活性化を起こし、悪循環を作っていく。以上がSLEの病態形成とされている。

○このようにSLEでは、免疫そのものがとことん異常であって、それに由来する過剰な炎症が症状を形成する本態となっている。そしてそれらはおおよそ臓器を選ばないということが特徴で、これが「全身性」と名の付く所以である。

○一般医でも簡単に利用できるわかりやすい診断分類基準（1997年ACR基準）があって、それそのものが疾患の臨床的な概要となる。

○すなわち、「血球減少がある」「自己抗体現象がある」をコアとし、関節・心膜・胸膜・腎臓・精神神経・血液系の病態由来の症候を組み合わせたものをSLEと分類するような仕

組みになっている。

○抗リン脂質抗体症候群、橋本病、シェーグレン症候群、関節リウマチなど別の自己免疫疾患が共存することがある。

○SLEは妊娠可能な年齢の女性に多いがこれはあくまで頻度を示しただけで、どんな高齢でも、小児でも、男性でも分類基準を満たせばSLEと診断する。

疑 い か た

─ 診断までの経緯 ─

○「とことん不明」「精査に精査を重ねた末に診断」ということのない疾患である。

○発熱、関節痛、倦怠感といった非特異的な症候の精査の一環として判明することは多いが、実際にはそれだけでSLEが嗅ぎ付けられているわけではない。

○膠原病の家族歴、既往歴（橋本病や菊池病や血小板減少症など）、頬部の紅斑、Raynaud、蛋白尿、血球減少、といったものも合わせて、ほぼ無意識に総合判断され、抗核抗体が提出され

ている。

○よって、初診・初期診療でSLEを即断できずに錯綜のすえ判明する疾患というイメージが少ない。

○たとえば「高熱の持続＋血球減少」という初診患者の診療において、初期はどう考えても感染症に準じて診察・検査を行うだろうが（場合によっては治療も）、感染症が除外される雲行きならそれは引き続き「おおごと」であり、不明性を予感して抗核抗体をとりあえず"クリック"する者が多いことだろう。そこで陽性が（わりとすぐ）判明してSLEが疑われ一気に診断まで進むことは多い。

○非専門医に対して「やたら抗核抗体を測るな！」という専門家からの啓発めいたステートメントをみることがあるが、非専門医がやたら測るから見つかる多くのSLEがあることも忘れてはいけない。

○「よくわからないから抗核抗体」は、「よくわからないから抗菌薬」「よくわからないからステロイド」なんかよりも、非常に安全かつ無難なプラクティスだと思われる。

○「よくわからないから抗核抗体」というやり方ではないプロセスでSLEが診断できる諸氏は、すでにこの項を読む必要がない。

○なんらかの根拠でSLEかなと思えた場合にまず提出する検査を示す。

> **SLEを意識した場合のオーダー例**
> ・血算＋白血球分画（できれば目視で）
> ・Alb、AST、ALT、LDH、ALP、γGTP、BUN、Cr、Na、K、CRP
> ・IgG、補体C3 C4、抗核抗体
> ・抗dsDNA抗体、抗Sm抗体、抗β2GPI抗体
> ・凝固：PT、APTT、D-dimer
> ・検尿（沈渣含む）
> ・胸部レントゲン写真
> ・心電図

○症状単位よりも一段特異性が上にある症候から疑うというプロセスもある。そういう症候の具体例を示す。

> **特 に 抗 核 抗 体 測 定 を 検 討 し た い 症 候**
>
> ・ネフローゼ、糸球体腎炎
> ・胸膜炎、心膜炎、腹膜炎
> ・溶血性貧血、免疫性血小板減少症、再生不良性貧血、血栓性血小板減少性紫斑病、血球貪食症候群、赤芽球ろう
> ・急な精神症状（抑うつ／無動、カタトニア／緊張病、躁状態、統合失調症様／急性精神病状態など）
> ・神経症状（横断性脊髄炎、けいれん、くも膜下出血など）
> ・間質性肺炎、肺胞出血、器質化肺炎、肺高血圧

炎症性疾患　自己免疫

○これらに遭遇したとき、まずは病因を検討するだろう。そういうときに精査の中に抗核抗体測定を含める。

○もちろん、たとえば精神科を受診したうつ病患者や、くも膜下出血で搬送された患者全員に抗核抗体を検査しろというわけではなく、それぞれの専門医がいつもの診療をしていて少し治療経過がおかしいとか、非典型であるとか違和感があるとか、そういう場合に抗核抗体を精査に含める。

○「ループス腸炎（＋膀胱炎）」という病態だけが少し特殊で、これだけ別個に留意しておく。

○著しい腸管浮腫を呈し（CTやエコーでわかる）、下痢、下血、潰瘍などを伴う病型で、SLEが念頭にないとやや錯綜するかもしれない。

○その理由として、ひとつはループス腸炎ではCRPが上昇するからで、SLEでは活動性があってもCRPが上がる病態ではないという常識で診療しているとSLEが想起しづらいかもしれない。

○もうひとつは、頬部紅斑や血球減少を欠くことが多いため、「腸炎」として診療している担当医にSLEが想起させにくいというのがある。

○著しい腸管浮腫がホールマークとされることもあるため、CTで“ちくわの断面”を思わせるような極端にひどい腸管浮腫[4]を伴う腸炎患者をみたら、SLEを想起して抗核抗体を調べる。

○ほか、自己免疫性肝炎が併存して肝炎が前景に立っているとか、長年統合失調症として精神科で治療されていた患者が遅れてSLE基準が揃うとか、最初にサイトメガロウイルスの初感染が起きてそのさなかにSLEが発症したとか例外は多く、発病する臓器も発症経緯も症状の軽重もバリエーションは数限りない。

本 当 に 問 題 に な る 鑑 別 疾 患

○**ヒトパルボウイルスB19感染症**：いわゆる伝染性紅斑（りんご病）だが、成人の場合には顔の紅斑が乏しく「熱＋四肢末端の関節痛と浮腫」という病像となり、ヒトパルボウイルスB19感染症が想起し難くなるという盲点がある。しかも抗核抗体などの自己抗体が陽性となりうる。

○**慢性活動性EBウイルス感染症**：若年者の熱の反復＋血球減少という様相が重複する。

○**急性白血病**：やはり「発熱＋血球減少」の鑑別として並ぶ。急性白血病は緊急疾患であり、SLE診断の際に必ず検討する。

○**T細胞リンパ腫**：特に血管免疫芽球性T細胞リンパ腫では、熱の反復、免疫グロブリンの上昇のほか、非特異的ながらさまざまな自己抗体が出現してしまうためmimickerとなりうる。

○**麻　疹**：顔面紅斑＋熱＋血球減少といった様相が似てしまう。麻疹は常に念頭にないと、本当は麻疹である患者がSLE疑いとされてしまい、リウマチ膠原病内科外来の待合で免疫の低い患者に次々に感染するという惨劇が起きてしまいかねない。

∞∞∞ 治　療 ∞∞∞

○治療は専門家が行い、ステロイドを用いる。免疫抑制剤を早期から用い、なるべくステロイドの量や投与期間を減らす努力をすることがトレンドになっている。

○SLEは、腎炎や中枢神経病態がいわゆる重症病態に位置づけられることが多く、特にループス腎炎で臨床研究が盛んであるが、現在ではステロイドと、ミコフェノール酸モフェチル（MMF）あるいはシクロホスファミドを用いて寛解導入が行われる。

○このMMFはkey drugといえるため、一般内科医でも記憶しておく価値がある。

○たとえばタクロリムスとMMFの両者を併用する "multi-target therapy" の成績の良さが示されている。

─ References ─

〈1〉 M Kiriakidou et al. Systemic Lupus Erythematosus. Ann Intern Med 2020；172：ITC81-ITC96. PMID：32479157

〈2〉 K Oku et al. Systemic lupus erythematosus；nothing stale her infinite variety. Mod Rheumatol 2018；28：758-65. PMID：29947275

〈3〉 廣村桂樹ほか．ループス腎炎とネフローゼ症候群；診断と治療．日腎会誌 2014；56：510-7

〈4〉 DF Huang et al. Images in clinical medicine. Lupus-associated intestinal vasculitis. N Engl J Med 2009；361：e3. PMID：19605826

16. 抗リン脂質抗体症

○抗リン脂質抗体症候群 (antiphospholipid syndrome；APS) は、自己免疫血栓症および自己免疫妊娠合併症のことであり、抗リン脂質抗体がある人に血栓症や妊娠合併症が起これば APS と定義する。

○リン脂質またはリン脂質-蛋白複合体に対する自己抗体が血清中に持続的に存在し、動・静脈の血栓症や流産などをきたす疾患である。

○国内に1〜2万人の患者いると推定され、10代〜高齢者まで幅広く発症し平均は大体30〜40歳である。男女比は1：5で女性に多い。

○反復流産、若年脳梗塞、血栓症で本症を疑えとよくいわれるが、典型的な APS は全身性エリテマトーデス (SLE) の一症状として発症することが多いため、SLE と診断されることで

候 群

APSが推定されるパターンが断然多い。

○ もちろん基礎疾患が見当たらず、単独で発症する原発性APSもあるにはある。

○ 日本人のAPSとしての血栓症で多いのは、脳梗塞、深部静脈血栓症、肺塞栓症でこの順に多く、心筋梗塞は少ない。

○ APSの妊娠合併症の本態は不育症である。ふつうの流産は胎盤形成以前である妊娠初期に多いが、APS患者の流産は中期・後期によく起こることが特徴である。

○ 一過性脳虚血発作と思われるケース、亜急性の認知機能低下、網膜動静脈閉塞などの症候も、本症を気に留めておく。

○さまざまな症候を呈しうるので、本症は疾患というより素因と考えることもできる。

○抗リン脂質抗体も多様で、マネジメントも捉えにくく、反復する若年の血栓症など、症候だけでAPS疑いとして専門家に紹介してよい。

疑 い か た

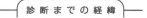
診断までの経緯

○絶対的な前提ではないが、APTTが延長していることが多い。

○自己抗体の検査は、現在では抗カルジオリピン抗体IgG・抗カルジオリピン抗体IgM・抗β2GP1抗体IgG・抗β2GP1抗体IgMの4項目を同時測定するパネル（APS検査パネル）が保険収載されており、これを実施する。

○血栓症あるいは妊娠合併症の診断が先に行われたうえで、12週以上の間隔でパネル検査2回陽性であればAPSと診断される。

○血栓症が診断されていると、すでになんらかの治療が入っていることが多く、結果の解釈等で混乱することも多い。本症は疑ったら専門家に紹介する、でよい。

○高リスク因子というものが知られており、そのなかで代表的なものがSLEの存在である。すなわち、SLE患者には抗リン脂質抗体は調べてよく、陽性ならば一次予防が許容される。

○つまり、「SLE＋抗リン脂質抗体陽性」もAPSとしての治療閾値を超える情報である。しかもこの状況が一番多いように見受けられる。

経 過 と 治 療

∞∞ 経 過 ∞∞∞∞∞∞∞∞∞∞∞∞∞∞∞∞∞∞∞∞∞∞∞∞∞∞∞∞∞∞∞∞∞∞∞

○生命・機能予後は血栓症の重篤さによる。

○SLEに合併することが多く、予後はSLE次第なところがある。

○APSの1％で、致死的で劇症型のAPS（catastrophic APS）が生じることがある。

∞∞ 治 療 ∞∞∞∞∞∞∞∞∞∞∞∞∞∞∞∞∞∞∞∞∞∞∞∞∞∞∞∞∞∞∞∞∞∞∞

○上述の一次予防に関してはアスピリンの投与を考慮する。

○動脈血栓症では抗血小板薬だけでなくワルファリン併用が提案されている。静脈血栓症ではワルファリンでよい。

○ワルファリンはPT-INRは1.5～2.5くらいになるようにする。

○SLEの活動性があるときはそれを治療するが、APS単独・APSそのものにはステロイドや免疫抑制薬の効果は示されておらず行われない。

○流産に対しても、未来の妊娠のために介入するのがふつうである。「アスピリン＋ヘパリン」が基本であるが、合併症妊娠であるため高次医療機関での加療になるであろう。

─ References ─

〈1〉渥美達也. 抗リン脂質抗体症候群の検査と治療. 日内会誌 2015；104：513-8
〈2〉鏑木淳一. 抗リン脂質抗体症候群における臨床像と治療. 日臨免疫会誌 2008；31：152-8
〈3〉渥美達也. 抗リン脂質抗体症候群の診断. 血栓止血誌 2008；19：329-32

17. シェーグレン症候群

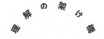

理解の架け橋

○ スウェーデン人の眼科医Henrik Sjögrenが1933年にドイツ語で記述したものがシェーグレン症候群の初出とされている。

○ 口腔や眼の乾燥の記述はこのときからすでにあり、関節炎などを合併しうる全身性疾患として著した。今日でもまさにほぼその理解でよい。

○ 唾液線や涙腺などの外分泌腺にリンパ球が浸潤するのが病態とされるが、どういうわけか腺組織が特異的に障害を受ける。これがシェーグレン症候群の病態形成の発端である。

○ 免疫組織学的にはその浸潤リンパ球はCD4陽性T細胞が有意で、Fasリガンドを介して導管上皮細胞のアポトーシスを誘導。これが腺組織を破壊していく。

○リンパ球浸潤が強くなると、今後はB細胞の比率が増えそれによって自己抗体（ここでSS-AやSS-B、リウマチ因子などが出てくる）が出現する。

○シェーグレン症候群が、リンパ腫やリンパ増殖性疾患の発症の著しく高いリスクになることは知られているが、むしろシェーグレン症候群がリンパ増殖性疾患という広い概念のスペクトラムの中にあると考えてもいいかもしれない。

○女性が9割、年齢は平均をとれば60歳だが幅は広い。

○4割が関節リウマチや全身性エリテマトーデスなどの合併あるいは続発するもので、残り6割がprimary（原発性）である。

○ 1番多い症状がドライアイで、乾燥感・異物感を訴える。口腔乾燥も多く、食べることの難儀を訴える。口腔乾燥は特にQOLを下げ、多くの場合主訴となる。

○ 全身症状・症候で重要なのは、関節炎、肺病変、Mタンパク血症、末梢神経障害、リンパ腫合併である。

疑 い か た

診 断 ま で の 経 緯

○症状で診断される場合は、必ず長い経過で疑われる。「急性の口腔乾燥」などとはならない。

○「口（のど）がかわく」という症状で診断される場合は、薬剤性も検討する。

○関節リウマチなど、他疾患をみているときに本症を疑うのは容易である。

○抗SS-A抗体や抗SS-B抗体を測定することになるが、感度に問題がある。陽性なら診断に至りやすい。

○診断のゴールドスタンダードは唾液腺生検である。実際、1/4くらいは抗SS-A、B抗体ともに陰性のシェーグレン症候群である。

口渇を感じうる薬剤

・抗アレルギー薬／抗ヒスタミン薬

・抗うつ薬（SSRIやSNRI含む）／抗精神病薬／抗不安薬

・COPD治療薬

・過活動膀胱治療薬

・抗パーキンソン病薬

・利尿薬

・カルシウム拮抗薬

○器質化肺炎あるいは間質性肺炎を先に診療していて、その原疾患として本症が認識されることもある。

○また日常診療で、血液検査で総タンパクが高い、IgGなど免疫グロブリンが高いなど、血液学的異常から本症が判明するパターンもある。

○シェーグレン症候群でもMタンパク血症を合併しうる。つまり、いわゆるMGUS（monoclonal gammopathy of undetermined significance）を見つけたときにその背景としても本症を疑う。

経 過 と 治 療

経 過

○ほとんどの患者は乾燥症状だけであり、対症療法以外に治療を要さないため外来フォローが不要そうに思えるが、リンパ腫や全身症候を起こす潜在性があるため、個人的には間隔を長くあけてもいいので定期的に診察することにしている（半年に1回、1年に1回など）。

○全身症状・症候の一部は、免疫抑制治療の適応となることが

ある。たとえば器質化肺炎に対してステロイド治療をする、などである。

○血管炎やひどい神経症候でもステロイド治療の必要性が生じる。

○乾燥症状に処方を望む患者は多いため、結局は2～3カ月に1回定期通院する患者が多い。

◇◇◇ 治　療 ◇◇

○眼乾燥にはヒアルロン酸点眼を行う。

○口腔乾燥にはピロカルピン（サラジェン®）、セビメリン（エボザック®、サリグレン®）などを試すが効く・効かないは患者による。ムスカリン受容体アゴニスト的に作用するため、副作用は発汗、嘔気、下痢などが多い。また、喘息や緑内障などの既往がある患者は使用を控える。

○漢方薬の麦門冬湯が使用されることもあるが、これも効果はまちまちである。口腔乾燥に対してはうがいを適時行うという習慣をアドバイスするくらいしかないというのが現実である。

○中枢神経症状が切迫しているときは、ステロイドパルスあるいは高用量ステロイドを用いる（髄膜脳炎、横断性脊髄炎、視神経脊髄炎neuromyelitis opticaなどが相当する）。

○血管炎や間質性肺炎にはそれなりのステロイド量を使用することになる。0.8～1.0mg/kg/日のプレドニゾロンを使用する。

○併用する免疫抑制剤はシクロホスファミドが教科書的だが、シェーグレン症候群がリンパ腫発症の高いリスク因子であるため、（シクロホスファミドの）潜在する発癌作用から同剤は避けられるのが望ましいかもしれない。ミコフェノール酸モフェチルがベターだと思われる（保険適用はない）。

○器質化肺炎は、画像は派手であってもステロイドの反応性がかなり良好であるため、プレドニゾロン中等量（30mg/日）でよい。

多くがステロイド単独で乗り切れる。

○他、基本的には「合併した病態に準じた治療」をする。つまり、関節炎（あるいは併存した関節リウマチ）がひどければ関節リウマチに準じた抗リウマチ治療を行う。

○併存した橋本病が悪化すればレボチロキシン（チラーヂン®）を処方する。尿細管性アシドーシスがあるなら尿アルカリ化剤や重曹、カリウム製剤などを処方する。併存した原発性胆汁性胆管炎にはウルソデオキシコール酸（ウルソ®）を処方する。

○リンパ腫を発症したときも、本症があるからと特殊な方針はなく、診断された組織型に基づいて化学療法を行う。

○重要な臓器障害まではいかない症候、たとえば唾液腺腫脹、発熱、関節痛、リンパ節腫脹が持続する場合などにおいて少量ステロイド適応を考える諸家もいるようだが、個人的には実践していない。

○この用途なら、本来ならヒドロキシクロロキン（プラケニル®）なのだろうが如何せん保険適用がない（いずれ適用となれば私は使用するし、またSLEがある患者であれば使用する）。

──── References ────

〈1〉自己免疫疾患に関する調査研究班編．シェーグレン症候群診療ガイドライン2017年版．診断と治療社

〈2〉RI Fox．Sjögren's syndrome．Lancet 2005；366：321-31．PMID：16039337

〈3〉H Tsuboi et al．Primary and secondary surveys on epidemiology of Sjögren's syndrome in Japan．Mod Rheumatol 2014；24：464-70．PMID：24252039

18. 筋　　　炎

理解の架け橋

○一般に疾患や疾患群、あるいは症候群などの
呼称にゆれがあったり、定義自体が不確かだ
ったりすることはよくあることだが、とりわけ
この(特発性)筋炎の界隈ではその変化が顕著で
ある。

○筋炎という概念には、筋病理、臨床像、自己
抗体の3つの側面があって、これまではこの
それぞれがやや別個に議論、あるいは独自に
分類されてきた、という経緯がある。

○しかしどうやら、先に結論をいうと「多発筋
炎／皮膚筋炎」という括りはどちらかというと
もう不適切で、「多発筋炎」という疾患単位す
ら疾患理解としてはいったんもう使用は控え
ておくべきであろうとされている。

○今後は当面、封入体筋炎、免疫介在性壊死性ミオパチー、皮膚筋炎、抗ARS抗体（抗アミノアシルtRNA合成酵素抗体）症候群の4つに分けるとよい。

○これは筋病理の一人者からの提案ではあるが、根拠もすでにあり、臨床医的にも腑に落ちやすいので本書ではこれを採用する。

○たとえば、筋炎発症のリスクとして膠原病（皮膚筋炎、抗ARS抗体）、スタチン（抗HMGCR抗体陽性免疫介在性ミオパチー）、悪性腫瘍（皮膚筋炎）がある、などと考えると臨床的である。

○本書の範囲を超えるためごく簡単に述べるに留めるが、多発筋炎とされてきたものの一部が封入体筋炎なのでは、という議論が

すでになされている。

○ 多発筋炎で特異的にみられるとされてきた病理像（CD8陽性の細胞傷害性T細胞が非壊死性筋線維を攻撃する所見）は、封入体筋炎でもみられる所見であるという点が根拠として大きい。

筋 炎 の 病 態

── 概 要 と 治 療 ──

封 入 体 筋 炎

○中高年以降に発症し、男性にやや多く、年齢帯のピークは70歳である。

○大腿四頭筋や腓腹筋などが障害されやすく、左右差を認める。嚥下障害の頻度もそれなりにある。

○浮腫よりも萎縮がくる病気で、病理学的には脂肪置換されている。造影MRIの異常所見は認められやすい。

○治療はステロイドが試みられるが、治療反応は良好ではない。免疫抑制剤の貢献も少ない。

○歴史的に、封入体筋炎の専門家は脳神経内科にいる。

免疫介在性壊死性ミオパチー

○多くは成人で発症し（小児にも少ないがある）、臨床的には数週間単位の経過で脱力が進行する「亜急性の筋炎」の病像をとる。

○もちろん年単位もあり、四肢の他、頸部や嚥下筋も侵す。

○皮疹はなく、四肢近位筋優位の筋力低下に著しいCK上昇を伴うため、非専門医がこれを診療した場合「筋炎がありそうだが皮疹はないので、皮膚筋炎ではなさそう。多発筋炎？」とされることがほとんどである。

○この点からも、これまで多発筋炎と臨床的に診断されてきた患者の大多数は、本症であったと思われる。

○特異的自己抗体として、抗SRP抗体と抗HMGCR抗体が知られている。両抗体が陰性の例もある。

○抗HMGCR抗体は、スタチン使用が危険因子となる。スタチンが誘因の場合は、高齢の男性が多い。

○抗SRP抗体陽性の場合は、全体として「ひどい筋炎」という病像となる。すなわち、脱力・嚥下障害などが重篤で、体幹部・近位筋の筋萎縮も顕著で、治療抵抗性でもある。

○筋外症状は有名ではないが、抗SRP抗体陽性例では間質性肺炎があり得る。ただし、他の膠原病が並存している可能性があり、専門医に委ねてそれなりのサーベイランス的な診察・精査をする。

○慢性経過のこともあり、かつ筋萎縮が顕著である点などは、筋ジストロフィーと鑑別が困難になる。

○特に小児例などで注意すべきだが、筋ジストロフィーとされそうな患者には一度本症を疑い、抗体の検討ならびに筋生検の実施が望ましい。

○とにかく、筋力低下に著しいCK上昇（1,000IU/Lをゆうに超え

る）をみたら本症を疑うべきである。

○治療は一般的にステロイドが使用される。ただしステロイド単剤で十分な治療効果を示すことはまれで、免疫抑制剤やIVIg（免疫グロブリン療法）が追加されているのが現状である。

皮 膚 筋 炎

○皮膚筋炎は、その特徴的な皮疹（ヘリオトロープ疹、Gottron徴候、V-neck徴候、ショールサインなど）から、これを伴う筋炎と臨床的に定義されてきた。

○幸い、臨床診断の皮膚筋炎と筋病理診断の皮膚筋炎はほぼ同じ病型とされ、以前からの皮膚筋炎の記述はそのまま適用できる。

○皮疹によって比較的臨床的に診断できる一方、比較的最近の話題としては、これまでに5つの皮膚筋炎特異的自己抗体（抗MDA5抗体、抗TIF1-γ抗体、抗Mi-2抗体、抗NXP-2抗体、抗SAE抗体）が同定されている点である。

○陽性となる抗体により、臨床像が異なることが知られるようになった。

○一番有名なのは抗MDA5抗体で、筋症状の乏しい皮膚筋炎をきたし、急速進行性の間質性肺炎を高頻度に合併しうる。

○逆Gottron徴候と呼ばれる、手指関節の伸側ではなく掌側の角化性紅斑や皮膚びらんを認めることは、抗MDA5抗体陽性間質性肺炎と関連があるらしい。診察時に必ず確認する。

○抗MDA5抗体陽性間質性肺炎は経過が早く、重症である。初診時は軽微なすりガラス影で、数日後に低酸素血症となってもなおまだaggressiveな治療開始をためらうほどの軽度の肺陰影の拡大しかないために経過観察され、次の数日でさらなる酸素化不良と治療抵抗性の重症間質性肺炎となってしまい致死的となる、というような"油断が重なるような"経過をとる。

○必ず膠原病専門医の診療と治療開始の判断がなされるべきで、非専門医は「間質性肺炎と皮膚筋炎に特徴的な皮疹」あるいは「抗MDA5抗体陽性の間質性肺炎」をみたら、その時点でどんな臨床的に待つことができても、必ず膠原病専門医に診療を依頼すべきである。

○抗TIF1-γ抗体陽性例では、悪性腫瘍の合併率が高い。

○抗Mi-2抗体陽性例は、筋力低下の程度が強くCKも高い。

○抗NXP-2抗体は、小児例で陽性になることが多く、皮下石灰化の頻度が高い。すなわち、従前の小児皮膚筋炎の特徴をあらわしている。

○小児の皮膚筋炎は成人とは異なる、ということは昔から記述され教科書的な臨床知となっていたが、今ではこれを「抗NXP-2抗体陽性皮膚筋炎」と分類できることになる。

○また皮膚筋炎発症時に癌や血液腫瘍との共存を警戒する記述は古典的にみられる。外科的切除で（切除後の再燃はあり得るかもしれないが）改善することも知られている。

○抗核抗体陽性例では悪性腫瘍をそれなりに検索したほうがいいと思うのは、抗TIF1-γ抗体と抗Mi-2抗体がそれぞれ抗核抗体であることと関連していそうだからである（抗TIF1-γ抗体は70%、抗Mi-2抗体では20%の悪性合併率といわれる）。

○さらに、多関節痛・熱・レイノーがある皮膚筋炎は癌共存が多いといわれていたが、これも抗核抗体陽性のサブタイプに癌共存例が多いこととリンクしていそうである。

○抗TIF1-γ抗体陽性例では必ず悪性検索をするだろうが、抗核抗体陽性例やこれに関連する症状（多関節痛・熱・レイノー）がある場合にも診断時に癌検索を行うべきである。

○なお、抗MDA5抗体陽性の急速進行性の間質肺炎を治療する際には、悪性検索は必須ではないというより、やっている場

合ではない。

○筋炎としては、治療にはステロイドが使用される。必要に応じて免疫抑制剤が追加される。

○抗MDA5抗体陽性で間質性肺炎を発症している場合は、ステロイドパルス単独で様子をみてはならず、高用量ステロイド＋タクロリムス＋シクロホスミドパルス療法のトリプルセラピーを原則導入する。

○特にフェリチンが高い例では重症化が予測されるため、ためらうことなく早期に導入する。

○他、トファチニブなどのJAK阻害薬の成績が良かったとする報告が続いており、今後の知見集積が待たれる。

抗 A R S 抗 体 症 候 群

○抗ARS抗体としてすでに血液検査が可能なので特に説明は不要かもしれないが、有名な抗Jo-1抗体は抗ARS抗体のひとつというとわかりやすいだろう。

○抗ARS抗体に対応する筋炎をひとつのサブタイプとして独立させ、抗ARS抗体症候群のように括るのが少なくとも臨床では一般的になっている。

○臨床的にはいわゆるふつうの筋炎（近位筋優位の筋力低下、CK上昇）に加えて、間質性肺炎、機械工の手、Raynaud現象、関節炎などを認め、症候群として捉えやすい。

○間質性肺炎が先に認識されてその原因を検索したところ抗ARS抗体が陽性だったがその時点で筋炎の症状がほとんどない、などの臨床的なバリエーションを経験する。

○長く関節リウマチとしてフォローされていたケースなど、筋炎が顕性とならないまま経過する抗ARS抗体症候群もあり、やは

り「○○筋炎」と定義するよりも症候群として捉えたほうが実際的かつ便利である。

○先に述べなかったが、こうした臨床的なバリエーションは、抗ARS抗体のなかで細かい抗体のサブタイプが知られていることと対応する。すなわち、陽性となる抗ARS抗体により臨床所見は異なる。

○抗Jo-1抗体、抗OJ抗体、抗PL-7抗体陽性例では、一般にCKが高い傾向があり、筋炎メインとなる。

○他方、抗PL-12抗体陽性例では間質性肺疾患主体で筋炎症状が乏しいことが多いとされる。

○治療はステロイドが使用され、反応は良いが再燃しやすいという特徴が一般にあるが一律ではない。

○しかしながら免疫抑制剤が追加されることがほとんどである。

○まずタクロリムスとすることが多いが、それでも再発する場合はミコフェノール酸モフェチルを加えるとよい。

～ References ～

〈1〉西野一三．筋炎の分類と疾患概念─最近の進歩─．日内会誌 2021；110：481-5

〈2〉鈴木重明ほか．筋炎の疾患概念の進歩．日内会誌 2020；109：1602-8

自己免疫・炎症性疾患

19. 全身性強皮症

理解の架け橋

○全身性強皮症は、皮膚や肺などの線維化に加えて、レイノー・腎障害・肺高血圧症などで特徴づけられる末梢循環障害を伴う全身疾患であり、いわゆる古典的膠原病のひとつである。

○抗核抗体産生をはじめとして、自己免疫異常を有する。

○国内に3万人ほどの患者がいるとされる。しかし、皮膚硬化のはっきりとした全身性強皮症患者がそんなにたくさんいるのかは疑問である。

○有病率は10万人対で5人程度とされ、実際にはかなり稀に感じる疾患である。

○また皮膚硬化のはっきりした患者は皮膚科にまず受診したりするので、一般内科の初診に

は訪れにくいというバイアスがあるかもしれない。

○男女比は1：12で明らかに女性に多い疾患である。

○好発年齢は30～50歳であるが、小児発症もあり年齢帯は幅広い。

○「強皮症」と括られる患者のもつ臨床像のバリエーションは、きわめて多彩である。

○これは程度の軽重のみをいうのではない。実際、病型分類も皮膚硬化の範囲や自己抗体の種類などによってなされたりする。つまり切り口がいろいろあるほどに「強皮症」という概念で括られるものは多く、また不均一ともいえる。

疑 い か た

○自己抗体で分けて考えてもよいが、そもそも自己抗体をいつ測定しようと思うかが、実臨床においては場面による差があり過ぎる。

○そこで、まさにその場面によって、すなわち臨床的な問題点に対する"とっかかり"毎に分けて述べてみる。

レイノーの相談で受診したとき

○レイノーは、強皮症患者の9割以上、ほぼ全例においてみられる症状である。

○レイノーの相談で受診した場合には、レイノーがあれば強皮症だとする特異性は決してないものの、強皮症に関連する自己抗体は測定してよいと思われる。

○抗核抗体の他には、抗Scl-70抗体、抗セントロメア抗体、抗RNP抗体、抗RNAポリメラーゼⅢ抗体を測定する。

皮 膚 硬 化 で 受 診 し た と き

○強皮症はふつう四肢の末端の硬化を訴える。手指、手背、前腕の皮膚硬化を主訴にすることが多い。

○硬化の範囲が、上肢であれば肘よりも遠位に、下肢であれば膝よりも遠位にとどまるものを限局皮膚硬化型と呼ぶ。ただし現実的には皮膚科に受診することが多いかもしれない。

○この病型では、内科医的に皮膚・外表所見のみたてが勝負に
なることは少ない。

○抗体でいえば、セントロメア抗体が対応しやすい。

○他方、肘・膝を超えて近位に及んでいる場合はびまん皮膚硬
化型と呼ぶ。

○この病型は、硬化が進んでしまえば強皮症の診断に迷うこと
はない。抗Scl-70抗体、抗RNAポリメラーゼⅢ抗体が対応
するだろう。

四肢の浮腫で受診したとき

○このパターンは内科を初診し得る。下肢のみ、上肢のみ、四
肢、いずれもあり得る。

○びまん皮膚硬化型の強皮症では、発症初期に浮腫期という四
肢末端〜遠位の浮腫をきたすフェーズがある。

○これは病理学には、血管周囲の炎症性細胞浸潤を伴うことと
対応している。

○進行すると、真皮層の膠原繊維束が太くなってつまりは線維
化に至り皮膚が硬化していく。

○この変化は、早ければ発症して数カ月〜1、2年、遅くとも3
〜5年以内という時間単位で経過し、この期間の中で硬化は
ピークに至りその後は少しずつ硬化の程度は改善していく。

○この臨床経過をとる病型は、抗RNAポリメラーゼⅢ抗体、抗
Scl-70抗体の陽性と関連する。

肺線維症・間質性肺炎が先に分かったとき

○間質性肺疾患が先に認識されて、その原因疾患を探すときに

強皮症が後から認識されることはある。

○その際抗核抗体を検索されることはおそらくふつうで、それを端緒にして、抗Scl-70抗体、抗RNP抗体などを調べることになる。

○間質性肺疾患は抗Scl-70抗体陽性に関連していることが多い。

セントロメア抗体陽性が分かったとき

○抗核抗体をみる検査は何かとしばしば実施される（されてしまう）。

○抗核抗体の検査に際して、その染色パターンまで分かる検査を提出したとき、結果で「セントロメア型が陽性」と判明することがある。

○このとき、まずは焦らないことが重要である。緊急性はない。ゆっくり病歴聴取し身体診察をする。

○セントロメア抗体陽性が分かったら、ほかの自己免疫疾患の併存をまず考える。皮膚硬化だの肺線維症だのと騒がなくてよい。

○具体的には原発性胆汁性胆管炎やシェーグレン症候群が多い。

○トランスアミナーゼや胆道系酵素が高い場合は、原発性胆汁性胆管炎の可能性があり、ウルソデオキシコール酸を処方することになるだろう。

○強皮症の対応抗体として考える場合は、皮膚硬化があるとすれば限局皮膚硬化型のパターンをとる。皮膚硬化がない場合もある。

○それよりも覚えておくべきは、10年以上の経過を経てレイノーだけが反復し（皮膚硬化が目立たなくても）肺高血圧症を発症することがある病型だということである。

○現実的には、レイノーに対処しつつ、年の単位でゆっくりと肺

高血圧症の確認をするということになる。

○数年に1回は心臓超音波を実施する。あるいは秋口、レイノーが出そうな時期に受診してもらい診察し、レイノーに対する加療と心臓に関する確認・検査を行うといいかもしれない。

○なお、肺高血圧は混合性結合組織病の活動性あるいは合併症として生じることもある。混合性結合組織病に関連するのは抗RNP抗体である。

○しかし、肺高血圧症を発症する場合は、セントロメア抗体陽性患者よりも早い時間単位で至ってしまうことが多い。

経 過 と 治 療

∞∞ 経　過 ∞∞∞

○発症5～6年以内に皮膚硬化の進行、あるいは各種臓器病変が出現する。このような経過・病型をとる場合にはまさにこの時期に介入し、疾患修飾を図りたいところである。

○予後良好というわけにはいかず、データもいろいろで定まらないが、初診後5年の生存率の目安は80%、また10年の生存率は50～65%との報告がある。

○肺高血圧症、肺線維症、吸収不良症候群や偽性腸閉塞などが主な死因となる。

○セントロメア抗体陽性者をはじめとする病型である、限局皮膚硬化型の硬化パターンの患者の多くでは、それ以上の皮膚硬化の進行はなくあってもごく緩徐である。

○また、肺高血圧症以外は重篤な内臓病変を合併することは少ないので、生命予後に関して過度に心配する必要はない。

○根治的な治療薬はない。

○疾患修飾の余地があるとすれば次のふたつのフェーズである。

○ひとつは前述の比較的早く進行する皮膚硬化の経過のなかで、浮腫期あるいは硬化期のまだ月・年数が浅い段階。もうひとつは間質性肺疾患が進行性に経過する段階である。

○シクロホスファミドは主にパルスで使用され、肺の繊維化が進行性であろうと思われるときに適している。皮膚硬化にも効果があるかもしれない。

○ミコフェノール酸モフェチルは、シクロホスファミドにとって代わる可能性がある。

○リツキシマブは、上記のフェーズに疾患修飾薬として有望である。

○トシリズマブも、間質性肺疾患の進行抑制・線維化の改善への効果において実績を出しつつある。皮膚硬化にも有望であるらしい。

∞∞∞ フォロー ∞∞∞∞∞∞∞∞∞∞∞∞∞∞∞∞∞∞∞∞∞∞∞∞∞∞∞∞∞∞∞∞∞∞∞∞

○免疫抑制治療をしないのなら、一般的な身体管理でよい。

○肺高血圧症の発症に警戒して、たまに心エコーを行う。

○セントロメア抗体陽性者では、肺線維症や皮膚硬化がなく、いかにも「強皮症」を呈していなくても、たまに心エコーを行う。

──────────────── References ──────

〈1〉桑名正隆．全身性硬化症（強皮症）の早期診断と治療．日内会誌 2016；105：1864-9
〈2〉白井悠一郎．強皮症診療の現状と展望．日内会誌 2021；110：2181-8

多発性骨髄腫	菌血症	副甲状腺機能亢進症
転移性骨腫瘍	リウマチ性多発筋痛症	筋膜炎
脊椎関節炎	高齢発症関節炎	結晶性関節炎

「**体** が痛い」ということが共通となる魔方陣。中心にあるのはリウマチ性多発筋痛症で、このミミッカーを考えるという思考の派生を示した魔方陣である。鑑別上有力な切り口となるのは、「炎症病態か」「骨が痛いのか、関節が痛いのか」である。リウマチ性多発筋痛症は臨床診断され、しかもステロイドの反応性も参考にして判断する。そのため、結果的にステロイドが誤って投与されることが多い。このなかで必ず否定すべきものをひとついうとすれば菌血症である。残りはステロイド処方後に誤診と分かってもなんとかなる。

20. 脊 椎 関 節 炎

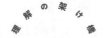

○脊椎関節炎（spondyloarthritis；SpA）は、強直性脊椎炎、X線基準を満たさない体軸性脊椎関節炎、乾癬性関節炎、反応性関節炎、炎症性腸疾患に伴う脊椎関節炎、分類不能脊椎関節炎といった複数・多種の疾患群で構成される。

○すなわち、SpAは疾患名でなくグループ名である。

○主体となる罹患部位で分ける方法もある。体軸が優位な罹患部位である体軸性SpAと末梢が優位な罹患部位である末梢性SpAに分類される。

○基本は体軸関節炎を伴っていることを概念上やや前提とするが、体軸関節症状と末梢関節症状を重複していることはむしろふつうで、

疾病や病態によってその割合が異なるというわけである。

○たとえば乾癬性関節炎では末梢優位の罹患例が多く末梢性SpAと捉えられることが少なくない。

○平たく記述的にいえば、「SpAとは体軸関節である脊椎や仙腸関節の靭帯付着部に炎症をきたす疾患群であり、ときに末梢の付着部炎や関節炎も生じる」とまとめられる。

○SpAがHLA-B27との関連が示されていることはいわねばならないが、HLA型を調べる検査が保険収載されていないのは非常に残念である。遺憾の一言に尽きる。

○なお、日本の一般人口の中にHLA-B27を

有する率は諸外国と比べて著しく低い。なかなか、日常診療で血清マーカーなどを利用してサラッと拾い上げるわけにはいかない疾患である。

○本来ならば、SpAというものが総称的である以上、これを解説するには内訳となる個別の疾患・症候群についてそれなりに詳述せねばならないが、それをするとやや専門的となり過ぎてしまう。

○そこで、非専門医・実地医家が遭遇するかもしれない状況を想定し、本項はやや総論的に扱うことにする。

疑　い　か　た

○まず SpA の診断は、体軸関節の罹患について考えることが基本であるから、その臨床的特徴である「慢性の腰背部・殿部の炎症性疼痛」の患者で本症を疑うようにする。

○が、この「炎症性」の見取りが難しい。同じ炎症性でも化膿性椎体炎のような患者を診療していて SpA が鑑別に挙がるのかというとそうでもない。病像は異なる。

○「痛みが安静で改善せず、夜間や早朝に悪化しそのために覚醒したり朝の QOL が低くなったりする」などの性質を SpA においては炎症性と呼ぶ。急性ではなく、慢性的な経過を切り取って判断するとよい。

○SpA では CRP 上昇・血沈亢進があるとはいわれるが、そのような患者は専門医に直送されることが多い。診断や方針決定に悩ましいようなケースでは、SpA の約30〜50％は基準値内とされることもあって、炎症マーカーは当てにならず状況は錯綜する（専門医が "ウチじゃない" とすることすらある）。

○その中で仙腸関節炎があるかもしれないとわかる場合には、これは SpA 診断の有力な手掛かりになる。

○仙腸関節裂隙の部位の疼痛、レントゲンや MRI での同部位の異常といった所見を手がかりにする。

○このあたりから SpA を疑い出し、末梢関節炎、踵の腱付着部炎、ぶどう膜炎、手指・足趾の炎症（dactylitis）、家族歴、NSAID の反応良好性について、さらに問診する。

○もしひとつでも該当すれば SpA が疑わしいかもしれない。専

炎症性疾患

門医受診を提案する。

○乾癬、炎症性腸疾患に罹患しているなどの背景情報があれば、SpAかもしれないとみなす閾値は随分下げてよい。

○踵の腱付着部炎というのは要するにアキレス腱のことが多く、ある程度の強さなら素人目にも視診で腫脹を認識できる。左右差がみられることも多い。

○乾癬性の場合は、体軸関節よりも、手指などに有意に罹患し関節リウマチかのようにみえることに留意する。

○反応性関節炎という病態も、SpAを構成する疾患であるが、なかなか疾患単位として認識するのは難しい。

○反応性関節炎は通常急性発症で、典型例では先行感染の1～4週間後に非対称性の少関節炎、結膜炎あるいはぶどう膜炎、尿道炎などをきたし、治療によって症状や血液学的炎症反応は改善するという概要だが、なかなかこのような例には遭遇しない。

○先行感染も認識できないことは多い。また眼症状なども必発ではない。

○そもそもSpAには、分類不能脊椎関節炎（undifferentiated SpA；uSpA）という概念も備えていて、SpA内で互いに曖昧な境界をなしているイメージがあるともいえる。

○SpAがありそうだがはっきりしないようなときこそ、HLAタイピング（HLA-B27遺伝子の有無の確認）の確認が意義深いかもしれない。ただ、述べたように自費検査であるから、検査の意義や結果解釈も含めて専門医案件であると考える。

経 過 と 治 療

○冒頭で述べたように SpA は疾患名でなくグループ名であるから、治療も経過も内訳となる病態によって異なり、一様ではない。

○強直性脊椎炎、乾癬性脊椎炎と診断できれば、専門医のもとでそれぞれに対する治療を行う。

○総論的にいえば、共通部分としては運動療法、NSAID、TNF α 阻害薬となるだろう。

○体軸関節の症状に対しては原則、抗リウマチ薬は使用されない。逆に末梢関節炎がメインあるいはそこを治療したい場合は使用する。

○具体的にはメトトレキサートやサラゾスルファピリジンを用いる。

○腱付着部炎の治療は体軸関節炎の治療と同じとすることが多い。すなわち抗リウマチ薬の効果はあまり期待できず、NSAID でうまくいかない場合の選択肢は限られることになる（＝ TNF α 阻害薬くらいしかないともいえるため、専門医のもとで考慮される治療方針となる）。

○軽症例あるいは社会的な事情などのため、実地医家が SpA 疑いあるいは uSpA として NSAID や経口抗リウマチ薬などで加療していた患者に、乾癬や炎症性腸疾患の発症が後から分かった場合は、専門医との連携をきちんと行う（紹介したほうがよりよい）。

○特に乾癬は、既往歴が後から分かることすらある。

～～～ References ～～～

〈1〉岸本暢将ほか．類縁疾患：脊椎関節炎．日内会誌 2014；103：2431-9
〈2〉亀田秀人．脊椎関節炎の最新診療．日内会誌 2022；111：2474-80

21. ベーチェット病

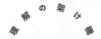

○ベーチェット病は、口腔内粘膜のアフタ性潰瘍、種々の皮膚症状、ぶどう膜炎、外陰部潰瘍を主症状とし発作性増悪や寛解、あるいは慢性持続的に炎症病態を生ずる疾患である。

○地域的な偏在がある疾患で、特に地中海沿岸から日本にかけてのいわゆるシルクロード沿いの地域に多く、遺伝素因や環境因が発症に関与しているといわれている。実際HLA-B51の陽性率が高い。

○ある種の遺伝子が関連し、臨床で応用できる特定の自己抗体が存在しない点、病状が固定せず増悪・寛解を繰り返したりするあたりは、自己炎症性疾患の性質を持つ[2]。

○一方で、炎症病態増悪に対してステロイドを

用いたり、シクロスポリンのような免疫抑制剤が使用されたりする。この点は自己免疫性疾患の性質を持つといえる。

○日本には2万人の患者がいると推定され、発症年齢は若く20〜30歳である。ただし高齢化も進んでいる。

○重症型は男性に多い。また、疾病の男女比はもともと男性のほうが多かったが、女性が増加し近年は逆転した。

○完全型・眼病変（B51の頻度高い）は減少し、腸管型（B51の頻度低い）が増えている。

○腸管、神経、血管といった特定の重要臓器に罹患するような特殊型もある。

○日本では他国と比べて腸管ベーチェットが多く、本邦の消化器内科医はこの病態にすでに造詣が深い。

○他方、日本は血管ベーチェットが非常に少なく全体の数％しかない（腸管は20％前後）。トルコではちょうど血管と腸管の頻度が日本と逆転している。

○本症は、40歳台を過ぎると枯れるように寛解していくことが多いが、治療に抵抗し難治化することもある。

疑 い か た

診 断 ま で の 経 緯

○患者は小児期あるいは思春期ごろから口内炎を反復していることは多いが非特異的ではある。

○体質だと思っていたところへ、20〜30歳台になって、表3に示すような診断基準のなかの「主症状」である皮膚症状・眼症状・外陰部潰瘍が加わってきて受診するに至り、診断されるというパターンが多い。その点で皮膚科、眼科、婦人科などは初診する診療科として有力である。

（1）主 症 状

1. 口腔粘膜の再発性アフタ性潰瘍
2. 皮膚症状
   a. 結節性紅斑様皮疹
   b. 皮下の血栓性静脈炎
   c. 毛嚢炎様皮疹、痤瘡様皮疹
      参考所見：皮膚の被刺激性亢進
3. 眼症状
   a. 虹彩毛様体炎
   b. 網膜ぶどう膜炎（網脈絡膜炎）
   c. 以下の所見があれば（a）（b）に準じる
      （a）（b）を経過したと思われる虹彩後癒着、水晶体上色素沈着、
      網脈絡膜萎縮、視神経萎縮、併発白内障、続発緑内障、眼球癆
4. 外陰部潰瘍

（2）副 症 状

1. 変形や硬直を伴わない関節炎
2. 精巣上体炎（副睾丸炎）
3. 回盲部潰瘍で代表される消化器病変
4. 血管病変
5. 中等度以上の中枢神経病変

（3）病 型 診 断 の 基 準

1. **完全型**：経過中に 4 主症状が出現したもの
2. **不全型**：
   a. 経過中に3主症状、あるいは2主症状と2副症状が出現したもの
   b. 経過中に定型的眼症状とその他の1主症状、あるいは2副症状が出現した
      もの
3. **疑い**：主症状の一部が出現するが、不全型の条件を満たさないもの、及
   び定型的な副症状が反復あるいは増悪するもの
4. **特殊病変**：完全型または不全型の基準を満たし、下のいずれかの病変を
   伴う場合を特殊型と定義し、以下のように分類する。
   a. 腸管（型）ベーチェット病―内視鏡で病変（部位を含む）を確認する
   b. 血管（型）ベーチェット病―動脈瘤、動脈閉塞、深部静脈血栓症、肺塞栓の
      いずれかを確認する
   c. 神経（型）ベーチェット病―髄膜炎、脳幹脳炎など急激な炎症性病態を呈す
      る急性型と体幹失調、精神症状が緩徐に進行す
      る慢性進行型のいずれかを確認する

表 3

厚生労働省ベーチェット病診断基準（2016年小改訂）の主要項目

○先述のように日本で多い腸管ベーチェットは、腹痛や下痢・下血などの症状を発したことを契機に消化器内科受診を受診、腸管粘膜の所見等から診断されることも多い。

○回腸末端／回盲部に円形〜卵円形の深ぼれ潰瘍を生じることが特徴で、穿孔も多い。穿孔で発症する例もある。

○回盲部の潰瘍で本症を疑う。多くはないが、食道や胃、大腸にも潰瘍を生じることがある。

○神経ベーチェットは、それ単独で脳神経内科医が診療していることが多いかもしれない。脳実質の病変が多い。

○急性型と慢性進行型に分類される。急性型は、病像としては急性あるいは亜急性に発症した髄膜脳炎の形をとる。髄液細胞数が顕著に上昇し、脳MRIでは脳幹・白質でのT2高信号の病変をとることがある。

○白質の小病変は、脳梗塞や多発性硬化症との鑑別が問題になる。脳幹では中脳が一番多い。

○慢性進行型は、急性型のエピソードが先行し、弱い再発が反復・くすぶるような経過をとり、ステロイド治療に抵抗しやがて認知症などの精神症状、構語障害、体幹失調が出現し、徐々に進行していく。HLA-B51陽性・喫煙率が高い。

○血管ベーチェットは、深部静脈血栓症が中心である。特に、肺動脈瘤と深部静脈血栓症の相関が強く、深部静脈血栓症をみたら肺動脈瘤を精査すべきである。

経 過 と 治 療

〜〜〜〜 経 過 〜〜〜

○発症10年くらいで落ちついていき、やがては枯れるように症状

や増悪エピソードが消失していくことが多い。難治化、慢性持続は稀なことである。

○特殊型を放置すると、予後が悪い。

◇◇◇ **治 療** ◇◇◇

○主症状4つには原則コルヒチンが治療薬となる。すなわち、診断したら服用させる。

○眼症状は、急性発作にはステロイド点眼、頻回反復・重症例には「シクロスポリン＋TNFα阻害薬」を用いる。

○口腔内アフタには、アプレミラストが使用できるようになった。

○関節炎には、NSAIDやステロイドを用いるが、メトトレキサートも悪くないだろう。

○腸管型は、全身ステロイド、インフリキシマブが主体となる。

○血管型は免疫抑制剤が中心で、専門家の判断がよい。

○神経型は、急性増悪には全身ステロイドだが、再発予防目的あるいは慢性進行型の治療としては基本的には「メトトレキサート＋インフリキシマブ」になる。

○眼病変や神経ベーチェットにインフリキシマブが選択されるが、これに無効あるいは忍容性不良の場合にはトシリズマブ[4]も有望視されている。

～～ References ～～

〈1〉 H Yazici et al. Behçet syndrome：a contemporary view. Nat Rev Rheumatol 2018；14：107-19. PMID：29296024
〈2〉 石ヶ坪良明ほか．自己炎症疾患としてのベーチェット病．日臨免疫会誌 2011；34：408-19
〈3〉 石ヶ坪良明．Behçet病 Up-To-Date．日内会誌 2009；98：583-8
〈4〉 MY Khitri et al．Tocilizumab in Behçet Disease：A Multicenter Study of 30 Patients．J Rheumatol 2023；50：916-23. PMID：36858435

22. 家 族 性 地 中 海

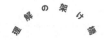

○家族性地中海熱 (familial Mediterranean fever; FMF) は 1～3 日間ほどで自然に終息する発熱とそれに随伴する漿膜炎とでなる発作を、年単位の長期間反復することで特徴づけられる疾患で、基本的には単一遺伝子変異に関連する。

○FMFの発作性の熱性エピソードは、それが終わればすっかり自然軽快し間欠期（発作と発作の間の時期）にはまったく症状がない、という非常に特異な性質を持つ。

○また、発作期には炎症反応高値を示し、間欠期にはこれが陰性化する。

○発作と発作の間の期間は、おおよそ 1～2ヵ月に1回などとおよそ定まる傾向にあり、臨床的に「周期性発熱症候群」と呼ばれることもある。

熱

○FMFは自己炎症性疾患のひとつである。自己免疫性疾患ではない。

○膠原病のように、持続的かつ病的にリンパ球が活性化し（この一部はアポトーシス異常）、自己抗体が産生されて臓器障害が潜行あるいは顕性化する、といった類の疾患ではない。FMFで「疾患活動性」という言葉は用いられない。

○「FMFの発作を」コントロールしておく必要はあるが、免疫抑制薬などで「FMF（の活動性）を」抑えておくという概念はない。

○有病率や疾病者の人数の集計などは、現在 "ゆれ" があるところであり、常に新しいデータを確認したほうがいい。「国内で1,500人の患者」などとされていたデータがある

がこれはあまりに少な過ぎる印象を持つ。

○日本ではおよそ8割のFMF患者で孤発例であり、家族歴を有さない。「家族性」という疾患の名称が紛らわしい。

○疾患の表現型を形成する遺伝子変異は*MEFV*遺伝子である。exon10にあるいくつかの変異が病的変異とされていて、日本ではほぼM694Iのみである。

○熱発作に随伴するのは、漿膜炎か関節炎か髄膜炎が多い。稀に、丹毒を思わせるような限局的なやや強い発赤のある紅斑を伴うことがある（下腿に多い）。

○漿膜は、腹部であれば上は肝臓表面の横隔膜下あるいは胃の下方から、下は膀胱や子宮の上面まで、上下に広い。（壁側）腹膜〜腸管や腸間膜にも漿膜は張りめぐらされていて、深部にも分布している。

○漿膜のこのような解剖学的分布の特徴（＝体腔内面や内臓表面を覆う膜であること）から、FMFの発作は臨床的には体幹の疼痛を起こすことが多い。

○腹膜炎、胸膜炎、心膜炎などがよく知られており、精巣にも漿膜があるので精巣漿膜炎を起こす病型もある。

疑 い か た

─┤ 診断までの経緯 ├─

○年齢は20歳未満の発症であるとの総説記事は多いが、実際には30〜40歳台発症も多い。

○50歳以上でもなくはないが、まずは別の疾患から検討したほうが無難である。

○また遺伝子関連疾患だからといって生下時から発症するということはきわめて稀である。せめて6歳以降くらいがふつうであるが、思春期以前の発症が多いわけでもない。

○診断は臨床的に行う。遺伝子検査は、M694I変異があるかどうかは重要であるので、臨床診断が確定された後に行う。

○患者の多くは、「年余（＝1年と少し）」どころではなく、「数年あるいは長年」にわたってこの発作にそれなりに悩んでいる。

○たとえば「今年の4月と6月と8月に熱がありました」と言って8月に受診した人は、FMFであることもあるが、そうではない可能性のほうが高い。発作歴が浅過ぎるのである。

○26歳の人が、発作がひどくて仕事もままならないしつらいと言って受診。熱発作は高1くらいから反復している。これはFMFらしい。

○述べたように熱にはメリハリがあり、非発作期はむしろ長くこの時期はまったく元気なので、「何カ月も、あるいは何年も毎日ずっとつらい」という症状描写をされるとまったくFMFらしくないと思えてしまう。

○たとえば発作持続期間が1日半だとして2カ月に1回発作があるならば、年間6回、つまり365日のうち9日間のみが有症状である。「ずっとつらい」とはならず、ほとんどの期間をFMF患者は元気に過ごす。

○患者は「熱がいきなり来るので、予定が立たずに困る」と言って受診する。「熱が下がらないので来ました」とはならない。

○発作の間隔を考えるとき、「周期性」という言葉を捨てたほうがよい。

○1～2カ月に1回くらいであることが多いがバラツキがあることがほとんどである。最短で2～3週に1回、長い場合で3～4カ月に1回ということもある。

○きれいな周期を刻むことは稀で、「年に何回」といった頻度の数え方のほうがフィットする。

○発作と非発作時の落差は、血液データにも現れる。発作期間中は炎症反応（CRP）が上昇、発作が終われば陰性化し、その後発作のない間欠期（発作と発作の間の時期）にも陰性になったままとなる。これは、FMFにおいてほぼ「前提」といってよい。

○発作が終息すれば間欠期にはまったく症状がないという経過は、他の疾患や病態にはほぼなく、非常に特異的である。FMFを疑う臨床ではこれを確認することに専心すべきである。

○すなわち、発作時のCRP（陽性になる）と非発作時のCRP（陰性になる）を血液検査で調べる。

○FMF発作で惹起された炎症は、他のどの炎症性疾患よりも急速に改善（＝自然終息）する。CRPの下がりかたが顕著に速い。このCRP値の挙動の特徴が、"FMFらしさ"をさらに高める。

○熱発作に伴う症状からなるその人にとっての「お決まりの」発作が、長い間、延々と反復していればいるほど、FMFらしい。同じ内容の発作が繰り返されることを確認する。

○また、診断するためにはせめて全経過が3年くらいにまたがっていてほしい。3年もあれば、病歴の全容を把握し、発作の反復性やその内容について十分検討でき、疾患特異性を切り取ることができる。

○以上を確認できたらコルヒチンを最低3カ月毎日服用させる。0.5mgの錠剤を1日1錠か2錠でよい。

○これで、患者が述べていた発作が、なくなるか軽減すればFMFの確定に近づく。

○軽減というのは、熱や痛みが軽くなるという場合と、発作期間が短縮される場合とがある。

○連続する3回の発作が頓挫できたように思えたら、診断を確定させる。

○付言となるが、FMFの病態は漿膜炎であるため、腸管粘膜面の炎症を起こすものは例外とするのがふつうである。したがって、腹痛（腹膜炎や腸間膜炎）はFMF発作のありふれた症状だが、下痢はFMFの症状には通常ならない。

○ただし近年、おそらく日本人に特有である可能性があるが、FMFの特徴を有しつつ粘膜びらんがあるような「FMF類縁疾患（*MEFV*遺伝子関連腸炎）」が報告されていて、消化器医の間で認識されつつある。

経 過 と 治 療

○「無治療では AA アミロイドーシスになる」という記述を待っているかもしれないが、一概に言えないどころかそれはきわめて稀なことかもしれない。

○よく勉強する医師が熱心に海外の文献を読むと、アミロイドーシスを過剰に怖がってしまい、しかもそれが患者に憑依してしまっている場面をよくみる。

○国内では、exon10 の変異保有率が低い例が多いせいか（全 FMF 患者の10%くらいである）、診断後ただちにアミロイドーシスを懸念して大騒ぎしなくてよい。

○「M694I を保有した FMF 患者」を確実にコルヒチン治療に持っていき、維持すればよい。

○強い漿膜炎を反復し発作時の CRP 上昇が著しいケース、腹膜炎を含むケースなどでは、アミロイドーシスのリスクがあり得る。

○腹膜炎がリスクに思えるのは、腹膜・腸間膜は総面積が多く、より多い量の炎症が惹起されていると思われるからである。

○コルヒチン 0.5〜1.0mg/日の維持で発作がある程度制御できることがほとんどである。目標は患者の QOL の改善と維持である。

○いきなり 1.5mg/日などと処方すると、ほぼ下痢で困って患者が嫌がって二度とコルヒチンを飲まなくなってしまうからそういうことはやめてほしい。

○数日で終わる肺炎の治療と一緒にしないでほしい。長年続ける治療であることを知っておく。

○コルヒチンの副作用は下痢、トランスアミナーゼ上昇、CK上昇、脱毛などが多いが、軽度であれば観察あるいは減量で凌げることが多い。一時的な中止をする諸家が多いと思うが、それすらせずに同量を維持できることのほうが多い。

○安全に服用できていて、発作も穏やかである患者に、血液検査を毎回するようなことはしていない。若年で元気であれば、健診まかせ、あるいは年に1回実施する程度のことも多い。

○コルヒチン治療1年目くらいは、患者があまり満足せずにいたとしても、治療3年くらい経過すると明らかに良くなっていくので、粘り強く処方と診療を継続することがコツである。

∾∾∾ コルヒチンの副作用②

○検査値異常で一番多いのは、軽度のCK上昇である。開始後200〜300台となることはコモンで、自然に正常化することが多くヒステリックになってはいけない。400〜500でも個人的には様子をみるが、心配な場合は一時的に減量すればいい。800を超え4桁となれば重度であり、減量・休薬・中止を検討すべきである。

○透析患者に1.5mg/日を漫然と処方された患者が、重度のミオパチーとなって脱力まできたした例を、自分ではないケースでみかけたことがある。

○血球減少も頻度はきわめて少ないが、あり得なくはない。

○トランスアミナーゼの軽度の上昇も許容できる。正常上限の3倍までは様子をみる。自然に軽快して安定することも多い。心配な場合は減量で対応してもよい（コルヒチンの副作用③につづく p.1359）。

── References ──

〈1〉 國松淳和ほか. 外来における不明熱の原因疾患としての家族性地中海熱の重要性. 日臨免疫会誌 2016；39：130-9

〈2〉 國松淳和.「これって自己炎症性疾患？」と思ったら 一疑い、捉え、実践する. 金芳堂, 2018

23. 結 晶 性 関 節 炎

理 解 の 架 け 橋

○結晶性関節炎とは関節内に沈着した結晶により誘発される関節炎をいう。

○尿酸塩によって起こるのが痛風あるいは痛風発作、痛風関節炎である。

○ピロリン酸カルシウム二水和物 (CPPD) によるCPPD結晶沈着症が引き起こす急性関節炎を偽痛風と呼ぶことが多い。

○痛風関節炎は男性の1%、偽痛風は70代で15％くらいの頻度であり、コモンな疾患である。

○ここからはこの2病型を分けて記述する。

痛　風

○pHや体温が適正な生理的な状態では、体液中に溶解可能な尿酸値は6.8mg/dL未満であり、それ以上では生体内に尿酸塩結晶が生成され、組織に沈着してしまう。

○脱水などによる急な尿酸値の変動、局所物理的な衝撃などによって、関節内に沈着した尿酸塩結晶が関節腔内に遊離すると、それに対して急性の炎症が惹起され痛風発作を起こす。

○実際には、低いpHや温度など、尿酸値が6.8mg/dL未満でも条件が揃えば尿酸塩結晶が析出する。第1MTP関節は物理的な刺激がかかりやすく、また血流が豊富ではなく温度も低い部位であるため、痛風発作の好発部位の筆頭となっている。

○尿酸トランスポーターであるURAT1は、近位尿細管管腔側において尿酸再吸収を行う分子であるが、ここは尿酸降下薬の作用点になっている。

○痛風発作はほぼ男性に生ずるが、エストロゲンはURAT1を抑制して尿酸排泄を促進するので、尿酸値はふつう女性のほうが低い。よって女性は痛風の罹患率が低いばかりか、閉経前女性では痛風発作は起きないとまでいえる。

○初発の痛風発作は9割が単関節炎である。罹患関節は、第

1 MTP関節以外では、足根骨や足関節、あるいは膝関節が多い。

○診断は関節液の鏡検で尿酸結晶を確認してなされる。

○急性発作時の尿酸値は1/4で正常である。

○高尿酸血症の患者の関節炎を、痛風と即断してはいけないということでもある。

○発作時に正常尿酸値の患者でも、過去あるいは未来の尿酸値は高いことが多い。

○dual-energy CTを使うと尿酸塩結晶を画像的に検出できる。関節液を採取できない部位の痛風診断に有用である。

経 過 と 治 療

∞∞ 経 過 ∞∞

○痛風発作は反復するのを放置していると、痛風結節を形成したり、慢性化したり、ひどければ関節変形に至る。

○痛風腎となって慢性腎臓病の増悪につながることもある。

∞∞ 治 療 ∞∞

○発作に対しては、ステロイドの局所注射、NSAIDかステロイドの全身投与で対応する。

○自己治療できることが一番望ましいので、初診では無理だが、自分でNSAIDのフルドーズを3日間も服用すれば消炎されることが多い。これを教えておく。

○経口プレドニゾロンを使う場合は、20mg分2朝夕を2日間も服用すれば消炎される。炎症が強く感じたら初日は30mg使っても

よい。

○発作を予感したらその時点ですぐコルヒチンを1錠（＝0.5mg）服用すると発作が少し頓挫される傾向になるが、コルヒチンだけで消炎されることはないように思われる。

○反復する場合（年2、3回以上）は、コルヒチン1日1錠を連日内服させていれば発作が予防できる。

○痛風では、尿酸結晶の刺激に対して、微小管を介してミトコンドリアが小胞体の近くへ移動し集積する。その結果、NLRP3インフラマソームという自然免疫における炎症惹起の機能体が活性化してしまい発作が生じる[4]。

○コルヒチンは微小管を作用標的として、ミトコンドリアの空間配置変動を阻害する作用があるため、これによってNLRP3インフラマソーム活性化が抑制されて炎症発作惹起に対して予防的に作用する。

○またミトコンドリアだけでなく、オルガネラ（リソソーム、小胞体、ゴルジ体といった細胞小器官）は自然免疫を介した炎症の制御に関与している。自己炎症性疾患では、オルガネラたちの細胞内空間配置が適切な位置関係でなくなるために、NLRP3インフラマソームが不適切に活性化されてしまっている。

○よってコルヒチンは、痛風発作に限らず、他の自己炎症性病態すなわち家族性地中海熱や偽痛風の発作にも予防的に働く。

○尿酸値の管理も重要で、アロプリノールかフェブキソスタットを使用して、尿酸値6.0mg/dL未満を目指す。5.0mg/dL未満にすれば理想である。

○この濃度に維持できれば、理論上痛風発作は起きない。

○急激な濃度変動は発作を惹起するため、発作が完全に軽快してから尿酸降下療法を開始するが、やはり少量から始めるほうがよい。

偽 痛 風・C P P D 結 晶 沈 着 症

───┤ 概 要・疑 い か た・診 断 ま で の 経 緯 ├───

○偽痛風は日常診療でありあまりにコモンだが、その歴史は存外浅く、1961年にMcCartyら[5]が報告したものが最初といわれている。

○こう感じるのは、おそらくこの疾患の発症に「加齢」が重要な要素を占めているからだと思われる（この50年で変化したのは寿命の延長であろう）。

○実際60歳未満の急性CPPD沈着症はきわめて稀である。これをみた場合は、稀な基礎疾患を探す。たとえば副甲状腺機能亢進症、アミロイドーシス、低Mg血症などである。

○病態生理はまだ不明な点が多い[5]。細胞外に誘導された無機ピロリン酸がカルシウムと複合体を作って結晶化するプロセスが想定されているが、実際のメカニズムはよくわからない。

○尿酸による痛風発作同様、NLRP3インフラマソームが不適切に活性化されてしまうことが想定されている。

○コルヒチンはこのNLRP3インフラマソームの活性化を結果的に抑えるが、痛風同様、本症／偽痛風発作の再発予防においても臨床的にコルヒチンが効いているという現実と合致する。

○無機ピロリン酸自体は軟骨組織内から産生される。痛風と違うのは、本症は結晶の沈着部位がおよそ関節とその周囲、腱付着部に限定されるということである（尿酸結晶は、皮膚や腎臓などにも沈着するし、尿管結石の主成分になったりするのと対照的である）。

○急性発作の罹患関節は膝と手関節が最も多い。股関節や恥骨結合、足関節、肩、肘などにも生じうる。

○頸椎の歯突起、すなわち環軸関節に生ずる偽痛風発作は有名で、Crowned-dens症候群と名前が付いている。また椎間関節にも生じうる。

○これら偽痛風の特殊型ともいえる病型では、初診の診療の場で、「関節炎」であることを想起し難い主訴になってしまうので注意する。

○偽痛風一般の発症年齢は、疾病によって入院中の患者、脳卒中あるいは超高齢などによって自宅や療養病床で寝たきりの人などに生じる場合は、80〜90歳台の高齢者に多い。この場合、膝・手首などの典型的な罹患部位が多い。

○一方、日頃通常の生活を独歩で送れている人、ウォークイン外来の受診者などの場合は70歳台が多い。前述した特殊型も、これくらいのやや若い年齢帯の人に起こりやすい。

○CPPDの沈着所見がイコール・急性CPPD沈着症（偽痛風）の診断とはならない。レントゲン上で軟骨石灰化の所見があっても無症候性であることは6割あり、本症の診断は常に総合的に行う。

○逆に、臨床的に偽痛風でも軟骨石灰化を当該関節に認めないことも多い。

○診断は関節液の鏡検でCPPD結晶とそれに向かう炎症像（白血球）確認してなされるが、なんらかの理由で関節穿刺が困難な場合は臨床的に判断せざるを得ない。

経 過 と 治 療

⋘ 経　過 ⋙⋙⋙⋙⋙⋙⋙⋙⋙⋙⋙⋙⋙⋙⋙⋙⋙⋙⋙⋙⋙⋙⋙⋙⋙⋙⋙⋙⋙⋙⋙⋙⋙⋙

○発作あるいはその反復を放置することのデメリットが知られているわけではない。

○軽症の発作は自然軽快するだろう。

○偽痛風発作は高熱で発症することもあり、単純にまずしんどい。

○基礎疾患がある高齢者に多いため、感染症などの可能性をまず検討され、偽痛風が過小評価されることが多い。

○その際のデメリットは、診断が遅れるだけでなく、無駄な抗菌薬使用がかさむことである。これは、偽膜性腸炎の発症や耐性菌の誘導など、中〜長期的なデメリットにつながる。

⋘ 治　療 ⋙⋙⋙⋙⋙⋙⋙⋙⋙⋙⋙⋙⋙⋙⋙⋙⋙⋙⋙⋙⋙⋙⋙⋙⋙⋙⋙⋙⋙⋙⋙⋙⋙⋙

○発作にはNSAIDかステロイドがよい。

○腎機能が許せばロキソプロフェン、あるいはセレコキシブの定時内服（100mgを1日2回など）を2〜3日間ほどで軽快する。

○腎機能がわからないかその懸念があるなら、プレドニゾロンを1日30mg➔20mg➔10mg（それぞれ朝夕の分2）として使用する手もある。有害事象の少ない治療法である。

○頻繁に再発する場合は、eGFRが30以上あればコルヒチン連日内服が許容されると思われる。30〜50くらいなら0.25mg分1、50以上あれば0.5mg分1とし、脱水症や飲水不良になったり腎機能の悪化があれば休薬する。

○著しいCK上昇や血球減少があれば止め、正常上限の3倍程度までのトランスアミナーゼ上昇は許容できる。

○薬物相互作用が多少問題になることがあるので、念のため処方前に添付文書を一読する。現実的にはシクロスポリン、クラリスロマイシン・エリスロマイシン、抗HIV薬などである。

○スタチンを気にする者もいるようだが、私はあまり気にしていない。

○最後にグレープフルーツジュース（を避けること）については、個人的にはやはり一切気にしていない。ふつうに飲んでよいと告げている。

○まず、グレープフルーツは食べてよい。好きなだけ。次に「グレープフルーツジュースを偏愛あるいは日々常飲しているか」を尋ねる。もし yes ならば、さすがに相談にのる。

○しかし「ホテルに宿泊した際に朝食で飲むくらいの頻度」であるなら、その程度の摂取を止めさせる必要はないだろう。

○処方の際に、グレープフルーツジュース禁止と一様に一方的に告げることは、禁忌であると思う。

References

〈1〉谷口敦夫ほか．結晶性関節炎．日内会誌 2010；99：2478-83

〈2〉喜瀬高庸ほか．筋骨格疾患へのアプローチ 痛風．内科 2018；121：457-64

〈3〉喜瀬高庸ほか．筋骨格疾患へのアプローチ ピロリン酸カルシウム結晶沈着症．内科 2018；121：465-70

〈4〉T Misawa et al．Microtubule-driven spatial arrangement of mitochondria promotes activation of the NLRP3 inflammasome．Nat Immunol 2013；14：454-60．PMID：23502856

〈5〉DJ MCCARTY JR et al．The significance of calcium phosphate crystals in the synovial fluid of arthritic patients：the "pseudogout syndrome"．I. Clinical aspects．Ann Intern Med 1962；56：711-37

〈6〉AK Rosenthal et al．Calcium Pyrophosphate Deposition Disease．N Engl J Med 2016；374：2575-84．PMID：27355536

24. 成人スティル病

○疾患マーカーや特定の遺伝子変異などが知られていない疾患で、臨床徴候と一般的な臨床検査によって臨床的に定義される。

○自己抗体(リンパ球異常)を有さない疾患であり、炎症病態が反復あるいは盛衰するような振る舞いに着目すれば、自己炎症性疾患のひとつと考えることもできる。

○成人スティル病は、臨床症状だけでいえば、比較的著しい弛張熱、関節痛、消長を繰り返す瘙痒のないピンク色の皮疹、の3つを主徴とする症候群である。

○誤ることなく本症を捉えるには、不明熱的様相の他に、白血球増多と関節炎のふたつの有無をしっかり確認することが重要である。

疑 い か た

診 断 ま で の 経 緯

○山口基準というクライテリアを診断の参考にするが（表4）、そこには2週間以上の関節痛と10,000/μL以上の白血球増多が大基準に含まれており、これを重視することが肝である。

以下、大項目2項目以上を含む合計5項目以上で成人スティル病と診断する。ただし、除外項目に該当する場合を除く

大項目	発熱（≧39℃、1週間以上） 関節痛（2週間以上持続） 定型的皮疹 80％以上の好中球増加を伴う白血球増加（≧10,000/μL）
小項目	咽頭痛 リンパ節腫脹かつ／または脾腫 肝機能異常 リウマチ因子陰性および抗核抗体陰性
除外項目	感染症、悪性腫瘍、リウマチ性疾患

表4

成 人 ス テ ィ ル 病 の 診 断 基 準（山口基準）

(Yamaguchi M et al. Preliminary criteria for classification of adult Still's disease. J Rheumatol 19：424-30, 1992より)

○このことを強調するのには理由がある。白血球増多と関節炎を重視せずに、不明熱にフェリチン上昇、リンパ節腫脹、脾腫、肝機能異常などが加わったケースについて、大真面目に「成人スティル病疑い」などと言い、無理のある推定をしている者がたくさんいるからである。

○聞けば「フェリチンが高いので…」などと言うので、53万くらいあるのかと思えば「1,800です」などと言われると少し厳しいものがある（1,800は成人スティル病かもと思うには低過ぎる）。

○他方、真面目で指導的な医師が「成人スティル病はあくまで除外診断である！」などと嘯くものだから、本当に大真面目に全部除外しようとする若年医師が増産されてしまうという現状もある。

○「成人スティル病は除外診断である！」というのは、建前上は確かにそうだが、これが詭弁であることを見抜かなければならない。

○たとえば、成人スティル病の診断に際して除外すべしとされる血管炎や結核やリンパ腫やキャッスルマン病といった疾患は、そもそも除外などできるだろうか。

○リウマチ性多発筋痛症もまた除外診断なのだといえば、リウマチ性多発筋痛症の診断の際に成人スティル病も除外しなければならなくなる。「除外診断する疾患」同士が互いに鑑別対象となっていたらどうなるのであろうか。……これにて論破終了である。

○成人スティル病の診断に際しては、菌血症のような"目の前で問題になる感染症"は必ず否定しなくてはならないが、専門家やこれまでの諸家たちの知見から、「これらが組み合わされば成人スティル病の可能性が高い」という、そういう病像があるのである。

○それを成人スティル病に関して具体的かつ雑にいえば、「炎症を伴う不明熱＋白血球増多＋フェリチン著増＋関節炎」となる。

○LDHが肝酵素に比して高く、血小板減少などの血球減少があれ

ば、成人スティル病ではなくリンパ腫の可能性が高い。成人スティル病は白血球が高い。

○フェリチンはしばしば上がるが、上がるだけでなく通常はびっくりするくらい高いのがふつうである。万の単位、あるいはせめて10,000くらいはあるだろう。

○成人スティル病では関節炎がよくみられることも重視したい。手などの末梢関節が多く、疼痛・腫脹を伴い関節炎となっていることが実際にある。あとは足関節や膝も多い。

○山口基準で「関節痛」という項目があるが、関節炎としておいたほうが診断としての特異性は上がると思われる。

○非専門医が不明熱患者を成人スティル病の基準に当てはめようとするとき、患者の「体のあちこちが痛い」のような訴えを関節痛として数えてしまうことがあるからである。

○山口基準の小基準のひとつである「咽頭痛」を重視してしまうと、たとえば「"のどが痛い"＋不明熱・不明炎症＋高フェリチン血症」という患者を、白血球増多や関節炎がないのに成人スティル病疑いとしてしまう。これは亜急性甲状腺炎を疑うべきである。

○成人スティル病の罹患年齢には幅があり、40代くらいが多く、やや女性に多い。中高年にもあり得る疾患である。

○成人スティル病由来の症候として、胸膜炎や心膜炎などもある。よって胸水がみられることは、ありふれている。

○合併症として怖いのが、治療関連の感染症のほかに、マクロファージ活性化症候群（MAS）がある。これは、成人スティル病自体の病態とは異なり、血球数が著しく下がっていくことから気づかれる。

○MASは、病態としてはDICや血球貪食症候群などと境界が曖昧である。成人スティル病に使うトシリズマブがトリガーに

なっているとする説もあるが、本当にそうなのかはわからない。成人スティル病の病勢があるとき、落ちついているとき、その両方で起こりうる気がする。

○**MAS**への治療は血球貪食症候群に対峙する場合に類似する。十分なステロイドにカルシニューリン阻害薬を（しばしば持続点滴で）併用する。

診 断 に 際 し て の 注 意 点

○厳密に基準に従い、例外や非典型を許容しない態度でいれば、誤診が少ないどころか比較的特異的に診断が可能である。

○逆に言えば、少しでも非典型さがあると思えば、成人スティル病と診断するのをいったん控えたほうがいい。

○「リンパ腫を否定するまで診断・治療はためらう」ともし思ったならば、そういうときは成人スティル病よりリンパ腫が疑わしいのでリンパ腫の精査をする。

○同じようなことを繰り返して述べることになるが、成人スティル病だと考えることができて治療開始を悩んでいるのなら、その時点でもう成人スティル病の病像を切り取ることができている。

○成人スティル病の診断において除外すべき疾患のなかに、他疾患を除外して診断する疾患が含まれている時点で、論理崩壊が生じている。つまり、成人スティル病の診断において他疾患を除外し切ることは（方程式の解がないと同じ意味で）不能なのである。

○にもかかわらず除外を重視し過ぎる医師がいる。そういう医師の言説を、現場で置き去りにする必要があるという事実がもう面倒くさい。

○意思決定において最も大切な役割を果たしているのは、最終的には情動であると私は考えている。情動は理性で括りきれない

ものであり、理性で疾患を特異的に絞り切れないのであれば、最後は情動で決まる。

○情動で駆動させれば、緊張やストレスに強くなり、たぶん質の高い治療になり、有害事象や治療困難など不都合な場面に遭遇したときにもへこたれないでいられる。

○うまくいかないことやリスクを考えすぎて、治療しない言い訳ばかり考え各種介入を回避し、その回避したことによる不利益を考えられていない医師のことを置き去りにする勇気が、成人スティル病の診療では必要である。

○あるいは、一言で別解を言ってしまえば「責任感」である。

経 過 と 治 療

∞∞ 経　過 ∞∞∞∞∞∞∞∞∞∞∞∞∞∞∞∞∞∞∞∞∞∞∞∞∞∞

○病型によっては自然軽快したように思えてしまうことがある。

○病勢をみつつ、患者の心配や許容の度合いをよく査定し、介入の機をうかがう。

○いたずらに対症療法だけで様子をみていると、薬剤がトリガーになってMASを併発してしまうかもしれない。

○予後に関する記述やデータは少ない。MASを併発してしまえば生命の危機があるだろう。

○成人スティル病の熱・炎症病態が改善しても、抗リウマチ薬を使用して維持治療を要するレベルの関節炎が残存することがある。

○ガイドラインはあるものの、十分なエビデンスがないためか、具体性や実効性はなく、各施設各現場で各医師たちがその都度工夫を凝らして治療にあたっているのが現状だろう。そういう意味で、以下は私家版として記述する。

○フェリチンの著増がありひどい高炎症状態になっている状況では、分割ステロイド投与からはじめる。外来では朝と夜の分2、入院で点滴するなら6～8時間おきの投与、となる。

○「いきなりパルス」「いきなりトシリズマブ」というのは避ける。

○プレドニゾロンを使うならば、実体重を使って1～2mg/kg/日とする。

○体重80kgなら、メチルプレドニゾロン40mgを8時間おきに点滴、などとする。

○同じ人で内服なら、プレドニゾロン1回40mgを1日2回朝と夕食後に内服する、というやり方もある。

○関節炎があればメトトレキサートをはじめから併用する。

○CRPを目安にし、陰性あるいは陰性に近い数値が得られたら順調と考えるが、CRPが低くてもフェリチンが1,000未満になっていないなど病勢が抑え切れていないと思えば、トシリズマブ点滴を併用する。1～2週くらいの間隔からはじめる。

○そうなればステロイドは、継続するがもちろん減量してよく、数日～週1くらいのペースでCRPやフェリチンをみながら減量する。

○時期によらず、治療後にもかかわらず熱、CRP、フェリチンがひどく盛り返す様相であれば、その時点でステロイドパルスを考慮する。

○その際も、1日2～4回に分けた分割投与がよく、メチルプレド

ニゾロン125〜250mgを6時間おきに投与、などとしこれを3日間。次にこれを8時間おきとして3日間、次に1回量を下げて80mgくらいを8時間おきとして3日間。合計9日くらいの変法のパルスにする。

○以後はなるべく維持ステロイドにつなぎ、トシリズマブを使いつつ、ステロイドの総量はなるべく節約していく。

○このときのステロイド減量についてであるが、熱、CRP、フェリチンがすべて寛解していれば、あとは膠原病のような緩徐なスピードの減量でなくてよく、「急に中止」「極端に速いペースの減量」でなければどんどん減量してよい。

○一度"勝ち切った"手応えがあればそこで勝負は決したようなものであり、あとは消化試合なような減量計画でよい。

━━━━ References ━━━━

〈1〉 三村俊英. 成人 Still 病の診断と治療. 日内会誌 2018；107：1892-8
〈2〉 T Mimura et al. Evidence-based clinical practice guideline for adult Still's disease. Mod Rheumatol 2018；28：736-57. PMID：29651907
〈3〉 E Bannai et al. Successful tocilizumab therapy in seven patients with refractory adult-onset Still's disease. Mod Rheumatol 2016；26：297-301. PMID：24697199

自己免疫
炎症性疾患

25. 混 合 性 結 合 組

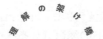

○混合性結合組織病（mixed connective tissue disease；MCTD）に
は診断基準があって、それによって定義づけ
られる疾患である。

○じつは症候群と捉えるほうが診断上は都合が
よく、レイノー現象、指の腫脹、肺高血圧症を
主な所見とし、RNP抗体陽性を前提とし、そ
していくつかの混合所見（全身性エリテマトーデス様、強
皮症様、多発性筋炎様）が組み合わさって診断される。

○レイノーを起こす膠原病は肺高血圧症を合併
する潜在性があるが、なかでも MCTD は他疾
患と比べて高頻度であり、10〜15％とされる。

○MCTD の有病率は10万人対8〜9人くらいで、
SLE よりも劣り、また極端に女性に多い疾患
である。

織病

○MCTDとしてのSLE様症候の中では関節痛・関節炎が多く、あとは診断基準にもあるが顔面紅斑、心膜・胸膜炎、血球減少（白血球減少または血小板減少）などが多い。

○レイノーがひどいSLE疑いをみたら本症を考慮する、といっていいほどにレイノーは本症のホールマークである。

○急にここで言うのも何だが、MCTDという疾患などないという立場の諸家もいる。

○レイノーが主徴となって肺高血圧症が比較的起きやすいSLEと考えて、SLEのひとつの大きな臨床サブタイプと考えるのでも確かによいだろう。

○「MCTD型のSLE」などと呼ぶ時代が来るの

だろうか。一応本書ではMCTDをひとつの疾患として扱うことにする。

○ただ「精神症状が現れたMCTD」という触れ込みを聞いたら、「精神ループスを発症したSLE」と置き換えて考え直す。いつでも病態鑑別は（治療にかかわるので）重要である。

○強皮症様所見も疾患の特徴であり、気に留めるべきである。

○手指に限局した皮膚硬化、肺線維症および拘束性換気障害または拡散能低下、が多い。逆流性食道炎の罹患も多い。

○経過観察だけする膠原病という扱いも以前は成り立ったが、今では肺高血圧を合併しうる深刻な疾患という認識である。また、病態がおとなしいうちからレイノーへの対処をすべきだと今はされている。

○また、軽度でも肺高血圧症を示唆する所見が

あれば、早いうちから免疫抑制治療を行う。

疑　い　か　た

○疾病として捉えられる年齢は30～40歳台が多く、ほぼ女性である。

○冒頭で「症候群と捉えるほうが～」と述べたように、ひとまず非専門医にとっては本疾病の理解は臨床的な病像の理解にほぼ取って代わる。

○自分が今診ている患者が、抗核抗体が高かったり、血球減少を起こしていたり、レイノーがあったり、胸膜炎を起こしたりして「膠原病？ SLE？」などと考えたときに本症のことも想起する。

○疑った場合にすべき検査は、「SLE診断のための検査＋抗RNP抗体測定」である。

○MCTDでは、活動期に発熱することが多い。頭痛や関節痛の頻度も多い。

○MCTDとされている患者、MCTDかもしれない患者に精神症状をみたら、SLEかもしれないと思ったほうがよい。また、腎炎もMCTDではふつう見かけずやはりSLEかもとまず思ったほうが無難である。

○神経症状では、無菌性髄膜炎や三叉神経痛が有名である。

○MCTD患者のレイノーはしつこく、やや重度で、これだけでQOL

を下げている患者も多い。しかたないものだと考えず、これに積極的に取り組む中でMCTD病態に気づいたり、またMCTD病態の進行を修飾したりできるため、見過ごすことのないようにしたい。

経 過 と 治 療

～～ 経　過 ～～

○肺高血圧の合併があるかで生命予後が顕著に異なる。

○かなり昔（2002年）の報告では、5年生存率は60％で、肺高血圧の合併がないと90％以上となっていた。

○現在は、肺高血圧への介入が量・質ともに進んでいるであろうから、さらにこれより良い生存率になっているはずである。

○肺高血圧合併の場合の予後の（悪さの）話に意識が向いてしまうが、肺高血圧がなければ非常に予後の良い疾患である。

○肺高血圧は、MCTDの診断時にはまだ合併していないことは多い。経過観察をしているうち、肺高血圧が発症・進行する可能性があるとして厳重に経過観察していく必要がある。

○MCTD診断時には肺高血圧がなかったケースのうち、MCTD診断後1年以内には半数で肺高血圧を示唆する徴候がみられるとされるため、MCTD診断後1年は丁寧にフォローすべきである。

～～ 治　療 ～～

○「疾患活動性」をみる必要がある。すなわち、どの臓器のどの症候があって、どの症候がどの程度活動性を呈しているかをみるということであり、専門医が治療するべきである。

○ステロイドを含む免疫抑制治療の内容や強さは、すべて病態に

よる。

〇レイノーには、保温、カルシウム拮抗薬、抗凝固薬、抗血小板薬などがまず検討される。

〇肺高血圧症の治療薬は、あれば当然専門医ともどもそれらを使って治療していくことになるが、（強力な）レイノーの治療薬でもある。

〇プロスタサイクリン製剤、PDE 5 阻害薬、エンドセリン受容体拮抗薬、グアニル酸シクラーゼ刺激薬、プロスタサイクリン受容体アゴニストがある。選択肢が広がった。

〇プロスタサイクリン製剤であるベラプロスト徐放薬が初手（無難な第 1 選択）としては選ばれやすい。しかし火照りや頭痛、消化器症状など、副作用の頻度はそれなりにあって忍容できないこともある。

〇なお、肺高血圧症を認識したらできるだけ速やかに免疫抑制治療を行うべきであるとされる。

∞∞∞ **フォロー** ∞∞∞∞∞∞∞∞∞∞∞∞∞∞∞∞∞∞∞∞∞∞∞∞∞∞∞

〇MCTD と診断したら、肺高血圧症のスクリーニングを行う。

〇胸部聴診、心電図、胸部レントゲン写真、BNP、心臓超音波（推定肺動脈収縮期圧含む）、などである。

〇これらをどの頻度でフォローアップを行うかは確立されていないが、「レイノーのひどさ」はやや主観的だが参考にはなる。レイノーがひどければややタイトにフォローし 3 カ月おき、軽ければ 1 年おき、どちらとも言えない場合には半年おきなどはどうだろうか。

――――――――――――――――――――――――― References ―――

〈1〉川口鎮司. 混合性結合組織病. 日内会誌 2014；103：2501-6
〈2〉田中住明. 肺高血圧症. 日内会誌 2013；102：2613-20

11

感　染　症

1. 急性腸炎──キャン

○急性腸炎は、急な発熱、嘔気・嘔吐、水様下痢で特徴づけられる「症候群」である。

○ほぼすべての急性腸炎が病歴聴取で診断できる。

○そのためには、急性腸炎は「症候群」としての症候が揃ったものをそう診断すべきで、熱や嘔吐や下痢が急性・同時性に生じていないようなときは、急性腸炎は急にゴミ箱診断名となる。

○たとえば、嘔吐だけ反復してきた患者に「急性腸炎」と診断はできない。これは嘔吐症であって、「嘔吐」の鑑別をしていくべきである。

○あるいは高熱が数日続き、食欲低下はあるものの経過中に下痢は少しあるだけ（しかもよく聞くと

軟便程度)というものを、無理に急性腸炎とし
てはいけないだろう。

○この場合は、消化器症状の勢いがなく「発
熱、嘔気・嘔吐、水様下痢」が急性・同時
性に揃っていないので、急性腸炎の診断は
下せず、発熱自体の鑑別をしていくのがよ
い。血液培養などを実施すべきだろう。

ウ　イ　ル　ス　腸　炎

概 要・疑 い か た・診 断 ま で の 経 緯

○ウイルス血症を示唆する発熱・悪寒・寒気・関節痛・筋痛な
どから始まり、そこへ腸炎症状（嘔吐・下痢）が加わる形で生
じたという経緯が問診で捉えられれば、臨床的に診断できる。

○周囲に同様の症状の者がいないか、その者との接触歴がない
かなどの問診も、ウイルス腸炎の診断上非常に重要である。

家族全員が感染したなどは、ノロウイルス流行時によく聞く話である。

○腹痛も訴えることは多いが主体にはならない。漿膜炎になりにくく粘膜面に炎症がとどまるからなのか、腹痛があると言っていても、ウイルス腸炎では明らかに嘔吐や下痢が前景に立つ。

○逆に熱や嘔吐や下痢が主訴として目立たず、腹痛をメインに悩ましく言う場合はウイルス腸炎であると即断するのはやめておいたほうがいい。

○ウイルス腸炎の下痢は、はっきりとした水様の下痢である。このことを診断のhallmarkにしておく。

ノロウイルス感染症

○流行状況やシックコンタクトの把握に勝るものはないが、突発する嘔気と勢いのある頻回嘔吐で発症することが特徴である。

○一晩中トイレに張り付く、あるいはトイレを往復して、明け方ようやく寝ることができ、「今朝はだいぶおさまっているが昨晩ひどい目にあったので来た」という経緯が多い。

○当然発熱も伴うことが多いが、嘔吐のインパクトの強さが熱の苦痛を完全に凌駕するので主訴になりにくい。

○嘔吐に続いて水様下痢も当然伴う。受診時には下痢が残っていることが多い。

○嘔吐が止まない段階（発症2、3時間）では、なぜか患者は受診行動に至らない。体動で嘔気が誘発されるのが怖いからだろうか。

○ノロウイルス感染症では「一家全滅」かのような流行状況になる。業界内でのスラングは"呪われた"である。

細 菌 性 腸 炎

○細菌性腸炎は、「集団発生する傾向にあるか」と「潜伏期間の
　短い・長い」で2×2の4分割にしてざっくりと捉える（図
　1）。

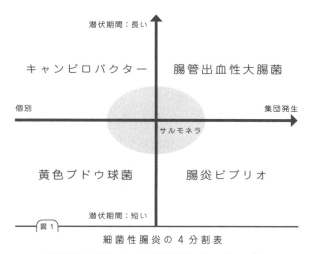

細 菌 性 腸 炎 の 4 分 割 表

「集団発生する傾向にあるか」と「潜伏期間の短い・長い」で分ける

○次に勧めるのは、病態ごとの特徴を押さえることである。

○よくある「小腸型」「大腸型」に分けるとかいうのは、実際の
　臨床ではあまり使えない。

○ちなみに、食中毒を診療で目撃したら保健所に届け出ること
　になっている。

○たとえば、外食や集団での食事会などでの複数人の同時発症だったりすれば、公衆衛生的な責任が生じてくる。

○以下に述べる細菌性腸炎の診断を、集団発生を認識せずに単独一例で診断したときでも、自院の感染管理部、あるいは直接保健所に相談・報告するのがよい。

○明らかに家庭の調理が原因で、また罹患者がその家族のみであって他人を巻き込んでいないと分かったときには、個人的には届け出ることまではしていない。

潜伏期間が短く臨床的に拾われやすい傾向にあるもの（図1の下半分）

○潜伏期間が短いというのは、摂食と症状発現との因果に気づかれやすいという意味を持つ。

○まず、患者自身が気づける。急性腸炎症状を自覚したときに、「あれに当たったかも」と推定しやすい。

○受診してからでも、医療者による摂食歴の問診によって「あれに当たったかも」とすぐ気づかれやすい。

○潜伏期間が短いというのはすなわち「記憶が浅い」ともいえる。具体的には、ブドウ球菌、腸炎ビブリオ、サルモネラなどが主な病原体である。

ブドウ球菌

○ブドウ球菌による細菌性腸炎は、おにぎりや弁当、サンドイッチ、ケーキなど素手で扱って調理した文字通り「手づくり食品」を作り置きしたものを喫食した3時間以内くらいの比較的早期に発症する。

○原則は集団発生しやすいが、「二人暮らしの家族」のような状況であると、調理した者は調理だけでそれをすぐに食べず、実際

に食べた者は一人だけというシチュエーションも多いため、必ずしも「集団発生」の様相にならないこともある。

○菌が増殖して臓器に浸潤して症状が出るというイメージではなく、毒素で全身が反応するイメージを持っておく。

○治療は抗菌治療ではなく対症療法・全身管理ということになり、つまり処方に抗菌薬を含めなくていいということになる。

○比較的短期間で軽快するため、的確な病歴聴取で黄色ブドウ球菌を想起し説明して、患者を安心させることが重要である。

腸炎ビブリオ

○腸炎ビブリオは、魚介類の刺身やお寿司などを食べた後に発症、という病歴が拾われやすい。

○生の魚介類を調理した後、調理器具や手指などを介して二次汚染された食品でも食中毒が発生し、摂食歴の心あたりを特定しやすく、また総じて比較的集団発生しやすい。

○潜伏期は8～24時間とされるが、実際には6時間以内のような短い場合も多い。

○激しい心窩部痛で始まり、下痢や嘔吐を伴うなどして比較的症状が強い。

○消化管内視鏡をすると、回腸末端の発赤・びらんと回盲弁の腫大・発赤が認められるが、この部位に病原体が病巣を作っているのではない。

○毒素に対して生体が反応した結果「急性腸炎」という臨床表現になっているのである。つまり、対症療法が治療となる。

○初発症状になりやすい本症の心窩部痛の機序は、この回腸末端病変に由来する強い関連痛なのかもしれない。

サルモネラ

○「卵」がキーワードとなる細菌性腸炎の起因病原体である。

○卵そのものだけでなく殻、卵豆腐、家庭で作った自家製マヨネーズや手作りティラミスなども聴取する。肉などに二次汚染することもある。

○潜伏期は数時間から1日半くらいであり、摂食者が（自分が食あたりになったと）認識できずに発症することもある。また「卵」という食材がそもそも汚染されているものとして認識されないことも多い。

○総じてサルモネラがらみの摂食歴の聴取は難しい。保菌のみで無症状のことも多いが、菌自体の毒性は一般に強く、サルモネラ腸炎では菌自体を意識することになる。よって臨床医としては菌の同定と抗菌治療を意識する。

○回腸末端病変が多いが、結腸炎となることもあったり、高熱や腹痛が遷延したり菌血症になったり、病原体自体の影響が比較的強い感染症であると認識しておく。

○抗菌薬の適応を考えるために患者背景の把握が重要である。

○小児・高齢者・免疫不全者のほか、人工関節や人工弁、人工血管などの持つ患者、菌血症の既往がある患者などで抗菌薬が必要になることが多い。

○発熱や腸管外症状、あるいは遷延する腹痛などで診断されたサルモネラ感染症では、すでに摂食から時間も経っており「集団発生した腸管感染症」という様相ではなくなることもある。

潜伏期間が比較的長く散発的・市中発症のようにみえるもの（図1の上半分）

○これは、摂食歴が必ずしも早期に明らかにならないものが該当する。すなわち、急性腸炎症状をきたしたときに「あのときの

あれだ」と患者がすぐ気づきにくいものである。

○具体的には、キャンピロバクター、腸管出血性大腸菌、サルモネラなどである。

○頻度と合わせ、一番多くを占めるのがキャンピロバクター腸炎であろう（特記すべき事柄が多く、別に独立した項を設けて述べた）。

○サルモネラも、病状が遷延することがあるのでこのグループに含めて記述してよいかもしれない。

腸 管 出 血 性 大 腸 菌

○潜伏期間は約1週間前後とされ、比較的長い。

○激しい腹痛で発症するところは腸炎ビブリオと似ているが、大腸炎的様相が強く、水様・血性下痢や血便を伴うことが多い。

○食歴は、生レバーを禁止された後から減少していることからも分かるように、肉がらみの摂食歴が多い。

○焼肉屋に行ったか、家庭で肉の調理がされたか、生肉を食べなかったか、など詳細に聴取することになる。

○年齢別の発症は0〜4歳の乳幼児が多く、次いでその上の年齢層（5〜9歳）となる。

○同じ物を食べても発症する人としない人がいる。つまり年齢や免疫状態は発症・重症化の重要な因子となる。

○その集団は、HUSや脳症（けいれん、意識障害）発症のリスクグループでもある。

○菌の病原性が強く少量でも感染は成立する。潜伏期間はやや長いが集団発生は起きやすいグループには一応入るだろう（図1右上）。公衆衛生的な意義が強い感染症である。

○抗菌薬の適応には賛否があり、軽症例では不要であるとするのは妥当としても、重症例または中等症であっても免疫不全などハイリスク患者でどうするかなど、現実的には迷う場合は多い。

○少なくとも外来例では不要であろうと思われる。

経 過 と 治 療

○実施可能なら補液（細胞外液の点滴）は症状軽減に有効である。

○制吐剤は、さんざん嘔吐して嘔吐自体は落ち着いて嘔気のみとなった状態にはよい適応と考えている。腸閉塞（いわゆる麻痺性イレウスは含めない）の場合はほとんど禁忌に相当するので避ける。

○漢方薬は、半夏瀉心湯（はんげしゃしんとう）が一番合うように思う。非常に雑なのを承知でいうが、結局急性腸炎には半夏瀉心湯なのだろうと思う。

○熱や腹痛にはアセトアミノフェンを使用してよい。

○経過を伝えることが重要である。患者は強い嘔気、頻回嘔吐の経緯のために心身ともにやられており、次の症状悪化に恐れをなしている。

○急性腸炎は通常、増悪→寛解を繰り返す経過ではなく、一度増悪したら後は改善の一途を辿る。受診時は、この後は良好な経過をたどるであろう旨を説明し励ます。

○食事・飲水の仕方をなるべく具体的に教える。食事は消化に良さそうなものを少量だけ食べる。精をつけようと、量を食べたりステーキやニンニクの効いたものなどを食べたりしてはダメである。ゆっくり時間をかけて食べることも教える。

〇そもそも「食べる気がしない」というときに、無理して食べる必要がない。腸管を安静にするという概念を教える（なんと、患者は意外にもこれを知らない）。

〇飲み物は、よほどの脱水症でない限り正直なんでもよい。なるべく濃くない飲み物を、常温で、少量ずつちびちび飲むように教える。

〇発熱や下痢などがおさまった後に、主に上部の症状が続く者がいるが、これは腸炎に端を発した機能性障害である。

〇食思不振、胃痛などがあり得るが、それぞれに対症療法を行えばよい。遷延する場合は、機能性消化管障害に準じて少し中長期的な視点でフォロー・治療介入する。

感染症

2. キャンピロバクター

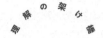

○ *Campylobacter* 属の *Campylobacter jejuni* (C. jejuni) によって引き起こされた、腸炎を主な症候とする感染症のことをキャンピロバクター腸炎と呼ぶこととする。キャンでもカンでもどっちでもいい。

○ 本症は食中毒 (集団発生) をきたしうる細菌性腸炎のひとつと捉えられることが多いが、そう捉えてしまうと急に非日常的な疾患となってしまう。実際にはそうではない。

○「食中毒の原因病原体」という切り口でキャンピロバクター腸炎を見ないほうがいい。日常診療での「熱が出る病気」の中にキャンピロバクター腸炎を入れておく。

○ 稀な病気であるとの考えがあるかもしれない

腸　炎

が、それはキャンピロバクターを「食中毒の原因病原体」の候補から考えるからであって、日々の診療の解像度を上げれば決して少ない病態ではないことがわかる。

○ とにかく、食中毒のスペクトラムで考えることから分離すること。それができれば、本疾患の疫学の印象が逆転すると思われる。

○ 集団発生としてではないものは、散発性腸炎のカテゴリと考えるわけであるが、その疫学情報も当てにならないと考えたい。

○ 初夏や秋に多いというデータもあるが、春にも冬にも診断することがあり、やはり「食中毒」という印象を強く持ちすぎると夏のイメージを持ってしまい、検査前確率の見

積りが鈍る。

○食中毒の原因微生物としても、キャンピロバクターは最上位の集計にならない（サルモネラ、腸炎ビブリオ、黄色ブドウ球菌が多いとされる）のには理由があり、それは1回の感染あたり500個程度の少ない菌数でも感染が成立すること、潜伏期間が比較的長いこと（2〜5日という記述が多いが、実際には7日を超えることもある）などが背景に挙げられる。

○鶏肉を含んだ調理品の喫食、あるいはその調理過程の不備が、主な感染ルートとなる。

○実際の臨床でも、この鶏肉調理の関連性を聴取することが診断の柱のひとつとなるが、一番大事なのは、ここまでで述べたような「確率に関する意識改革」であって、市井のキャンピロバクター腸炎はおそらく著しく過小評価されている。

疑 い か た

○キャンピロバクター腸炎は、細菌性腸炎のひとつであり、通常の教科書や総説ではその症状は「下痢、腹痛、発熱、悪心、嘔吐、頭痛、悪寒、倦怠感、血便、粘液便」などと羅列されるだけであり、この捉え方は臨床ではまったく通用しない。

○一番重要なのは、鶏肉摂取歴を聴く前、便中微生物検査を出す前に、いかにキャンピロバクター腸炎を疑えるかである。

○そこで以下、「臨床像」「鶏肉の調理と喫食に関する病歴聴取」について、この順で解説する。

○この順で理解することがきわめて大事であり、すなわち症候から臨床的にまずキャンピロバクター腸炎を疑い、その確率を高めてから鶏肉摂取歴を聴くべきなのである。そうでないと、鶏肉の調理と喫食に関する病歴情報がぼんやりしたままとなる。

臨 床 像

○数日で治るというような比較的軽症な腸炎であるとの記載もみられるが、それは厳密には不正確で、実際には軽重にバラツキがある。

○少量の菌体侵入に対して、宿主であるヒトが激しく反応するのが病態であるから、摂取した菌量や宿主の免疫応答の強さによって臨床症状の強さが変わってくる。

○そのため、軽症に終わるキャンピロバクター腸炎もあれば、ひどい全身症状が持続するようにみえるキャンピロバクター

感染症

腸炎もある。

○若年者にキャンピロバクター腸炎が多いとされるのは、若年者の免疫応答が強く過剰で、それがキャンピロバクター腸炎の病像を形成することで診断に至り集計されるからではないかと私は考えている。

○キャンピロバクター腸炎の診断推定には、症状の出る順番が重要である。

○キャンピロバクター腸炎は、頭痛、発熱、倦怠感、筋痛といったむしろ「腸管」を想起させない全身症状が先行して始まる。

○長い場合、「頭痛・発熱・倦怠感・筋痛」が数日（通常は1週以内）続いてから、その後から消化器疾患（腹痛、嘔気）を思わせる症候が遅れて始まる。

○最初に出現する症状の中に頭痛が含まれていることが重要で、ときに非常に強く頑固な頭痛で、主訴になることがある。

○髄膜炎とされて腰椎穿刺がなされ、入院後腸炎が出現することすらある。

○意外なことに下痢は最後に出現する症状である（もしくは、“最後”とはならないまでも主訴とはならない）ことが多い。

○また、いかにも細菌性腸炎だろうという hallmark になりがちな「血便」「粘液便」は、本症を疑う段においては診断の拠り所にしがたい。血便や粘血便は早期症状にもならないし、必発ではないからである。

○血便がないので否定的、などのロジックで診療していると、キャンピロバクター腸炎を過小評価することになる。

○順番をまとめると「頭痛・発熱・倦怠感・筋痛が数日先行➡腹痛・嘔気➡下痢」であり、これをしっかり念頭に置く。

○この順番は、しっかり病歴を聴くと、軽症例にも当てはまる。

○キャンピロバクター腸炎における「症候の順番」の記述は意外となく、全身症状が下痢などの消化器症状に先行するという記述[1,2]が明確にされてあるのは古い文献に多いが、まったくもって今もふつうに通用する。

○この臨床像を病歴聴取で得てから、鶏肉の調理と喫食に関することをあらためて聴き直す、という流れをイメージしておく。

鶏 肉 の 調 理 と 喫 食 に 関 す る 病 歴 聴 取

○お店などでの集団発生、あるいは鶏肉の露骨な生食事例よりも、家庭での鶏肉調理に関連する二次汚染や加熱不十分と思われる事例のほうが多い印象がある。

○たとえば家庭で唐揚げを調理したとして、その唐揚げ自体の摂食ではなく、その鶏を調理した包丁やまな板を不十分な洗浄のまま使用して作られた"生野菜サラダ"を摂食することで感染が成立する、などが多いように思われる。

○家庭での調理が原因といっても、集団発生しないことが多い。

○「でも同じものを食べた他の家族は大丈夫なんです！」という患者の弁を医師が真に受けてキャンピロバクター腸炎の可能性を捨ててはならない。患者が食べたものの中に（キャンピロバクター菌が）あったというだけである。

○通常の大気条件下では、キャンピロバクター菌は急速に死滅する。こうした生理学的特徴から、他の家族のメンバーがそれを喫食した瞬間にはすでに死滅していた可能性があるし、患者に取り分けられた分がたまたま菌量が多かったのかもしれない。

○「最近鶏肉を食べましたか？」。この程度の問診では食歴を聴いたことにならない。

○臨床的に疑うことができれば、「いくら患者が食べていないと言っても絶対食べているはずだ」という気概で病歴聴取に臨める。尋問するかのように問診する。

○また、このような熱意がないと患者は食歴を思い出そうとしてくれない。しつこいと思われてはじめて食歴聴取のスタートであると心得たい。

○まず、潜伏期間はざっと5日間は見積もる。すると大抵、受診時からみて前週であることが多い。「先週、家で鶏肉を自分で調理しませんでしたか」と聴くが、自分で調理してない場合もあるから、そういう献立だったかを細かく確かめる。

○数日前の鶏肉の調理歴・喫食歴など、一問一答式の質問では決して返ってこない。「最近はずっと外食でしたか」「ふだんは家で作りますか」「家で作った日はありましたか」「その日は仕事でしたか、休日ですか？」など、周辺の生活事項を聴き出すことで、ようやく患者が文脈を汲み取り始め、回想を始める。

○ここまで関心を寄せて始めて、「5日前に何気なく食べた唐揚げ」の存在を思い出（そうと）してくれるのである。

疑ったときの次のプラン

・血液検査

・便採取：慣れた者によるGram染色。染色性の弱いグラム陰性らせん菌で、らせん状に湾曲し両端が細く尖っているため、カモメが翼を広げたように見えるという所見が有名

・便培養

・症状が強くぐったりしている、高齢者や免疫抑制者などでは、血液培養を行い、補液

〰〰〰 **経 過** 〰〰〰

○治療による介入によって、有症期間を多いに短縮する手応えがない疾患だが、発症数日は患者はかつてない重い症状に苦しむ。よって無介入でいることはあり得ない。

○頭痛や熱が遷延し、不明熱的様相を帯びることもある。

○初期症状になり難い下痢もいずれは発症し、腹痛とともにこれが病悩になることはもちろんある。

○下血が大量となり、消化管出血で困るような状況にはなり難い疾患であるが、下痢の遷延や血便の存在から、大腸内視鏡が実施されることになることもあるだろう。ただしそれは、初期に本症をうまく拾い上げられなかったからであることが多い。

○教科書的には、潰瘍性大腸炎なども鑑別には挙がり、キャンピロバクター腸炎の臨床診断に慣れないうちは慎重な診断手順を踏むのも悪くはないが、対症療法を忘れないようにしたい。

〰〰〰 **治 療** 〰〰〰

○基本、というかほとんどのケースで対症療法のみで改善する。

○アセトアミノフェン、NSAID を使用し全身症状を緩和しつつ、半夏瀉心湯（はんげしゃしんとう）をベースにして整腸剤をかませたりしてこれを対症療法とする。

○便検査でキャンピロバクター菌が検出できたとしても、宿主の反応が症状そのものなのであり、ふつう抗菌薬を要さない。

○抗菌薬を考えるのは、血培陽性例、乳幼児、高齢者、免疫不

全者、である。

～～ **フォロー** ～～～～～～～～～～～～～～～～～～～～～～～～～～～～～～～～

○キャンピロバクター腸炎に罹患すると、その1～2週間後にギ
　ラン・バレー症候群になることがあるが、これをもってキャン
　ピロバクター腸炎罹者全例に治癒後にもフォローアップを行う
　ことは、少しバランスが悪い。

○ギラン・バレー症候群自体が人口10万人あたり年間1～2人の
　発症と稀であるが、ギラン・バレー症候群で先行感染がわかっ
　たケースのうち、病原体別で一番多かったのは *C. jejuni* だった
　（32%）という研究⟨3⟩がある。

○つまりギラン・バレー症候群を診たときには、キャンピロバク
　ター腸炎の罹患を意識することは重要だが、逆では頻度のバラ
　ンスが悪いのである。

○罹患後1～3週の間に手足が動かしにくいことがあれば受診せ
　よとの注意喚起をするかどうかは、無用な精神負荷の悪影響を
　考えて、個人的にはケースバイケースとしている。

～～～～～～～～～～ **References** ～～

⟨1⟩ Blaser MJ et al. Campylobacter enteritis. N Engl J Med 1981 ; 305 : 1444-52. PMID : 7029281

⟨2⟩ Moore JE et al. Campylobacter. Vet Res 2005 ; 36 : 351-82. PMID : 15845230

⟨3⟩ Jacobs BC et al. The spectrum of antecedent infections in Guillain-Barré syndrome : a case-control study. Neurology 1998 ; 51 : 1110-5. PMID : 9781538

グラム染色	高熱	結節性紅斑
下痢	キャンピロ バクター腸炎	頭痛
ギラン・バレー 症候群	若年	髄膜炎 ミミッカー

　　キャンピロバクター腸炎に関する臨床キーワードを散りばめた魔方陣。「細菌性腸炎のひとつ」としてあえて捉えず、しっかりと独立させひとつの疾患単位として捉え直し、理解し、症例経験を積むと、一般発熱診療の"視界"が本当に開ける。「発熱＋頭痛」が下痢症に先行すること、「鶏肉食べた？」のようなsimple questionでは鶏肉摂食歴を拾えないことなどがポイントである。曝露した菌量に比して臨床症状がひどく、免疫的な反応が関与しているものと思われ、自然若年が多い疾患である。ギラン・バレー症候群の契機となる感染症としても有名。

3. か　　　ぜ

理解の架け橋

○ウイルス感染による症状が、結果的に主として気道症状になったもの（症候群）を「かぜ」と呼んでいるようである。

○対症療法のみで緩徐に軽快し、治癒に向かう経過をたどったことを確認できれば、かぜの診断が確定する。

○SARS-CoV-2（COVID-19を引き起こす原因ウイルス）による症候群を「ただのかぜではない」と比較的良識的な諸家が喧伝することがあるが、本項執筆2024年12月時点現在では結果的にごく軽症で終わる場合もかなり多く、「ただのかぜ」と呼んでもよいと思われる経過になることが実際の現場感である。

○2019〜2020年以来ずっと呼ばれてきた「新型

コロナウイルス感染症」という呼称は、現在は事実上「旧型コロナウイルス感染症」となっている様相である。要するにSARS-CoV-2はかぜウイルスのひとつに仲間入りしたものと思われる。

○ある新型（かぜ）ウイルスが生まれると、どの人類にとっても未感染なのであるから、感染した場合は全例が初感染ということになる。

○また、それに対する免疫の応答はさまざまであり（多くの例で過剰に反応し）、宿主の免疫機構によってはひどい炎症を引き起こし結果として生体を傷害する。その程度には個人差があって、一定数は死亡することもある。

○SARS-CoV-2が、人々にとってナイーヴだっ

た時期（初期）には、感染するとひどい肺炎という臨床表現になる傾向があった。そしてその重症度には個人差があり、一定数は死亡した。

○ しかし現在では、SARS-CoV-2はかぜウイルスとしての振る舞いに収束しつつある。ワクチン接種者や罹患者が増えてそれが一定数以上になり、集団免疫を得たためと思われる。

○ 若〜中年でも重症化に至るような肺炎が多く発症したという当時の現実を見据えれば、このときは決して「ただのかぜ」とはいえないものだった。われわれは、新型ウイルスがかぜウイルス（「ただのかぜ」）に仲間入りする過程にリアルに遭遇したのだ。

○ ただワクチン未接種者をはじめとした免疫獲得の乏しい人では、感染すればCOVID-19感染症禍を思わせる肺炎となるし、持病の悪化も相まって重症化することがある。ワクチンの偉大さを思い知る場面が、今でもある。

○かぜの一連の症状というのは、生体のウイルスに対する過剰な免疫反応そのものに由来している。その反応のマクロ的な側面が、患者が自覚する「かぜ症状」である。

○ウイルスは人体に侵入し潜伏した後、循環系へshedされウイルス血症となる。これに対する免疫学的な応答として、マクロファージなどによる自然免疫的機序を介して、ウイルス除去に向かわせるための炎症性サイトカインやインターフェロンなどが放出される。

○これらはシグナルとしても機能するが、それ自体が生体に傷害性があり、臨床的には症候・症状を及ぼす結果となる。

○すなわち悪寒・戦慄、倦怠感、発熱、筋痛、関節痛、消化管機能低下（嘔気）や食思不振、意欲低下などの症状を全身的かつ同時性に

呈し得る。こうした"深いところ"からくる全身症候は数時間〜数日くらい続く（やや幅がある）。

○やがて比較的"浅いところ"の症候中心となるフェーズへ移行する。具体的には、粘膜症状とリンパ節腫脹が多い。

○症状名でいえば、鼻汁、咳、痰、頸部リンパ節腫大、咽頭発赤・咽頭痛、口内炎、下痢、腹痛、結膜炎、などが相当する。

○かぜの特徴は、これらの諸症状が「同時多発」する（＝揃う）ことにある。

○粘膜症状の山を越えると、全員ではないが、免疫応答の結果（＝かぜウイルス感染症をトリガーにして）特異的な症候を呈することがやや稀にある。

○たとえば、皮疹、関節炎、浮腫、筋炎・筋膜炎、髄膜炎、肝炎、肺炎、血球貪食症候群、溶血性貧血、菊池病、亜急性甲状腺炎、ギラン・バレー症候群などが挙げられる。

○かぜの病態の話から離れ日常的な話をここですると、急性上気道炎としてのかぜの後に合併するものでは副鼻腔炎や閉塞性肺炎が多い。

○副鼻腔炎は、一般的なかぜの経過の後、すなわちいったんかぜ症状が治りかけたころにもう一度増悪するように発症するいわゆる double sickening が典型である。

○閉塞性肺炎は、かぜが気管支炎を併発して気道分泌物〜痰が増加、ドレナージが不良になるなどして気道が詰まり、その閉塞部位以遠で細菌が増殖し肺炎になる病態をいう。

○これらは抗菌薬が必要になることもある。これは厳密にはかぜ（＝ウイルス性咽頭炎）に処方しているのではなく、続発した細菌感染症に処方している。

○ところで、かぜをひくと感染症として単純に倦怠感や食思不振を感じること以上に、

なんとなく元気がなくなり、気分が塞いだようになるが、これには名称があってsickness behaviorと呼ぶ。

○かぜの患者はやたらと痛がり、症状に敏感になるのもこのせいで、痛覚などに対しての知覚過敏が形成されている。

○sickness behaviorはやや合目的ではある。かぜのような炎症病態に遭って安静が望ましいフェーズに際して、sickness behaviorのような活動的な生命活動を抑制させる生物学的な生理反応を引き起こすことによって、生存に有利に働かせているのだと思われる。

疑 い か た

診 断 ま で の 経 緯

○まずは病歴聴取で、患者の訴えがかぜ症状の下記の4ブロックのなかのどれに相当するかを把握する。

かぜ症状の4つのブロック

❶ 発熱

❷ 咳

❸ 咽頭痛

❹ 漿液性鼻汁あるいは鼻閉

○この**❶**～**❹**が同時に全部揃えばまずかぜである。

○この4つを収集するように問診すれば、かぜである察しはつく。

○次に重要なルールを述べる。この各ブロックは、<u>単独で存在したらそれをただちにかぜとはしない</u>。

○たとえば**❹**が単独であれば、ただの鼻炎であることが多く警戒しなくてよいが、「**❶**発熱」のみは菌血症かもしれないし、「**❷**咳」のみは喘息や心不全かもしれない。

○「**❸**咽頭痛」のみは、めったにないが、急性心筋梗塞かもしれない。大動脈解離、外傷、異物などの可能性もあるといえばある。

○また複数のブロックにまたがる症状で、**❹**を含んでいればかぜである可能性が高い。ブロックの**❹**は、"安いカード"のように考えてよい。

○たとえば、状態の良い患者で諸症状のなかに漿液性鼻汁を含めばかぜであることが多い。

○ここまでの知識やルールの運用で、かなり時間や労力を省くことができるはずである。次に問題になるのは**❶**に関連したことが診断上少し問題になるのでそれらについて述べる。

❶ 発 熱 の み

○熱が出てまだ間もない（数日～1、2日）場合は、敗血症を一度は考える。頻呼吸の有無などに注目し、患者に余裕がないか

を感じ取るようにする。一度頭の中に過らせるだけでよい。

○「数日間、熱のみ」である場合もまだアプローチ法は十分明瞭にならない。熱や倦怠感のみで終わってしまうウイルス感染症もあるし、このフェーズを経て後から局所的な症状が出て診断がわかることもあるが、これは後からわかることでその時点でわかるわけではない。

○菌血症や急性腎盂腎炎などの細菌感染症の可能性もある。

○5〜7日以上熱のみ続いている場合は、不明熱にしないために不明熱に準じた対応が必要になる。具体的には、検査を行う。

○その目的は、肝炎・血球減少・CRP上昇の有無とその組み合わせを確認することである。

○たとえば血球減少なら、急性白血病かもしれない。CRP上昇があれば、（本当に1週間熱のみという状況なら）血液培養を実施したほうがよい。

○あわせて、胸部レントゲンや尿検査などの基本的な検査も実施するべきである。「熱のみ」と思えて、実は肺炎や腎盂腎炎といったよくある感染症だったりする。

○熱だけだから軽いのではなく、むしろ深刻さを予感させる。遠慮なく次の検査に進んでよい。

❶ 発 熱 ＋ ❷ 咳

○発熱と咳だけ、という組み合わせで受診したら、肺炎を疑う。

○結果的に気管支炎、あるいは「他の症状（❸、❹）が淡かったかぜ」ということもあろうがまず肺炎から疑う。

○慢性経過なら結核を疑う。このとき、肺結核だけを考慮しない。咽頭・喉頭・気管・気管支にも結核症はきたしうる。もちろん毎回疑っていられないが、病歴聴取を深める・血液検査を加え

るなどして総合的に考える。

○発熱と咳だけの組み合わせをみたら次は胸部レントゲンである。

❶ 発 熱 ＋ ❸ 咽 頭 痛

○漿液性鼻汁などを欠き、発熱と咽頭痛のみが主症状となる場合を考える。

咽 頭 観 察 で 察 し が つ く も の

○溶連菌性扁桃炎でみられる咽頭所見かどうかをまず確認する。

> **溶 連 菌 性 扁 桃 炎 で み ら れ る 咽 頭 所 見**
> 両側の扁桃がせり出すように腫大（というか肥大）し、そこに化膿所見と思われる滲出物（白苔として視認される）が付着。咽頭全体は比較的顕著に発赤し、粘膜に出血斑がみられることもある

○これをみたら、溶連菌性咽頭炎か伝染性単核球症かアデノウイルス感染症を考える。

○溶連菌性咽頭炎は迅速検査があり、伝染性単核球症は肝炎を起こすのでこれを確認する。またアデノウイルス感染症は、流行状況が重要でありそれがヒントになる。

○扁桃周囲膿瘍は、咽頭観察だけで診断できるわけではないが、咽頭観察をし慣れていくと違和感に気づける。粘膜上の化膿所見（滲出物の付着）などがなくても、口蓋垂が不審に左右どちらかに偏移していたりする。

○たとえば右に寄っていたら、軟口蓋の左側をよくみる。広々としていたり、中央にややせり出していたりする。その中に膿瘍が存在している可能性がある。

○また舌や軟口蓋に帯状疱疹がみられることもある。脳神経Ⅶ・Ⅷの罹患によることが多い。ちなみに、さらに下位の脳神経（舌咽神経や迷走神経）に罹患することもあり、その際は咽頭痛（±嚥下困難）と発熱のみで咽頭所見は正常のこともある。

ただのかぜ（ウイルス性咽頭炎）にみえるとき

○扁桃の腫大もなく軽度の発赤のみで、あっても咽頭後壁のリンパ濾胞形成（透明な質感）が散見される程度のときは、頻度的にはウイルスかぜのことが多い。

○ただのウイルスかぜではない場合は、かなり稀な病態になる。

○肺炎マイコプラズマで咽頭炎がメインになる場合がある。

○「非かぜ」のなかでは相対的には性感染症（STI）関連が多い。クラミジア、梅毒、淋菌、HIV感染症などを考慮する。

○はじめから性行為に関連する病歴がすんなり開示されていれば疑えるが、臨床経過や咽頭観察だけでSTI関連の咽頭炎は見抜くのは難しいだろう。

○通常のかぜとして経過がおかしい場合に次にすべきは処方の変更ではない。病歴聴取である。

その他

○亜急性甲状腺炎は、「発熱の遷延＋頸部痛」で疑うが頸部痛を「のどが痛い」と表現する患者がいることに留意する。

○1、2週前のかぜ罹患がトリガーになっていることがあり、「かぜが治っていない」というプレゼンテーションで来ることもある。

○急性喉頭蓋炎は、咽頭痛がただあるだけでなく、唾を飲み込めないほど喉が痛いために流涎し、待合で前傾姿勢になりタオルやハンカチで口を抑え、痛みや苦しさを我慢してぐったりしている、という様相となる。

○また声が変化し、呼吸困難を訴えることもある。

○こうした"見かけ"の判断が診断の端緒となる疾患であって、精査したすえに診断に至る疾患ではない。初期に一瞬で判断すべき疾患である。

経 過 と 治 療

∞∞ 経 過 ∞∞

○かぜの経過がどうなる、ではなく、経過が良いことがかぜの定義あるいは前提である。

∞∞ 治 療 ∞∞

○対症療法を行う。

○内容を考えるとき、「かぜはつらい」ということを忘れないようにする。医師はかぜだとわかると謎に対症療法の強さが弱くなる傾向にある。逆にしたほうがいい。

○熱や倦怠感、痛みにはアセトアミノフェン、NSAID を処方する。

○咳嗽には、咳止めを処方する。嘔気の副作用に注意する。

○痰がらみのような症状には去痰薬を処方する。

○漿液性鼻汁には小青竜湯が合うことがある。

○鼻閉には葛根湯加川芎辛夷が合うことがある。

○冬季に「総合感冒薬」を所望されたとき・処方したいときには、麻黄附子細辛湯を処方し頓服させるといいことがある。

4. 市 中 肺 炎

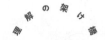

○市中肺炎は、比較的元気でふつうの社会生活を送っていたにもかかわらず、病原体に襲われ肺に炎症が浸潤し、下気道を中心とした呼吸障害と関連する症状を起こす感染症である。

○原因となる病原体は相場が決まっていて、肺炎球菌（*Streptococcus pneumoniae*）、インフルエンザ菌（*Haemophilus influenzae*）、肺炎マイコプラズマ（*Mycoplasma pneumoniae*）、モラクセラ（*Moraxella catarrhalis*）が多い。

○多いだろうが、過小評価されていると思われるのが、肺炎クラミドフィラ（*Chlamydophila pneumoniae*）、レジオネラ（*Legionella pneumophila*）、そしてウイルスである。

○古典的な記述として、インフルエンザウイルスなどかぜウイルス罹患後に生じる、黄色ブ

ドウ球菌の肺炎もある。

○稀ながら肺炎クレブシエラ（*Klebsiella pneumoniae*）、緑膿菌（*Pseudomonas aeruginosa*）なども市中肺炎の起因菌としてあり得る。

○病原体によって治療が変わるので、病原体を特定すること、あるいは特定する努力は大事である。

○また、クリアカットに分けられることはないが、病原体ごとに臨床的な特徴は変わってくる。

○熱や咳、痰などの症状があること、そして胸部単純写真、胸部CTなどのX線検査で肺炎を画像的に認めることと合わせて診断する。

○ どの病原体であれ、共通しているのは「熱や咳を中心とした急性の経過」と「肺野の浸潤影」である。

○ どんなに肺野がしっかりとした肺炎像でも、無症状なら肺炎ではない。

○ 熱、咳、膿性痰があっても肺野に浸潤影がなければ肺炎ではない。

病 原 体 ご と の 臨 床 的 特 徴

治療とその経過

肺 炎 球 菌

○一番頻度が多い。炎症が惹起されやすく肺炎自体は重症となりやすいが、抗菌薬が菌量を減少させるという点で非常に良く反応する。

○つまり抗菌治療期間は短くて済む（5日程度）。

○病原体診断には、喀痰のグラム染色による菌体検鏡が有用である。

○グラム陽性の双球菌の像となる。菌体周囲は白く抜けていることが多い。臨床的に肺炎をみている患者の喀痰がこの所見であ

ればまず肺炎球菌が原因病原体と考えてよい。

○肺炎像（画像所見）は、コンソリデーションあるいは気管支透亮像を伴う比較的しっかりとした浸潤影で、片側性が多い。陰影は大きく、大葉性肺炎を呈することは多い。

○尿中抗原検査は、菌血症を伴うかで精度が上下し、非菌血症では感度が低く50〜70％程度と見積もられる。特異度は94％くらいとされている。つまり、市中肺炎と考える患者でこの検査が陽性ならば肺炎球菌肺炎である確率が高く、治療決定（行動）への寄与度が高い。

○治療は、経口アモキシシリン（500mg×3回）の5日間の投与で治癒できる。点滴ならアンピシリン1回2gを6時間おきとなる。

インフルエンザ菌

○基礎に肺疾患があることが多いが、そうとも限らない。

○比較的軽症の気管支肺炎パターンとなることが多いが、菌血症を伴うこともある。

○抗菌薬による治療反応はよいが、薬剤耐性がある場合がある。

○診断は、喀痰のグラム染色による菌体検鏡が有用で、小さいグラム陰性桿菌の像となる。短い菌で、白血球貪食像が当てにならず、グラム染色の染色性が悪いこともある。

○画像所見は、浸潤影を主体とするが、気管支周囲の軽微な浸潤影のみにとどまることも多く、どちらかというと穏やかな所見となる。両側性のこともある。

○治療は、感受性があればアモキシシリン（500mg×3回）の5日間の投与でいいが、耐性もあり得る。その場合はセフトリアキソンやセフォタキシムのようなセファロスポリン系を用いる。

○細菌性気管支炎の原因にもなる菌で、臨床的に安定していれ

ば対症療法のみで自然軽快もあり得る。カバーを広げずアモキ
シシリンで開始してもよい場面がある。

○ところが宿主によっては菌血症にもなる菌ではあり、治療方針
を一様には決めづらい。

肺 炎 マ イ コ プ ラ ズ マ

○病原体が肺・気管支局所で大量増殖して生じる肺炎ではなく、
大袈裟にいえば、少しの病原体に対して宿主の免疫が過剰に反
応して炎症を惹起することが本態である。

○そのため、全身の症状や肺外症候があり得るし、そちらが目立
つことすらある。

○胸膜炎を伴いやすい。

○細胞壁を欠き、βラクタム薬が奏効しにくい。

○片側・両側、気管支肺炎パターン・すりガラス影・コンソリデ
ーション・大葉性などさまざまな画像パターンを示す。

○症状は頑固な乾性咳嗽が特徴であると語られがちだが、痰がら
みの咳もふつうにある。

○肺炎にしてはやや特異的と思える症状としては、頭痛、咽頭痛、
下痢がある。

○頭痛を伴う市中肺炎をみたら、マイコプラズマの他はレジオネ
ラ、オウム病を考える。

○咽頭痛や鼻汁などかぜを思わす症状を伴う、あるいは肺炎に先
行するなど、上気道・下気道の両方の症状をおよそ同時期に起
こした肺炎をみたらマイコプラズマ肺炎が疑わしい。

○血液検査異常が出現しやすい。トランスアミナーゼやCKが上
昇する、溶血性貧血を起こす、などがあり得る。

○病原体の診断は、IgM抗体は即時性が高いが偽陽性が多い、

LAMP法は正確だが時間がかかる（3日以上）。

○マイコプラズマ抗体価（PA法）を血清で調べる検査もある。単一血清では320倍以上、急性期と回復期のペア血清で4倍以上の抗体価の上昇を認めたら診断可能だが、感度が低い。

○治療はテトラサイクリン（ドキシサイクリンやミノサイクリン）、あるいはマクロライド（アジスロマイシン）やキノロン（レボフロキサシンやモキシフロキサシン）を用いる。

○マクロライドは臨床的な低感受性が懸念されており、状態が穏やかならテトラサイクリンを用いて最低1週間治療する。しかし嘔気などの副作用も多く、意外に忍容性が良くない。

○マイコプラズマ感染症全体からすれば、肺炎例はある意味で重症であり、駆け引きせずに普通に経口キノロンを使って治してしまえばいいと思うことも多い。

○肺炎の中でも重症例が存在し、その際は入院してレボフロキサシンの点滴で1～2週間治療する。

モラクセラ

○インフルエンザ菌の項とほぼ説明が重複する。以下違いについて述べる。

○グラム陰性の双球菌で、球形ではなくソラマメ・腎臓のような形態であり、白血球の貪食像がみられやすい。

○菌血症は多くはない。

肺炎クラミドフィラ

○この病原体にかかることは必ずしも肺炎を意味せず、無症状も多い。

○むしろ肺炎になることは多くなく、マイコプラズマよりも頻度は低く、症状・症候の程度も穏やかである。

○マイコプラズマかと思っていたら肺炎像も軽く、そうこうしているうちに治った、あるいはマイコプラズマだと考えたが診断し切れなかった（否定できなかった）など、"冴えない"経過の際に疑わしい。

○血清検査は存在するが、結果の解釈が難しい。

○混乱するくらいなら LAMP 法が保険収載されているのでそちらを実施する。

○治療は、マイコプラズマに準ずる内容であり、重症度にもよるが通常はテトラサイクリンで十分である。

レジオネラ

○レジオネラ肺炎はレジオネラ症という大きな括りの中で捉えるとよい。

○レジオネラ症は、ほぼ熱だけの軽症から死亡し得る重篤な肺炎をきたす重症までの、一種のスペクトラム症である。

○すなわち、レジオネラ肺炎はレジオネラ症の中でもやや重症な病型であるといえる（マイコプラズマでも同じ関係性が当てはまる）。CRP は通常顕著に高い。

○重症度を決めているのは、侵入する病原体の量もそうだが、宿主の免疫状態である。高齢者、大酒家、スモーカー、慢性肺疾患、免疫抑制患者などで肺炎になりやすい（＝レジオネラ症としての重症病型をとりやすい）。

○レジオネラ肺炎は、ざっくり言えば、汚染された水のエアロゾル吸入で発症し、それが成立しやすい温泉、循環式浴槽の利用歴のことがフォーカスされるが、臨床の"入り口"は市中肺炎である。

○肺炎を診療している中で、レジオネラ症を想起できるかがポイントとなる。

○肺画像所見は多彩で、マイコプラズマを強くしたものが多い。両側にびまん性に広がることもある。

○熱や倦怠感、筋痛や食思不振などの全身症候が先行することが多く、肺炎が目立たなければ不明熱的になることもある。下痢などの消化器症状もあり得る。

○低酸素血症となりやすい。またその寄与もあるだろうが、意識変容をきたし得る。

○血液検査では、マイコプラズマのようにトランスアミナーゼやCKが上昇するほか、低ナトリウム血症、クレアチニン上昇などデータ異常が多彩である。

○脱線するようだが、レジオネラ肺炎における低ナトリウム血症の病態生理は意外と興味深い。SIADHのほか、二次性のFanconi症候群がかぶっているらしい。

○まとめると、中高年以上の"強くはない宿主"の人が、両側性にまたがる市中肺炎を発症し、血液検査では著しいCRP上昇の他に、CKが高い・ナトリウムが低いなどの所見を伴う場合にレジオネラ肺炎を疑う。

○尿中抗原検査が利用でき、特異度は高いがセログループ１しか検出できない。陽性ならレジオネラ症で確定、陰性では他のセログループのレジオネラ症の可能性が残る、という解釈になってしまう。

○喀痰中のレジオネラDNAの核酸同定検査（LAMP法）が保険収載となっている。セログループ１以外の血清型でも検出できるため、有用性が高い。

○治療は、通常はレジオネラかどうか曖昧なまま始めることになるが、レジオネラとわかれば、あるいはその蓋然性が高ければキノロンを用いる。

○点滴レボフロキサシンで14日前後治療する。

○点滴アジスロマイシンで 5 日間の治療としてもいいが、消化器症状や薬物相互作用などに注意を要する薬剤である。

その他

○ウイルス性肺炎の頻度をこれまでは体感することが難しかった。

○ウイルス性肺炎が "可視化" されることが日常診療にはなかったからである。ところが SARS-CoV-2 のパンデミックにより、「ウイルス性肺炎」の存在が完全に臨床に浸透した。

○さらに、呼吸器感染症をきたす複数の微生物の核酸同定を同時に検出する検査も保険収載され、原因病原体の同定がしやすくなった。

○たとえば「呼吸器病原体マルチスクリーニング」という検査は、鼻咽頭ぬぐい液を検体として、12種類22項目（SARS-CoV-2 を含む）をマイクロアレイ法を用いて迅速に検査することが可能である（実施料 1,800点）。

検出可能な病原体

アデノウイルス

風邪コロナウイルス（229E, HKU1, NL63, OC43）

SARS-CoV-2

ヒトメタニューモウイルス

インフルエンザウイルス（A, AH1, AH1-2009, AH3, B）

パラインフルエンザウイルス（PIV1, PIV2, PIV3, PIV4）

RS ウイルス

ヒトライノウイルス / エンテロウイルス

パラ百日咳菌

百日咳菌

クラミジア・ニューモニエ

マイコプラズマ・ニューモニエ

○肺炎クレブシエラや緑膿菌による肺炎は、通常日和見肺炎であり、院内発症のカテゴリで考えられる病態だが、がん患者や超高齢者などの免疫不全者が外来で治療を受けていたりして必ずしも入院していないことから、市中肺炎の"顔"で受診することがある。

○肺炎クレブシエラは、そもそも感染巣が肺に限らない。肺炎の画像所見も、大葉性や空洞形成が有名だが、結局なんでもありである。

○緑膿菌は市中肺炎で来ることは稀だがある。右上葉に多い、血気胸をきたしうるほどに侵襲性が強い、菌血症の頻度が高い、などの特徴があるが、絶対的ではない。病原体を知ろうとする努力が重要であると思われる。

∞∞ 予 防 ∞∞∞∞∞∞∞∞∞∞∞∞∞∞∞∞∞∞∞∞∞∞∞∞∞∞∞∞∞∞∞∞∞∞∞∞∞∞∞

○肺炎球菌ワクチンの接種、口腔内の衛生（歯磨き、歯科定期通院など）、栄養管理（体重が減らないようにする）、禁煙・節酒、などのほか、基礎疾患・持病への治療が重要である。

○特に糖尿病はコントロール不良であれば免疫不全の要因となる。

○抗がん剤や免疫抑制剤、ステロイドなどの治療薬によって免疫不全となっている場合には、主治医と肺炎予防についてよく相談すべきである。

─────────────────── References ───────────────────

〈1〉DM Musher et al．Community-acquired pneumonia．N Engl J Med 2014；371：1619-28．
PMID：25337751

5. 院 内 肺 炎

理解の架け橋

○ 院内肺炎というのは、一般に確立しそういう括りができてしまっているので本書のような内科学の本では取り上げざるを得ないが、実臨床上でそこまで重要な概念とは思えない。

○ おそらく、臨床研究用の概念なのだと思われる。臨床研究で確立された概念を臨床に応用しているのだとすれば、私が実臨床で感じている違和感と合致する。

○ 患者の背景は誰もが複雑で、がゆえに個々の背景に合わせて治療方針を決定すべきで、肺炎が発症した場所で肺炎を分類するというのは確率・統計上の判断のための集計には重要なのであろう。つまりは公衆衛生的な概念なのだと思われる。

○他方、市中肺炎（∈市中感染症）という概念は重要だと考える。なぜなら患者背景がわりと均一であり、複雑ではないからである。

○「市中肺炎」の項で述べたが、市中肺炎の罹患者は、日頃通常の社会生活が送れているくらいに元気であるにもかかわらず、感染し病原体の病原性に負けてしまうことで成立する感染症である。

○すなわち、市中肺炎は「（患者ではない）人」が罹患する肺炎ということになり、その対立する概念は「すでに医療の修飾がある患者」が罹患する肺炎ということになる。

○しかしこの区分けにするとしっくりこない場合がある。たとえば、「免疫抑制薬の内

服と生物学的製剤を自己注射しながらも元気に毎日仕事をし、入院歴や最近の感染症の罹患歴もない60歳」が肺炎を発症した、というケースを考える。

○この場合、すでに医療の修飾がある患者背景だが、臨床的には市中肺炎として扱うことになるだろう。

○そしてこの患者の初期治療に緑膿菌をカバーする必要があるかという問いを立てた場合、不要だとする諸家もそれなりにいるのではないだろうか。このとき、この患者の肺炎のことを市中肺炎とみなしているに他ならない。

○よって、市中肺炎の対立概念を正確に言えば「すでに医療の修飾があって、かつ数カ月以内に細菌感染症の治療歴がある患者」とするのがいいだろう。

○(入院していることも含めて)複雑な背景があり個別性が高い肺炎こそが、従前言われている院内肺

炎に近いものと思われる。

○「院内肺炎」をこう定義してしまえば、診断も治療も複雑な個別の背景や事情、状態に合わせるべきで、核になる原理や原則以外の事柄を本書で記述することは不可能である。Q.E.D.

院内肺炎診療の原則

── 重要点 ──

○院内肺炎の具体的で代表的な状況をいくつか挙げて記述しようにも、その状況どうしの"公約数"が少なすぎて場合分けにならない。すでに議論を終えたように、個別性が強すぎるのである。

○院内肺炎をどう疑うかというより、「院内における発熱」という切り口とその延長で肺炎が判明することが多い。発熱の鑑別にちゃんと肺炎を挙げることが大切である。

○診断時に忘れがちな評価が、呼吸回数と喀痰の検鏡像である。

○肺野異常が必ずしも感染症ではない可能性がある。喀痰中の細菌の存在が必ずしも感染症成立に寄与していない可能性があることに留意する。

6. 誤嚥性肺炎

○誤嚥性肺炎は、内科医であれば誰もが診療するコモンディジーズで、かぜを除けば最も遭遇頻度の高い疾患であるように思われる。

○誤嚥性肺炎は、単体の感染症というよりも、身体機能、特に嚥下機能の低下によって肺炎を反復するなどして身体が消耗していく慢性緩徐進行性の症候群を指して捉えるイメージのほうが強い。加齢の要素がたぶんに影響する病態であるといえる。

○コモンであるのは誰もが認めるであろうが、そのわりに、いつどの時点で発症したかが曖昧でもある。不顕性誤嚥という言葉はこの病態の性質をよく説明できている。

○とりあえずここでは、誤嚥性肺炎の多面性だ

け理解しておく。

○発見のしにくさ（診断の問題）、発症パターンや
画像所見、感染症としての治療、リハビリ、
栄養、発症予防などとにかく関連する問題
や要素が多いことが特徴である。

○病態機序をあえていえば、神経あるいは筋
障害による嚥下機能低下である。

○神経障害ではパーキンソン病、脳卒中、加
齢などによることが多い。筋障害は、やはり
加齢的な廃用、あるいは筋疾患、栄養障害
（がん悪液質含む）などのために嚥下困難をきたす。

○まとめると、高齢や栄養障害、脳卒中後、
進行期のパーキンソン症状などを背景にし
て弱っている者、認知症などにより意思疎

通が難しい人（意識障害やせん妄も含む）、寝たきりの
人、などに起きやすい。

○看護師をはじめとした、経験のある医療従事
者のいう「いかにも誤嚥しそうな人」という
のが誤嚥性肺炎の発症しやすさと相関すると
思ってよい。

疑 い か た

○主に診断という観点で、病型としては大まかに3型ある。

○1つは緩徐に顕在化するタイプ（Usualタイプ：図2）、もう1つは
それとは対照的に急性発症して重症化するタイプ（Mendelson
タイプ：図3）、もう1つはusualタイプのうち画像所見が特徴的
なタイプ（DABタイプ：Diffuse aspiration bronchiolitis）の
3つである。

○図はどちらも「金曜日」の夕〜夜に臨床症状が悪化したことを
熱型グラフで表現している（同時に、金曜日の夕方に退勤しようとし
た担当医の無念感や落胆も表現している）。

○usualタイプは、少なくとも数日かけて、（増悪・寛解するという
より）"グズグズと"発症する様相である。

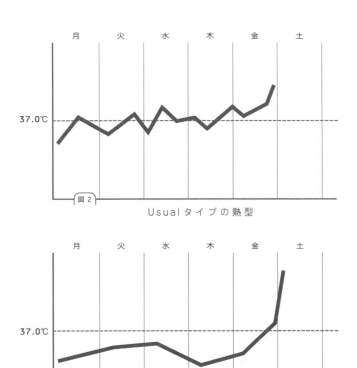

月　火　水　木　金　土

37.0℃

図2

Usual タイプの熱型

月　火　水　木　金　土

37.0℃

図3

Mendelson タイプの熱型

○診断あるいは治療的介入をためらうくらいの微妙なコンディション悪化が数日以上先行してから、ようやく顕在化する。逆にいえば、数日様子をみることができてしまうくらいの状態であるともいえる。

○画像では、下葉背側の肺炎であることが典型で、中等度以上のコンソリデーションを伴うことが多い。

○Mendelson タイプでは、経管栄養剤、胃酸、水薬といった化学物質の1回の大きな誤嚥によって、肺ひいては生体が激しく反応し強い炎症病態となる。しっかり誤嚥すれば、ふつう

○の食べ物や飲料でも発症しうる。

○急な高熱、急な低酸素血症となり、肺野含めていわゆるARDS様の病像となる。

○DABタイプは、usualタイプの亜型だと考えれば臨床的には特に困ることはないが、画像所見が一見誤嚥性肺炎と思えないところがある。

○不顕性誤嚥が持続することにより、気管・気管支壁に慢性炎症が起こって慢性〜亜急性気管支炎のような病態が生じ、CTでは気道散布性の小粒状影が散在、細気管支炎となる。これをDABと呼ぶ。

○日本語で言えば、「びまん性誤嚥性細気管支炎」となり、画像的にびまん性細気管支炎だと判断した際に、その原因として誤嚥性の機序を含めることができるかがポイントになる。

○あるいは他方、状況的に誤嚥性肺炎であるとしたときにびまん性細気管支炎パターンの肺画像を見たら（誤嚥性肺炎ではないかもしれないと）少し迷うかもしれない。が、このDABパターンを知っておけば誤嚥性肺炎だとすぐ分かるであろう。

○Mendelson-likeに発症することもあるので、usualタイプに入れず独立させてもいいかもしれない。

経 過 と 治 療

○どの病型でも、認識し診断の根拠にしたものは肺炎であるから、抗菌薬投与が常識的であろうと思う。

○喀痰のグラム染色像は、複数菌の炎症像をとらえることができれば治療だけでなく診断にも有用である。

○誤嚥性肺炎では、弱小の雑菌であることが多く、経口ならアモ

キシシリン、点滴ならアンピシリンなどを数日投与するだけで十分である。

〇Mendelson タイプは、酸素投与や気道確保、全身管理で極期を乗り切る必要がある。余力が少ないと、死亡することもある。

〇Usual タイプや DAB タイプは、抗菌薬だけではすっきりと回復しない。なぜなら誤嚥性肺炎が発症するのは誤嚥するからであり（哲学的）、単なる「病原菌の増殖と進入 ➡ 炎症の惹起」という簡素な対応のある感染症ではないからである。

〇よくならないからと抗菌薬をとっかえひっかえしてはならない。抗菌薬で戦う疾患ではない。

〇適切な栄養療法、リハビリテーション、医療機関での診療が終わった後の生活の把握や援助などの確認が大切で、これらも含めて誤嚥性肺炎の治療といえる。

――――― References ―――――

〈1〉大類 孝ほか. 高齢者肺炎・誤嚥性肺炎. 日内会誌 2010；99：2746-51
〈2〉海老原 覚. 誤嚥性肺炎と咳嗽反射. 日内会誌 2020；109：2142-8
〈3〉山中友美絵ほか. 多彩な画像所見を呈したびまん性嚥下性細気管支炎の1例. 日呼吸誌 2017；6：150-4

感染症

7. 急 性 膿 胸

理 解 の 架 け 橋

○急性膿胸は胸膜に細菌感染の影響が及び、胸膜腔に膿が貯留する病態であるが、現実的には片側の大量胸水貯留など画像検査から疑われることが多い。

○臨床的には、症状を発して受診してきた急性の膿胸が問題となる（3カ月未満と定義される）。

○要因として、肺炎や縦隔炎から胸膜腔への浸潤、肺や食道の手術後、食道病変や異物による食道損傷・穿孔・破裂などがあり、膿胸発症前に医療を受けている場合がある。病歴聴取が重要である。無難に終わった上部消化管内視鏡なども怪しい病歴に含めておく。

○口腔内の不衛生や誤嚥の反復などがあることを思わせる患者背景であれば、初診でいきな

り膿胸ということもあり得る。

○膿胸に特異的な症候や、膿胸全般に共通する症状というのはあまりなく、非特異的なことが多く症候学的に膿胸を類推することは現実的でない。

○熱、倦怠感、咳、側胸部痛、胸膜痛、呼吸困難などが主なものである。症例によって軽重に差があり、どの症状が強く出るかも異なる。症状に乏しい患者も多い。

○口腔内や皮膚の常在菌が起因菌となる。具体的には、レンサ球菌、嫌気性菌、ブドウ球菌などである。

○これらは基本的に"弱い菌"である。すなわち、免疫正常で活動的な生活を営む人に

いきなり起こる疾患ではない。

○述べたように、胸部（胸郭や食道）の手術などの外因的なものを除けば口腔内の不衛生は大きな要因と考えられ、「日頃あまり医療や介護施設に接する状況になく、ひいては人と接することもあまりないような、つまりは主として高齢者で、健康上の自己管理が十分行き届かずややセルフネグレクトな傾向にあり、歯磨き・入浴などの衛生面・食事などの栄養面について怠惰な者」に多い。

○高齢でなくとも、アルコール多飲者もその条件が揃いやすい。独居・未婚や、無職あるいは他人とあまりかかわらない生活をしている者もそうである。

○ステロイド・免疫抑制剤使用者などの免疫不全者をあえて入れないのは、この患者たちは定期的に通院していることが多いからである。1ヵ月に1回通院しているとすれば、1ヵ月

に１回は医療者に会うことが多い。また家から出かける用事があるということは、つまり人と会うということであり、身なりや口腔衛生に気を遣っていることが多い。

○医療機関に定期通院している人は、清潔感があることが比較的多い。

○寝たきりなどもリスクであろうが、総じて"整っていない"身体状況の患者に多い。よって、体調不良を放置した末に完成する"いきなり膿胸"の事例も多いと心得ておく。

○発見が遅れがちなことも含めて膿胸なのであれば、得てして膿胸における膿性胸水は大量あるいは多発性（多房性）である。

○胸部レントゲンやCTで容易に診断は推測できる。

○そのため、診断には胸水の分析、治療には胸腔ドレナージ（あるいは手術）がそれぞれ重要

である。抗菌薬単独で制圧できることは、あまり多くはないと考えていたほうがいい病態である。

胸　腔　穿　刺

○胸水を排液したらその場で色を観察する。正常は淡黄色である。

○膿胸なら白色調を帯びている。膿胸以外では乳び胸の可能性がある。

○穿刺液の臭いが悪臭であれば嫌気性菌の関与を考える。膿胸を疑った胸腔穿刺だったならば、膿胸と診断できる。

○胸水はグラム染色による検鏡を行い、培養検査を提出する。病原微生物の特定の努力をする。

○胸水が赤い、あるいは赤色調であれば悪性腫瘍や、外傷などによる血胸、（左胸水なら）大動脈解離などを考える。血性も何も、「血液そのもの」ということもある。

○胸水中の糖の著明な低値（40mg/dL未満）は膿胸を示唆する。

○高い ADA（＞50U/L）、高い CEA（＞5ng/mL）も意義はあるが、曖昧なときは胸水分析だけで意義を見出さないほうが無難である。前者は結核性、後者は癌性を念頭に置く。

経 過

○急性で、胸水貯留のスピードが速いときは、呼吸不全や感染症などで致死的になることもある。

○軽度である場合は、自然軽快してしまうこともあるかもしれない。

○再発のデータはあまりないが、慢性化する概念でもあり、膿胸に至った要因が解決されなければ再発しやすいだろうことは容易に想像できる。

治 療

○培養検査を実施後、点滴抗菌薬を投与するのがふつうで、アンピシリンやアンピシリン/スルバクタムなどが選択される。

○胸腔ドレーン留置による胸腔ドレナージは必須あるいは早晩必要となる。

○少ない胸水（膿胸）なら、可能な限り穿刺排液すれば抗菌薬のみで保存的に治療できることもある。

○多房性になっているものは、内科的な治療では難しい。

○そもそも膿胸は急性も慢性もほぼ外科疾患ともいえ、可能な限り呼吸器外科にコンサルトしたい。原則、急性膿胸には掻爬術（胸腔鏡下、開胸下）が勧められる。

感染症

~ References ~

〈1〉持永浩史ほか．急性膿胸に対する治療方針に関する検討．日呼外会誌 2011；25：134-9
〈2〉日本呼吸器外科学会．膿胸治療ガイドライン．2023

8. 敗 血 症 性 塞 栓

理解の架け橋

○菌血症によって、静脈血が流れる血管系（主に静脈）の中に病巣感染が成立する形で生じた血栓性静脈炎（thrombophlebitis）がまず起こり、それが塞栓子となって、静脈系のターミナルである肺動脈にまで飛び肺塞栓を起こすと、これを俗に敗血症性塞栓（septic emboli あるいは septic pulmonary emboli）と呼ぶ。

○病名っぽくもあり、病態名っぽくもある、臨床医にとって都合のいい概念である。

○臨床では、敗血症性塞栓を画像的（主にCT）に認識するか、菌血症を認識することから始まることが多い。

○CTでは、末梢分布の多発結節影が多く、胸膜直下で楔状陰影となったり、あるいは結節

の一部が空洞を形成したりする。巨大結節影にはなりにくい。

○「肺の多発結節影」の鑑別で問題になることもなくはない。敗血症性塞栓を想起できていないと、肺の多発した転移性腫瘍と即断されて、感染症（真の病巣感染＋菌血症）を見逃すことになりかねない。

○血培陽性が先に分かり、その原因を精査していて認識されることもあるだろう。

○本病態は解剖と病態生理の理解がきわめて大事であり、たとえば一側の大腿静脈からどんどん "上り方面" へ向かいやがて右心系に入り肺動脈へ流れて行くまでの静脈系全体の走行などについて、主な解剖学的部位と

感染症

関連づけて復習しておく必要がある。

○この場合の理解のミニマムは、「大腿静脈➡下大静脈➡右房➡三尖弁➡右室➡肺動脈弁➡肺動脈➡肺」というような事柄である。

○あるいはたとえば下顎部に感染病巣があるとする。その領域の静脈血はいずれ頸静脈系から上大静脈のルートを介して右房に入る。この場合も結局、「右房➡三尖弁➡右室➡肺動脈弁➡肺動脈➡肺」といった図式となる。

○敗血症性塞栓は、感染した塞栓子（おそらく菌塊＋血栓）が中枢側へ"飛ぶ"ことが病態であるので、動的な視座でみる必要がある。

○生理学的には、この病態が動脈系のイベントではないことが意外と大事である。

○少しまた解剖の話に戻るが、たとえば僧帽弁の感染性心内膜炎で僧帽弁にある疣贅が塞栓子となって飛び、肺動脈まで到着して肺塞栓

を起こすには、相当な"長旅"となる。そのため、敗血症性塞栓をみたときに、僧帽弁の感染性心内膜炎を想起することはあまりしない。

○ 静脈系は動脈系と比べてかなり圧力が低く、血流が遅い。よって、敗血症性塞栓が盛んに起こっている場合には、肺動脈からみてかなり近傍に（感染した塞栓子を大量に放出する）病巣感染があると推定したほうがよい。

○ その最たる例が、三尖弁の感染性心内膜炎である。三尖弁に細菌性疣贅があったら、その"上り方面"は「右室➡肺動脈弁➡肺動脈➡肺」しかなく、結果として通常かなり派手な（敗血症性塞栓としての）画像所見となる。

臨 床 病 型

右 心 系 感 染 性 心 内 膜 炎

○三尖弁、肺動脈弁などに細菌性の疣腫をつくり、それが肺動脈へ飛んで肺塞栓となるパターン。心室中隔欠損などの構造異常が要因となることもある。

○黄色ブドウ球菌の菌血症では、その強毒性から、三尖弁の構造異常なしに同弁に疣腫を作り、右心系心内膜炎（＋敗血症性塞栓）となることがある。

○「大量のブドウ球菌が静脈系に流入」などという "不自然な" 状況は、汚染された静脈注射の使用であることが多く、つまりは医療機関ではない場での注射つまり違法薬物の常習的注射が有名なエントリー候補となる。

○心室中隔欠損の存在下で形成される三尖弁心内膜炎は多い。

○肺動脈弁単独の感染性心内膜炎は、きわめて珍しい。

○右心系の感染性心内膜炎の多くが、経胸壁心エコーで疣贅が確認できる。

Lemierre症候群

○深頸部（咽喉頭領域）の細菌性の病巣感染が浸潤性に内頸静脈に達し、結果として脈管に二次的な病巣感染を作ると、化膿性の血栓性静脈炎（pyelothrombophlebitisあるいはseptic thrombophlebitis）となってこれが塞栓子の発生源となる。

○当然ながらそれは「（感染し病巣を作った）内頸静脈➡上大静脈➡右房➡三尖弁➡右室➡肺動脈弁➡肺動脈➡肺」と飛んで敗血

症性塞栓が完成する。

○つまり、deep neck infectionが制御されずに内頸静脈の septic thrombophlebitisができると、そこをorigin として敗血症性塞栓となる。

○原因となる細菌は頭頸部・咽喉頭領域に存在する菌であり、 通常は菌血症となっている。

○頸部の造影CTが診断推定に必要であり、（頸部を含めない）体 幹のみの熱源精査では、想起できていなければ病巣を見逃す。

その他

○静脈系を噛むような持続的な病巣感染や、頻回に静脈系に菌 が侵入する機序・契機・行為があれば、敗血症性塞栓は生じ うる。

○つまりすでに述べたような、違法薬物注射によるブドウ球菌 菌血症からの三尖弁心内膜炎や、深頸部感染症の内頸静脈波 及を介しての感染性血栓性静脈炎　右心系への「菌塊＋血 栓」の流入といったものは、敗血症性塞栓の形成機序として 有力なものとなりやすい。

○中心静脈カテーテル感染、皮下膿瘍、齲歯や歯周病あるいは 歯科領域の膿瘍、肝膿瘍、虫垂炎からの腹腔内膿瘍、前立腺 膿瘍、肛門周囲膿瘍といった病巣感染症は、十分に敗血症性 塞栓の細菌流入のoriginとなる。

○また、ひどいアトピー性皮膚炎、鍼治療、骨・関節炎、自己瀉 血などの汚染した器具での穿刺行為なども静脈系への細菌の エントリーとなり得る。

疑　い　か　た

○熱・炎症の患者に肺多発結節陰影を見たら、血液培養を実施する。これが基本である。

○血液培養陽性の患者に肺多発結節陰影があったら、静脈系の解剖を想起してそのどこかに感染病巣がないかチェックする。右心・大静脈を辿り、末梢に向かって確認する。

○膿瘍性疾患の患者に肺多発結節陰影があったら、敗血症性塞栓の可能性が高い。

○違法薬物使用、鍼治療やピアスなどによる皮膚刺傷を起こすような行為、アトピー性皮膚炎や歯科治療歴、心室中隔欠損の既往歴、静脈留置カテーテルの使用歴、耳鼻科領域の感染症の罹患、といった臨床項目を丁寧に問診する。

○血液培養陽性が唯一の目立つ所見になることもある。平素から適時に血液培養を実施するようにしている医師は、敗血症性塞栓をそうそう見逃すことはない。

○「肺塞栓」といっても、基本的には末梢肺動脈の塞栓であり、ひどい低酸素や循環動態の破綻になることは少ない。

○小さな敗血症性肺塞栓よりも、病巣感染症（原因）の重大さが目立つことがほとんどである。

○個別の特有な症状を除けば、敗血症性肺塞栓の症状は非特異的である。熱、倦怠感、悪寒、体重減少、発汗などの他は、塞栓による胸膜痛はあり得る。大きめの塞栓の場合には、頻脈や失神がみられることもある。

○敗血症塞栓という病態を特異的に診断する検査はなく、検査の

羅列はここではしない。

○菌血症の想起、潜在する感染巣の推定、肺画像パターンからの鑑別診断。この3点が重要である。

○敗血症性塞栓を検出するような身体診察はない。胸膜痛はあり得る。

本当に問題になる鑑別疾患

○**肺結核**：特に肺空洞影があるときに疑う。

○**転移性肺癌**：体調不良の患者に多発結節影があって、血液培養は行うとしても、陰性であって敗血症性塞栓の特徴が乏しければ疑う。スキルス胃癌のこともある。

○**多発血管炎性肉芽腫症**：熱・炎症と肺結節陰影で想起される。多彩な病型があり、血培陰性のときは想起する。

○**肺放線菌症**：同じく熱・炎症と肺結節陰影で想起されるが、疑いにくい感染症であり、"astute（状況判断などが抜け目のない）"でいるに越したことがない感染症である。

感染症

経 過 と 治 療

○病巣の除去、ドレナージと菌血症への抗菌薬投与を行う。

○病巣が制御されていれば、菌血症が改善したのち7～14日間の抗菌薬の点滴投与で治療できる。

○敗血症塞栓を形成する原因になった病態の治療が重要である。

References

〈1〉 A Lemierre. On certain seoticaemias due to anaerobic organisms. Lancet 1936 ; 230 : 701-3

9. 結　核　症

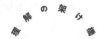

○結核の感染は、水痘や麻疹と同様、飛沫核（空気）感染であり、空気中を浮遊する飛沫核を吸入して感染が成立する。

○感染した結核菌は、原則は初感染原発巣を作る。一部は肺門リンパ節病変を作るが、これと合わせて初期変化群と呼ぶ。

○このプロセスにおいて、IGRA（インターフェロンγ遊離試験）が陽転化するが、結局は25〜50％の人にしか感染が成立しない。

○感染が成立した人の中から約10％の人だけが初感染に引き続き発病する。これを一次結核症と呼ぶ。

○細胞性免疫により発病が阻止された者も、一部の菌は増殖を控えて生存し続け、感染後年

の単位で経過した後に何らかのタイミングで再び増殖を開始して発病する。これが二次結核症である。

○肺は主たる病巣ではあるが、気道内あるいは消化管内を移動して管行性に、あるいはリンパ行性・血行性に他臓器（肺外のさまざまな部位）へ進展することがある。

○厚労省発表のデータによれば、日本の結核罹患率は2021年は人口10万対9.2まで低下した。10未満になったことから低まん延国となったが油断ならない。先進諸国は大体いつも5前後くらいであるという現状がある。

○都道府県別の罹患率も、西が多く東に少ない傾向は以前より不変である。

○2021年も、長崎県、大阪府、徳島県、沖縄県、愛知県の順に高く、低い順に山梨県、秋田県、岩手県、長野県、福島県となっている。

○長崎県の結核罹患率は13.5であり、最も低い山梨県の結核罹患率4.3の3.1倍となっている。

○職業別では、医療職（看護師・保健師、医師、その他の医療職）の割合が例年ある程度占めている（2021年は19.6%だった）。実に切なく、深刻な話であると考える。

○あとは想像に難くないが、高齢者、外国人、治療によって免疫不全となっている患者が増えている。

疑 い か た

診 断 ま で の 経 緯

○最も優れた結核の疑いかたは、結核を疑うことである。

○いつの時代も諸家たちが早期診断の工夫を凝らしてきたが、こ

の令和になった今でも後から結核症だとわかって天を仰ぐ臨床場面は絶えることがない。

○診断の遅れには、患者の受診が遅れた patient's delay と、疑えなかった・すぐ確定しきれなかったという受診後の（診断プロセス上の）遅れである doctor's delay とがある。

○診断の遅れといっても、たとえば脊椎病変の原因を長く精査していて、CT ガイド下生検でようやく診断に至った結核症、などという場合は、気道症状がなく排菌もしていなければ、診断が遅れたという失敗はあっても周囲への伝播という点では脅威ではない。

○感染管理上、公衆衛生上の懸念は、やはり気道症状があって、かつ活動的に排菌している結核症にある。

○すべての臨床状況に対して結核を疑うのは現実的に難しい。そこで、もっとも注意すべき対象を絞る。具体的には、「2週間以上の長引く咳」の患者に十分な結核症の嫌疑（いわゆる high index suspicion）をかけるようにする。

○この集団に対して、病歴聴取、血液検査、胸部レントゲン検査、喀痰検査などの基本的な精査を怠らないようにする。

○喘息や COPD などを疑った際に行う肺機能検査は、必ず肺野が正常であることを確認してから行う。

○咳が続く患者で胸部単純写真上判然としないときは、肺 CT を行って精査する。長引く咳の患者に、時機をみて CT を行うようにするのは決してオーバーではない。

○間違えやすい病型を知っておくことも重要である。

○長引く咳の患者で、胸部 X 線で浸潤影や空洞影が判然としない（あるいは、ない）場合、気管支結核や喉頭結核のことがあり得る。気管支喘息と間違えられていることが多く、喘息の治療で改善せず、かつ CT などの肺野の精査がなされている場合には疑う。

○肺炎であっても、通常よりも治りが悪いと感じたら疑う。空洞病変を欠き、ふつうの肺炎像にしかみえない結核もある。

○病原体が同定されていない肺炎治療にキノロンが御法度であるのはこれが理由である（キノロンには抗結核作用がある）。

○高齢者で誤嚥性肺炎だと思えるケースにも結核症は紛れているので注意を要する。

○この場合大きくふたつのパターンがある。ひとつは、「オオカミ少年型delay」である。高齢者が「またいつもの誤嚥」というように誤嚥性肺炎を反復していて、「またなったね、治りが悪いね」などとしているうちに、実はある回は結核症だったというパターン。

○もうひとつは、誤嚥性肺炎がびまん性嚥下性細気管支炎の病型を示すことが知られるようになったが、これを知っているために逆に、肺結核の小葉中心性の散布粒状影をみたときにこれを結核かもと思えず、誤嚥性肺炎としてしまうパターンである。

○痩せて栄養不良の高齢者は、それだけで結核のハイリスクであることを再認識したい。

○ところでpatient's delayをもたらす患者のほとんどが、低栄養状態・セルフネグレクト・健康意識の乏しさ・経済状況の不良（要するに貧困）・無職/無所属などの状況にある気がする。

○これは、不衛生な住居に住んでいるなどという意味ではなく、体調が悪いときに「医療機関に行こう」という発想が乏しい人が多い集団だということである。

○たとえば一人暮らしで無職だとすれば、社会にあまり接していないことになり、健康状態を他者が窺う機会もなく、発病しても多少倦怠感が続くだけではきっちり病院で精査してもらおうなどという発想にならないのである。

○他方、すでに自身の疾病のためにたとえある程度の免疫不全状

態にあったとしても、体調が悪ければかかりつけの医療機関に相談するという図式が確立されている患者は、結核になりやすいといっても delay は最低限で済む。

○常日頃から人に会うような社会生活（家族がいる、学校や仕事にいく、デイケアや作業所にいく、など）を含む者は、たとえばふつうはちゃんと歯磨きをする。衛生面に気をつけ、入浴し、定時的に食事を摂取したりする。

○結核症のハイリスク者のゲシュタルトは、この真逆の生活を送っているような人たちであるともいえる。

○「食後に歯磨きをする」「毎日入浴し、適宜洗髪する習慣がある」「1日1食はまともな食事をして、食事を飲酒と置換しない」などの、ごく当たり前の生活を送っているかどうかは、結核発症リスクを測るうえで重要である。

○後述する検査所見を加味して総合判断して診断するが、確定は結核菌の証明である。

○そのために、喀痰の抗酸菌培養検査を、日を変えて3回行う。迅速に確定するために、ふつうは3日連続行う（俗にいう、"3連痰"である）。

○排菌量が多い場合は、1回目の検査の塗抹検査も培養検査も陽性となってしまうが、菌量が少ない場合は陰性のこともある。

結核を疑うために注目すべき画像検査と臨床検査の所見

○低栄養を示唆するのは、平素の血清アルブミン低下や貧血である。

○結核発病者はふつう消耗しており、血液検査では慢性炎症として認識される。

○具体的には、アルブミン低下・貧血に加えて、CRP陽性、血沈亢進がみられ、多くの場合で血小板がやや増多している。

○結核にやや特有な変化としてALPが軽度上昇していることがある。

○IGRA陽性は結核菌が生体に侵入したことの参考情報となるため、測定して陽性なら少なくとも潜在結核を疑うが、結核症（発病）の確定を意味していない。

○検査所見のことではないが、結核患者では、体重減少や食思不振に至っていることが多い。

○胸部X線写真は診断の基本であり、上肺野に病変が多いこと、空洞影があることは結核として典型である。

○しかし特徴的な所見は、散布性の粒状影である。これはCTのほうが明らかに認識しやすい。

○肺結核は通常気道散布であり、終末細気管支から肺胞道周辺に結核病変を作るため、CTでは小葉中心性の多発粒状影を呈する。

○これがいわゆるtree-in bud所見であり、高コンストラストであることが特徴で、つまり粒状影が背景肺の中で明瞭な辺縁を有し際立っていて、はっきりとした粒として認識できるCT所見である。

経 過 と 治 療

∞∞ 経　過 ∞∞∞∞∞∞∞∞∞∞∞∞∞∞∞∞∞∞∞∞∞∞∞∞∞∞∞∞∞

○治療の成功率は高く、治療後の再発率は1％程度である。

○しかし2021年の結核による死亡数は概数で1,844人であり、死亡率（人口10万対）は1.5であった。結核死は令和の日本でもいまだにある。

〜〜〜 治 療 〜〜〜〜〜〜〜〜〜〜〜〜〜〜〜〜〜〜〜〜〜〜〜〜〜〜〜〜〜〜〜〜〜〜

○耐性菌ではない場合の標準的な初回化学療法を示す（図4）。

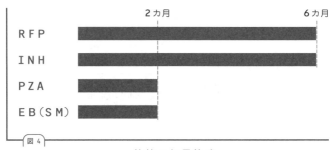

図4

結 核 の 初 回 治 療

○RFP（リファンピシン）＋INH（イソニアジド）＋PZA（ピラジナミド）
＋EB（エタンブトール）の4剤併用で2カ月、その後RFP＋INH
で4カ月治療する、という内容である。

○EBが使えないときはSM（ストレプトマイシン）を使用する。

○肝障害時あるいはそもそも肝予備能が低いなどでPZAが使え
ない場合には、RFP＋INHに加えてSMかEBを加えて3剤を、
2カ月あるいは6カ月行う。その後RFP＋INHだけとし合計
9カ月治療する。

○抗結核化学療法は、ふつうは専門家が行う。

感
染
症

─── References ───

〈1〉 山岸文雄．結核の疫学・診断・治療・予防．日内会誌 2012；101：1691-7
〈2〉 永井英明．肺結核症診断のピットフォール．日内会誌 2020；109：563-7
〈3〉 日本結核・非結核性抗酸菌症学会教育・用語委員会．結核症の基礎知識 改訂第5版．2021
〈4〉 厚生労働省．2021年 結核登録者情報調査年報集計結果について．https://www.mhlw.go.jp/
content/10900000/000981709.pdf

10. 非結核性抗酸

○ 非結核性抗酸菌 (non-tuberculousis mycobacteria；NTM) は、結核菌とらい菌以外の、200種類以上もの抗酸菌を総称したものである。

○ NTMによる肺感染症を肺NTM症といい、皮膚病変をつくるNTM症と区別しているが、内科医が扱う・遭遇することの多い肺疾患 (肺NTM症) のほうをここでは取り上げる。

○ 2014年の集計時点で肺NTM症の罹患率が肺結核を抜いたことは有名であるが、要するに近年急増中なのである。

○ 肺NTM症の最多菌種はMAC (*Mycobacterium avium complex*) で、中高年女性に多い。

○ この "complex" というのは、*M.avium* と *M.intracellulare* のことであり、共通するのは遅発育菌であると

いう点で、中高年女性に多い。

○次に多いのが、近年急増している *M. abscessus* species（MABS）である。それまでは2位は *M. kansasii* だった。2010年出版の書籍⟨1⟩を読むと MABS は *M. kansasii* に次いでまだ3番目の位置付けだったことがうかがえる。

○他方、沖縄県や東南アジアでは、NTM といえば MABS がそもそも最多である。

○MAC も MABS も、環境曝露による感染がメインで、水回りあるいは土壌からの感染が考えられている。

○シャワー、バスタブ、加湿器を介してエアロゾル化したものや、園芸やガーデニングで生じる粉じんを吸入し、これらが感染経路となる。

○肺NTM症の後遺症として気管支拡張症があ
るが、NTM症急増のために、中高年女性の
気管支拡張症が増えてきている。

疑　い　か　た

診 断 ま で の 経 緯

○慢性的な呼吸器系の感染症であり、発見のパターンは、無症状
のまま健診で胸部異常影（単純写真で引っかかり、二次検診のCTで
判明）として見つかるか、軽微あるいは悩ましい咳・喀痰の持続
を精査した末にやはり画像異常で判明する、などの経緯が多い。

○無症状のフェーズもあり得ることからすると、深い咳嗽ではな
く、喉のいがらっぽさ、軽い咳払い程度の、"違和感"レベルの
症状にとどまるフェーズもある。

○中高年女性が多いという理由は、女性ホルモンが関連するなど
諸説あるが、「人前で音を大きくたてて排痰するような行為」を
控えるような女性に多い印象が個人的にある（"カーーーー、ペ
ッ"といった、絵に描いたような、おじさんが人目を憚らず痰を吐くあ
の行為のことである）。

○これは、排痰ドレナージがかかりにくい、中葉・舌区のような
領域に病巣を作りやすいことと見合うのである。

○肺NTM症は、結節・気管支拡張型（nodular bronchiectatic：
NB型）と、空洞を作るタイプのふたつに大別される。

○後者は、線維空洞型（fibrocavitary：FC型）と空洞性NB型の2

パターンがある。

○NB型は非常によく遭遇するコモンなタイプで、軽症型である。CTでは、気管支拡張症に小葉中心性の粒状影を伴うような所見を得る。

○空洞を作るタイプは、一般には組織傷害が強いことが示唆されるため、重症度が高い、あるいは予後が悪い。また排菌量も、このパターンのほうが一般に多い（※肺結核では、空洞を作っているタイプのほうがかえって排菌が少ないということを聞いたことがあるが、執筆時点で情報源を探すことができなかった）。

○空洞性NB型は、コモンであるNB型の背景肺に空洞形成もみられる、という程度の理解でよい。

○血液検査でCRPや血沈が高いことは、診断の前提ではない。ただ、高ければ高いほど、また陽性（炎症）が持続していればいるほど、予後は悪い。

○進行すれば、膿性痰、血痰、体重減少、食思不振などに至り、本当の末期像は正常気管支・肺胞が少なくなり、慢性呼吸不全、二次的な肺高血圧症に至る。

○どのフェーズでNTM症の診断に至るかわからないため、この流れは知っておく。

○通常、症状〜肺画像で疑い、NTM症確定のため喀痰検査に進む。

○膿性痰や胃液、気管支鏡検体が望ましいは望ましいが、唾液検体でもそれなりの陽性率がある。唾液検体だからと破棄せずに培養検査に出す。

○血清で抗MAC抗体が検査可能である。それらしい肺野異常があるなどの患者に検査するとよい。MAC症に関しては70％の感度、90％の特異度があるとされる。いうまでもないが、これは補助診断である。

○肺NTM症の最も重要な鑑別疾患は、肺結核である。肺NTM症

を疑ったら、診断前に必ず結核を検討する。

経過と治療

∞∞∞ **経　過** ∞∞∞∞∞∞∞∞∞∞∞∞∞∞∞∞∞∞∞∞∞∞∞∞∞∞∞∞∞∞∞∞∞∞∞

○MACかMABSか、空洞はあるか、宿主である患者の状態は良いか、などによっても経過は異なる。

○空洞を形成するタイプ、炎症が強いタイプなどは予後が悪い。

○肺MAC症も簡単とは言えないが、肺MABS症はそもそも治療が難しい。

∞∞∞ **治　療** ∞∞∞∞∞∞∞∞∞∞∞∞∞∞∞∞∞∞∞∞∞∞∞∞∞∞∞∞∞∞∞∞∞∞∞

○軽症であったり、空洞があっても局所にとどまったりする場合には、比較的若年なのであれば外科手術が望ましいかもしれない。呼吸器外科に紹介する。

○薬物治療は、MACとMABSで治療は異なる。どちらであっても、治療前に専門家にコンサルテーションすべきである。

○肺MAC症は、マクロライドがキードラッグである。

○通常はアジスロマイシンを使うが、日本ではいきなり使えず、まずはクラリスロマイシンを使ってからという縛りがある。

○あとはこれにエタンブトールを併用するが、眼科の定期診察が必要である。

○空洞形成があるなど重症と思える例では、アミカシン（点滴静注）を使用する。

○最低3カ月以上は治療するが、3カ月入院することは現実的に

厳しく、1カ月点滴入院し、あとは外来で週2〜3回のアミカシンの点滴通院とすることが多い。

○肺MABS症でも、マクロライドがキードラッグになる。

○アジスロマイシンに加え、イミペネム／シラスタチン、アミカシン、クロファジミンの多剤併用療法が行われる。

○イミペネム／シラスタチン、アミカシンが点滴であるため、入院して1カ月治療する。

○問題は退院後の維持治療であり、アミカシン点滴なら、MAC症のアミカシン点滴のようなやり方での外来治療が適用しやすいが、クロファジミンが皮膚障害のために忍容しにくいという、MABS症における治療上の困難さがある。

○安全で効果がありベスト、という治療がそもそもなく、一方でMABSはしつこく制圧しにくい菌であるため、総じてMABS症は予後が悪い。

∞∞∞ N T M 患 者 に 留 意 す る こ と ∞∞∞∞∞∞∞∞∞∞∞∞∞∞∞∞

○アジスロマイシンはQT延長の副作用、他剤との相互作用があるため注意する。

○NTM症は、制圧が容易でないため、原則的に関節リウマチや潰瘍性大腸炎などで使用するTNFα阻害薬（生物学的製剤）は使用を控えることになっている。

○本症罹患患者が呼吸不全になったときは、肺NTM症のせいだと決めつけず、心疾患も検討する。

〜〜〜〜〜〜〜〜〜〜〜〜〜〜〜〜〜〜〜〜〜〜〜〜〜〜 **References** 〜

〈1〉佐々木結花ほか編.非結核性抗酸菌症の臨床.新興医学出版社、2010
〈2〉佐々木結花.非結核性抗酸菌症.日内会誌 2021；110；1092-8

11. 結核性リンパ節炎

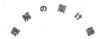

○ 結核性リンパ節炎（リンパ節結核）は、肺外結核の一型である。頸部が多い。

○「免疫不全者」にのみ発症するわけではなく、免疫正常者をはじめ、あったとしても低栄養・糖尿病などのある種マイルドなリスク背景をもつような患者、あるいはもたないような患者であっても結核性リンパ節炎は発症し得る。

○ 結核菌自体は空気感染によって気道に入るが、ほとんどの人が免疫によって感染を免れる。

○ 菌は一度感染状態となると、肺の間質で乾酪性肉芽腫をつくるなどして居つこうとする。

○ ただしそのほとんど（90%）は結核症を発症しない。免疫状態にもよるが残りの10%で排菌機構が発動し、発症に向かう[1]。

○結核性リンパ節炎の病態成立機序はもっとわかっていない。結核菌の生菌を保有した感染細胞が、所属リンパ節に移動することがある⑴らしいが、そこからリンパ行性に頸部などへ移動するのだろうか。

○「肺」結核というくらいであり、リンパ節に結核病変を作るなら、肺門リンパや縦隔リンパ節に居つきそうなものだが、実際にはこの疾患は頸部が多い。

○ある集計⑵では23例の結核性リンパ節炎で、肺門・縦隔リンパ節に病変を作らなかったのが15例もあった。また、頸部に病変を作っていたのは16例と多かった。

○上気道の粘膜から侵入して頸部リンパ節に

感染症

移動しているのだろうか。よくわからないが、このように結核性リンパ節炎は頸部が多く、すなわち「頸部リンパ節腫脹」の鑑別疾患の中に本症が入ってくると理解すべきである。

○熱や寝汗などの「結核症一般によくある症状」を起こすことがある。

○臨床症状が乏しくても、結核感染によってリンパ節が腫大しているのなら、発症しているとみなすべきである。

疑 い か た

診 断 ま で の 経 緯

○年齢はあまり重要ではないと思うが、若年に多い。

○露骨に免疫不全であること（透析患者、HIV 患者、糖尿病患者、など）はもちろん意識するとして、若年でも体重減少／低体重や低栄養を罹患ハイリスク患者として意識する（低所得と関連するので、合わせて "3 LOWs" と呼んでいる）。

○「頸部のしこり」を訴えて受診する患者がほとんどである。

○胸部CTを別の理由（発熱精査など）で撮影した際に、偶然縦隔リンパ節腫脹に気づいた後、担当医によって診察し直された際に気づかれる頸部リンパ節腫脹から診断されることもある。

○頸部リンパ節腫脹をきたす、他の疾患の鑑別疾患として疑われることもある。たとえば菊池病を疑って精査していたが、IGRAが陽性であり本症を疑ったなどである。

○臨床症状の強さと、血液検査異常は相関する印象がある。

○「しこりがある」程度で気づかれただけで症状は少しの微熱程度であれば、CRPも陰性に近いことすらある。熱、寝汗、体重減少などが続いている患者ではいわゆる慢性炎症パターン（CRPがある程度上昇、血沈の亢進や貧血など）となる。

○リンパ節腫脹あるいは頸部腫瘤を認識した後のアプローチは諸家によって異なるだろう。個人的には、IGRAを重視し陽性なら結核性リンパ節炎が否定できないとして考えていく。

○結核性リンパ節炎の病変が頸部にできる場合、両側にあってもいいが、きれいに対称性のことはあまりなく単独病変も多い。

○頸部領域の中で多いのは、後頸部・側頸部・鎖骨上部などで、通常の体幹CTでは撮影外となる部位でもある。

○結核性リンパ節炎の造影CTの所見パターンによって、本症の鑑別診断が試みられている。

造影CT所見 (3)

○病変の分布領域は上記の通りで、後頸部・側頸部・鎖骨上部などである。

○腫大リンパ節は、内部に不整形の増強不良領域（比較的均一な低吸収領域）を認める。また辺縁は基本的に造影効果を認めるが増強効果が不整できれいではない印象を持つ。

○かといって、炎症がひどいことが示唆されるような周囲組織

の混濁所見などは乏しく、緊満感にも欠ける。

○単独かつ小さな病変であるときは迷うが、複数の腫大リンパ節病変が融合し多嚢胞性の傾向を持つ場合、結核性が疑わしい。

○病変内部に広がる不整形の増強不良域は、述べたようにあまり粗造な印象になることはなくモノトーンな低吸収となるので、さながら膿瘍形成したかのようにみえることがある。

○というか、おそらく結核性リンパ節炎自体が（小さな）膿瘍なのだと思っている。"結核性リンパ節膿瘍"と呼んだほうがよいかもしれない様相を、画像的に示すことが多い。

○菊池病のリンパ節炎の場合は、病変周囲の毛羽立ちが強く、内部も造影むらがあり、いかにも"炎症している"様相で、むしろ超音波診断もかなり有用である。

○菊池病を疑っているときに結核性の可能性を頭によぎらせることはありだとは思うが、両者がそっくりになることはまずない。

身 体 診 察

○痩せ型の人に多い。低栄養状態を反映した身体状態を把握する（食事摂取状況、体重減少など）。

○頸部にしこりとして見える場合、皮膚は発赤していることがある。

○比較的浅部病変の場合、病変が自壊していることがあったり、あるいは皮膚と病変が瘻孔で交通し滲出物（膿）が排出していることもある。

○前頸部病変は少ない。

○腫瘤自体は弾性で柔らかい印象で、可動性は悪くないという印象である。集簇する傾向もあるので触診上一塊の大きな病変に思えることがある。

○無痛性であることがほとんどである。

診 断 の 確 定

○腫大したリンパ節病巣からの結核菌の証明をする。

○切除生検、穿刺吸引などで検体を得て、塗抹・培養を行う。しかしながらその陽性率は、ざっくりと50％と思っておく〈2、4〉。

○病理組織学な証明でも診断できる。その場合は類上皮細胞肉芽腫を認めることもってなされるが、組織学的にサルコイドーシスなどとの鑑別が問題になることもあり、診断はやはり臨床すべて含めて総合的に行うべきである。

経 過 と 治 療

○治療は「結核症」に準ずる。完遂されれば通常治癒する。治癒しない場合は耐性菌を考える。

○原則、結核の診療に慣れた医師のもとで治療されることが望ましいため、フォローの留意は実地医家や非専門医にはあまり必要ない。

○病変に外科的な侵襲を加えると、瘻孔形成のリスクがあるため、原則内科的な治療が望ましい。

○単独病変で、慣れた外科医がきれいに切除できるならば外科切除が治療になるかもしれないが、それでも抗結核治療は必要だろうと思う。

○診断（検体採取のための手技を含む）でも治療でも、切除や穿刺はなるべく避けたほうがよい。

──────── References ────────

〈1〉 K Dheda et al. Tuberculosis. Lancet 2016；387：1211-26. PMID：26377143
〈2〉 上田哲也ほか．リンパ節結核 23 症例の臨床的検討．結核 2004；79：349-54
〈3〉 馬場 亮ほか．結核性リンパ節炎の画像診断．耳鼻展望 2018；61：286-7
〈4〉 MM Thompson et al. Peripheral tuberculous lymphadenopathy：a review of 67 cases.
　　 Br J Surg 1992；79：763-4. PMID：1393465

感染症

12. 伝染性単核球

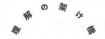

○ Epstein-Barr virus（EBV）の初感染に際し、宿主の免疫反応が過剰であってそれに起因する症状が重く、発熱・急性肝炎・リンパ節腫脹を主徴とするような症候群を形成するとき、これを伝染性単核球症（infectious mononucleosis；IM）という。

○ この現象はふつう15〜25歳くらいの若年者に生じ、小学生以下の小児や中年以降の成人ではこれとは異なる病像（後述する）となる。

○ 扁桃炎（両側の扁桃が腫大し白苔を形成するなど）の咽頭所見を「前提」とする記述も見受けられるが、必ずしも扁桃炎になっていなくてもよく、また咽頭痛が乏しいケースすらある。

○ 症状発現の順番は、「発熱＋倦怠感」からで、次に肝炎を発症する。リンパ節腫脹は初発症

状にならない。「発熱＋倦怠感」だけの期間は数日程度で、極端に長くはならないし、半日とかでもない。通常倦怠感は重く、これが主訴になることも多い。

○リンパ節腫脹は「後頸部」が有名だがこれは後頸部に・も・という意味で、前頸部や側頸部のリンパ節も腫脹はする。

○個人差はあるが、両側均等に比較的累々と腫脹することもあれば、腫脹自体が目立たないこともある。圧痛もまちまちだがどちらかというと乏しい。

○とても頻度は低いが、「まぶたの腫れ（眼瞼浮腫）」は特異性が高いとされるが、あまり意識しなくてもいいと思われる。

疑 い か た

○疑うときは広めに考える。10～30歳台の若年者が、鼻汁や咳などの気道症状を欠いたまま、倦怠感がメインの発熱が5日間前後続き、患者本人が「治る気配がない」というときにまず疑う。

○次に診察で、後頸部リンパ節を含む頸部リンパ節腫脹、溶連菌性扁桃炎を思わせる咽頭所見、などがあるかをみつつ、ためらわず血液検査を実施する。

> **疑いの段階のオーダー例**
> ・血算＋白血球分画
> ・Alb、AST、ALT、LDH、ALP、γGTP、BUN、Cr、Na、K、CRP

○IMは「EBVの初感染に伴って生じた、ひどい急性肝炎」が本態であるため肝炎を示す検査値異常があるかどうかが診断に重要であり、症候よりも血液検査をかなり重視すべきである。

○逆にIMかもと思った患者に肝炎がなかったら、それはIMではないと考えていいくらいで、この点菊池病との大きな鑑別点である（菊池病は肝炎にはならない）。

○ALPの上昇を伴い、トランスアミナーゼの上昇・遷延がみられる。これをもってはっきりとIMを強く疑う。

○白血球の動きは、ときにトリッキーにみえるかもしれないが、よほど初期（無症状からの発症数日以内など）の時点の採血でない限り、ふつうは総白血球数は正常上限を超えて上昇している。

○このときの白血球の内訳が重要で、「異型リンパ？」などと色め

き立つ前に、「リンパ球数」に注目する。もちろん（視算血像ではなく）機械によるものでよい。IMでは、リンパ球数の上昇が総白血球数の増多を押し上げている。

○もちろん目視による血液像も重視してよい。IMでは、他のウイルス性疾患よりも顕著に異型リンパ球が動員される。30%前後だとコモン、50%を超えることも珍しくないので、驚いたとしても焦らなくてよい。

○異型リンパ球がたくさん増えているというのは、「異型」の名前のイメージが悪いが、その実態は主に「細胞傷害性のキラーT細胞」がよく動員されているという指標であり、ウイルス排除の機構がしっかり発動しているという意味であるので、頼もしいくらいの検査結果である。

> **確定のための検査**
> ・目視による血液像
> ・EBNA
> ・VCA-IgM
> ・VCA-IgG

○著明な肝炎とそれによる倦怠感、つらい発熱の遷延による消耗、ひどい咽頭痛などが入院理由になることがある。

○脾腫は同定したい人はすればいいが、あまり熱心にやりすぎると診察で脾破裂を起こしてしまいそうな気がするし、画像で脾腫があったところで特にどうということもないので、あまり意味のない確認だと思っている。

○診断はEBNA陰性が一番重要で、許せばVCA-IgMでいまの急性感染があるかどうか、VCA-IgGで防御抗体がないかどうか、をみてもよい。

○EBNA陽性の場合は、IMは否定的である。EBNA陽性にもかか

わらずはっきり IM らしいと思えるときや、IM 様の症候を反復するときには、いわゆる慢性活動性EBV感染症を疑ったほうがいいが、この疾患は血液疾患である。

○個人的には、軽症の IM だなと思えるときにはサイトメガロウイルスの初感染を疑うので、CMV-IgM、CMV-IgGを合わせて提出することも多い。

○また、IM患者では罹患中の薬疹の頻度が高い。

○アモキシシリンが有名だが、他の薬剤でも薬疹が出やすい状況となっているので注意したい。逆に薬疹を生じてやってきた、肝障害を伴う熱の若年者をみたら、「薬剤性肝障害」とせずにむしろ IM を疑うべきである。

参 考 事 項

○CRP上昇はまちまちで、個人的にあまり参考にはしない。

○小学生以下の小児や中年以降の成人でも、初感染は当然起こすが、IMの病像にならない。

○小学生以下の小児はただの感冒に紛れて無難に初感染を終える。

○中年以降の成人がそれまでずっと未感染でいて（頻度としては珍しいが）、中年以降で初感染が成立するときにはかなり不均一あるいは異例の病像を呈する。

○比較的単純な IM となることもあれば、劇症を思わす急性のひどい肝炎（急性肝不全）となったり、通常の IM よりも炎症が長く遷延し（リンパ腫を思わせるような）不明熱的様相となったりすることもある。

○IMのめずらしい合併症として、各種神経系病態、急性肝不全、髄膜炎、血球貪食症候群、脾破裂、著しい扁桃腫大やリンパ節腫脹に伴う気道閉塞、溶血性貧血、などがある。

経 過 と 治 療

○治癒するまで時間がかかる。数日以内での治癒はない。

○短くて2週間、通常3〜4週、1カ月を超えることもある。

○安静・対症療法が基本となる。特に安静は重要である。かなり症状がつらいので、対症療法はしたほうがよい。

○対症療法はアセトアミノフェン、NSAIDを使用する。アセトアミノフェンは、肝障害があって忌避する者がいるが、1回10mg/kgを1日3回程度であれば問題なく、NSAIDも薬疹や通常の注意点（禁忌など）を守れば使用できる。

○ステロイドは実は著効するが、ウイルス排除を遅延させるのでふつうは使用しない。異型リンパ球がピークアウトあるいは消失した後、遷延する熱や炎症に使うことはある。

○気道閉塞やひどい自己免疫性の溶血性貧血、血球貪食症候群などの重症病態でステロイドの適応となることがある。

○最初は週に1回ほど診察し、血液検査を行い重症の肝炎に移行していないかなどについてフォローしたほうがいい。

○トランスアミナーゼはかなり派手になることが多いが、焦らずALPをみる。

○疾患の病勢は、きれいにALPの動きと一致する。ALPがピークアウトしていたら、IM自体もピークアウトしたとわかる。

感染症

13. サイトメガロウイルス

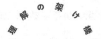

○ サイトメガロウイルス (cytomegalovirus ; CMV) は、さまざまな形態の感染症を引き起こしうる。

○ ただ、臨床でよく問題になるのは大まかには、「免疫正常者が CMV 初感染を受けた場合の、伝染性単核球症様の全身症状」「免疫不全者がその免疫抑制が深くなったことですでに感染している CMV が再活性化し発症する、臓器症状を主とした感染症」の 2 パターンである。

○ 後者が起きうる状況は、ふつうはその免疫抑制の程度がひどいものをイメージすべきである。

○ CMV に関連する感染症について、一番造詣深い記述があり理解が進んでいるのは、造血幹細胞移植領域である。

感染症

○ 血液疾患の移植患者というのは、免疫が低いというより免疫がない。

○ ものには例外はあるが、ここまでのひどい免疫抑制がかかってはじめて日常的な問題となるのがCMV活性化病態である。

○ グレーゾーンは、ステロイド大量〜中等量の長期使用という状況に、免疫抑制剤使用あるいは高齢といった要素が加算されているときであろう。これ未満の免疫不全状態といわれる患者に対して、一律に「CMV再活性化による臓器症候」を起こすことについて日々追われるようなリスクを感じなくてもよいと思われる。

○ 造血細胞移植ガイドライン（現在第5版）が、CMV

感染症について非常に詳細で明解な記述をしているので、熱心で真面目で俯瞰が苦手な医師がそれを読むと、造血細胞移植患者でもない目の前の患者に「CMV感染症」発症に関する強い懸念を抱きがちである。

○造血幹細胞移植、臓器移植、抗癌剤使用、AIDS、各種原発性免疫不全症といった、澱みなく免疫が低いといえるような患者背景以外は、CMV再活性化についてストレスフルな注意を払うべき場面は非常に限定されていると考えていい。

○一方、「免疫正常者がCMV初感染を受けた場合の、伝染性単核球症様の全身症状」は、実は一般内科診療においてありふれている。

○CMVは、ヘルペスウイルス科HHV-5のDNAウイルスで、ヒト以外には感染しない。

○初感染は、すでに述べたように、伝染性単核球症様の症候群を成して有症化するものから

無症状の場合まである。

○症候群を呈する場合は、総合すると25歳〜30歳台が一番多い。これは、EBウイルスによるいわゆる伝染性単核球症よりも約10〜15歳上である。

○未感染者の比率は当然年齢帯ごとに異なる。10代は50％、20代は40％、30代は30％、40代は20％、50代は10％ほどの未感染者がいると、ざっくり覚えておく（数字を足すと60になるので覚えやすい）。

○感染経路は飛沫感染であり、潜伏期間は20〜60日間。通常は、いつ感染を受けたかなどはわかりようもない。

○妊娠12週以降の妊婦が初感染すると、約20〜40％で胎児感染を起こす（先天性CMV感染症）。

疑 い か た

○一言でいえば、EBウイルスによる伝染性単核球症よりも好発年齢帯がやや上で、また症状も全体的にマイルドであるのが本病態である。

○特定の臓器に罹患するのではなく、発熱、倦怠感、筋肉痛、食欲不振、頭痛といった非特異的な症状が中心である。

○咽頭痛は診断推定のための前提となる症状ではない。リンパ節腫大や脾腫もそれほど明らかでなく、欠くことのほうがふつうである。

○初診時の経緯は、「熱が続く・下がらない」が多い。数日〜2週間ほど続いて診断がつかないので〜という受診経緯はありふれている（肝膿瘍などのような疾患のほうがよっぽど不明性を帯びない：画像検査ですぐわかるため）。ただし、述べたように症候に特異性がないので、血液検査は重要で情報の足しになる。

○血算では、伝染性単核球症と違い、白血球は正常範囲内をとることが多い。

○ただ、リンパ球は増多に傾き、分画では正常〜50％ほどとなる。数％〜10％程度の異型リンパ球を認める。

○この症候群による貧血は原則認めない。

○生化学検査では、ほとんど全例で軽症〜中等度までの肝炎を認めている。

○通常ややひどい肝炎を呈するEBウイルスによる伝染性単核球症と比較すると、肝炎の程度は軽い。AST、ALTが正常上限を少し超える程度のこともある。

○ここまでの症候を足し合わせ、まずは「軽症のEBウイルスによる伝染性単核球症」だと認識することが第一歩。そして他の疾患でもなさそうだと見積もることができれば、診断の確定のために抗体検査に進む。

○CMV-IgMは急性期に上昇し、遅れてCMV-IgGが上昇することから、これら2種の抗体を提出する。

○CMV-IgG陰性かつCMV-IgMの上昇があれば初感染と診断するが、判断に迷う場合は1〜2週後のペア血清において、CMV-IgGが前値の4倍以上の抗体価上昇となっていることを確認する。

経過と治療

○重篤化することは稀で、自然軽快が望める病態である。

○特異的な治療はない。

○軽症例も多く、精査中に改善してしまうこともある。

○血球貪食症候群、心筋炎・心膜炎、溶血性貧血、脳炎、ギラン・バレー症候群などがあり得るが、きわめて稀である。

○EBVによる伝染性単核球症よりも患者の倦怠感が重くなく、入院管理を要することも少ない。

○しかしながら全経過は2〜3週間に及ぶことが多く、これは患者にとっては思っている以上に長く感じるらしく、予想されるこの疾病の良好な経過については診断時に説明しておく。

○症状が治ってしまえば特にフォローは要らない。

免 疫 不 全 者 に お け る 再 活 性 化 に 伴 う
CMV 感 染 症 (CMV disease)

疑 い か た

診断までの経緯

○前項の伝染性単核球症様の症候群では、CMV初感染後に有症状
となることが当たり前かのように記述してしまったが、どちら
かというと症候群化することのほうが異例である。つまりただ
の感染（無症候性、あるいは本人が特に問題視しないレベルに軽症）に
終わることが多い。

○一方、再活性化の病態は、原則は臓器症状を伴う感染症として
成立することを理解の前提とする。

○既感染していたCMVは、免疫抑制時に再活性化する。

○造血幹細胞移植やAIDS、あるいは抗癌剤や「ステロイド＋免疫
抑制剤」などによって積極的に免疫抑制がかけられている患者
に起きやすい。

○臓器症状としては、骨髄異常、肝炎、腸炎、肺炎、網膜炎、脳・
脊髄炎が多い。

○全身症状は、やはり非特異的なものが多いが、血球は減少する
方向に傾きやすい。血小板減少は、再活性化時にコモンな所見
であり、参考にする（これが発見の端緒となることすらある）。

○肝炎はそのまま血液検査所見でもあり、再活性化の発見と端緒
となりやすい。

○再活性化病態は、一般に早期診断が難しい。

○たとえば腸炎は、臓器特異的な症状（下痢・腹痛・血便や下血）が出ていても、すぐにCMV再活性化まで思い至りにくい。そこでCMV抗原血症検査（CMVアンチゲネミア）に進む。

○これはC 7 HRP法が一般的で、末梢血中のCMV抗原陽性白血球を検出し陽性細胞を目視で確認し報告するものである。

○白血球数5万個あたりの陽性細胞が1個以上で有意と判定されるが、そのカットオフ的な数値や陽性化の意義は状況によって異なる。

○免疫抑制状態の程度によって、抗原血症検査をモニタリング的に行ったり、なんらかの全身症状が生じたら検査を実施するよう構えておいたりするなど、ある程度は"準備"しておく必要がある概念である。

○例に挙げた腸炎はこの病態の診断・治療開始の難しさを象徴しており、内視鏡をして潰瘍を生じていることはそれなりにあっても、そもそもCMV腸炎に特異的な所見というのはない。また、組織診（CMVに特異的な免疫染色）陰性のこともあり完全ではない。

○抗原血症検査も、CMV腸炎では陽性はせいぜい半数までにとどまる。

○つまり、どの臓器であっても免疫不全の程度を勘案したうえで、「臓器特異的な症状＋できればそれに関連する検査所見＋全身症状＋（抗原血症検査陽性あるいは組織での陽性所見）」をもって、再活性化病態があるとして治療開始に踏み切ることを許容すべきである。

○このとき「診断」という言葉を無理に使っていないことがポイントで、臨床的に判断し治療開始をするのである。

○ケースによっては、上記の「　」に満たない手前の段階で判

断し、治療開始に踏み切ることもある。このときの治療を先制治療（preemptive therapy）と呼ぶ。たとえば「よくわからない熱＋抗原血症検査陽性」をもって治療を開始する、などの判断のことである。

○治療開始までのプロセスを、たとえば「臓器特異的な症状や検査所見＿＿＿＿が出現➡他の病態ではなさそう➡抗原血症検査実施➡陽性」というフレームで理解しておく。

○＿＿＿＿の部分は臓器によって異なる。骨髄異常は血小板や白血球数の減少、肝炎ならトランスアミナーゼ上昇、腸炎なら下痢や血便などの消化器症状や打ち抜き潰瘍などの内視鏡異常、肺炎なら呼吸器症状やCTでの肺炎像、脳脊髄炎なら神経症状やMRI異常などである。

○あるいは腸管粘膜生検の組織像でCMV感染の関与が分かることもある。

○HIV/AIDSにおけるCMV感染症で特徴的な感染形態は、圧倒的に多いのはCMV網膜炎で、次に中枢神経病変である。

○逆に移植領域では、網膜炎や脳・脊髄炎は少なく、肺炎や肝炎が多い。

○つまり、治療主科が十分に心している感染症であり、それぞれの領域で早期発見のためのそれなりのストラテジーは確立されているはずである。

経 過 と 治 療

経 過

○述べたように、見込み治療がそれなりに許容される病態であり、自然経過で様子をみることができないからこそ存在している概

念である。

○免疫不全の程度にもよるが、経過観察しないほうがいいと思われる。

~~~ 治 療 ~~~

○ガンシクロビル5㎎/㎏を12時間おきに点滴静注するというのが治療導入のための処方である。

○腎機能障害がある場合は適切に減量する。

○ただし、基本的にはここからが難しい。治療期間をどうするか（2～3週間が多い）、経口での維持治療をどうするかなど、課題が多く基本的に感染症科と協働すべき感染症である（治療開始については、患者の主治医が判断してよい）。

─ References ─

〈1〉 T Ishii et al. Clinical differentiation of infectious mononucleosis that is caused by Epstein-Barr virus or cytomegalovirus：A single-center case-control study in Japan. J Infect Chemother 2019；25：431-6. PMID：30773381
〈2〉 武田直人ほか. 健康成人に発症したサイトメガロウイルス肝炎とEBウイルス肝炎の比較. 感染症誌 2000；74：828-33
〈3〉 日本造血・免疫細胞療法学会. 造血細胞移植ガイドライン サイトメガロウイルス感染症（第5版）. 2022

感染症

14. ヒトパルボウイルス*B19*

○ ヒトパルボウイルス B19 (human parvovirus B19；PVB19) に よる感染症である。

○ 皮疹を伴う急性感染は、伝染性紅斑と呼ばれ る。

○ PVB19は世界中、日本中にいるウイルスだが、 流行する場合は限られた地域や集団で流行す ることが多い。1人だけ、ということは原則 ないと考え、問診を重視する。

○ 子どもや思春期の子に多く、つまり保育園や 幼稚園、小中学校での流行がある。また、そ の場所の勤務者や子どもの親や家庭へ感染し て成人にも感染する。

○ 感染経路は飛沫感染で、家庭内感染が起こり やすい。

感 染 症

○季節は、春や夏に多い傾向がある。ただし 2024−2025の冬はふつうに流行していた。

○小児と成人では臨床像が大きく異なる。

○小児〜年齢が小さければ小さいほどいわゆる「りんご病」の臨床像を呈する一方、成人では年齢が上であればあるほど多彩な（あるいは非特異的な）症状や検査値異常を示す。よって、診断上注意が必要になるのは成人例である。

○その際の要点はふたつで、成人の典型的臨床像の理解と、罹患者との接触を病歴で拾うこと、である。

○小児では4〜10歳が好発年齢となるため、その児と接触する機会の多い世代に多い。小児は性差なく、成人はやや女性に多い。

感
染
症

○潜伏期間は数日〜3週間未満で、個人的にはおよそ4〜14日と記憶している。

○「流行年」のようなものがあり、各自治体などの届出報告数に敏感であるべきである。

○5類感染症で、成人では届出義務もなく、非特異的な症候のケースあるいは軽症自然軽快例が過小評価されている可能性がある。

合併症

○PVB19の感染者は、ウイルス血症を起こしている時期に（これ自体は一時的だが）、赤血球系の造血が止まる。

○よって、平素乏しい造血で恒常性を維持しているような患者（鉄欠乏性貧血、自己免疫性溶血性貧血、先天性溶血性貧血などの患者）にPVB19感染が起こると、赤血球系の造血が寸断されることで大いにその影響を受け、急激な重症貧血を起こす。これを一過性無形成発作（transient aplastic crisis）と呼ぶ。

○この場合症状は、高度な貧血に起因する諸症状となる。著しい場合は輸血を行うしかなく、特異的な治療はない。

○著しく免疫が下がっている人が感染すると、赤芽球癆 (red cell aplasia) を起こしうる。

○これは感染後、ウイルスの排除が進まないために慢性的な赤血球系の骨髄不全状態が作られてしまう様相を指す。臨床的には貧血となる。

○妊婦のPVB19感染は胎児水腫や流産のリスクがあるとされるが全員ではない。

○経胎盤感染を起こしやすいのは妊娠9～20週とされ、妊婦のPVB19感染で経胎盤感染が成立するのは30%、その中で胎児水腫に至るのは1/3とされる。

○妊婦は自身の感染が証明された場合、感染から2カ月程度は胎児水腫を警戒して胎児

の観察を継続する。

○PVB19は感染性が強く、総じて「貧血の患者」「免疫不全者」「妊婦」へ感染した場合の合併症が懸念されるため、感染が疑わしい患者をみたら周囲への伝染を警戒するよう強く促すべきである。

疑 い か た

診 断 ま で の 経 緯

○疑う・診断するためにきわめて重要なのは、PVB19感染症の流行状況の問診である。

○少しでも疑ったら、「伝染性紅斑」「りんご病」が地域や所属コミュニティで流行していないかどうか、あるいは患者が日常的に子どもと接触する状況になかったかどうかを問診で確認する。

○すでに述べたつもりだが、保育士あるいは未就学児の親の罹患は多く、臨床的に疑える成人をみたら「保育士さんとかですか？」と職業当てができるくらいである。

○感染後数日でウイルス血症となり、発熱・頭痛・倦怠感・筋痛といった症状（flu-like illness；FLI）や、非特異的な消化器症状など、一連の全身症候をまず呈しうることは成人も小児も共

通している。

〇しかし小児ではこれがずっと淡く、ごく軽いといえる。「熱があるのに元気」という様相となることも多い。

〇頬部の紅斑が疾患のホールマークで、四肢・体幹のレース様紅斑が特徴である。

〇日光に当たる部位に目立ち、ときに消長を繰り返す。

〇成人では皮疹は非常に淡く、患者自身が皮疹があるとわからない場合も多い（医師があると言っても、患者が認めないこともしばしばである）。

〇成人の典型例では二相性の経過となると理解しておくと、臨床では有用である。

〇最初は数日〜約1週間、程度に差はあるものの比較的重くないFLIで経過する。これが一相目である。

〇ここはウイルス血症の時期に相当し、「感冒症状」「ウイルス症状」という言い方もされるが、発熱・倦怠感・筋痛・頭痛・食欲や意欲低下といった非特異的な症状で経過するものである。

〇この時期と入れ替わるように二相目がはじまる。

〇このふたつ目のフェーズは、皮疹（①）のほか浮腫や関節症状（②）を呈する時期で、臨床的に目立つのは、小児ではほぼ①のみ、成人では②＞＞①となる。このような、年齢による勾配がみられることに注意する。

〇成人で目立つ関節症状は、通常急性・左右対称性で、女性に多い。また、手指などの小関節の他、膝、足関節などが多い。痛みの程度は比較的強く、多くの例で主訴になる。

〇浮腫についても主観・客観含め頻度は多く、下腿や足部、あるいは手指が多い。このあたりが受診理由（主訴）になっていることも多い。

感染症

○皮疹は、強い場合は体幹に比べてやや四肢優位に斑状丘疹がみられ、性状は風疹を思わせるような皮疹とされるが、ふつうは風疹よりもずっと淡い。

○繰り返すようだが、皮疹は小児で目立つ特徴であり、成人では見逃すレベルに淡い、と心得る。

○注目するのは四肢で、前腕にもみられる。レース状というのはわりと文字通りで、あるかもしれないと思わないと認識でないこともある。

○頬部も、ときにそれとわからないレベルに淡く認めることはあるが、生理的な紅潮と区別がつかないことも多い。

○日光曝露あるいは自然経過によって消長したり、瘙痒をきたして薬疹と思われたりするので、PVB19感染症かもしれないと思っていないと容易に見逃す。

○ただし、他者への感染性があるのはこの時期（①や②のあるフェーズ）ではなく、ウイルス症状／FLIのみからなる一相目（前半のフェーズ）である。

○皮疹や浮腫や関節痛の原因を考えている時期には感染性はもうない。

○成人例では、主訴や語った病歴の中に皮疹のことがほぼ含まれないということに留意する。

○病歴聴取は皮疹のことが隠された方程式を立式するようなもので、それを解くことで「x＝皮疹」であると後から分かる、といった具合である。

○病歴や視触診でPVB19感染症を疑えたなら、血液検査を実施する。

○項目の例を下記に示す。

> ・血算＋白血球分画
> ・網状赤血球
> ・Alb、AST、ALT、LDH、ALP、γGTP、BUN、Cr、Na、K、CRP
> ・ヒトパルボウイルスB19 IgM抗体

○IgM抗体は、「紅斑が出現している15歳以上の成人について感染が強く疑われ、IgM型ウイルス抗体価を測定した場合に算定」とあり、保険で測定できる。

○血算か肝酵素の異常はみられやすいが、軽微あるいは特徴が乏しいことが多い。

○白血球、赤血球、血小板、リンパ球のいずれかあるいは複数が、軽度〜中等度低下していることが多い。少なくともこれらが増多していることはほぼない。

○網状赤血球は、貧血や血球減少のわりに高くない。つまり上昇がないことが異常となる。

○補体（C3、C4、CH_{50}）は低下していることが多い。ただ、IgM抗体が保険収載された今、特に補体をわざわざ測定する意義はあまりない。

○リウマトイド因子、抗核抗体、dsDNA抗体などが非特異的に陽性（偽陽性）となりうることは有名である。

○むしろこれらは、関節リウマチあるいは全身性エリテマトーデスを疑ったときに陽性であっても同疾患であると即断しない、ということに役立てるものである。

○言い換えれば、どんなに関節リウマチあるいは全身性エリテマトーデスらしいと思っても、一度はPVB19感染症を鑑別に挙げ、検討すべきであるということである。

○PVB19感染症で麻疹IgMが陽性になることがある。

○「発熱＋皮疹」だからと、検査前に見積もりなしに（念のためなどと言って）ウイルス抗体検査を乱発すると、麻疹のIgM抗体が陽性となったときに現場が大混乱する（感染症医自身が混乱してしまい、そのためにさらに現場が混乱したのを見たことがあるので本当である）。

○それぞれの臨床像を細部まで学んでおくことが、この種の混

感染症

乱を防ぐことになる。

○（というか）PVB19感染症なら IgM抗体価が10とかに著増するのでふつう間違えない。

経 過 と 治 療

∽∽∽ 経 過 ∽∽∽∽∽∽∽∽∽∽∽∽∽∽∽∽∽∽∽∽∽∽∽∽∽∽∽∽∽∽∽∽

○症状の程度には幅があり、限りなく無症候性から、中等度の関節炎や浮腫の遷延に及ぶことまである。

○関節炎が長引くことはあるが、それでも抗リウマチ薬の適応になることはほとんどない。

○浮腫はときに「原因不明」となってこの精査のために紹介になることがある。その際は、3週間は遡って病歴を取ることになり、ある意味難しい。

○浮腫を主訴に受診した患者の病歴のどこかでPVB19を疑うことができるかは、PVB19を感染症の臨床像を知っているかにかかっている。

○小児はもちろん、成人も自然軽快する。

∽∽∽ 治 療 ∽∽∽∽∽∽∽∽∽∽∽∽∽∽∽∽∽∽∽∽∽∽∽∽∽∽∽∽∽∽∽∽

○対症療法のみである。

○関節痛には NSAID を使用する。

○関節痛は軽快〜消失するのに10〜14日くらいかかる（1週間以内では治らない）。

○免疫不全者では、ヘモグロビンと網状赤血球をフォローし、造血に転ずるかを確認する。

○著しい貧血には赤血球輸血を行う。

○免疫正常者、症状の軽い患者、症状の改善が良好である患者では特にフォローは必要ない。

── **References** ──

〈1〉 NS Young et al. Parvovirus B19. N Engl J Med 2004；350：586-97. PMID：14762186
〈2〉 H Oiwa et al. Clinical findings in parvovirus B19 infection in 30 adult patients in Kyoto. Mod Rheumatol 2011；21：24-31. PMID：20680378

感染症

15. 急性HIV感染症

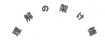

○ HIV（human immunodeficiency virus：ヒト免疫不全ウイルス）の初感染の約半数以上のケースで、感染後2〜6週くらい経ったのちさまざまな急性ウイルス症状が症候群として発現するが、これを急性HIV感染症と呼ぶ。

○ HIVは初感染した後、急激に増殖する。このとき実際にかなり高いウイルス量となり、本病態（急性感染）はまさにこのフェーズで生じている。

○ 急性HIV感染症のフェーズは数週間で終わり、その後ウイルス量もある程度まで下がってやがて平衡状態となる。ただしこの量はみかけの平衡であって、実際にはリンパ節に大量のウイルスが存在し、また猛烈な数の増殖を繰り返しているという。

○それでもこの時期(5〜15年)を「無症候期」と
して過ごせるのは、宿主の免疫のおかげで
ある。

○この長い時期を、あまりウイルス量がブレる
ことなく横ばいでいることを可能にする免
疫メカニズムというか、ヒト免疫の調節能
は神秘的という他ない。

○急性HIV感染症は、述べたように症候群
であり、発熱・リンパ節腫脹・咽頭痛・皮
疹・筋痛・関節痛・頭痛・下痢・嘔気・嘔
吐などからなる。

○問題は、この症候群があまりに非特異的で
あるため、HIVの急性感染であることが見
逃され、(HIV感染症の)治療の機会がAIDSを

発症してからとなってしまうことである。

○この急性HIV感染症という病態は、HIV感染の早期発見・早期治療に結びつけるという意味ではある意味“指標疾患”ともいえると考えられている。非特異的だと流すのではなく、特異な病態であるとしておくべきである。

○せっかく患者が受診してもHIVの診断に至らなければ早期介入の機会を逸するだけでなく、感染拡大を招く可能性がある。

○繰り返すようだが、「非特異的な症候である」「診断は難しい」などと認識して終わっている場合ではない。積極的に鑑別して、確実に“狩り獲る”気概で診療したい。

疑　い　か　た

○通常なら HIV 感染症によくある患者背景や病歴をここでまず
　説明することになる。

○ただ、実際の臨床では、ほとんどの受診者が HIV 感染症では
　ない。

○非特異的で "似たような" 症候群を呈した患者に、いかに「HIV
　を疑う病歴聴取」を取り入れるかが問題なのである。

○発熱してきた患者全員に「肛門性交渉をしますか？」「ゴムな
　しのセックスをしますか？」とルーティンで聴くわけにはい
　かない。どういう患者ならそういうことまで聴くかを用意し
　ておくことが重要なのである。

○対象を絞り過ぎても駄目で、見逃しがないようある程度幅を
　持って聴くことも必要である。

○こういった医療面接や病歴聴取は、疾病の学習時には流され
　がちだが臨床では実際にはきわめて重要で、技術化するよう
　な意識が必要であると考える。

急 性 H I V 感 染 症 を 疑 う ポ イ ン ト

○やはりまず、コモンな疾患をはじめとした他疾患との区別で
　述べるのがよいと思われる。表 1 に主な疾患とその HIV 感染
　症との鑑別点をまとめた。

○伝染性単核球症（IM）は非常にコモンであり、多くの臨床所
　見・病像が急性 HIV 感染症と共通する。

感
染
症

鑑別疾患	鑑別点	急性HIVの場合
伝染性単核球症（IM）	総白血球数、リンパ球、および異型リンパ球が増加している	これらは減少している
サイトメガロウイルス初感染に伴うIM様症候群	軽症例が多い	皮疹や下痢を伴うなど症状がやや重い
菊池病	肝酵素上昇はない 皮疹の頻度は少ない	肝酵素上昇がある 皮疹の頻度が多い
リンパ腫	病変がある	腫瘤など、病変はつくらないことが多い
麻疹・風疹	顔面／頬部の皮疹が必発	皮疹は体幹に多い
薬疹（特にDIHSのような長引くもの）	基本的には著しい皮疹がメイン	皮疹は淡いものも多く、重度ではない
ツツガムシ病	野外での活動歴やダニの刺し口がある ダニの活動が盛んな季節での発症	皮疹は非特異的

表1
HIV感染症との鑑別

○しかしIMではリンパ球が増多するが、急性HIV感染症では抑えられて減少しているということを知っていると、IMをrule inしやすい。

○長引く熱とリンパ節腫脹から菊池病を想起する場合も、菊池病では肝障害を伴わないのでそれだけでほぼ菊池病を除外できる（HIVは肝酵素上昇がコモンである）。

○急性HIV感染症で相対的に特徴的なのは「皮疹の頻度が多い」ことである。

○何らかの皮疹は7割に認められるとされ、また体幹に多く、しかも淡いことがあり、非定型疹が多い。特徴がないことが特徴である。

○また集計上3割とやや頻度は低いが、鑑別を要する諸病態の中では下痢がやや多い。長引く熱だけでなく、長引く下痢が症候群の中に含まれていたら急性HIV感染症を疑う。

○他、やや特異的な症候群から疑うというパターンもある。たとえば無菌性（ウイルス性）髄膜炎とされて対症療法されている患者、原因不明の血球貪食症候群の患者、急性B型肝炎で診ている患者（HIVと重複感染している）、発熱で診ていたらギラン・バレーを起こしたがその原因感染がわからないでいる患者、などにおいて、これらの正体がそれぞれHIVの急性感染であることがある。

○以上、ここまで急性HIV感染症かもしれないと嗅ぎ取って初めて、「性行為に関することを聴く」という行動をとれるようになる。

患 者 背 景 の 病 歴 聴 取

○男女比は世界では半々、日本では男性が9割というざっくりとした認識でいいと思われる。世界でHIV診療する者はちゃんと別途アップデートするのが望ましい。

○今更であるが、HIV感染症は、性行為に関連して感染する sexually transmitted infections（STI）のひとつである。

○HIVの場合、性行為に関連する感染は「男性 ➡ 女性」「男性 ➡ 男性」の transmission が多い。

○すなわち、「男性」「性行為」に関して病歴聴取をするのが一番確率が高い。

○ひとつの危険ドラッグ使用をみたら、他の危険ドラッグの使

用をしていることが多いように、STIはひとつ罹患していたら別の、あるいは複数のSTIに罹患していたり既往があったりするものである。

○そこで、HIVを疑うためには、患者が男性ならその男性自身か性行為相手のパートナー男性について、患者が女性なら性行為をするパートナー男性についてのSTI歴を聴取する問診をする。

○「長く体調が悪い人に私がふだん聞いていることなんですが」と断って、既往歴を聞き直す問診パッケージのなかで「すみません、性病のことなんかも伺いますが」と述べて、B型肝炎や梅毒の既往歴、クラミジアや淋菌の反復感染などを聞く。

○その回答がYesでもNoでも、さらなる問診を重ねる。

○もしYesなら、「同性のパートナーですか？　同性・異性両方ですか？」と機械的に（ドライに）聞く。

○もしNoでも、この"流れ"を活かし「HIVのようなウイルスについても聞くことになっているので」などと述べ、「日頃の性交渉の相手は同性ですか？　同性・異性両方ですか？」のようにやはり機械的に（ドライに）聞く。

○本当は性行為の内容を聴取したいところだが、これはさすがに相手の様子をみながらにする。

○ここではまず、医師の「HIVかもしれない」という見積もりのもと、確率的に「男性間性交渉をしているかの蓋然性が高いか」だけがわかればよい。

○もし成人の患者男性が「血縁ではない男性と二人暮らしをしている」いう情報が得られたとする。一般社会では偏見になるかもしれないが、その男性患者は男性と二人で同居していない男性よりも男性間性行為をしている可能性は高いだろう。

○臨床家というのはとにかく、ときに残酷に、良き診断や治療のためなら手段を選ばないというスタンスをとるべきである。

経 過 と 治 療

〜〜 経 過 〜〜

○本症はIMと同じで、初感染に伴う免疫学的な強い反応性病態ということであるから、個人差はあるが2〜3週ほどで一定の平癒を得る。

○ただIMと違うのは、その後ウイルス（HIV）は封鎖されずに増殖をひたすら繰り返すところである。つまり、自然にセロコンバージョンすることはない。

○症状は自然軽快するものの、"それ"ではいけないというのがHIV感染症である。

〜〜 診断確定から治療まで 〜〜

○急性HIV感染症を認識したら、スクリーニング検査を行う。陽性と判明したらリアルタイムPCRでウイルス定量を行う。

○通常、極端に高いコピー数を得るがそれが本症である。

○HIVがいることが確定されたら、速やかにHIV診療の専門家に紹介する。

○以前は、急性感染の時点で治療を急ぐことはない・落ちついたら紹介というプラクティスが成り立っていたが、今はとにかくどうであれすぐ紹介ということが是とされる。

○治療を早めるデメリットもなくはないが、今は早期"介入"のメリットがあるというのがコンセンサスのようであるため、紹介する側はとにかく早期診断・早期治療が望ましい。

〜 **References** 〜

〈1〉日本エイズ学会, HIV感染症「治療の手引き」第25版, 2021

16. 麻 疹・風 疹

理解の架け橋

○麻疹や風疹は「発熱＋皮疹」を急性に生じた
ときの、重要な鑑別病態である。

○流行やワクチン接種状況を勘案して推測する
のがふつうだが、散発的な流行や、海外から
の偶然の持ち込み例などがいつ発生するかは
分からず、前もって認識しておくべき疾患で
ある。

○麻疹は空気感染（当然、飛沫でも接触でも感染）し、ワク
チン未接種者が感染者とエレベーターに同乗
しただけでうつるというイメージである。

○麻疹は、感染後10〜12日間の潜伏期間を経
て発症する。

○発症3日前後は発熱のみというフェーズであ
るが、近年の「発熱といえばすぐ受診」とい

う世間の趨勢／国民のポリシーだと、麻疹患者が皮疹がないままに受診することになり、その時点での麻疹の診断は困難であることもあって、感染が拡大しうる。

○風疹は飛沫感染ではあるが、やはり感染力は非常に強い。

○風疹の潜伏期間は2〜3週間の範囲内であることが多く、やはり長いということと、麻疹よりも不顕性感染が多いことから、感染が拡大しやすい。

○麻疹はリンパ球数が抑制され、症状が重く、重篤化しやすい一方で、風疹はリンパ球数が上昇し、頸部リンパ節腫脹を呈しやすく、また症状も軽症で済んだり、症状の軽快ま

でが早かったりする。

○麻疹は感染中に免疫不全となる（リンパ球減少がみられることとも対応している）。患者の一部は二次感染と思しき肺炎、あるいは心筋炎や脳炎などの重篤な合併症を併発する可能性が潜在的にある。

○風疹は、麻疹ほどの重篤さはないが、関節炎や髄膜炎などがあり得る。また、風疹ウイルスに免疫がない妊婦に感染すると、胎児に感染して先天性風疹症候群（先天性心疾患、白内障、難聴など）を起こし得る。

○麻疹・風疹は、症状の重さは、それぞれ小児よりも成人のほうが重い。

○麻疹も風疹も、ワクチンがあり、接種で予防が可能である。

疑　い　か　た

○麻疹・風疹のワクチンを2回接種済み、あるいは麻疹と風疹の抗体価が有意に高いことがわかっている医療従事者が患者に対応するようにする。

○流行状況が明らかでないとき、患者は自分が麻疹・風疹かもしれないと言って来院するわけではない。

○「発熱＋皮疹」の患者が受診したときには、まずは麻疹と風疹を念頭におく。

○次にワクチン接種歴をたずねる。接種歴が不明確な場合は、麻疹・風疹もあり得るとして対応する。

○❶皮疹の経過（時系列ごとの分布・進展スピード）、❷末梢血リンパ球数と血液像、の2点が重要である。

感
染
症

❶ 皮 疹 の 経 過

○皮疹について、その皮疹の性状よりも、「顔から発症する」ということが麻疹・風疹の特徴である（皮疹の性状にはバラツキがあるが、「顔から発症する」ということ自体に症例間のバラツキは少ない）。

○経過の中で、顔に皮疹がない、顔以外から皮疹が始まったという情報が確実にとれた例は麻疹・風疹の可能性は下がる。

○ある教科書では、麻疹は額、特に髪の毛の境界部〜耳の後ろから始まり、風疹は額から始まるとの記載がある(1)。ただし、そのような細かい事柄を患者自身が認識できている可能性は

	麻 疹	風 疹
皮疹の出現順	顔面→頸部→体幹→四肢→手掌・足底	顔面→頸部→体幹→四肢
皮疹の拡大のしかた	風疹よりもゆっくり	1〜3日くらいで最盛期に向かう
皮疹の性状と経過	最初は比較的淡い紅斑で始まるが、3、4日前後には紅潮が強くなり、斑状疹どうしが融合する傾向に。5〜7日経って最盛期になると、紅斑自体が隆起してみえるほどになり、全身真っ赤という印象となる場合もある	全体の経過が淡い紅斑のまま3日以内くらいで消退するのが小児の風疹である一方、成人では、顔面に紅斑が出現したあと6〜12時間くらいの経過で体幹まで一気に紅斑が拡大し、その後四肢にも遠位に向かって拡大。最盛期は麻疹と見紛うほどの紅潮の強い紅斑となって、一部は融合傾向をなすこともある

表2

麻疹と風疹の皮疹の経過の違い

低い。

○顔面に皮疹が出た後の詳細について、表2にまとめた。

○麻疹と風疹の違いで大きいのは、皮疹の「進展速度」が異なる点である。

○風疹は、顔面から皮疹が出現したあと、体幹➡四肢近位➡四肢遠位と一気に拡大し、24時間以内には全身に広がっている。

○一方麻疹では、顔面（額〜耳周囲）から始まった皮疹はゆっくり拡大していき、顔全体・頸部➡体幹➡上肢というように、"降りていくような"進展パターンをとる。

○麻疹ではここまでで2日は要し、3日目になって四肢末端に達し、さらに4日目以降になって皮疹に融合傾向が出てくる。

○麻疹では風疹と違い手掌・足底にも紅斑があることを観察できる。

○ちなみに典型的な薬疹は、体幹から始まり、そこをいわば"震源地"として遠位方向へ放射状に拡大する。「顔から」始まる薬疹の触れ込みは、非典型的であるか、薬疹でないことが多い。

② 末梢血リンパ球数と血液像

○皮疹のほか、末梢血のリンパ球に注目する。

○風疹では異型リンパ球が少数ながら出現することが多い。

○ただし、その総数／絶対数は多くない。伝染性単核球症でみられるような、リンパ球・異型リンパ球の（ときに著しい）増加は、風疹感染ではみられない。

○また、総白血球数自体も増加せず、むしろ経過の中でやや減少することも観察される。

○風疹でリンパ球が増加する一方、麻疹ではリンパ球は減少する。これは意外に重要かつ簡便な鑑別点である。

その他の所見

○その他に重視するのは、風疹では頸部リンパ節腫脹（後頸部・耳介周囲・後頭部などにも）がみられる点である〈2〉。耳介後部リンパ節が腫脹する感染症は、風疹の他にあまり経験されない。

○また風疹では、red eye（結膜炎という記述が多い）の随伴が多い。眼が充血し、白目が発赤していないかを観察する〈5〉。

○麻疹では、熱の発症3〜4日前後に口腔内の頬粘膜に点状白斑の付着がみられることがある。これがKoplik斑である。しかし皮疹が出てしまうと1〜2日で観察されなくなる。Koplik斑がないからと麻疹を否定できない。

抗 体 検 査

○確定検査は、実臨床ではウイルス特異抗体を血液検査で確認することが多い。

○風疹IgG抗体、風疹IgM抗体、そして麻疹IgG抗体、麻疹IgM抗体である。

○臨床的に疑わしくかつIgM抗体の力価が十分高い場合は、今の感染を示唆するが、力価が低い場合には偽陽性が存在し得ることも考慮しておく。

○また、本当の感染であっても感染0〜3日間くらいはまだIgMが反応せず陰性であることがあり、疑わしければ後日陽転化を確かめてもよい。

○麻疹IgMは偽陽性が多く、臨床的に麻疹がさほど疑わしくない場合の麻疹IgM抗体陽性では他の病原体（パルボウイルスB19など）や自己免疫疾患（SLEなど）も考慮する。

○急性期にIgG抗体が陰性、あるいは力価が低い場合には、1〜2週後の時点での回復期の血清でこれを再検・比較し、有意な上昇をみれば確定される。

経 過 と 治 療

○自然軽快を期待する（しかない）感染症ため、対症療法となる。

○周囲の伝播に最大限気を遣う感染症である。

○罹患した場合の復帰について、患者が学生なら学校保健安全法による取り決めによって登校再開の目安を示せるが、成人では医師の判断となってしまう。

○風疹では皮疹の消失、麻疹では解熱後3日後、となっている。

○発生したら保健所への届け出が必要であり、院内の感染管理部門と対応を協議することになる。疑わしい時点で当該部署と緊密な連絡をとる。

―――― References ――――

〈1〉 K Wolff et al. Fitzpatrick's color atlas &synopsis of clinical dermatology 5ed. p.784-9, 2005
〈2〉 國松淳和. 成人風疹の臨床像. 血液内科 2015；71：367-70
〈3〉 AK Winter et al. Rubella. Lancet 2022；399：1336-46. PMID：35367004
〈4〉 WJ Moss. Measles. Lancet 2017；390：2490-502. PMID：28673424
〈5〉 H Nomoto et al. Conjunctivitis, the key clinical characteristic of adult rubella in Japan during two large outbreaks, 2012-2013 and 2018-2019. PLoS One 2020；15：e0231966. PMID：32330153

感染症

17. 水 痘・帯 状 疱 疹

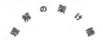

○水痘・帯状疱疹ウイルス（varicella zoster virus；VZV）の初感染時の病像を水痘と呼び、再活性化時の病像を帯状疱疹と呼ぶ。

○帯状疱疹は、水痘罹患者の3割で30〜40年経過した後に発症するとされている。

○20年程度で、VZVに対する特異的な免疫反応は減弱していくとされるが、個人差も多い。

○水痘ワクチン定期接種化に伴い水痘患者数は減少した。

○しかしながら、それによって「水痘患者との接触の機会」が減少してしまったためにVZVの再感染の機会が減り、ナチュラルブースター効果による免疫能増強が得られず、その結果免疫の減衰が進み帯状疱疹の増加あるいは若

年化が懸念されている⟨1⟩。実際すでにその傾向がある。

○生ワクチンではない、サブユニットワクチンである帯状疱疹ワクチンに帯状疱疹予防や重症化の効果があり、50歳以上の患者に接種が勧められている。

水　痘

┤ 疑 い か た・診 断 ま で の 経 緯 ├

○発熱と全身の小水疱が主徴である。

○潜伏期間は2、3週間で、空気感染をする。

○小児に多く、かつその感染力の強さから家族内発症がほとんどである。

○合併症は水疱部の二次感染が多い。きわめて稀だが重篤な合併症として脳炎や小脳失調症があり得る。

○発疹は、体幹・顔面・頭皮などに多く、次に四肢の近位で、遠位は目立ちにくい。

○水疱は基本多発していて、同時期に新旧の皮疹が混在することが特徴である。

○個々の皮疹は、紅斑➡水疱➡膿疱➡潰瘍➡痂皮という経過をたどることが多い。膿疱➡潰瘍のフェーズが目立たないことは多い。

○水疱の数が多いほど重症である。

○ワクチン接種者にも発症することがあり、つまりワクチン効果が不十分だったと思われるケースであり、この場合比較的皮疹が軽症にみえるため全体が非典型にみえる。

∞∞ 治 療 ∞∞∞∞∞∞∞∞∞∞∞∞∞∞∞∞∞∞∞∞∞∞∞∞∞∞∞∞∞∞∞∞∞∞

○基本的にアシクロビル、またはバラシクロビルの投与を原則行う。

○免疫正常で合併症のない2～12歳の子どもの場合は投与を控えてもよいが、小学校高学年以上くらいで薬を難なく飲めるなら処方してもよいだろう。

帯 状 疱 疹

─┤ 疑 い か た・診 断 ま で の 経 緯 ├─

○初感染の後、三叉神経節あるいは脊髄後根神経節に潜伏感染していたVZVが再活性化して発症する。

○潜伏部位から知覚神経を順行性に移動し、支配神経領域の皮膚や粘膜に皮膚症候が生じる。

○つまり、基本的にその部位がとても痛い。痛くなくても非常に不快を訴える。

○発症の誘因は、加齢、免疫抑制がかかる疾病（血液腫瘍、AIDS、全身性エリテマトーデスなど）の存在や薬剤の使用（ステロイドや免疫抑制剤）などを背景にすることは想像しやすいが、判然としないケースも多い。

○2回以上罹患を反復することもある。

○皮膚所見は、基本的に身体のどこでもよくただし片側に、疼痛を伴う小水疱が集簇しているパターンをとり、分布は帯状である。すなわち、ある単一神経のデルマトーム内に分布している。

○1個の水疱は、ちょうど水痘とほぼ同じ経過をたどる。水疱が破れてびらんや潰瘍を形成し、徐々に痂皮化が進んで治癒に向かう。

○途中、膿疱が観察できることがあるが、そのフェーズは短い。

○典型例では、これらの皮膚症状は疼痛とほぼ同時・同時期である。

○疼痛が皮疹発症に先行する（前駆痛がある）ことはやけに有名だが、逆もある。典型皮疹が出現しそれが軽快傾向となってから疼痛が増強し始める例がある。

○ふつうは皮疹のひどさが帯状疱疹自体の重症度と相関しているが、罹患神経の部位が内科的な重症度を決めているところがある。

○たとえば、三叉神経第1枝では角結膜炎や局所の強い浮腫、舌咽神経では嚥下障害を起こして窒息や誤嚥性肺炎、陰部にできれば尿閉、などを起こすことがあり得る。

○皮疹が目立てば帯状疱疹を診断しやすいが、内科的・器官的症候に注目がいき、皮疹が過小評価されて帯状疱疹の診断が遅れることも多い。

○皮膚症状は軽微でも、臨床表現は髄膜炎として発症することもある。しかもVZV髄膜炎は高齢者に多く、亜急性の認知機能悪化でくることが多く、やはり見逃されやすい。

○もちろん局所の二次感染、長引く神経痛なども帯状疱疹のよくある合併症である。

○体幹に生じる場合は胸髄神経領域が多い。

○実際体幹にできる帯状疱疹はきわめてコモンである。この病型に慣れすぎると、（口腔内、下腿、頭皮、臀部、陰部など）やや非典型部位であったり、すぐに視認しにくい領域の皮疹であったりすると、本症の認識が遅れることがある。

○非常に頻度の高い疾患であるだけに、重症度や発症部位などにおけるバリエーションも多彩となることを覚えておく。

○あらゆる疼痛、神経障害に対して、一度はその部位の皮膚を観察しておく習慣をつけるべきである。「皮膚を見れば診断できたのに」ということのないようにしたい。

○診断は上記の臨床的特徴を掴めば診断される。

◇◇◇◇ **治　療** ◇◇◇

○診断後、なるべく早期に抗ウイルス薬と鎮痛薬を処方する。

○通常ファムシクロビル、バラシクロビルを使用するが、腎機能に応じた調節は必須である。

○やむなく採血なしに処方する場合にも、多めの水で服用させるなど水分摂取を励行させる。

○アメナメビルは、腎機能に関係なく処方できるが、薬疹があり

得る。

○免疫不全者では、入院を勧めることが多い。アシクロビルの点滴を使用する。やはり腎機能に応じた調節を必ず行う。

○疼痛は、急性期には腎機能が許せば NSAID を使用したい。

○疼痛が弱くても、セレコキシブ、少量トラマドール（25mg眠前）、少量プレガバリン（25mg眠前）などから何かを選んで処方をしておきたい。

○診断後は、帯状疱疹というのは皮膚病というより神経病（神経痛が問題になる疾患）であるという構えでマネジメントするべきである。

○外来症例がほとんどであるが、基本的には1週後くらいに再診させ、局所観察と疼痛の強度の経過を確認する。所見や症状に応じて、特に鎮痛については処方の修正を適宜行う。基本的に、完全な除痛を目指す。

○外用薬は、積極使用は勧められていないが、患者の多くはほしがる。

○患部をいじること避けさせるためにも、私は処方する。ビダラビン（アラセナ-A）軟膏を処方する。外用薬だけ処方することはしない。

○皮疹もほぼ治癒しているのに、強い、あるいは不快な神経痛を罹患部に訴え（続け）る場合は、帯状疱疹後神経痛とし、慢性疼痛としての加療に切り替えて患者が安堵するまで治療を継続・フォローする。

――――― References ―――――

〈1〉吉川哲史，水痘帯状疱疹ウイルス感染症，医学のあゆみ 2021；277；50-4
〈2〉前田明彦，水痘，帯状疱疹，小児科診療 2023；86；216-8
〈3〉安元慎一郎，帯状疱疹の診断と治療，診断と治療 2011；99；67-72

18. 敗 血 症

○敗血症の定義はずっと変遷があり、定義同士の争いを見ているようでつらいものがある。

○現在では「感染症によって重篤な臓器障害が引き起こされた状態」という理解でまあまあ落ちついているようであるが、これにも特に感動はない。

○最近はあまり誤解をしている医師を見かけないが、敗血症は菌血症を前提としていない。血培陰性だから敗血症ではないとは言えないし、血培陽性だから敗血症というロジックも適切でない。ちなみに重症敗血症という概念はなくなった。

○qSOFAという評価法は、敗血症かもしれないという目安になり、現時点ではこれが簡便

で有用とされている。

○ ①呼吸数22回/分以上、②精神状態の変容、③収縮期血圧100mmHg以下、のうち２つ以上を満たす場合に陽性とし、陽性であれば「敗血症かもしれない」といろいろと動かなくてはならない。

○ SOFAだか椅子だか知らないが、この①②③のような状況に急に遭遇したら、医療従事者としてふつうは傍観することはないだろう。

○ 頻呼吸は組織低酸素の鋭敏な指標であり、医療者が必ず認識せねばならない観察項目である。

○ 急な精神変容は、（精神ではなく）身体に何か起こったのではないかという重要かつ有名な

サインであり、医療者全般の常識である。

○急に血圧が下がったら、項目を拡大して患者を観察することは当然であり、放置はできない。

○スコアリングシステムは、一見臨床医のためのような顔をして、実際には臨床研究のために作られているようにしか思えないが、いかがだろうか。

○定義に惑わされず、臨床家はいつも通りのことをするのみである。

○スコアのことから離れれば、敗血症とは、疾患名というより病態名あるいはそういう臨床状況を意味しているのであり、人によっては曖昧に感じるのだろう。そうした人が確たるもの（定義）を追い求めるのも無理もなく、より適切な定義や方針をめぐって今後も頑張ってもらいたいし、感謝している。

疑 い か た

○輸液を行い、血圧低下があれば輸液に反応するかをみるが、反応が乏しい場合には集中治療室入室に準ずる状態である。

○採血、血液培養採取後、抗菌薬を投与する。血液検査には、乳酸値も入れておきたい。

○急性胆管炎、急性腎盂腎炎は、急に発症して急激な経過をとる感染症の中では非常にコモンである。

○胆管炎は、腹痛や黄疸が必発と思いきやそうでもなく、また1回目の採血では胆道系酵素上昇が乏しいこともあり、また高齢者や認知症患者では腹痛があっても前景に立たないこともある。敗血症をみたら、エコーや CT での精査が望ましい。

○急性腎盂腎炎は、著しくコモンな疾患であるが、意外と診断や除外が難しい疾患である。尿培養を提出して抗菌薬開始が是である。

○バイタルが不安定あるいは底を這うような状況では即実施は控えたいが、ふつうは体幹の CT で状況を確かめたい。

○肺炎、消化管穿孔、膿瘍性病変、気腫性病巣、尿路結石などは、非造影でもある程度の大きさであれば推定はできる。

○敗血症では、内科医だけで解決できない問題が生じていることが多い。他科との連携を重視する。

感染症

経 過 と 治 療

∞∞ 経　過 ∞∞∞∞∞∞∞∞∞∞∞∞∞∞∞∞∞∞∞∞∞∞∞∞∞∞∞∞∞∞∞∞

○なかなか一概に予後や経過を述べることは難しい。

○放置すれば致死的であるから、敗血症という（いわば警告的な）概念が存在する。疾病と思わないほうがよい。

∞∞ 治　療 ∞∞∞∞∞∞∞∞∞∞∞∞∞∞∞∞∞∞∞∞∞∞∞∞∞∞∞∞∞∞∞∞

○敗血症が純然たる「感染症」という概念なのであれば、どの抗菌薬から始めるかという議論があってもよいと思うが、そうではないので（抗菌薬をどうするというより）患者の安定化を図ることに話は終始する。

○待てるか待てないか、が重要だと考えるが、その基準が諸家によって差が激しいので各種スコアリングが存在するのかもしれない。

○本当は、「頻呼吸といっても、口をずっと開けたままにしながらハァハァするわけではない」とか「精神変容といっても、ちょっと疎通がおかしいくらいでも意識障害に含まれる」とか「初期輸液はなんでもよく、細胞外液か生理食塩水500mLを30分とか1時間で落としながら、並行して診察したりいろいろ考える」とか、そういうスコア化できないようなことをもっと教え重ねていきたい。

━━━━━━━━━━━━━━━━━━━━━━━━━━━ References ━━

〈1〉織田成人. 敗血症の新しい定義とその背景. 日内会誌 2017；106：120-6
〈2〉志馬伸朗. 敗血症. 日内会誌 2018；107：2252-60

腎盂腎炎	敗血症	胆管炎
蜂窩織炎	菌血症	化膿性骨関節炎
リウマチ性多発筋痛症	感染性心内膜炎	Septic emboli

感染症

ほぼすべての発熱患者に血液培養実施を考えよ、という教育スローガンは正しい。しかし、ある病態が頻度として菌血症（≒血液培養陽性）を伴いやすいかどうか知っておくことは臨床上は重要で、これはそのための魔方陣である。蜂窩織炎は元来菌血症の頻度が低いとされる感染症だったが、患者高齢化に伴い、特にレンサ球菌の菌血症を伴うものがかなり増えてきており、蜂窩織炎には血液培養をしたほうがいいという常識に変わった。このなかでリウマチ性多発筋痛症だけが感染症ではないが、この疾患と菌血症の病像はときに酷似するので注意すべきである。

19. トキシックショック症

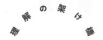

○トキシックショック症候群（toxic shock syndrome；TSS）
は、黄色ブドウ球菌の増殖に伴って産生され
た外毒素によって起こる症候群で、ショック、
高熱、びまん性斑状紅皮症（と時間経過によって生ずる落
屑）、複数系統の臓器不全、で特徴づけられる。

○TSSは、重症であればあるほど「ショック＋多
臓器不全」の様相となって受診後は全身管理
が優先される（ので内科外来に症状を相談してくるような疾病で
はない）。

○診断がどうであれ、ショックに輸液、臓器障
害に原因救命と迅速な見込み治療開始、とい
った対応がまず重要である。

○ただ、非常に稀な病態であるが重症化しうる
ので、把握しておくべき症候群である。

候 群

○また「月経関連（生理用タンポンの使用）」であれば、キーワードで診断が推定できるため、いざというときに念頭におくべき病態である。

○TSSは、主に生理用タンポンによる月経関連型と、膿瘍、蜂窩織炎、分娩後感染、手術後の処置などが原因となる非月経関連型がある。

感
染
症

疑 い か た

┤ 診断までの経緯 ├

○そもそも、高熱とバイタルの不安定に皮疹を伴っていたら、臨床医はこの状況に最大限警戒するべきである。

○生理学的異常の是正開始、血培採取と抗菌薬開始、迅速に実施しやすい画像検査の選択と速やかな実施、などをしていくはずである。

○その過程で、月経のある女性であって、生理用タンポンの使用歴がすぐにわかれば診断はたやすい。

○実際には、多彩な症候や臓器不全、非特異的な皮膚所見などから現場は錯綜することは多い。そのときの"保険"になるのが、有効な全身管理と敗血症に準じた対応である。

○症状あるいは臓器障害で注意すべきは、意識障害、下痢、血小板減少である。これらは十分非特異的だが、これらを急性経過で見て取れたら、ショックに準ずる対応を要する。

○また筋痛、腎不全、トランスアミナーゼ上昇もコモンである。

○つまり総じて多岐・多彩であるため、担当医が患者のどこをフォーカスして対応するかによる対応の個人差が生じやすい。TSSを即診断できる医師と、「原因は何だろう？」と苦悩し続け皮膚が落屑してはじめて皮膚科医によって指摘される医師がいる。

○臨床的な様相は敗血症のそれであるが、病態は毒素による症候群であるため、TSS病態の発症の閾値や発症した場合の重症度は、菌量に依存していない。

○実際、誘因となる黄色ブドウ球菌は、90％近くは粘膜や創部から検出されるが、血液培養の検出は5％と非常に低い。

○また、TSSの臓器症状で「無菌性膿尿」がある（濃厚な菌血症ではなく、毒素で引き起こされた炎症が優勢に生じているということである）。

○「皮疹を伴う血培陰性の敗血症」「無菌性膿尿の敗血症」でTSSを疑ってもいいかもしれない。

○月経関連型TSSは、月経3〜4日で発症することが多い。

○皮膚の落屑は、発症後1週前後あるいは2週間以内に生じる。部位は、手掌や足底が多い。

○病初期からあるびまん性斑状紅皮症は、特徴は「紅皮（症）」にある。全身あるいは広範囲の皮膚が「真っ赤」である患者で疑う。

○急に皮膚が真っ赤になる病態は他に薬疹があり、薬剤歴には注意を払う。

○乾癬や皮膚T細胞リンパ腫なども紅皮症をきたしうる。

経 過 と 治 療

経 過

○述べたように、発症1週あるいは2週近く経ってようやく本症に特徴的な皮膚落屑がみられる。

○そのため、それまでは「原因不明の何か」で経過することがある。

○月経歴は大事で、生理中に起きたことなのかを聴くことで生理用品の関与に気づける可能性がある。

治 療

○月経関連型は、生理用品の除去を行う。

○輸液、カテコラミンなどで循環を管理する。

○抗菌薬は、TSSとわかれば「セファゾリン＋クリンダマイシン±バンコマイシン」を選択するのはどうかとされている。

○ただし本症は、血培結果を拠り所にし難く、実際には迷いながらの診療になるためそのようにきれいにはいかない。

感染症

References

〈1〉 AS DeVries et al. Staphylococcal toxic shock syndrome 2000-2006：epidemiology, clinical features, and molecular characteristics. PLoS One 2011；6：e22997. PMID：21860665

20. 壊 死 性 筋 膜 炎

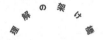

○細菌感染による炎症・壊死の波及が、皮下組織から、筋膜、骨格筋にまで急速に進展する軟部組織感染症である。

○病名は "fasciitis（筋膜炎）" だが、軟部組織感染症である。"necrotizing soft-tissue infection" と呼んだほうが正確らしい。ただし病巣の主座は筋膜である。

○壊死性筋膜炎では表在筋膜が脆弱となる。直視下では灰色の滲出液があって、起きていることのわりに膿を欠くことが特徴である。

○筋炎の筋痛よりも筋膜炎の疼痛ほうが断然激痛であるのと同様、本症でもふつう患者は激痛を訴える。

○たとえば、単一細菌よる壊死性筋膜炎はA群

レンサ球菌が一番多い。同菌から放出され
た毒素は微小血管内で血流の閉塞を起こす。
つまり塞栓が起きている。塞栓子はフィブリ
ノーゲンや凝集した血小板や白血球である。

○つまり壊死性筋膜炎によるあの激痛は、筋
膜痛としての激痛に加え、(微小ながら)動脈塞
栓としての激痛が加わって生じているので
ある。

○血管の途絶が起こっているため、出血が少
なくなる。膿も少ないため、この疾患では、
外表面から察せられる派手な所見のなさ(発
赤していない、出血していない、排膿していない、など)に比して、
奥で起こっていることの深刻さがひどい。

○塞栓であるため、疼痛も比較的突然である。

○深部では壊死性の炎症が侵襲性に広がっているため、容易に菌血症の門戸となり、むろん敗血症とそれによるショックを引き起こしうる。

疑　い　か　た

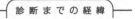

診 断 ま で の 経 緯

○突然発症の体のどこかを痛がるショックバイタルの患者は、本症を疑うべきである。血圧はもちろん、異常な頻脈や頻呼吸にも気に留める。

○白血球増多やCRP上昇に注目するのは当然としても、Na値にも注意する。本症では、やや低Na血症となっていることが多い（135mEq/L未満など）。

○画像診断に進むか、即座の外科的開創＋デブリに進むかは、患者の状態次第であると言いたいところだが、現実的にはどちらも即・必須である。

○待てる壊死性筋膜炎・軽症の壊死性筋膜炎というのは概念的に想像し難いので、通常は疑ったら内科的治療で観察するのではなく外科治療である。

○内科医にできることは、大量の輸液、アルブミン投与やRBC輸血、抗菌薬の開始、であろうがくどいようだが「それで観察する流れ」にしてはいけない。流れは作る必要がある。

○抗菌薬は、初期治療としては一般にカルバペネム、ピペラシリン/タゾバクタム、セフトリアキソン＋メトロニダゾール、などから選択する。

○壊死組織検体のGram染色、血培などでA群レンサ球菌の可能性が濃厚であれば、慣習的にペニシリンG＋クリンダマイシンというレジメンとなる。

○画像検査（CTなど）でガス産生があるかは、病原体の推定にときに有用である。Gram陽性桿菌ならクロストリジウム、複数混合菌の可能性があり、嫌気性菌のカバーが重要となる。

○内科医あるいは手術に与らない初療医がするべきは、本症の臨床診断であり、つまりは「こんな痛がる蜂窩織炎があるかっ」「感染症っぽいが痛がり過ぎだしこのショックはどうもおかしい」「所見のわりに具合が悪すぎてなんだか変だ」のように、自分の経験と感情を結びつけて本症を推定するようにする。

○痛みを拠り所にし過ぎても良くない。「糖尿病の患者が急にショックになった。本人はあまり痛みもなくつらそうにもしていないがどうやら蜂窩織炎らしい？」のような触れ込みが壊死性筋膜炎のこともある（複数混合菌のことが多い）。

○経過は急速であり、治療介入までの時間やそもそもの重症度によって予後はばらつきがあり、正確に集計し難いだろうがとにかく予後は悪い（たとえば、死亡率は30%を超える、など）。

○24時間以内に外科治療が行えないと、行えた場合よりも死亡率が10倍近く上がる[2]。

感染症

References

〈1〉 DL Stevens et al. Necrotizing Soft-Tissue Infections. N Engl J Med 2017；377：2253-65. PMID：29211672

〈2〉 Z Roje et al. Necrotizing fasciitis：literature review of contemporary strategies for diagnosing and management with three case reports：torso, abdominal wall, upper and lower limbs. World J Emerg Surg 2011；6：46. PMID：22196774

21. 蜂 窩 織 炎

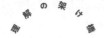

○皮下組織に炎症を起こした状態を蜂窩織炎と
いう（図5）。

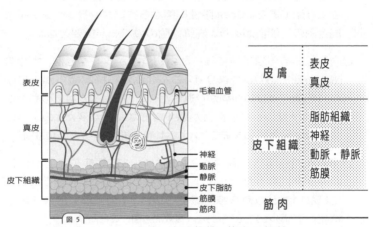

皮膚・皮下組織・筋肉の解剖

○混乱するが、非感染性の蜂窩織炎という病態
もある。換言すれば、「（感染性の）蜂窩織炎と紛
らわしい非感染性疾患」というカテゴリに入
れて考える臨床場面もあるということである。

○しかしこの単元では細菌性を考える。その場合、基本的には皮膚表面に存在する細菌が、皮膚バリアの破綻部位から皮下へ侵入することからはじまる。

○ざっくりいえば、解剖学的には真皮の下に脂肪組織があり(1)そこを中心に炎症が広がり（図5の右の茶色の領域）、進展する。これがもっとも一般的な蜂窩織炎である。

○もし真皮にとどまるなら、それは蜂窩織炎の定義から外れる。しかし、蜂窩織炎で真皮に炎症を伴うことはある。

○真皮に炎症があると皮膚外観の所見としては目立つが、蜂窩織炎は真皮の炎症がメインではない。真皮に炎症がある場合は、外

観上は盛り上がるようにみえ、発赤や圧痛も著明となる。

○ もし蜂窩織炎の炎症が脂肪組織だけにとどまるなら、皮膚外観上は「盛り上がり」はほぼ認めないはずである。

○ 蜂窩織炎では腫脹や熱感はあってよいが、発赤については、真皮をメインに横方向に広がる丹毒などと比べると、ずいぶん軽度となる（丹毒では、独特の"照り"がある）。

○ 細菌のエントリーとなる皮膚バリアの破綻は、アトピー性皮膚炎や白癬などの皮膚トラブルに起因することが多い。

○ こうした表皮ダメージが明らかで、「ここ」から入っただろうと思える蜂窩織炎のケースでは、診断が容易であり血液培養の陽性率は低い。これを「Usualタイプの蜂窩織炎」と呼ぶことにする。

○しかし、リンパ浮腫（リンパうっ滞）がある患者の蜂窩織炎では、菌血症を多く伴う。すなわち「リンパ浮腫＋蜂窩織炎＋菌血症」をほぼ症候群として起こしてくる病型である。これを「菌血症タイプの蜂窩織炎」と呼ぶことにする。

○ただこの２型に質的な差が大きくあるわけではなく、程度の差であるともいえる。そもそもどちらの型であっても蜂窩織炎発症の１番のリスクは「浮腫」であるとされ、とりわけリンパ浮腫は発症リスクとなる(2)。リンパ浮腫を改善させると蜂窩織炎発症が58％から９％に減るという。

○もうひとつが「頭頸部タイプの蜂窩織炎」である。口腔底〜頸部に起こる蜂窩織炎、あるいは眼窩蜂窩織炎などが含まれる。

○口腔底〜頸部に起こる蜂窩織炎は、いわば歯科領域の蜂窩織炎であり齲歯などの悪化

に由来しつまり「歯」から、眼窩蜂窩織炎は副鼻腔炎などの悪化に由来しつまり「副鼻腔」から、ということになる。

○眼窩蜂窩織炎は、細かくいうと眼窩隔膜より後方の組織の感染症で、逆に前方のものを眼窩隔膜前蜂窩織炎（眼窩周囲蜂窩織炎）といいこれは眼瞼および眼瞼周囲に炎症が広がるいわば皮膚の感染症である。

○眼窩隔膜前蜂窩織炎は、外観は非常にひどく（＝派手に）みえるが、炎症を起こしているところが解剖学的にが"浅い"からで、臨床的な怖さでいえば眼窩蜂窩織炎（眼窩隔膜より後方）のほうが怖い。

○合併症に、眼球運動の制限、眼窩内圧亢進による虚血性網膜症、視神経症による視力障害、あるいは中枢側への病変進展による海綿静脈洞血栓症・髄膜炎・脳膿瘍なども潜在的には懸念されてしまうからである。

○しかも、眼窩蜂窩織炎かどうかわかっていないうちは、海綿静脈洞症候群などを含めた診断や病態検索が必要であり、いろいろ油断できない。

疑 い か た

診断までの経緯

Usualタイプ

○前提として細菌が皮膚から皮下へ侵入して炎症が広がる病態であるので、互いに離れた独立した領域の"同時多発"ということは確率的にほぼない。つまり、単発病変であるはずである。

○四肢末端に好発し、通常その病変にはなんらかの皮膚トラブルがあると考えて、探す。

○その皮膚トラブルとは、すでに述べたが具体的にはアトピーなどの皮膚炎全般、白癬、外傷などが多い。これらは診断のための所見にもなるがこれらを治すことで、ひいては蜂窩織炎発症の予防にもなる。

○病変では、盛り上がりの少ない比較的平坦に、皮膚に発赤および圧痛を認める。

○その領域が盛り上がっているようであれば、炎症の存在が皮

下組織よりも比較的浅いレイヤーにある可能性がある。

○腫脹を認めた場合、もともと腫脹があったという可能性と、感染症・炎症のために急性にうっ滞したためという可能性とがある。

○①エントリー部位が特定できる、あるいはそれができなくても皮膚バリアの破綻している領域があってここから皮膚の細菌が皮下に入ったであろうという仕組みが推定できること、②局所の発赤・疼痛・腫脹が診察で確認できること。この①②がそろえば診断できる。

○稀だが、犬や猫に嚙まれた後の蜂窩織炎（当然ながら咬傷時の創部からの侵入）で、*Pasteurella multocida* によるものがある。局所の膿検体の培養検査で同定されることがある。

菌 血 症 タ イ プ

○蜂窩織炎では菌血症の発生率は10％ほどであり、低い。ただし、基礎疾患のある高齢者や免疫不全患者では菌血症を伴う率が上がる。

○ある研究(3)では、「蜂窩織炎＋菌血症」のリスク因子としてリンパ浮腫・肝硬変などが見出されている。

○実臨床では、特に高齢者で「蜂窩織炎＋血培陽性」の組み合わせが実に多い。そのような患者には、リンパ浮腫がもともとあることが多い。

○そのため、菌血症を認識してから診察し直すとリンパ浮腫や蜂窩織炎があることが後からわかったりする。

○高齢者が熱や意識変容を起こして、特に救急受診してくるような場合には血液培養は必須であるとしておく。熱や意識変容の原因が、「蜂窩織炎＋菌血症」のことがある。

○なおこの病型では、発育する菌は Gram 陽性レンサ球菌が多い。

○なかでも近年、"非A群"のレンサ球菌である *Streptococcus dysgalactiae* subsp. *equisimilis*（SDSE）が分離される機会が増えている。

○SDSE は、ヒトに感染を起こすG群溶血性レンサ球菌のうちで最頻であり、皮膚、口腔、鼻腔、咽頭、上気道、消化管、生殖器などに常在する菌ではあるが臨床的な病像として菌血症が重要である。

○実際には血液培養で発育するのはB群など SDSE に限らないが、高齢者の Gram 陽性レンサ球菌菌血症をみたら、蜂窩織炎を探しリンパ浮腫の既往を確認する。

○リンパ浮腫は子宮摘出など骨盤内の手術歴がある患者に多く、医師がこれを積極的に確認して推定すべきである。「リンパ浮腫はありますか？」と患者に聴いても捗らない。

○稀な病型もある。*Vibrio vulnificus* は温水帯の河口域に生息するグラム陰性桿菌であるが、これに汚染された魚介類の生食による食中毒や、創傷の海水曝露によって感染すると、肝硬変のような慢性肝疾患が背景リスク因子となって、菌血症・ショックとなり、蜂窩織炎を伴いながらやがて水疱形成や紫斑、壊死性筋膜炎的な病態となって致死的となる。

○また、犬や猫の咬傷後に一気に *Capnocytophaga* 属の（*Capnocytophaga canimorsus* など）の菌血症になり、場合によっては致死的になることもある。咬傷に起因した蜂窩織炎になっていることがあり、ここに述べた。

本 当 に 問 題 に な る 鑑 別 疾 患

○**壊死性筋膜炎**：筋膜にまで炎症が及んでいる場合、皮下組織の奥では非常に速いスピードで病変が進展している可能性が

ある（筋・筋膜は"可燃性"が強いイメージ）。筋膜に炎症が及ぶと痛い。外観の所見の穏やかさに比して疼痛がひどく、バイタルサインが悪いときには疑う。

○**黄色ブドウ球菌（MSSA）菌血症**：感染病巣が多発する傾向のほか、ひとつひとつの病巣が、MSSAという細菌の病原性から、蜂窩織炎に見えても深部に進展しいわば"壊死性蜂窩織炎"となっている状況もある。菌血症を解除し、病巣のドレナージを要するかもしれない。

○**結節性紅斑**：前医や初療医に「両下肢の蜂窩織炎です。抗菌薬を始めておきました」と申し送られたら疑う。「両下肢の蜂窩織炎」は、原則ないと考える。両下肢に同時性を持って蜂窩織炎が成立することは確率的にきわめて低いため、両下肢に蜂窩織炎様の病変を来たしうる全身病態を考えたほうがよく、その代表的なものが結節性紅斑である。

○**深部静脈血栓症**：下肢の「腫脹・発赤・疼痛」は、蜂窩織炎と様相が似る。逆に、浮腫がある下肢はそもそも（比較的silentな）静脈血栓がもともと存在していることもあるし、血栓形成のリスクにもなる。蜂窩織炎と深部静脈血栓症の併存にも注意したい。

○**ベイカー嚢胞（Baker's cysts）の破裂**：膝窩に延びた滑液包の一部が嚢腫を作るとこれをベイカー嚢胞と呼ぶ。このベイカー嚢胞が破裂すると下腿の深部静脈血栓症と臨床的に酷似してしまう。下肢の急な炎症性疼痛ということで、蜂窩織炎に似なくもない。どちらかというと、深部静脈血栓症の鑑別で問題になる。主にエコーやMRIなどの画像検査で区別される。

○**化膿性関節炎**：単関節の強い化膿性の炎症を呈しているとき、皮膚発赤や腫脹の著しさ、疼痛などのために蜂窩織炎にみえることがある。

稀 な 鑑 別 疾 患

○**皮下脂肪織炎様T細胞リンパ腫**：皮下脂肪織を主な浸潤組織とする稀な節外リンパ腫。主に四肢などの有痛紅斑で発症するため、細菌性の蜂窩織炎とされがちである。発熱などの全身症状のほか、血球貪食症候群を合併し致死的となることがある怖い病態である。

○**丹毒様紅斑**：家族性地中海熱の発作の一型・一症状である。下腿にできることが多く、皮膚所見の性質自体は顔にできるふつうの丹毒と似る。正直、私が日本で一番診ている可能性があるので、ふつうの読者はこの鑑別は忘れていいと思われる。

経 過 と 治 療

∞∞ Usual タイプ ∞∞∞∞∞∞∞∞∞∞∞∞∞∞∞∞∞∞∞∞∞∞∞

○軽症から、歩行困難なレベルまで広いが、軽症のものは経口抗菌薬を使って外来で治療できる。

○下肢の広範囲におよぶケースで、歩行によって局所の安静が保てない時には入院を検討する。

○診断名で入院適応を考えるのではなく、あくまでバイタルサインや、臓器障害の有無、併存症の重さ、全身状態全般で決める。あとは、広範囲の蜂窩織炎のケースで、まめな通院が困難な場合にも入院になることが多い。

○個人的には入院のデメリットを感じてしまうケースを多く経験するのと、外来でも治せるケースも多いと感じることから、入院を強く勧める状況はわりと少ない。

○治療は、表在のGram陽性球菌（黄色ブドウ球菌とレンサ球菌）を標的として、点滴ならセファゾリンを使用する。外来で連日

点滴をするならセフトリアキソンは1日1回投与で確実に治療できる。

○経口薬はおそらく外来治療可能と判断されたケースで使用されるのだと思われるが、免疫不全がなく軽症であればあるほど抗菌薬なしで自然軽快しているようにみえることがある。

○よって、個人的には炎症範囲が広くない軽症の蜂窩織炎の場合には、広域とせずアモキシシリンで対応している。

○処方したら数日あるいは1週以内に再診し、局所を確認。食欲や全身状態などを確認して治療継続について判断する。

○点滴治療の場合も、1週間前後くらいの治療期間になることが多い。

菌血症タイプ

○感染症への治療はそのまま血液培養結果に応じて抗菌薬を選択する。

○大多数がペニシリンに感受性のレンサ球菌であるため、アンピシリンになることが多いはずである。

○治療期間は合併症の有無にもよるだろうが、点滴の期間を5〜7日間はとる。

○MSSA菌血症の場合は、格別な配慮をする。遠隔病変の精査、ドレナージ、治療もセファゾリンを2週以上は投与することになる。感染症科コンサルトが望ましい。

フォロー

○ここでは、主たるリスク因子になりやすい日頃の浮腫、とりわけリンパ浮腫のマネジメントに触れておく。

○リンパ浮腫に対しては、スキンケアや弾性ストッキング着用な

どによる圧迫など、日常的なセルフケアを教える。とにかく皮膚をきれいにしておくことである。

○運動療法も重要で、血行を良くし下肢筋力をつけるアドバイスをする。

○保存的に改善しない場合は、リンパ管静脈吻合術を検討する（それができる医療機関に紹介する）。

○リンパ浮腫が解除されぬまま蜂窩織炎を反復することがあるため、反復させないためにリンパ浮腫の治療は重要である。

○長年のリンパ浮腫の既往ではなく、最近見つかったリンパ浮腫と思われる浮腫は、骨盤内の画像検査も含めてそもそも浮腫の原因精査をする。

References

〈1〉 RJ Green et al. Necrotizing fasciitis. Chest 1996；110：219-29. PMID：8681631

〈2〉 AB Raff et al. Cellulitis：A Review. JAMA 2016；316：325-37. PMID：27434444

〈3〉 EY Tay et al. Clinical outcomes of bacteraemia in cellulitis of the leg. Clin Exp Dermatol 2014；39：683-8. PMID：24985315

感染症

22. 感 染 性 心 内 膜

○心臓は激しく運動し、中の血液もかなりダイナミックに流体運動をする。ただし心筋はその持久性を高めるため、運動自体はなるべく低エネルギーですむようロスを最低限にして血液の出し入れを行っている。

○心臓という構造物の内腔はそれをスムーズにするあらゆる工夫がなされているはずであるが、弁膜症や先天性心疾患などがあるとそうもいかない。

○同じ心腔内でも、行き交う血液の容量や圧力の不均衡が起きたり、ひどいと逆流が起きたりする。

○構造の異常が血流という流体運動の障壁となって、局所に"よどみ"や乱流を生じさせる。

炎

○そうした、血液の流れが悪いところと接した心内膜では、細菌の物理的洗浄作用が行き届かない。細菌はここへ付着・浸潤・病巣形成・定着といったプロセスを経て疣腫／疣贅を作るが、これを感染性心内膜炎 (infective endocarditis；IE) と呼ぶ。

○IE が成立するには、①心腔内の構造異常や弁逆流などの心臓構造異常がある、②細菌血がコンスタントに心臓内に流入する状況が成立している、といった要因が必要で、細菌自体の毒性も重要だが、①②のパワーバランスは①＞②のことも②＞①のこともある。

○IE は臨床的には、敗血症ではなく、菌血症 (の概念) のスペクトラムとしての病態である。

感
染
症

○敗血症は強烈なサイトカイン放出が血管透過性亢進や末梢血管拡張を招き急速な循環不全となる病態である一方、IEは「菌血症➡心内膜に病巣感染が成立➡持続的な菌血症➡病巣が疣腫化して"贅"となる➡疣贅の破綻による塞栓症」というのが基本病態であり、つまりIEは敗血症ではない。

○この病態プロセスのどこで見つかるか・どこが目立つかでIE全体の臨床的なプレゼンテーションが決まる。

○たとえば菌血症の時期が長ければ、不明熱的となるし、血液培養陽性の原因精査として診断されることが多い。

○新しい心雑音を聴取したり、心不全の診断の後にIEが見つかることもあるだろう。あるいは、末梢での塞栓症状を呈してから診断されるIEもある。

○ ただし、心不全や塞栓イベントが起きてから診断されるようでは遅すぎるのである。

○ 診断に使われるDuke基準の"罠"はその点にあり、この基準は分類基準であって、塞栓イベントがあることを前提にしている。

○ 分類基準というのは臨床研究のためのものであり、臨床では塞栓イベントを待ってIEを診断するようなことがあってはならない。

○ IEの診療経験のある臨床医が「これはIEだ」とすれば、Duke基準を満たしていなくても、それはIEなのだと思われる。

疑 い か た

○年齢は重要ではない。心臓の構造異常があるかどうかが重要である。

○IE発症の一番のリスク因子は、IEの既往である。他、人工弁置換術後患者、先天性心疾患の患者（後述）、アトピー性皮膚炎や血液透析の患者などでもリスクが高い。

○「心臓構造異常」の具体例としては、下記のとおりでこれらはいずれもIE発症可能性の高いものたちである。

IEの発症リスクとなる心臓構造異常

- ほとんどの先天性心疾患
- （後天性の）弁膜症
- 閉塞性肥大型心筋症
- 弁逆流を伴う僧帽弁逸脱

○先天性心疾患では、単心室・完全大血管転位・ファロー四徴症は極端に高いリスクである。

○成人診療でかつ日常診療でときに出会う、心房中隔欠損は、IE発症のリスクとならないとされる一方、逆流を伴う僧帽弁逸脱はリスクであり、また閉塞性肥大型心筋症もリスクである。

○これらの知識があれば、たとえば血液培養陽性となりIE精査で心臓超音波を実施したときに「僧帽弁逆流はありましたが、疣贅がなかったのでIEは否定的です」のロジックの危うさを知ることができる。

○すなわち、疣贅はなくても弁構造異常はあるわけでそこに心腔内の乱流はあり、これはいつでもIEのリスクとなる。

○経胸壁エコーで疣贅はないとしても、菌血症の判明後も日々聴診を行い逆流量をフォローする、経胸壁心臓超音波による検出感度以下だったかもしれず経食道を施行してみる、などの次のプランに進むべきなのである。

> **受 診 ・ 発 見 パ タ ー ン ❶**
>
> 生活習慣病および僧帽弁逸脱症で循環器クリニックにて経過観察中。最近熱が出るようになったが、そのクリニックは遠いので近くの診療所を受診。抗菌薬で様子をみるように言われ処方。服用すると熱が良くなるがやめてしばらく経つとまた発熱。上気道症状はなし。そうしたことが月に1〜2回あって、3カ月ほど経過したころ、熱の期間や高さが上がってきたので「不明熱精査目的」で紹介された。

○総合病院に紹介受診後、その病院の初期研修医が血液培養をまず実施し、その血培からレンサ球菌が発育して即診断される、というようなパターンがある。

○ポイントは、心臓構造異常がある患者にIEを警戒するという点と、菌血症は月の単位の経過でも十分持続しうるという点である。

○いうまでもなく「抗菌薬適正使用」がきわめて重要な事案であるといえる。

特に既往がない患者。ここ数日高熱が続き、手足にまだら
の紫斑も出現。左手首、右肩、腰の痛みがひどく動かすと
増強しつらいので救急要請。救急医は入院が必要と判断。
なんらかの感染症やアレルギー、自己免疫疾患などを疑わ
れ、血液培養採取のうえ入院となった。入院時の血液培養
から黄色ブドウ球菌が発育し、心臓超音波を実施したとこ
ろ大動脈弁逆流と同弁に付着する疣贅を認めた。

○市中感染症のカテゴリで、特に既往のない患者がソース不明瞭
　なまま黄色ブドウ球菌菌血症を発症し、IEや多発する病巣感染
　を伴ってくるようなパターンである。

○若年者でもありうるので非常に恐ろしく、血液培養の閾値を下
　げておきたいところであるが、この市中の黄色ブドウ球菌のIE
　は容易に弁破壊などに進展し、入院した夜に急変し難治性の心
　不全となったりすることがある。

○通常は外科手術を必要とする病態である。

心室中隔欠損症（VSD）が幼少期からあるが、1年に1回の
エコーのフォローだけでよいとされ手術歴もない患者。4カ
月前に38℃の発熱があり、かかりつけ医を受診。CRPが陽
性であったため抗菌薬を処方された。解熱しCRPも陰性化
したが、1週間くらい経過すると再度発熱しCRPも上昇した
ため、その都度アジスロマイシンや、第3世代セフェム系の
内服薬を処方されていた。2日前から呼吸困難感・胸痛を伴
うようになり総合病院を受診した。胸部X線で肺結節影を
認め、胸部CTでは両肺下葉末梢優位に、径1cm前後の多
発肺結節影を認めた。一部は空洞を形成している結節もあ

> る。入院となり、はじめに実施した血液培養から*Streptococcus mitis*が陽性となった。経胸壁心臓超音波で三尖弁に疣贅を認め、敗血症性塞栓を伴った IE の診断となった。

○いわゆる右心系の IE の一型で、遠隔塞栓の先が肺動脈であり、その病巣が septic emboli として肺多発結節影という表現型になっているパターンである。

○右心系の IE では、脳塞栓・腎梗塞・脾梗塞・末梢動脈塞栓などは起こさない。

○それらは体循環系の塞栓であり、左心系の IE でみられる塞栓症である。このイメージを持ちすぎると、右心系の IE の病像を IE かもしれないと疑えなくなるため、このパターン❸は知っておく必要がある。

身 体 診 察

○聴診は重要である。「疣贅の音」という IE に特異的なものはないが、心内に構造異常があればそれが心雑音として聴こえる。

○「逆流性雑音」を積極的に聴取するようにする。「逆流性雑音」というのは、収縮期にせよ拡張期にせよ、その間じゅうずっと聴こえる雑音のことをいう。

○このような雑音は通常聴取しやすく、高調であればさらに容易である。

○ただし低調の全収縮期雑音というのもあり、これは僧帽弁逆流で逆流量が多いときに聴かれる。"派手（＝高調）"な雑音だからと逆流量が多いわけではない。

○末梢塞栓所見は重視する。

○爪下線状出血（splinter hemorrhage）、眼瞼結膜の出血（**図6**）、Osler結節（指頭部の紫赤色の皮下結節で有痛）、Janeway疹（**図7**）あたりが名称として有名だが、眼瞼結膜の出血と四肢末端の疼痛の頻度が多く、重要である。

○典型Osler結節を呈していなくても、IEを疑うような患者が手指先端などを痛がるようなら、それは塞栓症状である可能性が高い。

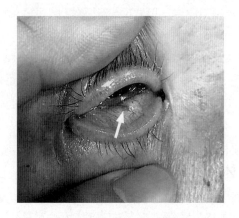

――[図6]――――――――――――――――――

眼 瞼 結 膜 出 血

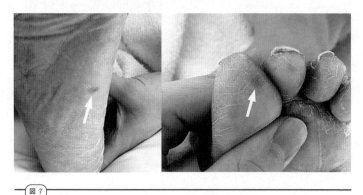

――[図7]――――――――――――――――――

J a n e w a y 疹

手掌・足底の小赤色斑。無痛性である

本当に問題になる鑑別疾患

○**リウマチ性多発筋痛症：**リウマチ性多発筋痛症がIEに擬態することがあるように、IEもリウマチ性多発筋痛症に擬態することがある。「なかなか治らないリウマチ性多発筋痛症」が実はIEだったということはあり、恐ろしい話である。リウマチ性多発筋痛症と思えたケース全例に血液培養を実施すれば防げる。

○**各種要因による急速進行性糸球体腎炎：**これは急速進行性糸球体腎炎だろうと思えても、一度はIEかもしれないと考えておくことが重要である。

経 過 と 治 療

○原則は、病原体に特異的な抗菌薬を点滴投与することと、外科手術（心臓構造異常のリペアと疣腫の除去）である。

○そのために、血液培養によって、感受性試験まで含めた病原体の固有名詞までの同定がきわめて重要であり、また心臓血管外科へのコンサルトを怠らない。

○市中発症のIEが強く推定されるが病原体が未確定といった状況で、かつ弁破壊などのためすでに心不全徴候がある（血行動態が不安定）などの緊急性があるときには、黄色ブドウ球菌であることを前提に治療を開始する。

○その際のレジメンと流れを下記に示すが、これはたとえば「血液培養でGram陽性球菌が発育したがまだ菌名が確定されない段階である一方、心雑音がある・心臓構造異常がある・すでにエコーで疣贅がある・塞栓症状があるなどの理由でIEを疑う状況にはある」という場合にも適用できる。

MSSAの可能性が高い。よってまずは可及的速やかに下記を行う

・セフトリアキソン2g＋生理食塩水100mLを15〜30分で点滴投与
　続いて下記を投与する

・バンコマイシン15mg/kg（ほとんどのケースで1gでよい）
　＋生理食塩水100mLを1時間以上かけて点滴投与

このセフトリアキソンを先行させたわずか15〜30分を待てないと思
えば（＝そこまでMRSAや*Enterococcus faecium*を疑う理由があるなら）
バンコマイシンを先行する。

脳塞栓がすでにある場合はこのままセフトリアキソンは12時間おき
とするが、通常はこのあとは、下記の「①＋③」あるいは「②＋③」
とする。菌名が判明したら必ず最適化する。

①セファゾリン2g＋生理食塩水100mL、8時間おきに点滴静注

②セフトリアキソン2g＋生理食塩水100mL、12時間おきに点滴静注

③バンコマイシン15mg/kg＋生理食塩水100mL、12時間おきに
　（血中濃度で投与量と投与間隔を調節）

〜〜〜 **経過・フォロー** 〜〜〜〜〜〜〜〜〜〜〜〜〜〜〜〜〜〜〜〜〜〜〜

○治療期間は、菌種や使用する抗菌薬、外科的介入をする／しな
　いなどによって変わってくる。

○血培の陰性化が第一目標。さかんに塞栓症を起こしている場合
　は疣贅の除去が第二目標。後者は、心臓手術による構造異常や
　破壊のリペアとセットになることがほとんどである。

○IEのマネジメントは、慣れているか・いないかがまず重要で、
　慣れていなければ紹介・転送が望ましい。

○具体的な候補は、病床を持っている感染症内科がある病院か心臓血管外科である。循環器内科は、IE診療も自分たちの仕事であると考えている循環器内科であれば大丈夫である。

○IEの診療に慣れていない循環器内科なら、IEの診療に慣れている総合内科のほうがよい。感染症専門医でも、IE診療に慣れていない場合は不適である。

○もちろん循環器内科でもよいのだが、相談した医師がcardiologistであれば問題ないが、"arrhythmologist"や"vasculologist"だと不適である。

○若年の患者が急な病魔に襲われることもある病態であり、IEは放置した場合の死亡率は100％、適切にマネジメントされないと死亡は免れても深刻な不可逆的な後遺症を残しうる。

○「たかが感染症」と高を括らず、相対的に悪性度の高い疾患と認識し、素早く初期診療を行う。

感染症

━ References ━

〈1〉B Hoen et al. Clinical practice. Infective endocarditis. N Engl J Med 2013；368：1425-33. PMID：23574121

23. 髄 膜 炎・脳 炎

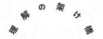

○髄膜炎は、髄腔内・髄液中で盛んに生じた炎症反応が神経細胞を障害し神経学的ダメージを及ぼしうる病態で、髄膜炎と聞けば一般には深刻視される。

○脳炎は脳実質に炎症が及んだ、あるいは脳実質で炎症が発生した場合をいう。

○病原体によって引き起こされればそれは"感染性の"髄膜脳炎ということになるが、病原体によらないものもある。このことは、髄膜炎の病態を理解する一助になる。

○本項の記述で意識的に除外したいのは、感染性の髄膜炎において、病原体が髄腔に直接浸潤的に侵入して生じるものである。

○これが成立するには、非内因的な要素が関わ

っていることが多く、たとえば脳外科術後、ひどい頭部外傷後、髄腔に接する構造物の破綻、先天的な構造異常といったものである。つまり内科らしくない。

○これらは単純にいえば、その破綻部位を介して容易に髄腔に"何か"が直接侵入できる状況であるわけで、病原体であればそれらが侵入して初期は局所的に炎症が惹起され、そして病巣を作ったり髄膜炎になったりする。

○脳膿瘍なども、その局所では髄膜脳炎が併発・先行しているのだろうと思われる。

○一方ウイルス性髄膜炎は、ウイルスが膿瘍や病巣を作るような振る舞いはふつうしな

いので、ウイルス排除に関わる免疫反応（炎症）が髄膜炎病態を成立させている。あえていえば、局所ではなく髄腔内全体に炎症が生じている。

○このとき、もし感染症の場合、病原体がどこから侵入している（影響を及ぼしている）のかは少し重要で、病的応答によって「機能的に破綻した血液脳関門」を通過し、要するに血行的に入ってくるのである。

○つまり思い切っていえば、細菌性髄膜炎は菌血症が、ウイルス性髄膜炎はウイルス血症が先行することが前提の病態なのだと思われる。

○血液脳関門を通過し髄膜炎成立後、ずっと病原体の行き来があるわけではなく、おそらく比較的すぐに血液脳関門の機能は戻る。そうなると、髄腔が元の閉鎖空間になる一方でその中では炎症が生じているため、結果として（炎症状態が"閉じ込め"られ）髄腔という局所の炎症となり

これを髄膜炎と呼んでいる可能性がある。

○ 先に述べた、「病原体によらない髄膜炎」というのは、一般には無菌性髄膜炎と呼ばれているかもしれないが、そうするとウイルス性もここに含まれてしまうため少しニュアンスが異なる。

○ 多いのは、膠原病や菊池病、あるいはサルコイドーシスなどの全身疾患に由来するもの、あるいは原田病などである。おそらく髄膜炎が成立する機序はほぼ不明であろうが、病態に由来して血液脳関門の機能が障害されるのだろうとは思われる。

○ 髄膜炎は、いわば髄腔におけるサイトカインストームであるから、それだけであれば症状は熱、頭痛、嘔気といった比較的non-focalな、つまりは全身的症状となる。

○ 脳炎ではその炎症が起きている脳実質に由来する神経症候が生じる。髄膜炎でも、炎

症が進展、あるいは病巣を作って脳や脳血管
へ浸潤すればその脳機能に由来する神経症状
が出るだろう。

疑 い か た か ら 治 療 ま で

髄 膜 炎 の myth(s)

〇髄膜炎の3徴とは、発熱・頭痛・嘔気で、「これがあれば速やか
に腰椎穿刺を」と教える教科書は多い。

〇しかし現実の臨床では、発熱・頭痛・嘔気を満たす患者は多く、
そういう患者全員に腰椎穿刺を実際しているわけではなく、こ
のスローガンはひどく非現実的である。緊急の対応を要するの
は、細菌性髄膜炎である。

〇しかし細菌性髄膜炎はきわめて稀な疾患である。年間1,500例
という数字が有名だが、実は0〜4歳だけで6割を占めるうえ、
細菌性髄膜炎が稀な世代である5〜50歳のうち、病原体がわか
ったケースの8割が肺炎球菌であるとされる（1999年4月から
2001年12月までに集計された763例からのデータより）。

〇またその5〜50歳では、半分に基礎疾患があり、残りの半分は
乳幼児からの家族内感染との関連が疑われるという。

〇Hibワクチンや肺炎球菌ワクチンが普及した今、さらに稀な疾
患となっている。

○まして、昏睡で救急搬送された患者（ワクチン未摂取の小児など）ならともかく、内科外来に「発熱・頭痛・嘔気」を訴えて独歩で受診した基礎疾患のない意識清明の成人に、判を押したように「即、腰椎穿刺」で良いかといわれたら良くはないと思うのである。

○しかも、従前の教科書では「髄膜炎を疑ったら30分以内に抗菌薬投与」「状況によっては腰椎穿刺を待たずに投与」のような記載もある。

○デキサメタゾン投与を先行させ、ペニシリン耐性を考慮してバンコマイシンを併用して……などと、これらが本当にまともな判断といえるだろうか。

○少し細菌性から離れるが、そもそも髄膜炎かどうかがそこまで重要だろうか。

○たとえばウイルス感染症の経過をみていて、髄膜炎になっているかどうか調べるために腰椎穿刺をすることはある。

○しかし、ウイルス性髄膜炎のほとんどが特異的治療はなく、対症療法が治療となる。

○軽度な髄液異常のみを呈した、頭痛や熱が治りづらいというだけで特に意識障害もなく、神経症候もない成人ウイルス性髄膜炎に対して、「念のため」と称してアシクロビルを2週間投与するために入院するのは、本当に妥当だろうか。社会的・医療リソース的なロスといえないだろうか。アシクロビルの副作用のデメリットのほうが高くはないだろうか。

○これまでの日本の医療現場でみられてきた、"髄膜炎ヒステリー"ともいうべき持病をそろそろ克服したらどうかと思う。以下、❶細菌性髄膜炎をそれでも疑うとき、❷気をつけるべきウイルス性髄膜炎、の2点に絞って解説を試みる。

細 菌 性 髄 膜 炎 を そ れ で も 疑 う と き

○下記のような状況のときは、速やかに腰椎穿刺が必要と考える。
また、そもそも入院も必要である。

> **腰 椎 穿 刺 の 適 応**
>
> ・菌血症の患者に意識障害[*]やけいれんを伴っているとき
>
> ・意識障害[*]やけいれんを起こした患者に強い炎症反応（CRP上昇など）
>   があるが、その原因がわからないとき
>
> ・発熱している免疫不全の患者に意識障害[*]やけいれんを伴うとき
>
> [*]「意識障害」は、意識混濁（応答が悪い〜閉眼したままなど）や精神変容（せん妄や興奮など）を合わせたものを指す

○そのうえで細菌性と考えて動くのは、以下のような所見を得た
ときである。

> **細 菌 性 髄 膜 炎 と 考 え る べ き 所 見**
>
> ・髄液糖が極端に著減している
>
> ・髄液が白濁している（練乳やいちごミルクのような）
>
> ・髄液細胞数が極端に著増している
>
> ・肺炎球菌尿中抗原検査を髄液検体で行い、陽性のとき
>
> ・髄液が程度によらず髄膜炎的で、その患者が菌血症であるとわかっ
>   ているとき

○細菌性髄膜炎だろうと思ったその瞬間が治療開始の基準であり、
成人ならセフトリアキソン2gを点滴投与する。実はslow IV
（ゆっくり静注）でよく、生食50mLに溶いて全開点滴投与という
のが現実的である。

○次に、リステリア（*Listeria monocytogenes*）をカバーするかを検討する。もちろん髄液グラム染色で決めたいのは当然だが、もし抗菌薬の前投与があった場合は反応（消失）しやすく、グラム染色偽陰性の可能性、あるいはすぐにグラム染色が実施できないなどの事情もあるだろう。

○教科書的には50歳以上はカバーすることになっており、それには従う。あとは、担癌患者、免疫抑制剤・ステロイド使用者、肝硬変、糖尿病、AIDS患者、妊婦は（年齢によらず）カバーする。

○急性腸炎が先行した病歴を持っていたらカバーする。チーズ、生ハム、スモークサーモンなどの摂取歴があるか、低殺菌乳などを摂取する習慣があるか、なども聴取する。

○治療はアンピシリン2gを4～6時間おきに点滴投与する。培養陰性で否定的と考えてカバーを外す。

○治療については、ペニシリン耐性かつセフトリアキソン耐性の肺炎球菌の可能性も残るという理由でバンコマイシンを先行させることを選んだとして、個人的には点滴しているその1時間の（無駄の）ほうが気になる。

○1時間を惜しむべき状況で、途方もなく低い確率と思われるセフトリアキソン耐性の肺炎球菌の可能性をまず考えることなどせずに、さっさと10分くらいで静注し終わるセフトリアキソン投与を先行してしまうほうがむしろ合理的に思える。

○経験的治療としては「即座にセフトリアキソン→続いてバンコマイシン」でよいと私は考える。

○なお、真菌性髄膜炎というのは、実質クリプトコッカス髄膜炎のことである。

○健常者でも生じうるが、リステリアをカバーしたくなる背景を持つ患者には疑うべきである。

○具体的には髄液検体でクリプトコッカス抗原を提出する。陽性ならクリプトコッカス髄膜炎と診断する。

○クリプトコッカス髄膜炎は医療曝露のない者にもあり得るため、髄膜炎と思われる状況で状態が悪い・原因や背景が不明であるような場合には考慮しておく。

② 気をつけるべきウイルス性髄膜炎

○髄膜炎的病歴で、頭部MRIで脳実質にT2高信号があるときは、脳炎の可能性があるが、臨床的な手順はアシクロビルの投与である。

○非細菌性で、神経巣症状がなく、意識障害もない髄膜炎については、まずはウイルス性髄膜炎とするだろう。個人的にはアシクロビルのカバーすら不要と思うが、さまざまな理由で入院することになる場合にはカバーする。

○意識障害（意識混濁、応答不良）や精神変容（性格変化、異常行動、過活動、興奮、多弁など）は、そもそもこれらに対する鑑別疾患としてウイルス脳炎（特にヘルペス性）があり、アシクロビルでカバーする。

○皮疹を伴う帯状疱疹が併存している髄膜炎は、VZV（水痘・帯状疱疹ウイルス）髄膜炎と考えて、入院・アシクロビルがやはり必須である。

○難しいのは高齢者で、皮疹出現に髄膜炎が先行することがある上、髄膜炎らしくない病歴で来ることがある。

○具体的には、亜急性の認知症、ごく軽度の意識障害のみ（何となく少し前より応答が悪い、軽度の傾眠）、などである。

○慢性硬膜下血腫や菌血症などを検討したのち、原因がはっきりしないときはこうした軽微な症候にも気に留め、腰椎穿刺を行

いたい。

○アシクロビルの副作用には注意する。アシクロビル自体に、頭痛・嘔気、脳症の副作用がある。また急性尿細管障害・腎症、骨髄抑制・血球減少、薬疹などがある。

○十分な水分摂取あるいは輸液、腎機能に合わせた用量と投与間隔の調整を必ず行う。

── References ──

〈1〉日本神経学会ほか. 細菌性髄膜炎診療ガイドライン2014. 南江堂

〈2〉石黒 精. サイトカインからみた髄膜炎. 日臨免疫会誌 2000；23：1-11

感染症

24. 化 膿 性 関 節 炎

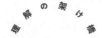

○関節は無菌状態にあるが、化膿性関節炎は何らかの経路あるいは正常機構の破綻から病原体(主として細菌)が関節に侵入し、感染病巣を作って生じる。

○その侵入経路は、①関節が損傷して侵入、②血行性播種、③関節の近接部から浸潤して侵入、に大別される。

○①の原因は関節穿刺、手術、外傷などがある。②は菌血症の結果である。③は人工関節の感染、関節近傍の蜂窩織炎や骨髄炎からの波及、などがある。

○菌血症も、市中感染ではグラム陽性球菌によるものが多く、①も皮膚の常在菌に由来することが多くやはりグラム陽性球菌によるもの

が多い（③は日常診療では稀である）。

○ 一番ありふれた本症の症候および身体所見は、単関節の著しい炎症性関節炎で、関節局所の腫脹・発赤・疼痛が著しい。

○ 実際には、単関節炎は偽痛風なども鑑別に挙がり頻度も高いが、化膿性関節炎は深刻であるため必ず感染性を否定しつつ進めることになる。

○ 黄色ブドウ球菌の菌血症の結果としての化膿性関節炎は、非常に治療難易度が高い。その関節のみならず（＝単関節炎とはならず）、他の部位に複数の感染病巣を作っていることがあり、局所浸潤性も高く部位によっては深刻な後遺症を残しうる。

感染症

○また、菌血症でなく①の侵入経路の場合でも、ひとたび感染症が成立すれば局所炎症は強くなり、治療がうまくいかなければ当該関節の機能障害の可能性を残しうる。

○罹患関節は、膝が多く、股関節、足関節、肩関節、手関節などもある。

○菌血症の"なれの果て"の場合には、椎間関節や仙腸関節などにも病巣を作る。

○総じて本症は、緊急性のある病態である。考慮する優先順位を高くしておく。

疑 い か た

診 断 ま で の 経 緯

○炎症性の関節が1箇所でもあれば疑う。まずは関節炎というものを認識するのが第一歩である。

○「炎症」の基本に立ち返る。関節が外表からして見るからに腫脹し皮膚色が赤みを帯びている（発赤）ことで、炎症が起きている

関節はすぐ同定できる。

○当然その関節は、痛い。自動的にも他動的にも痛く、関節の痛みであるのだから、「曲げた」ときに疼痛が惹起される。これが関節炎である。

○少しでも動かすと痛い、というのが本症を疑う端緒でもある。実際診察でも少しの関節他動で疼痛が惹起される。

○発熱、血液検査でのCRP上昇なども参考にする。疑った場合の第1ステップは、「関節穿刺＋関節液の吸引」と「血液培養」である。

○関節液の外観が、混濁あるいは白濁に近い様相であれば化膿性の可能性がある。穿刺液の分析で白血球数をカウントできるならば、20,000/μL以上になっていることが多い。

○当然関節液はグラム染色・培養検査を行うために提出し分析を行う。

○述べたように、関節内は無菌であり、検鏡の段階で有意な細菌の増殖をみればそれだけで化膿性関節炎の可能性が高まる。

○たとえば淋菌性関節炎は播種性淋菌感染症のスペクトラムとして認識されるが、多量の菌が体じゅうに播種するという印象を抱いてしまう。これは少し間違っていて、実際には局所に菌がいても大量ではなく、生体が強く反応して炎症が著しく惹起された状態像をみている。

○注意すべき鑑別病態は、偽痛風や蜂窩織炎になるのが実際的である。どちらの病態も、もし本当は化膿性関節炎なのだとすれば過小評価することになってしまうため、誤認を避けたいところである。

○ただし現実問題、健常者や医療曝露のない人が単関節炎で初診した場合、それが化膿性関節炎であることはきわめて少なく、多くが結晶性関節炎である。

○これに関しては関節腔について少し考える必要がある。関節腔は、髄腔同様無菌でなければならないスペースであるが、逆にいえば正常の人では関節腔は非常に堅牢に守られる機構を持っているともいえる。

○関節は物理的刺激を絶えず受ける部位であるわりに（からこそ？）、外部からの菌侵入を容易くは許さない構造となっているようにみえる。

○すると化膿性関節炎が起きているというのは、よっぽどのことなのである。すなわち、すでに述べたように関節穿刺、手術、外傷といった物理的な破損によって関節腔が外界と交通してしまうことで、本来入れないはずの菌が関節腔に侵入し、そのなかで病巣感染が成立している。

○単関節とはいえ、内因的な仕組みによって関節腔内が化膿性に関節炎を起こす確率の低さがわかる。ひどい物理的破損でもなければ、そうそう関節腔へ菌は侵入できない。

経 過 と 治 療

∞∞ 経 過 ∞∞∞∞∞∞∞∞∞∞∞∞∞∞∞∞∞∞∞∞∞∞∞∞∞∞∞∞

○放置は、感染病巣付近の関節の機能予後に関わる。

○発症すれば関節破壊まで数日、という時間単位で考えておく。

○感染症自体が制圧されなければ、生命の危機などにもつながる。

∞∞ 治 療 ∞∞∞∞∞∞∞∞∞∞∞∞∞∞∞∞∞∞∞∞∞∞∞∞∞∞∞∞

○血液培養で黄色ブドウ球菌疑いの菌が検出したという報告が来たら、セフトリアキソン2gを1回点滴し、続いてバンコマイシン1gを点滴する。

○黄色ブドウ球菌（MSSA）の菌血症だと分かった場合は、セファゾリン単剤に変更し、1回2gを8時間おきに点滴する。MRSAの場合は、セフトリアキソンは中止し、バンコマイシンを投与継続する。

○非MSSAのグラム陽性球菌の菌血症の場合は、レンサ球菌がほとんどであろう。感受性結果を確認し、アンピシリンの点滴（2gを6時間おき）を行う。

○①の経路で感染が成立した場合に多いが、腫脹の強い炎症関節では、可能限り穿刺液を排液する。実際には整形外科医が洗浄することが多かろうと思われる。

~~~ References ~~~

〈1〉 ME Margaretten et al. Does this adult patient have septic arthritis? JAMA 2007；297：1478-88. PMID：17405973
〈2〉 佐々木 毅. 感染性関節炎. 日内会誌 2010；99：2484-9

感
染
症

25. クロストリディオイデス・

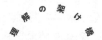

○ *Clostridioides difficile*（クロストリディオイデス・ディフィシル）感染症は毒素を産生する *C. difficile* に関連した感染症の総称である。

○ *C. difficile* を保有した宿主が、抗菌薬などの投与によって腸内細菌叢が撹乱されると、消化管内で活性化した *C. difficile* が増殖する。

○ これに対して、宿主が十分な免疫応答をもって排除に向かわせることができないと、宿主の免疫が負ける形で腸炎や下痢症を発症する。これを *C. difficile* infection（CDI）と呼ぶ。

○ 本菌は、グラム陽性桿菌で空気に触れると死滅する嫌気性菌ではあるが、芽胞を形成すると乾燥、加熱、アルコール消毒にも耐性を示すようになり、広範囲な環境で長期間生存で

ディフィシル感染症

きてしまうという特性を持つ。

○ リスクは抗菌薬使用だが、年齢も重要である。65歳以上では若年者と比べて10倍なりやすい。

○ 他にPPI使用、ICUなどでの治療歴、免疫不全、肥満などもリスクになる。

○ 抗菌薬は、クリンダマイシンが有名だがペニシリン系、セファロスポリン系、キノロン系などでもリスクとなる。

○ 抗菌薬治療1週以内に発症していることが多いが、終了してもリスクは続く。およそ月の単位で続く。

疑　い　か　た

○抗菌薬使用者の下痢症で疑う。コモンなので広めに疑う。

○高齢者（65歳以上）なら特に疑うが、外来・若年者であっても下痢症自体の改善が難儀するなら本症を疑う。

○血液検査では白血球が高いという特徴はあるが、「抗菌薬関連下痢症」から引っ掛けるのが一番適切であり、近道だろう。

○検査はCDトキシン、あるいは菌の抗原（glutamate dehydrogenase；GDH）を検出する抗原キットが頻用される。

○CDトキシンは、感度が高くても80％程度と低めであることが問題で、陰性でも否定できない。そこでより感度が高いGDHを併用するが、今度は偽陽性が問題になる。

○GDHは、トキシンではなく *C. difficile* という菌の抗原の有無をみているだけであるので、トキシンを産生しない *C. difficile* でもその存在下で陽性となってしまう。

○遺伝子検査を用いた適切な診断手順の確立が望まれている。いうまでもないが、下部消化管内視鏡による偽膜形成の確認で代替できる。

経　過　と　治　療

∞∞ 経　過 ∞∞

○入院中の発症が多いこともあって、あまり自然経過をそのまま

みるようなことはない。

○検査を行い、疑わしければ治療介入が始まるだろう。

○重症化することはもちろんあるが、海外と比べて日本の CDI はやや軽症が多い。

○中毒性巨大結腸症、ショックといったことは重症かどうかの目安となる。

∞∞ **治 療** ∞∞∞∞∞∞∞∞∞∞∞∞∞∞∞∞∞∞∞∞∞∞∞∞∞∞∞∞∞∞∞∞∞∞

○抗菌薬の投与中であれば中止する。

○初期治療の際にすでに重症であれば別だが、ほとんど場合まずはメトロニダゾールで開始する。バンコマイシンとの優劣はあまりはっきりとしたものはない。

∞∞ **フォロー** ∞∞∞∞∞∞∞∞∞∞∞∞∞∞∞∞∞∞∞∞∞∞∞∞∞∞∞∞∞∞∞∞

○むしろ再発が問題になる感染症である。

○初回治療後の再発は20%、一度再発したケース、つまり再々発では50%前後にもなる。

○フィダキソマイシンやベズロトクスマブといった新薬が、全体のなかでどういう位置づけになるのかはまだ確立されていない。

○日本ならではのエビデンスが確立するまでは、いたずらな使用は控えるべきであろう。

~~~ **References** ~~~

〈1〉大毛宏喜ほか．*Clostridioides difficile* 感染症．日内会誌 2018；107：2261-8
〈2〉安藤 朗ほか．*Clostridium difficile* 感染症の現状．日本大腸肛門病会誌 2018；71：456-9

26. 急 性 膀 胱 炎

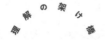

○ 主として直腸由来の腸内細菌が陰部〜尿道から膀胱へ上行し、細菌が膀胱粘膜において病原性が発揮されると強い膀胱刺激徴候を臨床的に呈する。これが許容できないとき、急性膀胱炎と呼ぶ。

○「女性」というのは、急性膀胱炎のリスクというか診断上の前提である（と考えておいたほうがいい）。

○ 尿路に関連する基礎疾患やデバイスのある・なしで、複雑性か単純性かの区別は大事であるが、治療の上では閉経前と閉経後で分ける意味はあまりない。

○ 閉経していると、複雑性の頻度が増えるというだけである。

○ 病像は、頻尿・排尿時痛・下腹部不快が急に

現れそれがつらくて許容できない、というものである。はじめてそれを経験する場合、通常患者はかなり戸惑っている。

○既往がある（再発）例でも、症状が自制内であることは少なく、容易に受診閾値を越える。かなり不快なのだろうと思われる。

○この不快が患者にとってかなり特有なためか、再発時の患者自身の発する「また膀胱炎になりました」「たぶん膀胱炎だと思います」というような発言はかなり信用できる（ので診断に有用である）。

○下腹部は不快を通り越して痛むこともあり、残尿感もよくある。

○患者自身によって排出した尿の混濁に気づ

くこともあり、これに対応して検尿では膿尿や細菌尿がみられる。

○急性膀胱炎では、赤く派手な肉眼的血尿をきたすことがある。

○膀胱炎単独では通常、発熱は伴わない。

○トイレにすぐ立てない、あるいは途中で飲水がしにくいような職場や業務に就いていることは発症のリスクなるはずである。

○性交直後の排尿やST合剤（バクタ®）内服は、膀胱炎の再発予防によいとされるが、逆にいえば性交後しばらくの長い時間排尿する習慣がないことは、発症リスクになるといえる。

○膀胱炎の既往は、膀胱炎のリスクである。

○排便時に温水洗浄便座を使用しない患者も、膀胱炎のリスクになると思われる。

○膀胱炎症状にみえても、鮮紅色の血液そのも

のを排出するときは、膀胱や尿道の外傷、膀胱内の異物、膀胱腫瘍などを疑ったほうがよい。

○急性膀胱炎は、病歴と検尿結果が合致するときに確定診断できる。

○病歴（膀胱炎症状）だけであれば、非感染性の病態や膀胱炎でない疾患かもしれないし、検尿異常（膿尿や細菌尿）だけであれば無症候性で治療不要あるいは別の病態かもしれない。

経過と治療

〜〜 **経 過** 〜〜

○無投薬でも、「飲水＋排尿」の励行が治療となって改善することがある。

○症状が軽い場合は、抗菌薬をすぐ処方せずに、経過観察する（再診させて自身で確かめる）勇気を持つことも必要である。

○通常抗菌薬で治療されれば、わりとすぐに症状が改善する。

〜〜 **治 療** 〜〜

○膀胱炎は、キノロンで3日間、ST合剤で3〜5日間、セファ

ロスポリンやペニシリンで 5〜7 日間などとされるが、実際にはこれよりマイナス 2 日くらいでも問題ないことが多い。

○診断は臨床的に行われるので、抗菌薬処方の決断は細菌学的検査に依らない。しかし、Gram 染色は抗菌薬の選択に寄与するので実施可能ならばしたい。

○まず Gram 陽性球菌なら *Staphylococcus saprophyticus* かもしれない。その場合、ST 合剤を 1〜3 日間で通常治療できる。また膀胱炎にとどまっていれば（腎盂炎でなければ）抗菌薬なしでも治癒することを多く経験する。

○小児でみられる尿道異常などで、複雑性の要素がある場合にはその限りではないので個別に判断する。

○一方 Gram 陰性桿菌なら大腸菌などの腸内細菌かもしれない。その場合、初発例あるいは抗菌薬曝露のない単純性の膀胱炎などであれば、アモキシシリン 1.5 g 分 3 を 3〜5 日間の治療で治癒できることが多い。

○セファロスポリンを使うなら、セファレキシンやセファクロル、あるいはセフォチアムでもよい。

○これらは、キノロンや ST 合剤を使いにくい妊婦やサルファ剤アレルギー患者の膀胱炎を治療するときに有用である。

○急性膀胱炎は、抗菌薬による効果はてきめんで、通常同日あるいは翌日には効果を実感できることが多い。

○複雑性は、可能な限り細菌学的検査の結果に基づき治療することが望ましいが、複雑性となっている原因について検索し、それを解除することが重要であり、個別性が高く詳述できない。

フォロー

○単純性の急性膀胱炎では通常フォロー（再診）は不要である。

○尿培養検査の感受性試験結果の確認を要するときは、再診して患者に説明する。

○抗菌薬のアレルギーを確認する。

○他所でも抗菌薬をもらい、少しの不快症状のみで漫然と繰り返し服薬していないかチェックする。すなわち、抗菌薬なしで様子をみられそうな膀胱炎に対して、頻繁に抗菌薬を飲んでしまうという懸念である。

○漫然とキノロンを服用して、CD腸炎を起こした例を目撃したことがある。

○膀胱炎と思われる症状であるのに、抗菌薬の改善がみられないときは、下記のような原因を意識する。

膀胱炎様症状が抗菌薬で改善がみられないときに考えるべき原因
・膀胱や尿道の外傷
・膀胱や尿道の異物
・膀胱腫瘍
・薬剤性（出血性）膀胱炎
・間質性膀胱炎
・感染性だが非細菌性の膀胱炎（実はクラミジア、梅毒、結核など）

○薬剤性には、シクロホスファミド、ニボルマブやペムブロリズマブ、ゲフィチニブなどの抗がん剤のほか、一部の抗アレルギー薬（トラニラスト、フマル酸ケトチフェン、オキサトミド）、あるいは小柴胡湯（しょうさいことう）や半夏瀉心湯（はんげしゃしんとう）などの「オウゴン」が含まれる漢方薬でも原因となりうる。

~~~~~~~~~ References ~~~~~~~~~

〈1〉 L Grigoryan et al. Diagnosis and management of urinary tract infections in the outpatient setting：a review. JAMA 2014；312：1677-84. PMID：25335150

27. 腎　盂　腎　炎

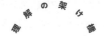

○腎盂腎炎は、尿流に逆行して上行性に細菌が腎実質内に侵入して起こる。

○これは尿管の内壁を細菌が這うように登っていって腎盂に到達する像を思い浮かべてしまうが、この説明は"モデル"であって実際にはそんなことはないはずである。

○あくまで私の推測になるが、「高い濃度の細菌尿」と「順行性尿流の相対的制限」の掛け合わせにより、尿中の細菌が腎盂に到達する機会(確率)が増して、感染が成立すると考える。

○腎盂に菌が定着し、侵入。その後尿路粘膜から各種サイトカインが誘導され、熱や炎症を惹起する。

○この炎症が、臨床的に症状につながる。具体的

には罹患側の側腹部痛、および発熱である。

○「膿尿＋発熱」だけであると、膿尿がただの定着で、発熱が腎盂局所の感染症以外の理由で起きている可能性があるから、腎盂腎炎としての特異度は低くなる。

○「膿尿＋（罹患側の）側腹部痛」であれば特異性が高い。

○本症の診断に際し、細菌性膿尿の証明は容易である。尿サンプルは一般に採取しやすいからである。

○すると診断で重要なのは、局所で感染が成立していることの証明であり、この点、身体診察が実は非常に有用である。

○側性のある腰背部痛あるいは flank pain の有無、CVA圧痛や左右の下腹部の圧痛の有無で確かめる。

○尿流は原則「上から下へ」であるが、これが相対的にスムーズではないときに「順行性尿流の相対的制限」が起きているとする。

○尿閉、尿管閉塞などの他、脱水や尿浸透圧の上昇なども相対的に尿流が悪い要因となる。

○本症は感染症ではあるが、尿の細菌学的検査で診断するのではない。

○あえて言わねばならないのがやや情けないが、正常者や無症状の人でも尿中に細菌がいることはある。

○以上のような"状況"全体を臨床的に確認し、腎盂に感染が成立したであろうという間接的な証拠を集め、高い妥当性を揃えて暫定診断をするのが腎盂腎炎の診断である。

疑 い か た

○腎盂腎炎の診断にはコンセンサスがなく⟨1⟩、また診断法を教わることのない感染症である。

○発熱すらも前提でなく、発熱がない腎盂腎炎もあるという記述⟨2⟩もある。

○しかし、腎盂腎炎の初期症状の特徴は「比較的突然の悪寒・戦慄・高熱」であると私は考える。

○これで気づかれ、検尿を行って細菌性膿尿が認められ、診察で側腹部痛に関連する所見を確認する、という流れで診断がなされるのが通例である。

重 視 す る 病 歴

○「突然発症」「急な嘔気や食思不振」「いきなり高熱」を掴む病歴聴取をする。

○嘔吐することがあり、嘔吐が主訴になることすらある。

○個人的に、食思不振や嘔気の存在をかなり重視している。腎盂は尿管の一部であり、症状によって尿管という管腔臓器の相対的閉塞が生じていると思えば嘔気を説明できる。

○絶対的な根拠にしてはならないが、「女性」「排尿習慣」「腎盂炎の既往歴」は重視する。初診時に問診できるかは別として、性交後に排尿に行く習慣がないことは発症のリスクである。

○看護師、教師、人前に出る職業、会議が多い仕事、一度着替えたら長期間着替えられない（＝すぐ排尿に行けない）ような職

種かどうかなども参考にする。飲水しながら出来ないような仕事であるかを把握するのである。

○ところで、たとえば「右下腹部痛＋発熱」というのは虫垂炎や憩室炎もあり得る切り取り方だが、ここでいう発熱が「微熱程度」なのか「急な悪寒戦慄とともにいきなり39.7℃」なのかで違ってくる。腎盂炎は後者である。

○腎盂腎炎は敗血症に移行し得る重篤な疾患であり、「右下腹部痛＋発熱」という触れ込みだけで虫垂炎の除外に奔走しすぎるのはよくない。一挙に激しい高熱に至るのは虫垂炎ではなく腎盂腎炎らしい。

○腰背部痛にしろ、下腹部痛にしろ、強烈な疼痛単独で腎盂炎が発症することはほぼない。やはり熱は重要で、疼痛がメインなら尿路結石や血栓性の腎梗塞、卵巣出血など他の疾患も考慮する。

身 体 診 察

○身体診察ではCVAの圧痛を最重要視する。

○臥位で行う。腹部とはいえデリケートな診察手技なので、お腹に触れる前に同意をとりつつ、また手を動かすたびに手技の予告しつつ行う。可能な限り女性スタッフが立ち会うべきである。

○側腹部から背部のCVAに向かって手を回し、患者にゆっくり深呼吸させながら手のひらを上（天井方向）に押して確かめる。これがCVA圧痛の診察手技である。

○このとき押すと同時に患者の表情を確認し、圧した動作で疼痛を訴えるかどうかを視覚的にも確認する。

○検者の手掌が尿管に、指先が腎盂に相当する手技となる。

○個人的に、CVA "叩打" 痛は好まない。その理由としてまず、粗

雑に叩くと偽陽性が多くなる。何より患者の表情が見えない。声や言動よりも、一瞬の表情の変化のほうが参考になる。

○CVAを優しくタッピングする手技ならありである。指を使った軽いタッピングからだんだん強度を強くしていくイメージで行う。

経 過 と 治 療

∞∞∞ **経 過** ∞∞∞∞∞∞∞∞∞∞∞∞∞∞∞∞∞∞∞∞∞∞∞∞∞∞∞∞∞∞∞∞∞∞∞∞∞∞

○尿路が開通していれば多量の飲水や十分な補液だけで改善することはある。ただし一定期間の高熱を含めた有症状が続けば、抗菌薬や適切なドレナージなしには改善しない。

○菌血症の頻度がそれなりに高く、点滴抗菌薬の必要性も高い。

○敗血症との境目が曖昧になる病態であり、通常は本症を認識したら経過観察のみにはしない。

∞∞∞ **治 療** ∞∞∞∞∞∞∞∞∞∞∞∞∞∞∞∞∞∞∞∞∞∞∞∞∞∞∞∞∞∞∞∞∞∞∞∞∞∞

○腎盂腎炎を暫定診断できたならば、治療を開始する。

○膿尿をGram染色し、多数の白血球と腎盂腎炎として矛盾しない細菌が検鏡下でみえることは、治療を開始するさらなる強い根拠となる。

○尿培養、血液培養のサンプルを治療前に可能な限り採取する。

○単純性で免疫不全のない患者（若年女性など）は、外来で治療可能なことが多い。キノロンならば経口で5日間で治療できるが、妊娠を否定しないといけない。

○市中例でショックなど状態に不安があるケース、腎機能が不

安定なケースなどで、速やかに点滴で治療を開始したい場合はセフトリアキソンを使用することが多い。

○Gram染色は最初から特異的治療を始めることが可能となるツールだが、最低でも培養サンプルは提出し、培養・感受性結果の判明後に治療を最適化したい。

○たとえば「セフトリアキソン 2g を点滴静注、1日1回という治療を外来で連日行い、尿培養で感受性良好な *E.coli* と判明したのでその時点で内服アモキシシリンに変更し、合計10日間の治療とした」のようなパターンである。

○院内発症例は、診断も治療も難しい。雑に診断して治療を始めた場合でも何となく良くなってしまうことがあるため、診療の質を修正することも難しい。

○腎盂腎炎は、抗菌薬以外の補助治療も重要である。十分な補液は、倦怠感や嘔気・嘔吐の症状を軽減し得る⟨2⟩。アセトアミノフェンで解熱を得る。

∞ フォロー ∞

○適切な治療をしていても、1〜3日間くらいは解熱しないことがあるというのは有名だが、本当にそうである。これは全医師が知っておくべきことである。

○特に外来治療例では患者に必ずこのことを説明し、共有する。

○2日間解熱しないでいると不安になるが、だからこそ治療前の診断の"詰め"が大事になってくる。

○尿管の閉塞や膿瘍形成などによって改善が思わしくないことがあるため、個々の症例で適切と思えるタイミング画像検査を行っておくことが望ましい。

○これらの解除（source control）が思わしくないと、びっくりするほど解熱しない。

○泌尿器科にコンサルテーションを行って、外科的な閉塞の解除、あるいはドレナージを依頼する。

~ **References** ~

〈1〉 GB Piccoli et al. Antibiotic treatment for acute 'uncomplicated' or 'primary' pyelonephritis：a systematic, 'semantic revision'. Int J Antimicrob Agents 2006；28：S49-63. PMID：16854569

〈2〉 JR Johnson et al. Acute Pyelonephritis in Adults. N Engl J Med 2018；378：48-59. PMID：29298155

感
染
症

28. 性 感 染 症

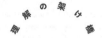

○ 性感染症 (sexually transmitted infection；STI) は、性行為に関連して伝播する感染症である。

○ 感染は、血液や精液が、粘膜面あるいは皮膚に接触することで成立し、STIはそうした感染性疾患の総称である。

○ 進入ルートは性行為・粘膜であることは共通している一方、臨床的な問題点は病原体、感染症としての病像、生体への影響の仕方によって異なる。

○ 陰部に皮疹ができる、尿道が痛いなど性行為との関連が容易に想像できるようないかにも"性病"を思わせるものだけでなく、むしろSTIを (患者も医師も) 想起しにくいものや見逃されやすいもの、生殖器に病変を作らないSTIもある。

○また、患者個人の症状の問題だけではなく、他者への伝播、あるいは後々がんのリスクになったり不妊症のリスクになったりして、公衆衛生的問題となる得ることもSTIの特徴である。

○STI診療で意外と問題になりがちなのは医師側の"心の壁"のほうであり、性を扱うことについてのタブー感を勝手に感じていることが多い。

○確かにSTI罹患者が負うかもしれないスティグマを気にしてのこともあろうが、いかんせんSTIは一般的な感染症である。

○急に規模と尺度を変えて申し訳ないが、世界では毎日100万人以上がSTIに感染して

感染症

おり、毎年推定で3億5700万人が4種類のSTI（クラミジア感染症、淋菌感染症、梅毒、トリコモナス症）のうちのひとつに罹っているという。

○これより、このうちクラミジア感染症、淋菌感染症、梅毒について解説する。

代 表 的 な 病 原 体

疑 い か た と 治 療

ク ラ ミ ジ ア 感 染 症

○クラミジア・トラコマティス（*Chlamydia trachomatis*）が、STIとして問題になる場合について扱う。

○尿道炎を中心に、咽頭炎、子宮頸管炎、骨盤内炎症性疾患、精巣上体炎などの臨床病型をとりうる。

○無症状あるいは軽症例が男女とも多い。これはクラミジア感染症の過小評価につながり、ひいてはさらなる伝播や女性の不妊につながる意外と重要な感染症である。

○STI全般にそうだが、内科よりも、婦人科あるいは局所的に問題になる耳鼻咽喉科や泌尿器科の医師のほうがドライで現実的で良い診療をする。

○内科医の良くないところは「相手を信じて様子をみる」ところ

であり、STI 診療はこの逆が望ましい。

○すなわち「相手のことを（きっと STI だろうと）疑ってかかり、その場で検査し治療まですぐにしてしまう」という態度である。

○たとえば性風俗街近くにある耳鼻科クリニックなどは STI 診療に慣れており、クラミジアや淋菌の咽頭炎はコモンであると認識していることだろう。

○女性のクラミジア感染症は、婦人科で認識されることが多いだろう。腹痛、尿道痛、あるいは病歴情報などから STI を疑い、クラミジアがさっさとチェックされて治療される。

○検査は、淋菌およびクラミジア・トラコマティス DNA の同時同定検査（核酸増幅法）を行う。検体としては尿検体とうがい検体がある。

○治療は、疑わしい患者には検査結果を待たず全例治療をする。たとえば、パートナー女性のクラミジア感染症が確実である場合の男性なども含めて、である。

○なぜかというと、再診しない可能性がかなりあるからである。

○治療は、アジスロマイシン（250mg）4 錠を単回内服させることである。あるいはドキシサイクリン（50mg）2 錠分 2 を 1 週間、でもよい。

○陰部の局所感染から上行性に波及して、男性では精巣上体炎、女性では卵管炎や腹膜炎となり得る病原体である。

○無症候あるいは症状が軽微だったために尿道炎が過小評価されて、やがて特に女性で骨盤内炎症性疾患となり、腹痛を主訴に内科を受診することは多い。

○（行為によっては当然男性もあり得るわけだが）女性の「咽頭のみのクラミジア感染症」が増えてきているという。「性器の罹患のない性病」もあり得ることもあらためて認識しておきたい。

淋 菌 感 染 症

○クラミジア感染症と対照的に、臨床的にまさに"性病"となる病原体である。つまり、尿道痛、尿道分泌物、陰部局所の発赤などの頻度が高く、そして何より程度が強い。

○患者が性行為との関連を気にして受診することが男女とも多いので、認識はしやすい。逆に言えば一般内科外来には来ないことが多い。

○男女とも膿尿の頻度が高いので、安易に尿路感染症としないようにしたい。

○咽頭炎にもなるため、かぜとされる可能性もある。通常のウイルスかぜと咽頭所見のみの区別は難しい。ほか直腸、眼などにも感染する。あるいは播種性感染となって関節炎の原因になったりする。

○検査は、クラミジアの項で述べたが、淋菌およびクラミジア・トラコマティス DNA の同時同定検査（核酸増幅法）を行う。

○治療はセフトリアキソン 1 g を点滴するのがふつうで、ゆっくり静注あるいは生食 50 mL に溶いて全開投与などでもよい。

○「疑ったら治療」のポリシーに従えば、通常クラミジアへの治療と同時に行われることになる。

○性病を思わせる症状が強度であれば疑わしいため、その時点で治療閾値は越える。

梅 毒（1 期、2 期）

○本項執筆時（2023年6月）に、5 月の時点で過去最多だった2022年をさらに 2 割ほど多いハイペースで増加しているとの報道があった。

○図 8 は、東京都感染症情報センターのウェブサイトで得られる

データをグラフにしたもので、東京都の男女別の梅毒患者報告数が年次ごとに示されている。確かに2021年から猛烈な増加に転じていることがわかる（なお、2025年2月時点で再度確認したところ、2023年および2024年も2022年とほぼ同数で維持〜やや微増という傾向で、引き続き多数の患者が発生している）。

○2018年に出された総説の中で⟨1⟩、「2011年以降、梅毒の報告数は増加し、7年間で報告者が年間1,000人未満から5,000人以上となった。特にMSM（men who have sex with men）で感染者が多く、MSMの梅毒罹患率はheterosexual男性の約147倍と推計される」などと記述されており、近年の状況は当時と比べて一変していることがわかる。

○つまり先の総説では、2016年にかけて男女ともそれ以前よりもかなり増加はしていたが、それまでの状況を踏まえて「男性」「男性と性交渉をする男性」の梅毒罹患率の高さを強調する記述となっていた。

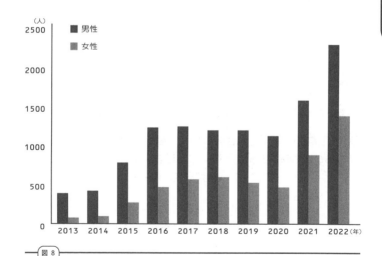

図8 東京都の男女別の梅毒患者報告数

（東京都感染症情報センターより）

○しかしながら、近年（2021年以降）女性の梅毒患者が大袈裟でなく激増し、もはや性別で梅毒の見積もりの軽重をつけることは適切ではない。

○浅はかな考察をすれば、SARS-CoV-2 ウイルスによる感染症禍は、梅毒増加に影響しているように思われる。行動の制限までかかってしまったことが、女性の貧困という経済的な問題と交差したためなのかもしれない。

○「マッチングアプリなどの普及」を梅毒増加の要因として述べる者もいるが、具体的には金銭を介した性交渉がよりカジュアルとなった点がまず大きく、それがアプリで容易に実現できるようになったことが大きいだろう。この点マッチングアプリの普及という要因は無視できない。また低年齢化に拍車をかけた可能性もある。

○現在の梅毒患者は、男性は20歳台〜50歳台、女性は20歳台で増えている。

○梅毒は梅毒トレポネーマ（*Treponema Pallidum*）に感染することにより起こる全身性疾患で、早いと感染後2週後以降くらいから、あるいは最長3カ月間くらいの潜伏期を経て発症する。

○梅毒トレポネーマが侵入した部位（陰部、口唇部、口腔内など）に無痛性潰瘍を生ずるのが1期梅毒である。

○また鼠径のリンパ節腫脹がみられる時期でもある。

○「治らない口内炎」「治らない"口唇ヘルペス"」などとされているものが梅毒であったりする。陰部は内科外来で観察することはなくても、口腔・口唇は診察しうるので、内科でも梅毒の発見契機はある。

○初期病変の後、1〜2カ月後に病原体の散布によって斑状疹が手掌や足底に出現してくる。

○熱や倦怠感、関節痛、全身リンパ節腫脹などの全身徴候を伴っ

たり、また皮疹は末端だけでなく上下肢や体幹などにも不規則にみられ、一定の傾向を示さないことも多い。

○たとえば乾癬疹との誤診、あるいは（梅毒と乾癬の）併存がみられたりする。

○鼠径リンパ節生検の病理組織像がリンパ腫に相当したが、検討の末、最終診断は梅毒だったというケースを目撃したことすらある。

○思いがけない部位や臓器に限局的に病巣を作ったり、別の診断に至ってしまっていたりすることもあり、あらゆる意味で診断が challenging であるのが梅毒である。

○ウィリアム・オスラーが言ったとされる "He who knows syphilis knows medicine"（梅毒がわかれば内科学がわかる）は確かにそうなのだと思われる。実際、ほぼどんな部位にも病変を作る。

○臨床症状としては、無治療でも1カ月ほどで治まるのがふつうである（治療されなければほぼ終生体内に存在する）。

○ただし STI という観点では、治療されなければ接触相手に伝播するわけで、やはり「発見→即治療」という STI の原則に乗せたい。

梅毒の診断

○診断は、培養や PCR などの検査が使えない。血液検査を行う。

○病歴や身体所見で梅毒を疑ったら、非トレポネーマ脂質抗体（RPR）と梅毒トレポネーマ抗体（TPHA）の定性検査を同時測定する。

○活動性の梅毒では RPR と TPHA が両方陽性となっている。

○ちなみに通常は、TPHA は RPR が陽性となって4週後に陽性化するが、1期の一部では TPHA が RPR に先んじて陽性にな

っているパターンもあり解釈に困ることがある。感染症科にコンサルトしてよい。

○定性検査が陽性なら、次にRPR・TPHA定量検査を提出する。

○2期梅毒では、通常はRPRが定量検査（2倍系列希釈法）で16倍などと高くなっている。しかし1期では8倍以下の低値にとどまることがあり、このときは総合判断になる。

○RPR低値でも梅毒を強く疑うのであれば治療をすればいいし、診断をためらうなら2〜4週後に再検査を行う。

梅 毒 の 治 療

○治療は、1期、2期ともに非経口ペニシリンであるベンジルペニシリン240万単位を単回筋注して行う。

○ステルイズ®水性懸濁筋注240万単位シリンジを臀部に18Gで筋肉注射するだけでいいが、痛いらしい。

○ペニシリンアレルギーの場合はドキシサイクリンで2週間治療するが、妊婦の場合はペニシリンアレルギーでもペニシリンによる治療が必要となる。

○アレルギー専門医に紹介し脱感作の上で投与するか、感染症医にコンサルトして全体のマネジメントを依頼する。

○治療によって大量のトレポネーマが一気に死滅し炎症性サイトカインが遊出することで高熱、倦怠感、悪寒、頭痛などが出現する。これをJarisch-Herxheimer（ヤーリッシュ・ヘルクスハイマー）反応と呼ぶ。

○ちなみに、これを即座に早口で言えるかが感染症医としての登龍門となっている。

○起こるのは治療して数時間後であり、医療機関から自宅へ帰宅

してほどなく現れるタイミングでもあり、知っていないと患者がびっくりする。

○反応自体の予防は困難であるため、対症療法しかないが、治療当日にアセトアミノフェンを１〜２日分しっかり渡しておき、処方薬をもらったらすぐに服用開始し始めるようアドバイスしておく。これでまずまず緩和されることが多い。１回500mgを４時間おきに服用してよい。

○治療後は４週ごとくらいにRPR・TPHAを測定する。RPRの定量値が1/4まで低下すれば治癒と判断できる。

○経過中、治療者自身では想定できなかったことが現れれば、専門医にコンサルトする。

～～～ **References** ～～～

〈1〉 小川 拓. 性感染症をHIV感染症の早期診断に結びつけるために. 日内会誌 2018；107：2269-75

〈2〉 S Tuddenham et al. Diagnosis and Treatment of Sexually Transmitted Infections：A Review. JAMA 2022；327：161-72. PMID：35015033

感染症

12

女性疾患

1. 骨 盤 内 炎 症 性

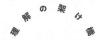

○ 骨盤内炎症性疾患 (pelvic inflammatory disease；PID) は、子宮頸管より上方の生殖器あるいは骨盤内〜腹膜に波及し生ずる感染症である。

○ 骨盤腹膜炎、卵巣・卵管膿瘍、付属器炎、子宮内膜炎を総称したものであるともいえる。

○ Fitz-Hugh-Curtis症候群は、もともとの報告は淋菌による上行性の肝周囲炎を指しており、これも当然PIDに含めてよく、つまりは今となってはPIDのやや特殊な病型と考える。

○ PIDの発症リスクとして、PIDの既往、複数のセックスパートナー、コンドームなしの性行為、などがあるが、性行為の多様化に伴いPIDの発症要因も多様化しているように思われるため、患者背景を絞り込みすぎないようにした

ほうがいいかもしれない。

○ 下腹部痛、帯下の性状変化、発熱、性交時痛が主な症状であり、これらが通常主訴となる。が、PIDは無症状（不顕性）のケースもあるくらいで、上行する炎症は静かに波及する。

○ PIDは、救急疾患／急性腹症の鑑別としての活動性感染症の側面と、不妊や異所性妊娠のリスクとなったり慢性骨盤痛となったりして、生殖機能障害や種々の後遺症を生む要因としての側面がある。

○ 単にPIDという感染症を診断して治すのではなく、将来のリスクを鑑み、年の単位の長期視点で治す急性感染症という、少し変わったマネジメントを要する病態なのである。

女性疾患

○PIDの既往自体がPIDのリスクとなってPID
は反復する傾向にある。これは、PIDを発症す
る人の行動がPIDを発症するリスクになると
いうのが背景にあるのだろう。

○PIDは、性的活動がどちらかというと盛んな
女性に多くSTIとしてのクラミジア尿道炎〜
頸管炎からの上行感染という図式を連想する
患者で疑うものとされるが、今日的にはクラ
ミジアや淋菌だけが問題になるわけではない。

○たとえば閉経女性では腟内の環境変化（細菌叢の
変化）によって、腟の常在菌（腸内細菌や嫌気性菌）によ
って上行性感染が成立することもある。

○あるいは性行為に関連せずに発症すること
ある。性行為などとはイメージのほど遠い、
寝たきり高齢者に発症することもある。

○すなわち、性行為関連感染症のリスクが低い
患者、あるいは性行為が無い患者であっても
PIDを疑う必要が出てくる。

○性交経験がないという触れ込みでも、性暴力や繰り返される性虐待によって性器に淋菌やクラミジアが感染しやがてPIDを発症したのかもしれない、とまで考えざるを得ないケースもある。

○ところで閉経後に女性は性交をしなくなるというのは誤りである。性に関する価値観は常に変質化・多様化しており、既存の考えや教科書、メディアなどで把握できる事柄がすべてではない。たとえば仰天する性的嗜好を持つ人がいるものなのである。

疑 い か た

┤ 診断までの経緯 ├

○女性の急な下腹部痛で疑う。

○発熱は伴っていることもいないこともある。

○月経周期の中では、月経中あるいは終了直後（卵胞期）の発症というのが教科書的なクラシックな記載である。

〇鑑別の起点として、異所性妊娠かどうかから始める。PIDを疑ったほぼ全員に妊娠検査を行う。

〇骨盤の圧痛と骨盤内生殖器の炎症を証明することで診断となるが、診断は臨床的に行うのが原則である。

〇ここで先んじて治療の話をしてしまうが、臨床的に診断すると同時に、確定診断に拘らないとするのが実は重要である。

〇「疑わしきは罰する」の姿勢で見込み治療に持ち込む、というこの流れ自体を知っておき、いたずらに確定診断に無用な時間を費やさず治療までの流れまで理解しておくべき病態である。

〇骨盤部／下腹部の圧痛は、内科医による通常の身体診察でわかることもあるが、子宮や付属器の圧痛を確かめるためには婦人科診察が必要である。

〇直腸診によって子宮頸部があると思われる方向へ強く圧せば、子宮頸部の圧痛が惹起されることで子宮頸部の可動痛が確認できるかもしれないが、直腸診は肛門痛や診察自体の苦痛から偽陽性となりうる。

〇血液検査で白血球増多やCRPの上昇をみることが多い。

〇婦人科受診にすぐつなげられないときや、他の疾患の可能性もあるときには、妊娠の否定後はCTで他疾患を鑑別することになる。

〇異所性妊娠や卵巣出血、卵巣茎捻転、虫垂炎や憩室炎などが一応候補になる。

〇骨盤内に病巣を作らない病型のPIDは、造影CTを行ったときに非特異的な骨盤内の炎症所見にとどまることが多い。

〇このとき、「診断がつかない」とするのではなく、「他疾患の可能性が低いので、PIDの可能性が高まった」としたい。

〇そのためにはCT前にPIDの可能性を高めるべきで、それには

詳細な病歴聴取や症状・身体所見の確認が重要となる（＝婦人科医以外にもできることがある）。

○病原体診断としては、今日的には子宮頸部や腟内滲出物に対して淋菌・クラミジア PCR を行うのがふつうであるが、やはりこれらの結果を待つのではなく臨床診断の後は経験的治療を行う。

経過と治療

∞∞∞ 経過・フォロー ∞∞∞∞∞∞∞∞∞∞∞∞∞∞∞∞∞∞∞∞∞∞∞∞∞∞∞∞∞∞∞∞

○不顕性例もありふれていることからも分かるように、放置して致死的になる疾患ではない。

○抗微生物治療への反応性も良好であり、通常24〜48時間に反応し3日以内に改善を認めることが多い。

○無治療例、反復罹患例では、将来の不妊・異所性妊娠などのリスクとなる。

○疼痛を放置した場合は、慢性疼痛となり慢性骨盤痛に長年悩まされることになるかもしれない。

○パートナーの感染には常に留意し、疑わしければ受診を促して治療する。

○経過中あるいは治療後に、PID とは直接関係ない感染症（B型肝炎ウイルス、HIV、梅毒など）の発症・増悪があり得る。

○反復する例では、患者に必要な性教育、社会支援が得られていなかったり、未介入の精神疾患や未支援の精神発達遅滞が基礎にあったりする。

○すなわち「PID を繰り返す」以外の問題が悪化する可能性も

あるのである。

○PIDに罹患する患者は、まめに通院したり医療にきちんと接したりすることが何らかの理由で困難な者が多く、とにかく診断に時間を費やさず大胆に決断し、治療もなるべく診療を小分けにせず確実に病原体を仕留めることのできる最善の策を個別に考案するべきである。

○疑わしきは治療する、という姿勢については先述したがそのとおりであり、診断確定にこだわると診断が確定したときには患者に連絡がつかないなんていうことは十分にあり得る。

○文献やガイドラインや他科コンサルトに依存しすぎたり、診断や治療の正確性を望みすぎたりするべきではない疾患であり、殊のほか総合力を要する疾患である。

○細かく、大胆な判断が苦手な内科医によって時間をかけて診療をしてはいけない疾患であるともいえる。

◇◇◇ 治　療 ◇◇◇◇◇◇◇◇◇◇◇◇◇◇◇◇◇◇◇◇◇◇◇◇◇◇◇◇◇◇◇

○症状や炎症がひどい例では、入院して安静にさせる。

○抗菌薬を速やかに投与する。

○経口ではドキシサイクリンが第1選択で、1回100mgを1日2回内服させ、14日間の治療とするが、嘔気の副作用が多い。また、飲み忘れも多いであろう。

○淋菌ではない（＝クラミジアであるorクラミジアらしい）ことがわかれば、キノロンでもよい。レボフロキサシンを腎機能に合わせてやはり2週間投与する。

○外来でセフトリアキソンを1g単回点滴投与してしまって、内服処方でレボフロキサシンを投与するという戦略も可能である。

○入院例では点滴を使用し、セフトリアキソン＋レボフロキサシ

ンというレジメンも成り立つが、可能な限り病原体を突き止めて特異的な治療に速やかに切り替えたい。

○常に耐性菌があり得るため、地域や時代によって治療内容は変わってくるであろう。

○性行為に関連しないPIDでは、嫌気性菌や腸内細菌をターゲットにする。

○経口であればレボフロキサシンにクリンダマイシンやメトロニダゾールを併用する治療を組むことがある。

~~~~~~~~~~~~~~~~~~~~~~~~~~~~~~~~~~~ **References** ~~

〈1〉Curry A et al. Pelvic Inflammatory Disease：Diagnosis, Management, and Prevention. Am Fam Physician 2019；100：357-64. PMID：31524362

〈2〉RC Brunham et al. Pelvic inflammatory disease. N Engl J Med 2015；372：2039-48. PMID：25992748

女性疾患

2. 異 所 性 妊 娠

理解の架け橋

○ 異所性妊娠は、受精卵が子宮の内腔以外に着床する妊娠である。

○ 異所性妊娠の少なくとも95％以上は卵管に発生し、2.5％は子宮角部、残りは卵巣、頸部、腹腔内に発生することもある。

○ これら子宮内腔以外の部位では、胎盤の付着や胚の成長に対応できないため、常に破裂や出血の可能性が存在し、つまり異所性妊娠は非常に緊急性の高い状態である。

○ 具体的には著しい腹腔内出血からショックとなる疾患であり、破裂すれば無治療では致死的となる。

○ 自然妊娠における異所性妊娠の発生率は約1％とされている。

○これは、さまざまなデータを多く集めて検討してみても比較的数字は安定しており、2％は超えないが1％を切らない。── "1％"。重大な疾患のわりに多いという印象を受ける。

○さらに近年、生殖補助医療(assisted reproductive technology；ART)による妊娠数の増加に伴って、本症が増加しているという傾向もある。

○体外受精-胚移植での異所性妊娠の発生率は、自然妊娠よりもずっと高いことも背景にある。

○さて異所性妊娠は、すでに述べたように、ほぼ卵管妊娠(tubal pregnancy)のことであるといっていいくらい卵管での発生が多い。

○卵管妊娠、ひいては異所性妊娠自体の発症

リスク要因の共通点は、「卵管の機能が害されていること」となる。

○具体的には、骨盤内炎症性疾患(PID)の既往と異所性妊娠の既往が有力である。

○他に、不妊症・不妊治療をしている、子宮内膜症がある、卵管や骨盤内手術の既往、子宮や卵管に解剖学的異常がある、などがある。

○これらの因子にいずれも関連しそうなのは「年齢」であり、35歳以上では異所性妊娠のリスクが上がるものと考える。

○内科医としては、主に外来(特に救急外来)に受診した腹痛の女性患者からこの疾患を拾い出し、そして否定するところまでが役割となる。

○もちろん診断できた場合も、後の治療を婦人科に即刻委ねるので、引き継ぐまでが役割となる。

○言うは易しであるが、見逃しがクリティカルな

転帰となる疾患であるので、婦人科疾患であるとはいえ内科医も理解し、主に診断の段における流れを知っておくべきである。知らないでは許されない。

疑　い　か　た

○まず、比較的急な腹痛で受診した妊娠可能年齢の女性が、診察室でフラフラしていたり立ちくらみを伴っていたりしたら、異所性妊娠の破裂が否定できない、とする。

○ショック、蒼白、失神などがあれば論外であり、「異所性妊娠の破裂」を想定し、初手は最初の印象によらず妊娠反応検査（尿中hCG定性検査）とする。

○腹痛がひどい場合は、婦人科疾患にも気が回るであろうが、「失神をした」とか「嘔気」のような非特異的ともいえる症状が受診の触れ込みの前景に立つと、異所性妊娠が想起しづらいようである。

○失神や急性の起立性低血圧の鑑別に異所性妊娠を入れておく。

○厳密にいうと、異所性妊娠だけであればその症状は無月経くらいとなり、あったとしても許容内くらいの不正出血にとどまる。

○本当に怖いのは異所性妊娠の"破裂"であり、が、この病態は診断のwindowがきわめて狭い（図1）。

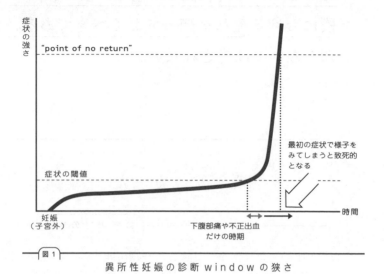

症状の強さ

"point of no return"

症状の閾値

妊娠
（子宮外）

下腹部痛や不正出血
だけの時期

最初の症状で様子を
みてしまうと致死的
となる

時間

図1

異所性妊娠の診断windowの狭さ

○病態の発生から有症状化するまでが長いのはまだいいとして、有症状化してから破裂までが短いうえに、有症状化した後の最初は症状が弱いか非特異的なわりにすぐに急峻に症状が炸裂する（破裂し出血しショックとなり、失血する）のである。

○これは、症状の閾値を越えるようになった後からあまりに早く進展する、ということである。

○それに加え、その時期における症候や臨床情報の特異性の低さから、熟練した臨床医でも妊娠検査なしに本病態を迅速にdetectすることは難しい。

○ただ、有症状化してからのタイムコースが1、2時間ということはなく、誤診例の多くが「初診時いったん帰宅、翌日急変」というケースが多いようである。

○破裂してしまえばあっという間であるが、"impending rupture"のようなフェーズのうちに診断できれば救命できることになる。

○異所性妊娠の疑い方の柱は、①妊娠を疑えているか、②不正出血があるか、③急な強い下腹部痛か、の3つである。

○異所性妊娠は妊娠なので、月経周期を確認することが必須であり重要である。

○妊娠が成立しているには、当たり前であるが、月経周期を1週以上超えている必要がある。したがって、正常な最終月経から6〜8週間後に発症するはずである。

○同じ「女性で、突発する腹痛で、かつ出血しうる疾患」に卵巣出血があるが、この疾患は、個人差はあるのは承知だが、月経開始から約2週間して排卵しそれに続く黄体期に生じることが多い。

○異所性妊娠は妊娠しているのであるから、卵巣出血と違い、無月経の時期がないと本来おかしい。

○月経の問診だけで否定・肯定はもとよりできず、また異所性妊娠がひたすら重大疾患であることから、異所性妊娠は女性のいかなる状況でも（月経周期上、どの時期であっても）疑うべきだとされるが、一応は月経については念頭におくべきである。

○軽い下腹部痛で日中の内科外来に受診した女性に、不正出血を伴っていたら、結局はどの月経周期の位置にいようともすべてを信じず、まず妊娠検査である。

○少しメタ視点にみるとよく、つまり「軽い下腹部痛くらいで」受診閾値を越えたことを重く捉える。

○異所性妊娠のほとんどで不正出血を認める。これを主訴にした場合は婦人科を受診するので、よほど妊娠のことが抜け落ちていなければふつうは婦人科医によって診断に至る。

○たとえばIUD（子宮内避妊用具）が入っている患者では、子宮内妊娠はないかもしれないが、子宮外妊娠はあり得る。

○婦人科を受診したとしても、「腹痛＋不正出血」を卵巣機能不全と考えてしまえば、初手を誤る。

○こうした心理の隙を突いてくるのが異所性妊娠である。

○異所性妊娠の腹痛は、場所にもよるが、多くが肩に放散する。

○また、すでに述べたが「失神や急性の起立性低血圧」の患者に異所性妊娠を一度は頭を通過させることを日頃からしておくことがコツと思われる。

○まとめとして、比較的急な腹痛で受診した妊娠可能年齢の女性には妊娠検査を原則行い、比較的急な腹痛で受診した妊娠可能年齢の女性に下記のひとつでもあったら絶対妊娠検査を行う、という方針にしておく。

> **「これも」妊娠検査の適応**
> ・腟からの性器出血を伴う
> ・次の月経がまだ来ていない
> ・失神のエピソードがあった
> ・立ちくらみが急に発症した
> ・ショック、血圧が低い

○これは、コツとか疑い方の次元ではなく、ストラテジー（を立てておくかどうか）の問題である。

○子宮内に適切に妊娠しているかの判断は婦人科医によって行われるため、非専門医はここまでの事柄を徹底することに集中する。

∞∞ 経　過 ∞∞∞

○破裂例では、放置すれば致死的である。

○深刻な急変（後戻りできない状態）に至るのは、破裂しかけてから（"impending rupture"）はおそらく数時間〜24時間未満、破裂してからは2、3〜数時間といったタイムコースである。

○異所性妊娠が生じてから診断までにどのくらいの診断の遅れが生じるのかを調査したデータが少ないが、およそ10日とする論文がある[3]。同文献内には、3週を超える遅れは14.4％で生じていたとするデータが示されている。

∞∞ 治　療 ∞∞∞

○専門医によって行うが、引き継ぐまでの鎮痛、安静・臥床、十分な輸液、必要に応じた輸血などは非専門医でも行う。

○内科的治療にはメトトレキサート単回筋注療法などがある。あとは外科手術である。

───── **References** ─────

〈1〉E Hendriks et al. Ectopic Pregnancy : Diagnosis and Management. Am Fam Physician 2020 ; 101 : 599-606. PMID : 32412215

女
性
疾
患

3. 卵巣腫瘍茎捻

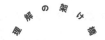

○卵巣腫瘍茎捻転は20〜50歳台（20歳後半〜40歳台が多い）の女性に好発する婦人科疾患であるが、不正出血（5%）は少なく、月経異常を前提としない病態である。

○そして月経痛とは異なる質の下腹部痛のほか、半数以上で嘔気を伴うため、（婦人科ではなく）内科外来や救急外来をまず受診することが多い。

○卵巣は、子宮とは卵巣固有靱帯（固有卵巣索）で、骨盤とは骨盤漏斗靱帯（卵巣提索）で、つまり2本の靱帯によって吊り下げられるようにして緩めに固定されている。

○卵巣に腫瘍ができると、腫瘍の重みによってだんだん骨盤底に向かって下がっていき2つの靱帯が引き伸ばされる。

転

○ そして物理的な条件が揃うと卵巣（と卵巣腫瘍）ごと靭帯が内側に内旋するように捻れ、骨盤漏斗靭帯内を走行している卵巣動静脈は圧迫を受ける。これにより茎捻転としての病態が始まる。

○ このとき重要な前提条件がふたつある。

○ ひとつは卵巣腫瘍が「大きすぎない」という点である。そもそも腫瘍が大きすぎると卵巣が捻転できない。捻転するスペースがない。5〜6cmくらいの卵巣腫瘍が一番捻転しやすいとされる（ただし、6〜10cm程度の腫瘍径の卵巣腫瘍が捻転しないわけではないことに注意する）。

○ もうひとつの条件は、腫瘍が「周囲組織と癒着を持たない」ことである。子宮内膜症

女性疾患

や悪性腫瘍の場合は周囲に癒着するため卵巣が固定され、捻転しにくくなる。つまり、成熟嚢胞性奇形腫、漿液性・粘液性嚢胞腺腫、線維腫、機能性嚢胞（黄体嚢胞）といった、可動性良好で球形に近く表面が平滑な卵巣腫瘍で捻転が起きやすいのである。

○「捻転」というと一回転（360度）するイメージが湧いてしまうが、実際には180度以上の捻転で静脈圧迫（うっ滞）が始まり、それが自然に解除されないために症状が生じる。

○捻転の要因には、腫瘍の発育方向や腸蠕動なども含まれる。

○卵巣腫瘍茎捻転の既往歴は、有力な危険因子である。

○卵巣腫瘍は月経周期やホルモンの影響を受けるので、妊娠、多嚢胞性卵巣症候群、生殖医療受療中で排卵誘発を行っている、などは捻転のリスクが高くなる。

○また黄体ホルモン（プロゲステロン）のみのピル（いわゆるPOP）のうち、ノルエチステロンやジエノゲストといった高用量の黄体ホルモンを含むものによって治療されている場合にも捻転リスクがある[1]。

○卵巣腫瘍茎捻転は2：1で右付属器に多い。これは左付属器ではS状結腸があるために「回転角度の大きい捻転」が回避されるためらしい。

○卵巣腫瘍茎捻転は、卵巣腫瘍／卵巣が内側に内旋（左なら時計回り、右なら反時計回り）することが多い。妊娠していなければ内旋が9割以上だが、妊娠していると外旋捻転が増加してくる[2]ことは、物理学的・解剖学的に理に適っている。

疑 い か た

○まず、「理解の架け橋」で述べたことをすべて考慮することが重要である。

○卵巣腫瘍茎捻転は、初療の場（外来）で画像読影や血液検査を頼りにできない疾患である。そして症状の病歴や身体所見すらもあてにできない。

○だからこそ、卵巣腫瘍茎捻転が起きやすい背景、そして解剖学的裏づけを知ることが一番重要であり、これが診断のよりどころとなる。まずはこれを心得る。

○たとえば、良性の卵巣腫瘍に発症しやすいことを考慮すると、非悪性であるためにぱっと見は元気な女性に起こることが多い、などである。

○卵巣腫瘍を認識していない「既往歴なし」の女性に生じることもある。

○また卵巣腫瘍茎捻転の平均発症年齢は35歳前後であることを知りつつ、疑う際は年齢は幅広く考えておきセーフティネットとする。

○タイトルごと「卵巣"腫瘍"茎捻転」としてしまったが、腫瘍のない正常卵巣にも少ない頻度だが茎捻転を生じる。

○卵巣腫瘍茎捻転は、捻転が自然解除されず脈管のうっ滞が完成して初めて症状が出るので、診断したとき、あるいは診断できる段階ではもう事態は深刻になっている。

○突き刺すような鋭い痛みが出現するが、部位や痛む領域の広さや放散する方向もまったく一定しない。

○具体的には側腹部や背部、あるいは鼠径部に放散する。

○発症から手術まではおよそ24時間くらいだが、これの意味するところは、通常この疾患では患者はあまり長い時間は様子をみていられないということが察せられる。

○症状を発してから受診閾値を越えるまでが短い疾患であるとを心得る。

○50〜70％で嘔気や嘔吐を伴う⟨4⟩。絞扼の時間が経つと発熱すらもあり得る。

○突然発症が多いイメージがあると思われているし、実際そうだが、捻転が自然解除されることを繰り返して完全な絞扼が完成するという臨床経過もあり得る。すなわち、数日にわたる間欠的な痛みだけということも例外的だがある。

○総じて、はじめからこの疾患が考慮されていることが少ない。

○身体診察では、捻転していればその部位の圧痛を認める。一側の下腹部痛が多い（2：1で右下腹部痛が多い）。ただし、圧痛があることは必須ではない。

○虫垂炎や尿管結石が鑑別疾患に挙がりやすい。というより、これらの疾患を検討しているうちに勘づかれるのが卵巣腫瘍茎捻転である。

○血液検査では、特に異常所見を認めない。とりわけ初期の、付属器組織の阻血や壊死がない段階では炎症も血管の破綻も起きておらず、CRP上昇やHbの低下も認めない。

○手術に至った例でも、術前のCRPは2／3で陰性である⟨5⟩。

○血液検査で異常が出にくいというのは、臨床医にとっては恐ろしいことだが、もはや異常がないということを特徴と考えるようにするのがよいのかもしれない。

○エコー、CT、MRIで卵巣腫瘍の有無や解剖学的判断を行う。

女性疾患

結局は婦人科医による診察と画像検査を組み合わせて診断を推定していくことになる。

○その際、事前に妊娠検査は必須である。

○また通常は卵巣腫瘍茎捻転と分からずに、女性の急性腹症として検査するので、造影CTが行われることが多い。これはこれで、他疾患を検討・除外できるので有用である（ただし、くどいようだが事前に妊娠検査を行う）。

○CTでは、捻転を正確に読影する技術より、「卵巣のあたりが何か変で数cmの腫瘤みたいなものがある」ということが分かることが重要である。

○CRPは、壊死が進むと陽性化してくるらしい。診断よりも卵巣機能予後を予測する際の傍証として使われるのが適切なのかもしれない。

経 過 と 治 療

～～経 過 ～～～～～～～～～～～～～～～～～～～～～～～～～～～～～～～～～～～

○早く診断し外科的治療を急ぐ理由として、生命予後というより、除痛や卵巣の機能予後のためというところが大きい。

○発症から手術までの時間が12時間以内である群と、24時間以上である群とでは病理組織学的な壊死の頻度に有意差があった⟨5⟩。

○よって時間が命であり、疑わしい場合の婦人科医へのコンサルトをためらうべきではないと考えられる。

○卵巣が壊死すれば炎症が惹起され、二次的に腹膜炎や感染症となったり、癒着を生じたりする可能性がある。

○当然それは将来の不妊症の原因となり得る。

◇◇◇ **治 療** ◇◇◇

○外科手術を行う。

○付属器摘除、腫瘍核出を腹腔鏡でやることが多いが、付属器
　摘除を開腹で行うこともある。

References

〈1〉 V Asfour et al. Clinical risk factors for ovarian torsion. J Obstet Gynaecol 2015；35：
　　 721-5. PMID：26212687
〈2〉 H Krissi et al. Factors Affecting Adnexal Torsion Direction：A Retrospective Cohort
　　 Study. Gynecol Obstet Invest 2016；81：405-10. PMID：26670007
〈3〉 名倉脩平ほか．救急外来で見逃したくない婦人科疾患．日内会誌 2021；110：2532-9
〈4〉 RE Bridwell et al. High risk and low prevalence diseases：Ovarian torsion. Am J
　　 Emerg Med 2022；56：145-50. PMID：35397355
〈5〉 川嶋 篤ほか．当科における卵巣腫瘍茎捻転 66 例の検討．日産婦内視鏡会誌 2013；29：264-70

女
性
疾
患

4. 子宮内膜症

○子宮内膜組織に類似する組織が、子宮の内腔あるいは筋層以外の部位で発生するものを子宮内膜症という。

○臨床的には、疼痛、不妊、がん化リスクなどのために、女性への健康上の影響が著しい疾患である。

○子宮内膜症は、その病巣は原則骨盤内にある。

○子宮の内腔あるいは筋層に子宮内膜類似の組織が存在すると、これを子宮腺筋症と呼び、区別している。

○子宮内膜症は、原因も頻度も諸説あって確たることがわかりにくい。

○有病率的なものは、「とにかく多い」のだと覚

えておくほかない。20〜40代の女性に多く、月経のある女性の10%に発症するが、受療に至っているのはその10%とされている。

○子宮内膜症の発生部位は、卵巣、子宮漿膜、ダグラス窩、仙骨子宮靭帯、直腸、S状結腸、卵管などに多い。

○やや稀な部位として、膀胱・尿路、腟・子宮腟部、虫垂、大網、広靭帯、臍部などがある。

○内科医が関心を持つ発生部位はすべてかなり稀であり、なかでも有名なのは胸膜・肺で、気胸を繰り返すという病歴が興味深いことで知られる。また、骨・筋肉、小腸などにも発生することがある。

○子宮内膜症の多くで卵巣チョコレート嚢胞を合併する。これ自体に卵巣がんのリスクや破裂のリスクがある。

○卵巣に子宮内膜症が発生し血液が貯留したものを卵巣チョコレート嚢胞と呼ぶので、卵巣チョコレート嚢胞をみたらそれは子宮内膜症である。

○卵巣チョコレート嚢胞はエコーでわかるので、卵巣チョコレート嚢胞はエコーでわかる子宮内膜症といえる。

○子宮内膜症は不妊の合併率が高い（30〜50%）疾患である。

○子宮内膜症のことを指して、月経に際して身体的症状を「反復する」疾患だというのは正しいものの、この表現では「悪化してまた元に戻る」というニュアンスも含まれてしまう。

○正確には、子宮内膜症は月経のたびに「進行

する」疾患である。しかも悩ましい症状も伴う。

○放置したのでは閉経まで悩ましい症状が繰り返されてしまううえ、発がんや不妊のリスクも増えてしまうため、是が非でもなんとかしたほうがよい疾患である。

疑 い か た

┤ 診断までの経緯 ├

○月経に随伴して起こる激しい下腹部痛と腰痛を主徴とする。要するに月経困難症である。

○また、不妊や不正出血、性交痛などを入り口にして気づかれることも多い。

○肛門痛や排便痛も十分疑う契機になる。

○悪心・嘔吐、下痢、便秘、頻尿、頭痛、背部痛、微熱なども子宮内膜症由来の症状として知られており、内科系の外来を受診することもふつうにある。

○要するに、骨盤に関連する症状では、婦人科的であれ内科的であれ疑うべきなのである。

○診断は非常に総合的に行われる。病歴聴取、婦人科的診察、超音波、血液検査（CA125など）、MRIなどで臨床的に疑う、あるいは診断を行う。

○確定的な診断手順では、腹腔鏡手術あるいは開腹手術によって直視下〜組織学的な検討を併用する。

○50％近くでCA125が陽性になる。

○診断は婦人科医が行うので、内科医としては「症状・訴えからの拾い上げ」と「他疾患の否定」が重要となる。

○そもそも本症は子宮外の組織に病変があるという概念であり、子宮周囲と卵管／卵巣／腸管が癒着することで、月経時以外にも強い下腹部痛をきたし得る。

○月経に関連していないかもしれないと思ってしまうと、何度婦人科医が診察したとしても「やはり内科の病気なのではないか」とされることも多い。

○月経に関連する場合は当然子宮内膜症を疑うが、月経時以外の症状があることで子宮内膜症は否定されない。

○粘り強く疑い、婦人科医による診断手順および治療につなげることが内科医の役目であるから、内科医は婦人科医に子宮内膜症を否定されても怯んではいけない。

経 過 と 治 療

○疼痛にはNSAIDを処方する。これは対症療法である。

○治療としては、低用量エストロゲン・プロゲスチン配合剤かジエノゲストがまず選択される。

○前者は、喫煙・肥満・40歳未満といった血栓症のリスクが少ないケースで選択されやすい。

○第2選択として、GnRHアゴニスト療法かダナゾールが選択される。

○薬物療法で無効な場合は手術療法が検討される。

○チョコレート嚢胞は、大きさにもよるが原則手術療法が優先される。

~~~~~~~~~~~ **References** ~~~~~~~~~~~

〈1〉 P Vercellini et al. Endometriosis：pathogenesis and treatment. Nat Rev Endocrinol 2014；10：261-75. PMID：24366116

〈2〉 HS Taylor et al. Endometriosis is a chronic systemic disease：clinical challenges and novel innovations. Lancet 2021；397：839-52. PMID：33640070

女性疾患

5. 月 経 困 難 症

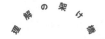

○月経期間中に、月経に関連・随伴して起こる
諸症状は、すべて月経困難症と呼べばよい。

○その症状は、いわゆる月経痛に限らない。腹
部膨満感、嘔気、頭痛、倦怠感、疲労感、食
思不振、気分不快、下痢などの身体症状もそ
うであり、そもそも月経痛はほぼ下腹部痛・
骨盤痛であるわけで要するに腹痛である。つ
まり、これらすべて身体症状である。

○身体症状といえば内科である。月経困難症も
内科医がある程度は扱うべきである。

○月経困難症／月経痛は月経期間中の症状であ
るので、黄体期に出現する月経前症候群とは
区別される。

○月経痛の原因が子宮筋腫、子宮内膜症、子宮

腺筋症などの主として骨盤内の器質性病変に起因する器質性月経困難症と、器質的異常のない機能性月経困難症とがある。

○ここでは後者の拾い上げを中心に述べていくこととする。断りがなければ、「月経困難症」といえば機能性月経困難症のことを指す。

○月経期に子宮内膜で産生されるプロスタグランジンは子宮筋を収縮させるが、月経困難症はその過剰収縮に起因する。

○プロスタグランジンを抑制するNSAIDは、よって月経痛に対して治癒的に作用する。単なる「痛み止め」以上の効果があると思われ、いち早くNSAIDを服用することで病

女性疾患

態修飾的となるはずである。

○実際、婦人科医が月経痛にアセトアミノフェンを出しているのを見たことがない。

○月経困難症はありふれているが、疫学的な数字にこだわるべきではない。ほとんどの女性が月経によるなんらかの不快・苦痛を（比較的常習的に）経験し、またそれによって通常の社会活動がある程度阻害されているものと考えたい。

○初経は大体10〜15歳で平均が12歳であり、その2〜3年後以降から月経困難／月経痛を経験するようになる。これをざっと中学校の卒業前後くらいなのだとすれば、月経困難症は年齢的にはふつうに内科医の範囲である。

○「（身体的な）症状で受診」「元気がない」と内科外来に来たが、全身状態が良く本人もあまり希望もなかったのでと何も介入しなかった、のような感じで診療が終了した「高校生くらいの女の子」を診たことはないだろうか。

○ そもそも思春期の子がハキハキと症状や病歴を明快に語ることは難しく、言えなくて正常である。

○ 思春期の子が内科外来に受診したら、お節介なくらいがちょうどよい（ウザがられるというリスクはある）。そして特に女性であれば、月経困難症のことを聴取せねばならない。

○ 慣れない医療機関への受診をしてきただけでもえらいのに、その年齢で医療機関や医療者に対する失望が生まれては、社会的な損失になるだろう。

○「内科でも月経のこと相談していいんだ」とその子とその親に思わせねばならない。これこそが、個別的な医療を重視する臨床医にとっての「公益」「公衆衛生」だと思われる。

○ 正しい知識は早めに植えつけたほうがよいに決まっている。たとえば、NSAIDでうまくいかない強い月経痛にはLEP（low dose estrogen-progestin)が第1選択として推奨されるが、LEPのような薬について「妊娠しにくくなるのでは」という間違った理解を持っていたら、そういうことを正していかねばならない。

○ 実際にはむしろ逆で、LEPは将来の子宮内膜症ひいては不妊症の予防に貢献する「治療」となる（強い月経痛は、子宮内膜症発症の有意なリスク因子である）。

○ また、「痛み止めなんてあまり飲むもんじゃない」とNSAIDを取り上げて与えない祖父母が同居していたりする。

○ 下手な内科医や薬局薬剤師が、「痛み止めは胃を壊すのであまり飲まないように」などと愚かな指導をし、NSAID内服を控えさせ、月経困難症の症状改善を邪魔していたりする。

○ もっと月経困難症に対して、当たり前に考え、配慮し、アプローチする社会にするためには、医師の中で多数を占める内科医（あるいは医学生や他の医療従事者）の力が必要だと考えている。

内 科 医 が 知 る べ き 治 療

具 体 的 な 処 方

○疼痛にはまず NSAID を試すが、特にどれでもよく、ロキソプロフェンならば「1日3回まで服用していいです」とか「少しの痛みでもまずは1回内服しましょう」などと具体的に伝える。

○「痛いときにどうぞ」のように漠然としていると、痛いのに数時間我慢してからようやく1錠服用し、しかもその1回飲んだだけ、みたいなことを平気でしてくるのが患者さんである。

○NSAID でうまくいかなければふつうは LEP 連日内服を試す。

○LEP 連日内服は、E：エストラジオールと P：プロゲステロンが同時に作用している状況を作り出す作用があるが、このホルモン挙動は妊娠期のそれと似ているため、偽妊娠療法と呼ばれる。

○LEP は、月経困難症の症状軽減だけでなく、経血量を減らし、月経前症候群の症状も緩和し、月経周期を正常化し、避妊効果もあり、将来の子宮内膜症の予防もできるメリットがある。

○血栓既往、前兆のある片頭痛、乳がん既往などが投与禁忌、喫煙習慣や肥満などが慎重投与となっている。

○血栓症の発症頻度は、喫煙をしない1万人の妊娠可能女性で年間3〜9人である。しかし、LEP や経口避妊薬を使用しない1万人の妊娠可能女性で年間1〜5人である。

○血栓症は確かに怖いが、LEP が著しくリスクを増させるわけではなく、リスクだけをみずにメリットもみるべきである。

○もちろん、治療方針の決定者は婦人科医であってよい。婦人

女性疾患

科的な器質的な月経困難症を必ず精査したほうがいいからである。

○「安易にNSAIDに頼ると器質的疾患をマスクしてしまう」などという謎の真面目さを発揮するのはたいてい内科医である。この発想は間違っているというか、有害だと思う。

○医師がNSAID処方に消極的であることは、患者の月経困難症への消極性につながると私は考えている。

○"NSAID療法"を積極的に行い、かつ婦人科受診を促す、というのが正解である。

○LEPは、月経困難症に保険適用があり、ジェネリックを使えば3割負担でも1,000円/1カ月程度である（フリウェル®LDやフリウェル®ULDなど）。

○処方開始時にはむしろ内科的な管理が重要で、高血圧やBMI30以上の肥満は有害事象のリスクになるので、是正・管理あるいは納得のうえ開始することになる。

○婦人科にそのあたりのことで門前払いを喰らってしまうと、治療や症状改善が遠のいてしまうので、内科医がしっかりバックについているということを患者や婦人科医に分からせたほうがよい。

○なお、その程度のことで門前払いあるいは塩対応をするような婦人科（医）には、よほど患者の態度が悪いとかが理由でなければもう二度と行かなくてよい。

LEP処方までの流れと処方後の注意点

○禁忌事項を確かめる。禁忌は「乳癌や子宮癌の患者、50歳以上、35歳以上でも喫煙者、心筋梗塞や血栓塞栓症の既往、ひどい糖尿病や高血圧、前兆のある片頭痛、何かの術前・術後」である。

○要するに内科でいつもやっている問診や血液検査、血圧測定を

行う。

○処方選択は、製剤に含有されるP（プロゲスチン）による副作用（むくみ、頭痛、嘔気など）の出やすさが異なる「世代」と、服用する製剤のホルモン含有量がどの時期でも一定である一相性、3段階で異なる含有量にして服用する三相性か、などで分けられた適切な製剤を選ぶ。

○が、ここはさっぱりと「一世代・一相性」のルナベル®LDの後発品であるフリウェル®LDを処方することから覚えるとよい。

○月経の初日〜第5日のどこかから飲み始め、3週同じものを飲み、1週休薬させる。

○3カ月くらいは続け、むくみ、頭痛、嘔気などのP（プロゲスチン）由来の副作用がつらい場合は、世代をあげ4世代のヤーズフレックス®配合錠の後発品であるドロエチ®配合錠に変えるなどする。飲み方は同じ一相性なので、24日同じ錠剤を飲み、続いて4日間偽薬を服用するやり方である。

○世代を上げるとPによる副作用は減るが、血栓症のリスクは増えることに注意する。

○この2剤の処方を習得して、それでも合わない場合や、個別性の高い事情があればそのときこそ婦人科に紹介するとよいと思う。もちろん、婦人科のアクセスがよい場合ははじめから紹介してもよい。

女性疾患

━━ References ━━

〈1〉江川美保．月経随伴症状．心身医学 2020；60：515-20
〈2〉安達知子．月経困難症．日産婦会誌 2007；59：454-60
〈3〉中山明子．思春期の月経トラブルと低用量ピル．臨床雑誌内科 2023；131：422-7

6. 月 経 前 症 候 群

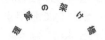

○月経前症候群 (premenstrual syndrome; PMS) は、月経前に3〜10日間続く諸症状のことをいう。

○その時期は月経周期の黄体期に相当する。黄体期は排卵後に始まり、月経開始とともに終了するが、PMSは排卵後に上昇する黄体ホルモンが病態形成に関与しているとされる。

○月経前不快気分障害 (premenstrual dysphoric disorder; PMDD) は、PMSのうち精神症状を指す (あるいはフォーカスする) ときの呼称、あるいはPMSの症状のうち精神症状が前景に立つ場合の病名として扱うことが臨床では多い。

○PMSには身体症状と精神症状があって、この精神症状について呼ぶとき、あるいは話題にしたいときにPMDDという語を用いればよい。

○PMSと聞けば当然PMDDの要素をこれに含むことは当然であり、その意味ではあえて"PMS/PMDD"などと併記する必要はないはずであるが、精神症状を含めた概念であることを忘れないように、あるいはPMSついて述べるときなどにおいて「PMDDを含むというニュアンスを込めたい」ときにPMS/PMDDと表記することにする。

○PMSは、実に女性の12%が罹患するとされる。「月経前に何らかの調子の悪さがある」のように粗く括れば、80%くらいはそれを経験しているという。

○よってPMSは、絶望的な頻度で過小評価され、過小診断されている。つまり、治療が必要な女性にまったく治療が及んでいないこ

女性疾患

とになる。

○このことは婦人科医にとっては常識的で日常的な問題意識のはずであるのに、なぜこうなってしまうかと言えば、内科医の怠惰や問題意識の低さが要因のひとつとしてあると思われる。

○とりわけ米国の定義(DSM-5-TR)では、PMDDは「精神症状」に重点が置かれている。PMS/PMDDは婦人科医と精神科医とで定義された概念と考えることもできる。

○しかしながらPMSの症状には身体症状もしっかりあって、たとえば下腹部痛や腰痛、浮腫や体重増加、易疲労感、関節痛や筋痛、頭痛などがある。

○これらは当然、かかりつけ医や実地医家、一般内科外来などが入り口となる身体症状である。他の身体疾患の可能性もあるし、なにより患者当人が婦人科や精神科的な問題と思っ

ていないこともあるからである。

○「月経前（黄体期）に症状が出て、月経開始で緩和する」というのはPMSの定義そのものであるわけだが、月経周期を意識した病歴聴取をしない限り診断に至らず終わる。

○PMSは症候群であり、内科医がよく実施する血液や尿検査、あるいは画像検査で特異的に"引っ掛ける"ような疾患ではない。

○それどころか軒並みすべての検査で陰性結果が得られることがふつうである。内科的・症候学的なアプローチを適切に取り入れたはずだと思っても、そうした陰性結果をもって疾患の存在の可能性を棄却し、月経周期との関連にも思い至らずPMSを過小評価してしまうのである。

○内科医が、PMSを婦人科医の仕事、PMDDを精神科医の仕事であると考え続けている限り、世界じゅうのPMS女性が救われな

女性疾患

いままとなる。本書は、これに関する高い問題意識を読者に要求したい。

疑　い　か　た

○まず PMS は、理論上どの黄体期に起きてもよい。つまり、疾病としての定義はともかく、症状としては初経から閉経までの間のどの黄体期においても、いつでも、症状が現れる可能性がある。

○この意味で、月経が発来したばかりの思春期女性の体調不良の原因として PMS/PMDD の可能性を考えることは、非常に重要なことである。不登校の原因になっていることすらある。

○PMS/PMDD の患者は適切に診断されていないと、不定愁訴として扱われてしまうことが多い。

○不定愁訴というのは、担当医の問題意識と大きく関連している。医師が「何か問題がありそうだ」と考え続けることができる理由や動機があれば、大概は適切に診断され、ましてや不定愁訴化することもない。

○しかし PMS というのは、「月経開始で症状が緩和する」という前提があり、実際多くの女性がそうで、患者自身が自分の症状をそこまで問題視しない（＝医療機関にわざわざ相談しない、受診閾値を越えない）ことが多い。ずっと症状が続かないからである。

○医師も、あるときだけ不調であって、ある時期には元気になっている様子をみてとると、疾病があるかもしれないと考える動機が希薄になっていくのである。

○このことは、一部の医師の実に近視眼的な視野が原因である。経過全体で患者をみて困り事を汲み取るのは臨床の基本であるはずなのに、それができない医師が多すぎる。

○ただ最近は女性も多様化しており、「自分の体調不良を生理のせいにされたくない」という価値観の女性もおり、つまりは啓発が行き届いていない。PMSは心が弱いからではないし、「負け」でもない。

○個人的には学校でプログラミングなどを学ぶ前に、このような人間の生理学について学んだほうがいいと思う。

○とはいえ（治療のところでも述べるが）PMS/PMDDの診療の難しいと思える点は、PMS/PMDDの諸症状は、その患者の人間としての健康状態ひいては社会活動に溶け込むように問題を及ぼすところにある。

○「熱が出て、咳が出て、つらくて動けなくなって、会社に行けなくなった」というようなシンプルさがないのである。

> 微熱や頭痛はあるけどまあ会社には行ける。でもいざ仕事をしようとすると気力がわかないし、一方ちょっとしたことでイライラしてしまう。そしてそんな自分に嫌気が差して落ち込んでしまう。優しい彼氏にもきつく当たってしまいそれが理由で*LINE*を無視されたりした。仕事をしているとき、全然関係ないところで勝手に涙が出てきたり。お腹が痛くなったり節々が痛くなったりするので病院に行って内科で診てもらっても、受診したときには検査をしても何でもなく病気ではないと言われてしまう。でもつらい。やがて眠れなくなり、会社を休みがちになり休職を勧められて療養してみるが、良くなったと思ってもまた調子が悪くなり、周囲から精神科に行けと言われる。ようやく

> 行った精神科（心療内科?）でも、5分くらいの面談で「別にうつ病ではないですね」と言われて眠剤を出されて終わる。そんなの知ってる。そしてまた失望する。生理のせいかなと思って婦人科に行って、確かに *PMS* だねと言われてホルモン剤の処方が始まろうとしたのに、「血栓がないかとか、そもそも内科の病気はないか診てもらって来て」と言われてまた迂回する。やっと薬をもらう。でも副作用が出たっぽいのでまた行かないといけない。でもこの前担当だった婦人科医の塩対応を思い出して、「婦人科」そのものから足が遠のいてしまった。

○こんな女性は本当にたくさんいて、少しも誇張していない。誰がどうすればよかった、というシンプルな正解がなく、少し悲観してしまう話である。

○ただ、やはり内科医の役割はかなり大きいのだろうと思う。内科医による診断行為が、「診断」に寄り過ぎると否定/除外だけで終わる。もっと診断を「治療的」なものに向かって作用させるべきである。

○診断が解決に向かわせようとするために使われるなら、自然その行為は視点が総合的になる。厳密であることが診断なのではあるが、これを実際の患者に適用するとすれ違う。

○話を戻すと、PMS/PMDD はこのようにあまりに女性の生活に溶け込んでくるので、どの科の医者からも病気として扱われないことがまず問題である。

○具合が良いときもあるようだが、総じてしんどさを感じているのではないか。疾病の定義の内外にあるかを判定するだけでなく、そのように察するところから始めるべきである。

診 断 と 鑑 別 の ポ イ ン ト

○診断は、実に臨床的に行われる。

○月経周期について日常的に意識して診療している医師にとっては、PMSを疑うことは造作もない。

○ここでは月経周期から入らず、あくまでそれは最後に確認するというやり方を示す。

○PMS/PMDDは、1人の患者のなかに、両極端的な種類や質の情緒不安定が共存することが特徴である。どちらかというと、PMDDのほうに注目する（身体的PMSだけのPMSは、めったにいない）。

○具体的には、（気分の）落ち込み、涙もろくなる、突然悲しくなるといったやや抑うつ的な症状に加え、怒りっぽさ（特に対人において）やイライラといった、不適切なかたちではあるがやや感情が上がった調子になる症状を伴い、これが同一個体に、しかも多くの場合同時期に共存する。

○これを満たす状態像は他の疾患・病態ではなかなかない。ずっと落ち込んでいる者はうつ病の可能性がある。いつもイライラして怒ってばかりの者は、そういう性格・パーソナリティなのかもしれない。

○活動性をもち、ある程度増悪してしまった全身性エリテマトーデス（精神神経ループス）でもこのようになることはあるかもしれないが、担当医が患者から感じる"病感"が全然違う（PMDDの患者は、受診しているときはごくふつうの人にみえ、"患者"であるようにみえない）。

○ふつう疾病（の悪化）というのは、これは精神疾患にも身体疾患にもいえることであるが、症状や病状はある方向（疾病の終末像）に向かうという点でベクトルであり、また増悪するときには得てしてモノトーンな調子になる。

○しかし PMS/PMDD は、ある一点へ向かうような悪化をするのではなく、さまざまな症状、というよりむしろ逆で極性の異なる症状が互いに出たり消えたり共存したりして、そうかと思えばまた正常状態をとりうるのである。これは実に特徴的であるといえる。「多彩な症状が出る疾患」と単純に理解してはいけない。

○担当医はどうしても、患者の「正常な状態もある」という点に目が行きがち（＝過小評価しがち）である。なぜなら先ほど述べた「疾病の悪化ベクトル」の件が前提として頭にあるからである。

○すなわち、病気が発症したからには、悪化に向かうはずだ。正常に戻るということは、病気になっているのではない。こうしたロジックが平然と現場では適用されている。

○PMS/PMDD の診断は、まず極性が反対のこの 2 軸（落ち込み＆イライラ）の症状をはっきりと捉えることから始める。この軸があると、あとはその派生で容易に見渡せる。

○PMS/PMDD の患者は、1 回の生理周期で医療機関にかかるほどの悩みにはならないこともあって、通常は症状が長い間反復して疲労感を伴うし、睡眠に関する悩みもしばしば訴える。

○女性は、生理周期に関連した身体症状はわりと訴えやすい（医療機関を受診してしやすい）ようである。浮腫、筋痛・関節痛などの不快な身体症状は、患者自身に「もしかしたら癌ではないか」「こんな関節が痛かったらリウマチではないか」と身体疾患と結びつけさせる。

○またこのようなことが続けば、仕事や趣味にも集中できず、いろいろな活動への関心が薄れていく。

○PMS/PMDD の患者の多くはこのようなアンダーラインのような症状を持っており、実際定義上も先の“2 軸”の症状に加えてこれを必須として、あとはアンダーラインの症状のうち 3 つ満たせば十分疑えるとしてよい。

○そうしてあらためて、これらの症状が月経周期と照らし合わせ

てどうか（＝月経の前に起きているか）という検討をする。

○このとき、患者にPMS/PMDDを疑っていることをきちんと表明することが大切である。

○というのは、月経周期は患者によってはそもそも不整であったり、患者が自分の月経に関心が低かったりして、月経周期と自分の症状との時系列をすぐに明瞭に言えない者も多い。内科医はここで諦めてはいけない。

○なんとなく生理のことを聴いているのではないということが患者に伝わってはじめて患者は月経と症状の因果や対応関係を確認してくれる。

○おおむね、困っている諸症状が月経前の1週間前後から始まり、月経開始数日以内に改善し始め、月経後1週間でそれらが最小化～あるいは消失するということを確認する。

○この「おおむね」が実は重要であり、月経開始でピタッと症状が停止するかのように認識していると、実際の患者ではイメージが異なる。症状の始まりと終わりは、現実には曖昧であって、はっきりと消失した日などをいえないことのほうがふつうである。

経過と治療

∞∞ 治療に必要な考えかた ∞∞∞∞∞∞∞∞∞∞∞∞∞∞∞∞∞∞∞∞∞

○治療にあたり重要なのは、「そんなつらかったら無理もない」と承認してねぎらうことである。

○診断と治療をきっちり分けなくていい病態である。除外を尽くしきる必要がない。

○たとえばうつ病の患者にもPMS/PMDDは発症するわけで、う

つ病の増悪かどうかは少し重要であるが、「両方あるだろう」と
思うことが大事である。

○甲状腺機能低下症を除外せよといわれるが、やや極論だが甲状
腺機能低下症の患者にも PMS/PMDD は発症しうる。

○片頭痛と PMS/PMDD を鑑別すべき、という言説を見かけたこと
があるが、片頭痛と PMS/PMDD は共存してよい。

○つまり、PMS/PMDD を疾患というより症候と捉えて、その症候
へ対症療法をするという姿勢でいるとちょうどよいのである。

○PMS/PMDD は、女性のつらさを構成するもののうちのひとつに
過ぎないということである。

○そもそも多くの内科疾患は、PMS/PMDD と互いに増悪し合う関
係性となる。雑な言い方だが、本当にそうである。

○たとえば気管支喘息のコントロールが悪かったら PMS/PMDD の
症状は悪くなるし、PMS/PMDD の症状的にしんどいことが続け
ば気管支喘息は悪くなることが多い。

○PMS/PMDD のために原疾患が悪くなるなら、PMS/PMDD を治す
ことはその原疾患に対する対症療法以上の意味があるだろうと
思われる。

○とにかく、患者のつらさを構成する負の要素は常に複数あって、
PMS/PMDD はこれらといつも共存しているので、PMS/PMDD を
診断・治療しようとするときに、他疾患の除外を無理にする必
要がない。

∞∞ 治 療 の 実 際 ∞∞∞∞∞∞∞∞∞∞∞∞∞∞∞∞∞∞∞∞∞∞∞∞∞∞∞∞∞∞∞

○婦人科的には、月経困難症としていわゆる LEP（低用量エストロ
ゲン - プロゲスチン配合薬）が処方されることがあるが、これは望
ましい。

○内科を初診した場合には当然、婦人科へ受診させる（これ自体が治療になることが多い）。

○PMS/PMDD、特にPMDDの部分にはセロトニン再取り込み阻害薬（SSRI）にエビデンスがあり[1-2]、海外ではガイドラインに記載されている（しかもLEPよりも優先的に）。

○海外のガイドラインや総説では、SSRIは"first line"とされ、また「よく効く」と囁いている国内医師も多い。しかし私はそうは思わない。

○臨床研究は"混じり気のない"患者がエントリーされるせいなのか、実臨床でのPMDDは、SSRIでさらっと治せるほど治療は簡単ではないように思える。

○SSRIが効くという根拠となった研究は、いずれも「PMDDの症状がSSRIによって反応した患者の数と、反応しなかった患者の数の比率」という意味で反応率を検討しているだけである。

○しかし、症状の強さがどの程度反応したかについての「薬剤―症状」の反応率でいえば40％くらいに過ぎない[3]。つまりは、"有効だが十分でない（effective but not enough）"。

○実臨床でもこれくらい、あるいはこれよりもうまくいっていないことを実感するが、その一因として、「副作用などの理由で飲めなかった」という率がSSRIで非常に多い印象がある。

○海外のエビデンスでいわれる「SSRIが奏効する」ということに対して、私は強い疑念を抱いている。

○まず、同じPMDDでも人種差があるのかもしれない。日本人のPMDDは、「イライラ系のPMDD」が多いのかもしれない。また落ち込み系のPMDDにみえても、イライラが潜在していることが多い。つまりほとんどのPMDDで、若干でもactivationの作用があるSSRIの適応はあまりないと私は実感している。

○ただもしPMDDが抑うつに強く傾いていればSSRIでよい。しかしPMDDの患者の多くは、両極に振れた症状が共存している。

○SSRIを処方していて、"躁転"のような現象を経験することはないものの、PMDD患者の症候を観察していてSSRIが至適であるように思えたことが私にはほぼない。

○SSRIが効くのはその患者のPMS/PMDD症状の構成が「うつ」や「不安」などがかなり優勢だったときであって、効いたのならそれは結果論なのだろうと思う。

○そこで「イライラ系のPMDD」には、ラモトリギンが有望であると私は考えている⟨4⟩。12.5mg眠前から始め、不足していれば2週間後以降に25mgに増量する。

○ラモトリギンの副作用は皮疹や過鎮静（眠気）が多い。皮疹が出た場合は、この用途では無理して継続する必要はなく、中止する。鎮静が強い場合は、鎮静作用の少ないルラシドン10-20mgに置き換える。

○イライラに疼痛を伴い、ラモトリギン処方に抵抗感がある場合は、プレガバリンもよい。

○ラモトリギンの"下位互換"となるのが抑肝散であり、多くのケースで奏効する。

○PMDDにクエチアピンもよいという研究⟨5⟩がある。抗不安作用があり、SSRIが忍容できそうにない場合に選択肢となる。実際には12.5-25mgくらいのごく少量を眠前あるいは頓用させる。正直、SSRIよりも使いやすい。

○なお、クエチアピンの"下位互換"となるのが酸棗仁湯である。

○以上をまとめると次のようになる。

PMDD 治療の私案 〈LEP以外〉

イライラ優位のPMDD

① 抑肝散

② ①で効果不足のとき、a) イライラが非常に強い場合はラモトリギン12.5-25mg眠前、b) 疼痛を伴うイライラの場合はプレガバリン25-50mg眠前
a) b) のいずれかに変更あるいは追加

③ ②が忍容しにくいとき、②をルラシドン10-20mg夕食後に変更

落ち込み優位のPMDD

① 酸棗仁湯

② ①で効果不足のとき、エスシタロプラム5-10mg眠前あるいは朝食後　に変更あるいは追加

③ ②が合わない、あるいは継続困難であるとき、クエチアピン12.5mg-25mgを眠前あるいは頓用

④ ③でうまくいかないときは「イライラ優位のPMDD」の処方に準ずる

─── References ───

〈1〉 S Hofmeister et al. Premenstrual Syndrome and Premenstrual Dysphoric Disorder. Am Fam Physician 2016；94：236-40. PMID：27479626

〈2〉 SV Carlini et al. Evidence-Based Treatment of Premenstrual Dysphoric Disorder：A Concise Review. J Clin Psychiatry 2020；81：19ac13071. PMID：32023366

〈3〉 U Halbreich. Selective serotonin reuptake inhibitors and initial oral contraceptives for the treatment of PMDD：effective but not enough. CNS Spectr 2008；13：566-72. PMID：18622361

〈4〉 G Sepede et al. Lamotrigine augmentation in premenstrual dysphoric disorder：a case report. Clin Neuropharmacol 2013；36：31-3. PMID：23334074

〈5〉 C Jackson et al. Double-blind, placebo-controlled pilot study of adjunctive quetiapine SR in the treatment of PMS/PMDD. Hum Psychopharmacol 2015；30：425-34. PMID：26193781

女性疾患

7. 更年期障害

○ 閉経前の5年、閉経後の5年。合わせたこの10年間を更年期と呼んでいる。

○ 日本人女性の閉経は50〜52歳くらいで、閉経自体は1年以上の無月経を確認して判断される。

○ 実際に起こっていることは、エストロゲンの低下である。

○ 卵巣からのエストロゲン、すなわちエストロン(E_1)とエストラジオール(E_2)の分泌は10歳前後から開始し初経を迎え、20〜30歳台で濃度はピークとなり、40歳を超えると徐々に低下し50歳前後で閉経を迎え以後低値を続ける、という推移をとる。

○ 閉経の時期に一致してグッと下がるのはE_2である。

○ 更年期に現れる多彩な症候の中核となるのは、自律神経失調症状と精神症状で、実際にはこれらがmixしさらには相互に絡みあって正にも負にも修飾しあった複雑な病像となる。

○ エストロゲンの低下によってネガティブフィードバックがかかり、「視床下部－下垂体－卵巣」系において視床下部は持続的な機能亢進状態となる。

○ おそらくこれが更年期障害の病態生理である。結果、視床下部の自律神経中枢としての調節障害をきたすようになり、更年期障害としての種々の自律神経失調症状の発現につながるものと思われる。

女性疾患

○日本産婦人科学会は「更年期に現れる多種多様な症状の中で器質的変化に起因しない症状」を更年期症状と呼ぶと述べているのだが、「更年期症状、更年期障害の主たる原因は卵巣機能の低下であり」とも述べている。

○この部分、私には意味がわからない。更年期症状の原因は卵巣機能の低下だとし（実際にそう述べ）ているのに、「器質的変化に起因しない症状を更年期症状と呼ぶ」のだという。何度読み直しても矛盾を感じる。

○更年期／更年期障害において、「卵巣機能の低下」が器質的変化でなかったら、一体何なんだろうか。語義の取り方に齟齬があるのだろうか。

○一応想像するに、加齢などによる自然な卵巣機能低下は、器質的な変化に含めていないということなのだろう。

○卵巣機能が低下しているという生理学的変化は、機能性の変化であって器質的でないとい

う考えを500歩譲ってアリだとしよう。しかし、更年期障害は卵巣機能（＝エストロゲン濃度）の恒久的低下であり、これをただの加齢による不可逆変化だとして言い捨てることもできるだろうが、器質的変化であるとしても十分適切ではないだろうか。

○ここまで私がこだわっているのは、「器質的でない」と学会レベルの団体が言ってしまうことの危うさからである。

○学会がそう言ってしまっては、患者にとっては更年期障害という呼称は依然スティグマとなったままになるし、婦人科諸家らも「更年期障害は器質的疾患ではないから、ホルモン補充療法以外は自分たちの仕事ではない」とみなし続けてしまうだろう。

○更年期障害は、卵巣機能が急激に低下する過程で生じる症候群であって、エストロゲン産生低下という器質的変化によって生ずる

疾患であるとみなしたほうが、すべての通りが
よい。

○更年期障害は、産婦人科のみならず、精神科
や内科、当該臓器の各科をまたいで支えねば
ならない病態であるが、内科医はこうした状
況に慣れているはずである。更年期診療にお
ける内科医の役割は大きいと考える。

疑 い か た

○まず、更年期障害特有の症状というのは少ない。強いていえば、
ほてり・のぼせ・ホットフラッシュである。

○しかし気分の不安定を訴えたらまずは甲状腺機能を測定したほ
うがいいし、動悸や胸痛を訴えていたらまずは循環器疾患から
検討したほうがいい。

○すなわち、はじめは通常の症候学・内科診断学のフレームに当
てはめて診療する。

○更年期障害としての自律神経失調症状は、上記のほか、発汗、
寒気、冷え、動悸、胸痛、呼吸困難、といったものがある。

○精神症状としては、イライラ、易怒性、抑うつ、食思不振、睡眠

障害などがある。

○その他の症状として、肩こり、倦怠感、めまい、関節や筋肉痛、手のこわばり、浮腫、腰痛、便秘、下痢、皮膚乾燥、瘙痒、頻尿、性行為の困難、外陰部の違和感や乾燥、といったものも本症に含まれる。

○実際にはこれらがほぼ何の法則もなく組み合わさって絡みあうので、一言でいえば多彩であり不定な愁訴となる。

○更年期障害を疑う際には、この（医師にとっては陰性感情を抱きうる）多彩で不定であることを逆手にとる。

○すなわち、多彩で不定であることをむしろ所見と考え、これを問診で確認するのである。

○月経歴の聴取は重要で、内科医でもできる。無月経が続いていることが端緒となった場合には、内科医だけで閉経の判断をせず、必ず婦人科にコンサルトして婦人科疾患の否定あるいは検診実施を依頼する。

○血液検査では、血中E_2濃度が低値かつFSH（下垂体ゴナドトロピン）濃度が高値の場合に更年期障害を疑う。

○1年以上無月経であることを前提として、E_2が10pg/mL以下かつFSHが30mIU/mL以上を示す場合に閉経と判断する。

○この時期、脂質異常症、骨粗鬆症などを伴いやすい。

○また、子どもや親、配偶者、仕事といった社会的な問題や悩みを抱えやすいライフステージに相当するため、心身の負荷が著しい時期である。

○このことが、更年期障害そのものをさらに複雑化・難治化させる。

○面談の際には、相手を肯定し支持的に接することが重要で、初期に接触した医師ほどそうする必要がある。

女性疾患

○患者ははじめなんでもない一般外来を訪れる。臓器特異的な症状、あるいは重篤な状態像を呈さないからであり、何か別の目的の受診のついでに「更年期ですか」と相談されることが多い。

経 過 と 治 療

経 過

○命に別状のない病態だが、患者の苦悩や不快は強い。

○二次的にうつ病や双極症を悪化させて自殺に至らせるリスクもなくはなく、くどいようだが器質的疾患だとして必ず臨床医が介入すべき病態である。無介入や放置は許され難い。

○コモンな症状である「ほてり、のぼせ、ホットフラッシュ」は、約1年ほどで治まることが多い。

○だから何もしなくていいわけではない。社会的な役割の多いこの年齢帯にあって、「1年」のどれだけ貴重なことか。

○女性は「閉経で終わり」ではない。

○人生の約1/3を閉経後に過ごすことになる。だからこの時期に、「医療への失望」を回避することが重要で、その残り1/3の人生を安寧なものにするためにも、更年期を穏やかに通過させねばならないのである。

治 療

○ホルモン補充療法が基本である。しかし、婦人科的診察や検査による婦人科疾患の検討や禁忌事項の確認が重要であるため、適応も治療開始も婦人科医に委ねる。

○絶対的な禁忌は、肝硬変、心筋梗塞や脳卒中の既往などであり、

他の事柄は内科医の役割が重要となる疾患が関与する。

○つまり条件付きで実施可能、となるもので、具体的には肥満、糖尿病、脂質異常症、高血圧、てんかん、片頭痛あたりの疾患のコントロール状況がよければホルモン補充療法が可能となることがある。

○抑うつなどの精神症状や、ホットフラッシュなどにSSRIが適応となることがある。

○漢方薬もよく使用される。加味逍遙散、当帰芍薬散、桂枝茯苓丸などが有名である。

○加味逍遙散は、わりと勢いはあるがほてりやホットフラッシュなどにやられていて、動悸などがあって、イライラなどにも悩まされているような人に適する。

○当帰芍薬散は、細身で色白で一見やや弱々しく、お腹など体のところどころが痛くて困っているような人に適する。

○桂枝茯苓丸は、のぼせて赤ら顔だが手足先などは冷えて血流が悪いような人に適する。頑固な便秘を伴えば桃核承気湯がよいかもしれない。

○活動的ではあるものの、イライラ、落ち込み、不安、不眠といった精神面がメインでやられているような人には抑肝散が適する。

○すべてにおいて感覚が過敏になって、小さな物音や軽い身体症状にもビクビクしてしまって夜も寝付けないような人には酸棗仁湯が適する。

○非薬物療法というほど大袈裟ではないが、肯定的に面談するだけで安堵を得て症状が軽快することが大なり小なりある。

女性疾患

～～ References ～～

〈1〉日本女性医学学会. 女性医学ガイドブック 更年期医療編 2019 年度版. 金原出版

8. 乳 癌

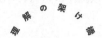

○乳癌は乳腺の上皮組織から発生した悪性腫瘍である。

○ほとんどの乳癌は乳管のなかで発生し、乳管の中にとどまるものを非浸潤性乳管癌と呼ぶ。「乳管内癌」とも呼ばれる。

○理論的には遠隔転移をきたすことはなく、術後10年の乳癌死亡率は0.8～0.9％と低い。

○乳管の外には、乳房の外につながるリンパ管や血管があり、癌が乳管を破り進展（浸潤）すると浸潤癌となる。

○乳房のリンパはほとんどが腋窩に流入する。リンパ管に侵入した癌細胞は、腋窩リンパ節でリンパ節転移をきたす。

○転移した腋窩リンパ節はこの領域内であれば手術で乳房と同時に切除可能である一方、血行転移し遠隔病巣を生じうる。こうなると根治は難しい。

○いわゆる早期乳癌といえば、今日的には「切除可能乳癌(Stage 0-ⅢA)」とことをいう。

○遠隔転移はしていない局所進行癌は StageⅢB、ⅢCのことを指す。

○ちなみに StageⅢB は胸壁固定や皮膚潰瘍などを認めるいわゆる「T4症例」、StageⅢ Cは領域リンパ節転移が広範囲で、同側鎖骨上リンパ節転移を認めるようないわゆる「N3症例」を指す。

○遠隔転移がある Stage Ⅳの転移乳癌、治療

後に遠隔転移をきたした再発乳癌を合わせて、「転移・再発乳癌」と総称することが多い。

○2019年の人口動態統計（厚生労働省大臣官房統計情報部編）に基づく女性の癌死亡数は156,086人であり、このうち乳癌は14,839人であった。

○部位別では、大腸、肺、膵臓、胃に次いで第5位であり、全癌死亡に占める乳癌の割合は9.5％であった。

○乳癌は女性を死に至らせる有力な悪性腫瘍といえる。

○2018年の全国がん登録データによると、女性の癌罹患数は421,964人、うち乳癌は93,858人であった。これは全部位の22.2％を占め、女性の癌の中では乳腺は最も頻度が高い部位である。

○年齢としては45〜50歳台が多い。

○検査モダリティとしては、マンモグラフィと乳

房超音波検査は基本であるが、それ以外には MRI、CT、PET/CT などがある。

○術前の病巣の広がりの検索や、遠隔転移巣の検索の目的でも行われる。

リ ス ク 因 子

予防のために

○「初経年齢が早い」あるいは「閉経年齢が遅い」ことは、乳癌発症リスクになる。

○これは、閉経前女性の月経周期に伴うエストロゲンへの曝露期間が長いためと考えられている。

○また「出産歴がない・出産回数が少ない」「初産年齢が遅い」「授乳歴がない」ことも乳癌発症リスクを高くする。

○「成人期の高身長」は閉経前後にかかわらず確実な乳癌発症リスクとなる。

○「アルコール」も閉経前後にかかわらずリスク因子で、特に閉経後の乳癌発症について確かなリスクとなる。

○「授乳」は予防因子（乳癌発症を減らしている）である。

○「肥満（腹部肥満を含む）」は、閉経前に診断される乳癌と閉経後に診断される乳癌では意味が異なる興味深い因子で、閉経

後ではリスク因子となっていて、閉経前では予防因子となっている。

経 過 と 治 療

○すべての乳癌の治療は、専門家のもとで検討されるべきである。

○Stage 0以外の早期乳癌 (Stage I - IIIA) では手術療法が検討されるが、薬物治療を先行するか手術を先行するかの選択があり、そのあとは放射線治療が行われる。

○治療効果・予後予測は、腫瘍浸潤径、腋窩リンパ節転移の有無と転移個数、グレード、年齢、閉経状況、エストロゲン受容体、HER2、Ki67といった因子から推定される。

○局所進行乳癌 (Stage IIIB、IIIC) では、手術を可能にするために薬物療法を先行させる。

○薬物療法のレジメンは、早期乳癌に準じる内容である。

○手術ができたら放射線治療を行う。

○転移・再発乳癌は、予後が厳しい。サブタイプによって異なり、全生存期間の中央値は、ホルモン受容体陽性HER2陰性乳癌で44.8カ月、HER2陽性で58カ月、トリプルネガティブ乳癌 (＝エストロゲン受容体・プロゲステロン受容体・HER2すべて陰性) は14.2カ月との報告がある[2]。

○となると、転移・再発乳癌に対する治療の目的はQOLの維持・改善なのであり、つまりは症状の緩和、症状出現の予防、生存期間の延長である。

○病期や治療、治療反応などによってさまざまな再発リスク分類がなされる試みがある。そのリスクの違いによってフォローアップの頻度やその内容が決まれば楽なのだが、いまだ確かなものがない。

○これは非専門医にとっては非常に衝撃的で、どんな乳癌（どんな病期やどんな治療をしたか）の患者にどのくらいの間隔でどんな検査でフォローアップすればいいのかが、確立されていないのである。

○ガイドラインでも、患者ごとに最適に考えよ、となっていて「患者との対話を通じて患者の好みや価値観を踏まえて意思決定を」とのことであり、担当医が決めているのが現状になっているようである。

~ **References** ~

〈1〉日本乳癌学会. 乳癌診療ガイドライン 2022 年度 WEB 改訂版. 2024 年 3 月 28 日
〈2〉T Grinda et al. Evolution of overall survival and receipt of new therapies by subtype among 20 446 metastatic breast cancer patients in the 2008-2017 ESME cohort. ESMO Open 2021；6：100114. PMID：33895695

女性疾患

13

救急・マイナー疾患

1. 急 性 閉 塞 隅 角

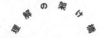

○急性閉塞隅角緑内障（acute angle-closure glaucoma）は、急性閉塞隅角症による急性緑内障のことで、急性緑内障発作と呼んだりする。

○眼内を満たす水を房水といい、房水の主な流出路である隅角が急に閉塞して起こる。

○急激に隅角が閉塞し急激に眼圧が上がることで、急性に緑内障となる病態である。

○臨床的には「発作」の様相を示し、基本的に急性の症状を起こす。強い眼関連痛と視力低下が基本である。

○他に、頭痛、嘔吐、かすみ眼、角膜周囲の充血などがある。

○緊急疾患であるが、症状は自覚しやすい。む

緑 内 障

Acute angle-closure glaucoma

しろくも膜下出血疑いとされ、くも膜下出血の否定だけされて本症が見逃される可能性がある。

○50歳以下は稀で、女性が男性の3倍多い。

○緑内障全体の有病率は40歳以上で5％とされるが、急性閉塞隅角症によるものは緑内障として括られるもののうち10％程度である[1]。

○片側が原則だが、稀に両側もある。

○視機能予後に関わる病態でありながら、頭痛や消化器症状が目立ち眼科的問題の発覚が遅れうる病態であり、内科医にも認識が必要と考える。

疑　い　か　た

○世代や性別の認識は重要である。

○既往歴も大事で、大きな急性閉塞隅角症（本症の発作のこと）を起こす前に、小発作を反復していることがある。

○ただし発作中は、頭痛や嘔気のつらさからそればかりを訴えて⟨2⟩病歴聴取が捗らないこともあるので、既往歴があることを前提にしない。

○急性閉塞隅角症は、夜あるいは明け方に、しかも薄暗いところで本やスマホを読むなど、いかにも瞳孔が広がりそうな状況で起きやすい。

○病歴を聴ける患者には、「そのような暗い状況で、目が重く感じて片方だけ霞んだり、そういうときに目の周りが痛かったり吐き気がしてしまうことがなかったか」を聴く。

○徐々に目の周りが重くなり、痛くなり出して眼も赤くなり、急に強い疼痛がきたと思ったら嘔吐を繰り返し、眼どころではなくなってくる。そうこうしているうち、症状があった眼の見え方が悪くなる。これが急性閉塞隅角緑内障のパターンである。

○細かいポイントは、眼痛というより、「目の周り」の重みや痛みである。そしてそれが悪化して頭痛となるのである。

○嘔吐は反復するので、患者の中には眼よりもこのことの方を問題視する（つらがる）者もいる。

○視力は大なり小なり低下していると認識しておく。

○夜発症が多いだけに、夜間救急外来を受診することが多い。

○ただし、眼あるいは頭部の問題であるので、通常患者は歩いて受診する。しかも主訴や触れ込みが嘔吐である（で、頭痛もある）と、内科系の当直医が初期対応することもあるだろう。

○くも膜下出血が想起できればまだよいほうで、海綿静脈洞内に突出した破裂脳動脈瘤などは急性緑内障発作に似るが、そもそも「片側の眼周囲痛と眼充血」は疼痛が強度でなければくも膜下出血を想起しにくい。

○くも膜下出血と急性閉塞隅角緑内障の区別に厳密さを求めなくてよい。つまり重要なのはそこではなく、「急性の片側の眼症状・頭痛・嘔吐」の鑑別に際して、この二者を落とさないことが大切である。

○もっと早く述べればよかったが、白内障手術をしていれば、急性緑内障発作を起こすことはない。既往歴の把握は重要である。

身 体 診 察 の ポ イ ン ト

○病歴で急性閉塞隅角緑内障を疑ったら、診察を行う。

○目の症状を訴える患者の眼を必ず観察する。ペンライトを用意する。

○患側・健側、左右の眼をよく見比べることが一番重要である。特に、瞳孔（虹彩）や角膜を観察する。

○角膜の周囲が充血していたら急性閉塞隅角緑内障かもしれない。

○瞳孔不同があれば、急性閉塞隅角緑内障が疑わしい。

○対光反射が消失ないし遅延していれば、急性閉塞隅角緑内障が疑わしい。

○角膜の浮腫は、患側の角膜が曇ったような "腫れぼったさ"

で認識するしかないが、それが分からなくても左右差があるのでわかる。

○眼圧計を使えば高い眼圧がわかってすぐに診断はできるが、ない場合は触診を行う。

○急性緑内障発作を起こしている場合は、要するに眼球が硬い。患者に眼を閉じてもらい、上から指で押さえる。左右交互に触り、硬く触れるかをみるというものである。

○硬さの程度の評価は、健側と比べることもそうだが、健常人や自分自身の眼球の硬さと比べてみるとよい。発作を起こした眼は、石かと思うくらい硬い。

経 過 と 治 療

∞∞ 経 過 ∞∞∞∞∞∞∞∞∞∞∞∞∞∞∞∞∞∞∞∞∞∞∞∞∞∞∞∞∞∞∞∞∞∞∞∞∞

○数日放置ないし眼圧が高いままが続けば、程度に応じて機能が不可逆的となる。

∞∞ 治 療 ∞∞∞∞∞∞∞∞∞∞∞∞∞∞∞∞∞∞∞∞∞∞∞∞∞∞∞∞∞∞∞∞∞∞∞∞∞

○疑ったら即、眼科医による診察につなげる。それまでの間にすべきことがある。

○20%D-マンニトール300mLを30分で点滴する。なければグリセオール®200～300mLを1時間で点滴する。

○アセタゾラミド500mgを点滴あるいは内服させる。

○2%ピロカルピンの点眼を15分に1回点眼する。

○これらによっても眼圧が落ちつかない場合は、手術療法が選択される。レーザー虹彩切開術などがある。

○ひとたび緑内障の問題が認識されたら、眼科での定期診察が必要である。

References

〈1〉 T Yamamoto et al. The Tajimi Study report 2：prevalence of primary angle closure and secondary glaucoma in a Japanese population. Ophthalmology 2005；112：1661-9. PMID：16111758

〈2〉 佐久間俊郎ほか．頭痛と嘔吐を主訴に受診した急性閉塞隅角緑内障（緑内障発作）の1例．順天堂医事雑誌 2013；59：513-5

〈3〉 清水暢夫ほか．閉塞隅角緑内障 診断と経過観察における注意点．J Nippon Med Sch 2003；70：452-5

〈4〉 荻野 顕．救急外来を受診した眼科疾患 2016．日赤和歌山医療セ医誌 2018；35：49-58

マイナー疾患

2. 突発性難聴

理解の架け論

○突発性難聴は、突然発症する原因不明の高度難聴を示す疾患で、急性感音難聴の代表疾患である。

○耳科的には、72時間以内に隣り合う3周波数でそれぞれ30dB以上の難聴を示す疾患と定義される。

○2001年の調査（厚生労働省）では全国受療者数は人口10万人あたり27.5人とかなり高い頻度であることが察せられる。

○病因は、循環障害、ウイルス、自己免疫などが想定されるが完全な理解には至っていない。

疑 い か た

─┤ 診断までの経緯 ├─

○「いつから」と患者自身がわかるような、何かの作業中だとか
　就寝中や起き抜けなどに、だんだんと聞こえが遠のくような
　形ではなくはっきりと突如聞こえなくなるのが特徴である。

○半分近くの症例でめまいを自覚する。

○耳鳴の自覚も多く、金属音や電子音のような性質の耳鳴りで
　ある。

○「突発性」という名前とは裏腹に、そうとはわからない場合も
　ある。軽症例に多い。

○また「難聴」という名前とは裏腹に、「聞こえない」と自覚で
　きない場合もある。

○閉塞感、水が入ってしまったような感覚、という違和感程度
　であることがある。

○患者が選ぶ診療科は、通常はっきり「耳」だとわかるので、耳
　鼻咽喉科を選択することが多い。実際、耳鼻科にさえ行けば
　診断される。

○休日夜間早朝の場合、耳鼻咽喉科にかかれないとわかると救
　急外来などに独歩受診することがある。それくらい、患者が

症状に戸惑うからである。

○戸惑うのにも訳があり、通常突発性難聴は再発しないため、つまりはいつも「最初で最後」である。突然の聴力低下に戸惑っている人は、頻度的にも突発性難聴であることが多い。

○年齢は、50〜60歳台がピークではあるが、どの年齢帯にも起きうる疾患である。

○特に合併しやすいという基礎的な疾患はない。もともと健康な人が突如発症しうる疾患である。

経 過 と 治 療

○諸説あるが、いまだ治療は副腎皮質ステロイドである。

○具体的な処方は後述するが、治療効果に関しては、1/3は治癒・1/3は部分回復・1/3は不変という理解になっている。

○院内に、あるいはバックアップコールで耳鼻咽喉科医の診察が即時的に可能な状況であればよいが、そうでない場合は「不変」以上の効果を期待して、臨床診断でステロイド投与に踏み切るべきという立場を本書ではとる。

○その理由は、聴力低下というのが「デリケートな感覚器」の問題だというところが一番大きい。

○もちろん難病に罹患したという不運はあるだろうが、早く治療しておけば治ったかもしれないと患者が後から思ってしまえば、禍根を残す。

○本症におけるステロイドは、エビデンスを基に処方するのではなく、患者（やその家族）の感情に対して処方するものだと心得ていたほうがいい場合が多いように思う。いろいろな意味でデリケートな疾患だからである。

○ステロイドの副作用を懸念する医師がいるが、時間は待って
くれず、副作用が起きたならば精一杯対処すればよく、副作
用を嫌がってステロイド投与を控える方向へ誘導してはなら
ない。

○治療する努力を尽くした医師、副作用に対してきちんと対処
した医師に、患者は文句をいうことはない。

○ステロイド製剤は、内服プレドニゾロンを使えばよく、診断
したその日に50mgを単回内服させ、翌日から3日間は50mg
を2回に分けて服用させる（朝25mg、夕25mg）。

○その後は2日間ごとに10mgずつ減量し（つまり40mgを2日、
30mgを2日、20mgを2日、10mgを2日、いずれも分2、トー
タル12日間の治療とする。

○たとえば翌日に耳鼻咽喉科に受診させることができるような
状況であるなら、帰宅処方としては50mgのプレドニゾロンを、
その日と翌日の2日分処方する。

〜〜〜〜〜〜〜〜〜〜〜〜〜〜〜〜〜〜〜〜〜〜 References 〜
〈1〉堀井 新．内科医が知っておくべき耳鼻咽喉科疾患（めまい編：BPPV、PPPD、突発性難聴、
　メニエール病）．日内会誌 2021；110：2567-73
〈2〉和田哲郎．感音難聴の診断と治療．日耳鼻会報 2018；121：1146-51
〈3〉國松淳和．ステロイドの虎．金芳堂、p.190-2、2022

3. 転移性骨腫瘍

○転移性骨腫瘍は原発巣であるがん病巣があって、そこから血行性に骨へ転移し増殖している状態をいう。

○臨床的には「骨転移」と呼んでいることが多い。続発性の骨腫瘍のひとつである。

○どのがん種に続発するかは、肺がん、乳がん、前立腺がんで多い。

○これらに続くものはやや雑多で、腎がん、大腸がんなどがある。

○「骨転移率（骨転移のしやすさ）」でみると、乳がん・前立腺がんが突出し、次いでやはり肺がん、となって結局このトップ3である。

○ただし骨転移率の4番目に甲状腺がんが入っ

てくることは有名である。臨床で「骨転移」をみているときに甲状腺がんを探すことはあまりないが、甲状腺がんをみているときは骨転移を検索すべきである。

○ ここで挙げなかったがん種が骨転移をしないわけではなく、基本的にすべてのがんで骨転移しうると考えていたほうがよい。

○ 骨転移よりも、肺転移、肝転移するほうが多く、骨転移が分かった時点で他の臓器にも転移巣があることは多い。

○ がんの既往や、担がん状態である患者の骨病変や骨関連イベントで転移性骨腫瘍を疑うのは当然だが、骨転移で発症する(＝発見される)がんも骨転移の10％を占めるとされる。

○その場合、肺がん・前立腺がんのほか、腎細胞がん、多発性骨髄腫、リンパ腫などで多く、原発不明例の割合も増えてくる。

○また骨転移しやすい部位というのもある。

○脊椎、肋骨が多く、次いで骨盤骨、大腿骨、上腕骨近位部に多い。

○脊髄圧迫症状を起こすような脊椎転移は、胸椎に多く次いで腰椎に多い。

疑 い か た

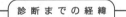
診断までの経緯

○骨転移の初期は、無症状であることが多い。

○骨痛や局所痛、各種神経痛など、症状から精査して発見・診断される骨転移もあるが、ほぼ無症状のまま画像診断で認識されることが多いだろう。

○がん診断後の全身サーベイ時、がんかもしれない病巣を精査中の骨病変の発見、がん関連ではない別の理由で画像検査を実施した際の偶然の発見など、骨転移診断の経緯もさまざまである。

○偶然写り込むのは、CTやMRI検査の場合が多い。

○骨転移のタイプとしては、溶骨型が75％、造骨型が15％、残りが骨梁間型と混合型となる。

○造骨型は前立腺がんで多い。乳がんはどちらもあり、肺がんは溶骨型で多い。

○ただ、溶骨型は一番多く、また多くのがん種を含む。

○骨シンチグラフィは、造骨型の検出に向いている。よって、前立腺がんを扱う泌尿器科医は、骨転移の検索に骨シンチグラフィを用いることが多い。

○CTは、骨梁間型など一部の転移で検出しにくいことと被爆のことを除けば、骨転移検査に向いているモダリティである。

○MRIは、偽陽性が生じるほどに、病変検出力は高い。被曝がなく、メリットは高い。病的骨折の新鮮度も推測できる。

○脊髄圧迫症状や病的骨折など、骨関連有害事象のうち深刻なものは、溶骨型の骨転移巣で起こりやすい。

○状況から転移性骨腫瘍であると分かっていれば生検はふつう不要である。骨転移らしいが原発巣が分かっていない・がん種が確定されていないなどの状況では、生検は望ましいことが多い。

経 過 と 治 療

∞∞∞ 経 過 ∞∞

○骨転移があると、そのがんの予後は骨転移がない場合に比べて、目を覆いたくなるくらい悪い。

○他方、がん患者は増え、また治療の進歩によって生命予後は

改善しているという側面もある。

○よって、骨転移がありながらふつうに生活しQOLを上げていく医療が重要となってきており、そのために他職種・集学的な診療の必要性が高まっている。

∞∞ 治 療 ∞∞∞∞∞∞∞∞∞∞∞∞∞∞∞∞∞∞∞∞∞∞∞∞∞∞∞∞∞∞∞∞∞∞∞

○骨転移を起こした部位の骨痛や、その部位の脆弱骨折に伴う疼痛が一般的で、各種の鎮痛治療を行う。

○転移先として頻度の高い椎体では、腫瘍が脊髄を圧迫する危険を孕む。これは、次に述べるred flag signを示せば、緊急放射線照射の適応となる。

○椎体の強い疼痛、腰部脊柱管狭窄症様の進行性疼痛、激しい下肢痛、咳やくしゃみ、排便などでの疼痛悪化、夜間眠れないほどの背部痛、新しく生じた下肢脱力や歩行困難などは、red flag signと考えてただちにMRI施行、放射線治療医にコンサルトする。

○緊急照射は、早ければ早いほどよい。なるべく24時間以内、最低でも48時間以内。それよりも遅れると、麻痺などの神経障害を遺す。

○他方、照射は素早く実施できれば激痛だった骨痛を9割前後改善させるので最強の除痛治療となる。運動障害（麻痺）の回復は、照射前の程度や照射までの時間にもよって異なり、ケースバイケースである。

○内科的治療としては、脊髄圧迫が確実ならステロイドを使用する。デキサメタゾンを10mg静注し、その後4時間おきに4mg経口投与する。

○当然これらだけではダメで、原発のがんを扱う担当医、整形外科医、放射線治療医、リハビリ医や理学療法士などが互いに協働して動くことになることが多い。

——————————————————————————— **References** ~

〈1〉髙木辰哉. 転移性骨腫瘍の診療戦略. Jpn J Rehabil Med 2016；53：551-9

〈2〉BE Gould Rothberg et al. Oncologic emergencies and urgencies：A comprehensive review. CA Cancer J Clin 2022；72：570-593. PMID：35653456

救急・マイナー疾患

4. 頸 椎 症

○ 頸椎の椎間板、ルシュカ関節、椎間関節などに生じた変性に起因して、椎間板膨隆、靭帯肥厚、骨棘形成が生じた状態を頸椎症という。

○ 変性の原因は、主に加齢である。

○ 頸椎症による症状があるときこれを「症候性の頸椎症」と呼び、これは神経根や脊髄が圧迫されて障害を受けることで起きる神経症状である。

○ 症候性の頸椎症は50歳以降に発症しやすいが、私自身は40歳の時点ですでに頸椎症が症候性となっている。

○ 無症状の60歳以上では、85％にMRI上の頸椎症性変化を認めるとされる。

○つまり、頸椎症らしい神経症候をみたときにはそれを画像所見と対比し、診察した症状と画像が見合うものであるかを検討する必要がある。

○頸椎症による脊髄障害は、圧迫によって起きるが、頸椎の動き、特に後屈による影響も大きい。後屈によって椎体の後方すべりや椎間板の膨隆などが起こり、脊髄の圧迫が増悪する。

○頸椎症の神経症状は、根症状と脊髄症状に分けられる。

救急・マイナー疾患

疑 い か た

神 経 根 症

○頸椎症の神経根症は、一側の神経根痛で初発する。

○一側といいつつ、頸部や後頸部、背部などの痛みも多い。もちろん上肢にも多い。

○神経根痛と頸部〜肩甲骨周囲の疼痛の共存は頻度としては多い。

○痛みだけでなく、しびれも一側上肢に経験する。

○運動障害は、脱力というより筋萎縮としてみられることが多いが、軽微で目立たないことも多く高齢者では過小評価される。

○障害レベルの腱反射は、低下あるいは消失する。

脊 髄 症

○上肢のしびれで初発する。両手のしびれが多く、下肢の脱力は稀である。

○歩行障害も多いが、そのときは痙性歩行や失調性歩行が多い。

○手の巧緻性障害も特徴的な症状である。

○どのレベルの頸髄症でも手指の筋力低下が出やすいため、診察では総指伸筋と小指外転筋の筋力をまずみるとよい。

○総指伸筋の筋力は、MP関節を屈曲させておき、指の背側を握り伸展させるときの筋力をみる。

○小指外転筋は、第5指を、外転を制限するように外から押さえてそのときに抗する力をテストする。私（筆者）の場合は、左は

4/5と低下している。

○finger escape signも有用である。これはいわゆるmyelo-pathy handを示す徴候である。

○手掌を下にして両手を前に出してもらい、指全部を「ピンとぎゅっと広げるように真っすぐ伸ばしてから、今度は一気にしっかり閉じる」よう指示する。

○Grade1～4があって、Grade1では小指の内転が保持できず離れていく。私はGrade1である（図1）。

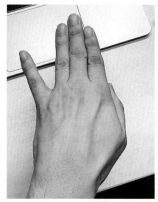

――[図1]――
Finger escape sign
右のQRコードから動画を視聴できる

○Grade2は小指だけでなく環指も徐々に離れていく、Grade3は環指－中指間を閉じること自体が困難になる、Grade4は小指・環指がそもそも完全に伸展できない（ピンと伸ばせない）、というようにグレーディングする。

○障害高位診断は、意外に難しい。頸椎と頸髄のレベルには1.5髄節程度のズレがある。

○たとえばC5/6椎間の病変でも、根症状はC6、髄節症状とし

救急・マイナー疾患

てはC7、のようなことがあり得る。

○また、頸椎症性脊髄症は、複数椎間の罹患が多い。

○よって非専門医・一般医は、先に述べたような、手指の症状や身体所見に注目して、早めに専門医受診につなげるようにするしかないと思われる。

画 像 検 査

○頸椎単純X線では、側面と斜位が有用である。

○側面像で、全体のアライメントや椎体自体の形、椎間腔の狭小化が推察できる。

○斜位像では、椎間孔の狭小化・狭窄を評価できる。椎間関節の骨性増殖やルシュカ関節の骨棘の程度を推定できる。

○頸椎MRIでは、椎間板の突出の程度、髄内の高信号（T2強調画像）の有無などが分かる。

○図2は私自身のMRI画像である（本人の同意あり）。左肩〜左上腕のひどい疼痛があり、持病の頸椎症性頸髄症の影響があると思い整形外科を受診した際に受けたMRI検査である。

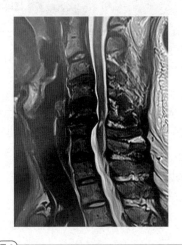

図 2
國 松 淳 和（撮像当時 45 歳）の頸椎 M R I
（2023 年 6 月 12 日撮像）

○結局その原因は、頸髄症ではなく、左肩のいわゆる "五十肩" だった……。非観血的関節授動術（サイレントマニュピレーション）を受け、リハビリテーションに通い、一定の治癒をみた。その後経過良好である。

○いつでも鑑別疾患は重要だなと思った。

筋萎縮性側索硬化症（ALS）との鑑別

○ALS では、萎縮した筋の腱反射が亢進している。頸椎症では低下か消失である。

○ALS 患者では、比較的急激に体重減少が進行する。この特徴は頸椎症にはない。

○ALS 患者の上肢筋萎縮はびまん性である。頸椎症性筋萎縮では髄節性であり、軽微であると萎縮は "埋もれて" いてそもそも気づかれにくい。

○また ALS は原則進行性である。もちろん、構音障害や嚥下障害などの球麻痺を伴うことは有力な鑑別点である。

経 過 と 治 療

≈≈≈ 経　過 ≈≈≈≈≈≈≈≈≈≈≈≈≈≈≈≈≈≈≈≈≈≈≈≈≈≈≈≈≈≈≈≈≈≈≈≈≈≈

○必ずしも進行しない。階段状に悪化が進むことはある。

○転倒、頸部の過剰な運動、姿勢不良などが増悪のトリガーとなって進み、それらの是正や予防によって進展を防ぐこともできる。

○軽症例ではそれ以上進行しないこともある。

○つまり、非外傷での自然予後はまったく悪くない。

~~~~ 治療とフォロー ~~~~

○良い姿勢の保持が一番の治療だが、一番難しい。

○後屈を防ぎたいので、上を見上げる姿勢や行為をしないことが重要である。

○映画は前の方の席で観ない、PCのディスプレイは平行目線よりも15°程度は見下げる位置に設定する、机で突っ伏して寝ない、電車車内で首を後ろにもたれかかって居眠りをしない、床やベッドに腹ばいの姿勢で本やタブレットを見ない・読まない、首（頭）を回す運動や体操を避ける、など生活になるべく密着させてアドバイスする。

○枕の高さや性質（形状や硬さ、大きさ）は重要である。枕なしで寝るなど言語道断である。

○多面ディスプレイなどを常時眺める（見上げる）ような業務、左官業のように壁に張り付いて見上げながら作業をし続ける職業など、診療・治療に職業上の配慮が要る場合がある。

○日常動作で、後ろに振り向くときに首だけで振り向かない、腰から姿勢を整え背筋を伸ばしやや顎を引くような姿勢を心がけるなど、身体に覚え込ませる工夫をアドバイスする。

○頚椎カラーは、症状が急に増悪して程度がひどいときなどに、その場の対症的な対処としては優れている。

○起床時の上肢しびれなど、朝の症状が強い場合には就寝時のみ装着することも考慮される。

○姿勢を保持するための、筋力トレーニング全般は有効である。

○手術適応は、熟練した、できれば優れた脊椎外科医の判断を仰いで決めたいところである。整形外科医間の意見が異なること

は多い。

○ポイントとしては、ある一時点だけで判断しないことである。症状に応じて、保存療法を根気よく教え、診察によって繰り返し評価し変化を把握し、時機をみて整形外科医に相談する。

──────────── **References** ~~~~~

〈1〉日本整形外科学会ほか．頚椎症性脊髄症診療ガイドライン 2020．南江堂
〈2〉安藤哲朗．頚椎症の診療．臨神経 2012；52：469-79

5. 熱 中 症

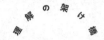

○非常に暑い環境など外的な要因に曝された状況や、過度な運動によって熱産生が増加してしまった場合でも、人は体温上昇を防ぐよう恒常性が保たれている。

○しかしこれにも限度があり、長時間あるいは生体にとって劣悪な環境や状況に曝され、かつ身体反応が低下し恒常性維持が及ばなくなると、適切な体温を維持するための生理機能が破綻する。

○この経過中に、体内の水分や電解質のバランシングの障害、それに由来するさまざまな症状を呈しつつあるときこれをすでに熱中症と呼んでいいが、終末像としては体温が上昇し高体温に至る。

○ただし、高体温は熱中症とするための前提
　ではない。高体温になってしまったときに
　は、どちらかというともう遅い。

○熱中症には、絶対的なものと相対的なもの
　がある。

○絶対的な熱中症というのは、誰がどうみて
　も「そんな炎天下でろくに水分も摂らずに
　ずっと過ごしてたらそりゃなるよ」的な状
　況が、一見して、あるいは容易に把握できて、
　疲労感や活動性低下が著明なケースをいう。

○もちろん、ひどければ高体温、発汗の停止、
　意識障害など、要するに生命の危険のある
　状態となりうる。

○多くの例で脱水・腎前性腎不全の状態とな

っている。筋原性酵素の上昇を伴っていることが多い。重症度のばらつきが大きい。

○一方、相対的な熱中症というのは、絶対的な過酷な環境にあって発症するのではなく、熱帯夜にエアコンをつけずに就寝することを数日続けたというようなことがあったにせよ、どちらかというと「高齢」「基礎疾患がある」「恒常性の維持の機能が低い」「精神疾患のために身体機能が低い」という患者側の要素に要因が大きい熱中症である。

○あるいは、屋内の活動中心で水分摂取や食事摂取をそれなりに行っていたような、多くのケースで日頃は「患者」ではない人で、連日の猛暑日あるいは季節の変わり目などに際して、水分・塩分の出納に少しずつ負債を抱えた結果として、倦怠感、消化器症状の持続などやや経過の長い身体愁訴となって受診するタイプの熱中症である。

○このタイプの特徴は、経過が長い（週の単位もあり得る）、食思不振など消化器症状が多い、当人が熱中症であると自覚していない（場合によっては、熱中症の可能性を指摘しても否認する）、といったものがある。

○熱中症発症の背景において、一番大きいのは「行動」であると思う。

○行動というのは、水分や食事を摂るとか、エアコンをつけて環境を整えるとか、暑いなか無理をしない（仕事や用事をキャンセルする・見送る）といったことをいう。

○そしてその行動を決めるのは、一言で言えばその人の脳である。

○たとえば、認知機能や性格などであり、「自分が熱中症になどなるわけがない」といった過信、いわゆる「無理するタイプ」であるとか、熱中症の既往に対して経験から学ぶという学習能力、過酷な猛暑日続きという

異常環境に対しての危機管理能力、といった
ことまでも含む。

○総じて、セルフフィードバックがかかりにくい
人がなりやすい。

○文献が探せなかったが、熱中症になる人は、
熱中症の既往歴がある人が多い。毎年なって
いるような人もいる。

経過と治療

~~~~ **経　過** ~~~~

○絶対的なものは、放置すれば生死に関わる。

○相対的な熱中症では、疲労が前景に立ち、不定愁訴化すること
が多い。

○生命には直結しないが、生活の質は非常に低くなる。

~~~~ **治　療** ~~~~

○環境を調整する。

○重症例では、集中治療を行うような構えで全身管理に努める。

○熱中症となるに至った要因や行動について、患者と確認する。

○相対的な熱中症でも、補水・補液は重要である。

○嘔気や食思不振などの消化器症状が強い・長いようなときは、スルピリド50〜100mg/日、六君子湯（りっくんしとう）などが適する。

○診断する（他疾患ではないと除外する）ことがまず治療になる。

○症状に応じた漢方薬を併用して、フォローアップする。繰り返し、あるいはしばらく定期的に診察する。

～ 予 防 ～

○エアコンをつける、無理をしない、日差しを避けるといったことは常識である。

○基本的に、3食きちんと食べられる人に熱中症はめったに発症しない。

○3食きちんと食べられる人は、平素の水分摂取はスポーツドリンクや経口補水液である必要がない。水やお茶でよい。

○スポーツドリンクや経口補水液は、強い発汗に対して、食べられなかった食事と置換するかたちで摂るべきである。

○たとえば、朝食べられなかったのでスポーツドリンクを十分量飲んだ、などである。これは適切である。

○糖尿病の患者は、スポーツドリンクを「スポーツドリンク味のジュース」だと心得るべきで、主治医と相談したほうがよい。

○スポーツドリンクや野菜ジュースを、ジュースだとカウントしない人がいる。糖尿病患者には、熱中症対策はやや丁寧に教えておきたい。

～ References ～

〈1〉阿南英明．環境性体温異常―偶発低体温症、熱中症―．日内会誌 2013；102：168-73

〈1〉鈴木 昌．環境温度が与える生体への負荷と環境障害．日内会誌 2019；108：2443-53

救急・マイナー疾患

「教える」ということについて考えたことがあった。これは別に私がついに医学教育に目覚めたとかいう話ではない。

　医書を執筆し書籍を出すということをしている以上、たぶん私にもおそらく何か伝えたいこととかがあるのだろうとは思う。この意味では私も「教える業」に少し加担していると考えていいだろう。

「教え方」のほうに話題が行きがちであるが、私の焦点は少し違う。教わる側がどういう状態になったら学びに対して主体的になれるか、に関心がある。

　とはいえこれは（言うはやす易しの的な意味で）簡単で、人は自分事になったときに学ぶのである。

　会社を設立するなど税金のことをやんなきゃいけないとなったら税金のことを学ぶようになるし、紛争トラブルに巻き込まれたら当該の法律を学ぶし、渡航先の国の情報は前もって調べ、場合によっては文化的なことまで学んだりする。

　厳密にはこれらは学ぶというより「調べる」かもしれないが、それだって問題ない。もしかしたら深く調べるにとどまらず、体系的な学びを求めて教科書的なものを別途購入して読むようになるかもしれない。

　医師の話をすると、医師国家試験合格以降いつの段階で主体的に学ぶようになるかというと、たとえば「後輩が入ってきた」「下の学年の子が加入してきた」といったタイミングなどであろう。

　別の言い方をすれば、初期研修医から後期研修医になったとか、後期研修修了後に別の施設に異動し常勤医として勤務することになった、といったタイミングである。また国家試験合格直後もそうだろう。「勤務開始までに何を学んでおけばいいか」といった類の質問は、その時期確かに噴出する。

　これらを単に、「勤務先が変わった」「肩書きが変わった」という変化だということもできるが、「所属が変わったときである」

というようにほんのちょっとだが抽象的に言い直すこともできる。

この「所属」というのは、施設という意味ではなく概念のことだと思っていて、これが重要だと思っている。人は何かに所属していたい生き物だ、などという社会人としての俗物性をいいたいのでもない。何かに所属しているというのは、その人を持ち上げると思う。所属は明らかにポジティブに作用する。

所属先は病院でもいいし、非物理的なものでもいい。学生なら学生という身分に所属しているともいえる。

この流れで「医師になるための勉強」の場合で例示すると、医師免許取得者というグループに所属したいという欲求のようなものが生まれているはずで、これが学びという行為を駆動している。

卑近な話だが、私が大学受験の試験勉強を頑張ったのは、東京で一人暮らしをしたかったからだった。東京というのは特に文化や芸能について世界的な都市だと思っていて、たぶん家族という所属から東京都へ所属を移動させたかったのだろうと思う。

漠然とでいい。何か良さげなところへ所属したいという意識（というか欲求）は、きっと大切にしていい。

では所属がなぜ良いことなのかいえば、所属によって責務が発生するからである。責任を負いたくない国民だと自分らを卑下する場面も多く見受けられるが、フィジカルとメンタルを立たせる原動力は、自分にも使命があると思える感覚にあると、私は思っている。誰にでも使命はある。使命を具体的に意識化しようと思えばできる場面や概念というのが、「所属するということ」になるわけである。

結論はシンプルで、使命を感じられたら私たち医療者は学ぶようになるのである。自然と。そのときに本書がみなさんの手元にあれば、と私は願っていて、私と本書の編集者である金原出版の中立氏は、そのために全力を尽くした。実際にこうして出版できたのは、単にそれがわれわれの生業だったからではあるが、無意識には謎の得体の知れない使命感がそこにあったからに違いない。

医学生になったあなたへ

医学部医学科の合格おめでとうございます。医師になるための勉強をする大学生、ということでしょうが、いまは勉強も遊びも自由にできるときです。この本は、日頃使っている教科書、ある

いは国家試験対策の本などと違って生の臨床現場感に根差した内容が記述されています。医学生の場合は、自身の大学病院でベッドサイド研修することがほとんどでしょうから、大学病院ではない別の病院の臨床医の考えが垣間見られる本と思って読めばかなり参考になると思います。

医師になったあなたへ

医師国家試験の合格おめでとうございます。初期研修医こそ本書が役立つ、ぜひ読んでほしい、と言いたいところですが、初期研修は内科だけ学ぶわけではないですよね。ご安心ください。この本は、そこまで内科学の個別の深い詳細な内容が書かれているわけではありません。むしろ、ある領域の専門外の医師がその病気をどう捉えて、どう考えて、治療できる場合はどうすべきか、を概観できるように仕組んであります。安心して読んでいただきたいです。また、初期研修が終わった後、外科系や非臨床に進んだ場合でも、振り返って内科疾患について思い出したいときなどにも有用だと思われます。

内科系後期研修医（医師3年目）になったあなたへ

そろそろおめでとうございます、とは言われない学年になってきました。内科の後期研修医こそ本書の内容がものすごく活きてくるものと思われます。みなさんはまず頭が良い。なので、自分の病院で診療して学んでいるうち、ある臨床的な事柄について他の病院ではどうなっているのかとか、他の施設の先生はどのように考えているのか、といったあたりが気になってくる頃合いでしょう。そこで本書です。この本はストレートに私見を述べています。私は作家ではなく、比較的ガチな臨床家なので本書の内容は、私の医師としての責任において日頃患者さんたちに実践している内容そのものになっています。あまり想像や理想は入れていません。もしかしたらエキセントリックな考えに聞こえる内容もあるかもしれませんが、もしそう感じた場合にこう考えてください。もしかしたら自分の施設の方針がややおかしいのかも、と。いろいろな意見があっていいんです。患者さんを良くするために悩んでいるなら、体系的に一度内科全体を外観したいなら、ある部分について別の医師の意見を聞きたいなら、この本で学ぶべきです。

看護師になったあなたへ

　国家試験の合格おめでとうございます。最近は看護書ではなく、ネット媒体で学ぶ人も多いそうです。また看護書は価格が高く感じられるため、病棟にあるものを読んだりするにとどまり、またあまりの多忙から勉強に費やす時間を割ける人がそもそも少ないと聞きます。院内の勉強会なども役立っているでしょうか？　正直、看護師さんこそ本書の内容は役立つかもしれないです。まず、疾患名で参照先を探せるという点は大きいと思います。「多発性硬化症ってなんだったっけ？」と思えば該当ページをさっと通読すればいいです。さすがにやや難しい記述もあると思いますが、勉強というのは「ふーん」で終わるようなものでも、十分役立っていることが多いです。雰囲気を掴むことが、臨床では大事なんです。内科疾患の主なものをカバーしたつもりですので、年数が経てばコスパがめちゃ良くなるはずです。

薬剤師になったあなたへ

　国家試験の合格おめでとうございます。薬剤師になったら、まず自分が医療従事者だということを無理矢理でも自覚しましょう（もちろんこれは臨床に従事する場合ですが）。自分の国家資格を使って患者さんにケアすることに専従する人を“臨床家”と呼びますが、まずは自分が患者さん相手の職業であることを自覚しましょう。するとやるべきは、「もっと臨床のことを知らなきゃ！」になるはずです。そこで本書です。お薬に関する部分だけを読む、関心を持った疾患のところだけを読む、でも全然いいのですが、ゆっくりとしみじみ通読するのもおすすめです。なぜならみなさんは医療従事者です。私と同じ臨床家というグループに仲間入りしたのです。他の職種と協働するためにも、ぜひこの本で臨床の雰囲気だけでも掴んでください。

疾病を持つ患者さんやその当事者であるあなたへ

　この本は医師などの医療専門職に向けて書いた、リアルな診療を実践をするための医学書です。みなさんがこの本を読んでいる場合ではありません。私の場合は、自分の診た患者さんに、個別にその人に合うような説明や助言をしています。担当医に特別言われない限り、その情報で十分ではないでしょうか。私は自分が体調不良になったら、ふつうに近所のクリニックなどにかかりま

す。内容によっては自院の科にちゃんと手続きして受診します。患者さんやそのご家族には、自分たちにしかできないことをやってもらいますので、よほど奇妙な趣味なんですと言われれば諦めますが、たとえば運動するとか、食事を気をつけるとか、お薬をちゃんと飲むとか、そういうことをちゃんとやりましょう。

開業医などの実地医家であるあなたへ

いつもありがとうございます。あまり言う必要もないのですが、本書は特に高度医療に特化しているわけでもないので、わりとストレートに日々の診療や生涯学習に役立つはずです。勉強熱心な先生はもちろん、日頃特に知識のアップデートに対して怠惰な先生であっても、さらっと読むには十分な内容と思われます。よくある内科学書ではありませんので、ぜひお手元に新たに置いてみてください。

内科医ではない医師のあなたへ

外科系医師、精神科医、病理医、眼科医、どんな医師のみなさんでもいいです。人間を扱う診療科の医師であれば（この際もう別に医師でなくても何でもいいです）、内科ではなくてもこの本の有用性は、十分あると思います。実際の診療では「内科のことは内科の先生に」でオッケーです。ですが、どの診療科でも、扱う患者さんはほぼ必ず内科系の診療に接しているはずです。たとえば高血圧症やCOPDとかです。基礎疾患が膠原病かもしれませんね。これらは当然本書にちゃんと記載があります。ネットや無課金AIで調べるよりはいいことが書いてあるはずですので、ぜひ今後はこの本を繰り返し参照してみてほしいです。私は内科系以外の先生が内科疾患に関心を持つことが非常にうれしく思うタイプでして、原稿を書くときはわりといつも他の科の先生のことを考えています。

2025 年 3 月 まだ何者でもない、

國松淳和

INDEX

著者紹介

くに　まつ　じゅん　わ

國松淳和

2003年　日本医科大学 卒業

　　　　同年　日本医科大学付属病院 初期研修

2005年　国立国際医療研究センター病院 膠原病科

2008年　国立国際医療研究センター国府台病院 内科（一般内科・リウマチ科）

2011年　国立国際医療研究センター病院 総合診療科

2018年　医療法人社団永生会南多摩病院 総合内科・膠原病内科 医長

2020年　医療法人社団永生会南多摩病院 総合内科・膠原病内科 部長

現 在 に 至 る

著 書 一 覧（単著および編集作品のみ）

- 内科で診る不定愁訴（中山書店）、2014
- はじめての学会発表 症例報告——レジデントがはじめて学会で症例報告をするための8scene（中山書店）、2016
- ニッチなディジーズ——あなたがみたことのない病気を診断するための講義録（金原出版）、2017
- 外来で診る不明熱——Dr.Kの発熱カレンダーでよくわかる不明熱のミカタ（中山書店）、2017
- あなたも名医！ 外来でよく診るかぜ以外のウイルス性疾患——自らウイルス性疾患の診療を実践するために（日本医事新報社）、2018
- 「これって自己炎症性疾患？」と思ったら——疑い、捉え、実践する（金芳堂）、2018
- 仮病の見抜きかた（金原出版）、2019
- 病名がなくてもできること——診断名のない3つのフェーズ 最初の最初すぎて診断名がない あとがなさすぎて診断名がない 不明・不定すぎて診断名がない（中外医学社）、2019
- 不明熱・不明炎症レジデントマニュアル（医学書院）、2020
- Kunimatsu's Lists ～國松の鑑別リスト～（中外医学社）、2020
- また来たくなる外来（金原出版）、2020
- ブラック・ジャックの解釈学 内科医の視点（金芳堂）、2020
- コロナのせいにしてみよう。シャムズの話（金原出版）、2020
- 医者は患者の何をみているか——プロ診断医の思考（ちくま新書）、2020
- 診察日記で綴る あたしの外来診療（丸善出版）、2021
- オニマツ現る！ ぶった斬りダメ処方せん（金原出版）、2021
- 思春期、内科外来に迷い込む（中外医学社）、2021
- 不明熱のエッセンス（中外医学社）、2022
- ステロイドの虎（金芳堂）、2022

國 松 の 内 科 学

2025年4月20日　第1版第1刷発行
2025年6月10日　　　　第2刷発行

著　者　國松 淳和（くにまつ じゅんわ）

発行者　福村 直樹
発行所　金原出版株式会社
〒113-0034　東京都文京区湯島2-31-14
電話　　編集　（03）3811-7162
　　　　営業　（03）3811-7184
FAX　　　　（03）3813-0288
振替口座　　00120-4-151494
http://www.kanehara-shuppan.co.jp/

©國松淳和, 2025
検 印 省 略
Printed in Japan

ISBN 978-4-307-10226-1　印刷・製本／モリモト印刷
ブックデザイン／吉岡秀典＋及川まどか
（セプテンバーカウボーイ）
DTP／エヴリ・シンク

WEBアンケートにご協力ください

読者アンケート（所要時間約3分）にご協力いただいた方の中から抽選で毎月10名の方に図書カード1,000円分を贈呈いたします。アンケート回答はこちらから➡

https://forms.gle/U6Pa7JzJGfrvaDof8